主 编 王中和
EDITOR IN CHIEF: ZHONG–HE WANG
副主编 涂文勇
ASSOCIATE EDITOR: WEN–YONG TU

口腔颌面-头颈
肿瘤放射治疗学
ORAL AND MAXILLOFACIAL —HEAD AND NECK
RADIATION ONCOLOGY

世界图书出版公司
上海·西安·北京·广州

编写人员
Contributing Authors and Editors

主　编　王中和

EDITOR IN CHIEF: ZHONG-HE WANG, M.D.

Professor of Radiation Oncology, Shanghai Ninth Peoples Hospital,
School of Medicine, Shanghai Jiaotong University

副主编　涂文勇

ASSOCIATE EDITOR: WEN-YONG TU, M.D.

Associate Professor of Radiation Oncology, Shanghai Ninth Peoples Hospital,
School of Medicine, Shanghai Jiaotong University

编著者（以姓氏笔画为序）

CONTRIBUTORS

王中和　上海交通大学医学院附属第九人民医院

王凤英　复旦大学附属中山医院

王胜资　复旦大学附属眼耳鼻喉科医院

王　晖　湖南省肿瘤医院

石慧烽　上海交通大学医学院附属第九人民医院

冯　炎　复旦大学附属肿瘤医院

李彬彬　上海交通大学医学院附属第九人民医院

邵滋旸　上海交通大学医学院附属第九人民医院

邹丽芬　复旦大学附属眼耳鼻喉科医院

胡海生　上海交通大学医学院附属第九人民医院

胡超苏　复旦大学附属肿瘤医院

张　霖　上海交通大学医学院附属第九人民医院

易俊林　中国协和医科大学中国医学科学院附属肿瘤医院

周国瑜　上海交通大学医学院附属第九人民医院

陆顺娟　上海交通大学医学院附属第九人民医院

涂文勇　上海交通大学医学院附属第九人民医院

席许平　湖南省肿瘤医院

徐璇丽　上海交通大学医学院附属第九人民医院

蔡以理　上海交通大学医学院附属第九人民医院

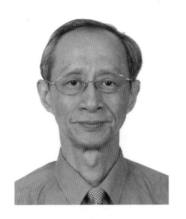

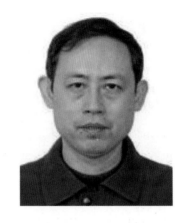

主编简介
Brief Introduction of Editor in Chief

王中和 男，教授、主任医师、博士研究生导师。

1943年10月出生，浙江德清县人。1966年毕业于第四军医大学口腔医学系，1986年公派赴美国进修肿瘤放射治疗，1988年学成回国，创建了我国第一个以口腔颌面外科为依托的放射治疗临床科室，成为九院肿瘤放疗学术带头人。

王中和教授是上海交通大学医学院附属第九人民医院教授、主任医师、博士研究生导师，现任上海市疾控中心肿瘤放疗专业委员会主任委员、中华口腔医学会口外专业委员会涎腺学组顾问，美国放疗学会（ASTRO）国际会员，中华医学会上海放射肿瘤学会顾问，中国抗癌协会肿瘤微创治疗专委会粒子治疗分会委员，中华医学会放射肿瘤学会委员，是《中国口腔颌面外科杂志》《上海口腔医学杂志》《口腔颌面外科杂志》等杂志编委。

王中和教授大力开展口腔颌面-头颈肿瘤放疗综合序列治疗，形成了特色；其承担国家自然科学基金、国家卫生部、上海市科委等多项课题，在头颈部恶性肿瘤的术后放疗、调强放疗、口干等放疗并发症的防治、粒子插植、基因-放射治疗、放疗联合靶向治疗、游离组织瓣术后放疗、下颌骨钛修复后放疗等基础和临床研究上均有建树，多项成果鉴定达到国内外先进水平，重大课题《口腔颌面恶性肿瘤的放疗综合治疗》荣获2002年国家教育部科技成果二等奖。主编《肿瘤放射治疗临床手册》《肿瘤放射治疗学讲义》等专著，参编《邱蔚六口腔颌面外科学》《口腔颌面外科理论与实践》《口腔颌面外科临床手册》《口腔颌面肿瘤学》《现代肿瘤放射治疗学》等专著，已在国内外发表论文140余篇。

副主编简介
Brief Introduction of Associate Editor

涂文勇 男，医学博士，副主任医师，副教授，硕士生导师。

1966年出生于山东省烟台市。1990年毕业于湖南医科大学（现中南大学湘雅医学院）医疗系，获医学学士学位。2002年获中南大学湘雅医学院医学硕士学位，2009年获东南大学医学院医学博士学位。

涂文勇副教授现为上海交通大学医学院附属第九人民医院放疗科副主任医师，副教授，上海交通大学医学院硕士生导师，东南大学医学院兼职硕士生导师。

主要社会兼职有上海市医学会放射治疗专业委员会委员，上海市抗癌协会头颈肿瘤专业委员会委员，上海市口腔医学会口腔颌面肿瘤专业委员会委员；《中国口腔颌面外科杂志》审稿人。

涂文勇副教授从事肿瘤放射治疗20多年，熟练运用直线/回旋加速器、模拟机、后装机、热疗机、SPECT、MRI、PET等专业设备进行影像诊断与治疗。熟练运用调强、适形、立体放射治疗技术治疗口腔颌面-头颈部肿瘤、胸腹部恶性肿瘤。现为科技部"国家科技支撑项目"子课题负责人；主持省部级科研课题二项；参加国家自然科学基金一项；部分课题已完成，其中核医学前沿研究课题"多模态核素分子成像的理论与运用"已取得突破性进展。已发表第一作者专业论文24篇，SCI论文3篇。

序 一
Prologue 1

放射治疗学是当代肿瘤治疗的重要学科之一。对晚期癌瘤患者，多学科综合序列治疗[multidisciplinary combined(synthetic)and sequential therapy]是最佳选择的治疗方案。在大多数情况下，放射治疗是必不可少的。迄今，国内单独对口腔颌面-头颈肿瘤放射治疗的专著实为罕见。当王中和教授表达要出这样一本专著时，笔者十分欣喜，并表示将大力支持。

近半个世纪以来，在头颈肿瘤的各种治疗方法中，放射治疗学应属发展很快的学科之一，主要显示在放疗新器械、新设备，以及新能源方面的探索和临床应用方案的进展等方面；从而也使得头颈部癌瘤患者的疗效有相应提高。国际头颈肿瘤学会联盟（International Federation of Head and Neck Oncologic Societies，IFHNOS）认为，近年头颈放射治疗的进步主要表现在下述方面：

第一，由于新型放疗设备的不断涌现，已使头颈肿瘤放射治疗步入包括三维适形放疗等新技术的所谓"精确放疗"（precision radiotherapy）时代。

第二，开创了头颈癌瘤的同步放化疗（concurrent chemo-radiotherapy），同时在化疗方案选择上，也出现了"序列治疗"的概念。初步结果显示，同步放化疗对喉癌患者保存喉器官的可能性显露出一线曙光。这一点在当今强调生存质量与生存率并重的时代特别重要。

第三，除以往的放疗与手术或化疗的综合应用外，还发现单克隆抗体，特别是抗表皮生长因子受体（EGFR）类药物与放疗结合后有较好的生存效益率（survival advantage rate）；并进而形成了"生物放疗"（bioradiation therapy）的新理念。

第四，随着老的放射源逐步被淘汰，新的放射源已逐步显示出对头颈部肿瘤的治疗具有更有效性和更优越性。这些新的放射源包括质子（proton）及重离子（heavy ion）放射治疗，现已被国外的初步临床试用证实，对脑肿瘤及头颈部癌瘤有明显提升疗效的作用。

综上所述，可以看出放射治疗学科在晚期头颈癌瘤的综合序列治疗中具有举足轻重的作用。

这里还须提及一桩对我个人有纪念意义的往事。20世纪80年代初，为了致力于推行晚期口腔颌面-头颈癌瘤的多学科综合序列治疗，笔者曾在一次外出联系购买^{60}Co治疗机的过程中遭遇车祸，导致锁骨及肋骨骨折，所幸无大碍。自此之后，我院终于开始了筹备以头颈肿瘤放疗为主的放疗科进程。在购置设备的同时，选拔优秀医务人员至国外培训。放疗科终于在1988年建成，不但填补了我院的空白，更重要的是为口腔颌面-头颈肿瘤的多学科综合序列治疗提供了必要的医学教研条件。

　　20多年来，在王中和教授领导下的九院放疗科，逐步成长，依托我院口腔颌面-头颈肿瘤科以及耳鼻咽喉科等，积累了大量病例。王中和教授对新鲜事物敏感，具有强烈的事业心；临床及基础科研成果不断。在此基础上，约请国内有名专家共同撰著的这本十分有特色的参考书，可以说是，内容充实，实例丰富，临床与基础并重。既有不可废弃的经典理论和方法，又介绍了当今的先进理念和发展趋向。再融合他们多年实践而来的新认识和新理念，无疑是一本值得临床从事头颈癌瘤诊治工作的放疗科、口腔颌面外科、耳鼻咽喉科、头颈外科以及其他有关科室临床医师及研究生们的有益参考书。

　　人无完人，书无完书。由于这是一本独立的、新的专著，难免有所不足，而且学术观点提倡百家争鸣，尚可各抒己见。当欢迎任何意见与批评。

　　笔者主要从事外科并非放疗专业，寥寥数语不知当否？由于笔者见证了我院放疗科的全部发展过程，当是义不容辞，是以为序。

2012秋日于
上海交通大学医学院
附属第九人民医院

序 二
Prologue 2

近十几年来,得益于放射治疗设备不断更新、计算机技术和影像学技术的飞速发展,肿瘤放射治疗已进入以三维适形调强(IMRT)技术为代表的精确放疗时代,很多传统的放疗技术被取代,一些传统的放射理论被更新。口腔颌面-头颈部是最主要的放疗区域之一,同时该部位肿瘤毗邻重要的功能器官,且肿瘤及这些器官自主或不自主运动小,更适于采用精确放疗。既要开展新技术,也不摒弃传统放疗的精华,放疗学科正面临比以往更多的挑战和机遇。在此背景下,《口腔颌面-头颈肿瘤放射治疗学》一书可谓是应时之作。

该书主编王中和教授于20世纪80年代赴美学成回国,当时他就带回"适形放疗、加速超分割放疗、术前后放疗"等先进理念。几十年来,以他渊博的知识、丰富的基础与临床功底、科学的学术态度,始终瞄准国际放疗前沿,坚定地向下一个目标迈进。其中口腔颌面部修复皮瓣和钛板立即整复后放射治疗的研究在国内外是率先发表成果,基因-放射治疗、放疗联合EGFR分子靶向治疗等基础研究领先国内同行;此外,建立头颈部调强放疗规范,完成调强放疗预防口干症、保存生存质量等系列性前瞻性研究(有关论文已在美国《红皮》等杂志上发表)均是可圈可点。

九院放疗科是国内唯一依托该院口腔颌面外科(为我国重点领先学科)的放疗科,这种模式为学科交叉发展、课题研究,特别为多学科参与的综合序列治疗提供了一个不可多得的平台。这也是我多年来一直看好九院放疗科的原因之一。

由王中和教授、涂文勇副教授担任正副主编的《口腔颌面-头颈肿瘤放射治疗学》一书紧跟放疗新时代的脉搏,理论和实践并重,基础和临床研究并重,密切关注放疗热点。该书的最可贵之处是,书中融入了编写者的宝贵临床经验,有大量编写者原创性研究成果,而且图文并茂,印刷精美,值得同道学习、参考与使用。

我衷心祝贺《口腔颌面-头颈肿瘤放射治疗学》的出版!

2012年6月于北京
中国协和医科大学
中国医学科学院肿瘤医院

前　言
Foreword

癌症是威胁人类健康和生命的第一、二号杀手。在我国,约有癌症患者300万人,每年新发病人数约为200万人,恶性肿瘤已成为一种常见病、多发病,其中,口腔颌面-头颈部恶性肿瘤在常见恶性肿瘤中占第六位。

放射治疗是当前治疗癌症最有效的治疗手段之一,它与手术、化疗共同组成肿瘤的三大治疗手段,有60%~70%的患者以放射治疗作为首选治疗或综合治疗的组成部分。据统计,目前恶性肿瘤治疗的5年生存率为45%~55%,各种治疗手段对其的贡献是:手术48.9%、放疗40.0%、其他包括化疗等治疗手段的贡献合计为11.1%。放射治疗成为仅次于手术的第二大肿瘤治疗手段并非徒有虚名。

放射治疗是用肉眼看不见的放射线来根治肿瘤,正常组织和器官的外形和功能常得以保存,故放疗又称为不用刀的癌瘤切除术。与手术相比,放射治疗的优势是更安全,它没有麻醉及手术死亡率,无伤口,不切去组织,因此备受患者的欢迎。现代癌症治疗强调给患者以较好的疗后生活质量和器官功能,放疗无疑是比较理想的治疗手段。我们已有许多放疗成功治愈唇癌、舌癌、硬腭癌、软腭癌等口腔癌的病例,患者获得长期生存,又有较高的疗后生活质量。

放射治疗与手术相比的另一个优势是较少受解剖部位及重要器官的限制,必要时放射野可以放大,对已侵入到瘤外组织的散在肿瘤细胞或亚临床灶进行杀灭(亚临床灶只需80%的放射致死剂量就可杀灭),并能同时对淋巴引流区进行治疗。须知,亚临床灶目前还不能由CT、MRI或PET/CT显示,手术中肉眼也无法辨别。病理连续切片的显微镜检查,发现肿瘤细胞是不规律的散落在瘤外,甚至远至瘤外3~5cm可见;在腺样囊性癌,癌细胞可延颅神经直达颅底。而目前手术切缘的安全标准为瘤外5mm。这就解释了为什么术区四周每个方向仅切取一小块做病理检查结果为"切缘阴性"患者,术后还有相当多的局部复发。

近20年来,得益于计算机和高新技术的引入,放疗新技术发展快速迅猛,肿瘤放射治疗设备和技术取得了前所未有的进步,如肿瘤立体定向放射治疗、三维适形和调强放射治疗等新技术的出现,宣告了现代精确放疗新时代的来临,调强计划验证和CT影像引导放疗新技术(最近更发展了MR影像引导放疗)以确保精确放疗的实施,使口腔颌面-头颈部肿瘤的放疗效果又有了进一步提高,而正常组织并发症进一步下降。现代放射治疗新理论和新技术的迅速发展,为开展新技术创造了条件,但传统放疗的精华也不能丢弃,放疗学科现正面临比以往更多的挑战和机遇,有许多问题有待我们去研究和解决。

例如调强放疗能最大限度地把剂量集中在靶区内,在有效杀灭肿瘤细胞的同时使靶区周围的正常组织少受或免受照射,进而提高肿瘤局部控制率和减少放疗不良反应,并有可能使生存率得到相应的提高。但事物总有二重性,调强放疗能否带来临床实际收益,还取决于适应证的选择是否合理,靶区勾画是否准确,放疗计划和实施是否规范。目前最大问题是对基于CT/MRI靶区勾画的准确识别存在不确定性,放疗医师的勾画误差也很大;其次,调强放疗并非是对所有患者都是最好的治疗方法:在临床靶区无法确定或肿瘤过大的患者不宜采用调强放疗;对靶区小而规则,周围没有特殊需要保护的正常组织,如采用普放可以达到同等疗效,治疗更简单方便;最后,在设备硬件、软件、人员培训未达到调强放疗开展条件情况下做调强放疗,对患者带来的可能是肿瘤复发率增加的后果。调强放疗未来的发展方向应该是从当前的物理调强发展到与生物调强有机结合,即生物靶区(biological target volume, BTV)调强放疗,它的基础是个体分子病理学和生物靶区(含乏氧细胞区等)显像,实现真正的个体化的靶区勾画,按乏氧细胞区、高增殖细胞区、高代谢细胞区及坏死区分别给予不同(不均匀)的剂量,即个体化的最佳放疗剂量,完成真正意义上的个体化生物适形调强放疗,但目前离进入临床实践还有相当长的路要走。

再比如放疗联合靶向治疗或个体化治疗,当前表皮生长因子受体(epidermal growth factor receptor, EGFR)的靶向药物治疗在头颈鳞癌中的应用发展迅速,并显示出良好的前景,但还需进一步明确其特异性、有效性及毒副作用,才能使其成为真正有特异针对性的个体常规治疗;换言之,现今不加选择地对鳞癌患者使用爱必妥,也许是在"碰运气"。不同个体的恶性肿瘤在基因突变上可能是不同的,针对不同的治疗靶点应用不同的、一种或多种靶向药物或开发多靶点的靶向治疗药物,可能是今后靶向个体化治疗的发展方向。在未来的5～10年,依据临床病理、影像学数据、分子肿瘤诊断学的个体基因和蛋白表达差异等资料进行综合,做出对于肿瘤患者的综合治疗选择、根据分子诊断测试肿瘤靶点来选择使用靶向治疗药物的种类、剂量、给药途径和疗程,实现真正意义上的肿瘤个体化治疗,也使肿瘤治疗进入诊断治疗一体化的新时代。

此外,我们需要对低分割放疗(hypofractionated radiotherapy)再认识。近10年来,采用大分割、少次数的低分割放疗已受到放疗界的广泛关注,患者的总治疗时间要明显短于常规放疗,已在立体定向放射治疗、射波刀(Cyberknife)放疗、质子及重粒子低分割放疗等多领域开展临床治疗研究,取得了相当明显的进展。正因为低分割放疗的优势,直线加速器调强放疗的治疗次数也有减少的趋势,如我院对根治性调强放疗已普遍采用66Gy/30次的放疗技术,其放射生物学效应与70Gy/35次相当,患者调强疗程的放疗时间已从7周缩短为6周。

即使在放疗设备和技术十分良好的情况下,现代放疗技术也不能治愈全部患者,治疗后约一半以上的口腔颌面-头颈肿瘤患者出现局部复发和(或)远处转移;总的5年生存率约为50%(其中I~II期75%,III~IV期35%),严重威胁患者的生命。这就需要对肿瘤发病机制及肿瘤生物学行为做更深层次的研究,并指导临床治疗;肿瘤放疗的模式也需要从传统放疗的经验导向,向多学科联合、循证规范、综合序列及个体化治疗转变。其中,仅口腔颌面-头颈部肿瘤的综合序列治疗一项,就大有文章可做:如何综合? 适合哪些患者? 怎样的序列最好? 等等。

在此背景下，口腔颌面-头颈部肿瘤治疗工作者迫切需要一部能代表当前口腔颌面-头颈部肿瘤放射治疗水平、且能真正指导临床实践的临床专业书籍。本书从这一角度出发，在内容上既能体现当今世界肿瘤放射治疗在口腔颌面-头颈部肿瘤的最新理论和研究热点，又有作者提出的新思维和临床实践经验。此外，本书还集中介绍了我们二十几年来的大量临床和基础研究成果与大家分享，其中不少研究结果发表时，在国内外尚属首次。

九院放疗科是在20世纪80年代成立的，是邱蔚六教授（时任九院口腔颌面外科主任、九院院长）口腔颌面-头颈部肿瘤综合序列治疗理念的必然产物和实践，放疗科从一台加拿大产钴机、一台国产深度X治疗机和模拟机起家，发展到拥有现代放疗设备的放疗中心，依托口腔颌面外科重点学科，为大量来自全国各地的肿瘤患者抗击癌症提供有效的综合序列治疗。这一过程无不得到每届院领导、口腔颌面外科及我的国内外老师们的支持。"饮水不忘掘井人"，在包含岁月刻痕和放疗科成长脚印的这本专著完成之际，谨将本书献给二十几年来呵护我们成长的各位老师、同仁和领导。

本书编写的原则是，以自己的经验为主，力求能全面反映我国口腔颌面-头颈部肿瘤放疗的水平，也不排斥国内外先进经验和成果，使本书能成为一本高水平和高质量的专业参考书。例如在常规普放的放疗计划和治疗实施中，我科是全面按照ICRU 50、62和83号报告进行靶区和敏感器官定义，在CT模拟的基础上作靶区勾画——二维适形——正向/优化放疗计划设计，然后传输正侧位DRR图像，与该患者放疗体位下的实时影像完成等中心核对和校准。我们完全摒弃了以往在常规模拟机上以"骨性标记定位—画框—弯金属丝—制模—核对等中心"的传统方法，不但精简了流程，还大大提高了放疗精度，更有利于靶区剂量的提升和正常组织的保护。在本书中，基于常规模拟机的设野图因不适应更新的靶区定义而基本取消。

再例如本书在口咽癌放疗设野上改通常双颈放疗为颈部个体化放疗，即对T_{1-3}、N_{0-1}、肿瘤距离中线≥1cm的扁桃体、咽壁及口腔鳞癌仅行患侧颈部放疗。这一改变有循证医学和近年来文献报道的支持，更有利于保存患者的生存质量，降低口干症的发生率，未放疗的对侧颈部失败率很低（Vergeer MR, et al. Ipsilateral irradiation for oral and oropharyngeal carcinoma treated with primary surgery and postoperative radiotherapy. Int J Radiat Oncol Biol Phys, 2010, 78: 682-688）。

现代放疗靶区勾画是以瘤体所在部位和大小为基础的，这就使按原发癌部位分类显得不那么重要。在本书的章节安排上，首次尝试在"舌癌"一章容纳舌体癌和舌根癌、"腭癌"一章容纳硬腭癌和软腭癌，这是考虑到部位相邻肿瘤在靶区勾画和设野上有许多共性，便于在放疗实践中应用，但对其非共性部分，如淋巴结转移规律、颈部设野和预后等，则分别阐述，使读者不致混淆。这样编写是否成功，有待广大读者的评议，以决定在再版时是否作调整。

参加本书编写的人员以九院放疗科为主，同时邀请了中国协和医科大学中国医学科学院肿瘤医院、复旦大学附属肿瘤医院、复旦大学附属眼耳鼻喉科医院、复旦大学附属中山医院，以及湖南省肿瘤医院的放疗专家参加编写。为了培养中青年一代，本书编写上贯彻老中青相结合的原则。为便于读者理解，书中配以大量的图片，以期做到图文并茂。上海疾病控制中心肿瘤防治科郑莹主任、吴春晓医师为本书提供2002~2008年上海市口腔颌面-头颈肿瘤发病率资料，在此表示感谢。

由于本书是专业参考书,作者在选材和编写上风格各有不同,在学术方面也有自己的观点,加上各人水平和经验有一定的局限性,难免有疏漏及错误,希望读者、各位专家及同行给予理解,并诚恳接受各界的批评指正,以便再版时改正。我们衷心希望通过本书的出版,推动广大肿瘤治疗医师利用现代放疗技术更好地为口腔颌面-头颈部肿瘤患者服务,使患者分享现代医学成果,获得更好的生存率和生活质量。

上海交通大学医学院终身教授、我国著名口腔颌面外科专家邱蔚六院士,著名头颈部放疗专家徐国镇教授为本书作序,放疗界前辈、我的老师赵森教授为本书作后记,是对全体编写人员莫大的鼓励和鞭策,谨代表全体编写人员表示衷心的感谢。

王中和

2012年夏于
上海交通大学医学院
附属第九人民医院

目 录
CONTENTS

6

Postscript

第一篇 治疗基础篇
PART I: Treatment Basis

1 肿瘤放射物理学基础
Chapter 1　Radiation Oncology Physics

　　肿瘤放射物理学是肿瘤放射治疗学的重要支柱之一，治疗设备和物理技术的每项进步都推动了放疗技术的发展，尤其近年来计算机技术的飞速发展，带动了以计算机技术为基础的影像学技术、剂量计算及显示技术、治疗机技术以及网络管理技术的快速进步，使放射治疗较传统治疗技术更精确，同时在实时位置和剂量控制方面也有较大提高。肿瘤放射物理学在临床上主要解决三大问题：放射剂量在体内的分布；放射治疗的质量保证和质量控制；个人及环境的放射防护。

1.1　临床放射剂量学

1.1.1　常用剂量单位和定义

1.1.1.1　放射性活度

　　又称"放射性强度"，是指一定量的放射性核素在单位时间内发生的核衰变数。放射性活度的国际标准单位是贝克勒尔（Bq，贝克），表示每秒发生的核衰变数。过去常用单位是居里（Ci），换算公式为：$1Ci=3.7 \times 10^{10}Bq$。通常某一核素的放射性活度越高，其输出剂量率就越高，在相同条件下的介质中产生的吸收剂量率也越高。

1.1.1.2　射线能量

　　即"电离辐射质"，在肿瘤放射临床工作中通常指射线穿透物体的能力。临床上常用的射线有放射性核素发出的γ射线、各类射线装置产生的X线和电子线，以及粒子加速器产生的高能粒子等。对于单能的γ射线、电子线和高能粒子线，其能量通常直接用平均能量（电子伏特）来表示，如兆电子伏特（MeV）或千电子伏特（keV）；而X线由于能谱分布复杂、能量测定困难，常用半价层（half value layer，HVL）来表示，即X线在穿透某一特定物质（介质）时衰减的程度来确定其辐射质，表述为使入射X线的强度衰减一半所需介质的厚度。但对于高能X线，更多的是采用加速电位来表示，单位是兆伏特（MV）。

1.1.1.3　照射量

　　当光子与空气介质发生相互作用时，会产生次级电子，这些次级电子进一步与空气分子作用就会产生一系列的正负离子，因此照射量就定义为X（γ）射线在单位质量的空气中电离释放的同一种符号的离子的总电荷量，国际标准单位是库仑/千克（C/kg）。常用单位为伦琴（R），换算公式为：$1R= 2.58 \times 10^{-4}C/kg$。照射量是衡量电磁辐射（X、γ）在空气介质中的电离能力，不适用于粒子辐射和其他介质。

1.1.1.4　吸收剂量

吸收剂量是衡量受照物质吸收电离辐射能量大小的度量,定义为电离辐射给予单位质量的受照物质(介质)的能量。国际标准单位为焦耳/千克(J/kg),专用名为戈瑞(Gray,Gy)。电离辐射在体内所产生的电离效应通常是由吸收剂量的大小决定,因此吸收剂量在体内的正确分布是放射物理工作的重要组成部分。吸收剂量可用来衡量任何类型的电离辐射在任何介质中的能量分布。需要注意的是,即便吸收剂量相同,不同的照射体积可能会产生不同的放射反应,因为体积越大(质量越大),吸收的能量也越多,因此在实际临床工作中,除了要考虑剂量分布的合理性外,照射容积也应充分予以考虑。

1.1.1.5　当量剂量

不同类型的电离辐射,即便介质的吸收剂量相同,其生物效应可能也会不同,因而在辐射防护中引入辐射权重引子对吸收剂量作加权处理,以真实反映器官组织在不同种类射线低剂量辐射所诱发的随机效应中的危险度。当量剂量的国际标准单位为焦耳/千克(J/kg),专用名为希伏(Sv)。

1.1.1.6　电子平衡

由于光子在介质中电离作用产生的次级电子具有一定能量,其能量沉积点并不总处于电离作用点,因此在剂量测量中,每一点的剂量都可看作是产生于该点的次级电子减去逃逸出去的次级电子再加上产生于别处、沉积在该点(进入)的次级电子所贡献的能量,如果逃逸的和进入的次级电子数量相同,即为电子平衡。从介质表面至达到电子平衡的区域成为"建成区",在建成区内剂量变化梯度较大,因此在设计放疗计划时应避免将靶区落在建成区内。达到电子平衡的条件之一是测量点距介质的边缘应大于次级电子的最大射程,光子能量越高,产生的次级电子的能量也越高,射程也越大,相应的建成区也越大。在口腔肿瘤治疗中,靶区往往距组织边界较近,如颊黏膜癌、舌体癌,以及颈部转移淋巴结等,正确选择射线能量、必要时在组织边界加设组织等效物,对改善剂量分布是有帮助的。

1.1.2　辐射吸收剂量的测量方法

1.1.2.1　常用测量设备

在临床工作中经常用到的测量仪器有电离室(包括指形电离室、平板电离室等)、静电计、以及半导体剂量仪等。其中指形电离室和静电计是测量最常用的设备。

前面已提到,当射线与空气介质相互作用时会产生正负离子,这些离子在电场作用下会发生漂移从而被收集,这就是电离室的工作原理。电离室通常有一个充满空气的测量空腔,空腔与外界空气相通,空腔内有两个电极,形成正负极,辐射产生的正负离子分别漂移至电极上,在外接电路上形成电离电流。电离电流非常弱,需要用静电计予以放大,从而读出测量数据。

在实际工作中最常用到的是指形电离室,指形电离室呈圆柱形,其空腔壁通常由石墨制成,内壁涂有导电材料,空腔中心有一根中心电极,与空腔内壁构成正负电极。在使用指形电离室时首先应注意测量环境的影响。指形电离室的空腔并非是封闭式的,因此外界气温、气压的变化将影响到空气的密度和质量,从而影响测量数据的精度,因此在测量前应先予以校正。目前商用静电计都有气温、气压校正功能,直接将测出的气温、气压值输入即可。也可用校正因子对剂量测量数据加以校正。校正因子的关系式为:

校正因子 $K_{t,P} = (273.15+t/293.15) \times (101.3/P)$

(t:现场实际气温,P:现场实际气压,单位是kPa,标准测量条件为:20°C,101.3kPa)。

在测量中还应注意指形电离室的一些测量特性,如方向性、饱和性、杆效应等。所谓方向性是指指形电离室在测量时,其长轴应与射束方向垂直,否则其空腔内灵敏体积会有所变化,从而影响测量的精度。辐射在电离室内产生的正负离子在向两极漂移时同时也在做扩散运动,即由高密度区向低密度区扩散,这将减弱电离电流,增加电离室的工作电压可减少这种扩散运动、增大电离电流,且随着工作电压的增加,电离电流也相应增大,直至扩散运动消除,电离电流不再增大,呈饱和状,即电离室的饱和性,此段范围称饱和区,在测量时应注意将电离室的工作电压处于饱和区内。

指形电离室测量精度高、能量响应好等特点,成为临床绝对剂量测量最重要的设备,其测量空腔通常有0.6(0.65)cc、0.13(0.125)cc、0.01cc等多种,以适应不同的测量要求。0.6cc电离室常用于加速器的剂量标定,在加速器常用能量范围内,除能量在5MeV以下的电子线都可用指形电离室来标定。0.13cc则多用于调强计划的剂量验证。

除了指形电离室,平板电离室也是较为常用的。平板电离室呈扁圆柱体,上表面有入射窗,内面涂有导电材料,与空腔内圆形的电极构成两个电极。平板电离室具有有效测量点明确、腔内散射扰动干扰小等特点,对于低能电子束的测量精度较高,通常用于10MeV以下、尤其是5MeV以下电子线的测量。

1.1.2.2 高能 x(γ)线测量方法

外照射辐射源的测量方法应遵循国家质量技术监督局颁布的相关规程。高能 x(γ)线的测量包括辐射质(能量)的测量和吸收剂量的测量。首先,将静电计(剂量测量仪)和相关电离室送交国家标准实验室进行检定,得出照射量校准因子N_x值,每一根电离室都有一个N_x值。如果只送检一根电离室,则可用经检定的电离室在现场(加速器机房)去标定其他电离室,测出各自校准因子。然后,用经检定或标定的电离室和静电计对加速器进行测量。在吸收剂量测量中,应使用测量水箱,辐射源至水面距离(SSD)为100cm,射野面积

为10cm×10cm,跳数为200MU,电离室有效测量深度,10MV及以下的为5cm,15MV的10cm,有效测量深度为5cm(或10cm)加0.6R,R是电离室的内半径,对于0.6cc的电离室,0.6R通常在2~3mm。将电离室连接在静电计上,应注意,如果使用加长电缆,需要事先将加长电缆用经检定的电离室一并标定,得出总的N_x值。将测量的气温、气压值输入静电计中,然后测量,每一档能量需测量5次,减去本底值后取平均值。一般静电计得出的数值均为伦琴值,需转换为吸收剂量的单位,具体方法是:将静电计读数乘以2.58×10^{-4},将单位转换为C/kg,再乘以33.97J/C(W/e,在空气中形成每对离子所消耗的平均能量),所得数值再用N_x和其他修正因子加以修正,即可算出吸收剂量,具体公式为:

$$D_w = M \times 2.58 \times 10^{-4} \times N_x \times (W/e) \times Katt \times Km \times S_{w,air} \times Pu \times Pcal$$

其中,Katt、Km、$S_{w,air}$、Pu、Pcal均可查表得到。(见表1-1、表1-2、图1-1)

表1-1　常用电离室Km、Katt值

电离室型号	Km	Katt	Km×Katt
NE 0.2cm³ 2515	0.980	0.988	0.968
NE 0.2cm³ 2515/3	0.991	0.987	0.978
NE 0.2cm³ 2577	0.994	0.987	0.981
NE 0.6cm³ 2505/A	0.971	0.997	0.962
NE 0.6cm³ 2505/3,3A	0.991	0.990	0.981
NE 0.6cm³ 2505/3,3B	0.974	0.991	0.965
NE 0.6cm³ 2571,带保护极	0.994	0.990	0.985
NE 0.6cm³ 2581(PMMA帽)	0.975	0.990	0.966
PTW 0.6cm³ 23333(3mm帽)	0.982	0.993	0.975
PTW 0.6cm³ 23333(4.6mm帽)	0.982	0.990	0.972
PTW 0.3cm³ 标准型,M23332	0.982	0.993	0.975
PTW 0.3cm³ 防水型,M2333641	0.982	0.992	0.974
VICTOREEN 0.6cm³ 30-351	0.982	0.993	0.975
CAPINTEC 0.6cm³ FARMER型	0.993	0.990	0.983
CAPINTEC 0.6cm³ (AAPM)	0.989	0.989	0.978

表1-2　辐射质和$S_{w,air}$的关系

辐射质		$S_{w,air}$	水中校准深度（cm）
TPR_{20}/TPR_{10}	D_{20}/D_{10}		
0.50	0.44	1.135	5
0.53	0.47	1.134	5
0.56	0.49	1.132	5
0.59	0.52	1.130	5
0.62	0.54	1.127	5
0.65	0.56	1.123	5
0.68	0.58	1.119	5
0.70	0.60	1.116	5
0.72	0.61	1.111	10
0.74	0.63	1.105	10
0.76	0.65	1.099	10
0.78	0.66	1.090	10
0.80	0.68	1.080	10
0.82	0.69	1.069	10
0.84	0.71	1.059	10

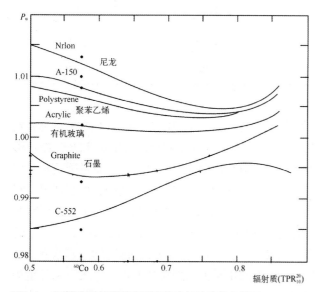

图1-1　不同室壁材料的指形电离室的扰动修正因子Pu

在实际工作中，可以将上述所有的修正因子合成一个总修正因子，每一档能量对应一个总修正因子，并输入静电计中，这样在测量中，静电计的读数就可以看作是吸收剂量的数值了。在测出吸收剂量后，再根据百分深度量换算出最大剂量深度点的剂量，与参考值（200cGy）比较，建议偏差若大于1.0%则对加速器进行调整。调整后再连续测量5次，取平均值，再比对。

辐射质（能量）同样非常重要，辐射质的改变意味着百分深度量的变化。测量辐射质同样需在测量水箱中进行。SSD为100cm，射野大小为10cm×10cm，分别在20cm和10cm深度进行测量，得出D_{20}和D_{10}，算出D_{20}/D_{10}比值，将测量数值与加速器生产厂家所给的数值或装机时的测量数值进行比对，偏差在3%以下的为合格。

1.1.2.3　电子线测量方法

电子线测量同样需遵循国家规范。

在电子线测量中，大于5MeV的电子线可以用指形电离室测量。在吸收剂量测量中，SSD为通常治疗距离，一般为100cm，射野采用10cm×10cm限光筒，小于10MeV的测量深度为水下1cm或最大剂量深度，大于等于10MeV的采用水下2cm测量深度或最大剂量深度。测量过程与数据处理同上。

电子线的辐射质测量采用14cm×14cm限光筒，SSD也是100cm，从水面（0mm）开始，电离室沿着射野中心轴向下移动扫描，直至半值深度R_{50}（剂量为最大剂量的50%的深度），测出各档能量的R_{50}，与出厂值进行比对，偏差小于3%为合格。

1.2 常用放疗设备

1.2.1 放射性核素治疗机

放射性核素治疗机是利用天然或人工产生的放射性核素在衰变过程中发出的各种射线（α、β、γ等）对疾病进行治疗的装置。根据照射方式可分为体外远距离照射（外照射）和体内近距离照射。

1.2.1.1 常用放射性核素放射源的特点

放射性核素是通过衰变产生射线的，其射线的能谱较为简单，通常可以用加权平均能量加以描述，单一且稳定的能量为剂量计算带来了方便，其质控也较X线简便，但与高能X线相比，其射线能量偏低，在外照射治疗中，尤其是体部位置较深的肿瘤，往往需要较为复杂的计划设计才能满足临床要求。放射性核素还存在一个半衰期，随着放射源使用时间的增加，治疗时间也会逐步延长，如果治疗距离不变，经过两个半衰期后，相同剂量需要四倍的时间才能得到，这为治疗带来不便，解决方法是缩短治疗距离和更换放射源。此外，放射性核素的活度与核素的纯度（比活度）和体积有关，受制于上述因素，通常多数放射性核素源的活度不会太高（见表1-3）。

表1-3 临床常用放射性核素

核素	符号	射线种类	平均能量	半衰期
钴-60	^{60}Co	γ	1.25MeV	5.27年
铯-137	^{137}Cs	γ	0.662MeV	33.0年
铱-192	^{192}Ir	γ	0.36MeV	74.2天
镭-226	^{226}Ra	γ	0.83MeV	1590年
碘-125	^{125}I	γ	28KeV	59天
金-198	^{198}Au	γ	0.412MeV	2.7天
锎-252	^{252}Cf	中子	2.35MeV	2.65年

1.2.1.2 ^{60}Co远距离治疗机

^{60}Co是一种人工放射性核素，在γ衰变过程中发射两种能量的γ光子，能量分别为1.17MeV和1.33MeV，平均能量为1.25MeV。^{60}Co的半衰期为5.27年。

目前^{60}Co治疗机多采用旋转式机架，可作360°旋转，源到机架旋转轴的距离（SAD）通常是75~80cm，源活度多为数千居里。基本结构包括^{60}Co源、具有防护结构的源容器和机头、遮线器、射线准直系统、机架、治疗床和控制系统，结构相对简单，价格低廉。近年来^{60}Co治疗机多采用了内置非对称光栅和外置多叶光栅，以适应适形放疗的开展。

由于^{60}Co的γ射线与组织的作用主要以康普顿散射为主，剂量吸收与介质的原子序数无关，因此骨的剂量吸收与软组织相近，加之^{60}Co的γ射线能产生较小的建成区（约5mm），既有利于皮肤的保护，也有利于深度不大的肿瘤的计划设计，因此^{60}Co治疗机在头颈部肿瘤的治疗中曾经发挥了重要作用。近年来，随着三维适形尤其是调强放疗的逐步应用，^{60}Co治疗机的应用也受到越来越多的限制，比如^{60}Co的半影较大，用于调强子野会产生较大的剂量偏差；外置光栅缩短了放疗设备与患者之间的距离，限制了治疗角度的选择；剂量率偏低，在静态子野调强中治疗时间过长，加之其原有的缺陷，如需要定期换源、放射性核素对工作人员和环境的影响和相对复杂的防护工作，使得^{60}Co治疗机在放疗中的地位和作用迅速下降。

1.2.1.3 后装治疗机

后装治疗机是适用于近距离治疗放疗设备，利用人体天然腔道或组织间插植，将施源器置于治疗部位，经位置验证确认后，将放射源通过输送管由贮存罐输送到施源器中，从而达到治疗目的。其剂量特点之一是剂量分布梯度大。由于放射源直接在体内,距离平方反比规律尤其明显,即距离每增加一倍,剂量就下降为1/4,治疗距离较短,通常在5cm以内,因此在确定靶区和设计治疗计划时应仔细谨慎,以免产生剂量热点和冷点。其剂量特点之二是射线直接照射靶区,穿越的正常组织较少,且射线能量大部分被组织吸收,靶区剂量较高,距离放射源较远的正常组织剂量较低,因此也较少受到正常组织剂量限值的影响。由于上述特点,后装治疗很少被单独使用,常常是配合外照射来改善剂量分布、降低正常组织的损伤。在口腔肿瘤治疗中,后装治疗常用于舌、口底等部位的肿瘤治疗,通常是单纯放疗在达到根治量后,对于仍有残留的病灶采用后装治疗。

相对于传统的近距离治疗,后装治疗机具有防护完善、操作者受量低、对环境影响小的优点,通过专用计算机计划设计系统和位置验证手段,能保证较为精确的剂量分布。目前后装治疗机多使用高剂量率照射,虽然这能缩短治疗时间、有利于体位和施源器的固定,但与传统的低剂量率照射相比,增加了正常组织晚期反应的发生率,导致治疗增益比下降,因此在制定治疗计划和治疗方式时应考虑到剂量率的影响。同时由于后装治疗局部剂量较高,因此对于距重要危及器官较近的靶区治疗须谨慎,尤其是再程放疗的,近距离治疗往往会增加严重并发症的发生。

1.2.1.4 伽玛刀

伽玛刀(γ刀)治疗原本作为神经外科治疗设备应用于临床,该设备使用多个(数十个至数百个)较小的 ^{60}Co 放射性核素作为放射源对病灶进行集束照射,以达到在短时间内摧毁病灶,其剂量分布有治疗范围小、中心剂量高、边缘剂量梯度大等特点。伽玛刀常用于动静脉畸形、垂体瘤、听神经瘤等颅内良性病变,通常病变大小小于3cm,采用单次或多次治疗模式,单次治疗又称"立体定向放射手术(stereotactic radiosurgery, SRS)",多次治疗称为"立体定向放射治疗(stereotactic radiotherapy, SRT)"。病变范围大、边界浸润明显、病变靠近体表等通常不适合伽玛刀治疗。随着伽玛刀在临床上应用经验的积累,现在伽玛刀也已经应用于恶性肿瘤的治疗,并逐步推广到体部肿瘤的治疗中,如肺、肝、胰腺、肾、肾上腺、前列腺、腹膜后、前纵隔等部位的肿瘤,但空腔脏器由于易造成穿孔、出血等并发症,不适于伽玛刀治疗。而对于转移性肿瘤,尤其是颅内转移肿瘤,近来也有不少文章认为全脑照射联合SRS可取的较好

的局部控制率。脊髓及脊髓旁肿瘤、巨大肿瘤、肿瘤伴大量胸腹水或全身衰竭为γ刀治疗禁忌证。在口腔肿瘤治疗中,对于相对孤立的颅内或肺内转移性病灶(不超过3个),可选择性使用伽玛刀治疗。

在使用伽玛刀治疗时首先应注意治疗的位置精度,治疗精度的不确定性不仅降低疗效,更有可能引起严重并发症,因此最早γ刀通常是用于头部病变的治疗,其固定采用有创固定,即在颅骨上打上4个螺钉,将基础环固定在螺钉上,并以此作为定位标记。现在无创固定技术因操作简便、患者无痛苦、定位精度也能符合要求而已逐步取代了有创固定技术,而无创固定技术的发展也使得腹部及盆腔的立体定向治疗得以实现。其次,在设计治疗计划时应考虑病变的良恶性,对于良性病变,设计计划时首先考虑的正常组织的保护,通常以50%等剂量线包绕靶区,对于恶性肿瘤则还要充分考虑放疗效,通常用80%或90%等剂量线包绕。伽玛刀治疗系统由 ^{60}Co 辐射源、准直器、治疗计划系统、控制系统等组成。目前国内常用的伽玛刀系统主要有Leksell头部伽玛刀和国产体部γ刀,Leksell头部伽玛刀有201个 ^{60}Co 放射源,源置于头盔形金属屏蔽系统内,最多可产生201条射束聚焦于焦点上,中心剂量率可达到4Gy/min以上,在治疗时将病变中心置于焦点上,通过计划系统打开或关闭射束来达到适形目的。国产体部γ刀装有30个 ^{60}Co 放射源,中心剂量率大于3Gy/min,准直器孔径有3mm、12mm、18mm等几种,应根据病灶大小,选择合适的准直器。

1.2.2 中低能X线治疗机

深部X线治疗机是运用深部X线(180~400kV)来治疗疾病的设备。其主要结构是X线球管。球管内阴极灯丝在灯丝电流的作用下向阳极(靶)发射电子,电子在管电压的加速电场下被加速,轰击阳极(靶)从而产生轫致辐射。轫致辐射的能谱是连续的,即从0到最大(取决于管电压)均有分布,且随管电压增高,能谱向高能方向偏移。在实际治疗中,低能X线不仅对治疗意义不大,反而会造成皮肤剂量的增加,因此需要用滤过板加以过滤,以提高X线的能谱,因此在描述X线时,除了用半价层表示外,还可用管电压值和滤过材料及厚度来表示。在X线球管中最重要的参数是管电压和管电流,管电压决定了X线的峰值能量,管电流则决定了X线的强度。同时为避免电子在击靶前损失能量、损坏球管,

球管应保持真空状态。

由于在深部X线机中电子与靶撞击导致的能量损失以碰撞损失为主（占总能量损失的98%~99%），因此会产生大量热量，需要一组冷却系统对靶进行冷却，以免靶被烧熔。

深部X线机由于皮肤剂量高、百分深度量低、治疗方式单一等缺点，目前在肿瘤治疗领域基本已被60Co机、加速器所取代，但在某些领域依然不失为一种经济方便的治疗手段，如局限性的皮肤恶性肿瘤、皮肤瘢痕增生等，在科研领域同样有较好的表现，尤其是在小型实验动物的照射中，以及在培养细胞的照射实验中，深部X线的剂量计算更为方便，照射技术也更为简单。

1.2.3 电子加速器

自从20世纪30年代第一台加速器问世以来，经过数十年的发展，加速器以其射线能量高、剂量分布好、皮肤剂量低以及治疗方式多样而逐步取代了中低能X线机和60Co机成为最重要的放疗治疗设备。

随着治疗技术的进步，加速器的作用也越来越大。尤其是在调强放疗、图像引导放疗中，加速器已不再是一台单纯的治疗机，而是整合了治疗、信息收集和质控等多种功能的平台，成为放疗系统中的一个重要节点。

1.2.3.1 直线加速器

因电子在加速管内作直线加速而得名。与X线机类似，直线加速器也有一个用于发射电子的灯丝，发射出的电子在加速管内被微波电场加速，根据微波加速原理的不同，可分为行波加速和驻波加速，行波加速器相对工艺简单，制造、使用成本也较低，而驻波加速器结构紧凑，对安装机房面积的要求较行波加速器要低。

电子束在加速管加速到所需能量后即由偏转磁场引入治疗机头，或直接用于治疗（电子线治疗），或经打靶产生X线用于X线治疗。在用于电子线治疗时，由于引出的电子束流较窄（直径约在几毫米），需用电子散射片将其扩大为能满足临床治疗需求的射野大小，在此过程中，不可避免会产生轫致辐射，导致X线污染，通过调整散射片材料、采用电磁扫描偏转技术（笔形束扫描技

术），能部分改善X线污染。如果引出的电子束用于打靶，能产生高能X线，用于X线治疗。X线需经初级准直器（共用准直器）、均整器产生一个对称性和平坦度都符合临床要求的射野。当前由于调强放疗的广泛使用，对射野平坦度的要求较前更为松弛，有的加速器生产厂家推出了无均整器的加速器，如瓦利安公司的"Turebeam"加速器，由于没有均整器，提高了剂量率，缩短了调强治疗的时间。

射线在治疗机头内还需经过监测电离室，以监测射野的剂量率、总跳数等。由于加速器输出的射线剂量率并非稳定的，因此通常刻度1cGy＝1跳数（MU），定期对加速器标定，以保证加速器的监测电离室的正常工作。

二级准直器确定了实际照射野的大小和形状。从早期的对称准直器，到非对称准直器，再到多野光栅，准直器的改进始终伴随着治疗技术的进步。二级光栅不仅能用于X线治疗，在电子线治疗中，现在加速器普遍采用射野自动跟随系统，可根据电子线野的大小，自动跟随匹配，减轻了电子限光筒的重量，也改善了剂量分布。

直线加速器以其较高的能量选择和剂量输出率、稳定可靠的性能以及结构简单、成本相对较低而成为目前使用最多的放疗治疗设备。

1.2.3.2 回旋加速器

电子枪发射出的电子在一圆形真空轨道内受微波电场激励而加速，电子每穿越一次谐振腔就加速一次，其圆形轨道就相应扩大，直至达到要求的能量后将电子引出，回旋加速器由此得名。在回旋加速器中，通过电磁屏蔽管能将相同能量的电子引出，改变屏蔽管的位置就能得到不同能量的电子束。旧有回旋加速器采用的圆形轨道由于谐振腔较小、屏蔽管位置精度不易保证，因而治疗效率不高，现在以MM 50回旋加速器为代表的新型加速器采用跑道式轨道，在电子的直道部分使用直线加速管对电子进行加速，使单圈电子的能量得到更大的提高，因而能到普通直线加速器难以达到的高能电子，如MM 50最高能量能达到50MeV。通过增设屏蔽管引出窗口，能做到一台设备同时治疗多个患者。由于回旋加速管可以做到小型化，理论上对于最高能量要求不高的回旋加速器可以做成移动式设备。

1.2.4　粒子加速器

1.2.4.1　常用粒子的特性（质子、中子、重离子）

（1）质子　质子是带一个正电荷的粒子，主要与核外电子发生碰撞损失，因质量较大，碰撞后基本不改变路径。由于质子的能量损失与速度平方成反比，因此在射程末端，能量损失急剧增加，在等剂量线图形上形成所谓的"布喇格峰"，在布喇格峰前面和后面剂量都较低，利用质子的这一特点，将靶区置于布喇格峰内，能有效地简化计划的设计，保护正常组织。在实际治疗中，通常需要选择不同能量的质子束混合照射，这样不仅能控制布喇格峰的深度，还能控制其宽度，更好地适应靶区的要求。

（2）中子　中子是不带电粒子，主要与介质的原子核发生反应，与核外电子基本不发生反应。中子的特点在于其相对生物效应较高，氧增强比低，对于乏氧细胞同样具有较强的杀灭能力。但中子的相对生物效应变化较大，极为复杂，因此在临床上使用时应格外注意，避免产生严重的并发症。此外，中子束的剂量学特性与X(γ)线接近，布野较质子线更为复杂。

（3）重离子　重离子通常指元素周期表上18号元素之前的元素的原子核，如碳核、氧核、氦核等。重离子兼具质子剂量分布的优势和中子生物效应的优势，同时由于重离子的质量较大，不易被散射，因此剂量分布也更优。重离子是带有正电荷，可利用电磁偏转技术让重离子束作笔形束扫描，使剂量分布更精确。此外，有些重离子如碳核在与介质的相互作用中会产生正电子发射型核素，利用正电子发射型核素断层扫描系统（PET）就能追踪到碳核的位置，对于治疗部位和治疗剂量的证实起到积极作用。

1.2.4.2　已用于临床的粒子加速器

质子加速器　质子加速器要用于临床，其一必须有较高的能量以适应治疗深度的要求，通常要求最大能量不能低于250MeV，能量调节范围在70~250MeV，且连续可调；其二剂量率必须满足临床要求，一般要求在每分钟3Gy以上；其三是小型化，不仅占地要小、重量减轻，制造成本也应能为医院所接受。质子加速器主要由三大部分组成：质子加速场、质子束传输系统和质子束准直系统。质子加速主要有两种方式：微波直线加速和回旋加速，前者占地较多，而后者重量过大，仅偏转磁铁就需上千吨，新开发的紧凑型加速器大大降低了重

量和体积，使之为临床所接受。要使质子加速器真正用于临床，治疗机头必须是等中心旋转型的，由此就涉及到质子的传输和偏转，目前质子束的偏转仍采用磁铁，利用质子带电性进行电磁偏转，但磁铁的重量和防护依然是个问题。质子束是一笔型束，用于临床治疗需要对其展宽，同时要根据治疗靶区的厚度对布喇格峰进行延展，常用的是散射箔和滤过器对其展宽和调能，优点是技术简单可靠，但对于深度不规则的靶区，即便配合三维组织补偿物也难免一部分正常组织受到高剂量照射，这时就需要像X线加速器那样进行多野照射才能取得较好的剂量分布，但也降低了质子加速器的固有的剂量分布优势，但有资料表明，采用质子调强技术相比光子调强技术，靶区的剂量分布更好、周围正常组织受量也更低，同时也有文章指出采用质子、光子混合照射同样能达到较好的剂量分布，而治疗费用也较低。新的方法是采用电磁偏转笔型束扫描技术，在笔形束扫描过程中，根据靶区的深度和靶区的厚度随时调整质子束的能量，以达到最佳的剂量分布。

1.2.5　放疗模拟机

1.2.5.1　常规模拟机

常规模拟机曾经是放疗工作中不可或缺的设备，在肺部、食管、膀胱等X线下可直接观察到肿瘤的治疗中，可凭借常规模拟机直接设计出简单的适形照射野计划，在头颈部包括口腔肿瘤治疗中，也使医生从凭体表标记定位发展到凭解剖标记定位，在治疗精度上有了明显的提高。今天，由于三维精确放疗技术推动的CT模拟定位的普及，常规模拟机的地位明显下降，不少人认为常规模拟机可以被淘汰了，但事实上，常规模拟机即便在今天依然有其自身的价值。比如，在位置核对方面，虽然加速器上普遍装有电子射野影像装置（EPID），甚至cone-beam CT，可以做精确的位置核对，但对于患者较多、加速器工作繁忙的治疗中心，很难做到每一个患者都上加速器核对，且成像质量也差于常规模拟机的图像，常规模拟机此时就能分担相当一部分工作。此外，还有些比较简单的治疗如姑息止痛放疗等未必都需要CT模拟定位，一台常规模拟机便能简化治疗过程，并能取得相同的疗效。

常规模拟机的结构类似加速器，所不同的是采用诊断用X线（90~150kV）代替高能X线，通过影像增强装置采集图像，为观察者提供二维影像。新一代的常规

模拟机配备有独立的图像处理工作站,能对采集的图像进行存档、打印等处理,同时基于网络传输技术,常规模拟机的图像工作站还能与加速器、计划系统(treatment planning system,TPS)连接,接受来自TPS的数字重建射线影像(digitally reconstructed radiograpy,DRR),并与模拟机采集的射野模拟图像进行核对,或将二维图像传输至TPS做二维计划,有些工作站还能将勾画有多叶光栅的常规模拟机定位图像传输至加速器生成适形照射野,提高了治疗的灵活性。(见图1-2)

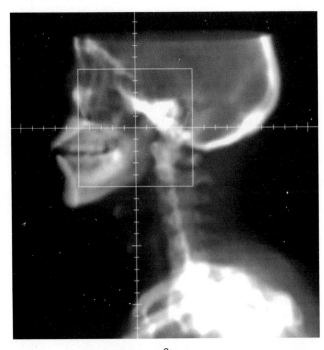

a

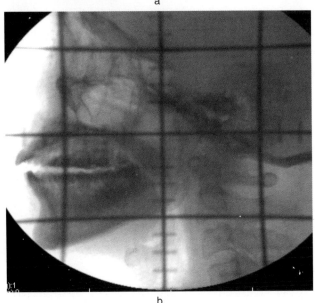

b

图1-2　常规模拟机治疗位置验证
a.TPS重建的DRR图像;b.模拟机核对图像

1.2.5.2　CT模拟机

CT模拟机已经成为三维精确放疗技术中的重要基础,CT模拟机不仅为医生提供了清晰的三维影像,使肿瘤的定位更加精确,更重要的是为三维精确放疗提供了一个有效的平台,依据CT模拟机的数据,计划设计者能在TPS上重建出一个三维虚拟人体,在这虚拟人体上,设计者不仅能设计治疗计划,还能进行模拟治疗,显示射野在体表上投影图像,并将投影图像通过移动激光灯在患者身上标记出,以方便在治疗时核对。同时CT的数据也能被重建为二维图像(DRR),以方便常规模拟机或加速器的EPID进行核对。上述CT模拟机与虚拟模拟过程即称为CT模拟。

一台专用的CT模拟机应具备大孔径、大视野(FOV)、平板碳素床,以适应不同部位、不同体位的治疗,并将CT模拟机和加速器上的摆位误差减小到最小,通常CT模拟机的FOV要大于70cm,孔径则在80cm以上。此外,CT模拟机还应配备独立的移动激光灯系统,一个精确的移动激光灯系统不仅能准确地定出计划中的治疗中心,还能通过射野指示系统标出照射野在患者体表上的投影形状,与等中心点标记相互制约,提高了治疗精度。

1.3　放疗计划系统

1.3.1　靶区定义及剂量学要求

1.3.1.1　靶区的定义

肿瘤区(gross target volume,GTV):一般临床诊断方法及影像学方法能够诊断出的具有一定形状和大小的病变范围,包括淋巴结和其他部位的转移病变。

临床靶区(clinical target volume,CTV):指按一定的时间剂量模式给予一定剂量的肿瘤的临床灶(肿瘤区)、亚临床灶以及肿瘤可能侵及的范围。在临床实际工作中,通常将CTV分成三级:

CTV1:由GTV外扩5mm构成。

CTV2:高危区域即亚临床灶,包括紧紧包围原发肿瘤而易被浸润的正常组织(原发肿瘤CTV2)和高危的淋巴结区域(淋巴结CTV2)。

CTV3:中度危险的淋巴结区域。

由于口腔肿瘤术后放疗较多,为适应术后调强放疗提出术后临床靶区是有必要的。术后临床靶区同样分为三级：

CTV1：术后残留病灶，包括手术未能切除、切缘阳性、包膜外侵犯，以及神经侵犯等。

CTV2：同术前。

CTV3：同术前。

内靶区（internal target volume, ITV）：在患者坐标系中，由于呼吸或器官运动引起的CTV外边界运动的范围。

计划靶区（planning target volume, PTV）：指包括临床靶区（CTV）本身、照射中患者器官运动（ITV）和由于日常摆位、治疗中靶位置、靶体积变化等因素引起扩大照射的组织范围。PTV的确定要同时考虑到CTV的解剖部位和将要使用的照射技术，如头颈部多以CTV为参照，胸腹部以ITV为参照，而对于同一个CTV或ITV，采用适形放疗技术时的PTV应小于常规放疗。不得靠扩大PTV的方法解决临床不明因素。

治疗区（treatment volume, TV）：对一定的照射技术及射野安排，某一条等剂量线面所包括的范围，通常选择90%等剂量线作为治疗区的下限。治疗区与计划靶区的符合程度也是治疗计划评价的标准之一。

照射区（irradiation volume, IV）：对一定的照射技术及射野安排，50%等剂量线所包括的范围，其直接反映了该计划引起的正常组织剂量的大小。

冷剂量区（cold volume）：在ITV内剂量低于CTV处方剂量下限（-5%）的范围。

热剂量区（hot volume）：在患者坐标系内，组织接受高于CTV处方剂量上限（+5%）的范围。

1.3.1.2 剂量学要求

靶区剂量准确，包括靶区范围的准确和靶区剂量的准确；靶区剂量均匀，剂量变化不应大于±5%；治疗区应尽量适形靶区，而照射区的范围应尽量小；保护重要器官。

1.3.1.3 危及器官（见表1-4）

头颈部集中了诸多器官组织，在口腔肿瘤放疗中涉及的危及器官和组织有：脑干、脊髓、视神经、视交叉、眼、晶状体、耳（中耳和内耳）、唾液腺、下颌骨、颞颌关节以及喉等，有的器官一旦损伤将危及生命，如脊髓、脑干，有些器官的损伤则会严重影响患者的生存质量，如视神经、视交叉等，这些都是属于优先保护的，而有些器官组织的损伤可能会带来暂时性或永久性的影响，但其生存质量的有限下降相较肿瘤的疗效还是值得付出的，因此在治疗时有必要对肿瘤和危及器官的优先度以及限制剂量加以确认。

表1-4　各类靶区及危及器官的评估标准*

PTV-CTV	>95%的体积接受治疗剂量	2
	>99%的体积接受93%的治疗剂量	
	<20%的体积接受>110%的处方剂量	
脊髓	最大量<45Gy，或>48Gy的体积不超过0.01ml	1
脑干	最大量<54Gy，或>58Gy的体积不超过1%	1
视神经	最大量<54Gy，或>58Gy的体积不超过1%	1
视交叉	最大量<54Gy，或>58Gy的体积不超过1%	1
眼结构	最大量<54Gy	2
眼/视网膜	最大量<50Gy	2
腮腺	平均<26Gy，50%体积<30Gy	3
下颌骨	最大量<70Gy，或>75Gy的体积不超过1ml	3
颞颌关节	最大量<70Gy，或>75Gy的体积不超过1ml	3
晶状体	平均<6Gy	3
中耳/内耳	平均<50Gy	3
喉	平均<45Gy	3

*按重要性分类：1：非常重要，必须保护；2：重要，尽可能保护；3：重要性次等，尽可能保护。

1.3.2 常用放射治疗模式

1.3.2.1 常规放疗

常规放疗有技术简单、剂量分布明确易算等优点，但有射野形状较规则、靶区周围正常组织受照范围大等缺点，通常有固定源皮距放疗和等中心治疗等方式。固定源皮距放疗又称SSD治疗，即无论肿瘤深度如何，放射源中心距皮肤入射点的距离始终相同，由于肿瘤在源中心与入射点的延长线上，因此机架角的偏差或体位的偏差都可能影响到治疗的精度。在口腔颌面部的治疗中，SSD治疗已很少使用，通常只用在颌面部皮肤肿瘤的治疗，以及涎瘘和少数姑息性肿瘤治疗中。电子线治疗也采用这种方式。

等中心治疗是将靶区中心置于机架旋转轴上的治疗方式，在这种治疗模式中，即便机架稍有偏差，肿瘤（靶区）依然在照射野内，而且等中心治疗对患者的治疗体位的要求也较SSD治疗为低，患者可以选择更舒适的体位，增加了治疗的顺从性。同时等中心允许采用更多的治疗角度进行照射，这为以后适形放疗、旋转放疗乃至调强放疗奠定了基础。

1.3.2.2 适形放疗（conformal radiation therapy，CRT）

针对常规放疗正常组织受照范围大的缺点，提出了适形放疗的概念，即每个照射野在其投照方向上与靶区在该方向上的投影一致，如果采用多角度（≥3个）适形野进行治疗，即可称为适形放疗。相对于传统放疗，适形放疗是一个进步，由于降低了正常组织的受照范围，减轻了放疗反应，使治疗总量和分次量的增加以及分割方式的改变，从而提高疗效成为可能。而依托三维计划系统，在三维方向上进行适形治疗就称为三维适形放疗，三维适形放疗的治疗区更贴近靶区，进一步降低了正常组织剂量。在头颈肿瘤放疗中，适性放疗已被广泛使用，尤其是靶区偏一侧的肿瘤，如腮腺癌、颌下腺癌、颊癌、上颌窦癌等已经积累了较为成熟的经验。

1.3.2.3 调强放疗（intensity modulated radiation therapy，IMRT）

尽管适形放疗具有较高的适形度，但也有其明显的不足，即无法对一个凹形靶区作出完美的剂量分布曲线，同时靶区内部的剂量均匀性也不足，为此，在三维适性放疗的基础上，进一步优化剂量分布，对靶区内外各点分别进行剂量调整，以达到治疗区与靶区形状一致、靶区内各点剂量相同这一理想目标，这一过程称为"调强"。调强放疗分为正向调强和逆向调强两种，所谓正向调强是在几个适形野中逐次添加小野，以达到调整剂量分布的目的，这种方法常用在靶区形态稍复杂但不包绕重要器官、或受体表曲面影响较大的肿瘤，如乳腺癌胸壁照射、上颌窦癌侵犯筛窦者等。逆向调强则是对治疗计划先设定目标函数，再由计算机根据目标函数进行计算，以得到符合要求的计划。已有资料表明，口腔及头颈部肿瘤采用调强放疗，唾液腺所受剂量明显降低，放疗后口干症的发生也因此下降，而肿瘤的局部控制率有所增加。

调强计划得出的每一个野都是不均匀野，需要一种方法将原本均匀、平坦的野转变成不均匀野，也就是调强方式。目前常用的调强方式有多叶光栅子野调强、旋转调强以及断层治疗等。多叶光栅子野调强是利用多叶光栅（MLC）形成的一系列子野集合合成一个不均匀性的照射野，在子野调强中，每一个照射角度都由几个至十几个子野组成，根据MLC在移动时加速器是否停束，可分为静态调强（停束）和动态调强（不停束），静态调强技术相对简单，但治疗时间稍长，动态调强能缩短治疗时间，但其MLC的质控更复杂，除了到位精度外，到位速度也是重要的质控内容。

旋转调强是在子野调强的基础上发展而来，采用加速器对患者作旋转治疗，在旋转过程中，MLC不断变换，通常每隔5°变换一次形状，经过数周旋转完成计划剂量分布。旋转调强的治疗周数取决于剂量分布复杂程度，机架旋转一周，相当于每个机架角完成一个子野，因此多个子野组合需要相应的治疗周数，通常单周治疗可看作是三维适形，而多周治疗则是调强放疗。由于旋转调强的MLC运动范围和次数都远低于静态和动态子野调强，因此治疗时间较短、效率较高。

断层治疗是利用扇形窄束对患者进行治疗的一种放疗技术。直线加速器安装在类似于CT的滑环机架上，发出的扇形束围绕患者旋转一周，完成一次切面治疗，再移到下一切面，直至完成所有治疗。根据治疗床的移动方式，可分为步进式和螺旋式。机架旋转一周可产生51个方向的射野，一个典型的断层治疗计划往往会产生数百个照射野和数千甚至数万个子野，因此断层治疗具有很强的射野调制能力，完成极佳的剂量分布。

1.3.2.4 立体定向放疗（SRS、SRT）

立体定向放射治疗是基于外科理念而兴起的一种

治疗手段。采用射线对肿瘤进行大剂量的照射一次或数次，以期快速摧毁肿瘤，其中单次治疗可形象地称为立体定向放射外科（SRS），多次治疗称为立体定向放射治疗（SRT）。由于是大剂量放疗，正常组织的耐受性将低于常规分割治疗的耐受量，因此在治疗时应采用高度适形小野，减少正常组织的受照剂量，通常采用多角度、多平面的集束照射，剂量分布集中、边缘陡峭、周围剂量较低。常用于立体定向治疗的设备有γ刀和X刀。γ刀用数十至数百个微小⁶⁰Co源作为放射源，可以选择性地开放或关闭钴源，以便从计划的各个方向对病灶进行照射。X刀是带有一系列不同直径的小型限光筒的加速器，利用加速器的旋转机架对病灶作非共面、多角度的治疗。由于立体定向治疗的剂量分布不均匀，随着靶区的扩大，剂量不均匀性越发明显，因此不适合直径大于3cm的病灶。在治疗适应证方面，除了通常的动静脉畸形、不适合手术的颅内良性肿瘤以及孤立或较少数目（小于3个）的颅内转移病灶外，在三叉神经痛的治疗也取得较好的疗效。但也有文章报道对于良性疾病，SRS和其他放疗技术一样，也会导致恶性肿瘤发生率的增加，应引起注意。

1.3.3　放疗计划系统

1.3.3.1　发展与作用

早期的放疗计划系统只是用来进行剂量计算，设计者将剂量和机器参数输入计划系统，再将患者的解剖信息、射野安排、处方剂量、分次及修饰因子等输入，经计算得出剂量分布。随着计算机技术、网络技术和放疗技术的发展，计划系统已经由二维发展到三维、甚至四维，计划系统已经不再是单纯的剂量计算器，而是实现了图像三维重建、逆向计划设计、计划显示与评估、计划传输与位置引导等诸多功能，在剂量计算这一传统领域，得益于计算机性能的提升，新的、更复杂的计算模型被引入，尤其是基于蒙特卡罗模拟技术的商用计划系统的面世，使剂量计算更为精确。

1.3.3.2　三维计划系统的主要功能

图像登记及解剖信息表达，即治疗部位解剖结构的三维描述（包括患者坐标系的建立）CT扫描时用热塑面罩固定患者，用移动激光灯在面罩上标出照射中心参考点，并贴上金属标记物（见图1-3）；带有立体定位框

架标记的CT/MRI等影像应成为计划设计的基础；射野或放射源应有三维空间位置的描述，并可在任何方向上显示其位置；剂量计算应在三维剂量网格上进行（见图1-4），三维剂量计算网格应包括靶区及感兴趣区的范围。

体外照射剂量计算必须计入下述影响因子：①患者体外轮廓的三维形状；②三维电子密度（由CT值转换）及其对原射线的影响；③射野或放射源的三维位置和形状；④射野三维扩散度；⑤射野三维平坦度、对称性；⑥楔形板、挡块、补偿器等线束修正装置的三维散射的影响；⑦不均匀组织的三维散射的影响。

剂量分布及其评估工具必须用三维方式，如三维剂量分布，剂量-体积分析及计入诸如生物效应因子等其他评估方式等。

计算速度必须足够快，便于治疗计划设计时人机交换信息。

计划系统必须带有计划验证和确认的手段和工具，以便验证治疗计划的精确性。

具有射野模拟显示功能（通过DRR）。

具有逆向治疗计划设计的功能，即作调强适形放疗和逆向组织间插植治疗计划设计的功能。

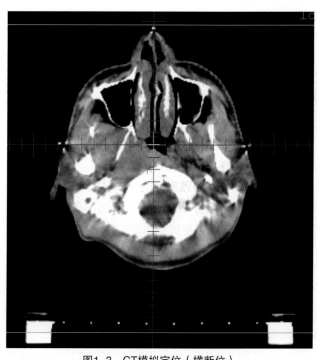

图1-3　CT模拟定位（横断位）

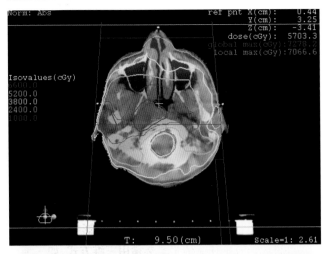
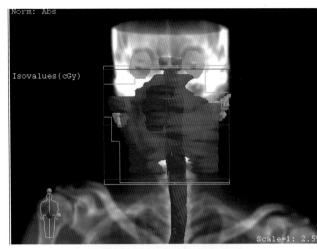
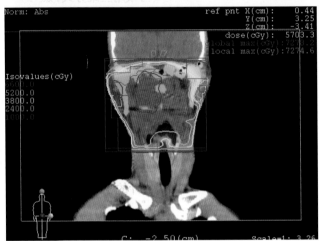
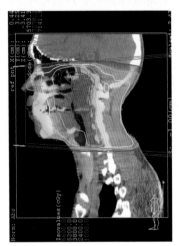

图1-4　三维治疗计划系统三维剂量显示图

1.3.3.3　放疗定位和放疗计划步骤

（1）体位固定　选择适合治疗同时患者也感到放松的体位，尤其是调强放疗时，患者治疗时间长，固定较紧，舒适的体位更有利于治疗的顺利开展。如无特殊需要，通常采用仰卧位。使用热塑面膜对患者头部和颈部进行固定，如果是三维适形或调强放疗，应采用头颈肩固定。热塑面膜应充分冷却、定形方能取下，通常U型面膜需要5min，S型头颈肩膜需要15~20min。

在口腔肿瘤治疗中常需要一些辅助器械来帮助保护正常组织免受不必要的照射或对剂量加以修饰，如在舌癌、口底癌、上颌牙龈癌、硬腭癌时需要张口以增加正常组织与治疗靶区的距离、降低正常组织剂量，但口腔肿瘤患者多为术后放疗，往往张口受限、牙列不全，传统的含瓶方法很难做到，而且瓶体的位置在整个治疗过程中也难以保持一致，这对精确放疗是不利的。实际工作中可使用口腔打样膏（印模膏）来代替含瓶。印模膏经热水浸泡后变软，根据患者的开口度和牙列情况制成合适的大小和形状，置于患者口中，嘱其轻轻咬合，留下牙印，再经冷水冲洗后固定形状，患者含印模膏制作面罩，并做CT扫描。此外，还可利用印模膏置于牙龈和颊黏膜或舌体之间，以起到保护作用。需注意的是，印模膏的电子密度接近骨的电子密度，HU值在600~800之间，对于常规适形放疗影响较小，但对于调强计划的剂量分布可能会产生影响，导致剂量分布恶化、增加计划难度，解决方法是减小印模膏的尺寸，如仅用于打开上下颌的，可置于上下牙列之间而不压舌，需要压舌的，在印模膏中间加一压舌板，既起到压舌作用，又减少了印模膏对剂量的影响。

此外，在某些肿瘤如颊癌等，靶区离皮肤非常近，需要加敷组织等效膜来改善靶区剂量分布。如果是调强放疗，应当在制作面膜之前，选择适当厚度的等效膜预先敷贴于治疗部位，然后制作面膜，完成后将等效膜粘贴在面罩上（内面），这样就能减少治疗时等效膜的位置偏差。

（2）CT扫描　将患者按治疗体位做CT扫描，利用移动激光灯定出参考点，参考点应尽量靠近治疗中心，并贴上金属标记点，扫描范围应在治疗区域上下各放5cm，扫描层厚为2.5mm，必要时可在病变区采用1.25mm层厚；扫描时管电压需保持固定，因为不同的管电压得到的电子密度值是不同的，因此在用CT模体采集数据时的管电压值作为所有定位CT扫描值。由于术后患者在做放疗时通常缺少术后诊断CT，因此定位CT往往成为患者术后随访资料的一部分，同时也常常成为放疗医生确定靶区的依据之一，因此如有必要应做CT增强扫描，做CT增强扫描时，可先做2.5mm平扫，再做2.5mm增强扫描，对比剂推注速度为1.8~2.0ml/s，延迟扫描时间为30~35s；扫描结束后将所有图像传入到TPS工作站。

（3）图像登记及解剖数据表达　通过附在图像上的内外标记点建立坐标系，直接反映患者在治疗时的体位，也为不同来源的图像（MRI、PET，来自模拟机、加速器的验证片、证实片等）的融合、叠加和比较提供重要依据。

（4）重建三维解剖结构　体表轮廓、靶区、重要组织器官的勾画，在勾画靶区时应注意靶区须距离必须保护的危及器官5mm~8mm以上，若无证据显示有皮肤侵犯，应距离皮肤3mm以上。

（5）正向计划设计　由临床医生确定靶区剂量、周围重要器官的耐受量；在布设照射野时应尽量给予奇数野、避免对穿野，照射野应将靶区完整包括在内，同时避免将重要器官（尤其是低耐受的敏感器官）置于靶区的入射前方；调整射野的大小、形状和权重比，可参考REV，尤其是BEV图像进行调整；必要时可使用各种剂量修饰方法，如楔形板、限光筒、挡铅、多叶准直器、组织填充物及组织补偿器等；在实施上述各步骤时均应反复查看各层面（包括横断面、矢状面、冠状面及任意斜切面）的剂量分布，根据剂量分布情况调整射野数目、角度和权重比例，必要时可设计补量小野（野中野）以完善剂量分布，直至其符合临床和剂量学要求，并作出初步评估。应设计多个计划，以备评估和选择。

（6）逆向调强计划设计

1）剂量确定：由临床医生确定各级靶区的剂量和危及器官的剂量限值。

2）信息输入：将靶区剂量、重要器官限制量、射野数目、射野角度、子野限制数及最小跳数等输入到计算机中组成计划设计条件。（后四项可人工设定，也可由TPS自动设定，人工设定的目的在于简化方案、提高计划设计的速度和成功率）；射野数目多用7、9、11个，对于中线器官肿瘤多采用全周等分野设计，采用等分角，机架角分别为210°、260°、310°、0°、50°、100°和150°（见图1-5），对于偏一侧的肿瘤，如颊癌、腮腺癌等，如无对侧淋巴引流区需要照射，可采用半侧等分野设计，采用偏一侧布野，机架角分别为310°、10°、70°、130°和190°（见图1-6）；每个调强野的子野数目多限定在

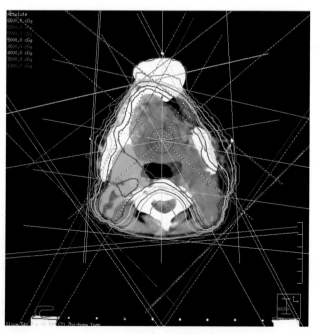

图1-5　舌癌术后7野调强计划

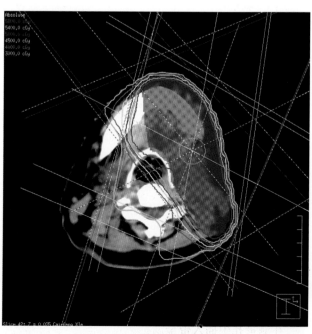

图1-6　左颊癌术后5野调强计划

5~15个；最小跳数设定为5MU，对于简化调强放疗（5个角度、25个以下子野），最小跳数应设定在10MU。

3）自动计划设计：该阶段为计算机自动设计阶段，操作人员可从计算机屏幕上显示的优化过程了解掌握设计进程（见图1-7）。

4）计划显示：计划自动设计完成后，查看各层面的剂量分布，并作出初步的评估。

（7）计划的评估分析与移植

1）DVH评估：对危及器官（OAR）的评价是最有效的，在评估比较时，不仅要比较DVH曲线下的面积大小，还要考虑该器官的组织类型（是串型组织还是并型组织）的不同所产生的不同生物效应，对于串型组织，应评价其最大剂量，通常是绝对体积/剂量，如脊髓，大于48Gy的体积须小于0.01ml，即48Gy/0.01ml；而对于并型组织，则是相对体积/剂量，如脑干，大于58Gy的体积应小于脑干总体积的1%，即58Gy/1%，因此并型组织必须勾画全组织，而串型组织只需勾画照射范围内的部分。由于DVH无法提供高（低）剂量区的空间分布，因此在用DVH进行评价时应该与该计划的等剂量分布图结合起来（见图1-8）。

2）TCP和NTCP评估：肿瘤控制概率（TCP）和正常组织并发症概率（NTCP）是从生物效应的角度来进行方案评估的，通过对多个方案的TCP、NTCP的比较，就可大致了解各方案的优劣。应当注意的是，就目前而言，这里的TCP和NTCP并非是实际的发生概率，而仅仅是评价计划优劣的工具。

3）计划移植：计划初步完成后应将计划完整移植到验证模体中，重新计算各层面的剂量分布，以便在模体中进行剂量验证（见图1-9）。

（8）计划文件生成打印

1）图像生成、保存与打印：除了横断面剂量分布图像和DVH图外，通常还需要各个射野的DRR图、剂量强度图，并传输到相关设备中，以供进行位置和剂量验证及挡铅和物理补偿器制作之用。

2）计划文本的生成：目前TPS均有文本自动生成功能，其文件内容应包括：患者基本信息、射野信息（名称、大小、照射方式、机架角、光栅角、权重等）、等中心点空间位置、剂量归一方式和归一点空间位置、挡铅及楔形板、多叶准直器信息、DVH计算结果、照射时间（MU）等。

（9）验证及核对

1）体模扫描：在常规模拟机下将头部体模调水平，在测量孔中插入带金属标记点的插件，金属标记点

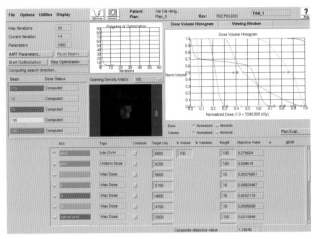

图1-7　调强计划计算、优化过程

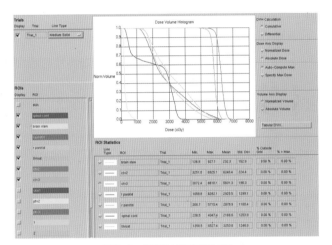

图1-8　调强计划的DVH图

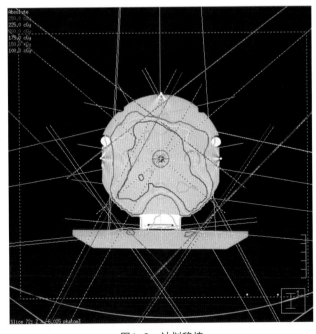

图1-9　计划移植

的位置和电离室的中心位置完全相同,透视确定金属点在体模表面的投影点,在激光灯下贴三个金属标记点,确定等中心点位于电离室中心部位,在CT机中按2.5mm一层进行扫描,扫描时把电离室插孔插入电离室,其他的插孔用有机玻璃插件填塞,扫描结束后并输入TPS,勾画体模轮廓和电离室空腔。

2)计划移植:将已通过评估的计划移植到模体上,应移植实际角和零度角两套,用实际角计划计算点剂量(电离室空腔的平均剂量),应避免剂量计算点落在剂量梯度过大的区域;零度角计划用于矩阵电离室测量射野通量,各个射野的剂量通量输出时应设定SSD=98cm,剂量计算点在水下2cm。

3)剂量验证:需做点剂量和射野通量验证;剂量验证前应用水箱作剂量标定,点剂量实际测量值与TPS计算值的偏差在3%以下为绝对通过,3%~5%为相对通过(需作评估),用MAPCHECK测量的射野通量与计划的符合率在90%以上为通过。

4)位置验证:用常规模拟机对每个射野实际角度和等中心点的0°和90°方向的图像与TPS相应的DRR进行比较,误差在2mm以内为通过。

1.4 近距离放射物理

1.4.1 近距离照射的剂量特点

1.4.1.1 剂量率

根据剂量率大小,近距离治疗可分为低剂量率(< 2Gy/h)、高剂量率(>12Gy/h)和中剂量率(剂量率介于上述两者之间)治疗。传统的近距离治疗采用的都是低剂量率治疗,剂量率在2Gy/h以下,照射时间长,常常需要3~6d,治疗效果好,正常组织反应轻,但也存在诸如施源器易移位、工作人员受量高、环境剂量负担加大等缺点。而高剂量率治疗如后装治疗因其治疗时间短、定位准确、工作人员受量低等优点已经成为目前主要的近距离治疗方式。但由于近距离治疗的剂量率有类似外照射的分次量的特点,加大剂量率会明显增加正常组织的晚期反应,导致治疗增益比(肿瘤控制率/正常组织并发症发生率)下降,目前解决方法主要采用分次治疗,以期达到与低剂量率治疗相同的治疗总量和相同的剂量率。

1.4.1.2 治疗距离

距离平方反比定律。在近距离治疗中,距离平方反比定律表现尤为明显。近源处剂量高而不均匀,外围剂量跌落明显。一方面,利用这一规律,可以保护靶区后方的正常组织,另一方面,也会在剂量参考点内侧产生超剂量区,因此对于较大的靶区,应按照剂量学原则选择布源方式,优化剂量分布,但与外照射不同,近距离照射不应强调剂量的均匀性。

1.4.2 常用放射源

1.4.2.1 源活度的单位

(1)毫克镭当量 早期通常以镭-226作为近距离治疗的放射源,因此镭-226也成为衡量某一中核素活度的标准,它是比较特定核素和1mg镭-226在空间同一点上的照射量率而得出的。

(2)参考照射量率 这也是反应放射源活度的一个量衡,定义为距放射源1米处空气中的照射量率。

(3)显活度 由于放射源在分装后其照射量率与裸源不同,因此引入该值,又称有效活度,定义为如果密封源与同种裸源产生的照射量率相同,则该裸源的活度即为该密封源的显活度。

1.4.2.2 常用放射源的特点

见表1-3

1.4.2.3 放射源定位技术

在后装治疗中,只有获得准确的放射源的位置,才能计算出实际的剂量分布,通常是按计划将施源器植入靶区,输入模拟源,利用X线对源的位置进行定位,并据此计算出剂量分布,达到要求后退出模拟源、输入放射源进行治疗。常用的放射源定位技术有正交技术、立体—平移技术和立体变角技术。

(1)正交技术 采用类似模拟机等中心技术,以X线球管中心围绕空间某一点(定位参考点)旋转,并拍摄两张正交(相互垂直)的胶片,据此计算出放射源与参考点的位置关系,从而确定放射源的位置。

(2)立体—平移技术 X线球管以平行于胶片平面做水平移动并拍摄两张胶片,根据放射源的两张胶片上的不同位置可计算出放射源距参考点的空间距离,从而确定放射源的位置。

（3）立体变角技术　这是一种正交技术的简化技术，球管仍作等中心运动，左右各旋转20°拍摄两张胶片，从而得出放射源的空间位置。相比正交技术，该方法的定位精度稍差，但对于腹腔或盆腔的治疗来说，其成像的清晰度要好于正交技术。

1.4.3　近距离放射剂量学

1.4.3.1　常用术语和概念

照射时间：放射源对患者实际照射时间。

总治疗时间：从开始治疗到最后治疗全部结束的时间。

平均剂量率：在低剂量率治疗中，治疗总量与总治疗时间之比。

瞬时剂量率：在高剂量率分次治疗中，总剂量与照射时间的比值。

最小靶区剂量：靶区内的最小剂量。

平均中心剂量：相邻放射源中间的剂量通常较低，所有相邻放射源的中间剂量的平均值即为中心剂量。

高剂量区：大于150%平均中心剂量的体积。

低剂量区：靶区内低于参考剂量的体积。

1.4.3.2　剂量学系统

（1）巴黎系统　巴黎系统采用低剂量率连续照射方式，照射时间一般为2~3天。巴黎系统需设立参考剂量RD，RD作为最小靶剂量，同时也便于不同患者、不同放疗中心相互比较。巴黎系统采用等活度直线源多平面平行插植，平均中心剂量作为基准剂量BD，一般定义85%的BD为参考剂量，即最小靶剂量。

（2）步进源系统　随着后装治疗技术的进步，步进源逐步替代了线源，但其插植原则和剂量原则仍应遵循巴黎系统。由于步进源可以改变每个点的留驻时间，因而对剂量分布的优化是有帮助的。

（胡海生）

参 考 文 献

1　胡逸民.肿瘤放射物理学.北京：原子能出版社,1999

2　周麟,刘佳.放疗在脑转移瘤中的应用及其发展.中华放射肿瘤杂志,2008,17（4）：321－324

3　中华人民共和国国家计量检定规程,JJG589－2001

4　王中和.肿瘤放射治疗临床手册.上海：世界图书出版公司,2007

5　王中和,胡海生.头颈部调强放射治疗保护唾液腺功能的初步报告（前瞻性常规放疗对照研究）.中华临床与实用医学杂志,2008,5（10）：1－4

6　胡海生,阎超.舌鳞癌术后常规和调强三维放疗计划的剂量学研究.上海交通大学学报：医学版,2009,29（6）：698－701

7　胡海生,王中和.口腔颌面－头颈肿瘤的术后调强放射治疗.医药前沿,2011,1（19）：29－31

8　Lam TC,Wong FC.Clinical outcomes of 174 nasopharyngeal carcinoma patients with radiation－induced temporal lobe necrosis.Int J Radiat Oncol Biol Phys,2012（82）1:57－65

9　Okamoto M,Ishikawa H.Rectal bleeding after high－dose－rate brachytherapy combined with hypofractionated external－beam radiotherapy for localized prostate cancer: the relationship between dose－volume histogram parameters and the occurrence rate.[J] Radiat Oncol Biol Phys,2012（82）2:211－217

10　Nagy G,Razak A,Rowe JG,et al.Stereotactic radiosurgery for deep－seated cavernous malformations: a move toward more active, early intervention. Clinical article[J].J Neurosurg,2010,113（4）:691－699

11　Yianni J,Dinca EB,Rowe J,et al.Stereotactic radiosurgery for trigeminal schwannomas[J].Acta Neurochir（Wien）,2012,154（2）:277－283

12　Rowe J,Grainger A,Walton L,et al.Risk of malignancy after gamma knife stereotactic radiosurgery[J].Neurosurgery,2007,60（1）:60－65

13　Vargas C,Fryer A,Mahajan C,et al.Dose－volume comparison of proton therapy and intensity－modulated radiotherapy for prostate cancer[J].Int J Radiat Oncol Biol Phys,2008,70（3）:744－751

14　DeLaney TF.Proton therapy in the clinic[J].Front Radiat Ther Oncol,2011,43: 465－485

15　Chang EL,Wefel JS.A pilot study neurocognitive function in patients with one to three new brain metastases initially treated with stereotactic radiosurgery alone[J].Neurosurgery,2007,60:277－284

16　ICRU Report No.62,Bethesola:ICRU,1997

2 口腔颌面—头颈肿瘤放射生物学基础
Chapter 2　Biological Basis

2.1　细胞死亡的机制和方式

高能射线照射后细胞的死亡与其导致细胞的DNA损伤有关；若同时DNA的双链及相近的部位被击中，细胞就死亡。所以DNA是细胞死亡的主要的靶。当然，还存在其他一些靶的如细胞膜、线粒体等，但不是主要的。若DNA仅单链被击中，那么依靠未被击中的另外一条链作为模板进行修复。修复后细胞成为一个存活的细胞。细胞死亡可有两种方式表达：增殖性细胞死亡和间期细胞死亡（细胞凋亡）。

2.1.1　增殖性细胞死亡（reproductive cell death）

增殖性细胞死亡又称分裂性死亡，与细胞周期有关，表现为细胞经照射后并不立即死亡，还会进行分裂，这样经几个细胞周期增殖，最终死亡。在分裂期间，细胞仍然保持原有的功能。所以在临床上表现治疗结束时尚有肿瘤残留，如鼻咽癌照射结束时仍有颈部淋巴结未消退，经数周后肿瘤才全部消失。所以肿瘤治疗结束的影像学检查结果并不代表最终肿瘤退缩情况。这是大部分肿瘤死亡形式。照射后肿瘤产生明显退缩所需要的潜伏期长短和细胞周期时间有关。细胞周期长则退缩出现晚，增殖快则退缩潜伏期短。

2.1.2　间期性细胞死亡（interphase cell death）或细胞凋亡（apoptosis）

这类细胞死亡与细胞周期无关，细胞经照射后很快会死亡，其中主要是凋亡。凋亡是正常组织和器官发育过程中自我调节的形式，如胸腺组织。在肿瘤，经治疗后也会产生这种形式的死亡，如前列腺的内分泌治疗所致细胞凋亡，它主要发生在经放射所产生的淋巴造血系统肿瘤死亡中。神经细胞经放射后也会产生凋亡。头颈部肿瘤在刚开始照射后的口干即由唾液腺的细胞凋亡而致。但凋亡并不是辐射生物效应细胞死亡的主要形式，所以采用细胞凋亡来评价细胞存活率要很谨慎，它和最终细存活率并不完全一致。细胞存活曲线是判断辐射生物效应的黄金标准。目前放射生物学研究已很少应用细胞凋亡作为治疗疗效的评估。

2.2　分次放射治疗的基本原则

理想的放射治疗是在杀灭肿瘤细胞的同时，正常组织不会产生严重的损伤，即基本不超过正常组织耐受性并发症控制在5%以内。细胞存活曲线反映剂量和生物效应（细胞存活率）的相互关系，细胞存活曲线的形态就成为分次放疗的基本生物学原则，因此充分理解细胞存活曲线是至关重要的。

2.2.1 细胞存活曲线（cell survival curves）

目前有两种理论来说明剂量和细胞存活率的关系。

2.2.1.1 靶理论（target theory）

靶理论的前提假设是在细胞内存在若干敏感的靶，这些靶的存在对维持细胞的生存是很重要的。要杀灭肿瘤细胞就必须击中及破坏这些靶。在每一次照射后，其击中的细胞内靶的多少及击中的同一个靶的次数与细胞死亡密切相关。根据靶理论即单击单靶模式和单击多靶模式，在细胞内存在一个很敏感的靶，当一次电离击中这个靶，细胞即死亡。这是一个随机的过程。根据Poisson理论可应用下述数学模式表达：$S=\exp(-p)$，S为细胞经某剂量照射后的存活率，P为细胞内击中的均数。P是和照射剂量，D是呈线性关系。所以上述模式可改写成$S=\exp(-D/D_o)$。D_o为平均致死剂量，意味着每个细胞受到一次击中。在以对数log坐标上成为线性的细胞存活曲线，在这里，D_o则意味经照射后产生37%细胞存活所需的剂量。但实际上，细胞经低LET射线如光子照射后，所产生的生物效应很复杂的，存在着修复等因素。所以宜应用单击多靶的数学模式来解释。即$S=1-(1-\exp(-D/D_o))n$。根据该模式拟合的细胞存活曲线（见图2-1）。它由两部分组成，在低剂量照射区存在肩区。但在肩区仅少量的靶被击中，因而能产生修复即亚致死性损伤修复。进一步的根据靶理论分析，要产生细胞死亡有两种可能性，首先是分次照射时使细胞内多个靶均受到射线击中，也即亚致死损伤不断的累积，最终导致细胞死亡；另一种可能是所有的靶一次同时被击中即所谓单击单靶。所以最终细胞存活曲线以下列模式来表达：$S=\exp(-D/1D_o)\{1-《1-\exp(-D/nD_o)》n\}$。其中，$1D_o$为平均致死剂量，$nD_o$为亚致死性损伤所需剂量。图2-1即是由单击单靶和单击多靶模式所拟合的最终细胞存活曲线。经射线照射后的生物效应就由这两部分组成。根据存活曲线，在低剂量区（临床相关治疗剂量）为肩区，相应于一个初斜率，存在细胞的修复，随着照射剂量增加，产生一个线性曲线，似乎照射剂量和细胞存在线性关系。其实不论在肩区还是线性部分均

存在细胞的死亡和修复，问题是在肩区，以修复为主，而在线性部分以细胞死亡为主，修复为辅。所以在头颈肿瘤放射治疗中，肿瘤表现为退缩，并不表明只有细胞死亡，实际上同时存在细胞修复及增殖。在治疗中一定要注意。这种存在于照射中并存的细胞修复增殖的速度明显大于未经治疗的肿瘤。该种现象不仅存在于放射治疗中，而且在不彻底的化疗及手术后也同样存在。

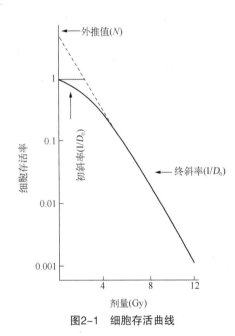

图2-1 细胞存活曲线

2.2.1.2 线性平方模式（linear quadratic theory，L-Q模式）

用于拟合离体培养细胞受到照射后的细胞存活曲线的线性二次数学模型（L-Q模式）是目前使用最广泛的放射生物学效应模型。α/β比值反映组织对剂量分割的敏感程度。根据对增殖动力学的认识和靶细胞存活曲线中α/β的推算，将正常组织分为两大类早反应组织，即快更新组织，主要表现为急性反应，α/β比值较大；晚反应组织，即慢更新组织，主要表现为晚期反应，α/β比值较小。恶性肿瘤组织一般与早反应组织相似。

L-Q模式理论主要认为细胞死亡是由于射线产生DNA双链断裂所致。双链断裂可以由射线单次同时击中或射线不相干的二次同时分别击中双链而产生。前者相似于单击单靶的损伤，可应用下述公式表达：

$$S=\exp(-\alpha D)$$

α代表单击单靶产生的不能修复的损伤。上述后者的可以用下述公式表达：

$$S=\exp(-\beta D^2)$$

β代表与细胞修复相关的损伤。因而总的辐射生物效应即L-Q模式可应用下列公式表达：

$$S=\exp(-\alpha D-\beta D^2)$$

在根据L-Q模式所得到的细胞存活曲线中，当αD产生的损伤和βD²所产生的损伤相等时即为α/β值（Gy）。人类组织和肿瘤的α/β值见表2-1。因而α/β的大小反映了曲线弯曲程度。实际上当α/β值愈大则曲线弯曲度小，如在头颈部鳞状细胞癌中。它们也代表了细胞的辐射损伤不可修复的或修复程度很少（即高α值或低β值）。相反的情况是，低α/β值（低α值或高β值）存在高修复能力。其曲线的弯曲度大。在头颈部肿瘤治疗中，肿瘤具有高α/β值，而周围晚反应组织为低α/β值。由于早反应组织及晚反应组织细胞存活曲线的弯曲度不一样，这就成为非常规放疗的理论根据。L-Q模式较上述的模式简单，其主要参数为α/β比值。但这两个数学模式均是建立在DNA作为射线作用的靶点上的。由于简单，在临床上应用较多。但任何模式不能替代临床经验。

2.2.2　分割放射治疗的生物学基础（4R）

现代放射治疗以分割治疗为主要的治疗模式，其主要的生物学基础由下列环节所组成，即细胞的修复（repair）、细胞的再增殖（repopulation）、细胞周期的再分布（redistribution）和再氧化（reoxygenation），简称为4个R。由于物理学的进展，许多现代化的设备和技术应用在肿瘤放射治疗中，如高LET射线、SBRT技术等，但其主要的原则没有变化，只不过内容更充实。因而4个R的理念对当前放射治疗仍有很大的指导作用。

2.2.2.1　细胞的修复

修复在分割放射治疗中起很重要的作用。细胞在经射线照射后存在下面三种情况：即若细胞内DNA的双链同时击中，细胞则死亡；若细胞未被击中，细胞则存活；但若仅击中DNA中一个链，产生单链断裂，则细胞产生亚致死性损伤，经过一段时间后，DNA会产生修复，又成为一个功能完整的正常的细胞，似同未受到射线照射一样。这称为亚致死性细胞修复（sublethal damage repair，SLDR）。SLDR主要存在在分割照射中。另一种修复称之为潜在性致死性损伤修复（potentially damage repair，PLDR）。当细胞群受到单次剂量照射时，照射后细胞群依然处在致密的状态，受伤的细胞就有条件来修复受到的损伤，称之谓PLDR。从经典放射生物学的研究证实，SLDR和PLDR的生物学特点基本相仿。所以统称为细胞的修复。

由于放射治疗是通过多次的分割治疗而实现的，修复是决定最终辐射生物效应很重要的因素。因而，对于特定的生物效应，分割照射所需总剂量大于单次照射所需的剂量。细胞修复与照射后的时间呈指数性关系。在实际工作中，常应用细胞修复的速度和能力来表达细胞SLDR的修复过程。它们分别以参数$T_{1/2}$（半修复期，50%细胞损伤修复所需时间）和α/β比值（细胞修复的能力）代表它们修复过程中量的变化。在增殖快的正常组织和肿瘤中$T_{1/2}$较短（如头颈部中）大约为半小时，α/β值为10Gy左右，而在增殖慢的晚反应正常组织和肿瘤中，如脊髓及某些软组织肿瘤中，$T_{1/2}$要大于2h，α/β在2~3Gy左右。通过等效总剂量和分割剂量的相互关系可以说明细胞损伤的修复对辐射生物效应的影响。等效总剂量随着分割剂量的大小而改变，但在早期和晚期反应组织之间有不同的特点（见图2-4）。后者的曲线斜率大于前者。提示，在晚期反应组织辐射生物效应中，分割剂量的变化对总的生物效应的影响要显著地大于在早期反应组织中所见到的变化，这称之为"分次照射的放射敏感性"。在晚反应组织中分次照射敏感性大，而在早反应组织中，分次照射敏感性小。但在高LET射照射中，因其损伤主要来自于DNA的双链断裂，故分次照射中的细胞修复可忽略不计。所以，在头颈部肿瘤治疗中，分次照射间隔时间必须保证SLDR得到全部修复，否则正常组织特别是晚反应组织如脊髓会受到严重的损伤。

2.2.2.2　细胞的增殖

根据肿瘤生物学的特点，前面也提及，所有肿瘤内均存在增殖中的细胞。一般而言，它们的增殖速度要大于晚反应正常组织。因而，在整个放射治疗疗程中，有很多的肿瘤细胞会产生细胞增殖，其数量远远超过晚反应组织。由于存在细胞增殖，导致生物效应下降成为肿瘤复发的重要根源。故要在不产生严重晚反应正常组织并发症条件下，又要提高肿瘤控制率并非是一件容易的工作。许多研究证实，在整个治疗中肿瘤细胞增殖速度会不断加快，如头颈部鳞状细胞癌在照射开始后28天其倍增时间明显缩短，增殖加快。这就导致辐射生物效应明显下降，肿瘤控制率下降。这在增殖快的肿瘤中特别重要，如鼻咽癌等。为了取得较好的局部控制率，

2

对这些类型肿瘤总的疗程要缩短。这也是实施IMRT治疗鼻咽癌获得成功的原因之一。在头颈部肿瘤需实施术后辅助放疗时，由于考虑残留的亚临床病灶增殖速度会加速，故术后放疗必须尽早开始，否则也会导致肿瘤控制率下降。

从另一方面看，细胞经照射后产生的增殖速度加快会对正常组织产生保护作用，减轻急性反应。所以在优化治疗计划时，特别在考虑放疗的时间—剂量分割因素时，既不能由于疗程过长而降低肿瘤的局部控制率，又不能因疗程过短而抑制了正常组织细胞的快速增殖，导致产生严重的急性反应。

2.2.2.3　肿瘤细胞的再氧化

至今为止，氧是放射治疗中最强的增敏剂。肿瘤内存在一部分乏氧细胞群，对射线是抵抗的。乏氧细胞敏感性经常应用OER(oxygen enhancement ratio，OER)值表示。OER值是指在产生同样生物效应的条件下，乏氧细胞照射所需剂量和富氧细胞所需剂量之比。肿瘤细胞的乏氧产生的原因可分为两大类即急性乏氧和慢性乏氧。急性乏氧是指由于血管内存在肿瘤细胞而产生的阻塞或由于血管的痉挛导致血管周围肿瘤氧浓度的下降。慢性乏氧与血管内氧扩散的距离有关，若肿瘤细胞离开血管愈远，肿瘤内氧的浓度愈低，形成一个乏氧区。富氧细胞和乏氧细胞群对射线放射敏感性是不一样的，前者对射线是敏感的，而后者对射线的敏感性差。在分次照射中，照射时能杀灭大部分对射线敏感的富氧细胞，而留下对射线敏感性差的乏氧细胞群，这些乏氧细胞群在二次放疗间隔时间内由于肿瘤细胞减少等原因可以获得更多的氧供应，从而使得部分乏氧细胞群内氧的浓度相应增加，最终导致它们对射线的敏感性增加，提高了辐射生物效应。这就是分次照射的再氧化过程。所以，为了克服肿瘤内乏氧细胞的抵抗性必须实行分次放疗。OER值的大小与分次剂量大小有关。分次剂量增大，OER值也增大；分次剂量变小，OER值则下降。所以，分次剂量大小与乏氧细胞的放射敏感性有关。总体上讲，急性乏氧的辐射敏感性要差于慢性乏氧。它们解决的方法也不一样。前者以扩张血管为主，后者以应用乏氧细胞增敏剂为主，缺一不行。已证实，肿瘤内乏氧细胞的存在是影响头颈部鳞状上皮细胞癌预后的重要因素，因而要提高头颈部肿瘤的治疗疗效，首要任务必须克服乏氧细胞的放射抵抗性。

肿瘤内乏氧细胞区存在很大的异质性。首先由于肿瘤细胞离开血管的距离不一样，导致细胞内氧的浓度不一致，对射线敏感性也不一样。另外，细胞内乏氧状态随时间产生动态性的改变，不是永恒不变的。当今正在研究的所谓生物适应治疗方法，最主要就是克服肿瘤内的乏氧细胞群，但至今未见到实质性进展。

2.2.2.4　细胞周期的重新分布

细胞周期内存在不同的时相即S期、M期、G1期和G2期。不同时相的放射敏感性是不一样的(见图2-2)。M期和G2期较为敏感，而S期和G1期敏感性较差。在分次放疗中，经首次照射后，杀灭了细胞周期中对射线敏感的细胞群如G2期和M期细胞。留下的是对射线敏感性差的细胞如G1期细胞群等。实际上产生了部分细胞周期同步化的作用。在分次放疗的间隔期，由于细胞进行分裂，处在不敏感状态下的细胞群能进入到对射线敏感的时相，这时进行再次照射，能杀灭这部分细胞群，称之为分次照射中细胞周期的重新分布，总体上增加了辐射生物效应。但这仅是理论上探索，在实际临床尚无法应用。主要原因是无法知道细胞经照射后进入对射线敏感的时相。

以上所讨论的4R是现代放射治疗学的基础，不管放疗物理和技术有了多大的进展，它仍然是临床放疗的生物学基础。在这4个R中，细胞的修复是基础，而在临床应用中能提高治疗主要是克服放疗中肿瘤细胞的加速增殖和乏氧细胞的放射抵抗性。前者如鼻咽癌的加速超分割放疗。现在应用的逆向IMRT技术也是建立在此基础上，证实已取得了较好的疗效。后者包括乏氧细胞增敏剂应用如丝裂霉素和放疗的联合应用等。

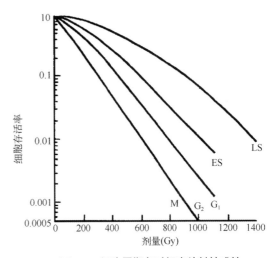

图2-2　细胞周期各时相应放射敏感性

2.3 分次放疗中的时间-剂量因素

2.3.1 正常组织和肿瘤的增殖动力学分类

根据细胞增殖动力学可把正常组织和肿瘤分成两大类,即增殖快的称之谓早期反应组织(肿瘤);增殖慢的为晚反应组织(肿瘤)。它们之间的差异由照射后出现辐射生物效应所需时间(潜伏期)而决定。增殖快的潜伏期短如口腔黏膜等,增殖慢的潜伏期长如脊髓等组织。虽然这样分类似乎很简单,但它们具有完全不同的生物学特点。早反应组织(肿瘤)的$T_{1/2}$短,而晚反应组织(肿瘤)的$T_{1/2}$较长;另外,早反应组织(肿瘤)修复能力较差即α/β值较大,而晚反应组织(肿瘤)修复能力较强即α/β值较小(见表2-1)。这些因素直接影响到放疗计划的制定和优化。

表2-1 人类组织和肿瘤的α/β值

组织/肿瘤	α/β值(Gy)
早期反应组织	
皮肤红斑	7.5(5.4~10.9)
皮肤干性脱皮	11.2(7.8~18.6)
急性肺反应	>8.8
晚期反应组织	
喉(声门上)	3.8(0.84~14.0)
喉软骨坏死	<4.4
口咽部	≈4.5
皮肤毛细血管扩张	3.9(2.7~4.8)
皮肤纤维化	1.9(0.8~3.0)
肩部活动障碍	3.5(0.7~6.2)
乳头收缩	≈2.5
放射性肺炎	<3.8
放射性脊髓炎	<3.3
肠狭窄或穿孔	$2.2<\alpha/\beta<8$
肿瘤	
声带癌	>9.9
口腔口咽癌	>6.5~10.3
肺癌(腺、鳞癌等)	50.0~90.0
宫颈癌	>13.9
皮肤癌	8.5(4.5~11.3)
黑色素瘤	0.6
脂肪肉瘤	0.1

2.3.2 分次剂量

　　每次或每天给予1.8Gy和2.0Gy照射是目前所用的常规剂量。在晚反应组织（肿瘤）中，降低分次照射剂量能显著增加它们的辐射耐受剂量，增加分次照射剂量则会明显地降低辐射耐受剂量。这称之为分割放射敏感性。而在早反应组织（肿瘤）中，分次剂量的变化对总的耐受剂量影响较小（见图2-3）。图2-4也说明了不同增殖动力学的组织、肿瘤的分次剂量变化与总剂量的关系。在图a中，晚期反应组织经单次照射后的细胞存活曲线较早期反应组织弯曲，图b说明当分次剂量从B点降低到A点时，在早反应组织中，等效总剂量变化很小，而在图c中可看到晚反应组织中等效总剂量改变却很大。

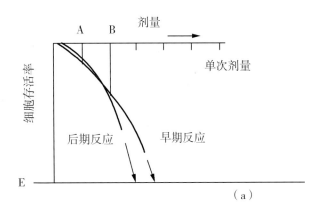

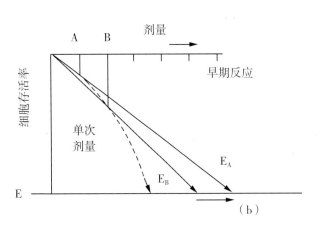

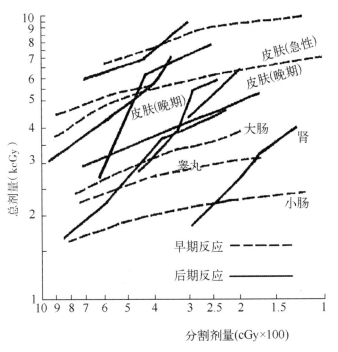

图2-3　早期和晚期反应组织剂量等效曲线

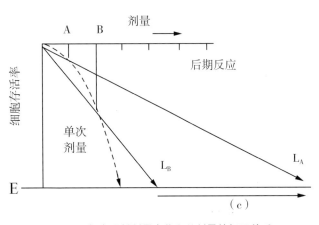

图2-4　每次照射剂量变化和总剂量的相互关系

2.3.3　照射间隔时间

两次照射的最佳间隔时间决定于靶区晚反应组织需多长时间才能完成亚致死性损伤的修复。否则的话，间隔时间太短会产生严重的并发症。早反应组织如小肠上皮细胞一般在照射后 3~4h 就完成了细胞的修复，其 $T_{1/2}$ 为 0.5h 左右。而晚反应组织完成细胞修复的时间要比早反应组织长得多。如脊髓需要 24h，$T_{1/2}$ 为 2.4h 左右。不同类型的晚反应组织的 $T_{1/2}$ 是不一样的。若以 $T_{1/2}$ 为 1.5h 考虑，那么，分割照射时必须至少相隔 6h，这样使 94% 的细胞损伤得到修复，又不会增加太多机器及工作人员的负担。若晚反应组织 $T_{1/2}$ 较长，如脊髓，由于相隔 6h 尚不能使损伤产生完全性修复，因而在设计治疗计划时必须要做计量纠正。

2.3.4　总的治疗时间

过去的放射治疗认为，延长治疗疗程及相应的提高总剂量能提高疗效，并能减轻急性反应。其主要根据是认为在整个放射治疗期间，肿瘤细胞只会不断死亡而不存在增殖。但实际上，肿瘤一方面经照射后表现为肿块退缩，另一方面，又促使肿瘤内干细胞加快增殖。因而延长总的治疗时间能达到减轻正常组织的急性反应，但却降低大部分肿瘤的控制率。这一现象在头颈部肿瘤治疗中已得到证实。因此，为了克服肿瘤干细胞的快速增殖，放射治疗必须在尽可能短的时间内完成。这也是在鼻咽癌放疗中应用 IMRT 技术联合同期加量的依据。

2.3.5　总剂量

肿瘤照射所需的总剂量决定于肿瘤大小，肿瘤愈大则所需剂量愈大，肿瘤愈小所需剂量愈低。所以可以通过药物治疗使肿瘤体积缩小，减少照射的剂量，也可减少正常组织并发症。亚临床病灶是指仅在显微镜下见到的病变。它具有独特的生物学特点，如肿瘤细胞呈散在性分布，均为富氧细胞，基本上处在增殖状态等。因而它们对射线有较高的辐射敏感性。可以应用较低的总剂量达到较高控制率。如乳腺癌根治术后辅助放疗，50Gy 能达到 90% 的局部控制率。

2.3.6　分次剂量和总剂量的相互关系

前面已说明，总剂量决定于肿瘤细胞的多少，而分次剂量决定于肿瘤细胞的放射敏感性。下面有进一步的叙述。

2.3.7　剂量率效应

临床上所涉及到剂量率为生物体单位时间吸收的剂量。剂量率的高低所产生的生物效应是完全不同的。一般剂量率在 0.4~2.0Gy/h（0.0067~0.033Gy/min）之间称之低剂量率（low dose rate，LDR）。包括 ^{125}I、^{103}Pd 等，用于早期前列腺癌等治疗。另外，通过剂量率下降的生物学的特点，低剂量率也用于全身照射或皮肤淋巴瘤照射。

当剂量率下降后，其整体的生物效应会随着剂量率的下降不断地变小。其主要机制在于：随着剂量率下降，放射治疗时间会延长，故在照射期间细胞能不断地产生修复，并且可能会产生细胞的增殖。这些就会直接影响到对生物效应的估计，所以在应用 LDR 治疗时必须注意到这一点。

2.4　常规与非常规放射治疗

根据放射生物学的基本原则，可以有多种方法设计放射治疗的计划。总体上分为常规放射治疗及非常规放射治疗两大类。

2.4.1　常规放疗

分次剂量 1.8~2.0Gy，每周 5 次。称之为常规放射治疗。它是多年前建立在皮肤鳞状细胞癌的基础上，适用于大部分肿瘤的治疗，特别上皮来源的肿瘤如头颈部肿瘤。由于该治疗方法较成熟，因而一般均不愿对它进行改变。目前所实施的非常规放疗的结果判断均以常规放疗作为标准。但常规放疗也存在缺点，如疗程过长，在鼻咽癌中需 7~8 周完成治疗，由于肿瘤细胞的快速增殖，使肿瘤控制率下降。故在这基础上发展了非常规放疗方法。

2.4.2 非常规放疗

2.4.2.1 超分割放射治疗（hyperfractionation）

每天照射多次，一般为每天两次，相隔6h，每次剂量1.2~1.3Gy，总剂量大于常规放疗，大约增加20%~30%，以克服肿瘤细胞的修复。总的治疗时间与常规放疗相似。其主要依据是利用早及晚反应组织修复能力的差异。由于分次剂量下降能提高肿瘤周围晚反应组织的耐受量，从而减少正常组织的并发症。另外一个原因是由于分次剂量的变小降低了OER值，也就是提高了乏氧细胞的放射敏感性。在超分割放疗中，由于是一天多次照射，击中细胞周期中敏感时相的机会也相应增加，提高了辐射生物效应。这些是超分割临床应用的主要生物学基础。所以超分割放疗最适宜肿瘤为增殖快细胞群而周围为晚反应组织如头颈部肿瘤。若肿瘤为增殖慢的细胞群则不宜采用超分割放疗，它会对上述肿瘤起保护作用。

2.4.2.2 快速分割放射治疗（accelerated fractionation）

对于增殖快的倍增时间短的肿瘤如头颈部肿瘤宜采用，主要目的是通过缩短总的治疗时间克服射线引起肿瘤细胞的快速增殖。但其最大的不良反应是严重的急性反应。它不适宜用于慢增殖的肿瘤如软组织肉瘤。采用的方法多种多样。如可以每周放疗6~7d；或每天照射两次，每次1.5Gy左右，相隔6h。也可以采用后程加速放疗的方法。其主要因为肿瘤细胞群增殖加速主要出现在照射开始后28d，所以在28d内可做常规放疗，自第28d开始可实施快速放疗。另外，由于肿瘤细胞群增殖加速是随治疗时间延长而逐步加快的，因而可以相应的在每一个治疗周不断地增加照射剂量即剂量递增。总而言之，上述方法主要是克服因肿瘤细胞群增殖而导致生物效应的下降，从而提高肿瘤局部控制率。实践证明，通过该理念的应用已明显地提高了鼻咽癌的局部控制率。

2.4.2.3 大分割放射治疗（hypofractionation）

从以上介绍可以知道，分次剂量增大对于增殖慢的即 α / β 比值低的肿瘤会导致生物效应的增大，从而希望提高肿瘤的局部控制率。分次剂量均>2Gy，可以每天一次或每周2~3次。这类肿瘤包括前列腺癌、骨软组织肿瘤、部分良性病变等。目前在乳腺癌保乳手术后全乳或部分乳房照射也正在临床试用大分割放疗，初步结果表明，已取得较好的结果。在实施大分割放疗中其急性反应会有所加重。其主要并发症是晚期反应。

以上主要对非常规放疗的原则进行了介绍，但在临床实践中，要根据肿瘤及周围正常组织的生物学特点进行优化。另外，在某些对射线很敏感的肿瘤如淋巴瘤、精原细胞瘤等的治疗可采用较低的分次剂量，一方面可达到同样的肿瘤控制率，更重要的是能减低正常组织并发症。

2.5 正常组织的结构和放射耐受性

2.5.1 功能性亚单位概念（functional sub-unit，FSU）

在考虑一个器官或组织的辐射生物效应时，假定它们由若干FSU组成。而每一个FSU由若干靶细胞组成。因此，在决定耐受剂量时，不仅要考虑到靶细胞的放射敏感性，而且也要注意到FSU中靶细胞的数量。以肾脏为例，肾脏的FSU为肾单位，由肾小管细胞组成，若肾小管细胞全部被杀死，那么相邻的肾单位不可能来补充它。因此，肾脏的耐受量不是决定于器官的容积，而是肾单位内有多少肾小管，而在肾小管中只要有残留的干细胞，那么就会增殖，从而维持器官组织的功能。对于肿瘤来说，每一个干细胞就是一个FSU。所以就可能产生增殖而成为一个肿瘤，所以肿瘤的治愈率决定于肿瘤内干细胞死亡。

2.5.2 不同组织结构分类和器官的耐受性

为了理解不同器官照射容积和耐受剂量之间的关系，提出一个假设，即器官内的FSU可呈两种排列方式，一种成串联排列如脊髓，只要射线破坏一个FSU即导致整个功能的丧失；另一种成并列排列如肺、肝等组织，只有把全部FSU破坏后，才会产生功能丢失。但在实际工作中并不是如此简单，一方面许多组织是混合性的如小肠，简单的分为串联和并联形式无法说明许多生物学现象，另一方面影响到器官的功能还有很多其他因素如大脑，就无法用上述理论来解释。由于该理论较简单而实用，所以仍在放射生物学中应用。

根据这一理论,若器官FSU呈串联排列的应用最大剂量(maximal dose,Dmax)估计耐受量如脊髓。对于FSU呈并联排列的器官采用Vx概念评价耐受量如肺、肝等组织。

2.6 头面部肿瘤放射中的正常组织耐受性

影响正常组织的因素很多如分次剂量大、生理状态、器官的功能、射线的质、药物的应用等。对于现代放射治疗学来讲,主要是晚期并发症,它直接影响组织的功能和生存质量。欧洲(ESTRO)和美国放射肿瘤学会(ASTRO)均分别制定了损伤的标准。但辐射产生的晚期并发症的潜伏期是很长的,要长期地随访观察才能有初步结果。更重要的是目前无一个统一的潜伏期标准来判断晚期并发症发生最适宜的时间。

神经系统对射线是较为敏感的器官。目前用以产生5%(如TD50)的并发症来说明耐受剂量,但由于产生的并发症很严重,因而实际采用的安全范围是较大的。

(1)脑组织

脑组织经照射后所看到症状主要是晚期损伤的并发症。在照射后6个月内可以见到有脱髓鞘的病变表现为嗜睡等症状。放射性脑坏死可在照射后6个月也可在长达2~3年后见到。早期时主要累及白质,以后可累及血管及灰质。脑的耐受剂量和脑的功能性损伤密切相关,至今尚无一个确定的参考剂量。

(2)脊髓

脊髓放射性损伤的潜伏期,组织学改变基本上和脑组织相仿。常规照射后早期的损伤是经35Gy照射产生的Lhermitte综合征,可逆的,不需特别治疗。若照射剂量分别达到50Gy、60Gy和69Gy,其放射性脊髓的发生率为2%、6%及50%。根据动物和人类的资料,在离第一次照射后一年左右再次照射时,脊髓的耐受性增加约25%。在脊髓放射治疗中,若所产生的损伤很严重,如以TD50/50为判断标准则存在容积效应,但以并发症发生率较低的标准做评价的话如<5%,那么基本上不存在容积效应。在临床工作中一般以5%的发生率作为治疗计划优化的标准。

(3)脑干

目前对脑干的耐受剂量和容积的关系无足够的资料。在常规放射治疗,即每次分割量2Gy时,其耐受剂量为54Gy。在容积很小时如1~10ml则可达到59Gy。当剂量>64Gy时,则并发症会显著增加。

(4)视神经和视交叉

视神经损伤在头面部肿瘤中具有很重要的地位。其中位潜伏期为2.5年。目前只能以D_{max}来衡量。缺乏剂量和容积关系的资料。影响视神经损伤的因素很多,包括年龄、糖尿病、高血压、化疗药物等都会在不同程度上影响视神经的辐射耐受性。一般来讲,常规照射,D_{max}<55Gy时,发生率很低。剂量达到55~60Gy时,并发症为3%~7%,当剂量>60Gy时,并发症为>7%~20%。

(5)耳

主要表现在听力的下降。由于耳蜗体积很小,无法进行剂量和容积关系的研究。在常规照射中,耳蜗的剂量<45Gy。但当然愈低愈好,有作者提出<35Gy。

(6)腮腺

在头面部肿瘤放疗中,必须尽可能保护好一侧腮腺及颌下腺,这样能减轻口干症状。在治疗中,若一侧腮腺平均剂量<20Gy,或两侧腮腺的平均剂量<25Gy,则不会产生严重的口干。在执行IMRT治疗中,尽可能减少腮腺的剂量。

(7)咽喉部

其临床上所见主要并发症为水肿及声哑。影响上述并发症的主要因素为化疗药物。建议达到50Gy或以上剂量的容积<27%。另外,影响到它们功能除了这些结构本身外,周围组织的损伤也起很重要作用。因而周围非肿瘤及上述结构外组织平均剂量控制在40~45Gy。

(8)吞咽困难

目前资料很少。建议尽可能减少咽部括约肌的剂量。减少剂量>60Gy的照射范围。当然这些容积的减少必须以保证肿瘤受到足量照射为基础的。

2.7 线性平方模式(linear-quadratic model, L-Q模式) 在临床中的应用

在肿瘤放射治疗中,会根据不同的情况形成不同的

治疗计划，在治疗期间会存在某些因素导致计划产生变化，如机器损坏、节日休息、因急性反应而中止治疗等。这些均需要对它们的生物效应进行评估。所以一些生物数学模式应运而生。早期有所谓NSD模式。它是建立在皮肤癌照射的基础上。

由于放射生物学的发展，证实NSD模式不符合正常组织和肿瘤的辐射生物学特点，因而在20世纪80年代逐渐不再应用。根据放射生物学观点，细胞死亡和DNA双链断裂有关，若单链断裂则能修复。建立了L-Q模式拟合细胞存活曲线。L-Q模式主要适用于低剂量区2~8Gy，而且曲线呈弯曲的。

（1） L-Q模式基本公式应用条件

① 在分次照射中应用，每一间隔时间内要保证修复全部完成。

② 设定每次分次剂量产生同样生物效应。

③ 没有考虑到时间因素及细胞周期时相敏感性差异因素。

④ 参数α/β值是在富氧照射时获得的。

⑤ 在整个治疗过程中，每一部分的生物剂量能相加的。

若在计算出现不符合上述条件则必须进行纠正，否则不能应用L-Q模式计算。当然数学模式只能包括一部分相关条件，并不会和临床完全一致。所以在工作中，应以临床经验为主，不能太多依赖于数学模式。这特别要注意。

（2）L-Q模式基本公式

分次照射时细胞存活率：$S=exp(-\alpha d-\beta d^2)N$，或改写为$-lnS=N(\alpha d+\beta d^2)$。

根据上面公式计算时必须要分别知道α和β值。但在临床上无法做到这一点，所以在公式两面均除以α值就得到下面公式BED(biologically effective dose，BED)：$-lnS/\alpha=BED=Nd(1+d/\alpha/d)$，其中N为照射次数，d为分次剂量，$\alpha/\beta$为唯一的参数。$\alpha/\beta$之比值（Gy）则意味着某一组织在该$\alpha/\beta$值下，$\alpha$型生物效应和$\beta$型生物效应相等。

上述公式中仅考虑到细胞的修复。可是在早反应组织和肿瘤中还存在细胞的增殖，即所谓时间因素。由于细胞的增殖会导致生物效应下降。因而在用L-Q模式计算时必须进行纠正。由于细胞增殖呈指数性的，细胞的倍增时间可用Tpot来衡量。潜在性倍增时间（ potential doubling time，Tpot）是指在没有细胞丢失的情况下细胞数增加一倍所需的时间，在临床上这种情况是不存在的，所以是一种假说，但考虑能在L-Q模式中应用。

在考虑到细胞增殖或时间因素时可做下列纠正：$lnS=-N(\alpha d+\beta d^2)+(0.693/Tpot)T$。

上述公式可换算为下列BED公式：

$-lnS/\alpha=BED=Nd(1+d/\alpha/\beta)-0.693T/\alpha Tpot$。

由于要确定不同组织和肿瘤的α值和Tpot很困难，因而在头颈部肿瘤治疗中可设定一个通用的α值为0.3Gy左右，中位Tpot为5d。或可用K值替代0.693/αTpot，在增殖快的头颈部肿瘤中K值为=0.6BED/d，早反应组织K值一般为0.2~0.3BED/d，而对增殖慢的肿瘤K值取0.1BED/d。但在晚反应正常组织中，由于不存在细胞增殖，故K=0。

由于头颈部肿瘤细胞增殖一般在照射后4周开始对生物效应有影响，这4周时间称之为Tk，这样可以重新把上述公式改写为：

BED=Nd(1+d/α/β)-K(T-Tk)，

其中：N为放疗次数；d为分次剂量；α/β为某组织或肿瘤的相关参数；T为总的治疗天数；Tk为照射开始到细胞增殖开始的时间（天），若T<Tk，则K=0。

为了更容易地以直观的归结为常规物理剂量进行比较，即把L-Q置换成EQD2(Equivalent doses at 2Gy，EQD2)：

$EQD2=D\times\{[d+(\alpha/\beta)]\div[2Gy+(\alpha/\beta)]\}$

其中，D为总剂量；d为分次剂量。

（3）α/β值的选择

对于急性反应组织和肿瘤的α/β选择的余地较大，α/β的上下浮动对等效总剂量影响很小，一般以10Gy为好，但对晚反应组织和肿瘤，α/β值的变化对等效总剂量影响很大，所以在选择时要小心。目前所适用的α/β值基本均来自于动物水平的研究工作。小部分来自于临床资料的分析。对脊髓一般选择α/β值为2Gy。

（4）在应用L-Q模式进行不同计划比较时，只能在同样类型的组织和肿瘤之间比较，而不能在不同类型的组织和肿瘤比较。如不能在早反应组织和晚反应组织之间进行比较。

（5）临床上的应用时需确定的条件

① 确定靶区内所考虑计算耐受量的组织，如鼻咽癌靶区内的脊髓组织。

② 选择该组织的α/β值，如脊髓的α/β值为2Gy。

③ 计算该组织的常规的总的耐受生物剂量（BED）。

④ 按现行执行的治疗计划该组织所受照射的生物剂量。

⑤ 对上述（3）和（4）进行比较,对计划进一步优化。或也可比较不同治疗计划脊髓耐受量等。

⑥ 在进行分次照射中计算生物剂量时,分次之间必须保证细胞修复一定要全部完成,否则对剂量要进行纠正。

⑦ 现在计算中所用的 α/β 值均来自于富氧细胞群,否则的话要纠正。

（6）临床应用实例计算

例1：某患者第5胸椎为骨转移性病态,姑息性放疗：d=5Gy,n=4次,计算相当于脊髓常规照射多少剂量（d=2Gy）?

答：脊髓的 α/β 值为2Gy, $EQD2 = 20Gy \times (5Gy + 2Gy)/(2Gy + 2Gy) = 35Gy$。因而上述治疗从放射生物学考虑相当于常规照射35Gy。

例2：某快增殖的肿瘤,计划治疗方案为D=75Gy,n=35,T=7周,5次/周。但在治疗中由于急性反应重,于照射25次后中断两周,继续治疗时希望按下面计划执行：10次,两周内完成。计算分次剂量应是多少?

答：由于涉及到靶区内不同的组织和肿瘤,所以分开考虑。

① 肿瘤 $\alpha/\beta = 10Gy$,Tk=28d,K=0.6BED units/d,原计划的生物剂量BED=70(1+0.2) - 0.6(49 - 28)=71.4Gy,治疗中断以前的BED=50(1+0.2) - 0.6(35 - 28)=55.8Gy。由于中断治疗,生物效应下降：55.8 - 0.6(14)=47.4Gy,残余的BED为71.4 - 47.4=24Gy。按继续治疗方案,在10次内完成,则：24.0=10d(1+0.1d) - 0.6(14),因而d2+10d - 32.4=0,d=2.58Gy。

② 早反应正常组织 $\alpha/\beta = 10Gy$,Tk=0,k=0.25BED units/d。原计划：70(1+0.2) - 0.25(49)=71.8Gy,中断前的生物剂量：BED=50(1+0.2) - 0.25(35)=51.3Gy。两周中断导致生物效应下降为：51.3 - 0.25(14)=47.8Gy。残余损伤为：71.8 - 47.8=24.0,因而10d(1+0.1d) - 0.25(14)=24。即d2+10d - 27.5=0。得到d=2.25Gy。

③ 晚反应正常组织 $\alpha/\beta = 2.5Gy$, K=0。由于不考虑细胞增殖,故d=2Gy。

根据上面不同组织和肿瘤的生物考虑,那么在临床要在它们之间平衡,找到又不降低肿瘤控制率,正常组织反应又在可控范围之内的方案。

2.8 特殊照射技术的生物学基础

由于现代物理学和计算机技术巨大发展,许多新技术应用在放射治疗技术上如三维和四维照射、IMRT、IGRT、粒子照射、r-刀治疗及立体定向放疗（SBRT）等。它们为提高放射治疗做出了巨大的贡献,成为放射治疗中重要的武器。但单纯依靠这些是不够的。从物理上讲,这些新技术的应用主要通过使射线更适形于靶区,因而更准确,能减少正常组织并发症。但是这些新技术的应用并不必然导致肿瘤控制率的提高,达到控制肿瘤的目的需从生物学角度进一步探讨。所以从整体上提高放射治疗疗效必须物理学和放射生物学两者的结合,偏一不行。

2.8.1 调强放射治疗（IMRT）

IMRT是三维立体放射治疗的高级形式,目前大多数每次调强放疗所需时间要长于常规放疗或3DCRT,因此根据放疗经典的剂量率效应,需考虑长照射时间过程中发生了亚致死损伤的修复对疗效的影响。在头颈部肿瘤治疗中,由于大部分肿瘤增殖速度很快,因而肿瘤细胞经射线作用后的快速增殖成为治疗失败的重要原因之一。故在治疗中的分次剂量需>2.0Gy（相当于快速分次放射治疗）例如2.2~2.4Gy,这样可以相应缩短总的治疗疗程,克服肿瘤细胞的加速增殖所引起的肿瘤控制率下降。当然,分次剂量的增加能提高快增殖肿瘤的辐射生物效应,但其作用是非常有限的。可是靶区内是慢增殖的肿瘤,在治疗疗程内细胞的增殖不明显,时间因素不重要。但分次放疗敏感性起很大的作用,即分次剂量的增加能显著提高辐射生物效应,从而提高肿瘤控制率。所以在IMRT治疗中,分次剂量的提高导致肿瘤控制率提高的机制在增殖快和慢增殖肿瘤中的生物学机制不一。

在计划中,必须确定GTV和CTV的范围。CTV主要存在亚临床病灶。这些病灶也必须受到致死剂量的照射。若在优化计划中,在CTV中存在剂量上的冷点,即低剂量区,那么所产生的是亚致死损伤,受伤的肿瘤细胞能很快修复,并同时上调VEGF、MMP等,使肿瘤内新生血管增加,有助于肿瘤细胞侵袭性增加和远处转移。表现在临床上似乎造成放射治疗能促使肿瘤转移的错觉。这在实施精确放疗中要引起重视。

2.8.2　立体定向放疗（SBRT）

SBRT治疗中的分次照射剂量很高,因而带来了一系列新的生物学问题。由于分次剂量高,整个治疗能在较短时间内完成,因而由于细胞快速增殖带来的生物效应不再存在。但由于OER值和分次剂量大小有关,分次剂量增大会导致OER值增加,使乏氧细胞的抵抗性增加,辐射生物效应下降,所以建议在实施SBRT中应同时应用乏氧细胞增敏剂。根据上面所述的放射生物学理论,分次剂量会增加晚反应组织并发症,这在空腔器官治疗中要特别小心,否则易产生出血穿孔等严重并发症。

另外,常应用L-Q模式进行等效剂量的计算。但该模式主要适用于2~8Gy。而且细胞存活率和剂量的效应曲线呈弯曲状的,所以无法从已知的参数来得到其他的生物学参数。因而L-Q模式用在SBRT治疗中生物效应的评价是不适当的。SBRT治疗计划主要依赖于临床经验。

2.8.3　粒子放射治疗

自放射治疗用于恶性肿瘤治疗以来,已证实光子治疗（γ射线和X射线）对提高肿瘤疗效起了很大作用,但尚存在许多不足之处,这和肿瘤的生物学特点有关。自20世纪40年代开始了中子治疗的研究,但由于对中子的生物学特点不了解,因而在治愈了肿瘤的同时,正常组织产生了严重的损伤,直接影响到器官的功能。故对粒子射线的临床应用产生了负面的影响。后来通过对粒子射线的生物学研究才促使粒子射线的临床应用有了很大的发展。在国外,主要是日本和德国做得较多包括基础和临床研究。但到现在为止,根据他们的经验,大部分适宜于粒子治疗的主要是罕见的肿瘤。

（1）粒子治疗的物理学特点　在射线通过生物体的末端能一个Bragg峰（Bragg Peak）,在该峰后的末端剂量很快跌落,产生了正常组织保护作用（见图2-5）。但中子没有Bragg峰,它的剂量分布相似于6MVX线。

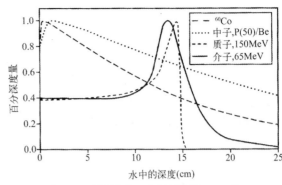

图2-5　质子和负π介子射线的Bragg峰

（2）LET（linear energy transfer）　是指电离粒子通过物体时能量的丢失率。单位为keV/μm。目前应用的粒子有多种,包括质子、碳离子、中子等。其他还有X线、γ射线等,后者统称为光子。根据不同射线的特点可区分为高LET射线及低LET射线。从物理学角度考虑,凡电离致密的射线为高LET射线；电离稀疏的则为低LET射线。前者如碳离子、质子等。后者为电子、光子等。但从生物学角度上看,质子和光子相仿,因而现在认为质子为低LET射线。目前临床上常用的是碳离子。

（3）相对生物效应（relative biological effectiveness, RBE）　是指在产生相同生物效应的条件下,已知射线（一般是γ射线或250keVX线）的物理剂量和待测射线如碳离子的物理剂量之比。RBE是放射生物领域中特别是高LET应用中的重要参数。高LET射线物理剂量与RBE的乘积即为Gye（gray equivalent dose）,Gye在数值上与光子Gy相等。影响RBE因素很多,最重要的是分次剂量大小,分次剂量愈小,RBE愈大。另外,早反应组织和晚反应组织之间也有区别。所以在临床工作中,不能仅用一个单一的RBE值进行计算。

（4）高LET射线治疗中的细胞修复　在低LET射线治疗中,分次剂量愈小,总剂量愈高,这与细胞的修复有关。即1Gy+1Gy<2Gy,但在高LET射线治疗中,由于细胞损伤以双链断裂为主,修复可忽略不计。分次剂量变化不会影响到总剂量的改变,即1Gy+1Gy=2Gy。

（5）高LET射线治疗中的细胞增殖　由于治疗中均采用大分割放疗,因而总的疗程较短,一般不会产生细胞增殖。

（6）细胞周期不同时相的放射敏感性　在低LET射线治疗中,不同时相的放射敏感性不一样的,但高LET治疗时,不同时相的放射敏感性差异明显缩小了。

（7）乏氧细胞的放射抵抗性　在低LET射线治疗

时,乏氧细胞抵抗性较大,OER值达到2.8~3.0。但在应用碳离子照射时,在Bragg峰时可见到明显降低OER值,提高了乏氧细胞的放射敏感性。可是当把Bragg峰扩大时形成SOBP(spread out of bragg peak)时,OER值仅轻度下降,如当SOBP为10cm时,OER值为2.2。所以碳离子对乏氧细胞抵抗性的影响仅达到中等水平,表现在临床上治疗头颈部鳞状细胞癌时并不比低LET射线光子好。

（8）高LET射线治疗的指征　以碳离子为例,根据日本等国的经验,主要适用非鳞状细胞癌的头颈部肿瘤,增殖慢的肿瘤如脊索瘤,颅底肿瘤,无法手术的骨软组织肿瘤以及周围型肺癌等肿瘤。

（9）质子的生物学与光子相仿,但由它存在Bragg峰,因而能更好地保护正常组织,所以能通过分次剂量和总剂量的提高而提高局部控制率。

（冯炎）

参 考 文 献

1 殷蔚伯,余子豪,徐国镇,等.肿瘤放射肿瘤学.4版,北京：中国协和医科大学出版社,2008

2 沈瑜,糜福顺.肿瘤放射生物学.北京：中国医药科技出版社,2002

3 王中和.肿瘤放射治疗临床手册.上海：世界图书出版公司,2007

4 Talor RC, Cullen SP, Martin SJ. Apoptosis: controlled demolition at the cellular level. Nat Rev Mol Cell Biol, 2008, 9:231–241

5 Elkind MM, Sutton H. Radiation response of mammalian cells grown in culture. 1.Repair of X-ray damage in surviving Chinese hamster cells. Radiation Res, 1960, 13:556–593

6 Withers HR, Thames HD, Peters LJ. A new isoeffect curve for change in dose per fraction. Radiat Oncol, 1983, 1:187–191

7 Ando K, Koike S, Uzawa A, et al. Biological gain of carbon—ion radiotherapy for the early response of tumor growth delay and against early response of skin research in mice. J Radiation Res (Tokyo), 2005, 46:51–57

8 Dale RG. The application of the linear-quadratic dose-effect equation to fractionated and protracted radiotherapy. Br J Radiol, 1985, 58:515–528

9 Khan FM. Treatment planning radiation oncology. 2th ed. Lippincott Williams & Wilkins, 2007, 268–280

3　放疗质量保证和质量控制
Chapter 3　Quality Assurance & Quality Control

放射治疗工作的顺利开展有赖于质量控制（quality control，QC）和质量保证（quality assurance，QA）的保障，其中QA是实施临床工作的质量规范，QC则是为保证QA的执行而制定的措施。

QA体系的建立是一个部门最重要的工作之一，应先于治疗工作开展之前，并随着治疗技术的进步而逐步完善。QA工作涉及到治疗流程制定、剂量控制、诊治规范和过程、设备和人员（患者和工作人员）安全性以及档案的归类保存等多方面，需要医生、物理师和技术员共同参与，明确责任、分工协调，在工作中及时总结经验教训，逐步提高和完善QA工作。放疗临床工作的QA主要体现在两个方面：设备和剂量学的QA和临床治疗的QA。

3.1　放疗QA和QC的作用

患者在接受放射治疗时，其疗效取决于多种因素，比较各治疗中心相同病种、相同分期的疗效，可看到仍有较大差别，甚至同一治疗中心的不同医生之间也存在差别，这就提示我们有必要通过建立有效的QA体系来规范治疗行为，减少因治疗人员和设备的不同而造成疗效的差异。通过不断地探索和交流，我们或许可以找到针对不同病例"最好的"治疗方法，缩小各治疗中心的差距、提高疗效。

治疗设备的机械性能和剂量学特性对治疗的影响目前已得到较大重视，并且也制定了较为详尽的QA规范，但在临床治疗上的QA仍难统一，临床治疗中影响放疗疗效的因素主要有以下几个方面。

3.1.1　剂量准确性对疗效的影响

3.1.1.1　靶区范围影响

靶区范围的准确定义无疑是治疗成功的基础，尤其是对于三维适形和调强放疗等精确治疗方式而言，靶区准确性下降往往意味着疗效的下降或并发症的增加。但目前限于技术水平，还很难做到对靶区的准确理解，有资料表明，不同的医生对同一个病例GTV的勾画，其靶区中心位置和靶区形状、体积都有较大差别，偏差范围可达 ± 30%，显然这对于疗效来说是不利的。运用多种影像学资料来确定靶区（主要是GTV）是目前常用的手段。在头颈部，MRI对软组织能清晰地显像，对确定靶区有较大帮助，使用MRI-CT融合图像勾画靶区，其差异性要小于单纯用CT图像，近来，PET的应用也越来越广泛，作为一种代谢显像，PET在生物靶区和肿瘤活性显像方面具有较大的发展前景，有研究指出，在头颈部肿瘤及颈部转移淋巴结的评估上，PET/CT优于MRI和CT。这些都提示我们对于存在肿瘤（GTV）的病例，不能单纯使用一种显像手段，只有多种影像融合才能更准确地勾画靶区（见图3-1，图3-2）。

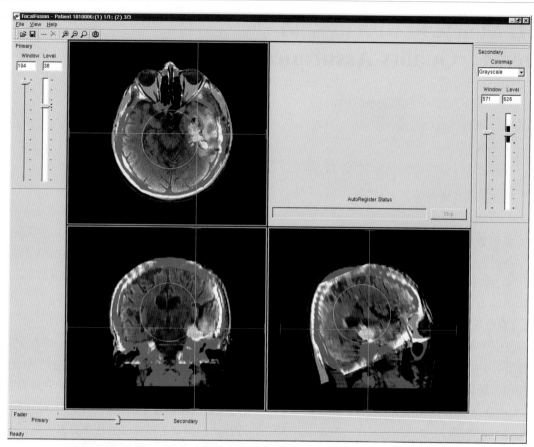

图3-1　CT-MRI融合图像

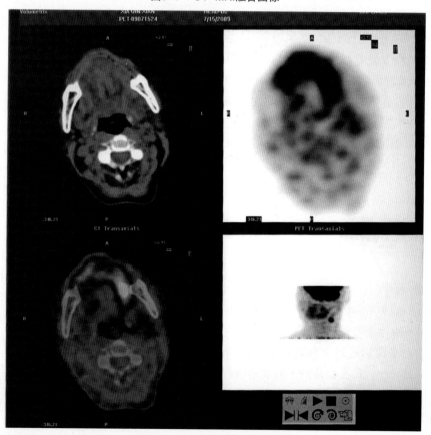

图3-2　PET在靶区确定中的作用

3.1.1.2 靶区处方剂量的影响

在制定一个治疗计划时,我们希望所给的剂量既能达到最大的肿瘤控制率,又不能出现严重并发症,这个剂量通常就是该肿瘤的最佳靶区剂量。最佳靶区剂量的确定需要通过大量的病例分析,尤其是前瞻性研究才能得到。通常靶区最佳剂量与肿瘤生长部位、病理类型、分期(尤其是T分期)相关。一旦确定了靶区最佳剂量,就应通过QA手段加以执行,因为偏离靶区最佳剂量往往意味着肿瘤治愈率的下降或并发症的增加。

3.1.2 位置精确性对疗效的影响

在治疗中,由于摆位的误差以及器官的移动都可能造成靶区剂量不确定性增加,这就需要在勾画靶区时予以考虑,在临床靶区之外再勾画计划靶区(PTV),但如果PTV范围不够,就有可能靶区边缘剂量不足,导致肿瘤边缘复发,PTV若过大,更多的正常组织器官被卷入治疗区,导致并发症增加,而为了降低并发症的发生,则势必要减少靶区剂量,可能导致肿瘤野内复发。制定相应的QA标准,并严格执行,是放疗质量的重要保证。

3.2 治疗设备的QA

治疗计划的准确实施有赖于治疗设备的机械精度和剂量精度的有效控制,其中机械精度保证治疗位置的准确定位,而剂量精度则保证了治疗剂量的准确给予,两者保证了治疗计划的有效性。此外,治疗计划系统的质控则保证了整个治疗的合理性。

3.2.1 机械性能的QA(表3-1)

3.2.1.1 内容

治疗设备机械精度的检查主要是为了保证治疗时治疗位置的准确性,减少因设备机械原因产生位置误差。通常治疗设备包括加速器、^{60}Co治疗机、模拟机(包括常规模拟机和CT模拟机)和激光定位灯等,在使用过程中,不可避免由于各种因素影响导致机械精度偏离设计要求,因此有必要对治疗设备机械精度作定期检测和校准以保证治疗的安全性和有效性。

目前临床上使用的外照射设备多为等中心旋转型,与此相适应的常规模拟机的机械性能也基本相当,因此对上述设备的机械精度检查项目也基本相同。主要检查内容包括机架角旋转精度、准直器旋转角精度、等中心精度、光尺指示精度、射野中心轴精度、灯光野指示精度、光野射野符合性精度等。除此之外,治疗床参数、激光定位灯及其他辅助器材也应作定期检查。

3.2.1.2 方法和频度

(1)机架角指示 使用水平仪依次精确定出机架在0°、90°、270°、180°时的位置,并与显示的数字比较,若偏差大于0.5°,则对指示数字进行校正。

(2)准直器旋转角 将治疗床面升至等中心水平左右,机架角回零位,并用水平仪确定,在坐标纸上标出清晰的细十字,将坐标纸平铺在治疗床上,坐标中心与准直器中心重合,坐标的X、Y轴与经校正过的激光线重合,每90°一次旋转准直器,每次使准直器十字线与坐标中心轴重合,从而分别得出0°、90°、180°、270°的数字指示偏差。将床面升降10cm,重复测量,并加以调整,直至在上述3个距离内均符合要求。

(3)等中心 将等中心校验设备置于床面,机架角归零,使等中心指示针尖与灯光野中心重合,旋转机架,分别至90°、270°、180°,测量针尖与灯光野中心的偏差,若偏差大于2mm,应由工程师对治疗机进行校对。

(4)野十字中心 在精确校对激光灯后,将床面升至机架等中心水平附近,用水平尺将机架归零位,然后用坐标纸检查光野十字中心和激光中心的偏差,若偏差大于2mm,则调整十字线至合格范围。

(5)光尺距离指示 将床面升至光尺显示的90cm、95cm、100cm、105cm、110cm距离处(SAD=100cm),用测量尺分别测量上述距离,若有偏差在2mm以上,则对光尺进行调整。

(6)灯光野大小(cm)指示 将床面升至等中心水平,用坐标纸分别测量指示数字分别为5×5、10×10、15×15、20×20、25×25、30×30、35×35的实际大小,最大偏差不应大于2mm。

(7)治疗床 在现代一些先进的治疗设备上,已经实现床面的自动控制,通过床面的运动使运动的靶区处于精确的照射野内,而目前主流的加速器,也往往依靠加速器的电子射野影像系统(EPID)和治疗床的移动定出治疗中心,因此治疗床的运动精度同样是非常重要的。治疗床精度检测包括水平运动精度、垂直升降精度、旋转中心精度、升降偏移度和载重下垂五个方面。测量时应将床面升至机架等中心水平，读出床面零位误差，再在坐标纸上画出十字中心，并于准直器中心对齐重合，根据治疗机显示的数据在前、后、左、右四个水平方向和上、下两个垂直方向上分别移动5cm和10cm，并用坐标纸和光尺读出实际数据与显示数据比较，得出偏差值，允许范围在±2mm。将治疗床作围绕机架等中心旋转，分别在0°、90°和270°测量坐标中心和光野中心的偏差，若偏差大于2mm，应由维修工程师予以维修校验。在检查升降偏移度时，将床面升至机架等中心水平，用坐标纸标出光野中心，然后床面升降各15cm，检查光野中心是否有偏离。载重下垂测量时，床面同样升至机架等中心水平，将患者置于治疗床上，常用治疗部位位于机头下方照射范围内，测量床面和激光灯的距离，从而得出床面下垂数值。

（8）激光灯的校验 可使用等中心校验设备在定出机架等中心后，测量和校对两侧和治疗机对侧墙（天花板）上的激光线。此项检测应每周做一次，但每日应作一般检查，用白纸检查两侧激光线是否重合，以及对侧墙（天花板）激光线与光野十字线是否重合。

在实际工作中，由于各项机械数据的检测过程相互影响，如依据精度不足的数据对其他参数进行测量，得出的结果必然是不可信的，因此有必要对检查项目的检查顺序作出安排，以减少测量结果相互干扰、确保检测结果的可靠性。一般应先做机架角指示检查，校验准确后作机架等中心检查，在定出机架等中心后，再检查激光灯，然后依次检查光野十字中心、光尺距离指示、准直器旋转角、光野大小指示以及治疗床的机械精度。由于各项目检查频度不同，因此并非每次都要做所有项目的检查，通常认为在某次检查中无需检测项目的精度是可靠的，但当依据其参数得出的其他数据有疑问时，除了对检测方法加以审查外，必要时也应对检测所依据的参数加以检查。

表3-1　放疗设备机械精度检查内容和频度

检查项目	精度要求	检查频度
机架角指示	± 0.5°	每年
准直器旋转角	± 0.5°	每年
等中心	± 2mm	每年
光尺距离指示	± 2mm	每周
光野十字中心	± 2mm	每月
灯光野大小指示	± 2mm	每周
治疗床		
水平运动	± 2mm	每年
垂直运动	± 2mm	每月
旋转中心	± 2mm	每年
承重下垂	5mm	每年
升降偏移度	± 2mm	每年
激光定位灯	± 2mm	每周

在常规模拟机检查中,除与射野相关的项目,其余项目同治疗机。

3.2.2 辐射剂量和照射野的QA（表3-2）

3.2.2.1 内容

质控内容主要包括治疗机输出剂量率或跳数的标定、辐射质、照射野中心轴、光野射野一致性、射野对称性和平坦度、加速器测量电离室,以及楔形因子和托架因子等。

3.2.2.2 方法和频度

（1）输出剂量率和跳数　由于加速器的剂量输出存在波动,难以用时间来确定其剂量输出,因此引入跳数（MU）这一概念,加速器跳数标定的目的是将加速器输出的剂量刻度为1cGy=1MU,具体方法见第一章第一节。对于^{60}Co等核素辐射源而言,其剂量率在一定时间内可以看作是稳定的,因此可以直接测定其输出剂量率,测量条件同加速器的X线测量方法,测量深度为水下5cm,治疗机计时器设定1min,出束测量后经校正得到水下5cm的剂量,换算成最大剂量深度的剂量,从而确定治疗机的输出剂量率,单位：cGy/min。

（2）辐射质　也就是射线的能量,其数值改变将影响百分深度剂量,而加速器性能的改变、部件的损耗都可能影响辐射质的数值,因此应经常加以测量。X线及电子线的测量方法详见第一章第一节。同位素发射的γ射线因能量与核素的物理特性相关,其数值稳定,因此不必测量。

（3）射野中心轴　可用胶片或矩阵测量仪测量,在胶片上标上十字,在十字中心用小金属粒标记,或用细针穿孔。采用等中心照射,即胶片或矩阵测量仪的测量平面置于机架等中心水平,将胶片中心或矩阵测量仪中心与光野中心对齐重合,在胶片或矩阵测量仪上加建成板,将对称光野开到10cm×10cm,予100MU或100cGy,用胶片剂量分析设备对胶片剂量进行分析,画出50%等剂量线,并测量射野中心与光野中心的偏差（矩阵测量仪无需胶片剂量分析软件）。至少需测量10cm×10cm、20cm×20cm、30cm×30cm三个面积。

（4）光野、射野符合性　方法同射野中心轴的检测。将50%等剂量线与光野范围进行比较,误差在2mm以内为合格。

（5）射野平坦度和对称性　测量应在水箱或固体水中,测量深度为10cm,采用等中心测量（测量平面在机架等中心水平）,射野面积为10cm×10cm,有效面积

表3-2　辐射剂量和照射野特性检测项目及频度

检查项目	精度要求	检查频度
输出剂量率和跳数		
X线	±2%	每周
^{60}Co	±1%	每月
辐射质		
X线	±2%	每月
电子线	±2%	每半年
照射野中心轴	±2mm	每月
光野射野一致性	±2mm	每月
射野平坦度	±3%	每月
射野对称性	±3%	每月
楔形因子	±2%	每年
托架因子	±2%	每年

为中心80%的范围,在实际测量时通常在8cm×8cm的范围内。用电离室分别测量中心轴、X轴和Y轴上±4cm处共5个点的剂量,将周围4个点的剂量分别与中心轴剂量比对,偏差均在±3%以内,平坦度为合格。取与中心轴对称的两个点剂量之差除以中心轴剂量,得出该方向上射野的对称性,允许精度为3%以内。该项检测每月应做一次。现在越来越多的单位采用矩阵测量仪来做该项检测,能方便、快速地得到测量数据(见图3-3),

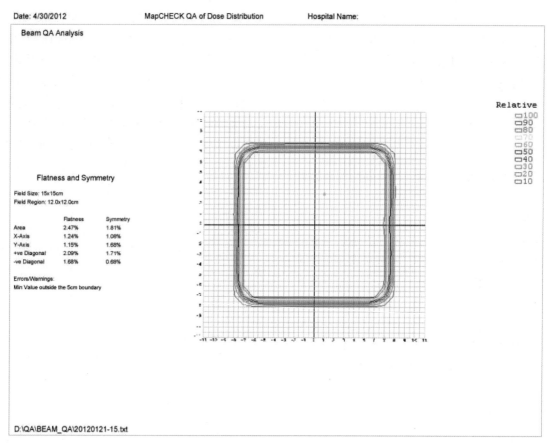

图3-3　矩阵测量仪检测射野平坦度和对称性

需注意的是用矩阵测量仪做该项检测时,应加足够厚度的固体水(约10cm),如果仅加建成厚度,加速器射野平坦度将变差,这与加速器均整器的设计有关,此时平坦度偏差可放宽至±7%。建议如果用矩阵测量仪做该项检测,至少每周应做一次,每月用水箱或固体水及指形电离室做一次正规测量。该测量项目及精度要求适用于加速器和同位素外照射治疗机。影响射野平坦度和对称性的因素很多,如源(靶)的位置是否正常、射野中心轴有否偏移、均整器的位置是否正确、准直器是否对称等等,如果发现平坦度和对称性不符合要求,应由维修工程师对上述影响因素进行排查。

(6)楔形因子　每年测量一次。采用SSD照射,照射面积为10cm×10cm,测量深度为水下10cm,楔形野和开放野各测5次,取平均值后算出楔形因子。对于

X线,各档能量均应测量,每档能量对应一个楔形因子。楔形因子允许误差为2%。

(7)托架因子　测量条件同楔形因子。测量有托架野时,应插入常用的托盘。有托架野和无托架野分别测量5次,得出托架因子。X线同样需要测每档能量。托架因子允许误差为2%。

多叶准直器(multileaf collimator,MLC):MLC现在已经在临床上被广泛应用,其质量保证也得到了重视。多叶准直器的QA主要分两个部分:机械精度检查和剂量学检查。对于静态子野调强而言,MLC的机械精度主要体现在到位精度上,检查方法通常用X胶片或矩阵测量仪,在加速器上设置一系列窄条野(7~9),野宽尽量窄,在1~6mm之间,视加速器种类和MLC型号而定,在同一张胶片上从一侧至另一侧将窄条野依次投

照,再在另一张胶片上按反方向依次投照窄条野,冲洗后用胶片剂量分析系统分析出MLC每一条叶片的位置误差,并加以调整。也可以用矩阵测量仪测量、分析叶片位置误差。叶片位置误差允许范围在1mm以下。剂量学检查主要检查叶片间漏射剂量,可用电离室和静电计测量,允许漏射范围在5%以内。而对于动态调强技术,另一个重要的检查内容是叶片移动速度,目前并无标准规范,但有不少肿瘤中心对此作了一些工作和努力,也发表了他们的一些建议和经验,有报道认为使用EPID较有优势,相比胶片,EPID检测速度快、影响因素少,而相比矩阵测量仪,则精度较有保证。

3.2.3 放疗计划系统(TPS)的QA

3.2.3.1 内容

现代精确放疗对放疗计划系统的精度要求越来越高,计划系统的精度直接影响患者体内的剂量是否正确分布,从而对治疗效果和并发症发生的概率产生重大影响。

计划系统的质控主要包括以下方面:治疗机物理和剂量参数的输入和建立;CT值和电子密度的关系;三维虚拟假体建立的空间精度;计算模型的精度。

3.2.3.2 方法和频度

目前国家尚无统一强制性的质控方法和标准,可根据临床工作经验对上述几个方面进行QA工作。

(1)治疗机物理和剂量参数的输入和建立 在新购入TPS时,通常将治疗机的所有参数输入TPS中,因此该项质控在于定期检验加速器数据与TPS的数据是否匹配,如加速器参数有变化时应及时将变更的数据输入TPS中。需注意的是治疗床的透射率,如果是网板床,可不考虑射线的透射率,但如果是碳素床,在适形治疗的某些角度,透射率偏差会大于5%,因此要事先对床面的透射率进行测量,对于透射率偏差较大的投照角度,在布野时应尽量避免,或予以剂量补偿。此项工作可与加速器质控工作结合起来。

(2)CT值和电子密度的关系 这是影响剂量计算的一个重要因素。在CT扫描中,球管电压直接影响图像的CT值,因此应事先确定并固定CT模拟的球管电压,并以此测量CT值和电子密度的关系。测量应采用专用的CT模体,CT扫描后测量不同物理密度的CT值,并将

对应的数值输入TPS中,建立CT值和电子密度值之间的关系曲线,曲线范围至少应包括空气至骨组织。建议每年做一次检测,将CT模体扫描后测量CT值的变化,建议精度为 ± 30HU。

(3)三维虚拟假体建立的空间精度 此项检测目的是确认TPS三维重建的空间形变的大小。测量方法是将置有多个标记点的模体在CT中扫描(标记点应为实际测量距离,直径应在1mm以下),将图像传输至TPS中加以重建,得到三维虚拟假体,在TPS中测量标记点之间的距离,应测量3个方向,并与模体实际测量的结果进行比对,以得出在三维方向上的形变误差。此项检测每年应作1次,建议误差范围小于1mm。此项工作应与CT的检测同时进行,以确认是由于CT扫描产生的误差还是TPS重建时产生的误差。

(4)计算模型的精度 由于TPS生产厂家所用计算模型各不相同,因此有必要对TPS的计算结果加以验证。通常做法是对常规适形治疗计划,使用独立剂量计算软件加以验算,对调强计划,则需作全计划剂量验证,以保证患者得到的剂量与计划是一致的(见图3-4)。此外,还应定期对TPS的剂量计算进行校验,方法是分别在均匀模体和不均匀模体上设计一组计划,然后实际测量,算出计算值和测量值的偏差,允许误差:均匀模体为2%,不均匀模体为3%。另外,还应测量射野大小对计算精度的影响,方法是:在一均匀模体上设计一系列宽度不等的照射野,建议最大宽度为20cm,最小宽度1.0cm,测量后将测量值与TPS计算值进行比对,允许误差为2%,对于误差较大的(通常在较窄宽度射野),在设计治疗计划时应注意避免。TPS计算精度的日常检测应每年一次。

3.2.4 测量系统的QA

3.2.4.1 目的

测量工具的准确性是剂量测量精度的必要条件,测量系统质控的目的在于保证临床剂量分布的正确。

3.2.4.2 内容

临床使用的测量工具种类繁多,大致可分为剂量标定工具、剂量验证工具,剂量标定工具通常有静电仪、电离室、测量水箱系统以及加速器电离室等,电离室又包括指形电离室、平板电离室;剂量验证系统包括矩阵测

3

量仪、验证模体、胶片剂量分析系统等。随着旋转调强技术及断层调强治疗技术在临床上逐步应用,新的验证系统也被开发并应用于临床,对于这些新设备的QA方法也在探索和完善中。

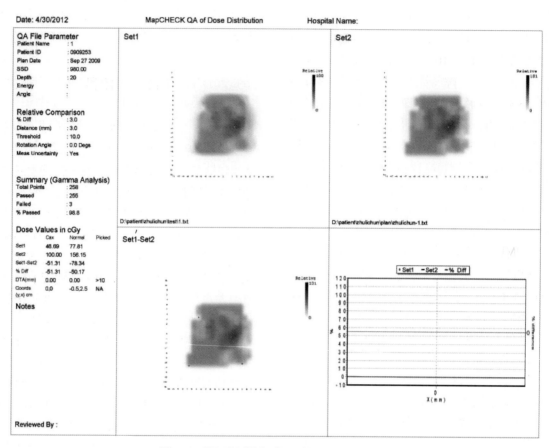

图3-4　用矩阵测量仪对调强射野通量进行验证

3.2.4.3　方法和频度

（1）静电仪和电离室　静电仪和电离室是放疗工作中最重要的测量工具,其精度直接影响该部门所有治疗病例的剂量准确性,因此根据国家强制规范,静电仪和电离室应每年送交国家标准实验室或省市级标准实验室进行校测比对。在临床上为方便工作,一般应配备两个及以上数量的静电仪、至少两根0.6cc指形电离室。至少有一台静电仪和一根电离室每年送检,其余可视工作情况隔2~3年送检一次。每年送检的静电仪和电离室在国家标准实验室完成校测后,应对本部门内其他静电仪和电离室进行校对,只有经校对合格的静电仪和电离室方能用于临床测量。校对应在标准剂量标定条件下进行,用经送检合格的静电仪和电离室严格标定加速器,再用常用静电仪和电离室测量,得出该测量系统的每种射线、每档能量的校正值。注意该校正值是整个系统的校正值,包括静电仪和电离室以及（如果使用的话）延长电缆,改变其配置,校正值也会改变,因此校正值应注明静电仪和电离室以及延长电缆的设备序号,以免误用。

（2）测量水箱　现代测量水箱都带有电离室自动升降系统,通过自动扫描或手动方式可方便快捷地改变测量深度,而升降装置的到位精度就成为水箱QA的主要内容。校验可利用校验合格的移动激光灯来进行,将测量水箱升降系统悬于箱体外,以避免箱体有机玻璃对激光线发生折射而导致误差,安装上带有平衡帽的电离室,使平衡帽上的标记线与激光灯水平线（Z方向）对齐,在升降系统中将该位置设定为零位,通常应将零位置于升降装置的中间位置。利用自动设定或手工方式作±5cm和±10cm的升降,并用移动激光灯进行校验,读取误差。对于三维测量水箱,除了垂直升降精度外,还应测量水平移动精度,即X轴和Y轴方向,同样可利用移动激光灯来进行。除到位精度外,到位重复性也应测量。测量水箱的到位精度允许范围为1mm以下，每年至少校验一次。有些测量水箱附有参考电离室，用于测量时对剂量率进行检测，参考电离室也应每年作一次校对。

（3）加速器电离室　加速器电离室是安装于加速器机头内、对线束剂量进行检测的设备。加速器电离室的QA内容包括重复性、工作稳定性、线形、剂量率稳定性、机架位置稳定性和射野形状稳定性。重复性要求在标准测量条件下，予以5次测量，每次测量数值与均值误差应小于0.5%；工作稳定性是指间隔6~8h，测量的数值均值误差应小于2%；线形检测在标准测量条件下，给予不同跳数，如50MU、100MU、200MU、300MU、…、800MU等，每个跳数测量5次取均值，其每次与均值的误差均小于1%；剂量率稳定性是指加速器电离室在不同剂量率条件下的剂量稳定性，即加速器常用剂量率一般在300~600MU，检测时，将加速器的剂量率分别调至300、400、500、600MU，不同剂量率各测5个数值，其测量值与各自剂量率组的均值得误差小于1%；机架位置稳定性测量时，分别在机架角0°、90°、180°和270°时测量，得出四个不同机架角的数值，其最大值与最小值之差与均值之比应小于3%；在作射野形状稳定性测量时，可设计两个长、宽值相反的矩形野，测量的两组数值误差应小于0.5%。加速器电离室除了新换应做检测外，日常每月应校验1次，以保证测量数据的准确。

（4）矩阵测量仪　矩阵测量仪通常用于相对剂量的比对，一般不用于绝对剂量的测量，因此检查内容主要是有无故障测量单元。应用胶片检查，可设计一组10cm×10cm的照射野，跳数在50~800MU之间选取5~6个数值，矩阵测量平面和胶片平面均置于机架等中心水平，加建成板，分别照射后用剂量分析系统进行对比，可比较射野的平坦度、对称性、50%等剂量线包绕的面积，并选择数个点（通常可选取5个点，在剂量分布差异明显的区域至少选择2个点）比较两者相对剂量的差别，若偏差大于5%的应由维修工程师予以检查、维修。建议矩阵测量仪每年应检查一次。

3.3　放疗临床QA

放疗临床QA工作更多地体现在工作流程中，因此制定合理的放疗工作流程，并严格执行是放疗工作顺利开展的基础，在实际工作中放疗科室应根据本科室的工作经验和习惯制定与本科室相应的工作流程，并应制定相应制度保证整个治疗过程不偏离轨道。

完整的放疗流程应包括以下几个阶段：门诊（诊断）阶段、计划设计阶段、治疗阶段和疗效评估及随访阶段。

3.3.1　门诊（诊断）阶段

主要工作是明确病情的诊断，包括疾病（肿瘤）的原发部位、病理类型、浸润和转移的范围及临床分期、相关治疗情况等，以及患者的一般状况、既往病史等，并确定治疗原则和放疗方案，即靶区范围、照射方式及处方剂量，并根据治疗方式对治疗过程中的放射反应、疗效及预后做出预估。在该阶段临床医生就应确定治疗的范围（靶区），而不应在定位过程中确定靶区，原因是首先基于定位功能的影像学资料在诊断上是不充分的，其显像方式和分辨率存在不足；其次如果事先不能充分确定靶区位置，则在定位过程中有可能遗漏部分靶区。因此，在定位前就应该掌握足够的诊断资料包括影像学资料。照射方式包括剂量分割方式和照射技术（适形技术还是调强技术），处方剂量则应根据病理类型、临床分期、患者状况、治疗原则和照射方式来确定。在此阶段QA的内容主要有放疗的适应证和禁忌证、靶区范围的确定原则和处方剂量的确定原则，科室应制定统一的规范和要求，以保证治疗质量。

3.3.2　计划设计阶段

主要工作是实现治疗方案中的治疗要求。内容有定位图像的采集和重建、治疗计划的设计、计划评估和验证。图像采集和重建中包括体位的确定和固定、印模膏和组织补偿胶的使用和制作、CT扫描的参数（管电压、管电流、扫描范围和层厚等），这其中由于管电压决定了CT值和电子密度的对应关系，因此应给予固定数值。印模膏和组织补偿胶的使用和制作应考虑照射方式，比如如果是常规适形照射，可将组织补偿胶敷于面罩外，而如果是调强照射，则应将补偿胶敷于患者皮肤上，贴紧后制作面罩，同时在面罩上标出补偿胶的位置，以减少实际治疗时的剂量误差。在图像重建过程中如果有其他影像学诊断资料并对靶区的确定有益的，应尽量和定位CT图像进行融合。如果在图像重建和靶区勾画的过程中发现新的病灶,应返回上一阶段,重新对疾病进行评估。应当让影像学专业医师参与到工作中,在靶区范围的确定、勾画和不同图像的融合、比较以及位置验证核对方面为临床肿瘤医师提供帮助,尤其是在GTV的确定中,有资料表明,影像学医师勾画的靶区差异性要小于肿瘤科医师,因此引入影像学医师是有帮助的。该阶段的QA工作除了与设备相关的(加速器、常规模拟机、CT模拟机、TPS等)以外,主要有靶区勾画的原则,如GTV勾画的影像学类型、区域淋巴引流区的勾画方法等,还有危及器官的勾画方法和限制剂量、计划评估的方法以及验证方式和误差允许范围等。

3.3.3 治疗阶段

治疗阶段中的工作主要有治疗投照、位置复核、病情观察、放射反应的处理等。治疗投照包括初次摆位照射和后续照射,在初次摆位照射时,主管医生和物理师都应到现场指导放疗技师摆位,并将摆位要求记录在治疗单上;后续照射如无照射方式改变,通常由技师完成。位置复核尤其是对于调强治疗更为重要,每周应对调强患者做一次位置复核,可在常规模拟机下或加速器的EPID上进行,每4周要做一次CT扫描,以确定治疗位置的准确性,并将原计划移植到新图像上,如果位置变化较大,应重新作计划,并与已完成的原计划进行融合,以确定准确剂量。在临床上应注意观察疾病的变化,如肿瘤的放疗反应、患者疾病症状的变化,放射反应出现的时间和程度、药物处理的结果等,必要时可对治疗方案作出调整。该阶段的QA工作主要有制定技师的治疗操作规范、适形及调强放疗的实施规范,以及放射反应和并发症处理的指导方针等,同时应对治疗中止的条件作出规定。

3.3.4 疗效评估和随访阶段

该阶段主要涉及疗效评估的方法和时间,以及随访的方式、内容和频度等。科室应根据不同病种、病情,制定适合本科室实际的、合理的制度,来规范评估和随访工作。

（胡海生）

参 考 文 献

1 胡逸民.肿瘤放射物理学.北京:原子能出版社,1999
2 中华人民共和国国家计量检定规程,JJG 589-2001
3 胡海生,王中和.基于直线加速器碳纤床面的放射剂量学研究.中华临床防治医学杂志,2011,6(3):18-21
4 康德华,邓小武.利用非晶硅电子射野影像系统对多叶准直器叶片到位精度作质量控制.癌症,2009,28(7):771-774
5 Weltens C,Menten J.Radiother Oncol,2001,60:49-59
6 Nishioka T,Shiga T. Image fusion between ^{18}F-FDG PET and MRI/CT for radiotherapy planning of oropharyngeal and nasopharyngeal carcinomas [J].Int J Radiat Oncol Biol Phys,2002,53(4):1052-1057
7 Giraud P,Elles S.Radiother oncol,2002,62:27-36
8 ICRU Report No.62,Bethesola:ICRU,1997
9 Sivakumar S S,Krishna M.K. Clinical implementation of dynamic intensity-modulated radiotherapy : Dosimetric aspects and initial experience[J].Med.Phys,2008,33:64-71
10 Bhardwaj AK,Kehwar TS,Dosimetric and qualitative analysis of kinetic properties of millennium 80 multileaf collimator system for dynamic intensity modulated radiotherapy treatments[J].Journal of Cancer Reseach and Therapeutics,2007,(3):23-28
11 Mohammadi M,Bezak E. Evaluation of MLC leaf positioning using a scanning liquid ionization chamber EPID[J].Phys.Med.Biol,2007,(52):21-33

4 影像学在口腔颌面-头颈肿瘤放疗中的应用
Chapter 4　The Role of Imageology in Radiotherapy

4

　　放射治疗离不开影像技术的支持。普通X线机与透视设备曾为放射治疗奠定影像学基础。随着计算机技术、放射物理学、放射生物学、分子生物学、影像学特别是功能性影像学的迅速发展，现代放射治疗技术在20世纪末发生了一场革命，使放疗从二维进入三维时代，这就是三维适形调强放射治疗（intensity modulated 3-dimensional conformal radiation therapy，IMRT）。

　　20世纪90年代后，以PET、MRI为代表的功能影像技术逐步进入临床；它们提供了组织代谢、生化改变等细胞乃至分子水平的信息，促使放射治疗进入生物调强时代。

不清，大部分与周围肌肉组织无明显密度差异，CT平扫中病变实性部分呈等或稍低密度，其内有液化坏死时呈较低密度，合并感染时出现气泡，呈极低密度。CT平扫难以准确显示肿瘤的病变范围，肿块较小时易漏诊（见图4-2，图4-3）。增强扫描中病变实性部分轻到中度强化，与周围正常组织有相对密度差异，可显示病变的形态和大小。增强CT扫描可对肿瘤浸润及扩展程度做出较好的评价（见图4-4）。

4.1　常用影像学技术

　　临床常用的影像学技术有普通X线片（见图4-1）、计算机断层扫描、磁共振成像、数字减影血管造影、正电子发射型计算机断层扫描显像等。口腔恶性肿瘤因发病部位表浅且常伴局部溃疡及肿块，早期发现并不困难，影像学检查主要用于肿瘤定位及侵犯范围、复查等方面。在鼻咽癌、口咽癌等头颈肿瘤中，影像学检查用于肿瘤的诊断、分级、疗效等各个方面。

4.1.1　计算机断层扫描（computed tomography，CT）

　　口腔恶性肿瘤多呈密度均匀或不均匀肿块，境界

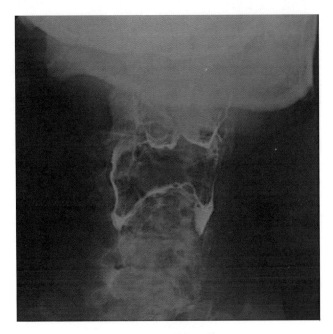

图4-1　口咽部DR片

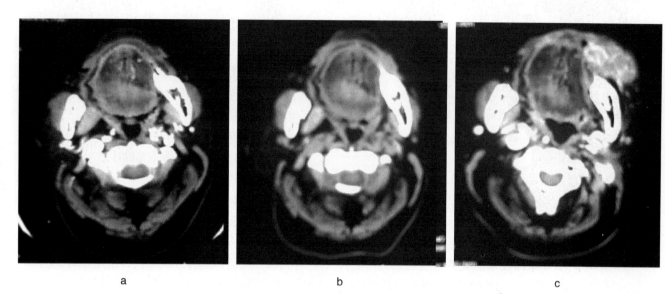

a   b   c

图4-2　左颊癌　左颊癌病变前期不明显，逐步增大，2年后确诊
a. 2008-5-18；b. 2009-9-12；c. 2010-6-12

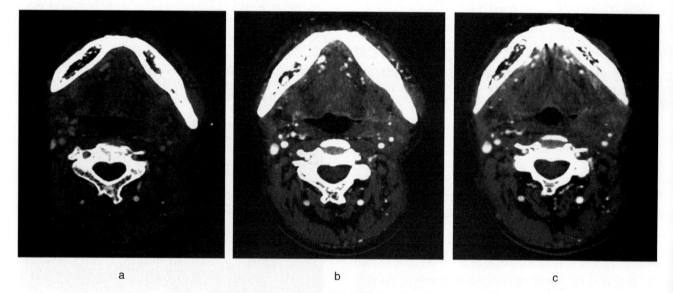

a   b   c

图4-3　舌根癌术后4月左颈部II区淋巴结转移，逐步增大，5月后确诊
a. 2011-8-16；b. 2011-10-21；c. 2012-1-11

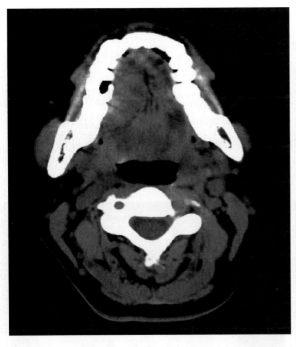 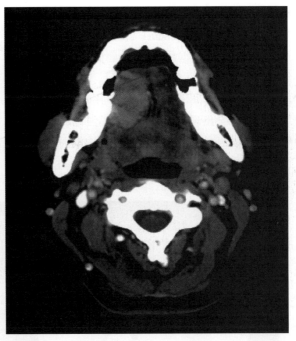

图4-4 右舌缘肿瘤侵及中线
a. CT平扫；b.CT增强

4

舌癌是口腔肿瘤中最常见的肿瘤。CT 表现为舌类圆形低或略高密度区,增强呈环形或不均匀性强化。口底肿瘤常侵犯舌系带而至对侧,并很快侵及牙龈和下颌骨舌侧骨板,进而侵入骨松质,使下前牙发生松动甚至脱落,CT 骨窗技术可清晰显示骨质破坏程度；当舌下神经受累时,可导致所支配的肌神经营养性萎缩,口底两侧不对称,舌中隔向患侧偏移；病灶向外浸润可直接破坏下颌骨骨质；向前进入口底侵犯舌下腺及导管；向后扩展除可波及后口底外,深入舌腹肌层并侵犯口底诸肌群。CT 检查时,由于舌的非随意运动且口底有致密厚实的下颌骨,CT 图像上常出现较严重的移动伪影和骨伪影,降低了CT在舌癌中的诊断价值。

口腔恶性肿瘤易出现颈部淋巴结转移,颏下和颌下淋巴结是口底恶性肿瘤早期最易发生转移的部位,颊癌、舌根癌、口咽癌则多转移至颈深上淋巴结。肿瘤跨越舌系带,可能引起对侧颈部淋巴结转移,位于口咽的恶性肿瘤则易出现颈部双侧淋巴结转移。多层螺旋CT增强薄层扫描可清晰显示肿大的颈部淋巴结,对位置及数目做出诊断。头颈部鳞癌转移具有中间低密度、周边环状强化的特点。若边缘强化不规则,应考虑淋巴结结外侵犯(见图4-5)。

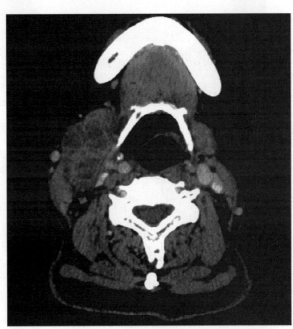

图4-5 右喉鳞癌右颌下多个融合淋巴结转移灶,呈低密度,环状强化影

肿瘤侵及骨组织后,骨的矿物质丢失一定程度以后CT 才显影,显示的骨破坏范围均较病理检查所确定的骨被侵犯的范围小(见图4-6)。段青云研究牙龈癌侵犯骨组织,CT 显示的骨侵犯范围比病理学显示的骨侵犯范围平均低估 0.71cm（ 1.42cm^2 ）；下颌骨转移腺癌和

中央性癌具有由内向外特点,CT显示的骨侵犯范围比病理学显示平均低估了1.28cm(2.55cm^2)。

　　腮腺CT图像上依据颈外动脉、面后静脉作为辨认面神经和划分腮腺深、浅叶的解剖标记。咽旁间隙所构成的低密度带是鉴别腮腺深叶和咽旁肿瘤的标志。腮腺良恶性肿瘤都会出现均匀强化或环形强化的表现,所以肿瘤的形态、强化的方式不能说明肿瘤的性质。

　　腮腺混合瘤又称多形性腺瘤,腮腺多形性腺瘤是最常见的腮腺良性肿瘤,约占腮腺良性肿瘤的80%,中年人多见,尤多见于50岁以下女性,生长缓慢,临床症状不明显,可起源于腮腺的浅叶或深叶,多发于腮腺浅叶。多形性腺瘤含有复杂的组织学成分,主要由腺上皮细胞组成,还有肌上皮细胞、黏液或黏液软骨样组织(见图4-7)。腮腺混合瘤是腮腺内最常见的肿瘤,肿瘤一般有包膜,但常不完整,且肿瘤可穿过包膜侵入周围组织,手术如不彻底切除,易于复发。少数良性可转变为恶性,因此混合瘤属于临界瘤(见图4-8)。

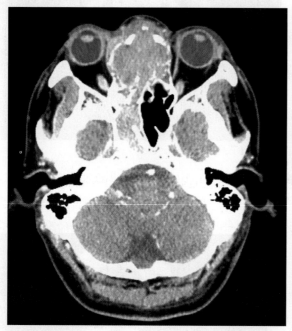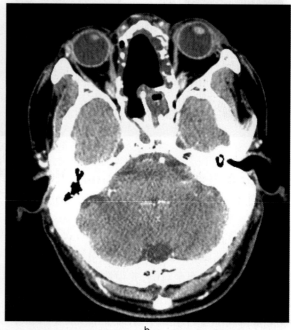

图4-6　鼻腔筛窦低分化癌放化疗前后半年对比
a. 放化疗前; b. 放化疗后半年

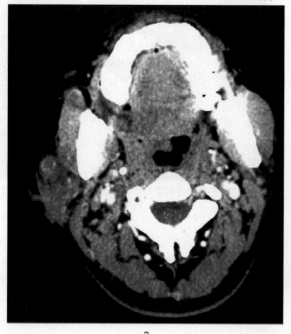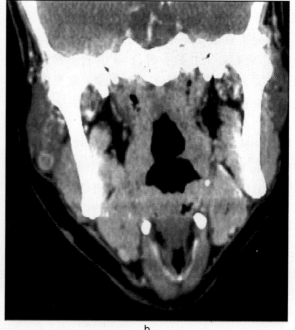

图4-7　右腮腺圆形或类圆形肿块,内呈低密度影
a. 横断位; b. 冠状位

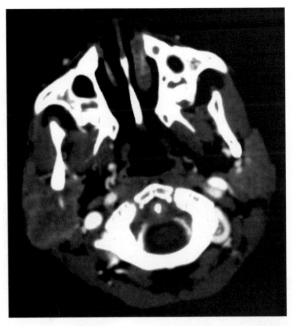
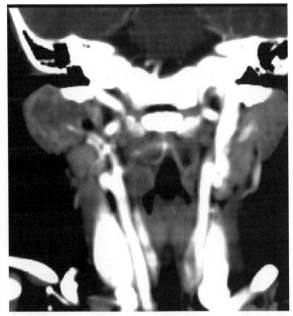

a
b

图4-8　右腮腺区混合组织性肿瘤，侵及外耳道，边缘强化
a. 横断位；b. 冠状位

腮腺混合瘤CT表现为边界清楚的圆形或类圆形肿块，少数可为分叶状或不规则形，病灶较小时，病灶可完全位于腮腺实质内；病灶增大可占据整个腮腺，并形成肿块。平扫多数肿瘤为均匀软组织密度影，CT值30～45Hu，可伴有囊变，有点条状钙化。增强扫描呈轻中度强化，肿瘤较大者可见颈外动脉及面后静脉等涎腺区血管、颈动脉鞘、咽旁间隙移位。对于发病年龄较大者，病程较长而近期肿物有明显增大者，病灶边界不清并伴有大片坏死的，应高度怀疑有恶性改变。

腮腺肌纤维瘤细胞含平滑肌样细胞和成纤维细胞，组织形态学为良性，但生物学行为具侵袭性，易复发。广泛、完整切除肿块是治疗该病的首选方案，且手术切缘是否存在瘤细胞是唯一有意义的预后指标。增强扫描肿瘤周边强化较中心强化明显。

上颌窦癌不易早期发现，待症状明显时，癌肿多已破坏骨壁而侵及邻近结构，上颌窦鳞癌CT表现为不规则软组织肿块，窦壁骨质破坏，窦周边筋膜断裂，邻近鼻咽、眼眶、颅底侵犯（见图4-9）。CT与MRI图像在手术、放疗计划、重要器官保护，尤其是否保留眼睛方面，有重要作用。

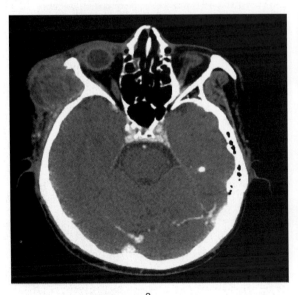
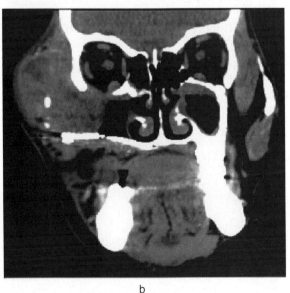

a
b

图4-9　右上颌窦鳞癌侵及眼眶，手术切除右眼
a. 横断位；b. 冠状位

翼腭窝位置深,位于颞下窝内侧,由蝶骨体、翼板、上颌骨体、腭骨及颞下窝围成,呈倒置三角形。经8个自然通道与颅中窝、眼眶、鼻腔、口腔、咽部、破裂孔及颞下窝相通。向下经翼腭管、腭大管及腭小管与口腔相通,向后经翼管与破裂孔相通,向后上经圆孔与颅中窝相通,向前上经眶下裂与眼眶相通,向外经翼上颌裂与颞下窝相通,向内经蝶腭孔与鼻腔相通,向下后经咽管与咽部相通。

4.1.2 磁共振成像(magnetic resonance imaging,MRI)

MRI 最大的优点是软组织分辨率高和多方位成像;软组织的分辨能力强,尤其对富含脂肪组织的脂肪间隙的显示更为清晰,能较准确显示肿瘤的范围;在冠状面和矢状面上的显示也较CT 好。癌组织向周围的侵犯常常是经过其周围间隙向远处蔓延的,由于MRI 具有多方向切层的特点,可以从三维的角度显示病变的侵犯范围和途径,加以增强扫描则更能将正常和病变组织区分开来。因此,MRI有良好的软组织分辨率及多参数提供的丰富信息。MRI T2 加权像上多呈不均匀的高信号与周围的正常组织有良好的信号对比,因此,MRI 是舌、腮腺肿瘤等以软组织为主病变的理想检查手段(见图 4-10,图4-11)。

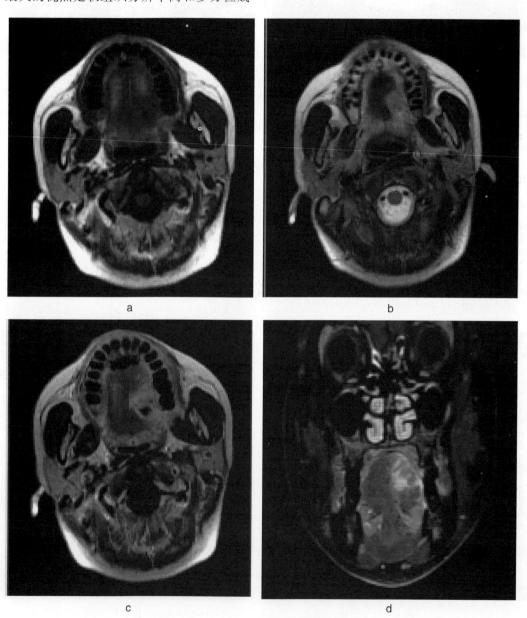

图4-10 左舌癌,边缘不清,侵及左牙龈
(a-d分别为T1WI、T2WI、T1WI增强横断图像、T1WI增强冠状图像)

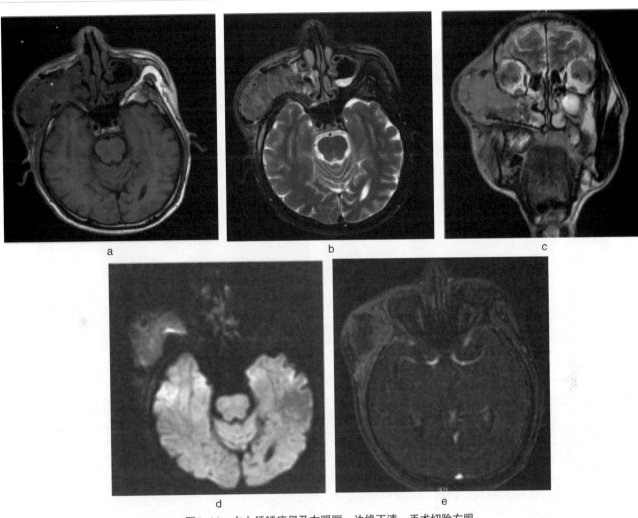

图4-11 右上颌鳞癌侵及右眼眶，边缘不清，手术切除右眼
（a-e分别为T1WI、T2WI、T2WI冠状、DWI，b=100和T1WI增强图像）

MRI与病理切片进行对照分析，T2WI高信号与肿瘤内黏液区、囊变以及肿块含水量高有关；低信号与肿瘤细胞致密、黏液区退变、钙化、纤维化一致，不能反映肿块的良、恶性。增强扫描可清楚显示肿瘤的边缘。T1WI低信号区为出血或含水量少而富含细胞成分的上皮组织；混合瘤内高信号为一些黏液样组织。淋巴样组织和囊性成分为主则呈高信号，T2WI上皮成分为主肿瘤呈中等信号。较CT更好显示肿瘤侵及骨纤维组织（见图4-12）。

MRI图像上腮腺多形性腺瘤多呈圆形或椭圆形，分叶，边界清楚，多可见包膜。实质细胞组成的区域，MRI T1WI图像为低信号强度，T1WI高信号区为富含蛋白质、胆固醇成分的囊变区、出血区、浆液及黏蛋白物质；T2WI信号较高，组织学上为黏液区；肿瘤坏死、囊变区。多形性腺瘤广泛沙砾状细小斑点，是由纤维化与钙化的组织成分所造成。Gd-DTPA增强扫描，T1WI出现不均匀增强。

腮腺淋巴上皮囊肿以水样内容物为特征，T1WI为水样低信号，T2WI呈均匀高信号，增强扫描后仅囊肿壁强化，具有典型特征，容易做出正确诊断。腮腺淋巴瘤又称Warthin瘤、淋巴乳头状囊腺瘤，是生长缓慢的良性肿瘤；与吸烟关系密切。病变常位于腮腺的尾部，多发和双侧发病，边界清楚、光整，平均不大于2.5cm，形态多为圆形或椭圆形，少数呈分叶征，表面光滑，周围有完整包膜。T1WI多表现为等或稍高信号。

腮腺腺样囊性癌有较强侵袭性，沿组织间隙周围和神经蔓延，MRI表现侵犯邻近结构，T1WI呈低中等信号，信号均匀，囊变、坏死的较少，侵犯的神经增粗。如出现信号不均匀则提示其内可有囊变坏死，周围可有水肿，肿瘤可以穿破包膜向周围组织扩散，侵犯邻近的肌肉和骨骼，神经扩散表现为受侵神经的增粗。Gd-DTPA增强扫描，T1WI出现不均匀增强（见图4-13）。

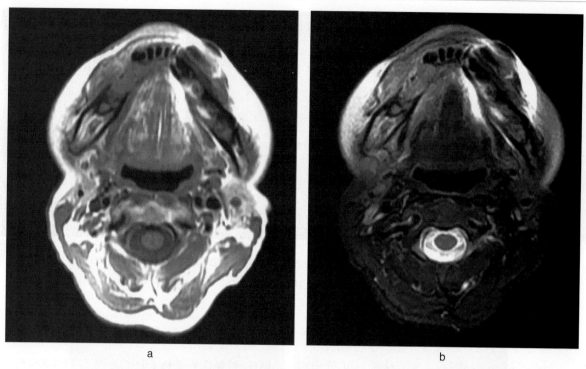

图4-12 右颊鳞癌牙槽嵴侵犯至左切牙后缘T1WI（a）、T2WI呈中等信号（b）

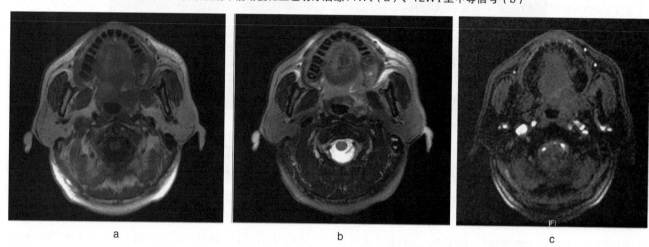

图4-13 左上腭腺样囊性癌T1WI，T2WI呈高信号，增强后不均匀强化，边界不清
a.T1WI；b.T2WI；c.T1WI增强

放疗后组织纤维化形成的瘢痕为低信号，复发组织T2WI呈高信号。肿瘤侵犯脂肪间隙T1WI为优，肿瘤侵犯肌肉组织T2WI为主，增强MRI T1WI可以提高肿瘤与肌肉组织对比度；因此，MRI在鉴别诊断中有重要作用。

4.1.3 数字减影血管造影 （digital subtraction angiography，DSA）

数字减影血管造影是指在医学影像设备（DSA）的引导下，通过导管导丝等器材，对人体血管、腔道等显像各种病变进行诊断治疗的一系列技术。具有局部创伤小、重复性强、定位准确、疗效高、见效快，并发症发生率低等优点，已成为一门介于传统内科学和外科学之间的临床学科。常用的是经动脉超选择造影、栓塞治疗技术。

经导管动脉栓塞术是指选择性将导管插入预定的动脉内，注入人工栓子以阻塞动脉，阻断病变区的血供从而达到诊断与治疗的方法。导管插入三级分支动脉，如颌外、颌内动脉等，用于了解口腔颌面-头颈肿瘤病变范围和供血情况；治疗颌面部动静脉畸形、颌骨中心性血管瘤的有效手段（见图4-14）。

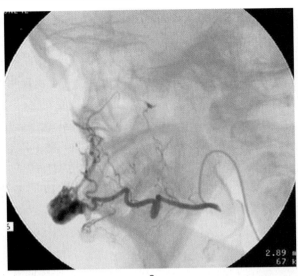
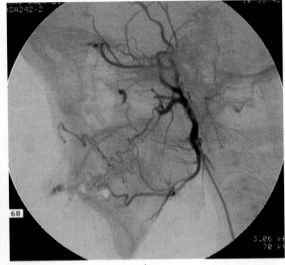

图4-14 头颈部动静脉畸形的介入治疗
a. 治疗前；b. 治疗后

在肿瘤治疗中，超选择性动脉栓塞术可以将栓塞剂，高度选择性注入病变较小的分支血管、血窦之中，有效减少局部血供而不影响正常组织。栓塞剂阻塞病变的供血动脉和病理血管后，可使肿瘤组织短期内缺血坏死，肿瘤界限清楚。对于面积较大肿瘤，单纯采用动脉栓塞术可使瘤体缩小，手术中减少出血、完整切除瘤体，从而达到降低手术风险和提高治愈率的目的。

4.1.4 正电子发射型计算机断层扫描显像（positron emission tomography，PET）

PET是一种新型、发展迅速的能检测肿瘤和正常组织代谢差异的功能性影像学新技术，其基本原理是利用能发射正电子的放射性核素（如^{18}F、^{11}C、^{15}O和^{13}N等），标记具有特殊功能的分子注入到人体后，PET相机在体外获得其在人体内分布的图像。目前应用最广泛的放射性核素为^{18}F标记的脱氧葡萄糖，简称^{18}F-FDG。肿瘤细胞的糖酵解作用增强，葡萄糖代谢高于正常组织，因而FDG提取量明显高于正常组织和良性病变而得到显示。PET与其他影像手段相比的独特优势是可获得以功能、代谢为主的生物学影像，其高度的灵敏性和特异性，为肿瘤的检查和分期带来高度的精确性，PET/CT设备的诞生，使放疗计划不仅更为精确，而且展示了生物适形放射治疗的前景。

PET的灵敏度可达10^{-12}mol数量极，即微微克分子浓度水平，空间分辨率为5~7mm。国外一项2227例淋巴瘤的研究显示，CT敏感性为71%，PET为90%；CT

特异性为69%，PET达93%；CT准确率为64%，PET达88%。Knesnik对39例头颈部恶性肿瘤的PET检查，其敏感性、特异性和准确率分别为95%、75%和90%，并可同时显示原发灶及已存在的全身转移灶（包括骨骼和软组织转移），对恶性肿瘤的诊断、临床分期、放疗靶区的确立和治疗计划的评估提供了极大的帮助。

利用PET检查常可为原发未明颈部转移癌患者找到隐蔽的原发灶，为活检定位和放疗方案提供了可靠依据。PET也可鉴别头颈部肿瘤放疗所致的局部纤维化、组织坏死还是肿瘤复发，鼻咽癌放疗后颞叶脑坏死还是肿瘤颅内侵犯，对放疗后肿瘤复发的早期定性诊断上具有比CT和MRI更明显的优势。PET对口腔颌面恶性肿瘤临床N0患者可发现早期转移淋巴结，从而指导正确的治疗计划。此外，Mnnley等根据PET/CT融合图像制定放疗计划，结果使34%的原CT放疗计划得到了更改，放疗野范围改变最多达15mm，减少了误照或漏照的发生。

除了FDG对肿瘤灶显像、肿瘤分期、放疗计划及评估的巨大贡献，其他PET示踪剂也逐渐显示其独特功效，如肿瘤内缺氧细胞区的显示、肿瘤活跃增殖区的显示等，有助于生物调强放射治疗的开展，以获得更好的抗瘤疗效。该技术的肿瘤特征性测评功能也给放疗后肿瘤治愈还是肿瘤细胞存活的疗效直接判定带来可能。

PET仪由环绕360°排列的多组配对探测器组成。核素衰变过程中正电子从原子核内释放后与自由电子碰撞湮灭，转化成一对方向相反、能量为511 KeV的γ光子。PET同时探测并接受到这两个光子，符合处理后得到断层正电子分布图像。

PET肿瘤临床最常用的标记物为^{18}F-脱氧葡萄糖

（FDG）。^{18}F-FDG 是葡萄糖的模拟物，竞争性地被各种组织细胞摄取、吸收，在细胞内己糖激酶的作用下变成6-磷酸-FDG，不再参与进一步的代谢过程。^{18}F-FDG 带负电荷，通过细胞膜困难，在细胞内滞留时间长，使得细胞、组织显影。肿瘤组织生长代谢旺盛，细胞膜上葡萄糖转运体增多，细胞内己糖激酶的活性增高等生物学特征，使肿瘤细胞的糖酵解率明显增加，^{18}F-FDG 在细胞内的浓聚增多。PET ^{18}F-FDG 显像中，采用 ^{18}F-FDG 标准摄取值（standardized uptake value，SUV）作为半定量标定参数。SUV 代表选定区域内单位质量组织摄取 ^{18}F-FDG 与全身平均单位质量摄取 ^{18}F-FDG 的比值。

SUV值的升高代表局部组织代谢活性增高，可用于帮助鉴别病灶性质。

由于肿瘤细胞分裂迅速，代谢活跃，摄取FDG达正常细胞的2至20倍的特性，在PET图像上出现明显的高摄取。肿瘤在放疗后，首先表现为功能变化，生理活性受抑制，代谢减低，并且受抑制后肿瘤解剖结构的变化缓慢，CT难以及时发现改变，而PET可以用于这种功能性生物活性改变的疗效监测。通过FDG骨摄取的变化也可用于肿瘤骨转移治疗反应的监测，PET多早于CT发现骨转移（见图4-15）。

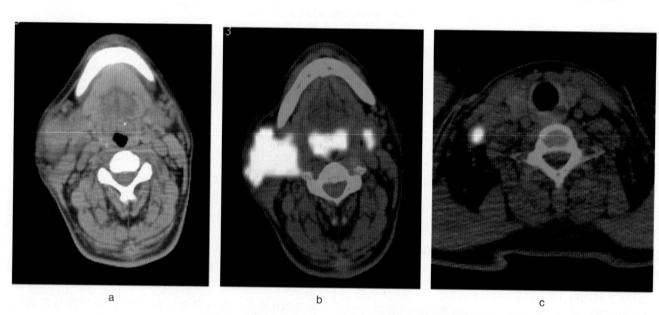

图4-15　右腮腺淋巴上皮癌Ⅳ期，右锁骨上淋巴结转移
a. CT；b. PET/CT；c. PET/CT

　　PET代谢显像的特点决定了在解剖结构显像中，CT 或MRI 比PET 清晰。PET 在转移淋巴结诊断的特异性等方面要略好于CT、MRI 及临床检查。但是，大概40% 的颈部转移淋巴结都小于1 cm，并且直径小于0.5 cm 的微小转移灶 PET 的诊断能力有限；并且癌浸润淋巴结常发生融合，PET 的低分辨率使 PET 无法准确计数转移淋巴结的个数，故对融合的异常代谢增高的淋巴结个数参照病理报告。口腔癌患者，随着肿瘤的侵犯，病灶常伴发感染、纤维组织增生、引流淋巴结反应性增大，代谢增高；且头颈部的非特异性炎症，可能导致PET显像假阳性（见图4-16）。PET/CT 或PET/MR 可以

弥补这种不足。PET假阴性的可能原因有化疗抑制原发灶及转移灶的代谢；病变以蛋白质合成等其他代谢改变为特征。因此，PET显像最好选择在治疗前进行。

　　MM 50 加速器产生的50MV-X线通过光核反应，可以在动物体内生成正电子分布的生物靶区。但是如何在人体内产生足以使PET成像的正电子物质，涉及MM 50 的辐射剂量、人体组织结构、光核反应产生同位素的半衰期、PET成像时间等多个因素。利用回旋加速器产生较高能量的X射线与物质的相互作用时（射线能量大于受照核的结合能，即光核反应阈能）产生的光核反应，为PET检测提供了条件。据研究，在光-中子反应

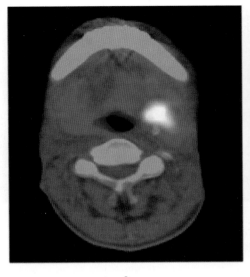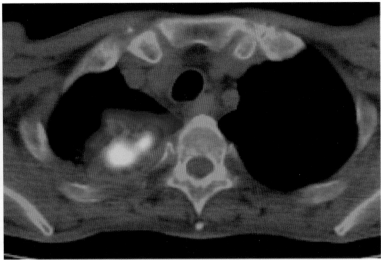

a
b

图4-16　PET/CT假阳性

a. 颈部PET/CT；b. 胸部PET/CT

中，失去中子的原子核并不稳定，会继续衰变，即一个质子会衰变成一个中子，同时发射出一个正电子，也就是说光-中子反应会产生一个正电子发射型核素（β+衰变），这就是PET（正电子发射型核素断层扫描系统）检测的基础。在组成人体组织的核素中，碳、氢、氧的比例最大，产生的光核反应也最多，氢元素的结合能较低，但其产生的β+衰变核素的半衰期极短，难以用PET加以检测，目前较为常见的检测核素是氧和碳，^{16}O的结合能是15.7MeV，光核反应产物半衰期约122s，^{12}C的结合能是18.7MeV，反应产物半衰期约20min，因此在高能射线照射后立即用PET检测，是能够探测出衰变反应的。这就为临床上提供了一个思路，即利用高能射线治疗后用PET进行扫描，根据所获得的PET图像，理论上应能显示

照射范围，如能在SUV值与吸收剂量之间建立相关性，则可能通过对PET图像的分析，计算出体内剂量分布，这为提高放疗质控水平提供了一个可行的方法。目前的问题是除了上述设想尚未有实验证实之外，还在于较高的能量的射线在体内的效应，首先是建成区较大，对于口腔肿瘤可能会造成剂量分布的恶化，尤其是距人体表面较近的肿瘤；其次较高的光核反应截面无疑对组织内的剂量分布和剂量效应产生影响，这都需要在今后实际工作中加以探讨和解决。图4-17（a）为兔肝脏MM50计划剂量分布图，（b）为放疗后PET成像，两者可供对比。图4-18（a）兔前肢肿瘤MM50计划剂量分布图，（b）为放疗后PET成像，两者可供对比（作者最近获得的研究结果，首次发表资料）。

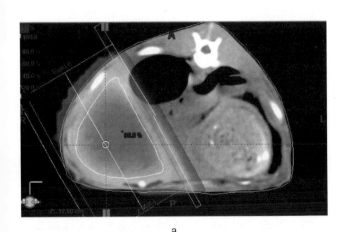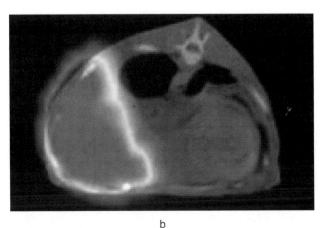

a
b

图4-17　光核反应实验研究（一）

a. 兔肝脏MM50计划剂量分布图；b. 兔肝脏放疗后PET成像

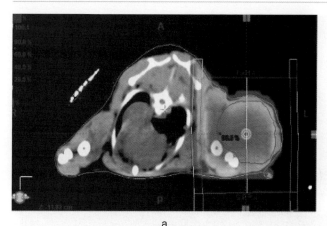

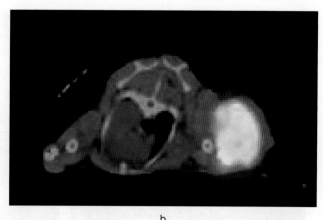

a   b

图4-18　光核反应实验研究（二）

a. 兔前肢肿瘤MM50计划剂量分布图；b. 兔前肢肿瘤放疗后PET成像

4.2　图像融合技术

图像融合（image fusion）技术是20世纪90年代发展起来的一种新兴医学图像后处理技术，它将来自不同时间和设备的图像在空间上配对合并，充分利用多模式图像，获得互补信息，使临床诊断和治疗更加准确完善。医学图像融合可综合各种影像学技术的优势，提供丰富信息，对疾病的诊断、治疗、判断预后和观察疗效均有重要意义。21世纪的影像学将是解剖影像与功能影像相融合的影像学。

医学图像中，CT与MR图像是临床诊断最常用的图像。CT图像定位不发生畸变，通过CT值转换为电子密度可用于放射治疗剂量计算；MRI对软组织的观察比CT有较大的优势，但是MRI由于磁场干扰或磁场非均匀性影响，图像边缘易产生畸变，磁共振成像产生位移，造成图像失真，降低MRI定位的精确度。PET解剖信息的不足，在放射治疗中更需要与CT图像融合。因此，放射治疗是图像融合技术的主要应用领域之一。

图像融合主要有三个步骤：图像预处理、图像配准（image registration）和融合图像信息显示（image display）。

4.2.1　医学图像预处理

医学图像预处理是指对获取的各种图像数据做去除噪声、调整对比度、作感兴趣区域分割处理、统一数据的格式、统一图像大小和分辨率、对于有条件的图像还可以进行重新断层、分层，使图像在空间分辨率和空间方位上的大体接近。

图像转换的目的在于确保多源性图像的像素、体素表达同样大小的实际空间区域，确保多源图像对同一脏器在空间描述上的一致性。常见的转换算法有四种：刚性转换（rigid transformation）；仿射转换（affine transformation）；投影变换（projective transformation）和多项式转换（polynomial transformation）。多数普通图像处理软件、放射治疗计划系统的图像处理皆可以完成这项工作。

4.2.2　图像的配准

图像的配准是图像融合的先决条件与关键，理想的配准结果应使两幅图像上所有的解剖点，或至少是所有具有诊断意义的及手术感兴趣的点都达到匹配。图像配准精度的高低直接决定着融合结果的质量。

图像配准技术就是寻求两幅图像间的几何变换关系，使其中一幅图像与另一幅图像上的对应点达到空间上的一致。即人体上的同一解剖点在两张匹配图像上具有相同的空间位置，并将互为补充的不同模态的医学图像融合在同一个坐标系中显示。

图像配准可分为图像的定位和转换两步。图像定位大致可分为基于图像外部、内部特征两大类定位技术。外部定位标志法定位简单、准确，成像后可以全自动进行配准。这需要人体与标志的相对固定，多应用于头部与矫形外科。外部特征的方法包括侵入性和非侵入性两类。侵入性指标志物侵入人体，例如在颅骨嵌入螺钉等标记颅骨。非侵入性方法如头罩、支架等。内部特征的图像定位配准方法包括标记配准、分割配准和体素相似性的配准定位。比较稳定，能获得准确的结果。随着计算机性能的提高，这种方法应用越来越多。参考放疗、外科等立体定向技术，定位方法中基于相关标记点的配准是对正两幅图像最基本最直观的方法。

4.2.2.1 定位标记物

标记物的配准原理是利用相对固定在受试者身体上的人工标记物，把不同模态的影像进行间接配准。标记物的设计和固定对图像融合的质量有重要的作用。在识别并定位二维图像上的两个标记点之后，就可实现二维图像的配准。如果增加标记点的数目，定位标记点的配准平均误差将会减小；实际应用中，标记点一般多于两点。

不同影像方法需要不同的标记物，MRI 检查用50%硫酸铜、30%硫酸铜和鱼肝油在T1WI 和T2WI 上均为高信号，且无伪影。鱼肝油作为外部标记物的充填剂，应用于超声、MRI 的图像融合。金属钛夹、回形针在超声、CT中的显影中，重复性及有效性均较理想；金属钛价格贵，长度不能达到在多个层面显影的要求；回形针易于获得，能根据需要自制长度，在超声、CT 融合时，可选用回形针作为外部标记物。

应用外标记法进行图像配准，保持外标记在检查部位上的固定，两种检查模式保持相对位置不发生变化，应准确记录皮肤标记线，做好标记，便于图像配准时标记位置。标记物可贴于体表皮肤上。摆放位置根据受试者的检查体位调整，检查部位的体表投影区内不变形，易于定位、骨性标志附近。其他物理影响因素，如体重、床板形状、承重、定位设备的固定，皆对定位结果产生影响。

4.2.2.2 机器人定位技术

放射治疗涉及多种医学图像的采集与运用。多模式图像必须配准后才能融合使用。空间位置的固定是根本。体表标记与空间导航定位技术，仅可以保证位置的可重复性，不足是定位时间长，无法解决各种设备的先天不一致。理想的定位技术应该是患者不动，设备移动。机器人技术可以在各种设备间传送，是解决这个问题的方法。目前，机器臂、机器床等形式的设备已经应用在临床中（见图4-19）。

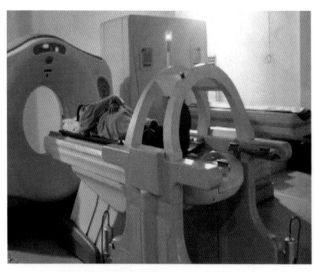

图4-19 机器人传送患者在PET与CT之间

4.2.3 图像融合

医学图像融合是将不同图像空间时间的归一化过程，是根据标记物完成同一的坐标系进行配准融合过程。图像融合通过计算机采用某种运算法，使相同或不同成像设备来源、不同时刻获取的图像，按照人体解剖结构的空间位点进行精准的匹配融合，从而能够获得集成优点更多、信息更广、功能更强的立体仿真模型。图像融合可克服由单一图像带来的图像在几何、光谱和空间分辨率等方面存在的局限性和差异性，提高图像的质量，有利于对物理现象和事件定位、识别和解释。图像融合软件可进行相应地演示和操作，如精确地定位、移动和空间变换等，可实现人体结构评价、诊断、治疗计划、手术模拟和术后结果预测等。已经在临床诊断、放射治疗计划制定中广泛运用。

图像融合技术中主要可以采用区域相关和特征匹配。利用图像中的边缘、目标的显著点等来确定配准的控制点。对其他点进行配准几何变换可计算出来。控制点的精确度对最终配准的精确度会有很大影响，常需要将对控制点的检测精度提高到像素内部，即达到亚像素级，这样在图像融合时可实现较高的精度。图像融合方法的基本原理是各医学图像不作变换或分解，对图像中的对应像素分别进行平均加权、灰度值选择简单处理后，融合成一幅新的图像。图像融合计算方法：包括像素加权平均法、插入像素法和像素灰度值选大选小法等。这些算法在医学图像融合中存在着对比度低、表达的信息不够丰富的局限性。小波融合技术变换具有很好的时、频域局部化特性，对高频信号采用小时窗，对低频信号采用大时窗进行分析,巧妙地利用了非均匀分布的分辨率,是主流计算方法。

图像融合技术涉及的方法主要有:

4.2.3.1　图像识别算子

图像识别的基本思想是利用一个具有一定形态的称为结构元素的"算子探针"收集图像的信息,当探针在图像中不断移动时,度量和提取图像中对应形状间的相互关系以达到图像分析和识别的目的。

4.2.3.2　像素加权平均融合法

若两幅图像的大小不同,可通过预处理和配准得到两幅同样大小的图像。如为CT断层图像与MR图像,将这两幅图像分别标记为A、B,图像大小均为M×N,经融合后得到的图像设为F,对A、B两幅图像的灰度加权平均融合过程可以表示为:

$F(i,j) = \omega_1 A(i,j) + \omega_2 B(i,j)$ 式中:

i—像素的行号,$i=1,2,\cdots,M$;

j—像素的列号,$j=1,2,\cdots,N$;

ω_1—加权系数1;ω_2—加权系数2;通常,$\omega_1 + \omega_2 = 1$。

像素加权平均融合法在医学图像融合中有着非常重要的地位,融合的范围比较广泛,但是,由于加权系数的存在,使得融合后图像的灰度值减小,对比度有所降低。

4.2.3.3　插入像素融合法

插入像素法的前提是两幅图像达到完全配准,如果两幅图像在没有达到完全配准时,就运用此种方法进行融合的话,将达不到要求的结果。只有在完全配准的情况下运用插入像素法才有意义。插入像素融合法又可分为行插入和列插入两种方法。由于CT与MR的成像特征决定,在同一部位的灰度值不可能一致,在融合后的图像中难免出现条纹的效果,列插入方法会出现带有列条纹的图像,行插入方法会出现带有行条纹的图像。其次边缘模糊、对比度低、对病灶无法进行确切描述。

4.2.3.4　像素灰度值选大选小融合法

基于像素的灰度值选大融合方法可表示为:$F(i,j) = \max\{A(i,j), B(i,j)\}$。在融合处理时,比较源图像A、B中对应位置$(i,j)$处像素的灰度值的大小,以其中灰度值大的像素作为融合后图像F在位置(i,j)处的像素。当然,也可以取最小值成像,如CT片的软组织窗与骨窗(见图4-20)。

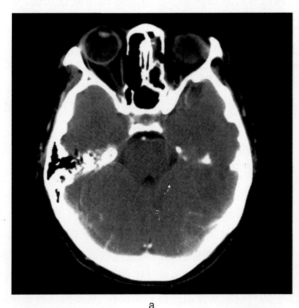 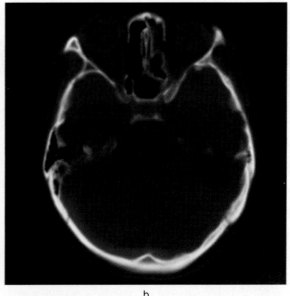

a　　　　　　　　　　　　　　　　　　b

图4-20　像素灰度值选择
a. 软组织窗(灰度值选大);b. 骨窗(灰度值选小)

4.2.3.5　小波融合技术

小波变换是图像的多尺度、多分辨率分解,与人视觉的空间频率多通道特性相吻合,可以聚焦到图像的任意细节。所以,越来越多的研究将小波的这种特性用于图像融合。小波分解后图像的大部分能量集中在低频和图像的边缘部分,也就是说低频和图像边缘部分的小波系数比较大,其余部分小波系数很小。

融合影像已经应用于各类肿瘤的导航手术、显示肿瘤与临近结构的毗邻关系、判定肿瘤的边界、确保肿瘤在影像学上的切除率。在放射治疗中用于靶区的定位、勾画、复发、转移与预后的诊断。

融合的 PET/CT 图像对肿瘤病变检出的敏感性和特异性高于单独应用 PET 或 CT 检查。肿瘤病变组织的新陈代谢变化早于形态学的改变,PET/CT 在勾画肿瘤的轮廓、侵犯范围及淋巴结的早期转移方面,优于单独的 PET 或 CT、MRI 检查,建议采用 CT-GTV 和 PET-GTV 相加的复合 GTV 用于生物靶区调强计划。

MRI T1WI + fMRI-BOLD 融合影像适用于皮质功能区占位病变的导航手术。MRI T1WI + DTI 融合影像可以清晰显示肿瘤病灶与神经传导束的毗邻关系;MRI T1WI +fMRI-BOLD + DTI 分别显示肿瘤病灶、脑皮质运动中枢和脑白质内的锥体束投射纤维,融合影像对于中央区脑肿瘤导航手术的价值更大,使得中央区病变切除术中运动功能的保护在影像学上得到有效保障。

4.3 影像引导放射治疗

三维适形调强放射治疗这一被认为是 21 世纪肿瘤放射治疗发展方向和主流,技术的核心是"三精确原则",即精确定位、精确制定放疗计划和精确治疗,它涵盖了放射治疗软硬件的各个环节和步骤,它的临床应用给放疗医师、物理师和技术人员提出了新的挑战,也对设备制造商和质量保证体系提出了新的要求。其中影像引导放射治疗(image guided radiation therapy,IGRT)作为精确放疗质量保证和控制的重要技术手段,理所当然地受到放疗界的广泛重视,并在国内外放疗中心推广应用。

4.3.1 IGRT应用的必要性

目前肿瘤放射治疗是按放射生物学原理的多次分割照射,患者需要多次摆位放疗。即使在设备等中心精度达到 ± 1mm 这样的高水准、热塑性面罩和体膜的普遍采用条件下,误差仍然不可小看。我们曾实测头颈部肿瘤放疗摆位误差,在十分规范的条件下,其误差仍可达

3mm;而胸腹部肿瘤放疗位移情况更严重,其原因与患者的呼吸运动、心脏搏动、肠道运动、膀胱和直肠的充盈度及胸腹水变化均有关,肿瘤的增大和缩小也会造成误差。研究发现,呼吸运动可使肿瘤平均动度超过 5mm,肺、纵隔、胸膜及上腹部肿瘤在不同方向上的移动度更可达 7.5~10.3mm。其结果,精确的放疗计划发生执行中不精确。为了避免发生上述情况下的放疗误差,有必要在放疗中进行射野影像显示和引导放射治疗。

4.3.2 二维IGRT到三维IGRT

早期的 IGRT 是用胶片在治疗中拍摄射野片来完成的。由于放射治疗射线能量是兆伏(MV)级,射野片影像质量较差,且胶片洗出时,该次照射已完成,只能事后与模拟定位片进行对照,治疗误差在下一次照射进行人工修正。这种方法显然比较原始,但对设备的要求和成本较低,目前仍在许多放疗中应用。

为了放疗时"实时"显示射野影像,新型加速器的机头对侧,已安装一套电子射野成像装置(electronic portal imaging device,EPID),放疗时 MV 级高能射线产生的射野影像转成数字视频信号传输到监视器上。现在轻巧、薄形的非晶硅影像平板解像度高,操作简便,有效图像感应面积达 41cm × 41cm,空间分辨率 1024 × 1024 像素,空间分辨率 ≥ 0.8mm × 0.8mm,对高能射线的响应范围为 4~15MV,可自动进行双次曝光,图像采集速度 ≥ 5 帧/s,实现引导贯彻于放疗全过程。

不过 EPID 显示的是二维影像,三维 CT 加速器,即具有 CT 影像引导的直线加速器。该设备获得 CT 断层的方法,一种是采用锥形束(cone beam)CT(kV 级),在机架 90°处安装锥形束 CT 头,270°处安装一块非晶硅平板,机头对侧安装另一块非晶硅平板;另一种是 MV 级 CT 直线加速器,机头通过机头旋转获得三维影像,并计算出患者受照射剂量分布,实现了三维 IGRT 和剂量引导放疗。

4.3.3 四维放射治疗

为了克服呼吸和心跳运动对肿瘤移位造成放疗误差,在放疗术语中出现了四维放射治疗的新概念。四维放射治疗是在三维放疗的基础上引入了一个"时间"概念,如在三维放疗的基础上,仅在患者呼吸的某一时相(如吸气末、呼气末)放射线出束,呼吸的其他时相放射线不出束。为了达到四维放射治疗高标准,从 CT 模

拟定位、放疗计划到放射治疗的全过程均需引入四维概念，也就是四维CT模拟定位、四维放疗计划和适应性放射治疗。这是现今为止最精确的放射治疗新技术，最大减少了因呼吸等器官运动对放射靶区的影响。

四维CT模拟定位实际上是在三维模拟定位时采集患者的某一时相定位图像供放疗计划。随着多层螺旋CT技术的发展，更强的扫描能力，四维CT模拟定位现已采用回顾性图像采集，即一次采集全部时相的图像，再根据需要提供某时相(如吸气末、呼气末)的图像进行重建，供放疗靶区勾画和四维放疗计划。最后放疗在四维IGRT引导下进行适应性放射治疗。

4.3.4 适应性放射治疗（adaptive radiation therapy）

适应性放射治疗是通过直线加速器与监视靶区移动的位移探测器形成的反馈网络来实现的。如对于纵隔等随呼吸活动移位大的肿瘤，采用将1mm直径金属物植入肿瘤靶区的方法，再用EPID引导，当移位超过照射区域，照射便自动停止，回到照射区域，照射再自动恢复，这就是影像引导在线(on-line)门控放疗(呼吸门控、心脏门控等)，保证精确放疗计划的完美实现。也有将呼吸门控的控制器交给患者，经训练后，患者在其呼吸的某一时相按下开关，其他时相关闭开关，直至完成放疗。当然，从性质上讲，这一适应性放射治疗技术还是被动性的。

最近，主动性"实时"适应性放射治疗新技术已经问世，这就是机器人加速器。据报道，机器人加速器采用飞行模拟器技术，目前有两种，一种是机器人治疗床能六个方向自动跟踪靶区移动，另一种是将一台轻型6MV直线加速器安装在六功能动作机械手上自动跟踪靶区移动。治疗前需在患者的照射靶区埋入金豆(gold bean)标记物，放疗中由两台X线机动态监测金豆标记物的3D位移，患者体表放置红外发射器，由红外探测仪监测体表移动。这样，对患者体表及靶区的移位，计算机将立即感知并发出指令，指挥机械手同步3D跟踪移动，保证射线准确照射靶区，而患者治疗时也不必太严格固定体位，体位较舒适自如，极具人性化。后一种机器人加速器的6MV扫描X线可由激光引导，通过调制达到三维适形调强，不需多叶光栏、结构轻便。

4.4 生物靶区显像技术

2000年，美国MSKCC的Ling教授等在现代影像发展的基础上提出BTV的概念，以区别于传统意义上的肿瘤组织结构靶区。生物靶区(biological target volume，BTV)及生物适形调强放疗(biological IMRT，BIMRT)是指利用分子影像学技术使放疗靶区进行生物学显像后进行BIMRT，给予不同的生物靶区不同剂量的照射，并实时监测生物靶区的辐射剂量，达到最大程度地杀灭肿瘤、最大限度地保护敏感组织。目前，运用葡萄糖、氨基酸、核酸、乏氧、基因显像方式获取功能生物靶区的研究已取得了很大进展；然而，在实际放疗中，如何完成在体探测生物靶区的成像，还存在许多技术与理论上的分歧和困惑。

目前分子显像仪器包括磁共振成像(MRI)、磁共振波谱(MRS)、光学成像、单光子发射型计算机断层(SPECT)显像、PET显像、核素显像等。其中，PET及其融合图像PET/CT、PET/MR、PET/核素融合图像，能够无损伤、定量、动态测定显像剂或其代谢物分子在活体内的空间分布、数量、动态变化(见图4-21)；从分子水平上获得显像剂与靶点相互作用所产生的生化、生理及功能代谢变化的影像信息；高灵敏度示踪PET药物已广泛应用于BIMRT研究。

4.4.1 磁共振生物靶区显像技术

4.4.1.1 磁共振波谱学（magnetic resonance spectroscopy，MRS）

是利用核磁共振(NMR)化学位移作用，研究化合物存在分子结构的一种功能影像技术，用于器官组织代谢、生化改变及化合物定量分析。磁共振波谱分析对放射治疗计划的靶区确定，放射治疗反应评估，肿瘤复发及预后的评价也具有重要意义。

当人体置于外加磁场(B0)时，磁性原子核将以一定的角度围绕外加磁场方向进行进动(procession)，进动频率遵循 Lamour 公式 $\omega = \gamma B0$。相同磁旋比 γ 的同种原子核由于处在不同化合物中，周围电子云对其产生的屏蔽作用不同，以及原子核局部磁场会有微小变化，进动频率因此有差别。这种因化学环境变化而产生的进动频率、局部磁场的变化称为化学位移。

磁性原子核受到与其进动频率相同的90°射频脉

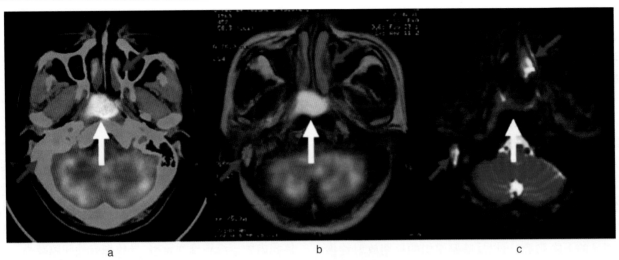

图4-21　鼻咽癌融合图像
a. PET/CT；b. PET/MR；c. MR DWI

4

冲激励后，吸收能量从 Z 轴自旋到 X 轴；射频脉冲停止后，自旋原子核以进动方式回到原来的 Z 轴位置，释放能量。接受线圈探测到随时间呈指数变化的自由感应衰减（free induction decay，FID）信号，FID 经傅立叶转换产生信号强度（振幅）按频率分布的函数，即磁共振波谱。MRS 特性的参数有频率、峰值、半高宽。半高宽度受横向弛豫时间T2、外磁场的均匀度及样品内在因素的影响，并反映其变化。同时可测出曲线下面积，因共振波峰下面积与共振核数目呈正比，故它反映了化合物浓度，因此MRS可用来定量分析。

MRS 能对 ^1H、^{31}P、^{13}C、^{19}F、^{23}Na 等多种原子核进行波谱测定。运用新脉冲序列，水抑制等技术可测得胆碱（Cho），肌酸-磷酸肌酸（Cr-PCr），N-乙酰天冬氨酸（NAA）、谷氨酰氨及谷氨酸复合物（Glx）、乳酸盐（Lac）、脂质（Lip）、甘氨酸（Gly）、丙氨酸（Ala）、牛磺酸（Tau）等信号。临床应用中，^1H-MRS 主要有 3 个共振波：NAA 位于2.0ppm，它只存在于神经细胞，由神经元的线粒体产生，是目前公认的神经元标志物，其下降提示神经元生存能力的减弱、神经元功能的降低或神经元丢失。Cr 波位于3.0ppm 处，存在于神经元和胶质细胞中，是能量代谢产物，不受各种病理改变的影响，正常情况Cr的总浓度相对恒定，常作为 NAA 和 Cho 强度归一的内部标准。NAA 和NAA/Cr降低是脑肿瘤波谱的特点。用对侧正常脑组织的Cr 浓度可作为参照物，其比值能对脑肿瘤的分级作出更加客观的估计。Cho 波位于3.2ppm 处，Cho 存在于细胞膜、髓磷脂及脑内的脂质中，参与细胞膜的合成与降解。Cho 增加则意味着神经元的变性，细胞膜、髓磷脂及脑内脂质的更新，为肿瘤细胞增殖所致。乳酸波位于1.33ppm 处，Lac是糖无氧酵解的产物，正常脑组织的MRS 检测不到Lac 波，Lac 波与有氧代谢的缺乏或糖酵解的增多有关。脂质（Lip）波位于1.4ppm 处，出现时强烈提示组织坏死，肿瘤和炎症均可表现为Lip 波的增高（见图4-22）。

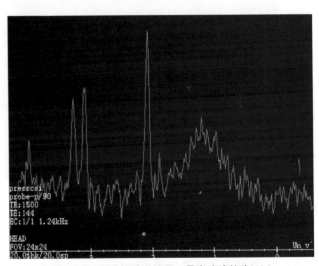

图4-22　磁共振波谱结果：最高波峰处为NAA

MRS 能够鉴别多种肿瘤的病理类型和分期，^1H-MRS 广泛应用于脑、前列腺和乳腺等多种肿瘤的定性诊断、分期、复发诊断、放射治疗后改变和其他病灶如脓肿等的鉴别诊断。在放射治疗中 ^1H-MRS 可以用于确定肿瘤生物边界，基于组织生化水平的 MRS 能够提供颅脑肿瘤范围和高代谢活性区图像。在乳腺癌患者的转移淋巴结中，探测到含胆碱化合物，实现活体组织内探测腋窝淋巴结的肿瘤受累情况。

定义脑胶质瘤靶区的常规方法是 T1WI 增强区和 T2WI 高信号区。Pirzkall 等研究高分级和低分级胶质瘤 3D MRSI,和常规 MRI 进行比较。计算 Cho/NAA 系数 CNI,发现 CNI 与微观病灶相关。追踪检查发现复发病变位置与 MRSI 显示异常区一致,复发的时间与 CNI 体积大小有关。T2WI 高信号区包含大部分的 CNI 区,CNI 超过水肿区 2cm 宽的放大为可疑肿瘤区。建议 CTV 应包括 T2WI 高信号区和 CNI 区。

测量肿瘤组织的波谱并观察其变化,能够反映肿瘤组织的代谢情况,如乏氧状况等生物信息,对评价治疗效果和预后分析具有重要意义。如:NAA/Cr 和 Cho/Cr 明显的下降趋势,可以反映脑组织的长期放射性损伤。腺样囊性癌有较强侵袭性神经,^{1}H-MRI 可能表现侵犯情况。在 MRI 或 CT 图像上,病灶增强可能是肿瘤残留、复发,也可能是放射性坏死组织,因而缺乏特异性。

^{1}HMRS 是一项无创性检测,能够通过肿瘤的病理和生化变化,提高对肿瘤残存和复发的诊断准确性。

^{1}H-MRS 在定义放射治疗靶区和监测治疗反应等方面也具有使用价值。尽管 ^{1}H-MRS 是生物功能影像的方法之一,这项技术的缺点是测量时间长,分辨率低。

4.4.1.2 弥散加权成像(diffusion weighted imaging, DWI)

DWI 根据组织内部水分子弥散运动的改变判断其组织结构的变化。肿瘤细胞核增大,核浆比增高,单位体积内肿瘤细胞排列紧密,导致细胞外间隙减小,水分子扩散受限,因而 ADC 值较正常组织降低。ADC 值是目前常用的半定量数值,可提示病灶良恶性,为鉴别诊断提供可能(见图 4-23)。

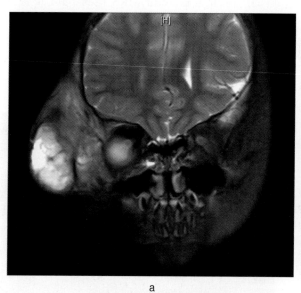
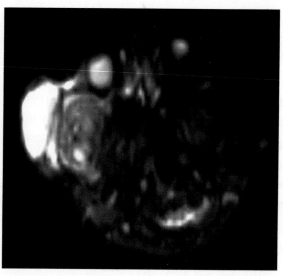

| a | b |

图4-23 右颌面部横纹肌肉瘤 DWI 显示内部为混杂信号,外侧高信号为水肿

a. T2WI; b. DWI B=500

4.4.1.3 磁共振散张量成像(magnetic resonance diffusion tensor imaging, MRDTI)

MRDTI 是当前唯一能无损地显示白质纤维束的方法。运用不同梯度的 MR 扩散加权成像,最小二乘法求解出扩散张量,从扩散张量矩阵得到各向异性系数和扩散向量主方向。通过数值方法得到单个体素或兴趣区的白质纤维束。最后把扩散张量成像得到的白质纤维束融合到解剖图像空间,得到肿瘤与其局部白质纤维束的空间关系图像。

4.4.1.4 功能磁共振成像(functional magnetic resonance imaging, fMRI)

fMRI 是利用脑组织在进行某一思维时,局部大脑皮质耗氧量增加,局部血流含氧血红蛋白量增加,脱氧血红蛋白量相对减少,使 T2 信号下降减慢。通过这种信号差异显像,间接判断脑区的功能活动变化。首先皮质运动区、语言区、视觉区、听觉区等重要功能进行定位。再将激活图与解剖图像进行配位融合就可进行功能区定位,从而可明确病灶及病灶与邻近区域脑功能区的空间关系,为手术或放疗提供重要定位依据。

4.4.2　PET/CT生物靶区显像技术

2000年以来,PET/CT一体机将生物功能靶区和解剖结构靶区有机结合,为在体生物靶区的确定提供了保证,使生物靶区放射治疗成为可能。

由于瘤体内肿瘤细胞的分布不均匀、血运的不同和细胞的异质性,不同肿瘤细胞核团的辐射敏感性存在相当大的差异。通过乏氧细胞示踪剂显像,筛选出肿瘤的乏氧区域,可以实现乏氧生物靶区的放射治疗。头颈肿瘤常见局部未控、残留和复发病灶,CT很难将它们与治疗后的结构改变进行分辨,^{18}F-FDG-PET具有突出的优势,其敏感性和特异性相对较高;在勾画PET活性区而予以放疗,靶区周边正常组织的耐受剂量更低,同时达到肿瘤抑制或致死的目的;对于化疗后CT显示残存病灶而PET阴性的处理,尚无足够的证据来认定靶区的处理原则。

PET和CT所显示的肿瘤数目、部位和范围并不完全相吻合,尚无法用影像来确定活体肿瘤病理靶区范围。目前没有公认的PET/CT图像勾画靶区的指导细则,需要根据具体情况分析。PET扫描通常需20～30min,CT在数十秒;PET扫描受周期性呼吸和心跳,体位等因素的影响;两种图像配准存在误差。头颈部图像配准误差范围为1～3mm。对于CT与PET图像不一致,我们建议重点考虑PET图像,因为PET影像获取时间长,综合了生理周期运动和位置移动而产生的伪影,PET更能体现放射治疗计划平均靶的位置。

临床将结构靶区CT-GTV(CT-defined gross tumor volume,CT-GTV)和生物功能靶区(PET-GTV)相加而定义为解剖结构—生物功能代谢综合性靶区。对于PET靶区位于CT靶区之内的情况,靶区的确定和处理对策相对较简单和一致,尤其是根据一些特殊示踪剂而显示的生物功能活性区,如乏氧显影等,给予更高的放疗剂量。工作中发现由于CT影像精度小于1mm,PET精度在5～7mm,PET图像边界模糊,通常导致PET浓聚区大于CT靶区,勾画难度加大。CT窗位增加将导致CT靶区的扩大,反之将导致缩小,当勾画靶区时,需要注明窗位的设置,通常选择诊断水平的窗位勾画靶区。

PET的标准摄取值(standardized uptake value,SUV)是判断病灶良恶性的半定量指标,是确定病变活性的单位。临床已经运用SUV值标定肿瘤活性,研究其在放射治疗生物靶区勾画中的作用。尽管如此,在实际靶区勾画时,存在不少分歧和困惑,还没有统一规范的

标准。

SUV摄取值随着患者体质量、体表面积、注射的核素活性与时间而变化,正常值范围不确定。SUV的主要影响因素有以下几个:①恶性病灶的SUV通常在注射后90min达到较高水平,时间越长,SUV越高;②感兴趣区大小:由于PET图像分辨率的限制,靶区的边缘设置困难;③部分容积效应将导致低估所示病灶的真实SUV;④图像重建计算模式影响图像质量;⑤滤波反投影重建低估真实放射性计数可达20%;⑥叠代重建法低估5%,叠代次数也显著影响SUV,从5～40次叠代,最大SUV逐步增加28%;⑦^{18}F-FDG注射漏于皮下或残留于注射容器内、系统的空间分辨率、不正确的扫描探测器准直校正和剂量校准;⑧肿瘤本身的异质性、血糖水平等都影响到所测SUV的准确性;⑨最后,炎性反应、组织增生,放疗急性反应等也会出现假阳性。

由于SUV还不能定义一个相对较统一的阈值范围,目前临床上一般选取病灶最大SUV的40%或50%作为阈值来勾画靶区范围;其次,选择SUV的阈值为2.5来勾画PET-GTV;也有根据肿瘤摄取活性/正常本底活性比的数值来勾画靶区范围。

PET影像和病理标本相对应关系依据尚不充分。此类研究更能有助于阐明何种PET勾画方法能更接近活体肿瘤的范围。

^{18}FDG-PET已经用于头颈肿瘤的预后研究。Kunkel分析118例口腔鳞癌,发现低SUV比高SUV有更好的生存率(85% vs 61%,$p = 0.027$)。Minn分析35例头颈肿瘤,发现低SUV,高SUV的3年生存率有明显差异(73% vs 22%)。Liu认为SUV小于5的无病生存率好于大于5。Kristin发现头颈部肿瘤原发灶与淋巴结SUVmean为7和5.2。认为SUVmean增加可作为DSF差的预后因子。

总之,目前PET-CT用于精确放疗靶区的勾画还存在系列困惑,有待更进一步地提高PET的敏感性和特异性及其影像精度,减少PET与CT图像融合误差。PET-CT影像勾画靶区而实施精确放疗是否更进一步提高了治疗增益比,尚需要更多的临床结果来验证。

4.4.3　核素成像生物靶区显像技术

理想的生物靶区成像方式是直接获得治疗区域的图像,与治疗计划的图像对比一致。难点是如何在体获得治疗区的图像。目前在重粒子研究中发现,重粒子可以激发原子核生成核素,该种核素可能用于靶区

示踪成像。

人体组织主要由C、H、N、O等元素组成。^{13}N、^{11}C、^{15}O可以标记几乎所有的有机分子，以及肿瘤和正常组织的生化过程。

理论上超过20MV的光子可以通过光核反应产生放射性核素。目前医用重粒子加速器、高能电子回旋加速器可以实现上述反应。国内尚无重粒子加速器。MM 50回旋加速器国内有数台，它具有30多个能级、最大能量可达50MV的扫描电子束和光子束，是普通直线加速器的3~5倍，适合与分子影像联用的特性。

^{11}C 的半衰期为20min，^{13}N 为10min，^{15}O为2min。氧元素构成软组织成分的2/3，由于它半衰期短，光核反应数分钟内PET检测的信号是^{15}O。为了提取氧信号的信息，确定软组织剂量，PET成像尽快开始是极为重要的。一些含碳丰富的组织，如脂肪组织，早期剂量分布的信息是不够充分的。随着时间的流逝，PET活度图像也将变化很大（见图4-24）。

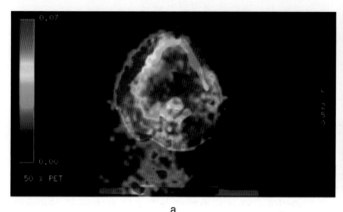
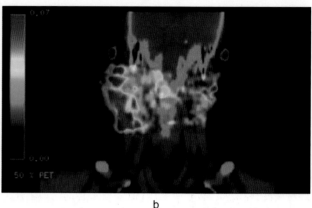

a   b

图4-24　舌癌术后右上颈预防性放射治疗核素成像
a. 横断位；b. 冠状位

研究发现MM 50加速器照射后，PET可以显示照射的位置、辐射的强度，也可显示照射靶区的射野大小、方向、精度，从而实现生物学验证。若获取感兴趣区的PET计数值，可以作为辐射剂量的验证参数基础。该方法具有无创，可重复的特点。由于PET计数是时间依赖性的，在一定时间范围内，MM 50与PET间隔时间越短，计数越高。因此，图像采集时间必须标准化。

4.4.4　PET/MR生物靶区显像技术

PET/MRI是当前世界上最先进的检查设备之一。PET/MRI就是把PET生物显像与MRI精细的解剖结构两种显像技术融于一体，形成优势互补。PET/MRI既可准确地对病灶进行定性，又能准确定位，其诊断性能及临床实用价值更高。是近20年来在肿瘤诊断领域最重要的发展之一。

运用PET/MRI的高分辨率与高灵敏度作全身扫描，可以更早期发现病灶。不必等到肿瘤组织产生结构上的变化，就能发现肿瘤细胞的微小变化，发掘出隐藏的肿瘤病灶。PET/MRI一次检查便可发现全身是否存在危险的微小病灶。对许多疾病具有早期发现、早期诊断的价值；PET/MRI也没有PET/CT的全身X线照射，更符合患者检查或体检者的需求。

4.4.5　展望

PET/MRI技术难度是MRI 的高通量磁场对PET 的干扰。目前发展一体机还有技术问题。PET/MR 异体机具有更高的可行性（见图4-25）。运用定位机器人在各种设备之间传输患者的手段，已经在临床获得运用。然而，PET/MR 的设备尚未普及，其更多的临床价值还在研究中。

核素成像生物靶区显像技术是新的研究热点。PET/CT的应用，使功能成像和解剖成像融为一体，生物靶区（BTV）放疗计划成为可能，其巨大的临床价值和发展潜力已经显现，这将促使目前先进的物理适形调强进一步发展为生物适形调强的放疗新时代。

（涂文勇）

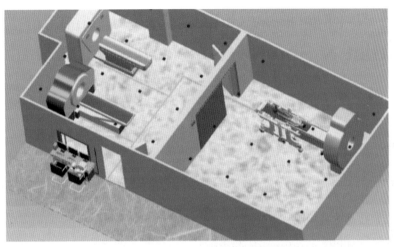

图4-25　PET/MR、PET/CT及机器人系统

参 考 文 献

1 段青云,贾暮云,张雄,等.CT在口腔恶性肿瘤侵犯下颌骨中的定量诊断价值.现代口腔医学杂志,2009,23：113-115

2 罗火灵,许永忠,冉洋,等.CT与MR医学图像的三种融合方法对比研究.中国医疗器械信息,2009,15：56-58

3 徐庆丰,许峰.质子磁共振波谱学在肿瘤放射治疗中的应用.中国医学影像技术,2008,24(Suppl)：11-13

4 吴劲松,周良辅,高歌军,等.多影像融合技术在神经导航手术的临床应用.中华神经外科杂志,2005,21：227-231

5 张圈世,孙启银,涂文勇.高能X射线肿瘤照射靶区的生物学位置的实验模拟研究.中国医学物理学杂志,2011,28：56-60

6 王中和.影像引导技术与适应性放射治疗,中国医疗杂志,2004,(1)：54-55

7 王中和.四维影像引导放射治疗新技术,中华临床医药卫生杂志,2005,3：80-81

8 邵滋旸,王中和.放射治疗计划中MRI/CT图像配准技术,中华临床防治医学杂志,2007,2：38-41

9 王中和.现代影像技术在放射治疗中的应用进展,中华实用医药卫生杂志,2005,3：41-42

10 Pirzkall A,Nelson SJ,McKnight TR,*et al*. Metabolic imaging of low-grade gliomas with three dimensional magnetic resonance spectroscopy.Int J Radiation Oncology Biol Phys,2002,53：

12542-12641

11 Pirzkall A,McKnight TR, Graves EE, *et al*.MR spectroscopy guided target delineation for high-grade gliomas.Int J Radiation Oncology Biol Phys,2001,50：9152-9281

12 Liu Wenshan, Wu MingFang, Tseng HsienChun,*et al*.The role of pretreatment FDG-PET in nasopharyngeal carcinoma treated with intensity-modulated radiotherapy. Int J Radiation Oncology Biol Phys, 2012,82：561-566

13 Kunkel M,Reichert TE,Benz P,*et al*. Overexpression of Glut-1 and increased glucose metabolism in tumors are associated with a poor prognosis in patients with oral squamous cell carcinoma. Cancer,2003,97：1015-1024

14 Minn H, Lapela M,Klemi PJ,*et al*. Prediction of survival with fluprine-18-fluoro- deoxyglucose and PET in head and neck cancer.J Nucl Med,1997,38：1907-1911

15 Kristin A.Higgins, Jenny K.Hoang, MICHAEL c.Roach, *et al*.Analysis of pretreatment FDG-PET SUV parameters in head-and-neck cancer：tumor SUVmean has superior prognostic value. Int J Radiation Oncology Biol Phys, 2012,82：548-553

5 口腔颌面-头颈肿瘤放疗患者的营养和护理
Chapter 5 Diet & Supportive Care

5.1 口腔颌面-头颈肿瘤放疗患者的营养支持

大约有50%的肿瘤患者有不同程度的营养不良。对口腔颌面-头颈部肿瘤患者,特别是位于口腔或口咽部的肿瘤患者而言,肿瘤直接影响到咀嚼、吞咽功能,营养不良发生率更高。近年来,有关癌症患者营养不良的原因及营养支持对肿瘤患者机体和肿瘤生长的影响已引起普遍关注,这不仅是因为营养不良是肿瘤患者死亡的主要原因之一,还因为营养不良直接影响口腔颌面-头颈部肿瘤患者对放疗的耐受性、放疗的疗效和预后。

5.1.1 肿瘤患者发生营养不良的原因

造成口腔颌面-头颈部肿瘤患者发生营养不良的原因主要与肿瘤本身引起的厌食或食欲不振及糖、脂肪、蛋白质等三大代谢的异常有关,更不要忽视的是与抗肿瘤治疗有关。现分别阐述如下:

5.1.1.1 治疗因素
①手术:口腔颌面-头颈部恶性肿瘤的根治性手术,无论是否修复都可造成相当程度的咀嚼吞咽困难。这种进食障碍在术后的早期阶段尤为明显。患者虽然胃肠功能良好,但却得不到充足的营养供给,患者的营养状况急剧下降。如不进行适当的营养补充,术后数周或更长时间患者仍可处于负氮平衡状态。此对术后放疗的进行十分不利。②放疗:放射治疗可以破坏正常

组织的营养状况。口腔黏膜在照射20Gy~30Gy后,可出现小片状黏膜炎;40Gy~50Gy后,这种片状黏膜炎汇集成片,形成溃疡;涎腺受大剂量放疗后可致严重口干、唾液流量下降、稠厚致吞咽困难。③化学药物也能引起黏膜炎,放疗联合化疗更加重该不良反应,进一步影响患者的营养状况。化疗对患者营养状态的影响有直接的(干扰机体细胞代谢、DVA合成和细胞复制),也有间接的(恶心、呕吐、味觉改变及习惯性厌食),这些均可以导致患者营养物质的摄取和吸收减少,进一步加剧肿瘤患者的营养不良。

5.1.1.2 厌食或食欲不振
在口腔颌面-头颈部肿瘤患者中普遍有厌食或食欲不振。引起厌食或食欲不振的原因大致有以下几点:①味觉异常,如对咸、酸、甜等味觉阈值减低,锌等微量元素的缺乏也可改变味觉。②肿瘤的局部作用,特别口腔或口咽部的肿瘤溃疡、疼痛、牙松动移位、脱落、张口受限,吞咽困难等,直接影响到咀嚼和吞咽功能,舌根及上消化道大肿瘤压迫更可导致恶心、厌食和吞咽梗阻。③放疗和化疗药物治疗引起的恶心呕吐和厌食,放疗还破坏味觉。④肿瘤患者神经-精神因素也可引起厌食或食欲不振。据统计,在口腔颌面-头颈部肿瘤56%的患者只能进软食,61%的患者进食减少,57%的患者体重下降5%,20%的患者体重下降大于10%,36%的患者有营养不良。

5.1.1.3 糖代谢异常
恶性肿瘤的能量供给依赖糖酵解,肿瘤的发展使能量消耗增加,必然导致葡萄糖的需要量增加和糖异生增

加。据研究,肿瘤代谢所需的能量来自葡萄糖有氧和无氧代谢,而以无氧代谢为主;另一方面,肿瘤细胞虽进行糖异生,但释放的氮被再利用合成肿瘤蛋白质。此外,肿瘤患者普遍对葡萄糖的耐受力下降,对胰岛素具有抵抗作用,有时输注葡萄糖也不能降低或抑制胰高血糖水平。

5.1.1.4 脂肪代谢障碍

肿瘤患者食欲不振导致皮下脂肪减少,患者脂肪代谢的改变包括脂肪动员增加,患者血浆中游离脂肪酸增加。有人认为体脂总量的下降可能与胰岛素水平低下有关。实验证明癌症患者在给予葡萄糖后不能抑制脂肪分解。故推测癌症患者机体能量的需要大部分由脂肪提供。

5.1.1.5 蛋白质代谢异常

肿瘤的发展使能量消耗增加,促使机体蛋白质分解增加,因此,中晚期癌症患者多伴有负氮平衡,机体蛋白质分解加快。

5.1.2 营养支持对肿瘤患者肿瘤生长的影响

营养支持是否会促进肿瘤生长? 近20年来研究报道结果存在较大争议。如Cameron等通过给予荷瘤大鼠全胃肠外营养后,胃肠外营养组瘤重增加,肿瘤细胞的有丝分裂增加。作者指出,营养支持促进了肿瘤细胞的增殖,刺激了肿瘤生长。而另一些研究结果不支持补充营养对肿瘤生长的刺激作用。如Mahaffey等的研究证实,营养支持组荷瘤小鼠瘤重和肿瘤细胞DNA合成率都较正常口服饮食组低,且宿主体重增加;Jacobs等应用流式细胞仪测定肿瘤细胞和骨髓细胞中各期细胞百分比的变化,发现营养支持组骨髓细胞S期细胞的增加比肿瘤细胞S期细胞更快,从而认为宿主细胞对营养支持的反应比肿瘤组织细胞更敏感。

临床研究已表明营养支持对肿瘤患者更有利。Copeland等随访了1000例曾给予营养支持的患者,并未发现营养支持能促使肿瘤生长加快的证据。Donaldson等在研究营养支持对放射治疗的影响时发现,充分的营养支持能降低放射损伤的发生率,控制局部癌症并提高生存率,但不能增加肿瘤对放疗的敏感性及预防胃肠道的不良反应。多年来我们对营养不良的放疗患者进行充分的营养支持,结果发现患者生活质量明显提高,免疫反应增强,对放疗的耐受性大大提高。临床研究证明,

对肿瘤患者给予补充营养治疗,一定程度上可延长患者的生存期;但单纯采用补充营养而不配合抗癌治疗,并不能挽救患者的生命。

目前大多数肿瘤医师认为,肿瘤患者因肿瘤迅速生长而耗用大量营养,肿瘤产生的毒素又造成患者发热、厌食、恶心呕吐,结果出现消瘦和体重减轻。口腔颌面-头颈肿瘤患者由于摄食障碍,消瘦和营养不良尤为常见,对患者的治疗非常不利。因为患者接受抗癌治疗(无论放疗、化疗和手术)都需要足够的营养支持。营养支持能减少放化疗的并发症,提高机体对放化疗的耐受性,从而提高放化疗的效果,增强患者机体的免疫应答能力。因此,营养支持是放射治疗的重要组成部分,属于综合治疗的一部分。

5.1.3 口腔颌面-头颈部肿瘤放疗患者的营养支持

营养支持是肿瘤患者综合治疗的重要组成部分。放疗医师如仅着眼于放疗等抗肿瘤治疗,而忽视放疗给患者营养状况带来的不良作用,容易给进一步治疗带来困难。实际上,有效纠正肿瘤患者的营养不良,对提高肿瘤治疗疗效、延长生存期和改善肿瘤患者的生活质量具有十分重要的意义。

5.1.3.1 放疗前的营养支持

放疗前营养支持主要用于放疗前已有明显营养不良的患者,营养支持的目的是纠正已存在的营养不良,必要时应延期几天放疗,使放疗能够顺利完成而不致中断。一般情况5~7d的营养支持就可明显改善患者的营养不良状态。这对口腔颌面-头颈部肿瘤术后患者有同等意义。

5.1.3.2 放疗中的营养支持

放疗期间患者常因放疗反应造成营养不良,表现为精神不振、乏力、进食明显减少,如不给予营养支持,放疗就会中断。这种情况多发生在中晚期患者、大肿瘤患者、老年患者,放疗后第3~4周出现为多。故放疗中的营养支持不可忽视。

5.1.3.2 放疗后的营养支持

放疗结束后,患者的放疗不良反应常须3~4周后才

能恢复,放疗引起的口干等不良反应常常多年后也不能恢复。经过6周以上的放疗,患者营养消耗很大,一部分患者会发生营养不良,需要给予营养支持。

5.1.3.4 营养需要量的计算

营养供给须满足患者对蛋白质及热能的需要,同时相应地补充维生素、矿物质。一般肿瘤患者的热量需求中,蛋白质所占比例为15%~20%,每天供给量为1.5~2.5 g/kg,碳水化合物占60%~70%,脂肪占20%~25%。热能与蛋白质的需要量是根据维持无分解代谢状态或达到合成代谢水平来计算的。这方面,医院营养师可以提供专业建议和指导。

5.1.3.5 放疗患者的营养支持的方式

肠内营养的摄入途径通常有5种,即经口服、鼻饲、造瘘管饲、静脉输液和肠外营养方式。只有在患者经口进食困难时才需采取其他的摄入途径。

(1)口服 此类患者的饮食形式通常有普食、软食、半流质和流质,应根据患者的病情、消化吸收功能的差别来分别供给。放疗导致味觉丧失,口干舌燥,手术造成的咀嚼和吞咽困难,一般放疗患者的进食以半流质或软食为主。放疗后期,常以半流质或流质营养液为主。放疗期间多数患者有不同程度的食欲减退、胃肠功能下降甚至于出现恶心呕吐,勉强食入一些高能量、高蛋白质饮食非但不能进补,还可能导致习惯性厌食。因此,放疗期间患者的饮食宜清淡、少量多餐。口服不足时,必要时加一部分静脉营养。口服符合生理学特点,是最好的摄食途径,能够树立起患者战胜疾病的信心,应鼓励经口进食。

(2)鼻饲膳食 口服困难患者常须鼻饲管喂养。选用质软、富有弹性、小管径的进口硅胶鼻饲管可作较长时间营养支持。鼻饲最多见的不适反应是鼻咽部刺激症。少数患者因此不能耐受。此外,鼻饲尚有鼻翼坏死、咽部水肿、反流性食管炎、插管脱出等并发症。应由营养师根据患者的实际需要配给无菌的高营养流质,鼻饲时首先消毒鼻饲管口,鼻饲前后需要用温开水冲洗鼻饲管,进食速度不宜过快,食物温度应保持在37℃~38℃。

(3)经造瘘管膳食 对需长期管饲者,最好采用胃造瘘途径提供营养物质。以往的胃造瘘术需行剖腹,并发症较多,目前胃造瘘术已可在内镜引导下经皮穿刺微创施行。经造瘘管膳食可作为长期管饲营养途径,食物

同鼻饲者但可以稍稠厚。

(4)静脉营养 对于胃肠道有严重疾病或各种原因进食不足者,可从静脉内直接输入人体必需的营养素,如蛋白质、氨基酸、糖类、脂肪、无机盐、维生素和微量元素等,以补充人体的正常生理需要。静脉营养可分为外周静脉全营养和中心静脉全营养,经外周静脉途径一般适用于短期(不超过2周)的患者。而中心静脉输入途径适用于长期的患者。目前临床上常用的中心静脉置管途径有经皮穿刺颈内静脉、经锁骨上区或锁骨下区穿刺锁骨下静脉置管,经肘窝静脉或高位头静脉埋管。

(5)完全胃肠外营养 长时间不能恢复正常摄食或经管饲获得足够营养物质时,应提供肠外营养治疗。肠外营养方式可提供含完整营养素的全量肠内营养。完全肠外营养与一般静脉输液有根本区别,后者只能提供一小部分营养素;而完全肠外营养是通过胃肠外途径(中心静脉),以浓缩形式输入患者所需的全部营养素,可以快速有效地补充营养,在短期内达到正氮平衡,营养液成分和质量都能控制,不受患者食欲及消化功能影响,也不受输液途径限制。完全肠外营养最常通过锁骨下静脉插管进入上腔静脉。插管处应注意防止污染,尤其是头颈部手术后者。如同时有气管切开,更应防止分泌物污染。颈部放疗患者应避免在放射野内插管。完全肠外营养在使用技术上较为复杂,要防止发生严重的并发症。常见的并发症有:脓毒血症、空气栓塞、导管栓子、气胸、电解质紊乱、糖代谢紊乱、代谢性酸中毒、胆汁淤积等。

胃肠内营养与胃肠外营养相比有显著的优点,即经济、简便、并发症少,更符合生理要求,能提供充足的营养素,应提倡使用。当然,完全肠外营养也有它的独到之处,它能根据需要快速有效地补充营养素,在短期内达到正氮平衡。完全肠外营养和胃肠内营养可以联合使用,采用一种渐进的营养支持方案,即先用胃肠外营养,后合用或改用胃肠内营养,直至经口进食。

5.1.3.6 放疗患者营养支持的效果

对放疗患者营养支持的效果,多数学者持肯定态度。Daly等研究了40例放疗患者,发现管饲喂养者在维持患者体重、血浆蛋白方面优于口服饮食者。Copeland等研究了胃肠外营养对有营养不良的放疗患者的作用,发现使用胃肠外营养者95%的患者完成了放疗方案,增加了体重,改善了血浆蛋白,而普通饮食组仅50%完成了放疗方案。McArdle等发现使用管饲要素饮食营

养支持,可同时预防和减少放射性损害。Paccagnella等回顾性分析接受放化疗的头颈部癌患者的营养状态,结果发现33例放化疗前就行早期营养干预(营养干预组),另33例未行早期营养干预(对照组),结果,至放化疗结束,营养干预组患者体重减轻明显少于对照组($p<0.01$);放疗中止5d以上的患者数明显少于对照组($p<0.01$);因治疗毒性反应非计划住院的患者数明显少于对照组(16.1% 和 41.4%,$p = 0.03$)。对照组有高达60.6%的患者需要鼻饲管。作者认为,对接受放化疗的头颈部患者应在治疗前及早进行营养干预,并持续至放化疗完成。

5.2 口腔颌面–头颈肿瘤放疗患者的护理

护理是肿瘤综合治疗中不可缺少的一个环节,目的是为了保证临床治疗的顺利进行,促进患者的康复。因此,护理工作要适应现代肿瘤治疗学的发展趋势,就要改变过去以疾病为中心的护理模式,向生物—心理—社会的护理模式转变,以达到现代化护理学科系统化整体护理的需求。口腔颌面–头颈肿瘤放疗患者的护理内容包括放疗前、放疗期间和放疗后的护理三个方面:

5.2.1 放疗患者放疗前的护理

5.2.1.1 对患者及家属的放疗前的健康教育

应对患者及家属耐心介绍放射治疗的目的、治疗安排和计划,消除患者对放疗的恐惧,增强与癌症斗争的信心。对如何保护照射范围内的皮肤和黏膜也一一说明,如告知照射野皮肤不宜搔抓,不能乱涂敷膏药、红汞、碘酒或贴胶布,要防日晒及外伤,不用粗糙毛巾刺激或衣领摩擦,而用柔软光滑的丝巾保护,勿用热水袋等。放疗期间要保持良好的口腔卫生,不吃过烫及过硬食物。如肿瘤已破溃或感染,要先抗炎治疗和换敷料,消除炎症和水肿。患者应戒烟戒酒,如有贫血等内科疾病应给予治疗,并努力改善全身情况,使放疗顺利进行。对育龄妇女要了解月经情况,有无妊娠,如有妊娠应先中止妊娠后再放疗。

5.2.1.2 放疗前的口腔护理

应认真检查患者的口腔卫生情况及有无龋齿、残根及牙周炎,特别要注意放射区域内的牙齿及下颌牙齿。对可修复的龋齿应予充填治疗,如有尖锐牙尖或边缘,应用砂轮磨光,并全口洁牙。对无法保留的牙齿应予拔除,拔牙后对过高的牙槽嵴缘或骨尖应修平,并给抗生素防止感染。实践证明,此举可大大减少放疗后拔牙,也明显减少放射后下颌骨骨髓炎的危险。拔牙后待拔牙创无感染愈合后即可开始放疗。

5.2.2 放疗患者放疗期间的护理

5.2.2.1 放射性口腔黏膜炎的护理

头颈部放射患者在放疗后2～3周可发生口干、口腔黏膜炎,出现口咽部疼痛、进食困难等,严重者可发生口腔黏膜溃疡(见图5-1)。处理方法为西帕依漱口水漱口、康福新液含漱、贝复剂、表皮生长因子滴剂、桂林西瓜霜局部喷药;其他如含碘含片、口服维生素B_2、口服维生素C及中药六神丸也有效。对于有口腔黏膜溃疡、进食时剧痛的患者,可在进食前用表面麻醉剂喷雾或涂沫后再进食。严重者合并感染常需要使用抗生素。有金属牙冠套的患者,放疗前最好将金属牙冠套拔去,否则放疗时冠套表面与口腔黏膜之间应用湿纱条或石蜡片隔开,以防止射线反射引起的局部黏膜炎。

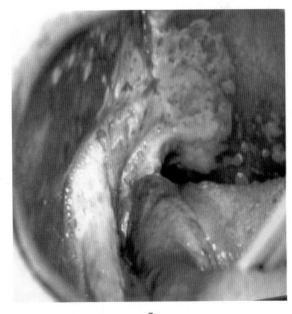

a

5

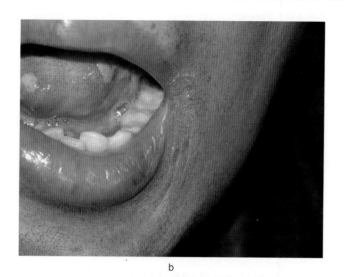

b

图5-1　急性口腔黏膜炎的外观

a.　右软腭癌患者放疗第6周；b.　舌癌术后患者放疗第5周

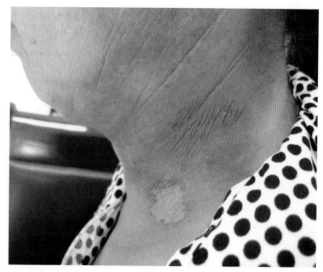

图5-2　放射性皮炎（2级）外观

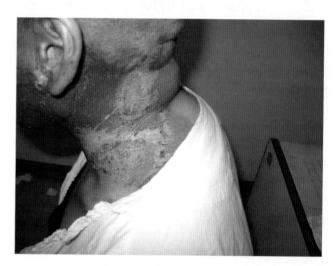

图5-3　放射性皮炎（3级）外观

5.2.2.2　放射性皮炎的护理

　　放射性皮炎分为干性皮炎（皮炎1~2级）和湿性皮炎（皮炎3级），一般发生在放疗第5周后，以电子线放疗和深部X线放疗为常见（见图5-2，5-3）。因发生皮炎后一般已停止放疗，更严重的皮肤放射性皮肤溃疡或出血、坏死（皮炎4级）很少发生。热塑性固定面罩可增加皮肤反应的严重程度，据医科院肿瘤医院放射性皮炎的测量数据显示，采用U形及S头颈肩面罩最高可提高皮肤放射受量23%。皮肤发红、色素沉着、干性脱皮一般不需处理。皮肤湿性脱皮、有糜烂渗液，出现疼痛，应使用暴露疗法，用鱼肝油、沙棘油或比亚芬膏外涂，禁用粉剂及刺激性药物，一般应暂停放疗数天，待渗液停止再恢复放疗。发生皮炎应保持皮肤清洁，避免化学（局部涂抹刺激性化学物，如清洁剂，化妆品等）及物理（冷风、烈日暴晒、热敷、衣领摩擦、搔抓等）等不良刺激因素。

　　放射性皮炎的预防很重要，如保持局部皮肤清洁干燥，及时擦干汗液；不应穿高领或硬领衣服，宜用丝类围巾保护；照射野皮肤不宜用肥皂、粗糙毛巾擦洗；外出时避免阳光直晒；出现脱皮时，切勿撕剥、抓痒。

5.2.2.3　腮腺区肿胀、疼痛

　　一般发生在放疗的第1~3天，为放疗侧腮腺区肿胀、疼痛、个别有皮温增高或伴有发热。患者往往有进食刺激唾液分泌的食物（如酸味水果、蜜饯、橙汁、苹果汁、山楂汁等）。主要原因是放疗导致的上皮细胞水肿致唾液潴留所致。一般无须处理，几天后腮腺区肿胀、疼痛症状就会自然消退。

5.2.2.4　放疗期间的营养支持

　　放疗患者的营养支持是十分重要的。良好的营养支持、合理充足的营养，才能增强机体的抵抗力，提高其对治疗的耐受力，保证放疗顺利完成，从而获得较好疗效。由于放射线对唾液腺的损伤和味蕾的影响，头颈部放疗患者大多发生口干和味觉暂时丧失（俗称口盲），食欲明显下降。此时应多鼓励患者进食高蛋白质、高热量、高维生素且清淡易消化的饮食如鱼、虾、瘦肉、鸡蛋、豆制品等，多吃新鲜的水果蔬菜，多饮水。避免烟、酒及其他刺激性食物。照射前后30min不宜进食。

5.2.2.5　保护照射野标记

　　告知患者切不可洗掉照射野的定位标记，每次治疗

前要求检查定位标记以保证治疗良好的准确性和重复性。如标记不清时,应及时通知主管医师补画,切忌自行勾描。

5.2.3 放疗患者放疗后的护理

5.2.3.1 放疗后患者的一般护理

患者放疗后除定期复查、注意营养和休息外,要注意预防感冒和感染,以免诱发局部急性蜂窝织炎,一旦发生需积极抗炎治疗,因局部软组织发生反复感染,会加重皮下组织纤维化,影响患者的生存质量。放疗后照射野内的皮肤一般会发生萎缩、变薄、软组织纤维化、丧失了正常弹性、毛细血管扩张等不良反应。对有放射性外耳道炎和中耳炎的患者,应注意引流通畅,洗澡时勿进脏水,适当使用抗生素滴耳剂;对鼻阻塞及分泌物增多患者,可用1%双氧水、1%碳酸氢钠溶液或温盐水冲洗,每日1~2次,可交替滴用1%麻黄素、α-糜蛋白酶、抗生素。婚龄育龄妇女应告知须在病情稳定3年后再考虑婚育问题。

5.2.3.2 口干症

唾液腺对放射线很敏感,放疗早期就可出现唾液黏稠,患者常有口干、咽部干痛等。随放疗剂量的增加,唾液分泌进一步减少甚至无唾液分泌,导致严重口干症的发生。唾液腺照射量超过40Gy以上,口干症便可发生,且很难逆转消失。唾液减少使患者口腔的自洁作用消失,自我护理措施是随身携带饮水瓶,经常湿润口腔,多饮水。由于口干和口腔细菌菌属的改变,患者极易患龋齿,定期使用含氟凝胶或含氟漱口水含漱,早晚用双氟牙膏刷牙,有预防龋齿发生的作用。在护理上,放疗期间保持良好卫生习惯,建议用软毛牙刷,推荐使用含氟牙膏,并用5%碳酸氢钠溶液或口泰漱口,冲洗和去除食物碎片,减少引起口腔内白念珠菌和其他细菌感染的机会。尽量避免过热及刺激性饮食,以减少对口腔内黏膜的物理性刺激。同时也建议患者戒烟。金银花、麦冬、枫斗等有生津作用的中药泡水喝,有一定的减轻口干症的效果。漱口时还应交替鼓颊和做吸吮动作每次为1~2min。预防口干症发生的关键是尽可能减少唾液腺的放射剂量,三维适形调强放疗的应用,可大大减少口干症的发生率。

5.2.3.3 鼻咽部冲洗

由于鼻咽部黏膜受放疗后易充血肿胀,出现干燥、鼻塞、分泌物增多、黏稠等。护理措施包括:室内保持一定湿度,并用复方薄荷滴鼻剂每天3~4次,以使鼻咽黏膜滋润。患者应学会使用鼻咽冲洗器冲洗鼻咽。具体方法是:在鼻咽冲洗器内装入100 ml 5%温盐水,两侧鼻腔交替缓慢注入冲洗液冲洗,然后由口腔吐出。鼻咽冲洗宜每天3次(晨起、中午、睡前各一次)。此可清除鼻咽腔分泌物,保持鼻咽清洁,减轻放疗晚期鼻咽干燥和预防感染。

5.2.3.4 放疗后功能锻炼

放疗结束后易引起头颈部和颞颌关节功能障碍,常常出现张口困难及颈部活动受限。放疗期后适当的锻炼,如深呼吸、室外散步,颈前后左右做缓慢旋转运动,对预防颈部活动受限有一定效果;每天数次的张口练习运动并按摩颞颌关节部位组织,对预防和减轻张口困难有一定效果。放射性张口受限并发症与颞颌关节受到高剂量的放射纤维化有关,因此,预防的关键是尽可能减少颞颌关节的放射剂量。

5.2.3.5 放疗后的拔牙

为预防下颌骨放射性骨坏死,要防止下颌骨局部外伤,有活动义齿的患者应防止义齿压伤牙龈,也不要咬过硬的食物。一旦发生牙龈压伤溃疡,应立即停止戴用义齿,给予必要的治疗。为了减少上述情况,建议义齿基板要加软衬垫。放疗后患者应定期在口腔科检查,发现牙体病、龋齿和牙周炎应及早治疗。美国Keys等报道,该院从1969年起采取头颈部癌放疗患者的口腔保护系统服务以后,龋齿发生率从原来的46%降为12%,仅1例发生下颌骨骨坏死。

关于放疗后能否拔牙的问题:文献报道头颈部放疗后患者拔牙后下颌骨骨髓炎的发生率差异很大,最低的为0%,最高的达100%。其原因除与下颌骨照射的射线能量和总剂量有关外,与口腔护理及拔牙处理是否得当不无关系。如美国加州大学医学院旧金山分校Horiot等报道528例头颈部放疗患者,由于重视放疗前、中、后期的口腔护理,经2~9年随访,放疗后龋齿发生率只有3%(16例),仅4例(0.76%)发生下颌骨骨坏死。在放疗后16~62个月接受拔牙的22例患者中(放疗剂量为50~70Gy),仅1例发生下颌骨骨坏死,做了死骨摘除术后痊愈。该院对拔牙患者在拔牙前2d开始使用抗生素，直至拔牙后至少5d；拔牙后仔细清理牙槽窝、修平骨尖，然后无张力缝合拔牙创。为了防止进食时的咀嚼创伤和带入感染，插鼻饲管数天。这样处理可能"过分"一些，但他们认为对防止下颌骨骨髓炎是值得的。此外，对所有活动义齿作基板软衬垫，结果85%以上戴用者感觉无疼痛及不适，减少了可能的创伤。

我们认为制订一个放疗后多长时间才能拔牙的时间标准似无实际意义，因为应该拔除的牙即使不拔，也不能阻止骨坏死的发生。坏牙导致的根尖感染或牙周感染本身就可诱发骨坏死和骨髓炎。对此类患者的患牙处理上建议能保守治疗的牙齿要尽量保守治疗，可推迟的拔牙尽量推迟，必须拔牙的则按前所述处理，不必过多考虑放疗后已多长时间。由于上颌骨放射性骨髓炎较少见，对上颌拔牙一般限制较少。

5.2.3.6　营养护理

对于放疗后期进食困难、营养明显不足的患者，为了保证治疗计划的完成，现多采用静脉补充营养，常用药物营养剂为复方氨基酸、乳化脂肪和人体白蛋白。国外常采用全静脉营养支持，国内应用不多（详见5.1）。

5.3　放疗患者的其他护理问题

口腔颌面-头颈部肿瘤患者除了放疗护理以外，还有大量其他护理工作要做，现按一般性护理和重症护理分别加以阐述。

5.3.1　一般性护理

5.3.1.1　心理护理

肿瘤给患者及家属带来了巨大的精神压力，产生各种各样的不良心理反应。而不良心理反应都会不同程度地直接抑制患者机体的免疫功能，促使病情发展、恶化。严重的心理障碍会导致患者抗拒治疗，甚至于出现自残、自杀等行为。心理护理包括：面对面宣传肿瘤及放疗常识，治疗室可播放轻音乐，消除患者紧张、恐惧的心理，鼓励其保持乐观情绪，树立信心，积极配合治疗。

5.3.1.2　面颈部水肿

口腔颌面-头颈部肿瘤放疗患者在放疗结束后1个月左右，常常出现面颊、颏下、上颈部软组织水肿，其特点是局部不红、不热、不痛，无功能障碍，水肿可随体位而变化，早晨起床时较重，活动后水肿减轻，这种情况一般在水肿发生后10个月左右开始缓解，1~2年左右症状可消失。这主要是颈部淋巴回流不畅造成的。与肿瘤复发没有关系，患者无须紧张。

5.3.1.3　疼痛的护理

局部疼痛、特别是头痛，是口腔颌面-头颈部肿瘤放疗患者常见的症状之一。严重时患者常处于强迫体位，严重影响患者的精神状况、吃饭和睡眠，可以在短时间内使患者的体重及全身状况下降、导致贫血，对预后造成不良影响，故应予以重视。镇痛治疗的方法有多种：

（1）非药物止痛　轻度疼痛可用非药物止痛，①如移情法：通过语言安慰、与患者共同讨论其感兴趣的问题、听音乐等。②放松法：可采用叹气、打呵欠、腹式呼吸，并教会患者放松腹肌或背肌、闭目缓慢呼气。③冷敷或温敷法：将冷湿毛巾或温热毛巾敷于疼痛处，一般30min可减轻疼痛。此外，居室安静、光线柔和、室温适宜，常可减少镇痛用药剂量和延长药效时间。

（2）中药止痛　按疏通气血，通则不痛；益气、养血祛瘀、化湿止痛，常用中药有延胡、乌药、香附、当归、川芎、木香、草乌、半枝莲、汉防已等。

（3）世界卫生组织（WHO）关于缓解癌痛的阶梯式镇痛方案基本的给药方法　①"口服"：只要可能，要争取口服给药。②"按时"：应按照规定的间隔时间而不是"按需"给药。这样可保证疼痛持续缓解。③"按阶梯"：是指止痛药物选择应顺序地由弱到强，逐级增加。④"个体化"：对麻醉药品的敏感度个体性差异很大，所以阿片类药物并没有标准剂量。所以凡能使疼痛得到缓解的剂量就是正确的剂量。选用阿片类药物时，应从小剂量开始，逐步增加至患者感到舒适为止。目前文献中尚无吗啡极量的报道，据已掌握的信息，个别癌症患者一天用吗啡量可达到70mg以上。

5.3.1.4　发热的护理

肿瘤热是晚期肿瘤常见的症状，也可因肿瘤并发感染以及其他应激反应所致。护理措施如下：①环境调整室温宜为16℃～18℃，湿度为60%，避免噪音及直射的光线。保持室内空气清新。②观察发热体温和其他生命体征变化情况。③饮食上给予高蛋白质、高热量、高维生素、易消化食物,鼓励多饮水、补充新鲜水果,必要时静脉供营养和纠正水、电解质平衡。④保持口腔、鼻腔、眼睑的清洁,保持皮肤清洁,宜穿柔软、吸汗的衣裤,保持被褥清洁。⑤高热患者除了药物降温,还可通过物理降温,如冰袋、冰枕、冰帽冷敷和温水、酒精擦浴。⑥其他:病因治疗、对症药物治疗,如口服或直肠定时给吲哚美辛、英太青等非类固醇抗炎药物,糖皮质类激素也有效,但不宜长期应用,以免造成患者的免疫抑制;如合并有感染,加用抗感染治疗。

5.3.1.5　吞咽困难的护理

口腔颌面-头颈部肿瘤患者常见吞咽困难,护理措施如下:①观察吞咽困难原因和诱因,吞咽困难的程度及伴随症状。②饮食调整:轻度吞咽困难者应鼓励其尽可能经口摄食,以高蛋白质、高热量和高维生素的半流质或流质饮食为宜,少食多餐;严重吞咽困难给予鼻饲摄食。③加强口腔护理:对吞咽困难并有食物返流的患者,应及时清除唾液及返流食物,并进行口腔护理。④体位调整:患者宜取头高位或侧卧位。

5.3.1.6　褥疮的护理

晚期患者常因长期卧床或倚坐,局部组织受压过久形成褥疮,护理措施如下:①早期发现褥疮先兆,观察褥疮的部位、范围和程度。②改善局部组织受压,采用调节压力褥垫和坐垫,使用汽圈、定时翻身。③局部处理:受压部位出现红肿,无需按摩,只需改变体位,改善受压后症状会改善;如出现水泡,应无菌排除泡液;有脓液应及时排除,脓液多可用雷凡诺湿敷或用抗生素油膏1~2d更换1次,直至愈合;陈旧褥疮肉芽组织应先剪除,然后敷去腐生肌,促进愈合的长皮膏,还可采用高压氧治疗局部溃疡。④理疗:如红外线或远红外线照射治疗有助于吸收渗液、促进褥疮愈合。⑤其他:保持皮肤清洁、保持衣、裤、被、褥的清洁,干燥、柔软和平整;纠正全身营养状况,去除营养缺乏的原因。

5.3.1.7　便秘的护理

肿瘤患者化疗后常出现大便干结不易排出,常伴有腹胀、腹部不适或腹痛,发生率约为15%。便秘的原因可能与抑制胃肠神经运动的植物碱类药物如长春碱类

等或5-羟色胺(5-HT)拮抗剂类止吐药物有关。护理措施:每天按时如厕,养成定时排便的习惯。饮食调整,选择富含纤维素的饮食,进食麻油、蜂蜜等,适当应用缓泻剂如六味安消胶囊、酚酞,必要时保留灌肠或番泻叶5g代茶饮。

5.3.2　急重症的护理

5.3.2.1　出血的护理

晚期肿瘤侵润血管组织,一旦破裂可引起出血,是口腔颌面-头颈部肿瘤患者常见的症状。出血时若患者在家中,应及时、就近送医院急诊。护理措施如下:①观察出血的形式:分辨是动脉性出血、静脉性出血,或是毛细血管渗血;血色鲜红和搏动性出血为动脉出血,危险性大。②注意出血量、出血范围,记录出血时间。③一般性出血处理:擦净血迹,移去沾有血迹的衣物;定时检查脉搏、血压、呼吸和体温,注意皮肤、手指和嘴唇颜色,以判明出血程度;使患者处半坐位,给予安慰,使其镇静,必要时可用镇静剂;如有休克情况,宜侧卧,以免血液流入咽部吞咽或误吸;血常规检查、出血因子检查。④生长较快的肿瘤照射后容易发生肿瘤坏死、脱落造成大出血。动脉性出血时,令患者平卧、头部偏向一侧,用手指压住该侧颈外动脉止血,并迅速通知医师进行抢救;严重出血患者应边抢救、边止血、边检查。⑤合理、及时运用止血药物,血小板过低的处理,给保暖,输液(加止血药);对失血过多、血压下降应予以抗休克、输血,恢复血容量。

5.3.2.2　呼吸困难的护理

口腔颌面-头颈部肿瘤患者常见呼吸困难的症状,一般采用下列护理措施:①安静休息,半坐体位;观察呼吸困难的原因和程度。②调节适当的室内温度和湿度,保持空气新鲜,限止探视患者,减少室内物品。③氧疗法:呼吸困难伴有发绀的,应吸入氧气,严重呼吸困难可加压给氧。④调整情绪:紧张不安可导致呼吸中枢兴奋、呼吸困难加剧,应及时消除紧张因素。⑤保持呼吸道和吸氧导管通畅,保持口腔、鼻腔清洁、吸痰。⑥药物治疗:对放疗引起的喉水肿造成的呼吸困难,静脉输注地塞米松联合抗菌素。⑦如发生严重的呼吸困难、出现呼吸梗阻的"三凹"症状,应及时通知医师,有时须行紧急气管切开。

5.3.2.3 化疗药物外渗后的护理

抗癌药物在静脉注射时渗漏到注射部位皮下组织，出现红斑、肿胀、皮下硬结、轻至重度的灼痛，严重者可出现化学性灼伤、皮肤及皮下组织坏死、溃疡，愈合时间很长，且易合并局部感染（见图5-4），溃疡愈合后可能出现皮肤及肌肉挛缩、周围神经组织坏死等并发症，导致肢体功能障碍等严重的局部毒性反应，应即时处理。护理措施：外渗处立即用10%硫酸镁湿敷，严重者外渗处皮下用1%利多卡因溶液注射封闭，同时给镇静和止痛药物。

（王中和）

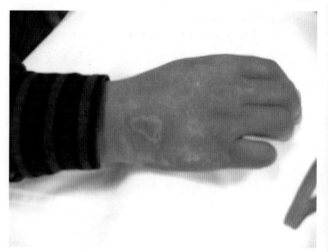

图5-4 化疗药物渗漏到皮下的外观，严重者局部组织发生坏死，患者有剧烈疼痛

参 考 文 献

1 邱蔚六.口腔颌面外科理论与实践.北京：人民卫生出版社，1998

2 殷蔚伯，余子豪，徐国镇，等.肿瘤放射肿瘤学.第4版.北京：中国协和医科大学出版社，2008

3 王中和.肿瘤放射治疗临床手册.上海：世界图书出版公司，2007

4 王中和.呼吁建立我国的口干燥症分级标准.中华口腔医学杂志，2010，45：449-452

5 王中和.三维适形调强放射治疗减少放疗后口干症.中华临床医学卫生杂志，2007，5（2）：1-4

6 王中和，蔡以理，杨琦蔚.头颈部恶性肿瘤术后放疗近期副反应的特点及影响因素.上海口腔医学杂志，1992，1：5-7.

7 蒋朱明，蔡威.临床肠外与肠内营养.北京：科学技术文献出版杜.2000

8 吴肇汉.实用营养治疗学.上海：上海科学技术出版社，2001

9 李宁.晚期消化道肿瘤患者的营养支持.北京：中国实用外科杂志，2000

10 Tisdale MJ. Cancer anorexia and cachexia. Nutrition. 2001, 17：438-442

11 Cohen J, Lefar A. Nutrition support and cancer. Nutrition, 2001, 17(7-8): 698-699

12 Campbell T. Central venous catheter management in patients with cancer. Int J Palliat Nurs, 2000,6：331-337

13 Rabinovitch R, Grant B, Berkey BA, et al. Impact of nutrition support on treatment outcome in patients with locally advanced head and neck squamous cell cancer treated with definitive radiotherapy: a secondary analysis of RTOG trial 90-03. Head Neck, 2006,28：287-296

14 Wolch G. Nutrition support for head and neck cancer patients. Nutr Clin Pract, 2007,22：689-690

15 Raykher A, Russo L, Schattner M. Enteral nutrition support of head and neck cancer patients. Nutr Clin Pract, 2007, 22：68-73

16 Sanabria A, Carvalho AL, Kowalski LP. Is nutrition support related to a poor prognosis in head and neck cancer patients? Thoughts about the secondary analysis of RTOG trial 90-03. Head Neck, 2007,29：518-520

17 Faichfull S, Comer J, Meyer L. et al. Evaluation of nurse led follow up for patients undergoing radiotherapy. Br J Cancer, 2001, 14；85：1853-1864

18 Gosselin TK, Waring JS. Nursing management of patients receiving brachytherapy for gynecologic malignancies. Am J Oncol Nurs, 2001,5：59-63

19 Ouwens MM, Hermens RR, Hulscher MM, et al. Impact of an integrated care program for patients with head and neck cancer on the quality of care. Head Neck, 2009,31：902-910

20 Jahraus D, Sokolosky S, Thurston N, et al. Evaluation of an education program for patients with breast cancer receiving radiation therapy.Cancer Nurs,2002,25：266-275

21 Hogk WP. Radiation therapy 101：The basics every nurse needs to know. Clin J Oneol Nurs, 2003,7：230-232

22 Larsson M, Hedelin B, Arhlin E. Lived experiences of eating problems for patients with head and neck cancer during radiotherapy. J Clan Knurs, 2003,12：562-570

23 Gardils-Perez J, Rawlins-Duell R, Kelvin JF. Advances in radiation treatment of patients with breast cancer. Clin J Oncol Nurs, 2003, 7：629-636

24 Hendrix C. Radiation safety guidelines for radioimmunotherapy with 90 ibntumomab. Clin J Oncol Nurs, 2004, 8：31-34

25 Schattner M. Enteral nutritional support of the patient with cancer: route and role. J Clin Gastroenterol, 2003,36：297-302

26 Karadeniz G, Yanikkerem E, Altiparmak S. et al. An evaluation of nursing care in cancer patients. Int J Clin Pharmacol Res, 2004,24：23-26

27 Holder H. Nursing management of nutrition in cancer and palliative care. Br J Nurs, 2003,12：667-674

28 Farmer F. Nursing management and radiation oncology. Aust

Nurs J. 1999,7 : suppl 1–3

29 Fessele KS. Managing the multiple causes of nausea and vomiting in the patient with cancer. Oncol Nurs Forum, 1996, 23 : 1409–1415

30 Sandstrom SK. Nursing management of patients receiving biological therapy. Semin Oncol Nurs, 1996,12 : 152–162

31 McCoy–Adabody AM, Borger DL. Selected critical care complications of cancer therapy. AACN Clin Issues, 1996,7 : 26–36

32 Isenring E, Capra S, Bauer J, et al. The impact of nutrition support on body composition in cancer outpatients receiving radiotherapy. Acta Diabetol, 2003,40 Suppl : S 162–164

33 Paccagnella A, Morello M, Mosto MC, et al. Early nutritional intervention improves treatment tolerance and outcomes in head and neck cancer patients undergoing concurrent chemoradiotherapy. Support Care Cancer, 2010,18 : 837–845

5

6 正常组织的放射损伤与保护
Chapter 6 Radiation Injury & Prevention

6.1 正常组织放射反应的影响因素和评分标准

口腔颌面-头颈部放射治疗期内发生的不良反应如口腔黏膜炎、口干、味觉丧失为急性放射反应，大多在放疗结束后逐渐恢复，只有口干症等少数症状较持久；放疗后数月至数年才变得明显的不良反应为晚期不良反应，如骨及软组织坏死、脑脊髓坏死等，大多属进行性且极少自愈，后果严重，应引起临床上足够的重视，并以预防为主。

6.1.1 正常组织放射敏感性的影响因素

6.1.1.1 组织细胞的增殖能力及分化程度
一般来说，增殖力越强，分化越低的组织，放射敏感性越高。如淋巴细胞、骨髓最易受损。

6.1.1.2 年龄
儿童及少年患者，放射损伤较成年人大。

6.1.1.3 放射野的面积
放射容积越大，正常组织的放射性损伤越重。为此，放射野的设计要合理。

6.1.1.4 早期和晚期反应组织
线性平方模式（即L-Q模式）表明，分次剂量大小对早期反应和晚期反应组织效应不同。每次放射量和总剂量过低，正常组织损伤小，但肿瘤杀伤也小，疗效差；过高，肿瘤治愈率上升，但正常组织并发症危险明显加大，也不可取。

6.1.1.5 α/β值

在L-Q模式中的重要参数为α/β比值，即是在所产生的α型细胞损伤和β型细胞损伤相等的情况下所需要的剂量，其单位为Gy。后期反应组织损伤修复能力大，则α/β值低。而早期反应组织修复能力低，则α/β值高。不同类型的组织修复其亚致死性损伤的速度是不一样的，以小肠上皮细胞为例，它属于早期反应组织，照射后3h即能完成损伤的修复。而脊髓属于后期反应组织，照射后大约24h才能完成亚致死性损伤的修复。

6.1.2 放疗反应5级评分标准

6.1.2.1 RTOG和EORTC分级标准

RTOG（美国放射治疗协作组）和EORTC（欧洲放射治疗协作组）分别在1987年和1992年提出了各组织器官早期和晚期放疗反应5级评分标准，无反应变化为0级，轻度为1级，中度为2级，中重度为3级，重度为4级（详见本书附录七、附录八）。

6.1.2.2 SOMA评分标准

1995年，Rubin推荐正常组织晚期反应的SOMA评分系统，集主客观反应、处理和分析于一体综合评价。SOMA为该分级系统构成4要素第一个字母的缩写：主观的（subjective）、客观的（objective）、处理（management）和分析（analytic）。唾液腺的SOMA系统分级标准见表6-1。

表6-1 唾液腺的SOMA分级标准

	1级	2级	3级	4级
口干症状	偶尔	持续性	严重、不伴虚弱	严重、伴虚弱
涎腺体征	正常湿度	唾液缺乏	湿度差、黏性唾液	湿度差、黏膜有白膜附着
口干处理	无	偶用唾液代用品	频繁使用唾液代用品、无糖口胶或催涎药物	必须使用唾液代用品、饮水、无糖口胶或催涎药物
唾液流率试验	治疗前的76%~95%	治疗前的51%~75%	治疗前的26%~50%	治疗前的25%以下

6.1.2.3 CTCAE分级标准

此为美国2000年公布的肿瘤治疗毒性（Common Toxicity Criteria for Adverse Events，CTCAE）评分标准，包括放疗和化疗的治疗毒性，至2006年8月已公布第3.0版。这一标准将各种治疗毒性分1~5级，包括主观和客观评价内容，但对口干/唾液腺（xerostomia）仅分成3级：1级为轻度口干，无明显饮食变化，静态唾液流<0.2 ml/min；2级为中度口干，有明显饮食变化（进半流或流汁），静态唾液流0.1~0.2 ml/min；3级为重度口干，不能经口进食，须鼻饲管或静脉营养，静态唾液流<0.1ml/min。对口腔黏膜炎分级为：1级为黏膜红斑反应；2级为小斑片溃疡或伪膜；3级为大片溃疡或伪膜，轻擦出血；4级为黏膜坏死或自发出血；5级为死亡。

6.2 常见的急性和慢性放射反应

6.2.1 口腔颌面-头颈部放射治疗常见的急性放射反应

6.2.1.1 口腔黏膜炎

一般在放疗第2周出现，从红斑发展到小黄白色伪膜斑，可融合成大片，有的形成糜烂或溃疡，出现疼痛，影响进食和营养。口腔黏膜炎在软腭、咽前柱、颊黏膜、舌侧缘和咽壁发生早且严重，在硬腭、牙龈、舌背部不发生或仅在高剂量才发生。咽痛反应在第3~4周时最重，以后虽然继续放疗，症状常减轻。放射野外的口腔黏膜不发生黏膜炎，因此可通过检查黏膜炎的范围来核对肿瘤区是否包括在野内,作为指导治疗的参考。放疗结束后,黏膜炎经2~3周迅速愈合。同步化疗会使口腔黏膜炎提前发生,并明显增加严重程度。

6.2.1.2 味觉丧失

放射开始后,味觉迅速下降,原来味觉越敏锐的患者,下降越快。大部分人放疗第3周时味觉基本丧失。关于放射引起味觉障碍的机制尚未明了。Conger经电镜检查发现,放疗后味蕾细胞微绒毛脱落,推测与之有关。放疗后20~60d味觉开始恢复,而完全恢复大约要60~120d。少数患者抱怨几年后仍不恢复味觉是不确切的,因为口干也影响味觉。给锌剂治疗对防治味觉损害可能有效。

6.2.1.3 腮腺肿大及口干

首次放射腮腺区,12h后有5%的患者有腮腺肿大,无痛或轻度胀痛,继续放疗1~2次后肿胀自然消失。此与腺泡及导管放射后水肿有关,患者放疗第2周即出现口干。由于浆液腺比黏液腺更易受放射线影响,唾液变得黏厚,吸烟和饮酒更加重这一变化。治疗前唾液流量大的患者,口干发生率低且晚,原有口干症的患者症状更严重。

6.2.1.4 皮炎

据剂量大小可产生皮肤红斑反应、干性脱皮及湿性皮炎。湿性皮炎产生渗液、疼痛,一般需停止放疗,经2~4周可完全愈合。热塑性面罩对患者的皮肤表面量增加。据文献报道,一般面罩提高皮肤量18%~27%,医学科学院肿瘤医院放疗科报道,U形及头颈肩面罩最高可提高皮肤量23%。此外,同步化疗增加皮肤反应的严重程度。另外,放射性皮肤反应的个体差异也很大。

6.2.1.5 口腔内修复皮瓣的急性放射反应

主要表现为皮瓣红肿糜烂,严重者有浅小溃疡形成。据我们对接受术后放疗40~72Gy(平均55.67Gy)的83块修复皮瓣进行2年以上的随诊观察,口腔内修复皮瓣的急性放射反应率明显低于邻近的正常口腔黏膜($p < 0.05$),且出现晚、程度轻、远期放射反应少见,从而证明修复皮瓣对常规剂量的放射有较好的耐受性。修复皮瓣的急性放射反应在放疗结束后2周基本消退,溃疡愈合。

6.2.1.6 眼

轻度为结膜充血、流泪,继续发展为角膜炎、巩膜炎,严重发生角膜溃疡、剧烈疼痛及视力下降,可发生急性青光眼、全眼球炎和失明。

6.2.1.7 耳

轻度为外耳道炎,中度为浆液性中耳炎、湿性外耳道炎、听力下降,严重者可发生耳聋。

6.2.1.8 咽和食管

不等程度的吞咽困难,严重者无法进食,需鼻饲及静脉营养,最终可发生完全阻塞、溃疡、穿孔和瘘管形成。

6.2.1.9 喉

不等程度的发音嘶哑、喉痛、呛咳,严重者有咳嗽困难、喘鸣,需气管插管及气管切开。

6.2.1.10 骨髓毒性

常见为白细胞下降,可发生轻度贫血,基本上不发生血小板过低症。

6.2.2 口腔颌面-头颈部放射治疗常见的晚期反应及并发症

6.2.2.1 口干症

人类80%的唾液产生于腮腺、颌下腺、舌下腺等大唾液腺,而腮腺是分泌唾液最重要的来源。已知腮腺的浆液腺是放射线敏感组织之一,15~20Gy剂量的照射即可造成唾液量明显减少和口干症状,40~50Gy以上的照射将导致永久性腮腺功能损伤,更高剂量的照射可导致大部分腺体功能的不可逆损害,口干症状将严重和持久,唾液分泌量甚至可降至零;同时,唾液的成分与物理性质也发生改变,pH值由正常的6.5~7逐步降至5~6.5。

我们的一项头颈部恶性肿瘤常规放射剂量研究表明,肿瘤在中线、近中线或一侧时,当肿瘤受照射剂量为60Gy时,腮腺受照射剂量最低为40.1Gy,最高达64.3Gy。放射性口干症的高发生率由此而来。从机制上讲,急性放射反应口干是腮腺浆液腺细胞在分裂期被高能射线杀伤所造成,放疗后口干症则是干细胞死亡及纤维基质破坏所致腮腺腺体的慢性萎缩所引发。如果不进行适当处理,口干症将导致牙、口腔黏膜、牙龈以及下颌骨的进行性损害。

6.2.2.2 龋齿

有口干症患者,常易发生广泛龋,严重者可发生口腔菌群异常,致猛性龋(见图6-1)。放疗后数月,受照射牙周组织可发生萎缩,产生牙根暴露和牙本质过敏。牙冠变脆、易破裂,折断也较常见。

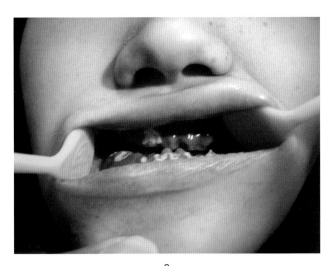

a

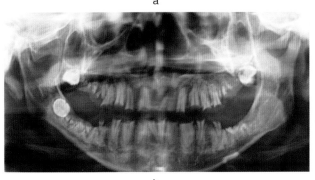

b

图6-1 放疗后猛性龋
a. 患者口腔全口牙患龋后残根;b. 该患者的下颌骨全景片

6.2.2.3 张口困难

此与咀嚼肌或颞颌关节受照射有关。咀嚼肌受60Gy以上的照射后可发生纤维化,造成张口受限,当癌肿侵犯咀嚼肌时,发生早且严重。如上颌窦癌侵犯翼外肌时可造成张口受限,放疗后肿瘤退缩,张口改善,但放疗后因翼外肌纤维化,张口受限又逐渐加重。颞下颌关节受照射70Gy以上,也会发生纤维化和挛缩,造成张口受限,严重者可牙关紧闭。此在鼻咽癌、扁桃体癌、磨牙后三角肿瘤放疗后最常见。这种后期反应尚无有效治疗方法,因此重点在预防,要在放射野和照射方向上进行调整,避免给咀嚼肌和颞下颌关节过高剂量。

6.2.2.4 皮肤和皮下组织的晚期反应

皮肤晚期反应轻的为色素改变、皮肤变薄、萎缩、毛细血管扩张,严重的为坏死及溃疡。此外,由于淋巴管阻塞,淋巴液回流不畅,易发生水肿、感染丹毒,遇创伤易发生溃疡。皮下组织晚期严重反应是纤维化,上与皮肤、下与肌肉和骨骼固定成硬块状,很少疼痛,有时外观与癌肿复发浸润难以区别。此时如做活检,可能引起溃疡或坏死而经久不愈。

6.2.2.5 下颌骨放射性骨坏死、骨髓炎

随着镭针治疗的减少,高能射线的应用和三维适形调强放射技术的应用,这一并发症的发生率已明显下降。放射性骨坏死一般发生在放疗后1年以上,有的发生在放射后10年之久。它有时是自然发生的,但常常是由于拔牙、根尖感染、轻微外伤或手术所诱发。有人认为可能早就存在放射性骨坏死,因被完整的口腔黏膜覆盖而未显露,一旦上述诱因打开一个缺口,骨坏死便显露出来。细菌感染肯定加剧了这一变化,造成疼痛、红肿和溢脓,接着形成瘘管及死骨暴露;而且骨髓炎一旦发作,往往是进行性的,难有自愈之日。X线片显示为边缘不规则和(或)有散的骨质融合,出现射线透光岛。

放射性骨坏死的发生原因主要是放射线对骨细胞的损伤,放射能降低骨细胞数量,促进骨进行性纤维化,且丧失破骨与成骨之间的平衡;其次是颌骨的血液供应受到放射损伤,放射引起小血管玻璃样变,动脉内膜炎,骨的血供减少,导致缺血。当肿瘤已侵犯骨组织时,骨坏死的发生率最高。因此,肿瘤侵犯也是不可忽视的因素。而创伤(包括拔牙)和细菌感染则是最重要的诱因。放射性骨坏死的发生与放射剂量、放疗前骨骼状况以及放疗后的骨损伤有关。下颌骨因骨密度较高和血管供应较少,较上颌骨更易发生放射性骨坏死,颞骨放射性骨坏死偶有发生。本并发症的治疗主要是抗感染,早期可结合高压氧治疗,晚期需行死骨摘除手术。

6.2.2.6 听力下降和耳聋

据Chen等(2009)对87例鼻咽癌放疗与同步放化疗患者的研究,放疗后2年的高频耳聋放射率分别为33.3%比55%($p<0.01$);低频耳聋发生率分别为7.9%比16.7%($p=0.14$)。研究认为,在调强靶区勾画时,凡岩骨、内耳区为未受侵时,对内耳区适当退缩加以保护。

6.2.2.7 吞咽功能障碍

舌根、会厌等口咽器官因手术切除、高剂量放射常造成患者的正常吞咽功能障碍,严重患者必须插鼻饲管,甚至做胃造瘘。近年来由于调强放疗开展初期的经验不足,患者的吞咽器官受到高剂量放射,严重吞咽功能障碍的发生率甚至超过常规放疗技术。因此,有必要对吞咽器官(主要是咽缩肌)做一个剂量限制,以减少调强患者严重吞咽功能障碍的发生率。

6.2.2.8 其他

其他严重的局部晚期不良反应有：放射性脑坏死、放射性脊髓炎、放射性颅神经损伤、软腭坏死、气管及食管上端狭窄、瘘管形成等,一般均不可逆,有时呈进行性加重,因此关键在于预防。另外,有报道头颈部肿瘤放疗后增加甲状腺功能低下(发生率为17.4%~26.3%)和颈动脉(颈总/颈内外动脉/椎动脉)狭窄的比例,建议限制相应器官的剂量。

6.3 放疗反应的处理

6.3.1 急性放射反应的处理

6.3.1.1 急性口腔黏膜炎

患者因局部疼痛而致进食困难,常需给予积极的治疗和营养支持。放射性口腔黏膜炎的处理主要是对症处理,在保持口腔卫生的同时,可采用漱口水、贝复剂黏膜炎局部喷用、含麻醉剂的含漱液、促进黏膜愈合的制剂等,也可给予维生素E、去腐生肌中药涂抹。严重者可使用抗生素治疗。进食困难者,可进行鼻饲或静脉补充营养。

6.3.1.2 急性放射线皮炎

放射线皮炎的严重程度不仅与剂量有关,与放疗期间的局部护理也很有关系。应注意保持放疗区皮肤清洁,避免化学(局部涂抹或敷贴刺激性化学药物,清洁剂,化妆品等)及物理(冷风刺激和烈日暴晒、热敷、衣领摩擦、搔抓等)的不良刺激因素,勿用化纤类的围巾而改用真丝围巾。Ⅰ度放射皮肤反应,一般不用处理。Ⅱ~Ⅲ度皮肤反应可用鱼肝油外涂,Ⅲ度以上皮肤反应有组织液外渗时应停止放疗。

6.3.1.3 急性放射性腮腺炎

急性放射性腮腺炎一般发生在放疗的第1~3d,主要表现为一侧(个别为双侧)的腮腺区肿胀、疼痛,有时伴有皮肤红、皮温增高,少数有发热。急性放射性腮腺炎发生的主要原因,是放疗使腮腺上皮细胞水肿、唾液潴留。进食刺激唾液分泌较多的食物,如蜜饯、酸味水果或酸味饮料(橙汁、酸梅汁等)的患者易发生。因此,在放疗前告知患者,在放疗的前几次不要吃任何导致唾液分泌增多的水果或酸味饮料。

6.3.2 放疗后常见问题的处理

6.3.2.1 面颈部水肿

面颈部水肿常在放疗后1个月左右出现,其特点是早晨起床时较重,活动后水肿减轻,局部无红、热、痛,无功能障碍。面颈部水肿一般发生后6~9个月开始缓解好转,1~2年后消失。主要是颈部淋巴回流不畅造成的。

6.3.2.2 龋齿

放疗后腮腺、颌下腺、舌下腺、口腔口咽的小涎腺均受到不同程度的放射损伤,唾液分泌量减少、变得黏稠(浆液细胞受损伤所致),唾液的pH值也同时发生改变,其原有的冲洗杀菌作用随之减弱,容易发生广泛性龋齿。保持良好的口腔卫生十分重要,每餐后应及时漱口或刷牙,推荐使用双氟牙膏。有条件者每年洁牙1次和做1~2次氟凝胶牙体预放保健。

6.3.2.3 放疗后应尽量避免拔牙

在出现牙齿疾患时,应尽量保守治疗,避免拔牙。由于放射引起的骨和血管的改变是不可逆的和进行性的,因此对于放疗与拔牙的时间间隔,很难提供一个安全的界限,并在拔牙前一定要告知放射治疗的病史。拔牙前要清洁口腔及牙齿,拔牙后应使用抗生素治疗,以便减少口腔及颌面间隙感染机会,减少张口困难和发生颌骨放射性骨髓炎或骨坏死的机会。

6.4 放射对正常组织的损伤与保护

上海交通大学医学院附属第九人民医院放疗科建科二十余年来,作者及研究生和科室全体人员对正常组织的放射损伤与保护做了大量研究工作。以下9项是我们具有独立知识产权的原创性研究，其中口腔癌的术后放疗荣获2002年国家教育部科研成果二等奖（其中术后放射对口腔颌面部修复组织瓣和钛板修复的影响见本书第13章），现分别介绍如下。

6.4.1 放疗对面神经移植再生的影响（1991—1993年）

6.4.1.1 放射治疗对面神经立即移植影响的实验研究（1991年）

（1）研究方法

1）分组与手术：50只新西兰大白兔，每只兔随机决定一侧手术，另一侧为空白对照。手术侧分为移植实验侧（25侧）和移植对照侧（25侧），每只兔麻醉后手术，行面神经干切断（见图6-2），取1.2cm耳大神经移植（见图6-3），实验侧术后放疗60Gy（移植放疗组），对照侧面

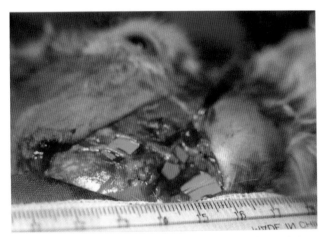

图6-2　兔麻醉后手术切断面神经干（中），耳大神经（右）已分离

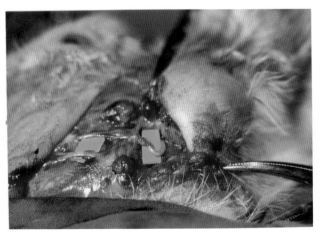

图6-3　耳大神经移植完成

神经干切断、耳大神经移植、不放疗（对照组）。

2）面肌运动功能分级评分：1~6个月后行大体检查，面肌运动功能分级评分。

3）电生理动作电位检查，计算神经传导恢复率。

4）光镜和透射电镜检查：每一部位的神经组织均作HE染色，神经喷银染色（Sevier-Munger法）、神经髓鞘染色（Loyer法）。在纵切面上观察吻合口的轴突和髓鞘再生情况以及纤维结缔组织增生情况。在横切面上，计数一个视野内的微循环血管数和轴突数、平均轴突直径和髓鞘厚度以及神经束膜内的细胞核数；计算轴突再生率、轴突直径恢复率和髓鞘厚度恢复率。

5）辣根过氧化酶（HRP）法检查：利用外周神经系统对HRP的轴突运输功能来追踪神经通路，是一个可靠、客观的功能性的检测方法。

（2）结果

1）面肌功能恢复综合评分：至术后5个月，移植放疗组与对照组无显著差异；电生理检查：至术后5个月，移植放疗组手术侧面神经均能引出动作电位，但其传导速度与对照组相比稍慢，其神经传导恢复率与对照组无差异（见图6-4）。

2）光镜检查：细胞增生极为活跃，术后5个月时，远颅段再生神经纤维愈趋成熟，神经纤维大部分髓鞘化（见图6-5，图6-6，图6-7，图6-8）；透射电镜观察：面神经远颅段横切面上均可见轴突再生，轴突内微管微丝清晰，大部分轴突已髓鞘化，且形成的髓鞘均较成熟（见图6-9），此时尚可见大量增生的施万细胞、成纤维细胞以及纤维细胞。移植放疗组面神经轴突再生率、轴突直径恢复率、髓鞘厚度恢复率在术后5个月，神经再生结构的恢复率在60%~80%左右，均与对照组显著无差别。

3）辣根过氧化物酶（HRP）法检查结果：4只兔手术侧面神经核内均可见到被HRP颗粒标记成蓝黑色的标记细胞，标记细胞呈多角形或星形，通常有数个突起。此表明神经纤维不仅在形态结构上获得了再生，同时在生理功能上也恢复了正常的代谢和功能。术后放疗60Gy对神经移植再生从形态到功能均未见严重负面影响。

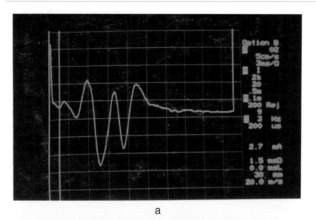

a

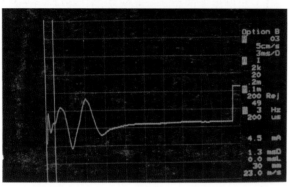

b

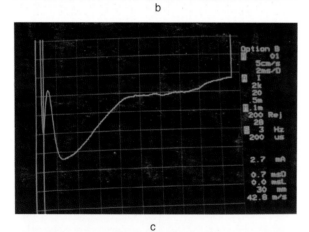

c

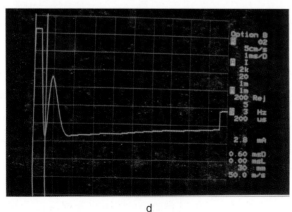

d

图6-4　术后5月面神经动作电位

a. 神经移植侧面神经动作电位（对照组）；b. 非手术侧面神经动作电位（空白对照）；c. 神经移植加放疗侧面神经动作电位；d. 同一兔面神经动作电位（空白对照）

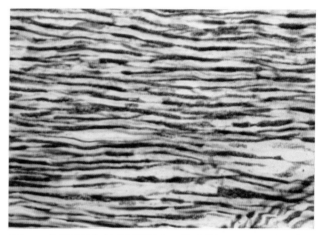

图6-5　神经移植加放疗侧面神经远颅端纵切面，显示神经轴突再生良好（Roger染色，×500倍）

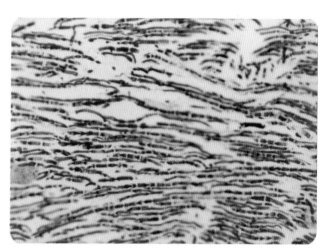

图6-6　神经移植加放疗侧面神经远颅端纵切面，显示神经髓鞘再生良好（Loyez染色，×300倍）

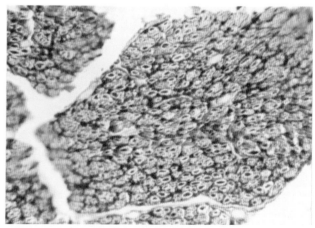

图6-7　神经移植侧面神经远颅端横切面，显示神经大量再生，但轴点直径不一，髓鞘厚度不均（Sevier染色，×500倍）

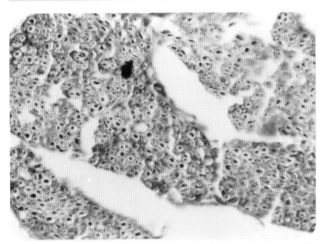

图6-8 神经移植加放疗侧面神经远颅端横切面，显示图像同图6-7相似（Sevier染色，×500倍）

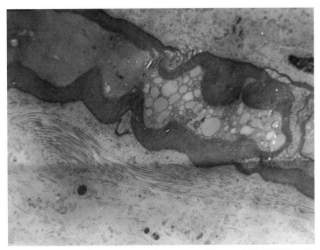

图6-9 神经移植加放疗侧面神经吻合口纵切面透射电镜像，显示神经轴点髓鞘获再生（×35000倍）

4）再生神经微循环研究发现，放疗早期移植神经微血管扩张，通透性增高，晚期微血管数减少，但与对照组比未见统计学差异，证明放疗不会影响到神经再生期间所需的血运供应；放疗引起的微循环扩张、通透性增高可能对神经再生更有利。此在国内外未见报道。

（3）研究结论

放射治疗60Gy未对面神经立即移植后的功能恢复产生不利影响。这一结论可指导临床，对侵犯面神经的腮腺癌根治术切断面神经并需行术后放疗的患者，也可以采用立即神经移植修复面神经缺损。以往国外Pillsbury、Fisch等学者顾忌放疗影响神经移植后的功能恢复，主张悬吊术改善面瘫或消极等待。

6.4.1.2 放射治疗对手术损伤性面瘫恢复影响的临床研究（1993年）

（1）研究方法　腮腺癌根治术后出现面瘫的20名患者分成单纯手术组（6例）和术后放疗组（14例）。术后放疗组于术后2~4周内开始放疗，中位放射剂量60Gy（范围49~80Gy），以手术日至面瘫完全消失所需时间比较两组面神经功能恢复的差异。面神经功能恢复指标：睑裂完全闭合、鼓腮漏气消失、口角下垂<4 mm为完全恢复。

（2）结果

1）20例患者的面瘫全部恢复，术后放疗组平均恢复时间9.1个月，手术组平均恢复时间6.4个月，术后放疗组面瘫平均恢复时间虽有延长，但面瘫恢复率达100%。

2）保留与肿瘤粘连的面神经，加术后放疗，可达到既根治肿瘤又不毁容的疗效。术后放疗组有5例术中发现面神经穿过肿瘤或与肿瘤粘连，经仔细面神经解剖剥离后完成手术，并进行术后放疗。此5例患者放疗后，面瘫症状均能完全恢复，恢复时间最短3个月，最长12个月，平均8.4个月，和肿瘤与面神经无粘连的患者相比，面神经功能恢复时间未见延长。

（3）结论　对有术后放疗指征的患者术后早期（2~4周）开始术后放疗，不影响面神经损伤的恢复；本组60Gy的术后放疗剂量，均未出现局部复发，达到既根治肿瘤又保留面神经及其功能的疗效。

（博士生吴煜农参与以上基础研究。吴煜农医师现在南京大学医学院口腔医院工作，特此致谢！）

6.4.2　放疗对耳蜗及前庭的损伤（1994年）

6.4.2.1 放射线对耳蜗和前庭功能及结构损伤的实验研究（1994年）

（1）研究背景　头颈部恶性肿瘤放疗治疗后常出现不同程度的听力障碍，但对患者前庭功能的影响，则观察和报道较少，加上极难获取病理资料，给耳蜗和前庭辐射损伤的研究和防护带来一定困难。本研究采用豚鼠作为实验动物，是因为其内耳结构形态与人类相接近，采用一次50Gy照射，可与分次照射资料进行对照。

（2）研究目的和方法　为探讨耳蜗及前庭放射损伤的始发部位和可能机制，给予16只豚鼠耳区一次性50Gy的^{60}Coγ-射线照射，采用耳蜗动作电位（AP）、眼震电流描记术和电镜技术进行研究。

（3）研究结果

1）耳蜗动作电位（AP）反应阈：AP反应阈检查是评价耳蜗听觉功能的主要方法。辐射后豚鼠AP反应阈上升呈渐进性，"S"形升高，第七天抬高（见图6-10），表明耳蜗的放射损伤随放射剂量的增加而加重。

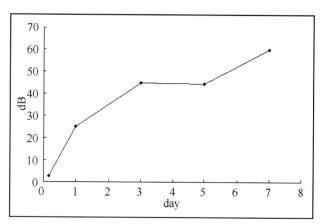

图6-10 辐射后耳蜗动作电位（AP）反应阈值变化曲线

2）前庭各功能试验：本研究采用的眼震诱发试验是评价前庭功能的可靠方法。结果表明，辐射后4h，豚鼠眼震次数已出现明显减少、眼震时间缩短；随辐射后时间的延长，前庭功能进行性恶化，在第5天达到高峰（$p<0.01\sim p<0.001$）。

3）辐射后第5天标本的耳蜗细胞结构和超微结构的变化：光镜检查见耳蜗外毛细胞有散在性缺失；扫描电镜见外毛细胞纤毛倒伏和缺失（见图6-11）；透射电镜见外毛细胞有线粒体肿胀、气泡等改变（见图6-12）；内毛细胞受损较轻，神经末梢有髓鞘水肿，部分见脱髓鞘现象，神经末梢明显受损；细胞损伤程度：耳蜗外毛细胞>内毛细胞、前庭毛细胞>支持细胞、腹壶嵴毛细胞>椭圆囊斑毛细胞>球囊斑毛细胞；此外，可见毛细胞线粒体和内质网明显受损，已知线粒体是细胞能量代谢的重要场所，三羧酸循环在其内进行，为细胞各项功能提供能量。放射线可能首先使线粒体功能损伤，造成细胞能量代谢障碍，继而内质网膜上的钠-钾泵停止工作，水钠潴留造成自身水肿、扩张直至崩解。

（4）研究结论分析 一次性50Gy γ-射线照射后，豚鼠AP反应阈偏移比我们前期研究的每次2Gy、总剂量50Gy的分次照射要严重得多；全耳蜗铺片的形态观察证明，除了毛细胞损伤外，也可见神经末梢损伤；在损伤程度上，外毛细胞明显重于内毛细胞。此与分次照射结果相一致。据此可以认为，放射线对毛细胞（尤其是外毛细胞）和神经末梢的损伤，是造成豚鼠听力下降的主要原因；其辐射损伤呈进行性加重；本研究发现，前庭各终器细胞对辐射损伤的敏感性不同，毛细胞比支持细胞易受损伤，而在各终器中，以壶腹嵴毛细胞对放射线最敏感，椭圆囊斑毛细胞次之，球囊斑毛细胞对射线耐受性最强。造成这种差别的原因尚待进一步研究。

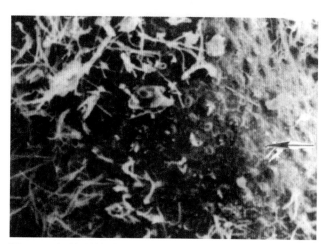

图6-11 辐射后第5天耳蜗扫描电镜见外毛细胞纤毛倒伏和缺失

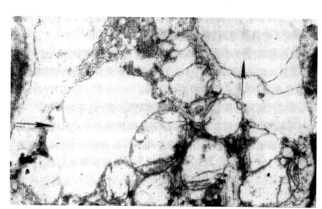

图6-12 辐射后第5天耳蜗透射电镜见外毛细胞有线粒体肿胀、气泡等改变

6.4.2.2 低剂量顺铂和常规放疗对内耳功能和结构损伤的实验研究（1994年）

（1）研究方法 为探讨同步放化疗对内耳功能和结构损伤的始发部位和可能机制，模拟临床顺铂低剂量每天给药和常规分次照射豚鼠内耳，10～12周后用听觉脑干反应（ABR）测定阈值和全耳蜗铺片组织学检查外毛细胞、内毛细胞和柱细胞缺失数，研究放化疗综合治疗的耳毒性。共45只豚鼠分成5组：对照组、单放疗Ⅰ组（50Gy）、单放疗Ⅱ组（70Gy）、单化疗组和放化疗组，每组9只。单化疗组和放化疗组动物采用顺铂每天给药，CDDP按动物体重每次2mg/kg，相当于人体每次

$10 \sim 20mg/m^2$。

（2）结果

1）听觉脑干反应（ABR）测定：ABR测定是一种客观准确的听觉功能测试技术。本文研究结果发现，单顺组和单放I组（50Gy）ABR阈值上升小于10dB，单放II组（70Gy）和放化疗组ABR阈值平均上升10dB，表明顺铂加照射50Gy可产生相当于70Gy的听觉损害。Strohm曾检查49例头部肿瘤患者放疗后67侧耳的听觉，发现46侧耳已有10dB或更多的听力减低。

2）耳蜗三种细胞缺失数量：本研究结果证实，随着照射剂量增加及联合顺铂，耳蜗三种细胞（外毛细胞、内毛细胞和柱细胞）缺失数量亦顺序增加。

3）耳蜗三种细胞损伤严重程度：为外毛细胞>内毛细胞>柱细胞；顺铂加放射50Gy可产生相当于70Gy放射的细胞损伤。统计学分析表明，单放II组和顺放组与其他各组相比有显著差异（$p<0.05$）。

（3）研究结论　本研究发现，虽然实验动物处死前击掌耳郭反应很好，但听觉脑干反应（ABR）阈值及耳蜗细胞学检查已出现不同程度的改变，这种改变随放疗剂量的增加和顺铂的使用而加重；内耳受到50Gy以下的照射所造成的损伤未严重危害到ABR听觉阈值，比较安全，可以作为临床的参考剂量。今后应继续进行内耳功能和结构损伤是否为可逆性或进行性加重的远期研究。

（上海交通大学医学院附属仁济医院五官科王家东教授、丁大连高级技师大力协助本研究工作，特此致谢！）

6.4.3　放疗对味觉组织影响的实验研究（1998年）

口腔颌面-头颈部肿瘤放疗后出现患者味觉的损失，严重患者无味觉（又称"口盲"）。放疗对味觉组织影响的有关研究尚少，不利于采取保护或预防措施。为此，我们进行了实验研究。

6.4.3.1　研究目的和方法

为研究 γ-射线对味觉组织的影响，对狗的口腔行 γ-射线常规剂量照射，对每个菌状乳头所含味蕾数，每个味蕾正中切面（见图6-13）所含味蕾细胞数、味细胞数，菌状乳头的高度、宽度，菌状乳头数，丝状乳头的高度、宽度，丝状乳头密度（见图6-14）等指标进行评价，以探讨放射引起味觉改变的机制。

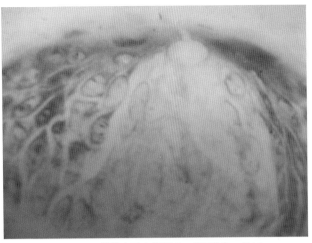

图6-13　味蕾（正中切面），HE染色，X40

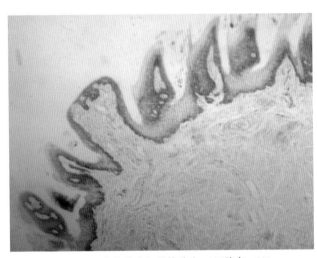

图6-14　菌状乳头和丝状乳头，HE染色，X4

6.4.3.2　结果

（1）味觉组织变化　放射后味觉组织变化主要表现为味蕾味细胞减少，丝状乳头高度及密度明显减少。味蕾的数目、细胞总数和菌状乳头变化不明显。

（2）味觉组织变化的恢复　放射后1个月损伤最明显，以后逐渐恢复，6个月时已基本恢复。这种逐渐恢复趋势与放疗后味觉损失及放射后味觉恢复情况基本吻合（见图6-15）。

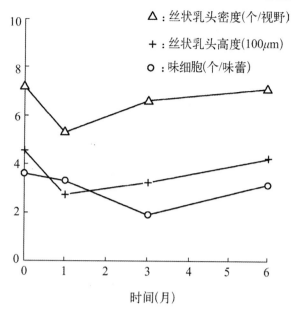

△：丝状乳头密度(个/视野)
+：丝状乳头高度(100μm)
○：味细胞(个/味蕾)

图6-15　放疗对味觉组织的影响与时间的关系

6.4.3.3　研究结果分析

　　放射引起味觉组织损伤可能是放射治疗患者味觉改变的主要原因，常规剂量放射引起的味觉组织损伤是可恢复的，但完全恢复需要较长时间；由于头颈部肿瘤放疗，舌、涎腺及神经大多同时处在放射野中，放射引起涎腺损伤导致唾液质和量的改变，可能加重患者的味觉损伤。但唾液及神经在味觉改变中的作用需进一步作相关性研究。

　　（研究生陈旺参与以上基础研究，陈旺医师现在美国工作，特此致谢！　）

6.4.4　口腔颌面部修复组织瓣对术后放疗耐受性的临床研究（1999年）

6.4.4.1　资料和方法

　　（1）患者和组织瓣　107例口腔颌面部恶性肿瘤患者共应用114块组织瓣行肿瘤根治术后缺损的立即整复（有7例患者各用2块），其中95块用于口腔内修复，13块用于口腔外修复，6块折叠修复瓣口内外联合修复。组织瓣类型：游离组织瓣79例（前臂皮瓣63块，其余为肩胸皮瓣、胸大肌皮瓣和腓骨肌皮瓣），带蒂组织瓣35块（胸大肌皮瓣34块，额瓣1块）。

　　（2）放疗情况　术后开始放疗时间为2~12周（中位数4周），每周5次，每日1次常规放疗，放射野为5cm×7cm~8cm×10cm，每次照射190cGy，放射总剂量40Gy~72Gy/4~7.5周，中位剂量60Gy；修复组织瓣全部在放射野内受到上述剂量全程放疗。本组6例组织瓣受区术前2个月至10年有50Gy~70Gy放疗史。

　　（3）研究项目　①急性放射反应：放疗期间动态观察组织瓣的反应，放疗野内的周围正常组织作自身对照。参照美国RTOG（Radiation Therapy Oncology Group）制定的标准0~4进行分级。②远期放疗反应：放疗结束后每月随访1次，6月后每3~6个月随访1次，本文最长随访56个月，其中52块皮瓣随访超过1年，24块超过2年。远期放疗反应重点观察组织瓣萎缩、瘢痕化或坏死等远期反应，皮瓣面积测量长×宽。

6.4.4.2　研究结果

　　（1）组织瓣修复后放疗成功率　112块100%存活，2块部分存活（坏死为50%和80%），组织瓣修复后放疗成功率98.2%（112/114）。

　　（2）口内组织瓣的急性放射反应　急性放射反应包括红肿、糜烂及溃疡形成等，类似正常黏膜组织，但发生时间比周围口腔黏膜晚2~3周，严重程度也较轻，见表6-1,78例急性放射反应与照射剂量关系（见表6-2），组间差异非常显著（$p<0.01~0.05$）。所有急性放射反应均于放疗结束后3~6周完全消退或愈合。

　　（3）口外组织瓣与周围皮肤急性放射反应比较
　　见表6-3,两者相比放射反应相似，口外组织瓣轻于周围皮肤，但统计处理无显著差异。

　　（4）游离组织瓣与带蒂组织瓣急性放射反应无明显差异（$p>0.05$），见表6-4。

表6-1　口内组织瓣与周围黏膜急性黏膜炎

RTOG分级	0 + 1级	2 + 3级	4级	p值
	发生数（%）	发生数（%）	发生数（%）	
组织瓣（n=101）	67（66.3）	32（31.7）	2（2.0）	<0.01
周围黏膜（n=101）	16（15.8）	76（75.2）	9（8.9）	

表6-2　口内组织瓣及周围黏膜对不同放射剂量的急性黏膜炎

放疗剂量	-50Gy（n=12）	-60cGy（n=46）	-720Gy（n=20）
	发生数（%）	发生数（%）	发生数（%）
组织瓣（2 + 3级）	0（0）	14（30.4）[#]	12（60.0）[*]
周围黏膜（2 + 3级）	3（25）	37（80.4）	20（100）
组织瓣（4级）	0（0）	0（0）	2（10）[#]
周围黏膜（4级）	0（0）	3（6.4）	8（40）

组间比：#P<0.01　*P<0.05

表6-3　口外组织瓣与周围皮肤急性放射性皮炎

RTOG分级	0 + 1级	2 + 3级	4级	p值
	发生数（%）	发生数（%）	发生数（%）	
组织瓣（n=13）	11（84.6）	2（15.4）	0（0）	>0.05
周围黏膜（n=13）	7（53.8）	6（46.2）	0（0）	

表6-4　游离组织瓣与带蒂组织瓣急性黏膜炎

RTOG分级	0 + 1级	2 + 3级	4级	p值
	发生数（%）	发生数（%）	发生数（%）	
游离组织瓣（n=79）	53（67.1）	25（31.6）	1（1.3）	>0.05
带蒂组织瓣（n=35）	24（68.6）	10（28.6）	1（2.9）	

6

（5）远期随访结果　最明显的变化为组织瓣体积缩小,其规律是肌皮瓣比前臂皮瓣缩小明显,带皮下脂肪厚的比薄的缩小明显。一般缩小15%~25%,最大可达50%。此外,口内组织瓣在术后6个月左右表层角化层明显变薄,毛发脱落,色泽转红润,为黏膜化倾向。本研究观察到较严重的远期变化为:2例在放射后一个月出现部分皮瓣进行性坏死,最终坏死面积达瓣的50%和80%。此2例中1例在10年前患鼻咽癌受区放疗70Gy;另1例放疗时已有肿瘤侵犯皮瓣,且照射剂量达72cGy;1例皮瓣边缘颊部瘘管形成;3例在放疗后6个月出现皮瓣瘢痕化改变;2例皮瓣见上皮萎缩变薄如纸,随诊均超过18个月,未见严重不良后果。

6.4.4.3　研究结论和价值

（1）通过对游离皮瓣、肌皮瓣和带蒂组织瓣的放射耐受性进行系统评价研究,术后2~12周（中位4周）和中位放疗40Gy~72Gy/4~7.5周（中位剂量60Gy）组织瓣放疗成功率98.2%（112/114）,临床观察组织瓣的数量（114块）,时间（最长为56个月）均为国际领先。

（2）组织瓣的放射耐受性优于周围正常组织,不同种类修复组织瓣的放射耐受性无明显差异。

（3）本研究结果对口腔颌面部缺损立即整复后放射治疗的开始时间、剂量、远期不良反应的预防措施均提出了指导性的建议,对口腔癌综合治疗提高疗效和减少并发症有重要价值;为此类患者应用术后放疗提供了科学的实验和临床依据,对口腔癌治疗达到生存率高、生存质量高的"双高"标准有重要作用。

（研究生黄光斌参加本临床研究,黄光斌医师现在普陀区中心医院口腔科工作,特此致谢!　）

6.4.5　调强放疗保护口腔黏膜的研究（2007年）

口腔癌放疗引起的急性黏膜炎是十分常见的放疗并发症。该并发症明显影响患者的进食,造成吞咽困难、消瘦,严重者需鼻饲甚至中止放疗,患者的生活质量显著下降。从理论上讲,调强放疗可以通过保护口腔黏膜来减少这一并发症的发生,但对口腔癌存在明显困难,因为口腔癌的临床靶区（CTV）常延扩至大部分口腔及口腔黏膜。本研究在国内外首次前瞻性研究舌体癌调强放疗的口腔保护。

6.4.5.1　研究方法

（1）患者及分组　48例舌体癌术后放疗患者随机分为口腔保护组和不保护组,每组24例。

（2）黏膜保护方法　口腔保护组:靶区外的口腔黏膜限制区域设定在双侧颊黏膜和上下唇黏膜,定义为联合区,对联合区的黏膜和黏膜下组织按0.5cm~0.75cm厚度进行勾画（见图6-16,蓝色线为联合区的勾画轮廓线,CTV1和CTV2分别以红色和黄色线勾画）。在不下降CTV剂量情况下,尽可能限制联合区放疗剂量<32Gy完成调强计划,其他部分的口腔黏膜（如舌体、舌根、口底、硬腭和软腭等）不设剂量限制,以免影响肿瘤疗效;不保护组:联合区的黏膜和黏膜下组织同样勾画,但不作刻意剂量限制,完成调强计划。

（3）急性黏膜炎评分区域和时间　每周1次对联合区、舌、硬腭和软腭急性黏膜炎按CTCAE3.0版分级,直至放疗结束后黏膜炎消退,同一区域以最高分级统计。CTCAE3.0版分级标准为:1级黏膜红斑反应,2级小斑片溃疡或伪膜,3级大片溃疡或伪膜,轻擦出血,4级黏膜坏死或自发出血。

（4）放疗剂量　通过DVH功能获取联合区黏膜平均剂量,舌、硬腭和软腭黏膜取各自从剂量参考点剂量。舌、硬腭和软腭黏膜的剂量参考点（见图6-17,图6-18）。

6.4.5.2　研究结果

（1）各部位口腔黏膜剂量　保护组黏膜平均剂量41.8±7.4Gy,不保护组58.8±2.2Gy,保护组平均剂量明显低于不保护组（$p=0.000$）;其他3区的参考点剂量平均值未见明显差异（$p>0.05$）。

（2）急性口腔黏膜炎发生率　保护组联合区0+1级口腔黏膜炎75%、2级25%、3级0%;不保护组0+1级0%、2级54.2%、3级45.8%,保护组2级和3级口腔黏膜炎明显低于不保护组（$p=0.000$）;其他3区口腔黏膜炎的严重程度,依舌黏膜>软腭>硬腭渐减,在两组均无统计学差异（$p>0.05$）。

（3）止痛剂使用情况　保护组33.3%因口腔黏膜炎使用镇痛剂,不保护组为62.5%,保护组明显低于不保护组（$p=0.043$）。

（4）抗生素使用情况　保护组25%因口腔黏膜炎使用抗生素,不保护组为54.2%,保护组明显低于不保护组（$p=0.039$）。

（5）保护区肿瘤随访结果　经中位随访30个月,保护组联合区黏膜未见局部肿瘤复发。

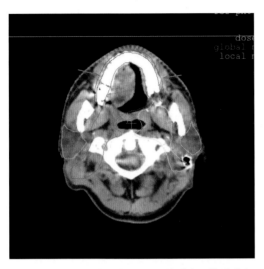

图6-16　某舌体癌患者CT层面的联合区的黏膜和黏膜下组织的勾画（蓝色线）

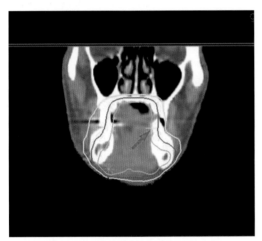

图6-17　舌剂量参考点（箭头所示）

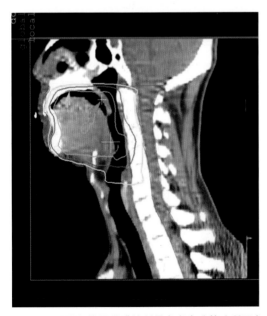

图6-18　硬腭和软腭黏膜的剂量参考点（箭头所示）

6.4.5.3　结论及创新点

（1）结论　舌体癌术后调强放疗对靶区外口腔黏膜设剂量限制区可有效减轻急性放射线口腔黏膜炎的发生，有利于保护患者的生存质量，并无肿瘤复发风险。

（2）创新点　本研究在国内外首次按4个分区前瞻性分别评估急性口腔黏膜炎，替代不分区笼统评估口腔黏膜炎的方法，可更具体、细致地反映口腔黏膜炎的总体发生情况。

（博士生张世周参与以上基础研究。张世周医师现在山东省立医院工作，特此致谢！）

6.4.6　放疗对腮腺和颌下腺体积的影响（2007年）

为了解头颈部放疗时腮腺和颌下腺体积缩小与不同放射剂量的关系，本课题采取同一头位多次CT扫描的动态方法，进行前瞻性临床研究。

6.4.6.1　研究方法

（1）患者和腺体情况　82例（其中口腔癌71例，口咽癌11例）术后患者进入本研究，其中调强组40例，常规普放组42例；因部分患者的腺体已在手术中切除，共有162侧腮腺（调强组78侧，常规普放组84侧）和79侧颌下腺（调强组43侧，常规普放组36侧）进入本研究。

（2）放疗剂量　调强组临床靶区（CTV 1）和常规普放组肿瘤剂量均为60Gy。

（3）CT扫描时间点　每例患者行放疗前、放疗第15次、放疗结束日、放疗结束后2个月共4次同一面罩头位的CT扫描；另有39例患者在放疗结束后6个月完成第5次CT扫描。

（4）腮腺和颌下腺体积-剂量分析　从基于各次CT扫描的DVH获取腮腺和颌下腺的体积-剂量数据，并按<30Gy，30~50Gy和>50Gy不同剂量行腮腺和颌下腺体积-剂量分析。

6.4.6.2　研究结果

（1）调强组腺体剂量　78侧腮腺（均保护）平均剂量22.21Gy，21侧患侧颌下腺（不保护）平均剂量52.19Gy，对侧颌下腺（保护）平均剂量18.26Gy。

（2）常规组腺体剂量　84侧腮腺平均剂量50.22Gy，36侧颌下腺平均剂量62.09Gy。

（3）腮腺和颌下腺体积变化　以放疗前腺体体积

为100%计,162侧腮腺体积在放疗第15次、放疗结束日和放疗结束后2个月的体积分别缩小20.01%、26.93%和27.21%;79侧颌下腺体积在放疗第15次、放疗结束日和放疗结束后2个月的体积分别缩小11.49%、16.76%和16.29%;腮腺体积缩小率大于颌下腺的缩小率。结束后6个月腮腺和颌下腺的体积与放疗结束后2个月的体积基本相同($p > 0.05$)。腮腺和颌下腺体积在放疗前(V0)、第15次(V1)、放疗结束日(V2)和放疗结束后2个月(V3)的体积分别缩小曲线图(见图6-19)。腺体体积缩小在放疗后2个月达峰值,以后保持稳定不再继续缩小(V2~V3段)。

(4)放疗前3周和后3周腺体的体积缩小率 放疗前3周(第15次与放疗前比)和后3周(放疗结束与第15次比)腮腺体积缩小率分别为20.01%和8.57%;颌下腺体积缩小率分别为11.49%和6.0%,腮腺和颌下腺体积前3周缩小率均明显大于后3周,图6-19可见腮腺和颌下腺体积缩小曲线在后3周(V1~V2段)比前3周(V0~V1段)均明显趋平缓。

(5)腺体体积缩小与不同放射剂量的关系直方图 图6-20分别显示在放疗第15次、放疗结束日和放疗结束后2个月放疗<30Gy,30~50Gy和>50Gy的腮腺体积缩小直方图;图6-21分别显示在放疗第15次、放疗结束日和放疗结束后2个月放疗<30Gy,和>30Gy的颌下腺体积缩小直方图。放射<30Gy,和>30Gy的腮腺和颌下腺体积缩小率有显著统计学差异($p < 0.001$)。

(6)腺体体积缩小与不同放射剂量的关系点状图 图6-22和图6-23分别显示放疗结束日每侧腮腺和颌下腺的体积–剂量关系点状图,统计学分析表明,腮腺体积缩小率与放射剂量呈反相关($r = 0.425, p < 0.001$);颌下腺体积缩小率与放射剂量呈反相关($r = 0.389, p < 0.001$);调强放疗的腺体缩小率(黑点)明显低于常规放疗(黑圈点)。

6.4.6.3 结论

(1)放疗使腮腺和颌下腺体积明显缩小,腺体缩小率与放疗剂量呈反相关系,腮腺体积缩小率大于颌下腺的缩小率。

(2)调强放疗对腮腺和颌下腺的剂量限制,使腺体缩小变化明显减小,此与调强放疗后口干症发生率减少相一致。

(博士生阎超参加本临床研究,阎超副教授现在青岛大学医学院附属医院工作,特此致谢!)

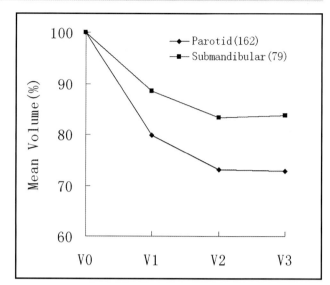

图6-19 腮腺和颌下腺体积在放疗第15次(V1)放疗结束日(V2)和放疗结束后2月(V3)

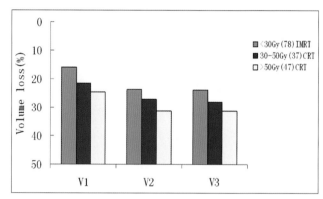

图6-20 不同时间点3种剂量的腮腺体积缩小直方图

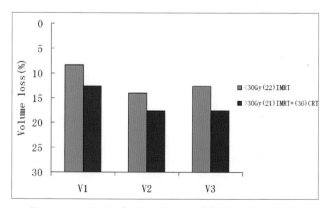

图6-21 不同时间点2种剂量的的颌下腺体积缩小直方图

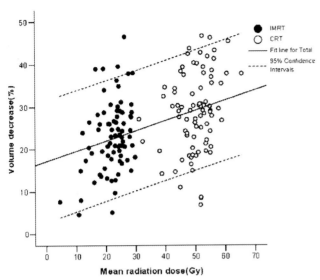

图6-22 放疗结束日每侧腮腺的体积-剂量关系点状图

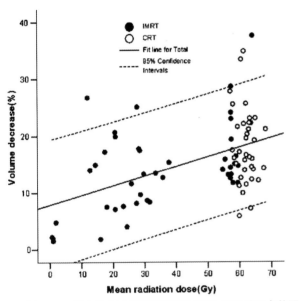

图6-23 放疗结束日每侧颌下腺的体积-剂量关系点状图

6.4.7 调强放疗保护颌下腺功能和预防口干症（2007年）

头颈部调强放疗保护腮腺功能已为多数作者所肯定,但国内外前瞻性研究保护颌下腺功能和预防口干症未见报道。

6.4.7.1 目的

前瞻性评估调强放疗保护颌下腺功能对预防口干症效果。

6.4.7.2 方法

（1）患者资料 2007年5月至2008年5月,52例头颈部恶性肿瘤患者(口腔癌39例、口咽癌7例,鼻咽癌5例、颈部转移癌1例)接受调强放疗。

（2）调强放疗剂量和唾液腺保护 患者调强放疗剂量:(66~72)Gy/33F或60Gy/30F;所有患者中至少一侧腮腺得到保护,26例患者经评估认为病变对侧的颌下腺区域转移可能性低,给予保护(见图6-24);另外26例作为对照组,不保护颌下腺。

（3）前瞻性评估评估时间点 在放疗前、放疗后2个月、6个月、12个月和18个月等5个时间点进行评估。

（4）评估项目 测量5个时间点患者的非刺激性和刺激性唾液流率,采用3种主客观量化方法综合评估患者的放疗后口干。这3种主客观量化方法是:美国放射治疗协作组(RTOG)评分法、王中和教授(2002)提出的改进口干评分法(见本书附录九)和口干问卷法(Eisbrush法)。

6.4.7.3 结果

（1）肿瘤(CTV1)剂量 保护颌下腺组为68.98 ± 2.94Gy,不保护颌下腺组68.83 ± 3.04Gy,两组之间无差异($p > 0.05$)。

（2）腮腺和对侧颌下腺剂量放疗剂量 腮腺平均剂量22.07 ± 5.58Gy,两组之间无差异($p > 0.05$);保护组对侧颌下腺剂量(21.39 ± 8.26Gy),显著低于对照组(54.16 ± 8.56Gy)($p = 0.000$)。

（3）非刺激唾液流率和刺激唾液流率 放疗后2个月时,非刺激唾液流率在两组中分别下降到放疗前基线水平的68.4% 和 19.6%($p = 0.000$),刺激唾液流率为59.1%和41.6%($p = 0.049$);放疗后6个月时,非刺激唾液流率分别为基线水平的73.7% 和 19.6%($p = 0.000$),刺激唾液流率为68.7% 和 50.4%($p = 0.055$);放疗后12个月时,非刺激唾液流率分别为基线水平的86.8%和34.8%($p = 0.000$),刺激唾液流率为84.3% 和 68.1%($p = 0.066$);放疗后18个月时,非刺激唾液流率分别为基线水平的94.7% 和41.3%($p = 0.000$),刺激唾液流率为91.3% 和 77.9%($p = 0.081$)。图6-25和图6-26显示两组调强放疗后2个月 、6个月、12个月和18个月非刺激唾液流率和刺激唾液流率的恢复比较,上虚线表示恢复80%,以上为优良,下虚线表示恢复25%,以下为较差。由于颌下腺分泌90% 以上的非刺激性唾液,此结果表明调强保护颌下腺对非刺激唾液流率保护效果很好。

6

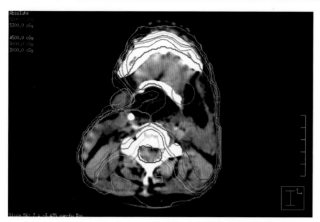

图6-24 T3N0舌体鳞癌术后调强放疗保护腮腺和对侧颌下腺的
等剂量线图

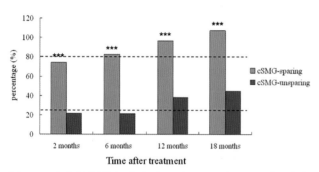

图6-25 两组调强放疗后2个月、6个月、12个月和18个月非刺
激唾液流率的恢复比较

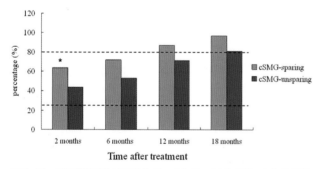

图6-26 两组调强放疗后2个月、6个月、12个月和18个月刺激
唾液流率的恢复比较

腮腺分泌60%以上的刺激性唾液,此结果表明调强放疗对腮腺刺激唾液流率的保护效果良好。

（4）口干评分法　放疗后18个月时,根据美国放射治疗协作组（RTOG）评分法和王中和口干评价方法,1级加2级口干和3级口干在保护和不保护组分别是36.4%（8/22）和0%比66.7%（14/21）和4.8%（p=0.000）；口干量表评分的中位数在两组分别是0.63

和36.25分（p=0.000）。

（5）保护唾液腺的安全性　经中位随访34个月,未发现临近受保护的腮腺和颌下腺区域的复发。

6.4.7.4　结论

经评估对侧颌下腺区域肿瘤转移可能性低的头颈部癌的患者采用调强放疗保护对侧颌下腺,能有效预防放疗导致的口干症,又不增加保护区肿瘤复发危险。

（博士生阎超参加本临床研究,阎超副教授现在青岛大学医学院附属医院工作,特此致谢!　）

6.4.8　放疗对颌骨的损害的实验研究（1998年）

6.4.8.1　^{60}Co与深部X线对于颌骨损伤的实验研究

（1）研究方法　采用两种放射源按1周内10Gy×4次、8Gy×4次、6Gy×4次、4Gy×4次的剂量分割条件对128只豚鼠右侧颌骨照射；实验各组于放疗前1周,放疗后1、3、5个月分别随机抽出2只豚鼠,拔除双侧下颌第一磨牙,拔牙后定期进行颌骨局部X线摄片和组织病理学检查。

（2）结果　研究发现,深部X线照射豚鼠无论是颌骨损害程度还是全身反应远较^{60}Co为严重,照射后1个月内成骨细胞抑制,破骨细胞活动亢进,因而出现骨质吸收；2～4个月后骨细胞数目减少,核固缩,空虚陷窝增多,牙周膜内小血管闭塞。放疗后3、5个月拔牙共有7例（14.6%）发生了颌骨放射性骨髓炎。

（3）结论　相同剂量的深部X线对颌骨组织的损害程度大大超过^{60}Co；拔牙等颌骨创伤因素对颌骨放射性骨髓炎的发生确有诱发作用。

6.4.8.2　^{60}Co与深部X线对于颌骨微循环影响的实验研究

（1）研究方法　采用^{60}Co与深部X线两种放射源按1周内10Gy×4次、8Gy×4次、6Gy×4次、4Gy×4次的剂量分割条件,对128只豚鼠右侧颌骨照射,于放疗后1、3、5个月拔牙,定期进行颌骨微血管铸塑检测。

（2）结果　照射后1个月毛细血管网络中断,数目减少,小静脉属支继发萎缩；而小动脉病理改变不明显,说明毛细血管是颌骨血管系统中放射敏感性最高的部分；同时在拔牙创不愈的铸型标本局部血管网络缺失,周边可见毛细血管灶性增殖。

（3）结论　颌骨放疗后由创伤修复继发微循环衰竭可能是颌骨放射性骨坏死发生的重要原因之一。

（博士生解学涛参加本课题的基础研究，解学涛医师现在美国工作，特此致谢！）

6.4.9　调强放疗保护患者生存质量的前瞻性临床研究（2007年）

6.4.9.1　研究目的和方法

（1）目的　调强放疗能够保护患者生存质量（quality of life，QOL）已为多数作者所肯定，但前瞻性研究较少。本研究采用国际通用的欧洲癌症组织（European Organization for Research and Treatment，EORTC）制定的生存质量QLQ-C30（3.0版）和头颈部癌专用HN35评价量表，前瞻性评估头颈部癌常规和调强放疗患者放疗前后QOL变化，明确常规放疗和调强放疗对QOL的影响和差异，以指导临床。

（2）方法　2007年5月至2008年5月，102例头颈部癌放疗患者（口腔癌76例、口咽癌14例，鼻咽癌11例，颈部转移癌1例）进入研究，其中调强放疗组（IMRT）52例，至少保护一侧腮腺，组中24例加对侧颌下腺保护；常规放疗组（CRT）50例，不保护唾液腺。采用QLQ-C30和HN35通用量表，在放疗前、放疗结束日、放疗后2个月、6个月等4个时间点对患者QOL的33个领域进行评估，以10%以上的得分变化有临床意义。

（3）结果

1）QOL主要领域放疗前后平均得分的变化（全部患者）　调强和常规放疗造成头颈部癌患者QOL93.9%（31/33）领域下降，其中48.5%（16/33）显著下降（$p<0.01$），33.3%（11/33）的下降有临床意义；放疗后2个月时42.4%（14/33）的领域优于放疗前，其中12.1%（4/33）的领域改善有临床意义，但15.2%（5/33）领域尚未恢复（$p<0.01$）；放疗后6个月QOL继续改善，51.5%（17/33）的领域优于放疗前，其中21.2%（7/33）的领域改善有临床意义，12.1%（4/33）的领域比放疗前差，仅在口干和唾液黏稠症状2个领域尚未恢复（$p<0.01$）。图6-27显示QLQ-C30表QOL主要领域放疗前后平均得分的变化曲线，放疗结束时一般健康状况（GH）和认知功能（CF）有非常显著下降（$p<0.001$）；放疗后随时间延长QOL持续回升，放疗后6个月在一般健康状况、躯体功能（PF）、角色功能（RF）、情绪功能（EF）和社会功能（SF）均非常明显优于放疗前（$p<0.001$），除躯体功能

外均有临床意义。

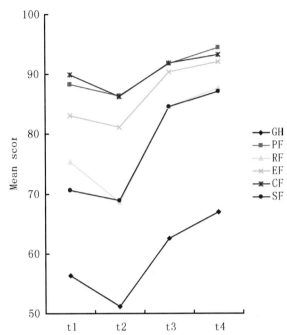

图6-27　全部患者主要生存质量领域的平均得分变化（t1-放疗前，t2放疗结束，t3放疗后2个月，t4放疗后6个月）

2）二种放疗对口干和唾液黏稠等症状的影响　放疗结束时IMRT在口干和唾液黏稠2个领域非常明显优于CRT，平均得分差分别为31.2和36.5分（$p=0.000$），牙齿问题和张口困难领域也优于CRT（$p<0.05$，平均得分差超过10分）；放疗后2个月，两组在口干和唾液黏稠领域组间差距进一步加大，平均得分差分别为45.9和61.4分（$p=0.000$），IMRT在进食困难领域也优于CRT（$p<0.05$，平均得分差超过10分）；放疗后6个月，在口干和唾液黏稠领域两组平均得分差更扩大至57.7和62.7分（$p=0.000$），IMRT在头颈部疼痛、进食困难、牙齿问题、体重减轻领域优于CRT（$p<0.05$，后4项的平均得分差均超过10分）。对比IMRT组放疗后在口干和唾液黏稠领域的持续改善，常规放疗组未见改善。图6-28显示了两组在口干领域平均分变化曲线的差异（$p=0.000$）。图6-29直观显示了两组在唾液黏稠领域平均分变化曲线的差异（$p=0.000$）。

（4）结论　调强放疗有明确保护正常组织功能和保存患者QOL的优点，特别在口干和唾液黏稠2个症状影响明显小于常规放疗，对保存QOL意义重大。

（博士生阎超参加本临床研究，阎超副教授现在青岛大学医学院附属医院工作，特此致谢！）

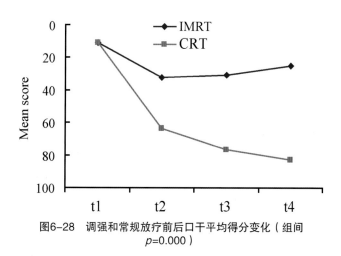

图6-28　调强和常规放疗前后口干平均得分变化（组间 *p*=0.000 ）

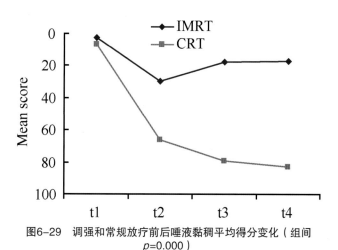

图6-29　调强和常规放疗前后唾液黏稠平均得分变化（组间 *p*=0.000 ）

6.4.10　放疗患者的全身反应及免疫功能的变化（1994年）

6.4.10.1　全身反应

患者放疗期间常有食欲减退、全身怠倦、乏力和体重下降。一般不发热。

6.4.10.2　机体抗肿瘤免疫功能的变化

放射治疗对机体免疫功能产生的抑制作用除了表现在外周血白细胞总数下降、淋巴细胞总数和比例下降等一般性指标外，对NK、OKT、TNF等特殊指标也产生影响。为了探讨放射治疗对机体抗肿瘤免疫功能的影响，笔者采用双荧光标记单克隆抗体和双激光型流式细胞仪，对86例头颈部恶性肿瘤患者放疗前后外周血T淋巴细胞亚群的变化进行研究。结果发现，头颈部癌患者CD_3^+和CD_4^+比正常人明显下降（$p < 0.05$）；CD_8^+明显上升（$p < 0.01$），CD_4^+/CD_8^+比值非常明显下降（$p < 0.001$）；放疗后患者CD_3^+和CD_4^+进一步下降（与放疗前比，$P < 0.05$），CD_4^+/CD_8^+倒置的比例从放疗前的40.7%（35/86）增加到治疗后的55.8%（48/86），治疗后4个月为61.6%（53/86）；部分患者治疗后6~10个月再次检测，免疫抑制仍未恢复。由于T淋巴细胞亚群分布是反映机体抗肿瘤免疫功能的主要指标，因此可以认为，放射治疗对机体抗肿瘤免疫功能有强大而持久的抑制效应。这一结果也提示放疗患者应用白细胞介素-2、干扰素等生物反应修饰剂的必要性。

（中科院上海细胞研究所吴直江研究员协助本课题研究工作，特此致谢！）

6.5　放射诱发性恶性肿瘤

各种电离辐射都有致癌性，放射线治疗恶性肿瘤的同时，也存在诱发恶性肿瘤的危险。特别是近数十年来放射治疗恶性肿瘤日益广泛和疗效提高，患者的生存期延长，这一问题已越来越受到关注。

1972年，美国Arsenean首次报道425例霍奇金淋巴瘤放疗和化疗后患实体瘤危险性增加，疗后经5~10年潜伏期，癌发率约为每年0.3%~1%，且随着放疗后时间的延长，危险性也增加。此后，宫颈癌和乳腺癌放疗后继发恶性肿瘤的危险性也得到证实，治疗后10年继发恶性肿瘤的发生率约为正常人群癌发率的4倍。

一些研究指出，放射治疗是局部分次高剂量照射，与日本原子弹爆炸后幸存者的一次性全身均匀照射不同，继发性白血病危险性并不明显增加。继发恶性肿瘤一般需要5年以上的潜伏期（据Phillips 1963年的报道，甲状腺癌潜伏期可长达15年，皮肤癌为25年，头颈部癌为24年），发生在原来的放射野内或野边缘，继发肉瘤以骨肉瘤为主，继发癌则与原发癌病理类型不同或有明显差异，以皮肤癌多见。作为放射诱发性恶性肿瘤的组织病理学诊断，诱发肿瘤与原发肿瘤应具有不同的组织学类型，或有排除原肿瘤复发或转移的依据。

1988年，美国Parker报道了头颈部恶性肿瘤放疗后继发癌危险性的评价结果。他统计了1955年至1979年在UCLA确诊的头颈部原发癌2151例,其中手术治疗组678例,放射治疗组1473例。经5～30年的随诊,共发生第二原发癌39例,其中外科治疗组13例,放疗组26例,发生率分别为1.9%和1.8%。作者认为,烟酒等不良因素可能在头颈部第二原发癌的诱因中起更强烈的作用,以致"淹没"了放射线的致癌效应。

美国M.D.Anderson医院得到的结果类似,共统计住院治疗的头颈部癌1163例,其中手术治疗组337例,放疗组826例,经7.5～25.5年随诊,有68例原发部位或邻近区出现第二原发恶性肿瘤。其中外科组20例(6.0%),放疗组48例(5.8%);有63例头颈部其他部位出现第二原发癌,其中外科组16例(4.7%),放疗组47例(5.7%),并无显著差异。另据Steeves(1981)报道,每1000例放疗后生存5年以上的头颈部癌患者中,发生继发癌1～2例。如按目前头颈部放射治疗后5年生存率40%计算,每1250个放疗患者中才有1例可能患继发恶性肿瘤。因此,美国LCLA的Parker(1990)认为,头颈部放疗后辐射继发恶性肿瘤的危险性相当小,以至在选择治疗方法时不必作为不利因素加以考虑。

关于放射诱发的机制,目前主要有两种学说。一种学说认为放射线作为物理致癌因子,造成照射区正常组织基因突变,诱发肿瘤。这一过程一般要经过启动(initiation)—促进(promotion)—演变(progression)三个阶段连续进行性发展,最后形成新的恶性肿瘤。另一种学说认为,电离辐射激活了体内的致癌病毒,进而诱发第二原发癌。在放射致癌的过程中,如果患者有家族性肿瘤遗传复发倾向,或其他环境致癌因素存在,将与放疗一起产生相加或协同作用,使致癌作用加强。

人体不同组织对放射有不同的致癌敏感性。如甲状腺经低剂量照射后,就易诱发肿瘤,淋巴组织则在中等剂量下才会导致肿瘤,而骨则需更高剂量才会引起肿瘤。

儿童对放疗十分敏感,放疗后比较容易诱发恶性肿瘤形成。放疗时年龄越小,越容易诱发第二恶性肿瘤。资料表明,患一种恶性肿瘤的儿童再患第二种恶性肿瘤的危险性是未患肿瘤同龄儿童的6～15倍。

放射线种类也与致诱发癌有关,中子线等高线性能量传递射线比常规放疗的γ射线和X射线更易诱发肿瘤。放射总剂量高低是否会影响第二肿瘤的发生率,目前尚有争论。大部分学者认为中等剂量(30～60Gy)诱发恶性肿瘤的发生率高,但美国NCI研究霍奇金病放疗时发现,仅高剂量时才产生诱发癌。

放射诱发恶性肿瘤的治疗应首选手术治疗,对适宜放射治疗者,要最大限度地减少正常组织的放射损伤。

(王中和)

参 考 文 献

1 殷蔚伯,余子豪,徐国镇,等.肿瘤放射肿瘤学.第4版.中国协和医科大学出版社,2008

2 于金明.肿瘤精确放射治疗学.济南:山东科技出版社,2004

3 王中和.头颈部恶性肿瘤手术加术后放疗的早期并发症.中华放射肿瘤学杂志,1992,1(2):202-205

4 王中和,胡海生,王家东,等.放疗与顺铂化疗对耳蜗功能和结构的影响.中华放射肿瘤学杂志,1994,3:84-87

5 王中和,胡海生,王家东,等.γ-射线对动物耳蜗及前庭损伤的实验研究.上海医学,1998,21(10):567-569

6 吴逸农,邱蔚六,林国础,等.术后放疗对面神经移植再生影响的实验研究.中国放射肿瘤学杂志,1991,5:255-257

7 陈旺,王中和,陆顺娟,等.γ-射线对狗味觉组织影响的定量研究.中华放射肿瘤学杂志,1998,7:33-36

8 王中和,邱蔚六,黄光斌.放射治疗对口腔颌面部组织瓣修复影响的临床观察.中华耳鼻咽喉科杂志,1999,34:177-179

9 王中和,吴直江,陆顺娟,等.头颈部癌患者手术及放疗前后T细胞亚群变化及其预后价值.实用口腔医学杂志.1994,10:235-237

10 王中和.呼吁建立我国的口干燥症分级标准.中华口腔医学杂志,2010,45:449-452

11 王中和,张志愿,陈晓莉.放射对下颌骨缺损钛板立即修复的影响.上海第二医科大学学报,1999,19:501-503

12 阎超,王中和,胡海生,等.调强和常规放疗对头颈部癌生存质量影响评估.中华放射肿瘤学杂志,2009,18:431-434

13 王中和,蔡以理,黄光斌.术后放射治疗对口腔颌面部组织瓣修复的影响.中华放射肿瘤学杂志,1999,8:83-85

14 王中和,郭高.三维放疗优化技术减少头颈部癌放射性口干症.实用口腔医学杂志,2002,18:488-490

15 王中和.三维适形调强放射治疗减少放疗后口干症.中华临床医学卫生杂志,2007,5:1-4

16 解雪涛,邱蔚六,袁文化,等.豚鼠下颌骨血管系统损伤的实验研究.华西口腔医学杂志,1998,16:5-7

17 解雪涛,邱蔚六,袁文化,等.^{60}Co与深部X对豚鼠颌骨损害的对比研究.上海口腔医学杂志,1998,7:125-129

18 王中和.减少下颌骨放射性骨坏死的新策略.口腔颌面外科杂志,2009,19:229-233

19 王中和,蔡以理,杨琦蕻.头颈部恶性肿瘤术后放疗近期副

6

反应的特点及影响因素.上海口腔医学杂志,1992,1：5-7

20 王中和,张志愿,蔡以理,等.下颌骨缺损钛板修复后的放射治疗.中华口腔医学杂志,2005,40：123-125

21 王中和,王家东,胡海生,等.⁶⁰Co γ射线对豚鼠耳蜗功能和结构的影响.中华放射医学与防护杂志,1994,14(3)：155-158

22 王中和,张澄波,陆顺娟,等.低分子壳多糖对癌症放疗患者免疫功能的影响.首都医科大学学报,1997,18：82-84

23 Z.Wang Z, Qiu W, Mendenhall WM. Influence of radiation therapy on reconstructive flaps after radical resection of head and neck cancer. International J Oral Maxollofac Surg,2003, 32：35-38

24 Wang ZH, Zhang SZ, Zhang ZY, et al. Protecting the oral mucosa in patients with oral tongue squamous cell carcinoma treated postoperatively with intensity-modulated radiotherapy： A randomized study. Laryngoscope,2012,122(2)：291-298

25 Wang ZH, Yan C, Zhang ZY, et al. Impact of salivary gland dosimetry on post-IMRT recovery of saliva output and xerostomia grade for head-and-neck cancer patients treated with or without contralateral submandibular gland sparing：A longitudinal study. Int J Radiat Oncol Biol Phys,2011,81： 479-1487

26 Wang ZH, Yan C, ZhangZY, et al. Radiation-induced volume changes in parotid and submandibular glands in patients with head and neck cancer：A longitudinal study. Laryngoscope, 2009,119：1966-1974

27 Wang Z,Zhang ZY, MendenhallWM.Postoperative radiotherapy after titanium plate mandibular reconstruction foe oral cavity cancer. Am J Clin Oncol,2005,28(5)：460-463

28 Wijers OB,Levendag PC,Breaksma MM,et al. Patients with head and neck cancer cured by radiation therapy：a survey of the dry mouth syndrome in long-term survivors. Head Neck, 2002,24：737-747

29 Vineberg KA, Eisbruch A, Coselmon MM, et al：Is uniform target dose possible in IMRT plans in the head and neck? Int J Radiat Oncol Biol Phys,2002,52：1159-1172

30 Pow EHN, Kwong DLW, McMillan AS, et al：Xerostomia and quality of life after intensity modulated radiotherapy vs conventional radiotherapy for early stage nasopharyngeal carcinoma：Initial report on a randomized controlled trial. Int J Radiat Oncol Biol Phys,2006, 66：981-991

31 Meirovitz A, Murdoch-Kinch CA, Schipper M, et al： Grading xerostomia by physicians or by patients after IMRT of head and neck cancer. Int J Radiat Oncol Biol Phys,2006,66： 445-453

32 Seikaly H, Jha N, Harris JR, et al. Long-term outcomes of submandibular gland transfer for prevention of postradiation xerostomia. Arch Otolaryngol Head Neck Surg, 2004,130(8)： 956-961

33 Al-Qanhtani K, HierMP, Sultanum K, et al. The role of submandibular salivary gland transfer in preventing xerostomia in the chemoradiotherapy patient. Oral Surg Oral Med Oral Pathol Oral Radiol Endod, 2006, 101(6)：753-756

34 Saarilahti K,Kouri M,Collan J,et al. Sparing of the submandibular glands by intensity modulated radiotherapy in the treatment of head and neck cancer. Radiother Oncol,2006, 78：270-275

35 Parliament M, Alidrisi M, Munroe M, *et al*. Implication of radiation dosimetry of the mandible in patients with carcinomas of the oral cavity and nasopharynx treated with intensity modulated radiation therapy [J]. *Am J Oral Maxillofac Surg*, 2005,34：114-121

36 Yao M, Dornfeld KJ, Buatti JM, *et al*. Intensity-modulated radiation treatment for head-and-neck squamous cell carcinoma-the University of Iowa experience. Int J Radiat Oncol Biol Phys,2005,63：410-421

37 Jabbari S, Kim HM, Feng M, *et al*. Matched case-control study of quality of life and xerostomia after intensity-modulated radiotherapy or standard radiotherapy for head-and-neck cancer：Initial report [J]. *Int J Radiat Oncol Biol Phys*,2005, 63(3)：725-731

7 口腔颌面-头颈肿瘤预后的相关因素
Chapter 7 Prognostic Factors

近20年来，口腔颌面-头颈肿瘤疗效虽有改善，但其5年生存率仍徘徊在50%~80%左右。口腔颌面-头颈肿瘤绝大部分是鳞癌，目前对大部分头颈部鳞癌患者是采用手术加术后放疗来治疗。影响口腔颌面-头颈肿瘤疗效的因素很多，研究肿瘤预后相关因素，指导临床对其中预后差的患者采取更有针对性的治疗，包括提高术后放疗剂量、超分割术后放疗技术、同步放化疗等，将对提高有不良预后因素患者的疗效具有重要意义。

口腔颌面-头颈肿瘤患者的临床分期、病理特征和采用不同治疗模式等均为影响预后的重要因素，肿瘤体积、肿瘤厚度、淋巴结转移数、淋巴结包膜外浸润（extracapsular spread，ECS）、肿瘤切缘等更是重要的预后因素。

7.1 临床分期对预后的影响

TNM分期系统是目前国际通用的恶性肿瘤分期系统，分期的目的是指导临床医师制定治疗方案、判断预后、评估疗效等。临床分期被认为是重要的肿瘤预后因素，其意义显著大于肿瘤的组织学分级。Rusthoven 等对50例舌鳞癌患者采用手术、术后放疗或放化疗，经中位随访29个月，I~II期患者的2年生存率为77%，明显好于III~IV患者的52%（$p=0.04$）。已有研究发现，肿瘤TNM分期与肿瘤细胞角化程度、细胞核多形性有显著相关。随着临床诊断方法及治疗水平的提高，原有的分期可能变成不能符合疗效评估和预后判断，T分期和N分期与预后无关的研究正在增多，其原因可能与现代调强放疗及其他先进技术的应用有关，故TNM分期系统也需要与时俱进地修订。

7.1.1 T分期

一般来说，大肿瘤比小肿瘤增加局部复发、颈淋巴结转移和远处转移的风险，预后较差。在目前口腔颌面-头颈肿瘤T分期中，"肿瘤最大径"（二维指标）是被用来表明肿瘤大小（T1~T4）的指标。近年来，原发肿瘤的体积（三维指标）已引入疗效评估和预后判断，对治疗模式的选择、放疗剂量和技术的确定有重要的价值。

据Lin等对采用手术和术后放疗的145例无远处转移颊鳞癌患者的研究，经中位随访4年，发现T1~T2期患者的局部控制率明显高于T3~T4期患者（$p=0.01$）；易俊林等对采用调强放疗技术治疗的416例鼻咽癌患者行单因素预后分析，Cox法多因素预后分析。结果发现，T分期是影响总生存率（$p=0.00$）和局部控制率（$p=0.00$）的因素；T分期和N分期均影响无瘤生存率和无远处转移生存（$p=0.00$）。但陈传本等研究330例接受调强放疗的鼻咽癌患者肿瘤体积对预后影响，结果表明，肿瘤体积是影响预后的危险因素，而T分期并不是影响预后的因素。

7.1.2　N分期

7.1.2.1　颈淋巴结转移

口腔颌面-头颈肿瘤是否有颈淋巴结转移、淋巴结转移的程度是与肿瘤复发、生存率相关的预后指标，这些指标包括肿瘤是否有淋巴结转移、转移淋巴结数目、单区、多区、单侧还是双侧、转移淋巴结的大小、是否浸润淋巴结周围淋巴管、颈部转移灶的复发、是否有淋巴结的包膜外浸润（ECS）等。上述部分指标已结合到UICC的TNM分类中。

此外，有作者认为前哨淋巴结定位检测对N0口腔癌患者颈部治疗依据有重要价值。Ionna等对21例T1N0和T2N0口腔癌患者联合应用染料法和核素标记法，95%定位前哨淋巴结阳性，其中18%的前哨淋巴结在预想的引流区之外，假阴性率为0。Kurokawa等研究50例I~II期舌鳞癌患者颈部淋巴结转移的病理预后因素，其中7例（14%）发生颈部淋巴结转移。多因素统计分析表明，肿瘤厚度≥4mm的舌中分化鳞癌是颈部淋巴结转移的预测因子，明显影响总生存率（$p=0.02$）。

7.1.2.2　转移淋巴结密度

Kim等随访分析211例口腔鳞癌手术患者TN分期、淋巴结密度（转移淋巴结数占颈清扫淋巴结总数的比例，lymph node density，LND）等因素对生存率的影响，结果发现，在pN+患者的单因子分析结果，T分期、淋巴结2只以上转移和中位LND大于0.06是明显影响疾病特异性生存率的预测因子（$p<0.015$）；在多因子分析结果，仅LND大于0.06是疾病特异性生存率的预测因子（$p=0.001$）。

7.1.2.3　临床分期

Lin等对采用手术和术后放疗的145例无远处转移颊鳞癌患者的研究，中位放疗剂量64Gy，经中位随访4年，发现I~IV期待5年疾病特异性生存率分别为87%、83%、61%和60%（$p=0.01$）。

7.2　肿瘤的部位和肿瘤大小对预后的影响

7.2.1　原发肿瘤的部位对预后的影响

7.2.1.1　口腔癌的预后差

在口腔颌面-头颈肿瘤中，口腔癌的预后比其他部位的口腔颌面-头颈肿瘤差。Moon等对51例头颈部鳞癌（口腔23例、口咽20例、喉5例、喉下3例）行加速调强放疗，经中位随访32个月（生存患者39个月），结果发现，口腔癌患者的3年无远处转移生存率66%，明显差于口咽癌患者的95%（$p=0.0414$）；单因素统计分析表明，口腔癌（$p<0.001$）和年龄≤40岁（$p<0.001$）是明显影响无远处转移生存率的不良预后因素。

7.2.1.2　口腔后部癌的预后更差

口腔癌的预后差，口腔后部癌的预后更差。Lin等对115例中晚期口腔癌患者采用放疗（其中的95%联合化疗），对影响患者生存率的因素进行评估。结果发现，口腔癌的原发部位和颈部转移是明显影响生存率的重要因素。颊癌、口底癌和牙龈癌患者的3年无病生存率为51%，明显高于磨牙后癌和硬腭癌的18%，而舌癌和唇癌的生存率6%为最差（$p<0.0001$）；N0患者5年生存率41%，明显高于N+患者的19%（$p=0.012$）。行挽救手术者的生存率有改善；T分期、放疗技术（调强或普放）对患者的生存率无明显影响。另据统计资料，口腔后部癌患者5年生存率低于前部，如舌体癌的5年生存率为55%~60%，舌根、扁桃体和硬腭癌为40%，软腭癌为20%~30%。造成这一情况的主要原因是不同部位肿瘤

的淋巴转移率不同,如牙龈癌淋巴结转移率低于7%,颊癌为22%,而舌、磨牙后区、口咽部肿瘤的淋巴结转移率可高达59%~64%。当然,不同部位口腔癌的预后还与临床分期、组织分化程度、肿瘤侵袭特点、神经及血管侵袭、手术切缘等相关。

7.2.2 肿瘤大小对预后的影响

肿瘤大小与预后的相关性是不容质疑的。关于肿瘤大小有两种标准,一种是按体积大小,在影像学三维技术快速发展的今天,已可以比较准确地在治疗前得到瘤体的体积数据;另一种是按肿瘤侵犯范围,超出定义标准即按大肿瘤统计。二种方法各有优缺点。

7.2.2.1 肿瘤侵犯范围

据金晶等对238例单纯放射治疗T1N0M0声门型喉癌进行预后因素分析,中位随访127个月,5年局部控制率为82.2%,5年和10年总生存率分别为84%和74.89%。研究发现,T1N0M0声门型喉癌的局部控制不良预后因素是:大肿块(大于双侧声带前1/3或大于单侧声带1/2,$p=0.023$)、前联合受侵($p=0.024$)和血红蛋白在治疗过程中下降$>10g/L$($p=0.025$)。

7.2.2.2 肿瘤体积

现代医学三维影像学(CT、MRI、PET/CT等)使研究肿瘤体积对预后的影响成为可能。多数研究采用CT勾画肿瘤体积,GTV体积$>70cm^3$患者的3年无病生存率和总生存率分别为50%和65%;$<70cm^3$患者的3年无病生存率和总生存率分别为68%($p=0.001$)和88%($p=0.0001$)。

Studer等对平均GTV体积$104cm^3$(范围$71~251cm^3$)的112例头颈部癌患者采用根治性放疗,其中的88%患者加以化疗。经随访,3年局部控制率、无病生存率和总生存率分别为61%、50%和58%。统计分析发现,GTV$<130cm^3$联合化疗的98例患者(GTV平均体积$103cm^3$)3年无病生存率53%,明显好于未联合化疗的14例患者(GTV平均体积$99cm^3$)的17%($p=0.01$);GTV$>70cm^3$患者的局部控制率低于20%。

Strongin等对78例III-IV期下咽、口咽和喉鳞癌患者的肿瘤体积(原发和颈部转移淋巴结体积合计)与随访结果进行统计学分析。经中位3年随访,结果发现,

原发肿瘤体积$<35cm^3$比$>35cm^3$有更好的预后:无进展生存期分别为61%和33%($p=0.004$)、总生存期分别为84%和41%($p<0.001$)。统计分析还发现,这些患者的T分期和N分期与预后无关。Shen等按肿瘤体积大小将鼻咽癌患者分为4组,体积分别为$<20cm^3$、$20~40cm^3$、$>40~60cm^3$和$>60cm^3$,其5年局部控制率分别为91.9%、89.5%、81.2%和48.9%。Lee等亦将患者按肿瘤体积大小将患者分为4个组,体积分别为$<15cm^3$、$15~25cm^3$、$>25~50cm^3$和$50cm^3$,该研究表明4个组生存率曲线明显分开,大肿瘤体积患者预后明显不良。陈传本等研究330例接受调强放疗的鼻咽癌患者肿瘤体积对预后影响,结果发现原发肿瘤体积$>50cm^3$者生存率明显下降,是判断鼻咽癌调强放疗患者预后的有力指标。

Lok等对340例口咽鳞癌(含162例舌根癌)调强放疗同步铂类化疗患者的肿瘤体积(原发和颈部转移体积分计)与随访结果进行统计学分析。经中位随访34个月(范围5~67个月),结果发现,原发灶体积($pGTV$)和T分期与局部肿瘤控制率相关(分别为$p<0.0001$和$p=0.004$),颈部转移灶体积($nGTV$)与区域控制率无关;原发灶体积($pGTV$)和N分期与患者的总生存率相关(分别为$p=0.0003$和$p=0.0073$),也与远处转移率相关(分别为$p=0.0008$和$p=0.002$)。

Chu等报道了100例初治鼻咽癌肿瘤体积与放疗预后的关系,认为肿瘤体积$>15cm^3$患者局部控制率及总生存率将明显降低。但大多学者倾向肿瘤体积$>50cm^3$明显影响患者的预后。如Shen等研究结果显示肿瘤体积$>60cm^3$者放疗后局部控制率明显降低。Lee等的研究显示对肿瘤体积$>15cm^3$者辅以≥4个周期化疗有利于总生存率的提高。

Chung等对43例N0舌癌患者术前PET/CT检查,按SUV>2.5计算肿瘤体积(metabolic tumor volume,MTV),与术后病理颈部隐匿性淋巴结转移(occult metastasis)行相关性研究。单因素统计分析发现,淋巴血管侵犯和SUVmax倾向相关($p=0.08$和$p=0.05$);多因素统计分析结果发现,仅MTV$>6.0cm^3$患者的颈部隐匿性淋巴结转移明显上升($p=0.04$)。Seol等对59例晚期头颈部癌患者治疗前行FDG-PET检查,以SUV 2.5为标准勾画肿瘤边缘,计算肿瘤体积(metabolic tumor volume,MTV)。患者采用辅助放疗和放疗后随访。统计分析表明,MTV和颈部淋巴结转移是显著影响预后的因子,其中MTV大于$9.3cm^3$预后差,复发危险高

（p=0.006）；死亡危险高（p=0.051）。

7.3 病理因素对预后的影响

7.3.1 癌细胞分化对预后的影响

关于癌细胞分化程度，WHO推荐将肿瘤分为3级：1级（高分化）、2级（中分化）、3级（低分化），当肿瘤表现出不同分级时，最高分级决定最终分类。虽然从20世纪70年代起，癌细胞分化对预后影响的研究报道了组织学分级与生存率之间的相关性，如Bell等对233例手术切除的口腔鳞癌（舌鳞癌73例、其他口腔癌152例）作临床病理分析，结果发现，临床分期（p=0.0014）和病理分化（p=0.026）是明显影响患者生存率的相关因素。但目前多数研究认为，组织学分级系统与预后的相关性较差。其原因与取材标本的局限性、分级仅根据肿瘤细胞的结构特征而不是功能有关。为此，最近的研究认为，对肿瘤最深的浸润边缘特征评价比组织学分级更有价值。

Fan等回顾性分析201例中晚期口腔舌鳞癌采取手术加术后放疗或同步放化疗患者的疗效和预后因素，患者中位放疗剂量64.8Gy（范围58.8~72.8Gy）。经随访，单因素统计分析表明，癌细胞分化程度、多淋巴结转移、淋巴结囊外侵犯明显影响疾病特异生存率；多因素统计分析表明，癌细胞分化程度、多淋巴结转移、淋巴结囊外侵犯和同步放化疗是独立预后因素。

7.3.2 切缘对预后的影响

切除边缘包括两方面，一为肿瘤边缘的表面黏膜，二为围绕肿瘤的黏膜下及更深层的组织。辨别两者是重要的，因为临床上对鳞癌在表面黏膜切缘的复发容易发现并常能成功治愈，而留在深部切缘肿瘤细胞的再生长导致的复发，由于被皮瓣和重建组织遮盖而不易察觉，被发现时肿瘤已很大，不易被彻底切除。

目前尚缺乏判定安全手术切缘的统一标准。英国皇家病理学院的定义为，切缘距肿瘤≥5mm为阴性，1~5mm为距肿瘤近，<1mm为阳性。"阳性"的标准为切缘上有肿瘤细胞存在。也有学者认为阳性切缘包括：① 浸润癌；② 原位癌或异常增生；③ 距肿瘤

≤0.5mm。

手术切缘状况在预测患者复发、预后方面具有一定意义。Woolgar等的研究发现，切缘状况是明显影响预后的因素，切缘有肿瘤累及的患者仅11%存活5年，切缘距肿瘤近的患者47%存活5年，而切缘阴性患者78%存活5年。有报道切缘过近患者的相对死亡风险与有淋巴结转移者相似。Lorre等报道，切缘阳性患者较切缘阴性患者的局部复发率增加1倍，且切缘阳性与阴性患者之间5年生存率有显著差异（p<0.05）。但也有学者的研究结果未显示出切缘状况与肿瘤复发、生存率高低相关，其原因可能与切缘的界定标准不同有关。

7.3.3 肿瘤侵犯前沿对预后的影响

肿瘤侵犯前沿（tumour invasive front）是指肿瘤侵犯最深的浸润边缘。在病理组织学表现上，侵袭最前沿、位于肿瘤上皮-间质界面的肿瘤细胞，与肿瘤中心和表面的细胞会有明显不同。据推测，位于最前沿的癌细胞是侵袭性最强的肿瘤细胞，具有比肿瘤中心和表面的细胞更强大的侵犯血管、导致肿瘤高复发或转移的能力。近年研究发现，在众多组织学特征中，癌灶前缘癌细胞的结构特征和功能特征能更好地反映肿瘤的生物学行为，其中癌细胞向深层组织的浸润方式对肿瘤恶性程度及区域淋巴结转移的预测有较大意义。因此，根据侵犯前沿肿瘤的特征进行组织学分级，在预测淋巴结转移、局部复发、生存率方面的意义和价值显著高于传统的WHO对整个肿瘤的组织学分级系统。

因此，仅依靠原发灶大小、整个肿瘤病理分级、浸润深度等作为判断癌恶性程度是不够的。恶性肿瘤的异质性，同一肿瘤内部肿瘤细胞的病理学特征并不完全相同，不同区域的肿瘤细胞分化程度也不完全一致。对侵犯前沿进行组织学分级，其评判参数包括肿瘤细胞的角化程度、核多形性、侵袭方式、淋巴管侵袭等。研究表明，不同浸润方式的癌细胞亚群具有不同的增殖潜能，以小团块、小细胞群或单个细胞弥漫状浸润的癌，区域淋巴结转移率较癌细胞推挤状者明显增加。这些现象提示，肿瘤细胞在复杂的浸润过程中，由于肿瘤的异质性，导致了同一肿瘤实体内细胞分化呈现多样性，出现了不同的亚群，最终在细胞学上形成了特定的表现形态。而这种细胞学形态表象可能与其浸润及转移的本质间存在着内在联系。据研究，肿瘤前沿细胞的侵袭方式与接触抑制丧失、细胞移动性增加、蛋白质溶解酶分泌、细胞增

殖指数增加、癌基因表达改变、间质成纤维细胞特性改变等指标有关。

7.3.4 淋巴结包膜外侵犯对预后的影响

口腔癌转移淋巴结中的包膜外侵犯(extracapsular spread, ECS)与预后的关系已得到明确。ECS是指淋巴结中转移的肿瘤突破了淋巴结包膜。ECS的程度在转移淋巴结手术标本检查明显可见为"肉眼可见",只在组织学检查时可见为"显微镜下可见"。镜下ECS的浸润程度也不同,可累及颈内静脉、胸锁乳突肌、淋巴结周围脂肪组织、包膜外周的纤维组织等。

Yao等对55例口腔癌患者采用根治性调强放疗(含49例术后调强),对存活患者中位随访23.9个月,2年总生存率、疾病特异性生存率、局部无复发生存率局部区域无复发生存率和无远处转移生存率分别为68%、74%、85%、82%和89%。9例患者局部-区域复发,经统计学分析,仅颈部淋巴结囊外侵犯是明显影响局部-区域复发的预后因素,其他因素包括T分期(T0-3比T4)、N分期(N0-1比N2-3)、肿瘤侵犯神经、淋巴-血管侵犯、细胞病理分化程度、手术与放疗间隔时间(≤6周比>6周)、手术至放疗结束时间(≤100d比>100d)均未见明显差异($p>0.05$)。

Fan 等报道201例Ⅲ~Ⅳ期舌鳞癌患者采用手术加术后放疗或体内放疗,中位放疗剂量64.8Gy,经中位随访40.4个月,多因素统计学分析表明,多淋巴结转移、细胞分化、淋巴结包膜外侵犯(ECS)、同步放化疗是独立影响预后的因素;当ECS存在情况下,仅同步放化疗明显改善生存率(48.2%比15%, $p=0.038$)。作者认为,ECS是同步放化疗的绝对指征。

Woolgar等对导致口腔鳞癌死亡的因素进行多因素分析,结果表明,ECS是最有预后价值的指标;肉眼可见和显微镜下可见的ECS患者的3年生存率分别为33%和36%;淋巴结转移但无ECS患者的3年生存率为72%,接近于无颈淋巴结转移患者的81%。研究表明,ECS与原发部位肿瘤的组织学特征相关。这些组织学特征包括侵袭前沿肿瘤呈浸润性方式、血管和神经周围侵犯、肿瘤切缘阳性或过近。ECS对预后的影响甚至在只有1个阳性淋巴结或转移灶≤10mm的患者。ECS还是预测肿瘤远处转移的指标。有作者认为,ECS可被视为判别肿瘤预后的简单、易测、敏感的重要指标。

7.3.5 血管、淋巴管、神经侵犯对预后的影响

肿瘤细胞对血管、淋巴管的侵犯是判别肿瘤预后的重要指标,组织切片甚至可观测到癌细胞正在进入血管、淋巴管,增加转移的意义可以明确。Woolgar等将血管、淋巴管肿瘤侵犯被定义为:有血管、淋巴管内皮的管腔中存在肿瘤细胞聚集,或肿瘤侵犯血管间质并伴有管壁内膜溃疡。肿瘤的血管、淋巴管、神经侵犯,与肿瘤部位、直径大小、厚度、淋巴结转移、切缘状况一起,和患者的预后密切相关。Hannen等回顾性测量20例有远处转移和20例无远处转移舌鳞癌患者微血管密度(microvessel density, MVD),结果发现,无远处转移患者的MVD大于有远处转移患者($p=0.007$),但有远处转移癌患者的微血管直径以10~15μm占优势($p=0.03$)。研究表明,仅直径大于10μm的微血管在远处转移过程中起作用。Chen等对140例头颈部腺样囊性癌中位随访66个月(范围7~267个月),结果发现,神经周围侵犯($p=0.008$)、干神经侵犯($p=0.02$)是手术加术后放疗后局部复发的独立预后因素,放疗剂量低于60Gy($p=0.0004$)、T4($p=0.005$)和干神经侵犯($p=0.02$)是局部复发的预测因子。

7.4 肿瘤厚度对预后的影响

在肿瘤大小与预后的指标中,厚度(thickness)是更有价值的组织学预后指标。肿瘤厚度也称肿瘤侵袭深度(depth of invasion),为肿瘤从黏膜表面至肿瘤最深部的厚度。一些研究显示,肿瘤厚度是唯一具有独立预后价值的指标,特别是T1、T2期患者。肿瘤厚度在预测肿瘤的淋巴结转移、局部复发、生存率方面较肿瘤直径更为准确和实用。但不同的研究对肿瘤转移相关的肿瘤厚度值有很大不同,并具有部位依赖性。如口底鳞癌与肿瘤转移有关的临界厚度仅为1.5mm,而颊部鳞癌为6mm;舌腹部鳞癌的临界厚度小于舌缘鳞癌。其原因可能与不同部位淋巴管的深度、口径、密度不同有关。

Jung等对50例T1~2舌侧缘癌患者术前MRI显示的肿瘤厚度与手术病理的肿瘤厚度进行比较,结果发现,两者有很好的相关性;而CT因舌非随意活动及下颌骨造成的移动伪影和骨伪影,厚度诊断价值较差。由于肿瘤厚度与患者的生存率明显相关,作者认为,术前MRI

7

显示的肿瘤厚度可以预测并决定早期舌癌患者手术计划。Kurokawa等对50例I和II期舌癌患者的临床病理学分析发现,34例舌癌厚度<4mm者淋巴结转移率2.9%,16例舌癌厚度≥4mm者淋巴结转移率33.3%($p<0.01$)。

Yamazaki等采用间质近距离治疗T1-2N0期571例舌癌患者,随访5年后发现,肿瘤厚度≥6 mm($p=0.04$)和肿瘤有溃疡($p=0.006$)是明显影响淋巴结转移及预后的因素。Matsuura等对采用间质近距离治疗的173例I-II期舌癌患者以最大肿瘤厚度(maximum tumor thickness, MTT)作为评价预后因素,结果发现,MTT≥8 mm患者的5年区域复发率明显上升。

Ichimiya等对采用放疗的133例I期舌癌患者进行预后因素分析,结果发现,肿瘤厚度>5mm患者的局部控制率明显下降,肿瘤直径>15mm和厚度>5mm患者是影响晚期颈部淋巴结转移预后的因素。

Yuen等分析72例临床T1-2舌鳞癌的病理标本,研究肿瘤厚度与预后的关系。结果发现肿瘤厚度是仅有的影响淋巴结转移、局部复发和生存率的因素。3mm厚度患者的颈部淋巴结亚临床转移比例为8%,无局部复发,5年生存率为100%;>3mm~9mm厚度患者颈部淋巴结亚临床转移比例为44%,局部复发率7%,5年生存率为76%;>9mm厚度患者颈部淋巴结亚临床转移比例为53%,局部复发率24%,5年生存率为66%。

7.5 治疗因素对预后的影响

7.5.1 同步放化疗

美国北加州协作组(NCOG)Fu等报道一项前瞻性研究,共有96例头颈部恶性肿瘤进入放疗组和同步放化疗组,放疗组的肿瘤完全消退率和3年生存率分别为45%和25%;同步放化疗组为67%和48%,同步放化疗组明显优于放疗组。Shanta等报道157例口腔癌的前瞻性研究结果,放疗组的肿瘤完全消退率和5年生存率为19%和24%,放疗联合博莱霉素为79%和66%,同步放化疗组明显优于放疗组。

7.5.2 调强放疗

Chen等采用手术加术后调强放疗或术后常规放疗

131例口腔鳞癌患者行疗效统计学分析,经随访的结果表明,术后调强放疗和常规放疗的3年局部区域控制率分别为76.3%和53.5%($p=0.02$);3年无病生存率分别为70%和47.8%($p=0.027$),调强放疗均明显优于普通放疗。易俊林等报道416例鼻咽癌调强放疗组与该院1990~1999年二维放疗条件下的905例患者结果相比,生存率和局部控制率均提高6%、无瘤生存率提高12.4%。与其他二维放疗年代大样本结果相比,总生存率提高6%~15%。作者认为,这是调强放疗在物理剂量学上优势部分已转化成为临床疗效优势的结果。

7.5.3 加速分割放疗

欧洲癌症研究和治疗组织(EORTC)临床研究将加速分割放疗(每天2次1.15Gy,或7周放疗80.5Gy)与常规分割放疗(每天1次2.0Gy,或7周放疗70Gy)治疗T2、T3、N0-1口咽癌进行比较。加速分割放疗患者5年局部控制率有明显提高(38%比56%;$p=0.01$),5年生存率提高($p=0.05$)。Wang报道224例舌根癌分别采用不同分割放疗的效果,其中常规分割放疗105例,5年局部控制率,T1~2为78%;T3,28%;T4,17%;超分割放疗119例,其5年局部控制率分别为:T1~2,87%;T3,64%;T4,28%。经统计学处理,超分割放疗疗效好,两者有显著性差。

7.5.4 治疗总时间

7.5.4.1 放疗总时间

Alden等为研究放疗总时间对头颈部癌生存率的影响,对76例II~IV期患者采用化疗加64Gy~77.5Gy放疗(中位剂量70Gy),经随访,放疗总时间55d、56~65d和66d及以上的患者,5年生存率分别为56%,46%和15%,($p=0.02$),表明延长放疗总时间会造成生存率的下降。

7.5.4.2 手术至放疗结束总时间

Rosenthal等对手术加术后放疗55Gy以上的208例头颈部鳞癌患者行疗效相关因素的研究。对存活患者中位随访24个月,2年局部控制率和生存率分别为82%和71%,37例(18%)局部-区域复发。经统计学分析,手术至放疗结束总时间(treatment package time)≤100d明显影响患者的局部控制率（ $p=0.013$ ）和生存率（ $p=0.021$ ）。其他的预后影响因素有：高危（切缘阳性或过近、2只或以上淋巴结转移、淋巴结囊外侵犯）（ $p=0.011$ ）、临床N分期（ $p=0.006$ ）和病理分期（ $p=0.035$ ）。

7.6 其他因素对预后的影响

7.6.1 年龄

一般来讲，年轻患者的癌细胞生物学行为比较年老患者活跃，因此年轻患者的预后比年老患者要差。

据Garavello等对年龄40岁及以下和40岁以上的舌癌患者进行配对统计学分析，结果发现年龄是影响生存率的独立不良预后因素，年轻患者有明显高的局部复发率、较低的生存率（ $p=0.002$ ）。Moon等对51例头颈部鳞癌（口腔23例、口咽20例、喉5例、喉下3例）行加速调强放疗，经中位随访32个月（生存患者39个月），结果发现，口腔癌患者的3年无远处转移生存率66%，明显差于口咽癌患者的95%（ $p=0.0414$ ）；单因素统计分析表明，年龄≤40岁（ $p<0.001$ ）和口腔癌（ $p<0.001$ ）是明显影响无远处转移生存率的不良预后因素。

7.6.2 CT淋巴结密度

Grabenbauer对接受放疗或同步放化疗的87例头颈部癌患者（III期8%，IV期92%）进行放疗前CT淋巴结密度（nodal CT density）、TN分期、年龄等因素与预后的多因子统计分析。放疗采用每日2次、每次1.8Gy、总剂量70.2Gy/51d。经随访，发现CT淋巴结密度是局部-区域控制率的独立预后因子（ $p=0.0006$ ）；CT淋巴结密度（ $p=0.0003$ ）和年龄（ $p=0.05$ ）是生存率的独立预后因子；单放疗和同步放化疗患者的3年总生存率分别为27%和47%（ $p=0.03$ ），局部-区域控制率分别为31%和47%（ $p=0.08$ ）。

7.6.3 SUV或SUVmax对预后的影响

PET/CT或PET检查报告的SUV值，其SUV高低与细胞凋亡、增殖、代谢活跃程度及肿瘤血管再生能力等内在生物学特征密切相关。SUV反映肿瘤细胞的活性，SUV越高，肿瘤侵袭能力就越强，侵犯周围组织机会也越大，分期也越晚。SUV与肿瘤细胞乏氧也有密切关系，SUV高代表肿瘤乏氧程度高，其放射敏感性也差。

Liao等研究术前2周FDG-PET检查和手术病理有淋巴结转移的109例口腔鳞癌患者的SUV最大值和肿瘤厚度。经中位随访26个月（生存患者39个月），SUV最大值≥19.3相比<19.3，5年疾病控制率分别为76%和95%（ $p=0.0075$ ）；SUV最大值≥19.3同时肿瘤厚度≥12mm的患者，相比其他患者，有明显差的5年疾病控制率、5年无病生存率、基本特异生存率和总生存率。

已有研究报道SUV或SUVmax与头颈部癌的预后密切相关。Meng等回顾了102例鼻咽癌的临床资料，结果发现，疗前SUVmax $p\leq7.0$ 者3年局部区域控制率、无复发生存率、无瘤生存率和总生存率均明显高于SUVmax>7.0者。Ma等对咽旁间隙侵犯、海绵窦侵犯、疗前EB病毒DNA定量、肿瘤体积和SUV在预后中地位进行了研究，多因素分析结果显示肿瘤SUV是预测局部复发和远处转移的唯一预后因素。

7.6.4 "复发分析"分类法

荷兰VU大学医学中心提出头颈部鳞癌术后的"复发分析"（recursive partitioning analysis，RPA）分类法，该分类法将复发危险分成三级，I级（中度危险）：无N3淋巴结转移、切缘阴性和无淋巴结囊外侵犯；II级（高度危险：1个淋巴结囊外侵犯（T1-2）或切缘阳性/过近（T4）；III级（很高度危险）：N3淋巴结转移和2个及以上淋巴结囊外侵犯，或N3淋巴结转移及切缘阳性/过近（T3）。Jonkman等对多中心的780例头颈部术后患者用该分类法行预后分析，结果表明，PRA分类法能有效预测疗效，I、II、III级患者的局部-区域控制率分别为82%、75%和63%（ $p<0.0001$ ），并与远处转移、总生存率和无病生存率高低相对应。II级和III级患者可能通过同步放化疗等加强治疗获益。一些研究发现，T3和T4疗效相同或T4疗效优于T3，该分类法的优点是将T3和T4区分开。

7.6.5 人乳头瘤病毒（human papilloma virus，HPV）阳性

人乳头瘤病毒（HPV）是一种属于乳多空病毒科的

7

乳头瘤空泡病毒A属,是球形DNA病毒,能引起人体皮肤黏膜的鳞状上皮增殖。文献报道PCR检测口咽癌标本中HPV DNA阳性率为18.3%~73.1%不等。美国放疗组(RTOG)课题0129关于HPV与口咽癌预后的关系研究表明,HPV在口咽癌量常见,患者的HPV状态是口咽癌OS和PFS的独立预后因素。HPV(+)患者的疗后局部区域失败率(远转除外)低于HPV(-)病例。有建议应根据HPV状态进行分层,HPV(+)属于低危病例,也许不需要采用高毒性的CRT治疗。

(王中和)

参 考 文 献

1 易俊林,高黎,黄晓东,等.416例鼻咽癌调强放疗远期生存与影响因素分析.中华放射肿瘤学杂志,2012,21:196-200

2 陈传本,潘建基,陈荔莎,等.调强放疗条件下鼻咽癌原发肿瘤体积对预后的影响. 中华放射肿瘤学杂志,2012,21:205-208

3 金晶,高黎,黄晓东.早期声门型喉癌放射治疗的预后因素分析.中华放射肿瘤学杂志,2002,11 : 77-82

4 Bello IO, Soini Y, Salo T. Prognostic evaluation of oral tongue cancer: Means, markers and perspectives (I). Oral Oncology, 2010, 46:630-635

5 Bello IO, Soini Y, Salo T. Prognostic evaluation of oral tongue cancer: Means, markers and perspectives (II).Oral Oncology, 2010, 46:636-643

6 Lin S, Pan J, Han L, et al. Nasopharyngeal carcinoma treated with reduced-volume intensity-modulated radiotherapy report on the 3-year outcome of a prospective series. Int J Radiat Oncol Biol Phys, 2009, 75:1071-1078

7 Seol YM, Kwon BR, Song MK. et al. Measurement of tumor volume by PET to evaluate prognosis in patients with head and neck cancer treated by chemo-radiation therapy. Acta Oncol, 2010,49:201-208

8 Yen TC, Liao CT. Statistical issiues involved in "Risk Stratification of patients with oral cavity squamous Cell Carcinoma and contralateral neck recurrence following radical surgery". Surg Oncol,2011,18:295-296

9 Lok BH, Setton J, Caria N, et al. Intensity-modulated radiation therapy in orapharyngeal carcinoma: effect of tumor volume on clinical outcomes. Int J Radiat Oncol Biol Phys,2012,82:1851-1857

10 Lin CY, Wang HM, Kang CJ, et al. primary tumor as a predictor of treatment outcome for definitive radiotherapy of advanced-stage oral cavity cancers. Int J Radiat Oncol Biol Phys,2012, 78:1011-1019

11 Studer G, Rordorf T, Glanzmann C. Impact of tumor volume and systemic therapy on outcome in patients undergoing IMRT for large volume head neck cancer. Radiat Oncol,2011,6:120

12 Yao M, Chang K, Funk GF, et al. The failure patterns of oral cavity squamous cell carcinoma after intensity-modulated radiotherapy-The University of IOWA experience. Int J Radiat Oncol Biol Phys,2007,67:1332-1341

13 Rosenthal DI, Liu L, Lee JH, et al. Importance of the treatment package time in surgery and postoperative radiation therapy for squamous carcinoma of the head and neck. Head Neck, 2001,24:115-126

14 Jonkman A, Kaanders JH, Terhaard CHJ, et al. Multicenter validation of recursive partitioning analysis classification for patients with squamous cell head and neck carcinoma treated with surgical and postoperative radiotherapy. Int J Radiat Oncol Biol Phys,2007,68:119-125

15 Fan KH, LIN CY, Kang CJ, et al. Combined-modality treatment for advanced oral tongue squamous cell carcinoma. Int J Radiat Oncol Biol Phys,2007,67:453-461

16 Liao CT, Chang TC, Wang HM, et al. Pretreatment primary tumor suvmax measured by FDG-PET and pathological tumor depth predict for poor outcomes in patients with oral cavity squamous cell carcinoma and pathological positive lymph nodes. Int J Radiat Oncol Biol Phys,2009, 73:764-771

17 Hannen EJM, van der Laak JA, Manni JJ, et al. Computer assisted analysis of the microvasculature in metastasized and nonmetastasized squamous cell carcinomas of the tongue. Head Neck, 2002,24:643-650

18 Kurokawa H, Yamashita Y, Takeda S, et al. Risk factors late cervical lymph node metastases in patients with stage I or II carcinoma of tongue. Head Neck, 2002,24:731-736

19 Yuen AP, Lam KY, Lam LK, et al. Prognostic factors of clinically stage I and II oral tongue carcinoma-A comparative study of stage, thickness, shape, growth pattern, invasive front malignancy grading, martinez-gimeno score, and pathologic features. Head Neck, 2002,24:513-520

20 Moon SH, Jung YS, Ryu JS, et al. Outcomes of postoperative simultaneous modulated accelerated radiotherapy for head-and-neck squamous cell carcinoma. Int J Radiat Oncol Biol Phys,2011,81:140-149

21 Kim SY, Nam SY, Choi SH, et al. Prognostic value of lymph node density in node-positive patients with oral squamous cell carcinoma. Ann Surg Oncol,2011, 18:2310-2317

22 Chung MK, Jeong HS, Young-IK, Son YI, et al. Metabolic Tumor Volumes by [18F]-Fluorodeoxyglucose PET/CT Correlate with Occult Metastasis in oral squamous Cell Carcinoma of the tongue. Ann Surg Oncol, 2009, 16 :3111-3117

23 Rusthoven KR, Raben D, Song, et al. Survival and patterns of relapse in patients with oral tongue cancer. J Oral Maxillofac Surg,2010,68: 584-589

24 Bell RB, Kademani D, Homer L, et al. Tongue cancer: Is there a difference in survival compared with other subsites in

the oral cavity? J Oral Maxillofac Surg, 2007, 65: 229–236

25 Jung J, Cho NH, Kim J, et al. Significant invasion depth of early oral tongue cancer originated from the lateral border to predict regional metastases and prognosis. Inter J Oral Maxillofas Surg, 2009, 38:653–660

26 Fan KH, Lin CY, Kang CJ, et al. Combined-modality treatment for advanced oral tongue squamous cell carcinoma. Int J Radiat Oncol Biol Phys, 2007,67:453–461

27 Matsuura K, Hirokawa Y, Minoru Fujita M, et al. Treatment results of stage I and II oral tongue cancer with interstitial brachytherapy: Maximum tumor thickness is prognostic of nodal metastasis. Int J Radiat Oncol Biol Phys, 1998, 40: 535–539

28 Ichimiya Y, Fuwa N, Kamata M, et al. Treatment results of stage I oral tongue cancer with definitive radiotherapy. Oral Oncology , 2005 ,41:520–525

29 Garavello W, Spreafico R, Maria Gaini RM. Oral tongue cancer in young patients: A matched analysis. Oral Oncology, 2007, 43: 894–897

30 Yamazaki H, Inoue T, Yoshida K, et al. Lymph node metastasis of early oral tongue cancer after interstitial radiotherapy. Int J Radiat Oncol Biol Phys,2004, 58:139–146

31 Chen PY,Chen HW, Hsiao JR, et al. Intensity-modulated radiotherapy improves outcomes in postoperative patients with squamous cell carcinoma of the oral cavity. J Oral Oncol, 2012, in Press

32 Liao CT,Huang SF, Chen IH, et al. Risk stratification of patients with oral cavity squamous cell carcinoma and contralateral neck recurrence following radical surgery. Ann Surg Oncol, 2009,16:159–170

33 Liao CT, Chang JT, Wang HM, et al. Analysis of risk factors of predictive local tumor control in oral cavity cancer. Ann Surg Oncol,2008,15:915–922

34 Liao CT, Wang HM, Chang JT, et al. Analysis of risk factors for distance metastases in squamous cell carcinoma of the oral cavity. Cancer,2007,110:1501–1508

35 Gourin CG, Conger BT, Porubsky ES, et al. Coleman TA. The effect of occult nodal metastases on survival and regional control in patients with head and neck squamous cell carcinoma. Laryngoscope,2008,118:1191–1194

36 Liao CT. Huang SF. Chen IH, et al. Risk stratification of patients with oral cavity squamous cell carcinoma and contralateral neck recurrence following radical surgery. Ann Surg Oncol,2009,16:159–170

37 Liao CT, Chang JT, Wang HM, et al. Analysis of risk factors of predictive local tumor control in oral cavity cancer. Ann Surg Oncol,2008,15:915–922.

38 Rusthoven KE, Raben D, Song JI, et al. Survival and patterns of relapse in patients with oral tongue cancer. J Oral and Maxillofacial Surg, 2009,68,:584–589

39 Gourin CG, Conger BT, Porubsky ES, et al. The effect of occult nodal metastases on survival and regional control in patients with head and neck squamous cell carcinoma. Laryngoscope, 2008,118:1191–1194

40 Alkureishi LWT, Ross GL, Shoaib T, et al. Does tumor depth affect nodal upstaging in squamous cell carcinoma of the head and neck. Laryngoscope,2008,118:629–634

41 Chen AM, Bucci MK , Weinberg V, et al. Adenoid cystic carcinoma of the head and neck treated by surgery with or without postoperative radiation therapy: Prognostic features of recurrence. Int J Radiat Oncol Biol Phys,2006,66:152–159

7

第二篇　治疗技术篇

PART II: Treatment Technology

8　口腔颌面－头颈部放疗基本步骤
Chapter 8　Basic Process of Radiation Therapy

8.1　临床检查及诊断

放射治疗前应详细询问病史,仔细查体,完善相关检查,明确诊断和分期。

8.1.1　症状和体征

头颈部病变常有早期症状,且通过望诊、触诊容易感知,有助于早期发现。一些可供早期发现的症状和体征:①黏膜病变:烟草所致的白斑和增殖性红斑是上呼吸道黏膜鳞状细胞癌发生的可见标记。但口腔黏膜白斑是一种常见口腔疾病,仅3%的口腔内和口咽部滋生的白斑是癌前的异常白斑。另外,超过80%的红斑性异常在活检时含有癌细胞。②黏膜溃疡:由小创伤或其他原因引起的口腔溃疡一般在10d内愈合,任何持续2周的溃疡应行活检。③肿块:口腔、颈部触及占位性病变,如与创伤、感染无关,需考虑为癌肿。④疼痛:任何不能解释的持久性疼痛区域,特别是舌部,不论其外表正常与否,都应作活检。耳痛或在吞咽时放射到颈部的疼痛可能为咽癌或喉癌。⑤声音改变:声带上针头大小的癌灶即可使声音发生改变,如能早期发现,可用简单的活检治疗。其他的声音改变可能是较晚期病变的症状。晚期病变还包括出血、剧烈的疼痛、吞咽和呼吸困难及消瘦。

8.1.2 病理诊断

治疗前需取得明确的病理学或细胞学诊断,活组织病理检查是确诊的可靠证据,可为临床选择治疗方案提供依据,还可以提供疾病的严重程度和预后的信息。对于术后患者,一般有详细的术后病理信息,需了解肿瘤大小、切缘情况、淋巴结转移情况(个数、分区、是否有包膜外侵犯)等,对于切缘阳性、有多个淋巴结转移、淋巴结包膜外侵犯等需作高危患者考虑。

8.1.3 影像学检查

影像学检查包括口腔下颌骨X线片、颌面部CT或MRI等,用于判定肿瘤大小、侵犯深度、是否侵及下颌骨等周围正常组织、有无区域淋巴结转移等,另外依据肿瘤特点选择脑CT或MRI、胸部CT、腹部B超、骨扫描,必要时PET-CT等检查判断有无远处转移,以便做出临床分期。

8.1.4 其他检查

患者治疗前还需完善相关检查,包括血常规、肝肾功能、血糖等,有助于了解患者一般情况以及基础疾病的控制情况。

8.1.5 临床分期及适应证评估

完善检查后,依据检查结果给予患者相应的临床分期(2010年第7版UICC分期标准详见附录二),依据患者分期的早晚确定治疗计划并进行适应证评估,评估来自两个方面,一是肿瘤局部情况,二是患者全身情况。

8.1.5.1 肿瘤情况

指肿瘤的大小、淋巴结转移情况及有无远处转移,对于病灶局限伴或不伴区域淋巴结转移的患者,可考虑根治性的治疗;对于有远处转移的患者,则给予姑息治疗。

8.1.5.2 全身评估

在适应证评估时,患者的年龄、营养状况以及基础疾病的严重程度也是重要的评判指标,以判断患者是否可以耐受积极的治疗。年龄对于治疗方式的选择可作

为参考指标,因为年龄增长相伴随的是人体功能的退化及各种基础疾病的发生,高龄并不是放疗的禁忌证。另外,患者营养状况的好坏十分重要,影响着患者对治疗的耐受性。由于疾病和治疗的原因,患者可能无法摄入足够的能量、蛋白质或其他营养素,处于营养不良状态,这会影响患者对治疗的耐受性,甚至导致治疗中断或提前终止,影响总体疗效,故中国抗癌协会临床肿瘤学协作专业委员会(Chinese Society of Clinical Oncology, CSCO)肿瘤营养治疗专家委员会推荐恶性肿瘤患者一经明确诊断即行营养风险筛查,现阶段应用最广泛的恶性肿瘤营养风险筛查工具为患者自评主观全面评定量表(patient-generated subjective global nutritional assessment,PG-SGA)及营养风险筛查量表(nutritional risk screening 2002,NRS 202)。头颈肿瘤患者因手术原因出现进食困难或呛咳、术后吻合口水肿、梗阻以及放疗过程中因口腔黏膜炎、口咽部疼痛、食欲下降、味觉改变等原因而导致营养摄入不足,可在放疗前给予经皮内镜下胃造瘘术(PEG),此系一项无需外科手术和全身麻醉的造瘘技术,特点为操作简便、快捷(15~30min)、安全,创伤小,便于护理,成功率高,患者易于接受,可以确保患者良好而足够的营养供给,改善患者营养状况。

8.2 放疗前准备

8.2.1 一般处理

头颈肿瘤患者因治疗导致容貌和(或)功能上的改变以及对放射治疗方案、方法、程序、环境等的陌生感可影响患者的精神状态,医师应给予关心,积极消除患者顾虑,减轻精神负担。首先让患者和(或)家属了解治疗目的、过程、治疗中可能出现的反应以及医生对于各种反应的应对策略,取得患者和(或)家属的知情同意。其次,告知患者及家属治疗过程中的注意事项,例如饮食调整、生活方式改变、放疗区域皮肤和黏膜的护理等,有助于减轻放疗不良反应。另外,对于患者的其他伴随症状,如心、肝、肾等疾病,也应做必要处理,使放疗顺利进行。

8.2.2 口腔处理

头颈肿瘤患者放疗前的口腔处理十分重要,应进行

全面的口腔检查,注意保持口腔卫生。对于有牙周疾病及龋齿的患者,为避免放疗后放射性骨髓炎的发生,应先洁齿和修补龋齿,必要时拔除龋齿,牙齿拔除部位组织应无张力缝合,以加快伤口愈合,并口服抗生素,一般2~3d后即可开始放疗。另外,金属牙套会妨碍CT成像,在放疗中金属物质可形成次级电子,使其相邻的组织受射线量增加,出现溃疡不易愈合,原则上应除去。

8.3 治疗目标

进行放射治疗时首先要明确治疗目的,根治治疗是在经过充分的治疗后,患者有可能长期生存,虽然出现某些不良反应,但仍可以接受;姑息治疗用于局部进展或有播散、转移的患者,这些患者一般不具长期生存的可能,放疗用于控制或消除症状,减轻痛苦,延长生命。需注意,根治和姑息两者是相对的,根治性放疗有时可能起不到根治的效果,而姑息性放疗有时却可获得意想不到的治愈性效果。另外,由于放射敏感的肿瘤常为恶性程度高、转移发生早的一类肿瘤,尽管肿瘤在局部得到控制,却常因远处转移而导致死亡,且这类肿瘤放射治疗后的复发率高。临床经验证明,经放射治疗而治愈的肿瘤,大多是对放射线中度敏感的肿瘤。

8.3.1 根治性放疗

指通过放射治疗彻底消灭恶性肿瘤的原发和转移病灶,使患者完全康复。根治治疗一般都是早期病例,肿瘤较为局限,肿瘤根治疗效与手术相似,且保存了功能。放疗所给的剂量需要达到根治剂量。主要适用于对放射线敏感或中度敏感的肿瘤。

8.3.2 姑息性放疗

指以解除晚期恶性肿瘤患者痛苦、改善症状及延长其生命为目的的放射治疗。临床上分为两类,一类患者一般情况尚好,所给剂量为根治量或接近根治量,称为高姑息性放疗。另一类患者一般状况较差或病已到晚期,只希望起到减轻痛苦作用的患者,剂量仅为根治量的1/2或1/3,称为低姑息性放疗。姑息性放疗有以下作用。①缓解疼痛:癌症骨转移及软组织浸润等可引起较剧烈的疼痛,放疗具有减症止痛的作用。②解压迫症状:恶性肿瘤引起的消化道梗阻、脑占位性病变所致的脑神经症状、颈部巨大肿块包绕/压迫神经、血管等。③治疗脑转移瘤。④止血:如鼻咽癌出血等。

8.4 治疗选择

治疗方式的选择取决于肿瘤的病理类型、部位、病期、既往治疗史和患者的预期和对治疗的耐受力,同时也受到各单位技术水平和设备因素的影响。头颈部肿瘤需要通过多学科综合治疗,以期最大程度地消灭或控制肿瘤,又尽可能地保留器官功能,既延长生存或达到临床治愈,又要有较好的生活质量。手术、放疗、化疗是肿瘤治疗的三大主要手段,各有利弊。手术能清除大块的肿瘤组织,保留正常组织,但受到解剖和功能因素的制约;放疗与手术同属于局部的区域性治疗方式,通过放射线杀伤恶性细胞,对肿瘤呈现对数杀伤的动力学特性,放疗周围正常组织的耐受剂量限值了放疗剂量的提高;化疗属于全身治疗,细胞毒药物通过血流分布全身,但是肿瘤的抗药性、对正常组织的毒性作用以及某些屏障限制了化疗效果的发挥。而将三者合理的联合,发挥其协同作用,注意避免不良反应叠加,就能达到更好的治疗疗效和尽可能减少治疗的不良反应。

8.4.1 治疗模式

8.4.1.1 单纯放疗

对于T1病变,单独手术或单独放射治疗,均可以达到治愈目的,对不愿手术治疗或有手术禁忌证的患者,可以给予根治性放疗。对于T2病变,考虑到手术影响美容及功能,推荐根治性放疗。T1、T2期病变推荐剂量为65~70Gy/6.5~7周。

8.4.1.2 术前放疗

对于T3、T4病变,综合治疗是提高疗效的关键,术前放疗可以使肿瘤缩小,提高肿瘤切除率,并可消灭肿瘤周围的亚临床灶,减少术中肿瘤种植机会以及降低术后局部复发率和局部淋巴结转移率。一些局部晚期不能手术的病变,经照射后体积缩小变成能够外科切除。但缺点是延迟手术时间,可能妨碍组织的愈合,放疗后

8

手术对肿瘤的确切范围不是十分清楚,且术后并发症相对增多。常规术前放射治疗剂量为45~50Gy/ 4.5 ~ 5周,放疗结束后1个月给予根治性手术。术前放疗对头颈部肿瘤有较为肯定的应用价值,可以避免根治性手术导致的功能、美容残缺。

8.4.1.3 术后放疗

对于肿瘤切除术后有残留,有淋巴结转移或有亚临床病灶存在可能的予以术后放疗,可以提高肿瘤局控率。其优点是大部分肿瘤已被切除,有手术及病理指导放射治疗,照射靶区明确。其缺点是损伤了血运,可能造成残存的癌细胞乏氧而不敏感。放疗多在术后2~6周进行,如为根治性手术,放疗剂量55~60Gy/5.5~6周;如为局限性手术或姑息性切除术,则给予60~70Gy/ 6~7周的高剂量放疗。

8.4.1.4 联合化疗

包括诱导化疗、同步放化疗、序贯放化疗等,放疗、化疗联合对肿瘤和正常组织的作用,都比单一治疗方式要强。放疗前使用化疗,可增加对癌细胞的杀伤,因此可以减少使用根治癌细胞时的放疗剂量,放化疗同期使用,可给放疗增敏,提高放疗疗效,还可作用于远位的亚临床病灶。

8.4.1.5 其他

放疗联合靶向药物、热疗、生物治疗、中医中药等。

8.4.2 照射方式

8.4.2.1 体外照射

又称为远距离放射治疗,指放射源距人体有一定的距离,集中照射人体某一部位。体外照射是目前放疗应用较多的一种方法。

(1)常规放疗(conventional radiotherapy) 是传统的二维照射方法,照射范围包括肿瘤、附近转移灶、亚临床病灶,每天照射一次,每周5次,每次给予常规放疗剂量。优点是肿瘤及附近淋巴结区域都能照射,费用低廉,缺点是周围正常组织得到不必要的照射,产生放疗副反应。

(2)三维适形放疗(three dimensional conformal radiotherapy,3D-CRT) 即通过对照射野的控制,使高剂量分布区的形状在三维方向上与病变(靶区)的形状一致,即三维适形必须满足两个条件。①在照射方向上,野的形状必须和病变(靶区)的投影形状一致。②靶区内剂量分布均匀一致,临床通过多叶光栅技术实现。

(3)调强放疗(intensity modulated radiotherapy,IMRT) IMRT是三维适形调强放疗的简称,是指放射野的形状和照射剂量在三维立体空间方向上与病变(靶区)的实际形状相一致。它与常规放疗相比其优势在于采用了精确的体位固定和立体定位技术、精确的治疗计划以及精确照射,使得靶区的定位和照射最准、靶区的照射剂量最大、靶区外周围正常组织受照射剂量最小、靶区的剂量分布最均匀,从而明显提高肿瘤的局控率及减少正常组织的放射损伤。一般说适合做常规放疗的病例都可以考虑作IMRT,尤其是肿瘤靠近危险器官(如脑干、脊髓、视神经、眼球等)或肿瘤部位较深,普通X线确定靶区及范围有困难等许多情况下特别适合做调强放疗。

(4)其他 如图像引导放射治疗(image-guided radiation therapy,IGRT)、立体定向放射治疗(stereotactic radiotherapy,SRT)等,详见有关章节。

8.4.2.2 体内照射

又称为近距离放射治疗,是把放射源直接放入被治疗的组织内或放入人体的天然腔内,如舌、鼻咽、食管等部位行近距离照射,从而有效地杀伤肿瘤组织。主要用于外照射后残存或复发的病例,或者是小病变,且没有淋巴结或淋巴结转移已经控制,无远地转移。治疗技术涉及腔管、组织间和术中、敷贴等多种施治方式。

(1)腔内(intracavitiary)或管内(intralumenal)照射 其特点是利用人体自身天然腔体和管道放置施源器,广泛用于鼻腔、鼻咽、口腔、气管、食管等部位的治疗。

(2)组织间(interstitial)照射 组织间插植照射是指预先将空心针管植入靶区瘤体后,再导入步进源进行照射,剂量分布直接受针管阵列的影响。最常用的为经皮后装技术,施源器为金属针和一次性软塑管。适应证:①最常用于外照射以后;②病变小;③界限清楚、局限,最好是放射敏感性在中度以上,无淋巴结转移者。其禁忌证:①靶体积过大,组织间照射后易发生坏死;②肿瘤界限不清楚;③肿瘤侵犯骨,治愈机会小而且容易造成骨坏死;④肿瘤体积难以确定,容易形成某一部位超量或低量。

(3)术中(intraoperative)照射 包括手术中置管术后照射及电子线术中照射,主要用于临近要害器官、手术切缘不净,亚临床病灶范围不清等情况。

(4)模(mould)照射 可以制成不同的模(施源器)来照射不同部位的肿瘤。

8.4.3 分割方式

8.4.3.1 常规分割放疗

是最常用的放疗方式,单次剂量1.8~2Gy,每日照射1次,每周5次,疗程6~8周,总剂量一般为60~70Gy,疗效肯定、安全、简便,适用于大部分恶性肿瘤的放射治疗。

8.4.3.2 超分割放疗

指分割剂量小于常规剂量,增加每日分割次数但不改变总疗程时间。其目的是增加正常组织和肿瘤组织之间晚期反应的差别,以提高晚期正常组织放射耐受性和肿瘤的杀灭。一般单次剂量1.15~1.25Gy,每日照射2次,间隔大于6h,由于每日剂量有所增加,总剂量可比常规分割方案增加5%~15%。

8.4.3.3 加速超分割放疗

可分为全程加速超分割、分段加速超分割、后程加速超分割等。一般单次剂量1.1~1.5Gy,每日2~3次,间隔大于6h,不降低总剂量而将疗程缩短。加速超分割可以提高增殖加快的肿瘤细胞的控制率,适用于增殖非常快的肿瘤。

8.4.3.4 分段放疗

即在总疗程剂量的一半时休息3~4周再行治疗。分段治疗明显减少了放疗不良反应,但延长了疗程总时间,必然降低疗效。

8.4.3.5 单次或低分割大剂量放疗

以往多用在姑息治疗时,为达到减少放疗次数又能较快缓解病情的目的(止痛、止血),采取单次大剂量或分割数次高剂量照射。目前立体定向放射治疗这一新技术亦是一种针对肿瘤放射治疗靶区的低分割大剂量的放射治疗的方法,详见有关章节。

制定放疗计划时,需结合患者具体情况及体外照射和近距离放射治疗的不同特点进行选择,有时需要综合运用。

8.5 放疗体位固定

确定治疗计划后,由医师、物理师和技师根据患者情况选择和制作固定模具进行体位固定。体位固定是放疗计划执行过程中的极其重要的一个环节,在放疗过程中,需要保证患者体位的准确性和可重复性,特别对于调强放疗,其陡峭的剂量梯度变化,有时候在几个毫米之间其梯度值可能达到上千cGy的变化,患者体位稍许有些变化就可能导致严重的后果,需要高剂量照射的肿瘤靶区变成了低剂量区,而需要保护的器官受高剂量照射。所以在做定位工作时,必须保持严谨的工作态度,借助各种体位固定装置,努力使每个患者达到最好的放疗体位,为之后放疗工作的顺利执行做好充分的准备。

8.5.1 体位固定要求

在治疗计划可以合理执行的前提下,借助治疗体位固定器让患者得到一个相对舒适的、重复性好的体位。具体须符合以下条件:

(1)保证患者处于一个最舒适、最具重复性的体位,一般以患者舒适为前提下加以合理的调整。

(2)保证治疗计划设计可以更好实行的合理体位,比如腮腺区放疗,为了保护眼睛一般采用过仰位;上颌窦区放疗,摆位时使两侧眼睛在Y方向处于高低位,患侧眼睛处在低位,健侧眼睛处在高位,设野时,可以更好地保护正常眼睛。

8.5.2 体位固定设备

U面罩、S面罩(头颈肩模)以及配套的模板、头枕。

8.5.3 操作步骤

8.5.3.1 热塑面膜

U面罩、S面罩用在头颈部,U面罩制作时间短,一般5min左右,S面罩要冷却20min。一般对于身体、经济状况许可的患者基本都采用S模。相对于U模而言,S模型对患者的肩膀也起到固定的作用,其固定点更多,压迫性更强,迫使患者保持原体位不动,同时也使得患者

8

很难做不自觉地运动。但是其缺点也很明显，对于一些身体状况差的患者，很难戴面罩固定20min不动。所以在制作S模前，还需要对患者做适当的处理，比如让患者用吸痰器把痰吸干净，将金属的气管套管改换成塑料套管，同时也要考虑到患者的紧张情绪，向患者清楚解释热塑膜制作过程，消除顾虑（见图8-1、图8-2）。

热塑模制作过程：

（1）先将热塑面模放入70℃恒温水箱中。

（2）让患者平躺在模拟机床上，根据患者、病灶情况选择合适的头枕放置于头部固定架上。对于驼背患者，最好选用K枕（可调控头枕），并且在患者臀部处放置枕头，对其身体有个支撑作用，以保持体位舒适性和可重复性。

（3）让患者头部自然后仰于头枕上，使后颈、枕部与头枕曲线弧度相吻合，打开激光灯，调节患者的体位，使得激光定位灯纵线过鼻尖或头部正中的矢状线重合，对于一些需要专门体位的患者还需要根据实际情况调整到最合适的体位，便于TPS计划的设计。

（4）为保持良好的体位，先在模拟机下初步定位，观察患者体位是否合适，进行适当调整。

（5）开始制作模型，这项操作需要两个人完成，一人用双手将热塑面模从恒温水箱中取出，用毛巾将水珠吸干，然后用手背感知面模的温度（感觉不烫手即可），告知患者面模有点热，可能还有点闷，但绝不会引起烫伤、窒息，让其有足够的心理准备，叮嘱患者不能在制作过程中移动体位，然后将面模快速固定于碳素体板上。另一人观察患者的体位，如果患者在面模按下过程中，出现头部侧倾，要及时进行调整。接着迅速用双手对体表轮廓塑形（鼻、眼窝、耳等凹凸处），使之完全贴合。同时将面模下界略微上翻，以免治疗时划伤患者的皮肤。面模冷却期间嘱咐家属在旁守候，发现不适及时告知医师，避免意外发生。

（6）对于侵犯皮肤的患者，制作面模时，应先将等效组织填充物（bolus）放置在受侵犯的皮肤周围（bolus应紧贴皮肤，防止由于空腔引起剂量的不准确性），再进行面模的制作。制作过程中用双面胶将bolus粘贴在面模内侧，患者做CT时bolus也应一起扫描，从而达到增加皮肤剂量的要求（见图8-3）。

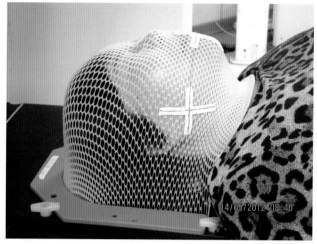

图8-1　U面罩

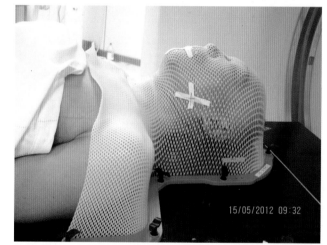

图8-2　S面罩

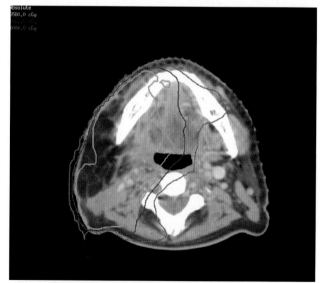

图8-3　带bolus+面罩的剂量图

（7）在面模上贴上胶布，标记患者姓名、头枕等信息。

8.5.3.2　口模制作

在口腔肿瘤的放射治疗过程中，口模对于保护正常组织免于照射起着重要的作用。口模制作所需的材料是口腔硬模膏，它在70℃左右软化，主要用于义齿修复，其特点：印取模型较为清晰、制作方便、密度高（基本可以媲美骨密度）。口模制作过程如下：

（1）将口腔硬模膏放置在温度为70℃的水中将其完全软化，取出稍等片刻后开始用双手进行基本塑型。

（2）温度大约40℃左右时放进患者嘴里进行最终塑型，注意温度不可太高以免烫伤患者的口腔。塑形时注意：①口模不要太长，过长的口模压迫舌根部易引起患者恶心；②要求患者将舌头放置在口模的下面（也有例外），有些患者在口模放进嘴里时，舌体习惯性地后缩，从而使舌体被挤压在口模后面，这样不但起不了保护作用，还对射野设计带来困难，得不偿失，所以在制作口模时应特别加以嘱咐；③塑齿印时不宜咬得过重，防止由于口模太薄发生断裂。

（3）塑形成功后，轻轻取出，冷水冲洗使之降温硬化。

8.5.3.3　口模注意事项

（1）有很好的可塑性，口模除了可以轻松、方便、准确地将舌体跟硬腭隔开外，口模也可以跟铅块一起配合使用，比如单侧颊癌，可以在对侧颊跟舌缝隙处插入包裹着铅块的口模，同时利用齿印固定位置，用来阻挡射线，保护对侧正常组织。

（2）口模密度高，容易阻挡射线。另外需注意口模也会引起空腔，给计算带来一定的困难。

为了改进其高密度的缺陷，可将口模跟压舌板联合起来一起应用，将口模按压舌体作用的部分以压舌板代替，减少硬模膏的用量从而减少了其对射线的阻隔作用。另外可用热塑模代替硬模膏，其密度低，对射线影响小，在调强放疗中应用更为合适，但其冷却较慢，塑型性不如硬模膏，且制作过程相对较复杂（见图8-4、图8-5、图8-6、图8-7）。

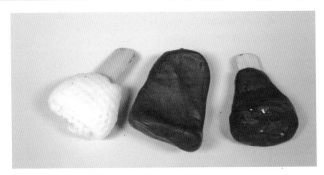

图8-4　口模

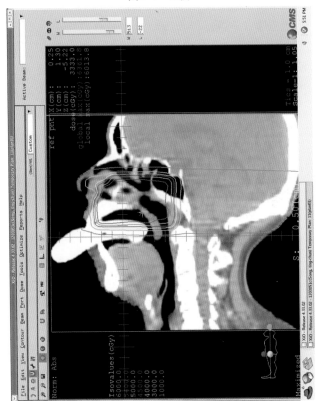

图8-5　照射上腭，口模保护舌、口底的剂量图

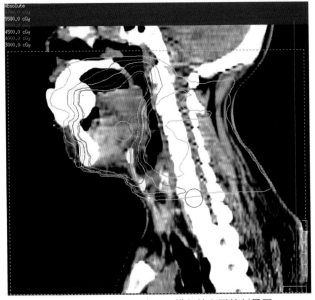

图8-6　照射舌、口底，口模保护上腭的剂量图

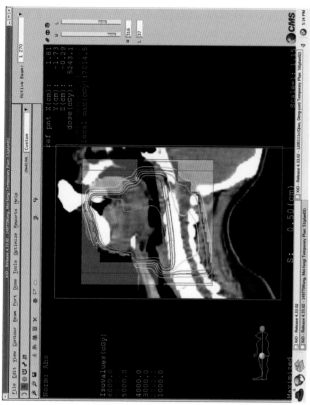

图8-7　照射口底，口模保护舌的剂量图

8.6　常规模拟机定位

模拟定位机是模拟放射治疗机治疗的几何条件而定出照射部位的放射治疗辅助设备，实际上是一台特殊的X线机。模拟在整个放射治疗计划过程中有着重要的作用：靶区的定位及运动范围的确定；重要器官位置及移动范围的确定；定位片的拍摄；射野勾画、摆位标记点的设定；治疗计划的确认；射野挡铅的建立和确认。

8.6.1　模拟定位的目的

提供有关靶区及重要器官的影像信息，直接进行治疗计划的设计；对设计出的治疗计划进行模拟及位置验证。

8.6.2　模拟定位机的定位方法

8.6.2.1　模拟定位机的调整

模拟定位机的SAD应调整到与治疗机相同，如直线加速器SAD = 100cm。

8.6.2.2　靶区定位及设野

（1）通过临床检查、影像及实验室检查确定靶区范围、治疗剂量、周围重要器官的限制剂量，并初步确定照射野数和角度，并熟知靶区、重要器官在体表的投影位置及在X线透视图像中的骨性标志。

（2）在模拟机治疗床上确定患者治疗体位，治疗体位的选择应按治疗技术的要求做到自然、舒适、易于重复，尽量避免由于皮肤、肌肉牵拉而造成对体位的影响。

（3）采用低温塑料热压成型技术固定患者的体位，待热塑面膜冷却后在面膜及皮肤相应位置设置标记，以便提高重复摆位的精确性。

（4）根据靶区位置及体厚，预先将定位曝光部位移动至灯光野下，并大致设定管电压和管电流。

（5）透视状态下确定靶区及周围器官的位置和运动范围，通过移动定位床，将靶区置于两个不同机架角度的射野中心，定出等中心位置，依据临床要求设置机架角、光栅角、射野的大小（"井"字形界定线），确保靶区不被遗漏以及明确射野与周围敏感器官的关系，观察机头及挡铅托盘是否可能与患者和床体发生碰撞，方案确认后测量每个射野的源皮距，换算出等中心点的深度，并标出激光点在体表上、左、右的位置（等中心点在体表的投影），拍摄或打印定位片。

（6）如为固定源（焦）距垂直照射，则在设定的机架角下水平移动床体，使靶区置于射野中心，然后通过光尺或测量尺垂直移动床体，达到规定的SSD后设置射野的大小、光栅角，拍摄或打印定位片。

（7）在定位片上勾画射野挡铅的形状，经确认后交模室制作。

（8）每个射野的定位图象均应登记存档，以备查验。

8.7　CT模拟定位

CT模拟定位就是利用CT图像进行计划设计，并在由CT图像重建出的3D假体上进行虚拟模拟定位的过程。该系统通常由CT模拟机、多幅图像显示器、三维治疗计划系统及激光器等四部分组成，各个部分需在线连接。

8.7.1 定位设备

放疗专用大孔径CT、LAP移动激光灯、高压注射器。

8.7.2 定位步骤

（1）详细询问患者既往病史、药物过敏史，尤其是碘过敏史。

（2）体位及固定

在CT检查床（必须采用与放射治疗机及模拟机相同的平板治疗床）上确定合适的治疗体位，用热塑面膜加以固定，在面膜及皮肤相应位置设置标记，以便在重复摆位时减少人体与面膜及真空袋的位置误差。

（3）于患者前臂外周静脉预置静脉注射针头，并加以固定。

（4）CT扫描

采用大孔径CT选择合适的扫描视野（FOV）和层厚进行薄层扫描，扫描层厚可采用1~3mm。减薄扫描层厚可减少体素单元大小，提高分辨率，提高DRR图像质量，但扫描层数较大，扫描时间也相对延长，因此在扫描过程中应嘱咐患者平稳呼吸，以期获得与治疗时相同的条件，如果是超高速螺旋CT，也可屏气扫描，以减弱呼吸运动对DRR图像的影响。

（5）采用手推或压力注射器

以2~6ml/s的速度将60~100 ml对比剂注入静脉，做延迟增强扫描，延迟时间通常为40~70s（头颈 50~60s，胸部 40~50s，上腹部 50~60s，下腹部及盆腔 60~70s）。

（6）设定靶区中心

在CT图像上勾画体表轮廓和靶区轮廓，快速定出靶区中心，利用CT机的激光灯系统在患者的体表标出靶区中心的体表投影。或在完成治疗计划后在常规模拟机上利用激光灯定出等中心点的体表投影。

（7）计划设计

将CT图像传输至TPS工作站，做治疗计划。

（8）模拟验证

在TPS工作站上利用重建的三维假体进行虚拟模拟，拍摄每个射野的DRR验证片，用激光射野投影器在患者体表上显示勾画每个射野的入射形状。在加速器或模拟机上核对射野位置、形状，并拍摄野证实片。

（9）计划确认后，所有图像及数据资料均应登记存档，以备查验。

8.8 放射治疗计划

治疗计划设计定义为确定一个治疗方案的全过程，即治疗方案的量化过程，通常包括三个方面：①图像（CT/MRI/DSA等）的输入及处理；②医生对治疗方案包括靶区剂量及其分布、重要器官及其限量、剂量给定方式等的要求及实现；③计划确认及计划执行中精度的检查和误差分析。

8.8.1 图像的输入及处理

8.8.1.1 图像传输

CT扫描完毕后，其平扫、增强图像以医疗数位影像传输协定（digital imaging and communications in medicine，DICOM）的形式传输到TPS中，同时做过MRI、PET-CT检查的患者其图像也可通过光盘以DICOM的形式传入到TPS中与定位图像进行融合，有助于病灶范围的确认和靶区勾画。一般TPS都具有自带的图像融合系统，但是TPS的图像融合系统无法完成图像的扭曲（核通有专门图像融合系统可进行图像扭曲，从而完全达到图像融合的要求），融合时注意重要器官的完全融合。

8.8.1.2 CT密度表的建立

根据专用模型用模体，其内包含空气、软组织、骨等各种密度的模体插件，将其在CT下进行扫描，扫描完成后，每个模体插件进行5次测量取其平均值，测得各种密度的CT值，从而能建立起CT值与相对电子密度的一一对应关系。将其输入TPS 计划系统存为CT 值转换为相对电子密度文件。管电压的不同也会造成CT电子密度的不同，特别对于骨组织，由于扫描范围，光电效应占据主导能量吸收地位，不同的管电压，在组织内的光电吸收与反冲电子吸收比例不同，骨吸收远大于软组织的吸收，并随着能量升高而下降较快，因而在建立CT密度表时，应该根据不同的扫描条件，标定其CT 值跟相对密度的关系，并将其作为配置文件存入TPS治疗计划系统，以后设计患者治疗计划时，根据患者数据采集的扫描条件的不同采用不用的CT密度表。

8.8.1.3 新坐标系的建立

根据定位时做的标记点,以此为原点建立新的坐标系,其他组织的空间位置确定都是以此为原点进行定位,其空间数据的方向应与实际患者体位方向一致,设置可在physic数据设定时完成。设置完成后,应加以实际检验,不同TPS对应的数据正负方向可能会有不同。

8.8.2 靶区勾画

8.8.2.1 体表轮廓、重要组织器官的勾画

首先勾画患者体表轮廓,有bolus的患者应将bolus勾画在轮廓内。在勾画重要组织器官时,注意调节CT值,做到正常组织清晰可见再予以勾画。

8.8.2.2 靶区勾画

放疗医师根据患者肿瘤的分期、手术情况、肿瘤分类、肿瘤勾画原则等在医生工作站勾画肿瘤靶区,靶区的定义如下:

（1）肿瘤区（gross target volume,GTV） 一般临床诊断方法及影像学方法能够诊断出的具有一定形状和大小的病变范围,包括淋巴结和其他部位的转移病变。

（2）临床靶区（clinical target volume,CTV） 指按一定的时间剂量模式给予一定剂量的肿瘤的临床灶（肿瘤区）、临床灶以及肿瘤可能侵及的范围。

（3）内靶区（internal target volume,ITV） 在患者坐标系中,由于呼吸或器官运动引起的CTV外边界运动的范围。

（4）计划靶区（planning target volume,PTV） 指包括临床靶区（CTV）本身、照射中患者器官运动（ITV）,和由于日常摆位、治疗中靶位置和靶体积变化等因素引起的扩大照射的组织范围。PTV的确定要同时考虑到CTV的解剖部位和将要使用的照射技术,如头颈部多以CTV为参照,胸腹部以ITV为参照,而对于同一个CTV或ITV,采用适形放疗技术时的PTV应小于常规放疗。不得靠扩大PTV的方法解决临床不明因素。

（5）治疗区（treatment volume,TV） 对一定的照射技术及射野安排,某一条等剂量线面所包括的范围,通常选择90%等剂量线作为治疗区的下限。治疗区与计划靶区的符合程度也是治疗计划评价的标准之一。

（6）照射区（irradiation volume,IV） 对一定的照射技术及射野安排,50%等剂量线所包括的范围,其直

接反映了该计划引起的正常组织剂量的大小。

（7）冷剂量区（cold volume） 在ITV内剂量低于CTV处方剂量下限（-5%）的范围。

（8）热剂量区（hot volume） 在患者坐标系内,组织接受高于CTV处方剂量上限（+5%）的范围。

8.8.3 计划设计

8.8.3.1 正向计划设计

（1）剂量确定 由临床医生确定靶区剂量、周围重要器官的耐受量。

（2）布设照射野 应尽量给予奇数野、避免对穿野,同时应避免将重要器官（尤其是低耐受的敏感器官）置于靶区的入射前方。

（3）调整射野的大小、形状和权重比,可参考REV,尤其是射野方向观（beam's eye view,BEV）图像进行调整。

（4）必要时可使用各种剂量修饰方法,如楔形板、限光筒、挡铅、多叶准直器、组织填充物及组织补偿器等。

（5）查看剂量分布 在实施上述各步骤时均应反复查看各层面（包括横断面、矢状面、冠状面及任意斜切面）的剂量分布,直至其符合临床和剂量学要求,并作出初步评估。应设计多个计划,以备评估和选择。

8.8.3.2 逆向调强计划设计

（1）剂量确定

（2）信息输入 将靶区剂量、重要器官限制量、射野数目、射野角度、子野限制数等输入到计算机中组成计划设计条件。后三项可人工设定,也可由TPS自动设定,人工设定的目的在于简化方案、提高计划设计的速度和成功率。射野数目多用7、9、11个,每个调强野的子野数目多限定在5~15个。

（3）自动计划设计 该阶段为计算机自动设计阶段,操作人员可从计算机屏幕上显示的优化过程了解掌握设计进程。

（4）计划显示 计划自动设计完成后,查看各层面的剂量分布,并作出初步的评估。

8.8.4 计划的评估分析

8.8.4.1 剂量体积直方图（dose volume histogram，DVH）评估

DVH对危及器官（OAR）的评价是最有效的，在评估时，不仅要比较DVH曲线下的面积大小，还要考虑该器官的组织类型（是串型组织还是并型组织）的不同所产生的不同生物效应。由于DVH无法提供高（低）剂量区的空间分布，因此在用DVH进行评价时应该与该计划的等剂量分布图结合起来综合考虑。

8.8.4.2 TCP和NTCP评估

肿瘤控制概率（tumor control probability，TCP）和正常组织并发症概率（normal tissue complication probability，NTCP）是从生物效应的角度来进行方案评估的，通过对多个方案的TCP、NTCP比较，就可大致了解各方案的优劣。应当注意的是，就目前而言，这里的TCP和NTCP并非是实际可能的发生概率，而仅仅是评价计划优劣的工具。

8.8.5 计划移植

计划初步完成后应将计划完整移植到验证模体中，重新计算各层面的剂量分布，以便在模体中进行剂量验证。

8.8.6 计划文件生成打印

8.8.6.1 图像生成、保存与打印

除了横断面剂量分布图像和DVH图外，通常还需要各个射野的DRR图、剂量强度图，并传输到相关设备中，以供进行位置和剂量验证及挡铅和物理补偿器制作之用。

8.8.6.2 计划文本的生成

目前TPS均有文本自动生成功能，其文件内容应包括：患者基本信息、射野信息（名称、大小、照射方式、机架角、光栅角、权重等）等中心点空间位置、剂量归一方式和归一点空间位置、挡铅及楔形板、多叶准直器信息、DVH计算结果、照射时间（MU）等。

8.9 放疗实施

8.9.1 射野中心确定

射野中心是根据参考点确定空间位置，从TPS中将射野中心点的位置文件传输到LAP移动激光灯，LAP移动激光灯载入其文件，文件内容包括需要移动的X、Y、Z方向的变化情况。之后要求患者按照原体位躺在CT床上，利用移动激光灯确定新的射野中心点。

8.9.2 常规模拟机射野中心的核对

模拟机DRR（digitally reconstructed radiographs）核对是治疗前不可或缺的把关操作，DRR核对前，将新中心的DRR图像传输到模拟机工作站，在模拟机下按模拟机自带激光灯、身体的定位标记点将患者按原体位躺在模拟机床上，登记患者基本信息，根据新中心的DRR图像跟模拟机得到的图像进行比较，假如DRR图像跟模拟机图像不同的话，应查出原因，实时进行调节。

8.9.3 计划传输、核对

计划传输是医生跟物理师协同完成的，传输数据包括：机架角、多叶光栅（MLC）、床角、准直器角度、跳数等，放疗分次、疗程都需要手动设置，设置完毕后，医生和物理师要共同进行检查，特别是调强计划子野的形状和跳数都需要逐个进行复核，避免发生无法挽回的损失。

8.9.4 放疗实施

放疗实施在加速器机房里进行，患者摆位后，将射野中心点跟激光灯完全重合后，在不出跳数的情形下，模拟操作，观察计划的可实行性。操作完成之后，拍验证片（electronic portal imaging device，EPID），观察图像是否跟TPS生成的DRR图像匹配。成功后正式进行放疗，放疗进行时，技术员应通过监控设备观察患者的情况，如发生意外情况，迅速进入机房取下面罩，同时通知有关部门进行急救措施。

8

8.9.5 定期放疗计划修改

患者放疗期间,肿瘤大小、位置等都会发生不同程度的改变,跟面罩的吻合度也会因为患者体型的变化大大下降,所以在放疗期间要定期对射野中心或者面罩进行修改。如果变化巨大,应对面罩、计划重新设计实施,否则可能因实际剂量跟理想剂量出现偏差,导致出现靶区漏照、正常组织超量的情况,给患者带来非预期的损伤。另外治疗期间,每周应检查一次,定期行血常规等化验检查,给予相应处理。

8.10 随访

放疗结束后即进入随访阶段,此时患者可能仍存在较为严重的毒副反应,仍需给予一定的对症处理措施,待患者症状缓解后再按随访时间(3年内,每2~3个月检查一次;3~5年内,每半年检查一次;5年以后可每年检查一次)定期复诊。放疗后的定期随访十分重要,而且应当是终身的。一般要求患者在放疗后1个月进行首次随访,包括体格检查、实验室检查和影像学检查三个部分的内容,常规体检有助于了解患者急性反应的缓解情况,以及了解有无异常新生物、淋巴结等;实验室检查主要为血常规、肝肾功能的检查,必要时还可行肿瘤标志物检查,实验室检查可以反映患者的一般状况,如有无白细胞下降或感染,有无贫血和(或)低蛋白血症,对于放疗联合化疗的患者,尤其是曾出现过肝肾损伤的患者,肝肾功能的复查必不可少;影像学检查主要为颌面部CT、胸部CT和腹部B超,了解肿瘤局部控制情况和有无远处转移,对于有原发灶的患者进行初步的疗效评价,制定下一步的方案(综合治疗或随访)。之后的3个月、半年、1年甚至更长时间的随访,主要是观察肿瘤是否复发或转移,了解有无放射性晚期毒副反应出现,如皮肤和肌肉纤维化、放射性脑脊髓损伤等,如果出现则对症处理。

(石慧烽　徐璇丽)

参 考 文 献

1 殷蔚伯.肿瘤放射治疗学.北京:中国协和医科大学出版社,2008
2 CSCO肿瘤营养治疗专家委员会.恶性肿瘤患者的营养治疗专家共识.临床肿瘤学杂志,2012,17(1):59-73
3 胡逸民.肿瘤放射物理学.北京:原子能出版社,1999
4 王中和.肿瘤放射治疗临床手册.上海:世界图书出版公司,2007
5 王中和,胡海生,石慧烽.头颈部恶性肿瘤的术后调强放射治疗.中华临床医学杂志,2008,9(9):36-39
6 吴冰,段峰.面罩固定技术在头颈部肿瘤放疗中的应用.医疗设备信息期刊,2007:96-97
7 李忠,王冰,延玲.头颈部肿瘤放射治疗中的面罩固定技术应用.吉林医学期刊,2011:6416
8 荆保国,梁玉新,林珠.精确放射治疗体位固定技术.齐齐哈尔医学院学报,2005:682
9 邵惟玉,陈英海,蔡龙玉.面膜固定辅助体表标记在头颈部肿瘤放疗重复摆位质量控制中的应用.临床医学杂志,2008:400-401
10 Hansen EK,Buccci MK,Quivey JM,et al. Repeat CT imaging and replanning during the course of IMRT for head-and-neck cancer. Int J Radiat Oncol Biol Phys,2006,64(2):355-362
11 Corry J,Poon W,McPhee N,et al. Randomized study of percutaneous endoscopic gastrostomy versus nasogastric tubes for enteral feeding in head and neck cancer patients treated with(chemo)radiation. J Med Imaging Radiat Oncol,2008,52(5):503-510

9 常规及非常规分割放射治疗
Chapter 9 Conventional and Unconventional Fractionation Radiotherapy

多年来,对放射治疗的总疗程、总剂量、分割剂量、分割次数和间隔时间等因素进行了大量的临床和基础研究,提出了常规分割放疗与非常规分割放疗方案,目的是提高放疗疗效,同时减轻正常组织尤其是晚期反应组织的损伤,提高生存质量。

放射生物学研究表明,肿瘤细胞和正常组织对分割照射反应不同,并与细胞亚致死损伤的再修复、再增殖、细胞周期的再分布和再氧合等有关。基于上述不同,在临床研究中除常规分割方法外,大致还有分程疗法、低分割疗法、加速分割疗法、超分割与加速超分割等几种非常规分割放疗方法。

9.1 常规分割放射治疗

常规放疗(convention fractionation radiotherapy):这是每日放疗1次,每次1.8 ~ 2Gy,每周5d的放疗方式。常规放疗最为常用,适合于绝大多数放疗患者,总剂量65 ~ 70Gy/7周。

追溯常规放疗的发展历史,要从1895年伦琴发现X线和1896年居里夫妇发现镭元素发出的γ线,并将之用来治疗人类癌症。据文献记载,1896年2月Voight向汉堡医学会报告他用X线治疗1例口咽癌,缓解了患者的疼痛。此可能是世界上用放射治疗口腔癌的首例报道。据此算来,肿瘤放射治疗大约已有110年以上的历史。随着放射临床治癌经验的累积,以及1920年在法国以公羊的睾丸所做的辐射生物学研究,确立了常规放疗在放射治疗中的地位。法国以公羊的睾丸所做的辐

射生物学研究发现,在不伤害阴囊皮肤的前提下,放射线以分次小剂量照射睾丸儿,对绝育的效果(消灭精子细胞)比单次大剂量照射为高。消灭精子细胞犹如消灭癌细胞,20世纪30年代,Baclessc首先提出每天照射一次的方法。此后,每天照射一次,每次1.8~2Gy,每周照射5d的外照射常规方法。至此,采用多次小剂量的常规放疗治疗恶性肿瘤,成为放射治疗的主流。常规放疗可以杀灭癌细胞,同时具有一定的保护皮肤和正常组织的能力。

常规放疗技术采用三维适形放疗者,放射总剂量可提高至75 ~ 80Gy,疗效改善,并发症不增加。然而常规放疗技术并非十分完善,它所依据的主要是临床经验。鼻咽癌常规分割的根治量一般在70Gy/7周,预防量为50Gy/5周,但临床治疗时应该依据T和N分期采取个性化对待的原则,如颅底受侵时可以将原发肿瘤的总照射剂量提高到75Gy。综合分析不同年代的多项临床研究报告,我们可以看出,70~75Gy和大于75Gy照射后,局部肿瘤控制率和患者生存率均无明显差异,因此,不建议常规放疗的照射剂量超过75Gy。

9.2 非常规分割放射治疗

凡不同于每日放射1次,每次1.8 ~ 2Gy,每周5d的放疗技术,就是非常规放疗技术。非常规放疗包括超分割放疗、加速分割放疗、加速超分割放疗、分段放疗和低分割放疗等几种。

9

9.2.1 超分割放疗（hyperfractionation radiotherapy）

超分割放疗采用每天照2~3次，每次1.2~1.4Gy，间隔4~6h，每周5个照射日。据测算，超分割治疗收益为1.065~1.16，局部剂量可增加15%~20%。这种方式对中晚期患者大约可提高10%的治愈率，但放疗急性反应较重，为其缺点。与常规放疗相比，超分割放疗单次剂量小，一般为每次1.1~1.2Cy，每天照射2~3次，总疗程时间相仿，总剂量相同或稍增大。一般认为，每日剂量和总剂量是常规放疗的1.15~1.25倍。由于放射所致的细胞亚致死损伤的修复一般在3~4h内完成，因此，两次照射之间的间隔一般是6~8h，目前认为小于4h是不合理的。

超分割放射治疗的优点包括下列几个方面：首先，超分割放疗的每次剂量低于常规放疗，根据LQ模式原理，每次放疗剂量低时，晚反应组织的放射耐受性增加，这样可以提高总剂量增加肿瘤杀灭；其次，正常组织修复放射损伤的能力强于肿瘤，因而增加照射次数就增加了修复的机会，对正常组织损害减轻；另外，每天两次放疗，通过细胞周期再分布，使细胞周期中的不敏感细胞进入敏感期的机会增多，给予肿瘤第二次杀灭；每次较低剂量放射时，致死性杀灭的比例增加，因而对氧的依赖性减少，可以提高对乏氧肿瘤细胞的杀灭。

提倡超分割治疗的理论基础在于：①放射造成的亚致死损伤的修复在2~4h，若两次放疗间隙大于4h，则对肿瘤细胞的杀伤大于正常细胞。②较小剂量的一日多次照射可提高晚反应组织的耐受量，但可增加大部分早反应肿瘤的损伤。③通过细胞周期的再分布可将位于敏感周期时相的癌细胞杀灭，从而提高治疗比。④每次剂量减少时，对氧依赖性较小的单击致死作用的比例增加，因此对体积较大的肿瘤更有效。

据测算，超分割治疗增益在1.065~1.16之间，局部剂量较传统分割可增加15%左右，但在加速超分割中无间歇时，总剂量应适当降低。近年来，对局部晚期头颈部恶性肿瘤采用加速超分割等方法的临床研究已引起广泛重视，部分报道取得了较好的临床结果。多数研究报道认为，超分割放疗提高了鼻咽癌放疗后局部肿瘤控制率和病患者的生存率，但也有部分研究报道的结果显示，超分割放疗鼻咽癌的优势并不明显。超分割放疗增加了患者的急性放射反应，这一点是公认的。

欧洲放疗协作组的一项随机性研究表明，356例T2-T3和NO-1口咽癌（舌根除外）分别采用超分割放疗和常规分割放疗技术，结果显示：超分割放射治疗（80.5Gy/70次/7周，2次/d）与常规分割放疗（70Gy/35次/7周）相比，超分割放射治疗的5年肿瘤局部控制率比常规分割提高了19%（59%比40%，p=0.02），5年生存率提高了10%（40%比30%，p=0.08）；超分割放疗组的急性期黏膜反应明显较常规分割组严重，但晚期放疗并发症2组发生率相仿。Pinto等报道112例Ⅲ-Ⅳ期口咽癌超分割与常规分割的随机性研究结果：超分割组（1.1Gy，2次/d，总剂量70.4 Gy）的3.5年肿瘤局部控制率84%明显高于常规分割组（66Gy/33次/6.5周）的64%（p=0.02）。Datta等报道212例T2-3N0-1的口腔、下咽及喉鳞癌的随机研究结果：采用超分割放射治疗（1.2Gy/次，2次/d，总剂量79.2Gy）的2年生存率及无瘤生存率分别为71%、63%；而常规分割组（66Gy/33次）的2年生存率及无病生存率分别为45%、33%；2个组间差异均有极显著性意义（p< 0.01），2组晚期放疗并发症相似，但超分割放疗组的急性反应明显加重。

9.2.2 加速分割放疗（accelerated fractionation radiotherapy）

加速分割放疗是采用每天照2~3次，每次1.8~2Gy，放疗总剂量略低于或等于常规分割放射治疗的总剂量，治疗总时间缩短的一种照射技术。加速分割放疗的目的主要是克服常规分割放射治疗中，由于治疗时间较长而存在的肿瘤细胞快速再增殖的缺陷，放疗急性反应较重。Skladowski等采用连续加速放疗（CAIR，即每周照射7d），与传统每周5d照射进行随机对照研究。100例头颈部鳞癌患者分别进入加速分割放疗组（66~72Gy/5周，1.8~2.0Gy/次，7次/周）和常规治疗组，两组的3年局控率分别为82%和37%（p<0.0001），3年生存率分别为78%和32.6%（p<0.000 1），同时加速分割放疗组急性黏膜反应的发生率和严重程度亦明显高于对照组。欧洲放疗协作组的一项前瞻性研究（22851号）对T2-4的头颈部鳞癌（下咽癌除外）随机进入常规分割放疗组（253例）（70Gy/35次/7~8周）或加速分割放疗组（247例）。后组采用3次/d、1.6Gy/次，共分为2个阶段完成总量放疗（第一阶段28.8 Gy/18次/8d，休息12~14d开始第二阶段43.2Gy/27次/17d总剂量达到72 Gy/45次/5周。随访5年结果为：常规分割组局部控制率46%，加速分割组59%，加速分割放射治疗提高了13%；

组间具有显著的统计学差异。但加速分割放疗组的早期和晚期放疗并发症均较常规分割放疗组增加，其中3~4级急性黏膜反应为67%，其中70%治疗结束后6周仍不愈合；晚期放疗并发症包括黏膜坏死、重度喉黏膜水肿需要喉切开术者、重度皮肤纤维化、神经损伤、放射性脊髓炎等的发生率为14%，高于常规分割组的4%，组间也有显著的统计学差异。由于3次/d加速分割组不可避免地增加放射治疗晚期并发症的发生，因此目前临床上较少3次/d的照射技术，而采用2次/d的加速超分割野中野照射技术（同步缩野加量）照射技术。

9.2.3 加速超分割放疗（accelerated hyperfractionation radiotherapy）

加速超分割放疗采用每天照2~3次，每次1.4~1.6Gy。据报道疗效有10%左右的提高，但患者有严重急性反应，患者进食困难，常需营养支持才能完成放疗。加速超分割是克服肿瘤细胞加速再增殖的有效措施，具体执行上又分为连续加速超分割（continuous hyperfractionated accelerated radiation therapy，CHART）、分段加速超分割（split-course hyperfractionated accelerated radiation therapy，SCHART）、同时小野加量照射（CBT）和后程加速超分割（late-course hyperfractionated accelerated radiation therapy，LCHART）4种。加速超分割放射治疗分次剂量较常规方法小，但比超分割大，分割次数较常规方法增多，总疗程时间缩短。特点是在较短的时间内给予相对高的剂量，减少放射治疗期间肿瘤的增殖（tumor cell repopulation during a weekend break）。它兼有加速及超分割的优点，但可加剧急性放射反应，而晚期反应与常规方法相同或较轻。所以在加速超分割方法中大都采用分段治疗，以减轻急性放射反应。但也有人采用连续放疗的方法，称为连续加速超分割（CHART）。或者先用常规分割剂量照射一段时间，然后再用加速超分割方法照射，称为后程加速超分割。目前在喉癌、下咽癌等口腔颌面-头颈部肿瘤以超分割和加速超分割治疗研究为主。

胡超苏等对鼻咽癌进行加速超分割放疗，1.1Gy，2次/d（6h），44Gy/40次/4周后，上午大野1.8Gy/次，下午小野1.2Gy/次，总量74Gy/60次/6周。24例随访3年局部无一例复发，而常规治疗组用1.8~1.9Gy/次，总量为70.2~74.1Gy/39次/7.5周，有5例局部失控。急性黏膜反应比常规治疗组重但能耐受，随访至今未见到明显的后期损伤。C.C.Wang用分段加速超分割方法治疗了60例鼻咽癌，1.6Gy/次，每天2次，间隔4h，每周照射5d，给剂量38.4Gy后休息2周，然后继续照射，总量64Gy后用腔内后装放疗加量7Gy，如病变广泛（T4）则继续每天2次的方法照射至70~72Gy。5年生存率为85%，明显优于常规治疗方法的53%（p<0.01），急性放射反应较明显，但患者尚可耐受，无明显晚期放射反应。另外，Akimoto等对52例III-IV期头颈部癌行分期超分割放疗，结果发现，3年局部控制率23%，对放疗期间休息天数的统计学分析表明，休息14d以上患者的肿瘤局部控制率明显低于休息短于14d的患者，并有统计学显著差异（p<0.05）。作者建议缩短期间休息天数以取得良好疗效。

美国放射治疗组（RTOG）随机性研究（9003号）对1113例III-IV期口咽、口腔、下咽、喉声门上区鳞癌及II-IV期的舌根和下咽癌随机采用4种不同分割放疗技术，以比较疗效差别：常规分割放疗（70Gy/35次/7周）、超分割放疗（1.2Gy/次，每天2次，81.6Gy/68次/7周）、分段加速超分割放疗和同步缩野加速超分割放疗。随访2年结果表明，超分割和同步缩野加速超分割较常规分割明显提高了肿瘤的局部控制率（p=0.045和p=0.050），无病生存方面接近于显著性差异（p=0.067和p=0.054），但总生存率未见明显差别。而分段加速超分割放疗与常规分割照射技术在局部控制率和在生存率方面均无显著差异。在放射治疗并发症方面，非常规分割3个组均较常规分割组加重，主要表现在急性放射反应方面，但在晚期并发症上则无显著性差异。由此可见，对晚期头颈部鳞癌采用超分割放疗或同步缩野加速分割放疗的局部控制率和远期生存率会比常规放疗好。

Skladowski K等最近报告了345例T2-4N0M0口腔、口咽、喉、和下咽鳞癌长期随机性研究结果。患者随机分为CHAR组（每天1次，每周7天连续，周末不休）和CB（concomitant accelerated boost，每周1~3每天1次，每周4~5每天2次，周末休2天）组，总剂量66.6~72Gy/37~40F/37~40天（每次1.8Gy），中位随访90个月（最少60个月），至末次随访139例（40.5%）存活，CHAR组和CB组分别存活68例和71例。5年和10年局部-区域控制率CHAR组分别为63%和60%，CB组分别为65%和60%；5年和10年OS，CHAR组分别为40%和25%，CB组分别为44%和25%；主要急性治疗毒性（严

9

重黏膜炎）发生率CHAR组为89%，CB组为86%；5年晚期3~4度毒性两组均为6%。结果表明，患者可以耐受每周12Gy的放疗累计剂量，相比每周10Gy的放疗剂量有更高的局部区域控制率。

关于术后加速超分割放疗，Awwad等进行了一项随机对照研究，70例T2/N1-2或T任何N期的口腔、喉及下咽鳞癌患者，在根治术后，随机接受加速超分割放疗（46.2 Gy/12d，1.4 Gy/次，每天3次，间隔6h，6d/周）或常规放疗（60Gy/6周，5d/周），加速超分割组的3年局控率（88%±4%）要高于常规治疗组（57%±9%），但生存率的提高无统计学意义（60%±10%比46±9%，p=0.29）；同时加速超分割组的口干、纤维化和水肿的发生率均较高。该研究表明，术后肿瘤的再增殖对于治疗非常重要，尤其对于快速增殖的肿瘤，包括手术—放疗的总的治疗时间不应超过10周。同样，美国放射治疗组（RTOG）0129号课题关于头颈部鳞癌术后加速超分割放疗（360例）与常规分割放疗（361例）的研究结果显示，两组的总3年生存率70.3%比64.3%，（p=0.18）；总5年生存率59%比56%（p=0.18），均未见明显差异。该研究表明，术后加速超分割放疗较常规分割放疗未见明显优势，但对术后放疗被推迟的患者可能获益。近年来的报道多数倾向非常规分割治疗对于喉及下咽等头颈部鳞癌患者5年生存率的提高无统计学意义，而且在强调提高生活质量的今天，非常规分割治疗较为严重的急性不良反应也限制了该治疗技术对喉及下咽等头颈部鳞癌的广泛应用。三维适形放疗应用常规分割放疗、放疗增敏剂与非常规分割治疗的联合应用、非常规分割治疗与化疗的联合应用可能是喉、下咽等中晚期头颈部鳞癌治疗的发展方向之一。

9.2.4 分段放疗（split-course radiation therapy，SCRT）

分段放疗是把一个疗程分成两段，中间休息2~3周，每段采用常规放疗。此适合于年老体弱无法坚持连续完成放疗者。由于休息时肿瘤细胞会加速再增殖，影响疗效，应尽少采用。分段照射方法（split course radiation）：按常规方法照射，照射到总量30~40Gy时休息3~4周。这种方法的优点是急性反应较轻，适合年老体弱患者，晚期反应与常规方法相当。缺点是由于延长了总疗程时间，忽略了肿瘤细胞再增殖的因素，而导致肿瘤的局部复发率增高，疗效下降及晚期放疗并发症增

加。目前，除个别患者和个别情况外，临床上已不提倡分段照射方法。

9.2.5 低分割放疗（hypofractionated radiotherapy）

低分割放疗一般是采用大分割、少次数的放疗技术，患者的总治疗时间要明显短于常规放疗。最典型的低分割放疗是伽玛刀治疗。早期患者的伽玛刀治疗往往是一次完成。近年来，由于考虑到单次的大剂量放射不符合肿瘤放疗的放射生物学原理，每次治疗的剂量有所减少，次数也增加到3~5次。低分割放疗一般在1周内结束治疗，比常规放疗6~7周的疗程时间大大缩短。当然，伽玛刀治疗的适应证是将治疗靶区控制在3cm以内才能达到较好的剂量分布，是取得良好疗效的关键，而且治疗时肿瘤须基本不随呼吸、吞咽等移动为好。

近10年来，低分割放疗已受到放疗界的广泛关注，并在放疗各个领域开展临床治疗研究，取得了相当明显的进展。低分割包括：

9.2.5.1 近距离治疗（brachytherapy）

早期的镭针（radium needle）插植、现代的放射性粒子组织间插植和后装腔内照射治疗舌癌、口底癌、颊黏膜癌等口腔颌面-头颈部癌。该治疗有杀伤距离短、适形、对周围正常组织损伤小的特点，对亚致死放射损伤修复能力强、放疗后肿瘤细胞再充氧过程差、含乏氧细胞比例高、分化程度高及生长缓慢的肿瘤疗效优于外放疗。

9.2.5.2 术中放疗（intraoperative radiotherapy，IORT）

术中放疗是典型的远距离低分割放疗。术中放疗是在术中切口暴露直视下定位，准确地将电子线直接照射在残存瘤灶、瘤床、外侵区或淋巴结转移引流区，实施单次大剂量照射，由限光筒保护周围正常组织不受照射，避免和减少了肿瘤附近重要器官和组织的照射，提高了局部控制率，又不增加手术并发症及死亡率，不拖延康复时间。由于IORT是在手术切除原发肿瘤的同时，采用放射线杀死残存癌细胞，是一种有效的肿瘤综合治疗手段，术中放疗是将手术切除后残留的癌细胞或不能完全切除的肿块，直接用1次性大剂量电子线照射手术床，在保护好正常组织的情况下，可达到消灭手术床内癌细胞、保护器官和组织的目的。目前已生产出

Mobitron、lntrabeam等可移动术中放疗的专用设备供临床在手术室应用,不再需要移动麻醉下的患者到直线加速器机房接受治疗。

9.2.5.3 立体定向放射治疗（stereotactic radiotherapy，SRT）

立体定向放射治疗是利用1951年瑞典神经外科学家Lars Leksell提出立体定向放射手术（stereotactic radiosurgery，SRS）技术,结合三维适形放疗即称为立体定向放疗（SRT）,又称X刀（X-knife）技术。SRT和SRS的区别在于SRS使用手术概念,单次照射,因此当肿瘤或病变体积相对较大时,SRS将产生剂量不均匀,同时单次大剂量也不符合肿瘤放射生物学原则。目前SRT一般采用3～6次的低分割,治疗病灶可扩大至4cm直径,并可结合常规放疗应用。立体定向放射治疗在近年内获得普及,是神经外科和放射治疗两个学科的产物,其特点是放射线高剂量集中在靶区,靶外剂量递减十分陡峭,因此靶区外正常组织和要害器官得到保护。目前主要用于：①在常规分割放疗达到亚临床剂量后,用分次立体放疗对GTV追加剂量。综合考虑肿瘤中缺氧细胞及肿瘤周围晚期反应正常组织的耐受性,立体定向放疗宜以每周5次,每次5~7Gy,共追加5～8次为宜；立体定向放疗设野以4~6个为宜,在特殊情况需要更多野治疗时,可采用非共面等中心技术。②常规分割放疗后口腔颌面-头颈部恶性肿瘤局部未控制或复发时,采用立体定向放疗可达到较好的姑息疗效,有时获较好的肿瘤局部控制率。③原常规分割放疗疗效不佳的病种如恶性黑色素瘤,可采用每次大剂量的分次立体定向放疗,可望在不增加并发症的基础上对病灶有较好的控制。④口腔颌面-头颈肿瘤发生肺、肝转移、椎体骨转移时,常规放疗能起作用较少,而立体定向放射治疗,可获很好的近期疗效。立体定向放射治疗是一种现代精确放疗技术,是一种较好的局部治疗手段,利用其定位准确和物理剂量分布优越的特点,可使病灶较局限的颅内病变、口腔颌面头颈部及身体其他部位以局部治疗失败为主的恶性肿瘤患者受益,但不宜夸大其疗效和滥用,以免增加患者的经济负担,甚至造成严重并发症,如脑神经麻痹、脑坏死、失明等。Al-mamgani等采用50Gy/16次的低分割放疗技术治疗158例晚期头颈部鳞癌,1年期随访发现,50%的患者体重增加,77%的患者症状改善；3年局部控制率32%、3年总生存率17%。取得良好的姑息性疗效,而放疗并发症发生率在可以接受的

范围。Sanghera等对78例局部晚期的口腔、喉、口咽鳞癌采用加速低分割放疗,联合2疗程的卡铂和MTX化疗,总疗效令人满意：2年局部控制率72%、2年总生存率67.6%、2年无病生存率64.1%。Porceddu等报道对35例晚期头颈部鳞癌采用30Gy/6次/2周,后再加缩小野6Gy/1次的低分割放疗技术,同样达到良好的姑息疗效。

9.2.5.4 射波刀（Cyberknife）技术

射波刀是目前世界唯一专门为全身各部位病灶治疗的低分割放疗"机器人"直线加速器,全世界接受射波刀治疗的患者已超过4万例。射波刀治疗的优点是：①射波刀治疗的疗程短,最少只照射1次,每次治疗时间为30~90 min,最多可能只照射5次,1周内治疗结束,比常规6~8周的放疗疗程大为缩短。②射波刀治疗的适应证广泛,特别对接近放射危及器官的肿瘤,如两眼球之间的嗅神经母细胞瘤、视神经旁的脑膜瘤、颅内听神经瘤、转移瘤、垂体腺瘤等,随呼吸而运动的肿瘤,如肝、肺、胰、肾上腺、肾、前列腺等各种原发性和转移性恶性肿瘤,患者在舒适的仰卧和自然呼吸下接受治疗、手术或放疗后局部复发、放疗后残留的肿瘤,射波刀仍然可以成功治疗。③射波刀治疗可以和手术、常规放疗和化疗合并使用,如手术加射波刀治疗多形性成胶质细胞瘤和体积巨大的脑瘤和口腔颌面-头颈部肿瘤、常规放疗和射波刀加量治疗鼻咽癌、射波刀照射加化疗以治疗胰腺癌、小细胞肺癌、纵隔非霍奇金淋巴瘤等。

9.2.5.6 质子及重粒子低分割放疗

质子及重粒子射线治疗均属高LET射线,其优点是在组织中射程末端剂量有一个释放峰（Bragg峰）,可将之调到肿瘤所在的深度上,以达杀伤剂量最大,位于肿瘤前方的正常组织只受到很低的照射,而肿瘤后方的正常组织所受剂量几乎为零,此对靠近重要器官的肿瘤治疗有特别意义,有较好疗效和较少并发症。重离子射线氧增强比（OER）小,接近于1,几乎没有氧效应,对乏氧细胞杀伤力强；其相对生物效应（RBE）很大,重粒子射线产生的强烈电离效应可使肿瘤细胞DNA的双键同时受损（低LET射线治疗在多数情况下只对DNA双键中的一条产生损害）。双键断裂的DNA是无法自行修复的,因此,重离子治疗对X（γ）射线抗拒、修复能力强的肿瘤,可明显提高疗效。此外,重离子射线对细胞的杀伤无周期特异,还能将对低LET射线抗拒的肿瘤细胞诱导为敏感细胞,从而明显提高生物效应。质子射线低分割

9

放疗已用于鼻咽癌、头颈部癌及其他部位的癌症治疗，有称为"质子刀"。如美国麻省总医院用该技术治疗眼底黑色素瘤，质子射线照射70Gy/5次，经15年随访，3000例患者的颈部控制率高达95%。重粒子低分割放疗的临床研究在日本千叶县国立放射科学研究所、美国加州大学LBL实验室和欧洲也进展顺利。

正因为低分割放疗的优势，直线加速器调强放疗的治疗次数也有减少的趋势，如上海交通大学医学院附属第九人民医院对根治性调强放疗已普遍采用66Gy/30次的放疗技术，其放射生物学效应与70Gy/35次相当，患者调强疗程的放疗时间已从7周缩短为6周。

（王中和）

参 考 文 献

1 王中和, Million RR. 头颈部癌放射治疗的新概念. 中国放射肿瘤学, 1987, 1(1): 49-51

2 王中和. 头颈部癌加速及超分割放射治疗的进展. 中国放射肿瘤学, 1990, 4(2): 130-131

3 陈光耀. 射波刀的肿瘤治疗及生物学原理. 世界医疗器械, 2008, 14(2): 16-17

4 Barnadas A, Mesia R, Majem M, et al. Phase I/II docetaxel plus concurrent hyperfractionated radiotherapy in locally advanced unresectable head and neck cancer (TAX.ES 1.102 study). Clin Transl Oncol, 2011, 13: 254-260

5 Akimoto T, Mitsuhashi N, Hayakawa K, et al. Split-course accelerated hyperfractionation radiotherapy for advanced head and neck cancer: influence of split time and overall treatment time on local control. Jpn J Clin Oncol, 1997, 27: 240-243

6 Kancherla KN, Oksuz DC, Prestwich RJ, et al. The role of split-course hypofractionated palliative radiotherapy in head and neck cancer. Clin Oncol, 2011, 23: 141-148

7 Al-mamgani A, Tans L, Van rooij PH, et al. Hypofractionated radiotherapy denoted as the "Christie scheme": an effective means of palliating patients with head and neck cancers not suitable for curative treatment. Acta Oncol, 2009, 48: 562-570

8 Lutz ST, Chow EL, Hartsell WF, et al. A review of hypofractionated palliative radiotherapy. Cancer, 2007, 109: 1462-1470

9 Sanghera P, McConkey C, Ho KF, et al. Hypofractionated accelerated radiotherapy with concurrent chemotherapy for locally advanced squamous cell carcinoma of the head and neck. Int J Radiat Oncol Biol Phys, 2007, 67: 1342-1351

10 Porceddu SV, Rosser B, Burmeister BH, et al. Hyperfractionated radiotherapy for the palliation of advanced head and neck cancer in patients unsuitable for curative treatment-"Hypo Trial". Radiother Oncol, 2007, 85: 456-462

11 Ishikawa H, Tsuji H, Tsujii H. Clinical experience of carbon ion radiotherapy for malignant tumors.

12 Heriot JC, Le FR, N' Guyed T, et al. Hyperfractionation versus conventional fractionation in oropharyngeal carcinoma: final analysis of a randomized trial of the EORTC cooperative group of radiotherapy. Radiother Oncol, 1992, 25 231-241

13 Pinto LHJ, Canary PCV, Araujo CMM, et al. Prospective randomized trial comparing hyperfractionated versus conventional radiotherapy in stages III and IV oropharyngeal carcinoma. Int J Radiat Oncol Biol Phys, 1991, 21: 557-562

14 Datta NR, Choudhry AD, Gupta S, et al. Twice a day versus once a day radiation therapy in head and neck cancer. Int J Radiat Oncol Biol Phys, 1989, 17 Suppl l: 132

15 Horiot JC, Bontemps P, van den Bogaert W, et al. Accelerated fractionation (AF) compared to conventional fractionation (CF) improves loco-regional control in the radiotherapy of advanced head and neck cancers: results of the EORTC 22851 randomized trial. Radiother Oncol, 1997, 44: 111-121

16 Fu KK, Pajak TF, Trotti A, et al. A Radiation Therapy Oncology Group (RTOG) phase m randomized study to compare hyperfraction and two variables of accelerated fractionations to standard fractionation radiotherapy for head and neck squamous cell carcinomas: first report of RTOG 9003. Int J Radiat Oncol Biol Phys, 2000, 48: 7-16

17 Skladowski K, Maciejewski B, Golen M, et al. Continuous acclerated 7-day-a-week radiotherapy for head-and-neck cancer-long-term results of phase III clinical trial. Int J Radiat Oncol Biol Phys, 2006; 66: 706-713

18 Skladowski K, Hutnik M, Wygods A, et al. Radiation-free weekend rescued! Continuous accelerated irradiation of 7-days per week is equal to accelerated fractionation with concomitant boost of 7fraction in 5-days per week: Report on phase 3 clinical trial in head-and-neck cancer patients. Int J Radiat Oncol Biol Phys, 2013; 85: 741-746

10 调强放射治疗
Chapter 10　Intensity–modulated Radiotherapy

近二十年来，由于计算机技术、影像学技术和加速器的飞速发展，以三维调强放疗（intensity modulated radiotherapy，IMRT）技术为代表的精确放疗已取得突破性的进展，并应用于临床。调强放疗以能分辨肿瘤与正常组织的三维立体图像为基础确定靶区，以高剂量区剂量分布在三维方向与靶区形状一致，并且靶区内各点剂量强度能够按照处方要求进行调节为特点。调强放疗一改传统的外照射所采用的以两侧面颈联合野为主体的照射方法，能最大限度地把剂量集中在靶区内，提高靶区内的放射生物效应，有效提高了治疗增益比，更有效地杀灭肿瘤细胞，同时还能够使靶区周围的重要器官少受或免受照射，最大限度地保护正常组织，进而提高肿瘤局部控制率，减少口干等放疗不良反应，保存患者生存质量，并有可能使生存率得到相应的提高。

目前调强放疗已从静态调强、动态调强到旋转调强、容积调强、断层调强，调强技术向更高精确度、更快速度、更完美的剂量分布的方向发展。

10.1　调强技术的种类和特点

10.1.1　静态调强

10.1.1.1　静态调强的定义

静态调强是由逆向调强计划系统根据临床数据将各个射野要求的强度分布进行分级，利用MLC将每个照射野分成若干个子野，每个子野内的强度是均匀的。优化计算赋予每个子野不同的权重，所有射野的子野都被优化，由此产生期望的治疗计划。

10.1.1.2　治疗顺序

静态调强放疗时各个子野分步按顺序进行，叶片运动到第一个子野规定的位置停下，加速器出束，达到规定MU停下，然后叶片运动到下一个子野的规定位置停下后加速器再出束；如此进行下去，使得每个子野的强度累加，直到完成整个射野，所有子野的束流强度相加形成要求的强度分布。

10.1.1.3　子野数

一般来说，希望尽量减少子野数目、叶片运动次数和MU数以便保证计划实施的精度，但是子野太少剂量分布就达不到调强的要求。MLC静态调强在每个子野照射结束后必须关断射线才能转到下一个子野，由于加速器射线的开关动作，带来剂量率的稳定问题，从而对AFC系统提出了较高的要求；或者说只有栅控电子枪才能完全实现这种要求。

静态调强剂量验证比较容易，但是需要的治疗时间比较长，随着调强技术的革新，剂量率大幅度增加，以600MU/mins计算，7野的舌癌调强放疗以总跳数700mu计算，加上技术员摆位，EPID模拟验证，一般12~15min能够完成；9野的鼻咽癌调强放疗以总跳数1000 MU计算，加上技术员摆位，EPID模拟验证，15~18min可以完成。

10.1.2　动态调强

10.1.2.1　定义

动态调强是利用MLC相对应的一对叶片的相对运动来实现对射野内强度的调节。

10.1.2.2　治疗顺序

动态调强每个射野的照射过程由计算机按照调强计划给出的数据进行控制，在各对叶片作变速运动时，加速器不停地以变化的剂量率出束，由此得到所要求的强度分布。治疗时每对叶片构成一个窗，它们在计算机控制下横扫过靶区。窗的开口和叶片运动速度都按照预定的方案不断调节，以便产生需要的强度分布。这也同样决定于滑窗轨迹之下的治疗区内各点的吸收剂量。在计划过程中计算机用一种算法将叶片位置作为每个射野出束时间的函数，将需要的强度分布转换为叶片位置。

10.1.2.3　动态调强的技术特点

一对相对的叶片总是向一个方向运动，并在运动过程中不断形成各种形状的窗口（即子野）扫过靶区。一般动态调强的每个射野都由上百个子野组成，滑窗开口的设置及每对叶片任何时刻都由一个程序控制。在相对的叶片之间的窗口开到最大时，使用最大的叶片速度，这样可以缩短治疗时间。需要参与射束传输的叶片数目取决于靶区的长度，靶区越长涉及的叶片就越多。相对于静态调强，动态调强治疗时间短，降低了患者不自主移动的概率，但是验证难度比静态调强要大。

10.1.3　弧形调强治疗

旋转调强（instensity-modulated arc therapy，IMAT）作为一种调强放疗（IMRT）技术，其特点是照射过程中机架连续旋转，多叶准直器（MLC）连续运动，通过机架多弧或单弧旋转，实现不同射野方向上的射线束流强度调强。多弧IMAT可以在能够实施动态旋转治疗的常规加速器上实施，单弧IMAT只能在RapidArc或容积旋转调强放疗（volumetric-modulated arc therapy，VMAT）等新型加速器上实施，机架旋转时叶片连续运动，同时能够改变剂量率或机架转速。其优势是：①改进剂量分布，旋转治疗时能从各个角度治疗靶区，没有选择用固定角度治疗的问题；②缩短治疗时间，用"测定体积"旋转治疗技术治疗的时间可能更快。因为一次可以治疗全部靶区；③改进疗效，减少对监视设备的需求，使正常组织受量较低。

10.1.3.1　治疗顺序

弧形调强治疗是用加速器内置的标准MLC来完成的，是将动态MLC与弧形治疗相结合，用旋转射束来实现优化的剂量分布。用这种技术同样要先制定调强治疗计划，人为地选择弧形射野数目及入射角度，再由计划系统对射束的权重进行优化，优化计算出临床要求的强度分布，再转换为MLC的驱动文件。

10.1.3.2　技术特点

弧形调强治疗过程中，机架围绕患者旋转，MLC叶片位置每隔10°变化一次以便跟随靶区形状，并与楔形板结合使用多共面或非共面弧形照射野。治疗计划输入到叶片序列发生器，再直接复制每个射束的MU数，并通过MLC形成射束。这样有程序控制加速器实施弧形治疗，同时MLC处方被传送到MLC控制器用于驱动叶片，动态地逐步完成一系列射野，所有弧形射野的累计剂量分布与计划期望的分布一致，从而完成调强放疗。

弧形调强作为一种新的调强放疗技术，综合了旋转治疗和动态调强速度和剂量学分布的优势，具有提供最优计划质量和效率的潜力，有较少MU数、较短治疗时间等优点。目前投入市场的弧形调强加速器有Varian公司的RapidArc加速器和Elekte公司VMAT（容积调强）加速器。山东省肿瘤医院刘同海等报道，鼻咽癌患者IMAT计划靶区剂量覆盖与IMRT计划相当，但适形度好于IMRT计划；危及器官受照剂量相当，减少了跳数和治疗时间。

10.1.4 断层调强

断层调强包括步进式断层调强和螺旋断层调强。

10.1.4.1 步进式断层调强

断层调强是利用NOMOS公司的孔雀系统（peacock）来进行的。孔雀系统包括一台专门设计的调强准直器，叫做MIMIC。它是一台电动气动式装置，可以通过附件插槽安装到加速器机头形成细长的矩形射野，叫做扇形束。在机架放置时，利用MIMIC的开关（ON，OFF）运动，实现调强治疗。MIMIC由两组40个叶片组成，每组20片，相对排列。叶片是由钨合金制作成的，每个叶片高8cm，近源端宽5cm，接近患者一端6cm宽，叶片在加速器等中心处投影约为10mm。相邻叶片间有凹凸槽，以减少漏射线。每组叶片形成的细长条矩形野在等中心处的长度的两档，分别为10mm和20mm。每个叶片由一个微型气动活塞独立控制，两组叶片同时独立运动，形成两个细长条矩形野。也就是说，机架绕患者旋转一次，只能治疗两层切片（即2cm），一般来说靶区长度都不止2cm，所以要想治疗整个靶区就要多次旋转机架，与此同时治疗床必须连续向前步进，这种步进/旋转过程持续进行，直到治疗完全部靶区。

在这个过程中MIMIC受气阀操纵运动，活塞双向运动时间约为40~60ms。按照治疗计划给出的强度分布要求，通过计算机控制活塞停留在射野内的时间，就能达到调强需要的强度分布。这种治疗方式，床步进的控制精度对相邻野剂量分布影响很大。为了减少由于相邻野不重合产生的不均匀性，治疗床步进的精度和可确定性是非常重要的。步进式断层调强方式治疗时间较长，而且使用的气动阀门在治疗时有很大噪声为该治疗技术的缺点。

10.1.4.2 螺旋断层调强

螺旋断层调强加速器Tomo Therapy集IMRT和IGRT于一体，将一台小型化6兆伏（MV）医用直线加速器安装在螺旋CT的滑环机架上，反向利用CT成像原理，运用高能X射线进行放射治疗，原则上可以在人体内实现任何要求的剂量分布。从而很容易达到放射治疗的理想目标。

相对于传统的直线加速器放疗，TOMO提出了ART（自适应放疗）。传统放疗一般只在治疗前作一次验证，之后整个疗程中基本只有摆位验证，不再做当天剂量验证或计划修改。但TOMO在治疗过程中部分或全程监控和验证计划执行，并和原计划进行比对，从而达到精确治疗的目标，将放疗水平提高到一个新的高度。TOMO可以对60cm直径、长160cm范围内的多个靶区实现一次性全照射野的调强治疗，并可以根据每天采集的MVCT图像，监测或计算当天患者病灶和危及器官实际接受的剂量，从而对下次治疗的计划做出适当修改。射线宽度40cm，床可移动距离160cm，360°旋转，51个照射角度，间距为7°。

在螺旋断层调强放疗时，加速器产生的X线由窄条准直器准直，形成扇形束，与扇形垂直的调强多叶准直器（每个叶片外形像梯形挡块，聚焦于放射源靶点），气动推动叶片进出，治疗加速器360°旋转，完成扇形束调强剂量分布。加速器机头对侧（治疗床下方）安装有射野影像系统，作射野验证和治疗体位验证。随着治疗机架的旋转，治疗床缓慢前进，从而实现螺旋式切片调强扫描照射。近10年来，放射治疗技术发展迅速，明显提高了临床疗效，降低了放疗的不良反应。特别是以螺旋断层放疗Tomo-Therapy（HelicalTomotherapy，HT）为代表的3D影像引导旋转调强系统推广应用，突破了传统放疗的许多限制和临床应用指征。

10

10.1.5 电磁扫描调强

电磁偏转扫描技术是实现调强治疗的最好办法，它具有更高的X光子的利用率，治疗时间更短，而且可以实现电子束、质子束的调强治疗，以MM 50加速器为例，在其机头上安装有2对正交（四极）偏转磁铁。通过计算控制其编撰电力的大小，在几个微秒内就可以形成50×50的照射野。第一对磁铁位于治疗头的电子偏转面内，它的扫描中心正好位于第二对磁铁的扫描中心上。前者使电子G-T方向扫描，后者使电子沿A-B方向扫描。X线的上表面伸入磁铁中，使聚焦后的电子即刻打靶。电子、X线治疗就很容易切换。按照预定的扫描方案，控制偏转磁铁的电流，改变电子射出，或电子击靶（X线治疗方向），产生所需要方向不同、强度各异的电子笔型束。这些笔型束在患者体内的集合，形成要求的强度分布和剂量分布。假设脉冲重复频率为200Hz，则可以完成含有200条笔型束矩阵的射野，只要1s时间。每个扫描脉冲宽度在1~6s内可变，强度调制可与宽度调制结合。可利用扫描快要结束时进行微调，以达到精确的绝对剂量。如果使用栅控电子枪时，调强更加方便。射野影像系统随治疗机架一起旋转，检测患者的治疗体位和移动。它与检测电离室一起，实时记录每一次照射的执行情况，累计分次照射的剂量，以达到规定整个疗程的剂量。使调强放疗的调制能力强、速度快、精度高。

10.1.6 同期补量调强技术

在调强放疗的技术上，给量方式可以同期补量（simultaneous integrated boost IMRT，SIB-IMRT）。SIB-IMRT是指在同一次照射中，对靶区中的不同组织给予不同的照射剂量，通常肿瘤区给予最高剂量，高危亚临床区给予中等剂量，预防照射区给予最低剂量。这种方案综合利用物理优化和生物优化的优点，能够把所有靶区（包括锁骨上区）涵盖在同一照射野中，避免了照射野的衔接问题，另外整个疗程只需一个治疗计划实现大野照射及小野加量照射，优化配置射野内各线束的权重，使不同靶区获得各自所需剂量，缩短了治疗时间，不但剂量分布满意，而且简单易行。研究证实，SIB-IMRT适形度更好，靶区外正常组织的受照射剂量更低，目前已在临床调强放疗上广泛应用。如鼻咽癌SIB-IMRT放疗计划，GTV照射（66~70）Gy/（30~33）F，（2.12~2.3）Gy/F；高危靶区照射60Gy/（30~33）F,（1.8~2.0）Gy/F；低危靶区照射54Gy/30F，1.8Gy/F。

10.2 调强放疗的优势与问题

调强放疗与常规普放技术相比，技术更先进，由于采用重复性良好的体位固定技术，如面罩、真空袋等固定方法，并通过CT或MRI精确定位和三维重建，大大提高了放疗精度；加上通过三维放射治疗计划可实现正逆向计算和自动优化和计算机控制的多叶光栏（MLC）直线加速器，真正实现了靶区的精确照射。如此，调强放疗完成精确定位、精确计划和精确照射的方式，达到了理想的"四最"，即靶区接受的剂量最大、靶区周围正常的组织受量最小、靶区的定位和照射最准以及靶区内的剂量分布最均匀。在肿瘤得到高剂量照射的同时，大大减少正常组织的放射剂量。因此，有人将调强放疗技术形象地喻为"光子雕刻"技术。（图10-1）就是调强放疗的"杰作"。图a是某患者左下颌神经肿瘤侵犯的MRI图像，二维放疗无法将放射剂量集中在神经侵犯区，调强放疗则可以做到（见图b），随访表明疗效良好（见图c）。此外，有研究表明，二维计划正常组织受照过多达25.4%，靶区遗漏或不足达16.4%，在三维技术均得以纠正；另一项临床研究表明，三维放射计划使肿瘤治愈率上升了4.5%。

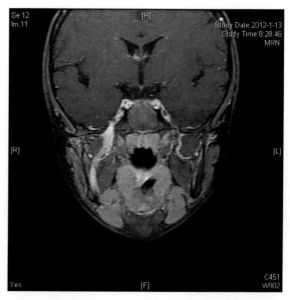

a

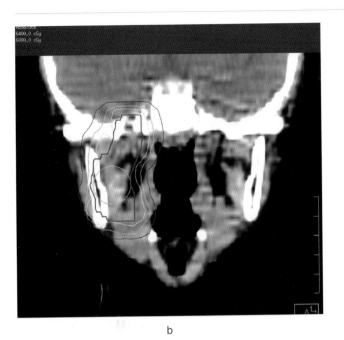

b

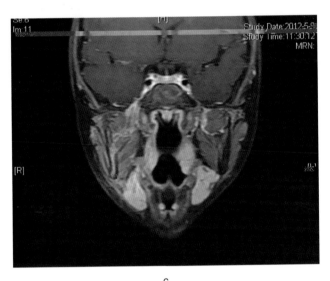

c

图10-1 某患者接受调强放疗
a. 左下颌神经的肿瘤侵犯的MRI图像；b. 调强放疗剂量分布；
c. 放疗后随访MRI显示肿瘤大部消退

10.2.1 口腔颌面-头颈部肿瘤很适合应用调强放射治疗

口腔颌面-头颈部肿瘤很适合应用调强放射治疗，这是因为：

（1）口腔颌面-头颈部肿瘤毗邻重要的功能器官，常规普放技术无法避免或保护这些器官，使患者放疗后生存质量差。IMRT可最大限度的降低周围正常组织的受量，有利于保存口腔颌面-头颈部肿瘤患者的生存质量。

（2）口腔颌面-头颈部有形状不一的上下颌骨、肌肉、关节，结构复杂，肿瘤形状也极不规则，常规普放技术无法做到高剂量区与靶区的形状一致，IMRT技术能够做到高剂量区与靶区的形状相一致。

（3）口腔颌面-头颈部肿瘤和相邻器官自主或不自主运动小、易固定，IMRT技术能够更好发挥优势。

（4）口腔颌面-头颈部肿瘤放疗后失败的主要原因都是局部或区域复发，常规放疗增加照射剂量的空间很小，而调强放疗则可适当提高复发灶局部剂量，减少正常组织的放射剂量，以提高疗效和减少正常组织并发症。

因此，调强放疗应用于口腔颌面-头颈部肿瘤的治疗，能够最大程度发挥其技术上的优势。随着这项技术的不断完善以及与手术、化疗、生物学治疗等的有机结合，口腔颌面-头颈部肿瘤的疗效会进一步提高，患者的生存质量得到显著改善。

10.2.2 调强放射治疗尚需解决的问题

调强放射治疗是先进的放疗技术，这一点应该是没有什么疑问。但肿瘤患者采用调强放疗治疗后一定会取得最好的疗效吗？回答恐怕并不一致。实际上，调强放疗能否带来临床实际收益，还取决于适应证的选择是否合理，靶区勾画是否精确，放疗计划和实施是否规范，随访是否到位等。

10.2.2.1 靶区勾画的准确性

目前调强放疗存在的最大问题是对靶区的准确识别存在不确定性。

（1）靶区的影像显示 现在靶区的勾画多基于CT影像，但CT对软组织肿瘤影像的分辨率低，造成肿瘤靶区（gross tumor volume，GTV）的勾画存在一定的误差和不确定性。基于MRI影像的靶区勾画也存在问题。据Thiagarajan等对41例口咽癌患者GTV靶区勾画的研究发现，基于CT、MRI或PET任一影像的GTV靶区勾画准确率较差，而基于CT/PET、CT/MRI进行GTV靶区勾画，明显改善了准确率。该作者还认为，临床检查对GTV靶区勾画毫无价值，应予摒弃。GTV靶区勾画误差是整个IMRT治疗过程中最大和最重要的误差，为了更精确地勾画靶区，目前以基于CT/PET、CT/MRI多种图像融合影像进行GTV靶区勾画为好。另据报道，为了提

10

高基于平扫CT/PET图像在辨别肿瘤局部侵袭程度及淋巴结浸润程度等方面精确性,已引入强化CT/PET融合图像对患者进行靶区勾画,结果表明强化CT/PET相比平扫CT/PET融合图像明显减小了GTV,进一步提高了放疗靶区勾画精度。

（2）放疗医师的勾画误差　因放疗医师对靶区的认识不同,可以造成相当大靶区勾画误差。调强放疗要求精确的靶区勾画,靶区勾画太小可能发生漏照,造成肿瘤复发；靶区勾画过大,则会造成周围正常组织照射体积和剂量增加,使IMRT的优势大打折扣。因此IMRT靶区勾画对放射肿瘤学医师是一个的挑战。放射肿瘤学医师要求掌握肿瘤学、解剖学、影像学（CT/MRI/PET）等相关知识,并了解不同分次剂量和总剂量的生物学效应、乏氧细胞的放射生物学特性及危官剂量限制等,这就需要对放射肿瘤学医师和物理师加强培训,减少人为的勾画误差。

10.2.2.2　调强放疗的低剂量辐射问题

调强放疗在保证靶区高而均匀放射剂量的同时,也造成了较大容积周围正常组织的低剂量辐射。由于调强放疗临床开展时间还短,目前对这种低剂量率生物效应的远期影响尚待观察。

10.2.2.3　单次治疗时间的延长

调强放疗单次治疗时间的延长,究竟对肿瘤干细胞的影响如何,需要深入研究才能回答。为了避免调强放疗延长照射时间可能对肿瘤细胞的生物效应产生不利影响,采取适当减少子野数、增加每次GTV放射剂量、调整计划优化等来解决。据计算,实际上调强放疗在PTV给予2Gy时,GTV受照剂量已提高至2.5Gy,增加了25%,调强放疗使肿瘤生物剂量的提高,可能提高调强患者的疗效。

10.2.2.4　调强放疗的加量照射是否有益

由于调强放疗大大降低了正常组织的放射剂量,使肿瘤放射剂量有加量的可能。加量照射是否有益？加量多少？如何分割？这些均需要进行前瞻性临床研究才能明确。

10.2.2.5　调强放疗的误差纠正

影响调强放疗质量的主要因素之一是放疗中靶区三维方向上的偏离而导致的靶区实际受照剂量的偏离。在分割次数较多的放疗计划中,系统误差的影响比执行时的变量及随机误差大；若分割次数少,则随机误差也会产生较大影响。影响治疗精度的另一方面是患者体位的固定摆位误差、定位误差、体重减轻或瘤体退缩、器官变形、内脏器官系统变化、呼吸运动等造成的偏差。调强放疗过程中利用IGRT图像引导来调整误差来降低三维偏差,可有效降低系统误差和随机误差、提高调强放疗的治疗精度。很多研究肯定了IGRT有利于发现异常系统误差及随机误差,使调强计划与实际照射剂量的一致性得以提高。

10.2.3　调强放疗的适应证

调强放射治疗的治疗适应证和禁忌证同常规普放基本一致（详见相关章节）,一般来讲,能接受常规普放的患者均可以接受调强放疗。但调强放射治疗并不是适合全部患者。现在有一个认识误区,即把调强放疗的疗效"神化"了,以为调强放疗是对所有患者都是最好的治疗方法。其实,调强放疗并不适合全部患者。从国外口腔颌面-头颈部肿瘤前瞻性随机调强和普放的临床研究结果看,调强放疗虽然比普放提高了肿瘤的局部控制率,但在生存率上大部分研究未见明显的统计学差异。

以下几种情况不宜采用调强放疗：①临床靶区无法确定的患者；②靶区是较小的,比较规则,周围没有特殊需要保护的正常组织（普放或立体定向放疗完全可以达到同等疗效,而且治疗更简单、方便）；③CT图像上有过度的伪影,比如有多数烤瓷牙,调强计划的误差会加大；④摆位重复性差的患者,如驼背或者稳定状态差,包括要经常咳嗽或吞咽者；⑤放疗科设备硬件、软件、人员培训未达到调强放疗开展条件。

此外,下列情况也不用调强放疗：①肿瘤过大,正常组织的保护困难,使调强放疗的优势丧失；②患者预期的生存期较短,属于姑息性放疗者；③早期声带癌也不是调强放疗的适应证（原发灶照射范围小、不需照射颈淋巴结、调强放疗时吞咽运动时的产生位移有2cm,病灶可能偏离调强区出）。

10.2.4　调强放疗中的二次CT扫描和再计划问题

据Robar等对头颈部肿瘤调强放疗期间每周的CT检查结果，由于肿瘤体积和唾液腺体积在调强期间的缩小，已明显影响调强放疗的精确性。Hansen等对13例头颈部癌的研究发现，肿瘤体积和唾液腺体积在调强期间的缩小造成靶区剂量的减少（0.8Gy~6.3Gy，$p=0.02$）和脊髓及脑干最大点剂量的增加（$p=0.003$和$p=0.00$）。Yang等对53例鼻咽癌总分次33次的调强放疗在25次行CT扫描和再次调强计划。结果发现，体模计划的DVH与首次计划比较，鼻咽和颈部横径分别缩小7.48 ± 4.45 mm和6.80 ± 15.14 mm，双侧腮腺分别缩小5.70 ± 6.26 mL和5.04 ± 5.85 ml（$p<0.01$）；脊髓的最大剂量平均增加4.75 ± 5.55 Gy、脊髓的V40增加、脑干的V50增加（$p<0.01$）；按RTOG 0225号课题正常组织剂量偏离的标准，52.83%（28/53）的体模计划超限，而首次计划超限仅1.89%（1/53）（$p<0.0001$）。作者认为，鼻咽癌调强患者在第25次行再计划是必须的。虽然目前对调强放疗期间的二次CT定位和二次计划还没有一致意见，但多数认为须加以重视。有较大体积肿瘤的患者、肿瘤在放疗过程中退缩明显者、体重变化明显者应考虑在调强放疗20次后加一次CT定位和调强计划，将图像与第一次计划的CT图像融合，评估肿瘤剂量的变化，以及时纠正体积变化造成肿瘤/危及器官的剂量偏离。

10.2.5　口腔颌面–头颈部鳞癌前瞻性术后调强放疗研究的结果

2007年5月至2008年6月，88例口腔颌面–头颈部鳞癌在上海交通大学医学院附属第九人民医院放疗科进入前瞻性放疗临床研究，其中44例（含口腔鳞癌39例、口咽鳞癌5例）接受术后调强放疗，另44例（含口腔鳞癌38例、口咽鳞癌6例）接受术后常规放疗（对照组）。经中位随访53个月（范围48~58个月），调强放疗组局部复发5例、颈部复发1例、1例局部+颈部复发；常规放疗组局部复发10例、颈部复发1例、3例局部+颈部复发；调强放疗组5例发生远处转移，常规放疗组4例发生远处转移；调强放疗组4年局部控制率（LRC）84.1%，4年无病生存率（DFS）68.2%，4年总生存率（OS）为70.5%；常规放疗组依次为68.2%（$p=0.055$）、52.3%（$p=0.091$）和56.8%（$p=0.124$）。术后调强放疗组各生

存率未达到统计学显著性差异（$p>0.05$），但4年局部–区域控制率为统计学边缘性差异（$p=0.055$）。（图10-2显示调强放疗组和常规放疗组各Kaplan-Meier生存率曲线）。局部控制率的提高是生存率提高的基础，据Wadsley等（2004）对8233例头颈部癌放疗结果的分析，2年局部控制率提高10%，可使5年生存率提高6.7%。本研究可供比较。另据国外对532例口腔癌放疗结果分析，放疗后局部得到控制患者的，远处转移率为21%，而局部肿瘤未控制患者的远处转移率为33%（$p=0.002$）。但本研究远处转移率未见差异，可能与病例数较少有关。

国内资料显示，2010年四川省肿瘤医院冯梅等报道582例鼻咽癌调强放疗的疗效，5年局部控制率、区域控制率、无远处转移生存率、无瘤生存率、疾病特异生存率和总生存率分别为89.8%、95.2%、74.1%、69.6%、83.2%和77.1%；2012年医学科学院肿瘤医院放疗科易俊林、徐国镇等报道416例鼻咽癌调强放疗的5年局部控制率、区域控制率、总生存率、无瘤生存率和无远处转移生存率分别为87.7%、94.2%、82.1%、71.8%和84.5%，此生存率结果与该院1990~1999年905例鼻咽癌常规普放患者相比，生存率和局部控制率均提高6%，无瘤生存率提高12.4%，与其他二维放疗年代大样本结果相比，总生存率提高6%~15%，表明调强放疗的物理学优势已部分转化为临床生存率优势。

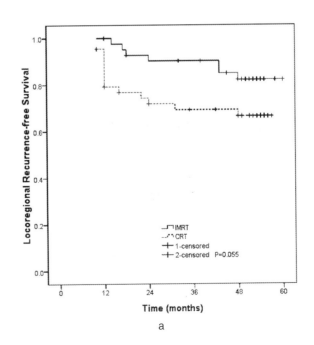

a

10

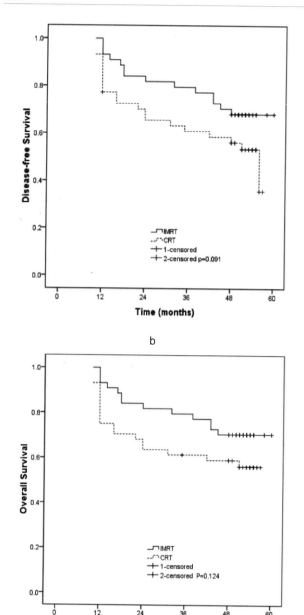

b

c

图10-2　调强放疗组和常规放疗组Kaplan-Meier生存率曲线
a. 局部控制率（LRC）；b. 无病生存率（DFS）；c. 4年总生存率（OS）

10.3　调强放疗的靶区定义

10.3.1　肿瘤区（gross target volume，GTV）

　　肿瘤区是指临床检查和各种影像学技术能够发现的肿瘤，包括原发肿瘤灶和所有的转移淋巴结、手术未切除或残留的肿瘤灶。一般在CT和MRI影像学>1cm的颈部淋巴结（鼻咽癌含咽后淋巴结）、均匀或不均匀的强化，密度明显高于肌组织、淋巴结的包膜外侵犯或融合的淋巴结，可考虑为淋巴结转移；另外，在淋巴结虽未大于1cm，出现有中心液化、边缘强化，也可认定为转移。细针穿刺癌细胞阳性可判定淋巴结转移。

10.3.2　临床靶区（clinical target volume，CTV）

　　根据ICRU-62报道，CTV是根据GTV的大小和范围以及肿瘤的生物学行为来决定的。CTV包括三个部分，即CTV1（肿瘤临床靶区）、CTV2（高危临床靶区）和CTV3（低危临床靶区）。

10.3.2.1　CTV1（肿瘤临床靶区）
　　GTV在3D方向加0.5~1cm构成CTV1；CTV1与GTV的距离最好>5~10mm，但在GTV与脑干或脊髓邻近时，为了避免脑干和脊髓出现严重的放射性损伤，根据具体情况CTV1与GTV的距离可下降为1~3mm。处方剂量为66Gy/2.2Gy×30F或70Gy/2.12Gy×33F（GTV由66~70Gy剂量线覆盖）。

10.3.2.2　CTV2（高危临床靶区）
　　根治性放疗原发灶CTV2为GTV边缘3D方向加1~1.5cm构成CTV2；术后放疗（含切缘阳性和淋巴结包膜外侵犯及手术床）原发灶CTV2：参考术前CT/MRI的瘤体边缘3D方向加1~1.5cm构成CTV2；在术前原发灶大小不明或瘤体边缘3D方向加1~1.5cm未能全部将手术床划入CTV2时，应以手术床作为CTV2；高危的淋巴结区域CTV2为：转移淋巴区及其下一站淋巴区（包括根治性放疗和术后放疗），如有颌下淋巴转移（Ib区）扩至颈深上区（II区）；已有颈深上（II区）淋巴转移扩至颈深中下区（III-IV区）等等，上界达第一颈椎下；处方剂量为（60~62）Gy/（2~2.07）Gy×30F（切缘阳性和淋巴结包膜外侵犯区由60~62Gy剂量线覆盖）。

10.3.2.3　CTV3（低危预防性临床靶区）
　　根治性放疗原发灶CTV3：GTV边缘在3D方向加2.0~2.5cm；术后放疗：参考术前CT/MRI的瘤体边缘在3D方向加2.0~2.5cm或手术床边缘3D方向加0.5~1cm；根治性放疗颈部CTV3：同侧颈部按CTV2再下一站淋巴结区域和对侧N0颈深上淋巴结

区域（Ib+II区），术后放疗：颈部pN0手术区加同侧锁骨上区；pN1患者手术区加同侧锁骨上区外，须加对侧II-IV区。CTV3处方剂量（54~56）Gy/（1.8~1.87）Gy×30fx（根治性放疗按56Gy）。

10.3.2.4 高危定义

高危定义为切缘阳性或过近、有淋巴结包膜外受侵犯、颈部2只（含）以上淋巴结转移、转移淋巴结>3cm、软组织或骨侵犯。

10.3.2.5 颈部靶区设计的几点说明

①CTV2是没有转移（根治性放疗）或残留（术后放疗）淋巴结的颈部照射区，在N0颈部，同侧上颈部为CTV2，同侧下颈锁骨上淋巴引流区和对侧上颈部（需要时）为CTV3；②上颈有单个、较小转移淋巴结，同侧下颈淋巴引流区也可定为CTV3；③但颈部N2或以上，全颈一般均应视为CTV2（高危区）；④I区应视具体情况决定是否需要照射，对于ⅡA区有转移淋巴结，CTV1应该包括Ib区，Ib区有转移淋巴结，则Ia区应该包括在CTV1内；⑤下颈可以与原发灶一并采用调强适形放射治疗，也可以用常规单前野或前后对穿野照射。如果采用常规照射技术，要注意调强放射治疗射野与常规射野的衔接，避免在衔接区形成高剂量或低剂量区。颈部全调强优点是剂量分布均匀，可减少摆位误差，缺点是皮肤剂量、气管和喉的剂量相对较高，验证通过率稍低。各单位可根据自身条件选用。

10.3.3 计划靶区（planning target volume，PTV）

PTV是根据日常治疗过程中因器官运动、呼吸位置变化、摆位误差和系统误差等，为了保证靶区剂量，在CTV基础上外放3~5mm。各单位根据自身条件决定具体加量mm数。通常PTV=GTV/CTV+5mm可以满足要求。Chen等对225例头颈部癌采用调强放疗治疗时，每天行影像引导放疗（daily image-guided radiotherapy，IGRT），95例临床靶区（clinical target volume，CTV）扩大5mm形成计划靶区（planning target volume，PTV），130例CTV扩大3mm形成PTV。经随访，两组2年局部控制率无差异（均为78%，*p*=0.96）。作者认为，在治疗时每天行影像引导放疗情况下，CTV扩大3mm形成PTV是安全的。

10.3.4 危及器官计划体积（planning organ at risk volume，PRV）

在定义CTV、PTV后，需要定义危及器官和重要功能脏器，并给出限制性条件供物理师进行计划。ICRU-62报道中危及器官的定义是指：其放射敏感性显著影响治疗计划和（或）处方剂量的一些正常组织。由于摆位误差和器官运动，ICRU-62报道引入了危及器官计划体积的概念。PRV是危及器官外放边界后的体积，类似于根据CTV形成PTV。例如，在脊髓和脑干边界外放0.5和0.1cm形成脊髓和脑干的PRV。RTOG-0225研究方案中也规定在脊髓的PRV为脊髓各方向上外放0.5cm，脑干和视交叉的外放至少1mm形成PRV（有些单位PRV是由物理师根据临床医师的危及器官轮廓来完成勾画的）。

重要功能脏器和危及器官的限量（PRV）为：（1）I类—非常重要必须保护的正常组织：脑干、视交叉、视神经：最大剂量54Gy或1%体积不能超过60Gy；脊髓：最大剂量45Gy或0.01cc体积不能超过48Gy；脑颞叶：最大剂量60Gy或1%体积不能超过65Gy。（2）II类—重要的正常组织，在不影响GTV，CTV剂量覆盖的条件下尽可能保护：腮腺：至少一侧腮腺平均剂量<26Gy或至少一侧腮腺50%腺体受<30Gy；下颌骨平均剂量<60Gy、靶区外平均剂量<30G、最大剂量<72Gy；颞颌关节：平均剂量<50Gy。（3）III类—其他正常组织结构，在满足I和II类正常组织结构保护条件，且不影响GTV，CTV剂量覆盖的条件下尽可能保护：眼球：平均剂量<35Gy；晶体：平均剂量<6Gy；颊粘膜平均剂量<60Gy；喉平均剂量<30Gy；内耳/中耳：平均剂量<50G；耳蜗平均剂量<47Gy；垂体平均剂量<45Gy；局部大动脉平均剂量<54Gy；吞咽器官（主要是咽缩肌）平均剂量限制<50Gy，以减少调强患者严重吞咽功能障碍的发生率，等等。所有处方剂量均为PTV/PRV所接受的剂量。

10.3.5 靶区的评估标准

各靶区剂量分布应以不同靶区的PTV的体积来衡量，通常要求至少95%PTV满足上述靶区的处方剂量，<10%的PTV受>110%的处方剂量；<1%的PTV受<94%的处方剂量；<1%或1ml的PTV外组织受>110%的PTV处方剂量。

10

10.3.6　作者在有关靶区勾画的研究结果

10.3.6.1　增强CT对靶区勾画的影响

据笔者对12例鼻咽癌患者采用平扫–增强CT放疗定位、基于平扫与增强CT的靶区勾画、靶区体积及勾画误差的比较研究,平扫CT和增强CT的GTV平均体积分别为(16.3±17.6)cm³和(22.5±9.1)cm³($p<0.001$),平均勾画误差率分别为13.4%和4.2%($p<0.01$),显著误差率(≥15%的体积误差)分别为44%(11/25)和4%(1/25)($p<0.001$)。在11个平扫显著勾画误差的靶区中,8个GTV体积明显小于增强GTV(最大缩小误差22.1%),3个GTV体积明显大于增强GTV(最大增大误差18.9%)。这是因为平扫CT影像组织分辨率差,通常无法分辨肿瘤坏死区和邻近大血管所造成的。另有16.7%(2/12)的患者通过增强CT发现平扫CT未显的颈部淋巴结转移灶,调整了颈部放射野和放射剂量。此研究表明增强CT定位明显减少平扫CT的GTV勾画误差,提高GTV勾画的准确性,既避免"漏照"(缩小误差),又防止过多放射正常组织(增大误差),对提高鼻咽癌患者放疗的局部控制率,保护正常组织与功能均具有很大的临床价值。图10-3显示基于平扫与增强CT的靶区勾画的差异十分显著。

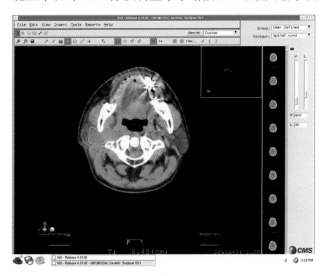

a

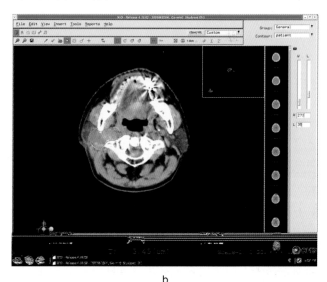

b

图10-3　平扫与增强CT靶区勾画的差异

a. 平扫CT的靶区勾画；b. 增强CT使三位医师的靶区勾画（以不同颜色表示）的偏差明显缩小

10.3.6.2　PET/CT对靶区勾画的影响

笔者为了评价PET/CT对头颈部癌放射治疗计划的临床价值,对我科收治的24例头颈部癌放疗患者作CT模拟和PET/CT检查,并依次完成TPS-PET/CT和TPS-CT两个放疗计划的对比和评估。对比和评估内容包括GTV体积的比较,两者体积差≥15%为明显差异；头颈部放射野的增加或取消；治疗模式是否改变。两个放疗计划的GTV体积(cm³)测量由CMS放疗计划系统软件按GTV勾画轮廓自动显示。结果PET/CT-GTV平均体积31.2 cm³,明显小于CT-GTV的45.1 cm³($p<0.001$,见表10-1)。有13例患者(54.2%,13/24)两个放疗计划的GTV体积差≥15%属明显,其中PET/CT-GTV明显小于CT-GTV有11例,PET/CT-GTV明显大于CT-GTV有2例。余11例患者(45.8%,11/24)两个计划的GTV差异不明显(体积差<15%)。

表10-1　患者GTV体积测量结果

GTV组别	平均体积(cm³)	体积范围(cm³)
PET/CT(n=24)	31.2	13.0～89.1
CT(n=24)	45.1*	14.1～138.6

*组间统计处理$p<0.001$

放射野的增减为：TPS-PET/CT比TPS-CT增加放射野2例，原因均为CT颈部阴性（未设下颈部野），而PET/CT检查发现有颈部淋巴结阳性浓聚；减少放射野1例，该患者CT检查报告鼻咽部和颈部复发，鼻咽活检见异形细胞，TPS-CT计划照射鼻咽部和颈部，PET/CT检查发现有颈部淋巴结阳性浓聚而鼻咽部阴性，再做2次鼻咽部活检均为阴性，TPS-PET/CT计划改变为仅放射颈部。治疗模式的变化有2例（8.3%，2/24），患者因PET/CT检查发现有远处转移（肺转移、骨转移各1例），由根治性放疗模式变为姑息性放疗模式联合化疗。

该研究发现大部分（84.6%，11/13）PET/CT-GTV明显小于CT-GTV，组间有明显差异（$p<0.01$）。这是因为CT影像通常无法分辨肿瘤已发生坏死或继发炎症的区域，CT-GTV勾画时会将之一并勾画在内，扩大了GTV的体积。而^{18}FDG的PET/CT检查可显示肿瘤的代谢信息，肿瘤的坏死或继发炎症区代谢与增殖肿瘤不同，增强了组织分辨的特异性，从而提高了GTV勾画的准确性。本文有2例的PET/CT-GTV明显大于GTV-CT，其原因可能为：恶性肿瘤已向外扩大至周围组织并显示代谢信息异常，但CT图像变化落后于代谢信息变化尚未显示。此二种情况的临床意义在于，前者可减少放疗靶体积，有利于保护正常组织和功能保存；后者可避免"漏照"，提高肿瘤放疗的局部控制率，减少肿瘤复发的可能性。当前影响PET-CT参与的主要因素是缺乏一个客观确定靶区范围的阈值。相信在不久的将来，这一问题能够得到明确和解决。

10.4 逆向调强设计的几个问题

10.4.1 调强放疗设野数的选择

调强放疗一般是奇数的等分野，常用的是5野调强、7野调强、9野调强和11野调强。在临床具体患者应该如何选择呢？

10.4.1.1 肿瘤位于中线及附近

中线肿瘤的调强放疗一般采用7野或9野，为了分析剂量优势，我们完成了5、7、9、11野对于靶区以及正常保护组织差别的比较（同样的参数条件，即相同的子野数、相同的权重）。

图10-4是某鼻咽癌患者5野与11野同一层面的剂量分布比较，从剂量分布上看，5野与11野的靶区剂量基本都能满足调强放疗要求，但11野有更好的剂量均匀性。表10-2为不同调强野数正常组织受照射的平均剂量，表中*数字为正常组织受量的最低剂量，11野对脊髓和喉受照射的剂量更低，9野对腮腺和脑干受照射的剂量更低。因此，从价格、照射时间等因素考虑，9野基本可以满足放疗要求，且11野在腮腺和脑干受照射的剂量上看并不比9野更有优势。

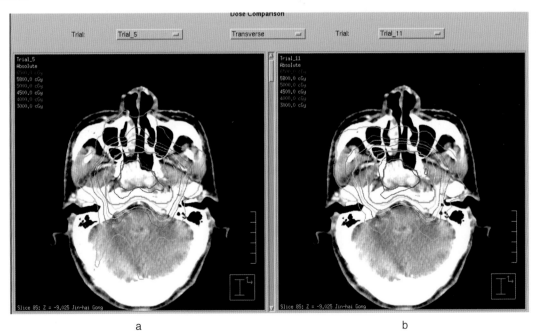

10-4　某鼻咽癌患者同一层面的剂量分布比较
a. 5野；b. 11野

表10-2　不同调强野数正常组织受照射的平均剂量（鼻咽癌）

正常组织	照射野数与剂量（Gy）			
	5野	7野	9野	11野
左腮腺（平均剂量）	28.18	29.27	26.10*	27.43
右腮腺（平均剂量）	28.19	26.48	26.38*	27.31
脊髓（最大剂量）	37.66	38.77	38.03	36.77*
脑干（最大剂量）	30.67	31.67	28.67*	29.80
喉（平均剂量）	29.72	29.16	28.63	28.35*

10.4.1.2　肿瘤在一侧

当肿瘤在一侧时，调强野数为5野或7野，常见的是腮腺、颊、牙龈（单侧）、扁桃体癌（单侧，T1-2）的单侧调强放疗。现将5、7野对于靶区以及正常保护组织差别的比较（同样的参数条件，即相同的子野数、相同的权重）。

图10-5是某左腮腺癌患者5野与7野同一层面的剂量分布比较，从剂量分布上看，5野与7野的靶区剂量基本都能满足调强放疗要求，但7野有更好的剂量均匀性。从表10-3显示7野的计算结果稍优于5野的计算结果，但是提高的效果差别不大，而且7野所使用的跳数值大于5野，加上机架角转动的时间，照射时间增加明显，这样肿瘤细胞有更多的时间进行复制、修复。因此，对靶区相对简单、保护组织对靶区的影响相对小的单侧肿瘤，多选择5野调强照射，可提高照射的性价比。

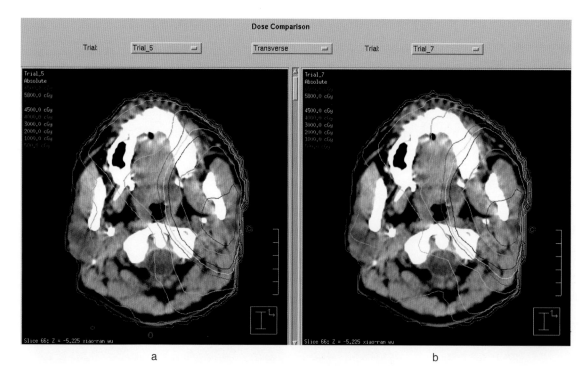

a　　　　　　　　　　　b

10-5　某左腮腺癌患者同一层面的剂量分布比较
a. 5野；b. 7野

表10-3　不同调强野数靶区和组织受照射剂量（腮腺癌）

正常组织	照射野数与剂量（Gy）	
	5野	7野
脑干（最大剂量）	30.93	39.35
左耳（平均剂量）	32.41	32.07
右腮腺（平均剂量）	7.93	10.52
脊髓（最大剂量）	32.7	32.7
喉（平均剂量）	30.18	30.77
CTV1*	99.98	100
CTV2*	97.44	97.45
CTV3*	96.23	96.3
跳数	525	522

*为处方剂量的93%所占体积%。

10.4.2　子野数以多少为宜

子野作为调强运行的重要组成部分，不同的子野数量对调强放疗计划可以有不同的结果。在保证良好治疗效果的基础上，同时有好的放疗效率，要求我们在子野个数数量上有所选择。以下我们以某鼻咽癌调强患者（见表10-4）和某舌癌术后调强患者（见表10-5）为例对子野数多少为宜加以说明。

从表10-4（红色数字为最佳%或剂量）可以看出，该鼻咽癌调强患者采用75个照射野效果最好，或者说在75个子野左右的调强计划可以达到相对最佳的实施效果（包括治疗时间，正常组织保护以及靶区达到的剂量）。

表10-4　不同子野数的靶区剂量体积%和组织剂量比较（鼻咽癌）

靶区及正常组织	子野数与体积（%）或剂量（Gy）				
	50野	60野	75野	100野	125野
CTV1*	100	99.99	100	100	100
CTV2*	98.29	98.92	98.92	99.47	99.43
CTV3*	99.21	99.96	99.83	99.85	99.95
左腮腺**	28	27.06	26.83	27.23	27.85
左中耳**	42.09	43.06	40.16	39.37	40.86
右腮腺**	27.91	28.1	27.06	28.22	27.96
右中耳**	45.42	45.83	45.17	44.99	46.28
左晶体**	3.9	3.86	4.3	4.28	4.26
右晶体**	3.57	3.55	3.53	3.74	3.58
脑干***	47.12	47.64	46.53	47.62	48.06
喉**	31.37	31.73	31.24	31.39	31.94
跳数	745	771	867	973	901

*为处方剂量的93%所占体积%；**为平均剂量；***为最大剂量。

10

从表10-5（红色数字为最佳%或剂量）中我们可以看出，对于该舌癌术后调强患者采用60个子野的效果最佳，或者说在60~75个子野的调强计划可以达到相对最佳的实施效果（包括治疗时间，正常组织保护以及靶区达到的剂量）。

表10-5 不同子野数的靶区剂量体积%和组织剂量比较（舌癌术后）

靶区及正常组织	子野数与体积（%）或剂量（Gy）						
	25野	50野	60野	75野	100野	125野	150野
脊髓***	41.82	39.84	38.93	39.58	39.96	39.89	39.8
左腮腺**	27.6	29.43	28.7	29.32	29.7	29.48	29.47
右腮腺**	29.25	29.14	28.89	28.8	28.62	29.35	29
CTV1*	94.36%	98.32%	98.56%	98.7%	98.7%	98.93%	98.8%
CTV2*	97.5%	99.34%	99.42%	99.56%	99.44%	99.49%	99.49%
喉**	32.2	32.11	31.77	32.09	31.91	32.45	32.46
跳数	566	922	949	960	1020	994	991

*为处方剂量的93%所占体积%；**为平均剂量；***为最大剂量。

以上举例表明，对不同的患者，由于靶区以及正常组织的剂量分布要求不同，选择合理的子野数量也不相同。一般应根据实际情况来选择合适的子野数量，但是当子野数量超过100个时，其变化效果差别很小，所以一般不建议采用过多的子野数。

10.4.3 全颈调强和半颈调强的选择

在原发灶和全颈部均需放疗时，调强放疗可采用两种技术完成，一种是原发灶和全颈部在一个调强计划内，另外一种是原发灶和上半颈在一个调强计划内，下颈部另加切线放疗。为提高调强计划通过率，一般采用原发灶和上颈部靶区勾画，下颈部如需放疗，另设计切线野，与调强野相接。如无MLC半档技术，相接预留5mm皮肤间隙（gap）。根据3D剂量图比较，两种技术各有优缺点，均能达到物理和临床剂量要求。现从设计到靶区%和正常组织剂量进行比较如下。

图10-6为全颈调强和半颈调强加切线放疗靶区剂量分布比较，显示两种技术均能达到临床剂量要求。

从表10-6显示全颈和半颈调强的靶区剂量%和正常组织平均剂量相差不大，但是半颈加切线的跳数远远小于全颈调强，从而大大降低原发灶区域照射时间，更利于杀灭原发灶区域的肿瘤细胞。但半颈调强照射后，下半颈切线要再摆一次位，对于技术员来说在操作上增加一次工作量。据Amdur等和Lee等的对比研究结果，全颈调强和上半颈调强加下颈部切线常规放疗相比，两种技术的靶区剂量和正常组织保护基本相同，但在鼻咽和口咽癌的调强放疗，采用上半颈调强加下颈部切线常规放疗比全颈调强更好，喉声门、气管和皮肤的剂量更小；上半颈调强计划的验证通过率也高于全颈调强计划。当然，对于颈部有大的转移淋巴结，特别是在颈中部的情况下，建议使用全颈调强，以避免半颈调强在大的转移淋巴结中间分割。另外，颈部短的患者宜选择全颈调强。

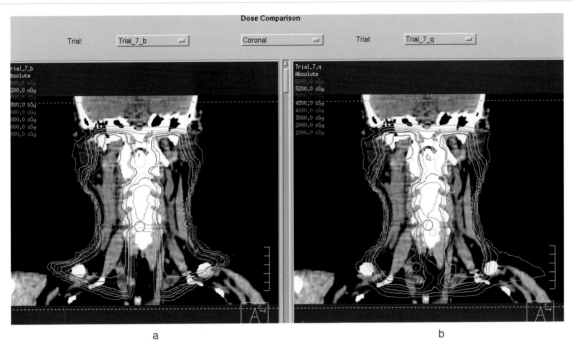

10-6 全颈调强和半颈调强加切线放疗的靶区剂量分布比较

a. 全颈调强；b. 半颈调强加切线放疗

表10-6 全颈和半颈调强的靶区剂量%和正常组织平均剂量比较(舌癌术后)

靶区及正常组织	调强方式与平均剂量(Gy)	
	全颈调强技术	半颈调强技术
左腮腺**	27.71	28.82
右腮腺**	31.12	30.71
脊髓***	39.66	39.98
脑干***	34.27	34.02
喉**	40.91	34.05
CTV 1*	95.2	95.96
CTV 2*	97.69	97.47
跳数	1064	804

*为处方剂量的93%所占体积%；**为平均剂量；***为最大剂量。

10.4.4 非共面调强放疗的选择和设计

常规调强计划都采用共面照射野,当在共面照射野无法完成靶区需求时,或者在共面照射野时,为完成靶区剂量需求时,所付出的代价(如有些正常组织受照剂量远远超出其耐受量)无法接受时,采用非共面照射野调强放疗常可顺利解决这一矛盾。下面以侵犯球后区晚期上颌窦癌的调强放疗为例,说明共面设野调强与非共面设野调强计划的区别。

图10-7显示9野非共面调强设野图(横断面、矢状面和冠状面)。图10-8显示9野共面调强(虚线)和5+4野非共面调强(实线)DVH图和数据。两者的照射野个数、子野个数等限制条件完全相同。9共面设野调强的角度为：200°、240°、280°、320°、0°、40°、80°、120°、160°；非共面野X-Y平面(治疗床0°)310°、30°、70°、110°、150°,Y-Z平面(床转90°)40°、10°、350°、320°。图10-9显示5+4野非共面调强(a)和9野共面调强横断面(b)剂量分布图。

10

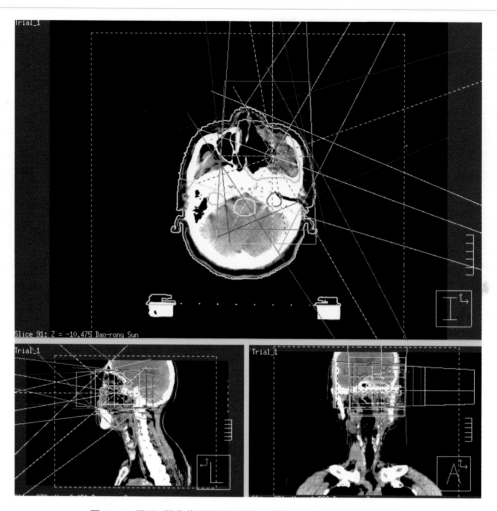

图10-7 显示9野非共面调强设野图（横断面、矢状面和冠状面）

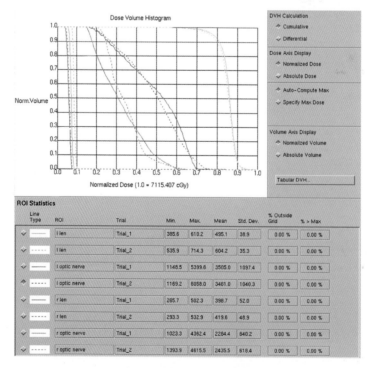

图10-8 显示9野共面调强（虚线）和5+4野非共面调强（实线）DVH图和数据

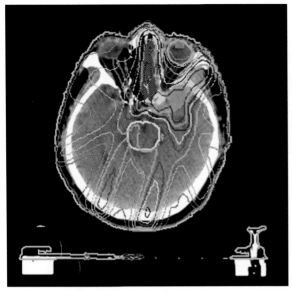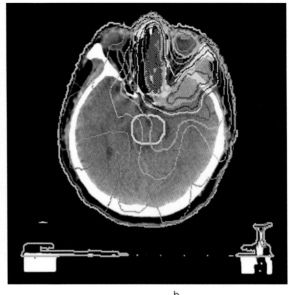

图10-9　显示9野调强横断面剂量分布图
a. 非共面；b. 共面

从图10-9中可以看到,非共面的照射野得到的效果远远高于共面野的结果,差别包括：①常规共面野调强在靠近180°的照射野如果想要对靶区发生作用时,射线经过的脑组织距离较长,会在脑组织内造成条状高剂量区,非共面调强照射野可以避免。②对于球后的靶区,常规共面野调强很难避开眼睛,结果眼睛的保护就更差,非共面调强放疗则可以对眼睛的保护好一些。

但非共面调强也有一些缺陷,如近头顶平面的脑组织在常规共面野调强不会要被照射到,非共面调强放疗会被照射到。此外,转床步骤和治疗床的精度会对非共面野调强误差有一定影响,而且对于非共面调强的验证目前有一定难度。

10.4.5　危及器官的剂量限值

ICRU-62报道危及器官的定义是：其放射敏感性显著影响治疗计划和(或)处方剂量的一些正常组织。对正常组织保护有一个平均剂量限值或最大剂量限值的参考值,详见10.3内容。

在做调强计划时,有一个靶区剂量保证和正常组织保护优先度的问题,根据对人体危害严重性,剂量保证和组织保护的次序为：①脊髓(脊髓等高危器官勾画时,边缘要放出2~3mm)、脑干、视交叉、视神经等。

②肿瘤靶区。③其他正常组织(眼球/晶体、颞叶、腮腺/颌下腺、喉、上下唇、颞颌关节/下颌骨、内耳/中耳等,分重要正常组织和一般正常组织)。在实际计算时需要具体掌握,如一般要求腮腺的平均剂量限制在26Gy,当GTV在离腮腺非常近的位置,或者已侵犯腮腺,这个标准就只能放弃,甚至放弃一侧腮腺保护以达到靶区治疗剂量要求。但在靶区靠近脊髓、脑干等高危器官,就先保证高危器官不超过限制剂量的基础上再给予靶区以最高剂量(实际上靶区的剂量已降低,可能未达到根治性剂量)。总之,我们要在增加治疗增益比的基础上,不断地进行取舍以达到治疗的最佳效果。

10.5　调强验证

10

调强放疗是由n个小的子野形成,其子野的跳数、大小相对于常规照射野而言都是非常微小,而子野的数量可以从20到120不等,MLC的到位精度、跳数的变化、中心位置的差别都可能对放疗结果带来误差。当误差超出3%以上,作为精确的放射治疗技术,是无法接受的。所以调强放射的验证就显得尤为重要。

调强验证包括以下几个内容：点剂量验证、面剂量验证、叶片到位精度验证、轴向截面等剂量分布验证以及等中心位置的验证。

10.5.1　点剂量验证

10.5.1.1　验证设备

①电离室：良好的稳定性、剂量线性和能响，角度信赖性小空间分辨率高。②半导体探测器：有效体积远小于电离室：接近于"零"体积、非常高的灵敏度（20~100倍于电离室）、能量依赖性、散射光子的低能过响应严重（加滤过封装改进）、剂量率依赖性、角度响应差别明显。③金属场效应半导体探测器（MOSFET）：极小的测量体积、较好的中高能量光子的能响与剂量线性、较小的角度依赖性、低能过响应（kV）、剂量寿命（~50Gy）、适用于in vivo测量。

鉴于电离室有较好的能量响应度，较小的角度依赖性，AAPM推荐使用电离室作为点剂量测量工具。

10.5.1.2　点剂量测量要求

（1）选测量区域　应使电离室的测量区域在剂量分布均匀的区域内，比较"点"剂量或IC体积均匀剂量与TPS计划算出的剂量进行比对，误差不超过3%。

（2）对于较大的均匀性靶区，各种大小的电离室都可以采用。由于电离室灵敏度跟电离室的体积成反比、越大的电离室受漏电影响越小等因素的影响，大于3cm的均匀靶区最好采用0.6ml的电离室。较小的均匀靶区就只能采用较小的电离室，比如0.125ml的电离室，但是需要对其进行漏电矫正。

（3）选择模体时应考虑使用精确的均匀固体水模体，避免因模体造成的误差。

图10-10表示某一实际调强计划移植到均匀模体上得到的剂量分布图。从图中可以看到使得电离室都处于205cGy剂量左右区间内，其区域内部梯度不能过大，不然会增加重复操作的误差。

10.5.1.3　测量步骤

（1）选择一个均匀体模，根据移动激光灯做好标记点，标记金属点贴电离室的中心点上，将模体放在CT上进行扫描。

（2）把均匀模体的CT图像传到TPS上，根据CT图像勾画出电离室作为感兴趣的区域，根据金属标记点确定坐标原点。

（3）把调强计划移植到模体上，中心放在坐标原点上。重新计算计划，得到电离室的平均剂量。在移植计划时，应使得等中心处的剂量保持均匀，使得电离室

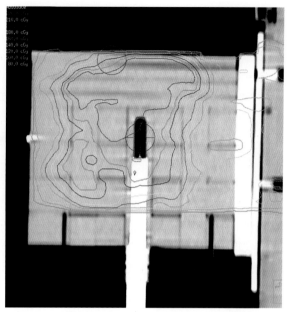

图10-10　表示某一实际调强计划移植到均匀模体上得到的剂量分布图

处于梯度较小的区域。

（4）将原计划传到加速器的工作站，根据加速器上的激光灯，把模体放在治疗床上，模拟TPS计划，得出结果与计划得出的电离室的平均剂量进行比较误差率，点剂量验证误差率 = [（TPS计算的电离室平均剂量 − 测量的剂量）/ TPS计算的电离室平均剂量] × 100%，误差一般要控制在3%以内。

10.5.2　面剂量验证

10.5.2.1　测量工具

（1）胶片和扫描仪　包括：①剂量胶片：溴化银胶片（XV/EDR 2）、放射性铬胶片（EBT）；②胶片扫描仪；③图像分析软件：RIT 113。

剂量胶片的突出优点为空间分辨率高、较好的能响和剂量线性方向依赖小。EBT胶片有良好的组织等效性，EBT自动显色，无冲洗过程误差。缺点：批次差别、冲洗和黑度分析误差、校准和处理耗时。

（2）2D、3D探测器阵列　电离室阵列、半导体阵列。探测器阵列优点：即时显示测量结果、操作效率高；缺点：分辨率低（0.7~1cm）、方向性响应差别。AAPM推荐胶片用于IMRT验证。

图10-11为用于调强面剂量验证的几种2D探测矩阵。图10-12为用于旋转调强面剂量验证的PDW 3D探测矩阵。

10.5.2.2 胶片验证步骤

（1）建立光密度与剂量的关系 准备2张同一批次的柯达EDR 2慢感光胶片。把一张胶片水平放置在>15cm厚度的有机玻璃板上（保证下方足够的散射），标记射野中心点的位置，在胶片上方覆盖2cm的有机玻璃板提供剂量建成效应。调节机架角和小机头角均为0°，采用6MV X线垂直照射，SSD = 98cm，放射源到胶片距离100cm。采用5cm×5cm大小的照射野，每个野之间距离≥5cm，每张胶片可安排6个照射野。第一张胶片安排10、40、80、120、160、200MU照射，第二张胶片安排20、60、100、140、180、220MU照射。胶片在标准条件下冲洗完成（见图10-13）。采用剂量交错安排是防止其中一张胶片冲洗时出现问题，靠另一张胶片仍能建立感光度曲线。

（2）在TPS中计算出5cm×5cm射野各个跳数值所对应的绝对剂量值（cGy），以方便胶片扫描仪与专用软件建立胶片感光度与照射剂量的关系。图10-14为以剂量刻度胶片建立的胶片光密度与剂量关系曲线图。

插入实心的有机玻璃插件，在事先选定的层面采用与体模轴向垂直的方向插入EDR 2胶片，移动胶片所在的层面到要求的位置，同样采用和患者治疗时完全相同的照射方式进行照射，使胶片曝光，按照和上文同样的冲洗条件冲洗胶片（图10-15a）。用VIDAR 16 DOSIMETRY PRO 胶片扫描仪扫描胶片，生成胶片剂量分布图，然后将TPS生成的剂量分布文件用纯文本文件的形式传输到RIT 113软件中，生成类似胶片的剂量分布图（图10-15b），在两幅图中选定5~9个位置相同

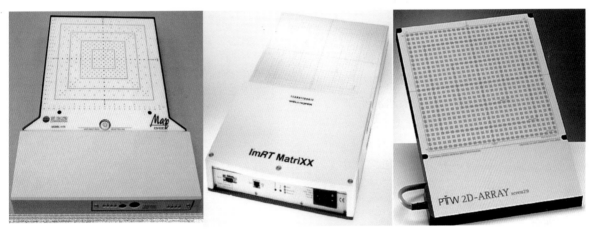

图10-11 用于调强面剂量验证的几种2D探测矩阵

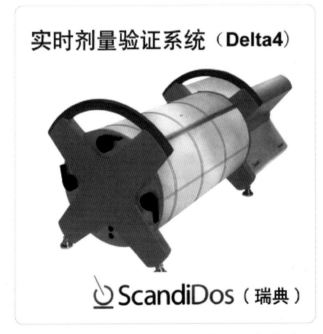

图10-12 用于旋转调强面剂量验证的PDW3D探测矩阵

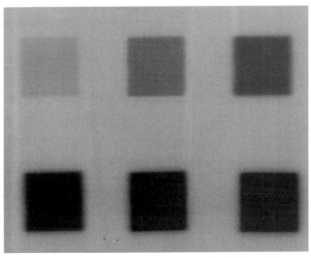

图10-13 6MV x射线不同MU垂直照射的剂量刻度胶片图

10

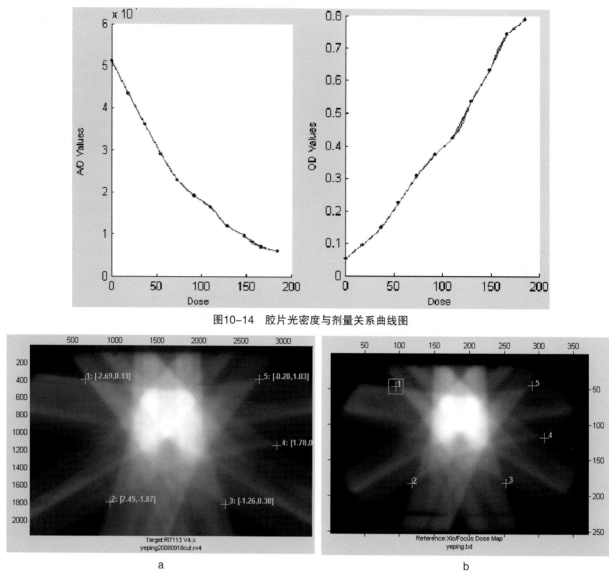

图10-14　胶片光密度与剂量关系曲线图

图10-15　胶片扫描仪扫描结果（a）与TPS图像（b）比较

的登记点,一般选用图片中射线束夹角的顶点作为登记点,使两幅图像匹配。RIT 113软件可以自动将IMRT的验证胶片实际曝光图与TPS的剂量分布图进行比较,比较前需要在高剂量、低梯度区域选定一个剂量归一点,认为两者的剂量相同,然后比较其他像素的剂量差异。RIT 113采用复合分析标准（composite criterion）分析面剂量分布差异。

IMRT复合分析依据Van Dyke确定的原则,该标准由剂量误差值和位置误差距离允许值配对组成,只要两者之一小于相应的允许值,则该点的验证通过。在高剂量、低梯度区域分析时采用剂量差异比较的方法,一般剂量差异在4%以内为通过;在高梯度

（剂量变化>30%/cm）区域一般采用DTA（distance to agreement）分析方法,DTA的定义为测量点与计算得到的具有相同剂量的最近点之间的距离,规定DTA在4mm以内为通过;低剂量、低梯度（剂量低于归一点的7%）区域要求剂量差异在4%以内为通过。DTA和剂量差异两者合计通过率达到95%才算计划整体通过验证。

图10-16为测量得到的实际等剂量分布图与计划等剂量分布图进行比对的结果图（虚线是计算值,实线是实际测量值）。从中心看绿色、蓝色、浅蓝色、粉色分别是100%、95%、90%和80%的等剂量线,外周黄色、绿色、蓝色、浅蓝色、粉色、黄色、黑色分别是70%、60%、50%、40%、30%和20%的等剂量线。等剂量线分布图显示计算值和实际测量值在中心高剂量低梯度区域吻合

很好,在周围高梯度区域稍差一些。

图10-17是RIT113复合分析的报告图,绿色区域代表剂量差异和DTA均通过,为78.65%,黄色区域代表仅剂量差异通过,为17.73%,蓝色区域代表仅DTA通过,为1.78%,红色区域代表剂量差异和DTA均不通过,此例为1.83% < 5%,符合要求,验证通过。验证不通过的区域主要在外周高梯度区,在中心高剂量区通过率较高,说明靠近肿瘤靶区区域的剂量较准确。

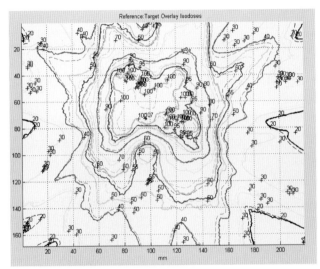

图10-16　为测量得到的等剂量分布图与计划等剂量分布图进行比对的结果图

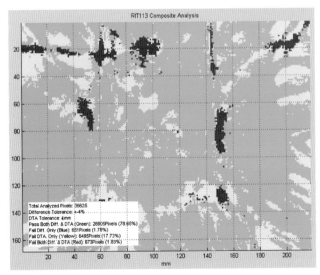

图10-17　RIT113复合分析的报告图

10.5.2.3　Mapcheck验证

多序列平面剂量仪(Mapcheck)是美国Sun Nuclear公司生产的一款有445个半导体电离室的平面剂量仪,探测面积22cm×22cm,中心10cm×10cm范围内探测器间距7.07mm,外周的探测器间距14.14mm,探测剂量范围0~330cGy,能够测量加速器的各种线束的特性,如射野中各个方向上的离轴比曲线,照射野中剂量的均整性、对称性、半影大小、光射野重合性等参数;实测的等剂量图和TPS计算的剂量值可用其提供的验证软件实时定量分析(包括DTA分析(distance to agreement,测量点与计算点符合要求的最近距离,一般设为3mm)或 γ 指数分析(评价点和参考点距离^2/DTA限值^2 + 评价点和参考点剂量差异^2/剂量差异限值^2)。一般医院放疗科使用Mapcheck等 2D探测器阵列进行测量验证,操作使用方便。Mapcheck操作步骤如下:

(1)将TPS计划照射野角度归零,在SSD 100、SCD 98(2cm的建成区)的条件下,生产plan dose,将其传输到mapcheck的电脑上。

(2)将刚才的角度归零的计划传输到加速器上,生产角度都为零的调强计划。

(3)将mapcheck放置在治疗床上,SSD 100、SCD 98的条件下放置完毕,照射野中心与mapcheck中心放置在同一个位置上(特殊情况也可以将mapcheck放置在一侧,比如鼻咽癌,中心取在跟锁骨野相接处,其照射野可以会超过13cm,这种情况下也可以上下调节,总之,我们最终目的就是将照射野所有区域都放置在mapcheck内)。

(4)模拟计划实施　将mapcheck放置在加速器治疗床上,将mapcheck的中心位置跟射野中心位置对准,治疗床调到SSD 100,SCD 98,2cm建成区域,模拟每个照射野的放疗实施,生产test文件。

(5)在mapcheck自带软件进行分析　DTA:3MM, γ :3,将plan dose跟test文件进行比较得出结论。一般相对剂量的通过率要在90%以上。

图10-18表示mapcheck测量结果与TPS得到的射野通量图比较结果。从图中我们可以看到在Relative Comparison :%Diff :3、Distance :3的限制条件下,其通过率为96.8%,符合我们对通量的要求。

10.5.3　等中心位置验证

利用TPS计划做出正侧位计划,照射野可采用10cm×10cm,数字重建得到DRR图像。在加速器上拍得正侧位图像。两者进行比较,如有误差,必须进行实时调整,最后确认患者正侧位DRR图像射野中心与模拟机正侧位图像的野中心完全一致(图10-19)。有影像引

10

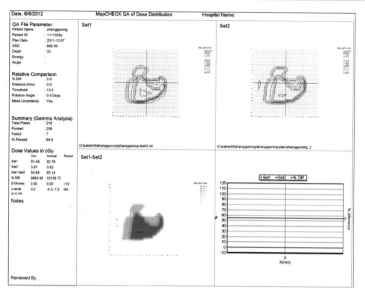

图10-18　mapcheck测量结果跟TPS得到的射野通量图比较结果

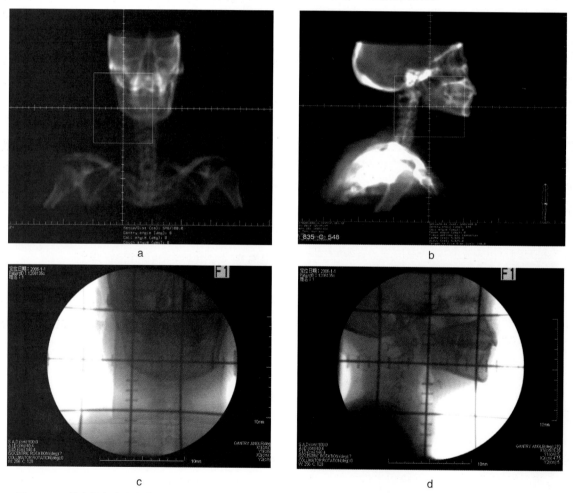

图10-19　某左牙龈癌患者的正侧位DRR图像（a，b）射野中心与模拟机正侧位图像（c，d）的野中心核对结果记录

导放疗（IGRT）设备的单位，在调强放疗的过程中，还要根据患者放疗移位误差纠正需要及放疗工作繁忙程度，采用每天或几天一次的位置验证。

10.5.4　调强验证未通过的处理

每个调强验证过程是定时定量的过程，验证结果取决于很多方面：比如剂量标定准确度、MLC到位精度、激光灯准确性等等，如果发生在验证未通过时，应针对不同原因加以解决。根据造成调强计划未能通过的常见原因，需要在以下几个方面做适当的修改：①减少摆位误差；②检查机器剂量标定是否准确；③多页光栅到位精度；④动态调强还测量到位速度是否准确；⑤电离室是否处在合适的位置（梯度均匀区域）；⑥子野面积、跳数是否过小；⑦传输过程中是否出现跳数的变化等方面，争取每个调强患者都有足够的精度保证。同时，平时的QA、QC过程也不可松懈，毕竟调强验证反应的仅仅是机器在验证时间段的工作数据结果，严格按照规程办事，保证调强工作的顺利进行。

10.5.5 RDBMOM三维重建剂量验证系统

RDBMOM三维重建剂量验证系统包括一个在线电离室探测器阵列、一套三维重建基于患者CT图像的体内剂量分布软件。在IMRT计划剂量验证时，计算剂量分布（computed dose distribution，CDD）可作为一种第3方计算结果，对治疗计划系统的计划计算结果进行独立的计算验证，而重建剂量分布（reconstructed dose distribution，RDD）则是由在线电离室阵列测量得到的加速器实际输出照射在患者解剖结构上形成的剂量分布。RDBMOM三维重建剂量验证系统可满足IMRT、VMAT的剂量验证要求，并能提供治疗计划执行时与患者解剖结构相关的三维体积剂量误差信息，故有良好的临床应用价值。

10.6 Mapcheck对鼻咽癌调强放疗计划逐野通量验证

调强放射治疗（intensity modulated radiation therapy，IMRT）是计算机控制和优化的先进技术，患者在实施调强放疗前必须先通过点剂量和面剂量验证，才能对患者实施调强放疗。笔者通过鼻咽癌调强放疗计划Mapcheck逐野通量验证，并与胶片验证进行严格比对，证明可替代胶片调强放疗计划的验证。这是上海交通大学医学院附属第九人民医院放疗科的原创性研究工作，现介绍如下。

10.6.1 通过点剂量验证

18例病理确诊的鼻咽低分化鳞癌患者在热塑型头颈肩S面罩固定下完成CT模拟定位，及按ICRU 50和62号报告原则勾画放疗靶区，完成9野调强放疗计划，并先按照我科点剂量验证常规，将插有电离室的验证体模行CT机扫描、图像传输、勾画轮廓、计划移植、加速器剂量标定和剂量测量，偏差度≤3%，为合格。

10.6.2 调强放疗计划的Mapcheck验证方法

18例调强放疗计划作点剂量验证通过后，行每例调强计划的逐野0°通量计算、0° 6MV X线出束计划、逐野加速器照射、Mapcheck测量和γ相对剂量比对。每个调强野符合率均大于90%通过后，再进行面剂量胶片验证：

（1）体模夹入胶片一张，等中心标记点对位后，加速器按患者的一次调强治疗剂量照射，冲洗后用胶片扫描仪扫描以显示剂量分布图。

（2）患者的调强计划通过RIT 113软件形成类似胶片的剂量分布图，与验证片的剂量分布图按等剂量曲线分析剂量分布差异。胶片剂量和调强计划剂量在吻合距离DTA和剂量偏差分析均不符合的区域小于5%为通过验证。

10.6.3 Mapcheck验证符合率

18例患者的调强计划每野Mapcheck验证符合率全部超过90%，平均符合率为95.46 ± 2.07%（见表10-7）通过验证。

10.6.4 胶片验证结果

根据通过标准，剂量差异±5%的比率、测量点与计算值中符合要求的最近的点之间的距离在3mm以内的比率，上述两项皆通过的比率，三项之和达95%以上为通过。本文18例患者的调强计划胶片验证符合率全部超过95%，平均符合率为（97.78 ± 0.97）%（见表10-8），均通过验证。

10

表10-7 射野通量Mapcheck验证符合率(%)

No.	Passing rate of the fluency distribution in 9 single beams									
	F1	F2	F3	F4	F5	F6	F7	F8	F9	Mean
1	99.6	97.9	97.8	96.3	99.2	99.6	98.7	97.1	98.8	98.3
2	97.9	97.8	96.2	95.7	95.6	97.0	99.1	98.6	98.7	97.4
3	99.6	99.5	99.0	99.5	100.0	99.1	98.0	99.0	99.2	99.2
4	99.0	98.6	99.0	98.7	99.2	99.6	98.1	99.1	99.6	99.0
5	99.2	92.1	98.5	98.4	99.6	98.8	96.5	96.9	98.4	97.6
6	96.1	94.3	98.8	97.0	95.0	93.6	98.0	94.6	96.2	96.0
7	95.3	95.1	97.7	90.2	96.5	95.0	91.5	90.1	94.4	94.0
8	98.0	96.4	98.8	90.8	95.6	92.5	91.4	90.2	96.2	94.4
9	94.9	92.1	91.6	92.5	93.9	94.0	93.2	96.4	96.4	93.9
10	91.8	97.7	92.6	95.0	97.4	92.2	93.6	91.7	90.8	93.6
11	96.8	93.0	94.4	95.7	95.8	90.8	95.6	97.8	97.1	95.2
12	94.6	90.2	90.8	93.6	96.6	94.9	97.1	91.4	94.8	93.8
13	93.4	98.4	98.8	94.8	97.1	95.9	97.9	95.3	92.7	96.0
14	94.3	93.6	93.6	98.3	96.2	95.8	95.1	96.0	97.1	95.6
15	90.2	92.6	95.6	94.1	93.9	94.2	95.5	95.0	95.4	94.1
16	90.3	92.9	92.2	91.8	96.1	90.4	95.9	94.9	90.0	92.7
17	93.2	90.3	93.1	92.1	94.4	92.7	95.6	90.1	93.5	92.8
18	95.5	93.6	96.7	94.7	95.0	96.8	91.5	95.8	93.0	94.7

表10-8 胶片验证结果(%)

No.	Both Diff.& DTA	Diff.	DTA	Passing rate
1	76.58	18.54	1.35	96.47
2	77.45	19.02	1.98	98.45
3	78.65	17.73	1.78	98.16
4	75.40	18.66	2.14	96.20
5	76.94	18.34	2.17	97.45
6	78.38	18.24	1.97	98.59
7	76.48	18.93	1.82	97.23
8	77.43	18.36	2.01	97.80
9	78.92	18.02	2.17	99.11
10	79.22	17.93	1.98	99.13
11	77.39	17.93	1.87	97.19
12	76.82	18.31	1.83	96.96
13	78.28	18.83	2.03	99.14
14	78.91	17.83	2.11	98.85
15	76.52	18.35	2.04	96.91
16	76.27	18.70	1.94	96.91
17	78.37	18.11	1.98	98.46
18	76.47	18.38	2.12	96.97

Both Diff. & DTA : passing rate of both passed ; Diff. : rate of ± 5% dose difference ; DTA : rate of distance <3 mm between measure point and nearest point in the plan.

目前的面剂量验证是以胶片验证为公认的验证方法。但该方法操作繁琐、验证费时费力、影响因素多，一次通过率比较低。胶片验证的每一个环节，如胶片的批号、冲洗时显影液和定影液的纯洁度、浓度、温度、冲洗时间、胶片扫描仪的扫描误差等等，均会造成符合率下降。我们以往的经验表明，非均匀体模的胶片验证一次性通过率仅60%，均匀体模的胶片验证好一些，达87%以上。但有验证费时费力的缺点，使该方法远不能满足临床调强放疗的要求。

国外已有报道采用多序列平面剂量仪（Mapcheck）行调强验证。该验证方法具有方便、节省时间等优点，但该方法是否能替代胶片验证未得到公认。质疑者认为Mapcheck验证需要把非0角度野的调强计划转成逐野0度角进行验证，已改变了原计划，此外，认为445个半导体多序列电离室与胶片信息相比"太过粗糙"。

本研究选择鼻咽癌进行调强验证研究，是考虑到鼻咽癌调强放疗靶区的复杂性，具有代表性。本研究通过鼻咽癌调强放疗计划Mapcheck逐野通量验证后，与胶片验证进行严格比对，同样100%通过，其平均符合率达到（95.46 ± 2.07）%。非0角度野的调强计划转成逐野0度角进行验证，胶片验证也能够通过。初步结果表明Mapcheck逐野通量验证可以替代胶片验证。

10.7　调强放疗未来发展的展望

目前CT、MRI提供的影像并非尽善尽美，如CT对具有不同电子密度的组织结构具有较好的分辨率，但对肿瘤与周围相似电子密度的不同软组织结构区分较差。相比之下，磁共振（MRI）对此有较强的显示和区分能力。对颅底、颅内、咽后淋巴结、颈动脉鞘、咽旁间隙等区域的肿瘤，判断肿瘤侵犯的作用显著优于CT。CT/MR图像融合技术、PET/CT的应用，使功能成像和解剖成像融为一体，使三维放疗技术又前进了一大步。PET与其他影像手段相比的独特优势是可获得以功能、代谢为主的生物学影像，其高度的灵敏性和特异性，为肿瘤的检查和分期带来高度的精确性。Mnnley根据PET/CT融合图像制定放疗计划，结果使34%的原放疗计划得到了更改，放疗野范围改变达15mm，减少了误照或漏照的发生。

调强放疗未来的发展方向应该是从当前的物理调强发展为与生物调强有机结合，即生物靶区（biological target volume，BTV）调强放疗，它的基础是分子生物靶区显像。分子生物靶区显像完全不同于目前的解剖结构显像，它包括肿瘤活跃增殖区的显示、肿瘤内缺氧细胞区的显示、亚临床肿瘤细胞浸润范围显像等，癌基因与细胞周期、癌细胞增殖与凋亡、代谢与功能等这些反映肿瘤内在放射敏感性差异情况都可以充分展现，图10-20为分子生物靶区的示意图。

未来调强放疗发展的临床价值和发展潜力已经初步显现。如已成功通过瘤区乏氧生物示踪显示像，给肿瘤区乏氧靶区更高的放射剂量，降低因肿瘤乏氧细胞对放射敏感性差造成的肿瘤复发率。有报告利用^{60}Cu-ATSM作为PET乏氧示踪剂显示头颈部肿瘤内的乏氧区，使逆向放疗计划对充氧瘤靶区照射70Gy的同时，给PET显示的乏氧靶区照射80Gy。再如通过PET扫描得到的代谢信息、功能性磁共振检查成像（fMRI）、磁共振波谱分析（MRS）获得的功能代谢数据提供的无创性肿瘤分子影像来分辨不同的肿瘤基因图谱。肿瘤特征性测评功能也给预测个体化肿瘤放疗疗效和正常组织放射损伤、放疗后肿瘤治愈还是肿瘤细胞存活的疗效判定带来可能。

功能性磁共振（fMRI）技术可在感官刺激、手部运动及一系列刺激后显示响应脑部关键区域的功能信号区。放疗医师即可在头面部肿瘤放疗计划中加以避开，最大限度地减少了患者丧失重要功能的可能性，既提高肿瘤控制率又不影响患者今后的生活质量。据最新研究报道，通过fMRI分辨正常组织和肿瘤组织血流灌注和血氧水平依赖性的差异，显示正常与非正常的"边界线"，从而给亚临床病变的确定提供帮助。

磁共振波谱（MRS）技术则可探测到患者治疗前后的胆碱、肌酸、肌醇、γ-氨基丁酸、乳酸等物质的变化，从而为放疗疗效的早期预测和显示提供了可能性。结合这些生物学信息和肿瘤临床及病理特征来制定的调强放疗计划，是根据肿瘤放射敏感性或生物学特点（如增殖、乏氧、凋亡等）分为多个区域进行个体化照射，这样不仅可选择性提高局部区域照射剂量，还可不增加甚至是降低周围正常组织受量，也即实现"Dose Painting"概念。

相信随着分子生物影像技术的发展，生物靶区显像一定能够实现，这时的调强放疗将成为物理和生物调强技术相结合的新一代放疗技术，即生物适形调强的放疗新时代，必将进一步提高肿瘤放射治疗的疗效，从而掀开肿瘤放射治疗的新篇章。

（王中和　石慧烽）

10

参 考 文 献

1 殷蔚伯,余子豪,徐国镇,等.肿瘤放射肿瘤学.4版,北京:中国协和医科大学出版社,2008

2 于金明.肿瘤精确放射治疗学.济南山东科技出版社,2004年

3 王中和.口腔癌的放射治疗.中国口腔颌面外科杂志,2007,5(9):327-334

4 王中和.肿瘤放射治疗临床手册.上海:世界图书出版公司,2007

5 王中和,胡海生,石慧烽.头颈部恶性肿瘤的术后调强放射治疗.中华临床医学杂志,2008,9(9):36-39

6 王中和.PET/CT对头颈部癌放射治疗计划的临床价值.中华临床医学杂志,2008,9(6):1-3

7 王中和.增强CT定位对鼻咽癌放疗靶区勾画的临床价值.中华现代影像学杂志,2010,7(2):85-8

8 冯梅,范子煊,黎杰,等.582例鼻咽癌调强放疗5年远期疗效及预后分析.中华放射肿瘤学杂志,2011,20:369-373

9 易俊林,高黎,黄晓东,等.416例鼻咽癌调强放疗远期生存与影响因素分析.中华放射肿瘤学杂志,2012,21:196-200

10 Thiagarajan A, Caria N, Schoder H, et al. Target volume delineation on orapharyngeal cancer: Impact of PET, MRI, and physical examination. Int J Radiat Oncol Biol Phys, 2012, 83:220-227

11 Wang ZH, Chao Y, Zhang ZY, et al. Impact of salivary gland dosimetry on post-IMRT recovery of saliva output and xerostomia for head-and-neck cancer patients treated with or without submandibular gland sparing: A longitudinal study. Int J Radiat Oncol Biol Phys, 2011, 81:1479-1487

12 MohanR, Wu Q. Morris M, et al. "Simultaneous Integrated Boost" (SIB) IMRT of advanced head and neck squamous cell carcinomas-dosimetric analysis. Int J Radiat Oncol Biot Phys, 2001, 51(3):180-181

13 Lok BH, Setton J, Caria N, et al. Intensity-modulated radiation therapy in orapharyngeal carcinoma: effect of tumor volume on clinical outcomes. Int J Radiat Oncol Biol Phys, 2012, 82:1851-1857

14 Chao KS, Ozyigit G, Tran BN, et al. Patterns of failure in patients receiving and postoperative IMRT for head-and-neck cancer. Int J Radiat Oncol Biol Phys, 2003, 55:312-321.

15 Yao M, Domfeld KJ, Buatti JM, et al. Intensity-modulated radiation treatment for head-and-neck squamous cell carcinoma-the University of Iowa experience. Int J Radiat Oncol Biol Phys, 2005, 63:410-421

16 Low DA, Dempsey JF. Evaluation of the gamma dose distribution comparison method. Med Phys, 2003, 30:2455-2464

17 Van DYK J, Bamett RB, Cygler JE, at el. Commissioning and quality assurance of treatment planning computers. Int J Radiat Oncol Biol Phys, 1993, 26:261-273

18 Letoumeasu D, Gulam M, Yan D, et al. Evaluation of a 2D diode array for IMRT quality assurance. Radiother Oncol, 2004, 70:199-206

19 Chao KS, Low DA, Perez CA, et al. Intensity-modulated radiation therapy in head and neck cancers: The Mallinckrodt experience. Int J Cancer, 2000, 90:92-103

20 Lapeyre M, Marchesi V, Mege A, et al. Intensity-modulated radiation therapy for head and neck cancers with bilateral irradiation of the neck: preliminary results. Cancer Radiother, 2004, 8:134-147

21 Gregoire V, De Neve W, Eisbruch A, et al. Intensity-modulated radiation therapy for head and neck carcinoma. Oncologist, 2007, 12:555-564

22 Amdur RJ; Liu C; Li J; et al. Matching intensity-modulated radiation therapy to an anterior low neck field. Int J Radiat Oncol Biol Phys, 2007, 69(Suppl):S46-48

23 Lee N, Mechalakos J, Puri DR, et al. Choosing an intensity-modulated radiation therapy technique in the treatment of head-and-neck cancer. Int J Radiat Oncol Biol Phys, 2007, 68:1299-1309

24 Lee NY, Le QT. New developments in radiation therapy for head and neck cancer: intensity-modulated radiation therapy and hypoxia targeting. Semin Oncol, 2008, 35:236-250

25 Maingon P, Crehange G, Chamois J, et al. Intensity modulated radiation therapy for head and neck cancer: The standard. Cancer Radiother, 2011, 15:473-476

26 Chen AM, Farwell DG, Luu Q, et al. Marginal misses after postoperative intensity-modulated radiotherapy for head and neck cancer. Int J Radiat Oncol Biol Phys, 2011, 80:1423-1429

27 Chen AM, Farwell DG, Luu Q, et al. Evaluation of the planning target volume in the treatment of head and neck cancer with intensity-modulated radiotherapy: what is the appropriate expansion margin in the setting of daily image guidance? Int J Radiat Oncol Biol Phys, 2011, 81:943-949

28 Loimu V, Collan J, Vaalavirta L, et al. Patterns of relapse following definitive treatment of head and neck squamous cell cancer by intensity modulated radiotherapy and weekly cisplatin. Radiother Oncol, 2011, 98:34-367

29 Moore KL, Brame RS, Low DA, et al. Experience-based quality control of clinical intensity-modulated radiotherapy planning. Int J Radiat Oncol Biol Phys, 2011, 81:545-551

30 Zwicker F, Roeder F, Hauswald H, et al. Reirradiation with intensity-modulated radiotherapy in recurrent head and neck cancer. Head Neck, 2011, 33:1695-1702

31 Chung JB, Kim JS, Ha SW, et al. Statistical analysis of IMRT dosimetry quality assurance measurements for local delivery guideline. Radiat Oncol, 2011, 6:27

32 Chen CC, Lee CC, Mah D, et al. Dose sparing of brainstem and spinal cord for re-irradiating recurrent head and neck cancer with intensity-modulated radiotherapy. Med Dosim, 2011, 36:21-27

33. Duprez F, Bonte K, De Neve W, et al. Regional relapse after intensity-modulated radiotherapy for head-and-neck cancer. Int J Radiat Oncol Biol Phys, 2011, 79:450-458

34. Maingon P, Crehange G, Chamois J, et al. Intensity modulated radiation therapy for head and neck cancer: The standard. Cancer Radiother, 2011, 15:473-476

35. Lapeyre M, Toledano I, Bourry N, et al. Target volume

delineation for head and neck cancer intensity—modulated radiotherapy. Cancer Radiother, 2011, 15: 466–472

36 Studer G, Rordorf T, Glanzmann C. Impact of tumor volume and systemic therapy on outcome in patients undergoing IMRT for large volume head neck cancer. Radiat Oncol, 2011, 6: 120

37 Gomez DR, Estilo CL, Wolden SL, et al. Correlation of osteoradionecrosis and dental events with dosimetric parameters in intensity—modulated radiation therapy for head—and—neck cancer. Int J Radiat Oncol Biol Phys, 2011, 81: e207–213

38 Shakam A, Scrimger R, Liu D, et al. Dose—volume analysis of locoregional recurrences in head and neck IMRT, as determined by deformable registration: a prospective multi-institutional trial. Radiother Oncol, 2011, 99: 101–107

39 Toledano I, Graff P, Serre A, et al. Intensity—modulated radiotherapy in head and neck cancer: Results of the prospective study GORTEC 2004–03. Radiother Oncol, 2012, 103: 57–62

40 Bhide SA, Ahmed M, Newbold K, et al. The role of intensity modulated radiotherapy in advanced oral cavity carcinoma. J Cancer Res Ther, 2012, 8 Suppl 1: S67–71

41 Dogan N, King S, Emami B, et al. Assessment of different IMRT boosts delivery methods on target coverage and normal—tissue sparing. Int J Radiat Oncol Biol Phys, 2003; 57 (5): 1480–1491

42 Lee NY, de Arruda FF, Puri DR, et al. A comparison of intensity—modulated radiation therapy and concomitant boost radiotherapy in the setting of concurrent chemotherapy for locally advanced orapharyngeal carcinoma. Int J Radiat Oncol Biol Phys, 2006; 66(4): 966–974

10

11 立体定向放射治疗
Chapter 11 Stereotactic Radiotherapy

立体定向放射治疗指通过提高分次剂量,缩短总疗程放射治疗模式的总称。该技术能使放射治疗高剂量集中于靶区,又能较好地保护靶区周围正常组织。1951年,瑞典神经外科专家Lars Leksell提出了立体定向放射外科(stereotactic radiosurgery,SRS)的概念,并于1967年进行首例临床治疗,SRS利用^{60}Co放射源,用于颅内疾病治疗,SRS是神经外科和放疗科之间跨学科的治疗技术。

立体定向放射治疗(stereotactic radiotherapy,SRT)源于SRS,它将SRS的一次大剂量照射改为分次照射,最初也用于颅内病灶治疗,后来随着放射技术的发展,逐步扩展到全身肿瘤的治疗。目前,基于^{60}Co放射源的SRT称为γ-刀,基于电子直线加速器的SRT称为X-刀。

11.1 立体定向放射治疗种类

立体定向放射治疗是利用计算机重建模拟技术,通过多源、多束射线旋转聚焦照射,形成一个围绕靶点的高剂量区,其剂量强度从焦点中心向周围逐步衰减,靶体积内给予高处方剂量照射后,病变组织受到摧毁性照射,短期内肿瘤体积迅速缩小,达到类似手术切除效果。处方剂量线以外区域放射剂量锐减,因此,周围正常组织只有极少剂量,损伤轻微。

立体定向放射治疗与常规的普通外照射相比,有三个方面的优点:①高精度的定位摆位技术,提高了靶区的精确性。②靶区的总剂量提高,总的治疗时间缩短,肿瘤控制率提高。③多个非共面弧照射野使照射高剂量区在三维方向与肿瘤靶区高度一致,在肿瘤靶区受到高剂量照射的同时,最大限度地聚焦照射,保护周围正常组织,降低并发症。立体定向放射治疗的不足之处是,剂量均匀度和适形度相对较差。

11.1.1 头部γ-刀

头部γ-刀是采用立体定向技术、用有创伤性的框架固定体位,主要治疗颅内疾病,多为一次大剂量照射或少分次照射。全身γ-刀采用立体定向技术,用无创伤的框架固定体位,主要治疗全身实质器官肿瘤,采用多分次大分割照射。目前用于临床治疗的是第三代γ-刀,总活性6000居里放射源被分装成201个沿半球源体环形排列的^{60}Co放射源,利用准直器使γ射束聚集于半球源体的球心上,每一束射线只具有较小的照射剂量,一次性杀死病变组织,对正常组织的照射是很小的,达到手术治疗的效果,故称γ-刀。γ-刀的适应证为小体积(直径<3cm)的病变,也可用于治疗颅内血管畸形、良性肿瘤、恶性肿瘤和脑功能障碍等。

11.1.2 体部X-刀

X-刀是运用电子计算机和专用的准直器与立体定向计划系统,使照射源围绕病灶中心点移动旋转,取得与γ-刀同样的治疗效果。因其所采用的物理射线为直线加速器的X线,故又称为X-刀。

X-刀优点是:①设备成熟。利用医用电子直线加速器加上等中心照射的配件,实现直线加速器的一机多用。②γ-刀使用钴源,安装后能量逐步衰减,单次照射时间逐渐延长，并且容易造成环境污染。③ X-刀比 γ-刀对不规则形状病灶，通过多叶光栅等技术，精确度和治疗效果更为理想。④ 可用于头部与体部。⑤ X-刀可进行分次照射，避免了立体定向放射外科单次照射引起的并发症，扩大了使用范围。

X-刀的缺点是大分割放射治疗的临床经验不足，各种病变的最佳分次量与总剂量还在研究中。光束照射较散，焦点投照体积较大，影响周围正常组织。

体部X-刀是通过在直线加速器上加用三级准直系统或者特殊的限束装置或专用小型高能X线机，通过共面、非共面弧形、多野集束技术产生高度聚焦的剂量分布区，以达到高剂量集中在靶区，剂量分布集

中，靶区外剂量递减陡峭，靶区正常组织剂量小的效果。

为防止治疗过程中因患者体位改变而导致照射部位的变化，在治疗颅内和头颈部肿瘤时，大多数 γ-刀和X-刀系统均需螺钉将金属定位头架固定在患者头部。由于 γ-刀是多源旋转聚焦，因此与X-刀相比，正常组织吸收的辐照剂量分散程度相对更分散、更少，靶区吸收的剂量更集中，靶区周边的剂量梯度变化相对更大，治疗增益比更高。但是X-刀可以在直线加速器使用，不需要专门的设计建造，普及性更好。体部治疗时通过呼吸控制技术，在肺癌、肝癌等肿瘤中运用，取得较满意的效果（见图11-1，图11-2）。

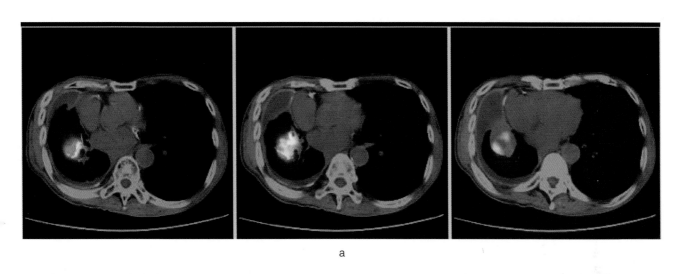

a

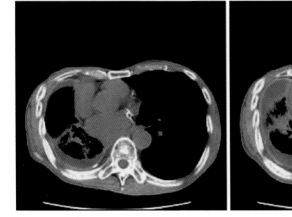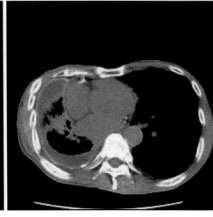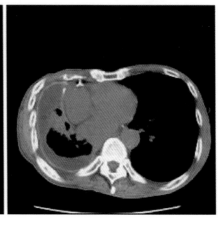

b

11

图11-1　肺癌体部X-刀放疗前后的PET-CT图像
a. 放疗前右下肺病灶；b. 体部X-刀治疗（16Gy×5F）一年后，肿瘤消退良好

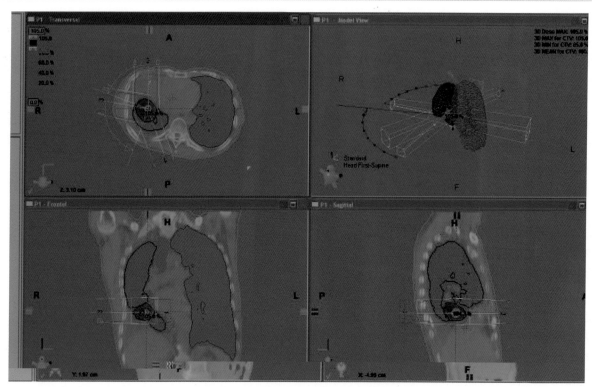

图11-2　同一患者的肺癌体部X刀放疗计划

11.1.3　射波刀

11.1.3.1　射波刀（cyber knife）定义与原理

射波刀全称"立体定位射波手术平台"，美国斯坦福大学医学中心神经外科专家Adler等经过近20年的研究，成功开发出基于影像引导无需定位框架、并采用机械手臂的投射系统，即射波刀系统，将SRS技术的应用从头颈部肿瘤延伸至脊椎以及全身其他部位肿瘤，是目前全世界最新型的全身立体定向放射外科治疗设备，并拥有智能的手术计划系统。

射波刀采用6MV-X线，利用实时的影像引导定位和跟踪系统，采用6条机械臂。由于其设计独特，因此其具有很高的精确性，能够产生射束进行等中心或非等中心照射，照射距离为650~1000 mm（见图11-3）。实时影像引导定位系统，主要是对患者在治疗前摆位和治疗中静态定位作体位修正。特别是同步呼吸追踪系统则可以对治疗中容易运动的肿瘤作动态定位修正。由于其强大的实时图像引导和动态追踪等功能，同时6个机械臂能够将多达1500条不同方位的X线射束准确地照射到全身各处病灶上，使得肿瘤周围正常组织照射剂量急剧下降，明显减少放射不良反应和并发症的发生，同时能有效地保证了肿瘤照射量极大地提高，因而其照射次数较常规放疗大大减少，一般为1~5次。

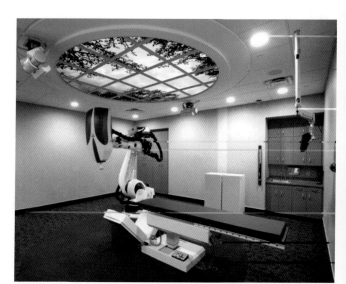

图11-3　射波刀治疗室照片

11.1.3.2 射波刀的特点

无麻醉、无痛苦、无头架：是目前唯一不需要创伤性头架固定而精度在1mm以下的放射外科设备。无创性六维颅骨定位系统取代了刚性、有创的立体定位框架，大大减轻了患者的痛苦。在治疗过程中，患者无需局部麻醉，没有流血及痛苦，完成后不需麻醉恢复时间，即可回家休息。而更重要的是，由于没有金属头架的阻挡，射波刀在放射治疗过程中无任何死角。由于没有头架，患者可以分次治疗，减少了一次大剂量放疗的不良反应。对颅内脑干、视束周围以及髓内和脊椎病灶的治疗，更显示出无可替代的优势。使用身体骨性结构或肺组织等解剖部位或金标作为参考标记，例如对于颅内病变，主要以颅骨为追踪目标；对于胸部病变，或植入金标以金标为追踪对象，或以胸骨和肺组织为追踪目标；对于脊柱或脊柱附近的病变，主要以脊柱为追踪目标。因此，射波刀与传统SRS的γ-刀和X-刀系统比较定位无创伤性，不需螺钉将金属定位头架固定在患者颅骨，类似常规放疗，头颈部病变患者采用热塑面膜固定，其他部位病变患者采用真空负压成型垫固定。对于无适当的骨骼结构协助辨别肿瘤的位置，则要在B超引导下给予肿瘤附近植入4~6粒金标。

11.1.3.3 同步呼吸追踪系统

采用先进的影像引导定位技术，在治疗过程中实时追踪患者和靶目标随呼吸的移动，并及时作出自动修正，真正实现动态图像引导放疗。对随呼吸而移动的肿瘤，如肺癌、肝癌、胰腺癌、前列腺癌等，可大幅度降低周围正常组织的照射容积和放射剂量，有效降低放疗不良反应。对于需做红光同步呼吸追踪的患者，则需穿戴同步追踪背心。

11.1.3.4 最优适形度

计算机控制的机器臂可以从多达1500个方位优化选出150~200方向进行照射，能接近传统立体定位放射外科无法达到的病变部位，增加了接近和覆盖靶目标的能力。非等中心照射可使放射剂量在病变部位达到最大的均匀分布和适形性，完全消除剂量分布上的冷点和热点，疗效明显提高。放疗计划见图11-4。

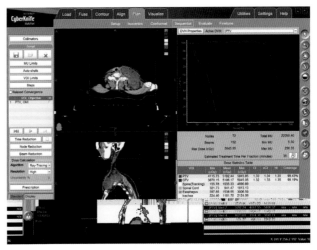

图11-4 射波刀放疗计划图

11.1.3.5 先进的追踪技术

射波刀最新发展的XsightTM Spine和XsightTM Lung追踪技术，可提供无金标、无创的脊椎/脊髓和肺部肿瘤自动追踪立体定向导引技术，其快速的六维影像比对，与射波刀X线射束智能性追踪、检测及修正照射完全融合。在患者治疗期间，一对X射线照相机能够实时拍摄患者影像，从而实现对肿瘤亚毫米级的精确放射治疗，达到脊椎病灶<0.75mm、肺部病灶<1.5mm的治疗精度，提高治疗效果，避免正常组织照射伤害，从而减少放射外科并发症的产生。它可以治疗全身各个部位的肿瘤，射波刀一般最大的孔距是6cm，通过这个孔距形成7cm、10cm的剂量分布。

11.1.3.6 射波刀适应证

包括病变紧邻放射敏感结构区；肿瘤形状不规则；既往接受放疗患者；手术后复发性病变；手术困难的病变；转移性病变；不能耐受手术或拒绝手术患者。包括颅内病变，脊髓脊柱病变，头颈部肿瘤，体部肿瘤。

射波刀能同时对不同部位多个肿瘤进行治疗。可以用于颅脑、脊髓、体部肿瘤和血管畸形的治疗，对颅底、脑内和脊柱等重要功能部位的肿瘤治疗更具有不可替代的作用，是肿瘤放射治疗领域的重大突破。

11

11.2　立体定向放射治疗放射生物学

根据经典的放射生物学理论,立体定向放疗相对于常规分割放疗有以下几个不同点:①总的疗程缩短,减少肿瘤细胞的再增殖效应对于放疗疗效的影响。②生物学剂量提高,由于分次剂量的增加会加重组织的晚反应损伤,包括周围正常组织的损伤,但由于肿瘤组织的非均质性,可能其中也有类似于晚反应组织部分,因此分次剂量的提高也会对这类肿瘤组织有杀伤作用,当然对于周围正常组织则应尽量减少进入照射范围内。

γ(X)-刀采用的是高分次剂量,短疗程的治疗模式,具体的剂量及分割次数则要根据靶区大小和周围正常组织的剂量耐受性而决定。如果采用常规分次的放疗方案,则在提高局部控制率方面肯定是不够的。因此,往往都采用提高分次剂量,缩短总疗程的加速分割或低分割方案,这样在短期内完成治疗,不存在肿瘤细胞的加速再增殖;不会产生因时间延长而导致的剂量耗损。

一般常用基于LQ模型的分次-剂量因子(FDF)或TDF值评估立体定向放疗与常规分次照射的等效生物剂量(biological effective dose,BED)。临床上,多采用线性二次LQ模型公式计算处方剂量为:

$$BED=nd \times [1+d/(\alpha/\beta)]$$

(n:分次次数;d:分次剂量;通常α/β为10代表肿瘤反应,为3则代表晚反应)

LQ模型作为一个常规放疗剂量计算模式已经广泛使用,能够精确地计算放疗引起的不同晚反应情况,比较不同时间、剂量分割模式的治疗结果,对肿瘤放射治疗后的效果评价更贴近实际情况。BED与局控率和生存率有显著相关性,有文献显示BED≥100Gy时的生存率与局控率明显高于<100Gy;BED>140Gy并不能进一步提高。理想的BED剂量为100~130Gy,BED的提高依赖于单次剂量的提高。

计算靶区剂量及次数要考虑:靶区的位置及数量;靶区的体积;靶区内有无有用的正常结构;靶区外正常组织受照体积的大小;靶区外正常组织单次剂量是否在常规单次剂量水平以下。一般用50%~80%等剂量曲线作为处方剂量参考,计划则要求50%~80%等剂量曲线覆盖靶区。

根据RTOG 9005放射外科剂量规定,2~3cm的转移灶给予一次性的照射剂量为18Gy,<2cm的转移灶则可以给予24Gy的照射剂量,没有放疗毒副反应产生。

RTOG 9502临床试验对于颅内孤立的<4 cm的病灶给予建议放射剂量是15~24Gy,可以避免中枢神经的毒副反应。RTOG 9508试验则表明全脑照射37.5Gy/15次,然后立体定向放疗病灶推量15~20Gy,根据BED换算剂量达到159~222Gy,疗效较单独全脑放射治疗更好。通过LQ模型计算发现采用同步野内推量技术,病灶内剂量达到45~60Gy/10次可以提供产生相类似于RTOG 9508试验中全脑照射+立体定向放疗的生物剂量。

11.3　立体定向放疗的治疗方法

立体定向放疗包括根治性放疗、常规放疗后追加放疗、姑息性放疗和放疗后复发的再程放疗。γ(X)-刀的照射剂量和分次方法依据肿瘤大小和部位而定,目前没有统一标准,分次剂量较常规放疗大,有连续照射的,也有每周2~3次照射的。

常规定位方法同普通放疗定位方法相似,详见第九章。操作规范必须要保证精确定位,精确计划,精确治疗三原则。①精确定位:采用有效的体位固定,采用各种影像学定位方法,CT定位的扫描层厚应至少1.25mm,尽可能利用MRI、PET、PET/CT等融合图像,通过网络传送到计划系统。②精确计划:准确勾画GTV,CTV和危及器官,在确定PTV时还要充分考虑脏器移动、摆位和机器机械误差等因素。利用各种不同的影像学资料通过融合后勾画靶区,以避免周围正常组织剂量。γ(X)-刀治疗计划的原则是以GTV为主,包括周围的浸润病灶,同时考虑内靶区范围,以完全覆盖靶区的剂量线为处方剂量。X-刀多以80%左右剂量线为处方剂量线,而γ-刀多以50%剂量线为处方剂量线。③精确治疗:这是落实高精度放疗的最关键环节。为了保证治疗精度,首次治疗时医师和物理师必须参与摆位,及时解决治疗计划中出现的问题和指导技术员准确操作。照射过程中严密观察患者有无体位变化和不适反应等。

由于立体定向放疗是高剂量,低分割的模式治疗,放射学剂量换算后较常规放疗的生物学剂量高,因此在治疗中一定要注意放疗的精度,以避免不必要的组织受损。立体定向放疗的精度不仅取决于等中心精度(±0.5mm),还取决于靶定位精度、基础环固定系统的可靠性及摆位的准确性。基础环是保证立体定向放疗精度的最基本的系统,包括影像定位和摆位两个部分,通过在患者治疗部位建立一个保证在定位、计划、治疗整个过程中可靠的三维坐标系统,为治疗肿瘤患者提高技术保障。对头颈部的肿瘤,由于是刚性组织,因此在放疗过程中靶区位置不会有移动,而体部肿瘤组织的放疗除了在体位摆放时出现误差外,还由于身体的本身生理运动而出现靶区位置的误差(呼吸运动,腹部的肠蠕动,膀胱的充盈程度等等)。立体定向放疗的体位固定技术,需要保证每次治疗时患者体位的重复性,同时由于分次治疗时间的延长,选择的固定技术还应该减少治疗分次内患者体位的改变。目前采用的体位固定技术主要有:立体定位框架固定技术和通过在肿瘤周围植入金属标记点或是直接利用骨性标志与靶区的相对位置关系来实施在线体位验证的无框架技术。

由于整合图像引导技术的放射治疗设备的发展和使用,目前已经能够开展非创伤性的立体定向放疗技术。螺旋断层放疗和高千伏计算机断层扫描影像引导调强扇形束放疗技术的整合能够将患者的摆位和治疗一体化,因此患者只需使用常规的立体放射治疗框架系统就能完成精确放疗。

11.4 立体定向放疗的临床运用

立体定向放疗技术大大提高了每次的照射剂量,缩短了治疗的疗程,能够提高放疗的疗效。但是对于治疗的适应证选择应有严格的原则。不适当的治疗会给患者造成严重的放射损伤,给患者增加痛苦和经济负担,甚至会加速患者死亡。据统计,γ(X)刀治疗的患者中,肺癌和肿瘤肺转移约占45%,肝癌和肝转移约占20%,头颈部肿瘤约占10%,胰腺癌约占5%,其他占20%左右。

上海交通大学医学院附属第九人民医院放疗科对鼻咽癌放疗后复发病灶比较局限者一般采用立体定向放疗。图11-5示鼻咽癌放疗后4年局部复发患者6MV X线立体定向放疗3.6Gy×15F(相当于常规放疗生物有效剂量60Gy)前后的CT图像比较。图11-6示右颊横纹肌肉瘤术后局部复发灶6MV X线立体定向放疗3.5Gy×17F(相当于常规放疗生物有效剂量66Gy)前后的CT图像比较。Cenqiz报道对曾行头颈部放疗46例复发无法手术的晚期患者采用射波刀治疗,中位剂量30Gy,中位放疗次数5次,总的中位生存时间为11.9个月,中位无进展生存期为10.5个月,一年无进展生存率

和总生存率分别为41%和46%。II级及以上晚期放射损伤反应发生率13.3%,最主要的并发症是颈动脉出血,这主要是因为肿瘤包绕颈动脉而致颈动脉接受全部处方剂量。Unger报道对一组65例晚期头颈部患者进行立体定向放疗,中位剂量30Gy(21~35Gy),分次2~5次,2年总生存率和局部控制率分别为41%和30%。11%的患者出现严重的再放射相关毒性反应。Rwigema等对一组96例近期曾行放疗的96例头颈部鳞癌复发患者予以立体定向放疗(2~5次),剂量(40~50Gy)局控率较剂量<40Gy高,1、2、3年的局控率分别达到69.4%、57.8%、41.1%,肿瘤体积越大要获得相同治疗效果必须接受更高剂量,4~5级放疗反应未见。Chang等对61例听神经瘤患者进行射波刀治疗,平均48个月随访结果表明,肿瘤控制率高达98%,2年听力保留率高达77%,远高于γ-刀技术50%的听力保留率。上海交通大学医学院附属第九人民医院放疗科Chen and Shao报道利用立体定向放疗技术治疗三叉神经痛,疼痛缓解率达82.2%,并发症仅见面部麻木,听力受损(图11-7)。

Hara等对42例病理证实的非小细胞肺癌患者行立体定向放射治疗,单次剂量19~30Gy。观察治疗剂量≥26Gy治疗组局部控制率高于<26Gy治疗组,统计学差异显著,所产生的放射相关不良反应可接受。进一步证实低分割单次大剂量放射治疗带来临床效果的改善进步,提示单次剂量提高至少应高于26Gy。Nagata等采用立体定向放疗治疗了45例I期非小细胞肺癌患者,采用的剂量分割为48Gy/4次,剂量处方于100%等剂量线。32例IA期患者1、3年的无进展生存率和总生存率分别为80%和72%,92%和83%;13例IB期患者1、3年的无进展生存率和总生存率分别为92%和71%,82%和72%。仅2例(4%)出现2级放射性肺损伤。

胰腺癌是单次高剂量短疗程放疗模式成功的范例之一,由于胰腺解剖位置深在、隐匿,早期发现困难,多数患者就诊时已属晚期,疗效甚差。在胰腺癌治疗中放射治疗应用渐多,但主要是姑息和辅助性的,且由于周围正常组织影响了放射剂量的提高,疗效较差。近年来,新技术的应用使得疗效有所改善。其中射波刀的治疗效果最佳,局部控制率达到100%。证实单次大剂量短程放疗模式在正常组织轻微的急性、亚急性的毒性基础上,得到极佳的有效性。Koong等运用射波刀治疗,对15例局部晚期胰腺癌患者进行I期剂量拔高研究,3例给予单次15Gy,5例给予单次20Gy,7例给予单次25Gy,结果显示给予25Gy单次照射获得100%的局控率,而且症

11

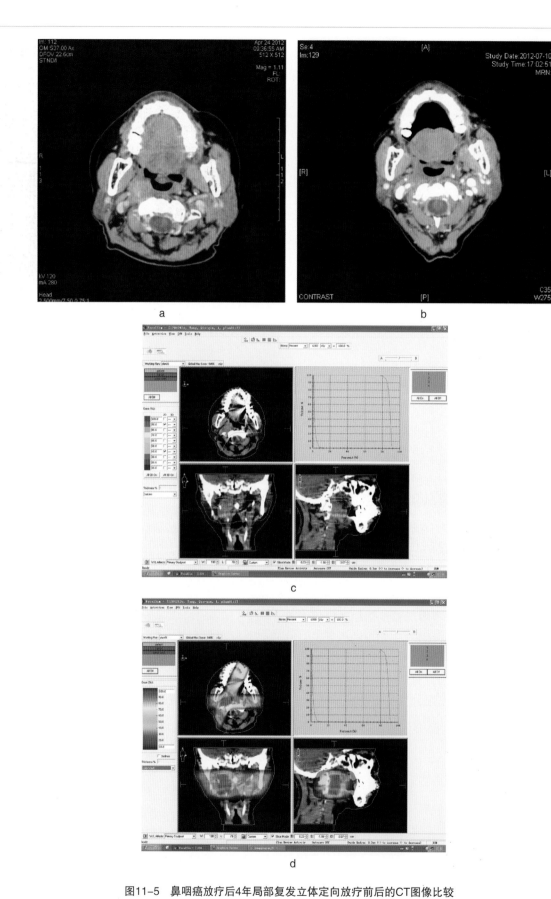

图11-5　鼻咽癌放疗后4年局部复发立体定向放疗前后的CT图像比较

a. 放疗前有鼻咽复发灶；b. 立体定向放疗（3.6Gy×15F）后2月复发灶基本消退；c. 照射靶区勾画图；d. 剂量分布图

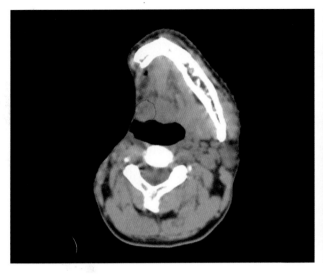

a

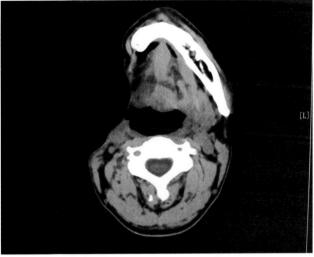

c

b

图11-6 右下颌骨肉瘤术后局部复发，立体定向放疗前后CT图像比较
a. 放疗前复发病灶；b. 剂量分布图（3.5Gy×17F）；c. 放疗后8月病灶完全消退

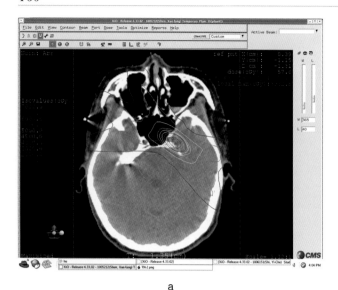

a

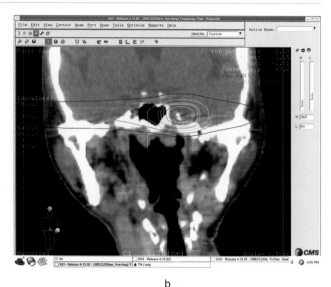

b

图11-7 继发性三叉神经痛立体定向放疗靶区剂量分布图

（a）（b）分别为患者横断和冠状剂量图

状明显减轻。Andolino对60例原发肝癌患者行立体定向放疗，一组予剂量44Gy/3次，一组予剂量40Gy/5次，处方剂量包括80%的等剂量曲线，2年局控率，无进展生存率和总生存率分别为90%，48%和67%，疾病进展中位时间为47.8个月。没有发生3级以上毒性反应。

立体定向放疗技术作为一种独特的剂量聚焦方式，能够获得高度集中的剂量分布，在实质器官局限小肿瘤的治疗上可取得较高的局控率和较低的放射损伤。而且，射波刀等新型X-刀以及断层放疗技术出现将会为肿瘤治疗提供重要支持，今后将会有更多的临床应用前景。

（邵滋旸　涂文勇）

参 考 文 献

1 胡逸民,张洪志.肿瘤放射物理学—X(γ)-线立体定向放射治疗.北京：协和医科大学出版社,1999

2 祝淑钗,万钧,陈秋立,等.立体定向放射治疗的现状及发展.中国医疗器械杂志,200,24(2):102-104

3 殷蔚伯,余子豪,徐国镇,等.肿瘤放射肿瘤学.第4版.北京：中国协和医科大学出版社,2008

4 于金明.肿瘤精确放射治疗学.济南：山东科技出版社,2004

5 王中和主编.肿瘤放射治疗临床手册.上海：世界图书出版公司,2007

6 王中和.口腔癌的放射治疗.中国口颌面外科杂志,2007,5（9）：327-334

7 Adler JR, Chang SD, MurphyMJ, et al. The Cyberknife: a frameless robotic system for radiosurgery. Stereotact Funct Neurosurg, 1997, 69:124-128

8 Adler JR, MurphyMJ, Chang SD, et al. Image-guided roboticradiosurgery. Neurosurgery, 1999, 44:1299-1306

9 Shaw E, Scott C, Souhami L, Dinapoli R, et al. Radiosurgery for the treatment of previously irradiated recurrent primary brain tumors and brain metastases: initial report of radiation therapy oncology group protocol 90-05. Int J Radiat Oncol Biol Phys, 1996, 34:647-654

10 Andrews D, Scott CB, Sperduto PW, et al. Whole brainradiation therapy with or without stereotactic radiosurgery boost for patients with one to three brain metastases: phase III results of the RTOG 9508 randomised trial. Lancet, 2004, 363:1665

11 Cenqiz M, Ozyiqit G, Yazici G, et al. Salvage reirradiation with stereotactic body radiotherapy for locally recurrent head-and-neck tumors. Int J Radiat Oncol Biol Phys, 2011, 81:104-109

12 Unger KR, Lominska CE, Deeken JF, et al. Fractionated stereotactic radiosurgery for reirradiation of head-and neck cancer. Int J Radiat Oncol Biol Phys, 2010, 77:1411-1419

13 Onishi H, Araki T, Shirato H, et al. Stereotactic hypofractionated high-dose irradiation for stage I non-small cell lung carcinoma: clinical outcomes in 245 subjects in a

Japanese multi—institutional study. Cancer, 2004, 101: 1623—1631

14 Rwigema JM, Heron DE, Ferris RL, et al. The impact of tumor volume and radiotherapy dose on outcome in previously irradiated recurrent squamous cell carcinoma of the head and neck treated with stereotactic body radiation therapy. Am J Clin Oncol, 2011,34:372—379

15 Chang SD, Gibbs IC, Sakmoto GT, et al. Staged stereotactic irradiation for acoustic neuroma. Neurosurgery, 2005, 56:1254—1261

16 Chen MJ, Shao ZY, Zhang WJ, et al. X—knife stereotactic radiosurgery on the trigeminal ganglion to treat trigeminal neuralgia : a preliminary study. Minim Invas Neurosurg, 2010, 53:223—228

17 Hara R, Itami J, Kondo T, et al. Clinical outcomes of single—fraction stereotactic radiation therapy of lung tumors. Cancer, 2006,106:1347—1352

18 Nagata Y,Takayama K,Matsuo Y,et a1. Clinical outcomes of a phase I / II study of 48 Gy of stereotactic body radiotherapy in 4 fractions for primary lung cancer using a stereotactic body frame. Int J Radiat Oncol Biol Phys,2005,63(5): 1427—1431

19 Koong AC, Le QT, Ho A, et al. Phase I study of stereotactic radiosurgery in patients with locally advanced pancreatic cancer. Int J Radiat Oncol Biol Phys, 2004,58:1017—1021

20 Andolino DL, Johnson CS, Maluccio M, et al. Stereotactic body radiotherapy for primary hepatocellular carcinoma. Int J Radiat Oncol Biol Phys, 2011,81:e447—453

12　近距离放射治疗
Chapter 12　Brachytherapy

自1898年居里夫妇发现镭并用于临床治疗肿瘤以来,近距离放射治疗已有100多年的历史。1901年Pierre Curie提出近距离治疗(brachytherapy)术语,并为Danlos医生提供少量镭治疗系统性红斑狼疮。1903年Godberg等用镭盐管贴近皮肤治疗基底细胞癌,首创近距离放射治疗恶性肿瘤。1914年Pasteau等首次使用镭管经尿道插入治疗前列腺癌,开创了组织间植入近距离治疗的先河。目前,从早期的镭针插植和氡粒子植入,发展为现代后装治疗(afterloading)。

近距离放射治疗常用的方式有腔内治疗(intracavitary)、管内治疗(intraumenal)、组织间照射(interstitial)、粒子治疗、术中置管术后放疗(introperative)及模治疗(mould)等。进入20世纪80年代后,3D-TPS治疗计划系统、B超、CT和MRI引导定位技术的运用,使近距离治疗位置、剂量更加精确,疗效明显提高。

12.1　近距离治疗基础

现代近距离治疗常用的放射性核素见表12-1。

表12-1　现代近距离治疗常用的放射性核素

符号	半衰期	能量MeV		
		α	β	γ
^{137}Cs	30.0年	-	+	0.66
^{60}Co	5.26年	-	+	1.17~1.33
^{192}Ir	74.2 d	-	+	0.003~0.4
^{125}I	60.2 d	-	-	0.028~0.035
^{198}Au	2.7 d	-	+	0.41

12.1.1 近距离后装治疗机

近距离后装机采用的放射源有 ^{192} 铱（ ^{192} Ir）、^{60} 钴（ ^{60} Co）、^{137} 铯（ ^{137} Cs）等，一般源强为几个居里；可用于腔内、组织间及手术中内照射治疗，术中放疗一般作为外照射治疗的补充。近距离治疗时先把空的施源器放入体腔（如鼻咽）内，或将专用管（针、粒子）插入组织（如舌根、舌体或口底）内，然后在防护屏蔽下，后装机自动从机内贮源器把放射源通过连接管输入施源器，进行内照射。达到设置剂量时间后，放射源自动退回机内贮源器，工作人员再从患者体内取出施源器（管、针）。由于取放施源器时不带放射源，减少了对工作人员的职业辐射。

12.1.2 近距离后装治疗机分类

近距离后装治疗机按剂量率的高低可划分为：低剂量率：2～4Gy/h；中剂量率：4～12Gy/h；高剂量率：>12Gy/h。持续性低剂量率近距离治疗（low dose rate brachytherapy，LDRR）一直是最常见治疗方式。20世纪70年代后，高剂量率近距离治疗（high dose rate brachytherapy，HDRR）得到广泛的运用。为兼得LDRR与HDRR的益处，1991年后，脉冲剂量率近距离治疗（pulsed dose rate brachytherapy，PDRR）在许多国家逐步推广与运用。这种治疗的基本原理是：在计算机控制下，运用一个高活度具有步进特点的放射源照射，源插植时运用导管，调节停留时间，获得需要的剂量分布；当放射源不作步进时，回复到安全位置。在脉冲间隔期，医务人员可进入治疗室。

LDRR近距离放疗不要求人工将放射性针源或线源插进后装治疗导管内，减少工作人员安装与拆载放射源时的受量。但是，LDRR治疗时需要花费大量时间准备多个放射源，并且需要繁杂地清点这些放射源，而且不像高剂量率近距离治疗那样，可以通过调整放射源步进的位置与驻留时间，获得理想的剂量分布。HDRR的不足是由于单个放射源治疗，活度一般在370GBq以上，需要较高的防护条件；同时从放射生物学看，每分钟1～3Gy的高剂量率也有许多不足。

PDRR治疗结合LDRR与HDRR的优点：常用的 ^{192} Ir源活度为37GBq或更低，能够放在LDRR式的防护装置内，同时PDRR完成LDRR，也可做中等剂量率（MDPR）放疗。MDRR放疗剂量率可达每小时3Gy，典型的治疗时间为10min，而不需要数个小时。PDRR通过改变源驻留时间，可以获得满足适形近距离放疗的剂量分布。并且无源准备过程，每3个月仅有1个源需要代换，防护完善；通过改变脉冲长度，使剂量率保持稳定；所有近距离治疗运用一台机器，剂量率可以调整，同LDRR相比，PDRR治疗时间有所提高。患者PDRR同HDRR相比，治疗时间相似，治疗过程、技术校正、患者安全性、防护亦皆相似，PDRR患者舒适性较差。因此运用PDRR既获得LDRR治疗时间减少，正常组织反应低的益处，也获得步进源拥有的剂量分布优势。

12.1.3 放射生物学基础

放射治疗时，剂量率范围主要在0.1Gy/h到几个Gy/h。在这个范围内放疗时，随着剂量率的下降，细胞死亡率也下降，这主要是由于亚致死损伤的修复作用。理论上讲，随着剂量率增加，将杀死更多的癌细胞；同时对正常晚反应组织的影响也将大于肿瘤细胞，治疗比率降低。PDRR在每次小剂量放疗后，有一个治疗间期，使正常细胞获得修复，可能增加放射生物效应。

目前一般用 α/β 值来考虑细胞修复能力，用 $t_{1/2}$ 来考虑修复动力学，并在实验室取得了一些数据。肿瘤细胞属于早反应组织，亚致死损伤的修复能力快于晚反应组织。Brenner等假设早反应组织 $t_{1/2}$ 为0.5h，晚反应组织 $t_{1/2}$ 为4h，PDRR间隔3～4h做一次，可能将产生较LDRR更好的治疗效果。该实验利用相同的剂量，相同的剂量率（典型的是每小时5Gy），脉冲时间10min或更长，或在一个脉冲时，剂量率不超3Gy/h，每小时重复一次脉冲（典型0.5Gy）。结论是所有组织，PDRR的生物学效果相同于LDRR。Flowler要求对PDRR照射源的体积应该按应用HDRR治疗的情况考虑，源活性11.1GBq，源半径在11mm、37GBq源半径在20mm。在这个范围内的生物学效应是将增加具有短半修复期的生物学效果，也将增加具有小 α/β 率组织的生物学效果。对具有快速修复能力的肿瘤产生或者对晚反应组织造成更多的损伤。Brenner运用线性二次方程与亚致死修复率参数推测，PDRR可达到同样的控制率，较少的并发症，提高治疗比率。

12

12.1.4　治疗计划

近距离放射强度梯度下降快,腔内后装的方法、体位及施源器空间位置关系密切,施源器固定技术也还不成熟,造成预定剂量与实际剂量吻合存在较大差异,这种差异可造成不可估量的严重后果,因此需要通过近距离放射三维计划系统确立治疗位置与辐射剂量等参数。

其次,近距离治疗放射源的剂量率也对肿瘤控制率有影响明显。进行计划设计时,要求经常进行剂量率的修整,以便在整个治疗中,能按计划进行。

近距离治疗计划理想化过程有三种方式:①第一种是缺省方式,它不做强迫的修改,适合理想化的靶区,如果辐射源的位置不好,可在一些位置产生高剂量区。②第二种要求所用的每个线源有统一的活度,其中一个线源的活度不同于其他的线源,这种方式似曼彻斯特系统的剂量分布。③第三种方式要求所有源有统一的活度,其剂量分布似巴黎系统。

近距离后装治疗计划可以调整源长、剂量率、驻留时间、脉冲间期,获得理想剂量分布。常用PDRR治疗计划系统有NPS、PLATO BPS 等,两个位置间的距离有 2.5mm、5mm、10mm。辐射施源器有塑料管、硬针等。近距离后装治疗计划获取图像资料,快速而简单地标出重要器官与靶区。三维相关图像可同时显示在各个窗口内,各个图像方便地在窗口中拖拉;三维影像可以修改后重建、放大、缩小,窗口可调。在放入施源器后,导管可以增加、删除、修饰;可快速准确地重建插植效果;在确定导管与解剖点后,将自动计算理想的解剖靶区与适形放疗的治疗计划,作出等剂量曲线与三维解剖影像图,并可形成剂量-体积直方图。

12.1.5　适应证

现代近距离治疗已广泛用于治疗各个部位的肿瘤,主要用于配合外照射或手术治疗。单纯使用近距离治疗很少使用。头颈颌面肿瘤中,尤其口腔、口咽的舌体、口底、舌根癌。由于这类肿瘤多为高分化鳞癌,单纯大剂量外照射后易引起周围正常组织严重损伤,如下颌骨坏死、下颌骨放射性骨髓炎等。外照射与组织间插植治疗早期口腔、口咽是一种保留语言、饮食等器官功能的

根治性治疗方法。

近距离治疗的适应证有:①组织间照射用于外照射后残留病灶、小病灶、界限清楚且局限、中度以上敏感的肿瘤。如近距离插植治疗复发性鼻咽癌、难治性肿瘤、术后残留灶等。也可用于脑、胸膜及肢体软组织恶性肿瘤的治疗。②腔内或管内照射主要用于鼻腔、鼻咽、口腔、食管、气管、肝胆管、阴道、宫颈、宫体、直肠及肛管等部位的恶性肿瘤。

12.1.6　禁忌证与不良反应

12.1.6.1　近距离治疗的禁忌证
①肿瘤体积较大。②肿瘤界限不清楚。③肿瘤体积难以确定,容易形成某一剂量不足或超量。④肿瘤侵犯重要组织,易造成出血与坏死。⑤有形成瘘道的可能。

12.1.6.2　近距离治疗的不良反应
近距离治疗的急性反应主要有红、肿、热、痛,局部毛细血管扩张等,晚期可有组织纤维化,某些晚期反应组织出现出血与坏死。为避免组织间插植照射引起下颌骨的坏死以及放射性骨髓炎,在下颌骨与舌体缘之间填塞碘矾凡士林纱布块,使舌缘与下颌骨间距拉大;减少内照射对下颌骨影响,保护下颌骨。

12.2　近距离治疗方法

近距离治疗可以得到较高的治疗增益,高活度微型步进放射源的使用也给剂量优化提供了条件。采用超声或CT引导立体定向插植可大大改进传统的模板式插植,并避免插针刺伤大血管或重要器官造成的损伤。

近距离治疗有高剂量率后装治疗(腔内或管内放射治疗)、放射性粒子组织间插植、术中植管术后照射和模照射四种。

12.2.1　腔内或管内近距离治疗

腔内或管内近距离治疗广泛使用在鼻腔、鼻咽、气

管、支气管、肺、食管、阴道、宫颈、宫体、肛门及直肠等部位病变。近距离后装治疗曾在口腔癌的放射治疗中起重要的作用。近年来，术后重建技术的成熟，减少手术所致的功能损伤。调强放射技术的运用，进一步减少后装腔内治疗。目前，口腔后装腔内治疗主要用于舌根术后残留、组织间隙侵犯；选择性的颊部、唇、口咽、鼻咽、鼻窦肿瘤。腔内放疗主要运用^{192}铱(^{192}Ir)、^{137}铯(^{137}Cs)作为辐射源。

单管腔内照射时，源的表面量很高，而源1cm处则相差数倍，最好把高剂量区放在施源器内，尽可能保护周围正常组织，以减少损伤。一般剂量参考范围10～14mm；根治放疗后残留者，高剂量率后装治疗的分次量一般为8Gy，1次/周，2～3次；放疗后肿瘤局部复发或多程放疗后有严重后遗症，可姑息治疗，单纯近距离治疗，10Gy/次，1次/周，3次。

12.2.2 组织间插植近距离治疗

放射性粒子组织间插植是通过微创方式将多个封装好的具有一定规格、活度的放射性核素经施源器直接施放到肿瘤组织内进行高剂量照射进行的治疗。分为暂时性插植和永久性插植两种，暂时性插植治疗剂量一般为(0.5～0.7)mCi，剂量率(30～50)cGy/h。治疗方法多为分次高剂量率照射，使用后装治疗机完成，大多需要再次手术取出施源导管。永久性插植治疗的剂量率一般为(0.05～0.1)Gy/h，选择粒子的活度在每粒(0.3～1.0)mCi之间。通过术中或CT、B超引导，根据计算机提供的三维立体种植治疗计划、利用特殊的设备直接将放射性粒子种植到肿瘤区域，粒子可永久留在体内，达到3个半衰期后不用取出。(详见本章12.3)

组织间插植及组织间照射：患者取仰卧位，常规消毒铺巾，行局部麻醉，根据CT、MRI和临床体检触诊情况综合判断原发灶的范围大小，按巴黎剂量学系统插植布管。从病变侧颌下、颏下进针，至瘤体表面处，植入施源管3～12根，施源管之间尽量平行等距，排布呈正方形或等边三角形，施源管间距7～15 mm。取椎体前缘冠状面为X，体中线为Y。建立平面坐标系，摄正交定位片。等中心摄定位片，正交或变角定位技术，在X射线片上确定靶区。使用近距离治疗系统计算其放射源步进数、源活性、驻留位、驻留时间，空间重建得到

与瘤体形态相一致的等剂量分布曲线。治疗计划系统完成几何优化、体积优化、距离优化。经医生、物理师认可后开始治疗。每次250～300cGy，每天2次，间隔6小时以上，连续照射3～5d，总剂量1500～3500cGy（T1、T2期30～35Gy，T3T4期15～30Gy）（见图12-1）。

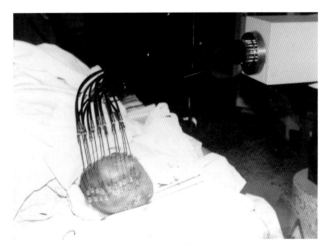

图12-1 舌根癌暂时性插植治疗图

12.2.3 术中植管术后照射

这一技术特别在近年来广泛使用在手术中，由于组织间照射（包括术中组织内照射）的特点之一是局部高剂量，然后剂量骤然下降的特点，符合适形治疗，故现也称之为适形组织内照射。

12.2.4 模照射

模照射是利用预制成各种不同的模（即施敷器）来照射各不同部位肿瘤的后装放疗。模板照射多选用^{192}Ir、^{137}Cs源，以针管阵列的排列，可模拟常规传统巴黎剂量系统或按步进源剂量系统尽量改善剂量分布的均匀度。目前多用于头颈表面、硬腭和颈部淋巴结转移的治疗。

12.2.5 PDRR治疗技术

PDRR治疗前，需要多科医生共同决定治疗方式：是单纯手术、手术与放疗联合还是单独放疗；

是外照射还是内照射等。组织间PDRR 近距离治疗，并不总是用模板技术，常用塑料导管与"无手术"方式。

PDRR的步进源封装在一个长2.5mm,直径1.1mm的囊内，每个脉冲时，可将源放在每个位置。由于步进源可以获得理想的剂量分布，每个脉冲，单个步进源可以通过整个插植的导管，一个典型的脉冲长是10~20min,3个月后随着源的衰变，增加至大约30min。脉冲间隔1h到数个小时。新放射源的活度有37 GBq和18.5GBq,37GBq源衰减至18.5GBq以下或18.5GBq源衰减至11.1GBq以下时需换新源。PDRR 每个脉冲剂量最高可达1Gy 左右。推荐每小时肿瘤照射量为40~50cGy。

PDRR 治疗过程与HDRR 相似，总的治疗时间长于HDRR,较HDRR 患者有更多的不适。对于妇科患者，整个治疗时间延长，患者长久不动，应考虑血栓形成的危险。对于治疗控制站，要求设备能够自动检测各种参数(电源、指示点、紧急停止、警报门的开关等)，对于操作人员通过钥匙与密码作一定限制，对整个治疗过程进行密切观察，并作自动管理。患者影像资料、驻留时间、分割、剂量率施源器、治疗次数等作详细记录，并作出输出处方剂量、施源器剂量分布的报告。

12.3 放射性粒子近距离治疗

放射性粒子近距离治疗是近年发展起来的一种新技术，该项技术具有低能量、低活度、半衰期短、操作简单、易于防护、安全性好、设备费用低等特点，在临床治疗上得到认可与重视。

放射性粒子近距离治疗与普通放疗相比具有明显的优势：剂量较低，作用时间较长；放射性粒子植入肿瘤部位局部治疗剂量高；持续照射对肿瘤细胞破坏更完全，生物效应更高；所用核素一般半期较短，能量较低，术后并发症少，且易于防护。

12.3.1 放射物理学基础

放射性粒子植入可以提高靶区剂量，靶区外辐射剂量陡降，从而降低周围正常组织的损伤，明显减少并发症，靶区剂量具有极好的适形性，本质上就是一种精确放疗。粒子植入组织间插植治疗与外照射相比有7个基本区别：①放射源活度小，从几个mCi到10Ci,放射粒子的穿射距离与治疗距离5~30mm之间，易于防护。②大部分能量均能被组织吸收。③放射源距肿瘤近，肿瘤剂量远比正常组织高。④通过调整粒子源间距和活度，靶区剂量可得到控制。⑤剂量分布高度适形，降低了晚反应组织损伤的发生率。⑥由于在不均匀剂量率照射，靶区剂量分布均匀性较差，必须慎重划分处方剂量归一点。⑦放射性粒子为钛合金封装的微型粒子，与人体有较好的组织相容性，不被人体吸收，不会产生放射泄露，防护简单、安全。

用于组织间近距离治疗肿瘤的放射性核素必须满足以下要求：核素衰变时放射出的射线对组织有足够的穿透力；核素的半衰期较短；易于制成微型粒子；易于防护。人工合成的2500 多种同位素中适合用于近距离治疗的核素仅有10余种，主要有 ^{125}I、^{103}Pd、^{169}Yb、^{198}Au、^{131}Cs、^{137}Cs、^{192}Ir、^{60}Co等。尤其是放射性核素 ^{125}I、^{103}Pd的应用广泛。^{125}I 放射性粒子近距离内放疗的特点是：^{125}I 粒子半衰期为59.4 d,释放低能量 γ 射线，平均光子能量27.4 keV,组织穿透距离为1.7~2.0 cm,防护简单，应用安全，局部剂量高、正常组织剂量低，对周围正常组织损伤小。放射性 ^{125}I 由于其特殊的低剂量辐射和适当的半衰期，成为目前临床应用最广泛的放射性核素之一。

12.3.2 放射生物学特点

放射性粒子组织间插植具有4个明显的放射生物学优势。

(1) 放射性粒子低剂量率、持续性照射，处于放射敏感时相(G2~M期)和非敏感时相肿瘤细胞的比例存在再分配，这样就增加了杀伤机会。

(2) 连续不断的照射使肿瘤细胞的损伤效应累计叠加，增殖期的细胞被杀伤，静止期的细胞则进入敏感期(G2-M期)，提高了G2-M期照射剂量，从而有助于提高放射敏感性。

(3) 放射性粒子低剂量率对亚致死放射损伤修复能力强、放疗后肿瘤细胞再充氧过程差、乏氧细胞比例高、分化程度高及生长缓慢的肿瘤要优于常规的外放疗技术。

（4）持续性照射使生物效应明显提高，对DNA双链断裂破坏完全，治疗增益提高，同时释放低能软X射线，具有增加RBE的作用；延长照射时间以及减少剂量率，可使正常组织的损伤明显减少，而对肿瘤细胞杀伤没有影响。

临床上对不同放射性核素的选择要综合核素自身特征和肿瘤细胞生长、修复等特性的因素。主要参照因素肿瘤潜在倍增时间（potential doubling time，Tp）：指在假定丢失因子不存在的情况下，肿瘤体积增加1倍的时间，多数肿瘤在5～30 d。有效治疗时间（Teff）：从治疗开始到杀伤肿瘤细胞速率与肿瘤细胞增殖速率相等时为止的时间。有效治疗时间后的剂量为无效剂量（No-Teff）。

[198]Au粒子植入后Teff为14～20d，No-Teff 为5%；[125]I粒子植入后Teff为120～275d，无效剂量为5%。[103]Pd 粒子植入后，Teff介于这两种核素之间，无效剂量是3%～15%。Teff主要和Tp 有关。当初始剂量一样时，Tp 愈小，则无效剂量将增大，如Tp 为3d，无效剂量可达最初给予剂量的41%。因此，从有效生物剂量和杀伤肿瘤细胞的角度考虑，[125]I粒子对于Tp较长（＞10d）的肿瘤疗效较好，而Tp＜10d的肿瘤则以[103]Pd粒子的植入更为有效。

12.3.3 放射性粒子插植技术

12.3.3.1 患者选择

粒子植入适用于孤立的恶性肿瘤，包括无法切除的原发性或继发性恶性肿瘤，对外放疗抗拒的恶性肿瘤，亚致死性放射损伤恢复能力强的恶性肿瘤，分化程度高及生长缓慢的恶性肿瘤等。

腮腺紧邻乳突、咽旁、外耳及颞下窝等区域，解剖结构复杂，且有颈动、静脉、面神经等重要结构。单纯手术要完整切除肿瘤，以牺牲面神经或大范围地切除面部组织为代价，患者术后的生活质量下降。近年来，国内外学者应用放射性[125]I 粒子靶区组织内植入治疗涎腺恶性肿瘤，已经取得了良好的近期疗效，同时大大降低了外照射不良反应发生率，提高了患者的生存质量（见图12-2）。腮腺腺样囊腺癌因容易侵及颅底，术中粒子植入已经广泛运用。舌癌以高分化鳞癌为主，根治需要100Gy以上的放射剂量。单纯外放疗难以达到，以外放射加内放射的方式更符合临床要求。眼眶内的肿瘤，可以围绕晶体设计作近距离治疗（见图12-3）。

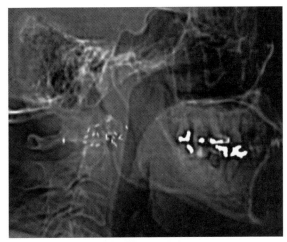

图12-2　腮腺癌[125]I粒子插植模拟机摄片像

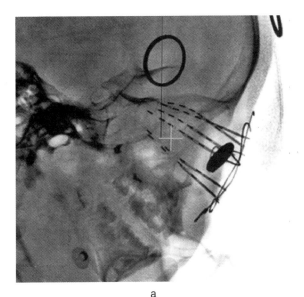

a

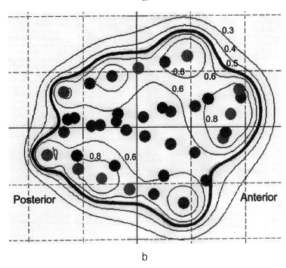

b

图12-3　眼眶的粒子治疗图

a. 模拟机摄片像；b. 放疗剂量线学等剂量线包绕眼眶内容物

^{125}I与^{192}Ir的相对生物效应在1cm处相似。常用剂量率0.5Gy/h,中位活度77mCi。成视网膜细胞瘤治疗剂量35～40Gy/54h,横纹肌肉瘤45Gy/94h,恶黑60Gy/140h。

影像引导下粒子植入要求:局部进展期实质性肿瘤,无远处转移;肿瘤最大径≤10cm,生长缓慢,分化好的肿瘤疗效更佳。KPS评分>60。

术中粒子植入治疗病例选择标准:KPS评分>80;病灶局限,经皮穿刺达不到病灶部位。肿瘤最大径≤10cm;没有广泛坏死和瘘道;病灶已切除,可能有亚临床病灶或残余病灶者。

粒子植入的禁忌证包括:肿瘤全身播散;估计生存期<3个月者;其他严重器质性病变。

12.3.3.2 术前准备

^{125}I放射性粒子临床治疗专业人员包括外科医师、放疗科医师、放射物理师及放射防护师、麻醉师、手术室护士。治疗方式的选择依据相关的诊疗规范和指南进行,履行术前告知义务,特殊情况需要律师见证的情况下取得患者及家属的知情同意。

术前准备:治疗室配备麻醉机、心电监护仪、氧气、吸引器、手术用品,紫外线清洁消毒照射1 h。符合要求方能开展手术。按手术要求准备足量的粒子插植针和放射性粒子。

在^{125}I粒子植入过程中,巡回护士要用辐射检测仪不断地对手术周围环境进行检测,确定安全区域,指导无防护措施的参观人员在安全区域内活动。同时对每一个完成植入的插植针进行检测,检查是否有粒子残留。手术结束后,用辐射检测仪对手术环境进行全面检测,确认没有粒子遗失。

12.3.3.3 手术技术

（1）根据肿瘤部位,行CT定位扫描(见图12-4)的放射性粒子三维治疗计划设计(见图12-5),重建肿瘤的三维形态,准确设计植入粒子的位置、数量、优化肿瘤和正常组织剂量曲线。90%的肿瘤靶体积应包在90%剂量范围内,肿瘤周边匹配剂量90～110Gy,一般选用巴黎系统布源方法。设计进针角度注意避免伤及大血管和重要器官,找到最佳植入路径。并按治疗计划定购放射性粒子。

（2）目前常用的^{125}I粒子放射源结构　直径为0.8mm,长度为4.5mm,壁厚为0.05mm的钛杯,中心为0.5mm×3.0mm的渗过^{125}I核素的银棒(图12-6左下

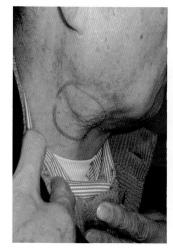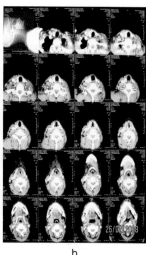

a　　　　　　　　b

图12-4　舌癌右颈转移淋巴结
a.右颈肿大淋巴结;b.CT横断图像

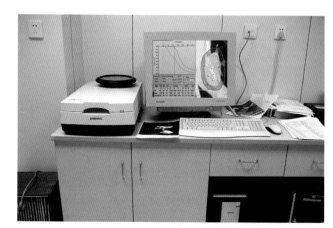

图12-5　三维治疗计划设计,一般选用巴黎系统布源方法

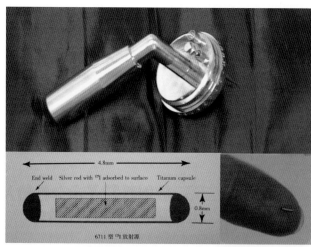

图12-6　上图为粒子枪;左下图为^{125}I粒子放射源结构;右下图为粒子在手指上的大小

图）。粒子的γ射线剂量率为0.05～0.1Gy／h,活度在0.3～1.0mCi间。粒子在手指上的大小见图12-6右下图。图12-6上图为粒子枪。粒子使用高压蒸汽或环氧乙烷（ETO）进行消毒,消毒温度和压力不能超过138℃、35磅。用新洁尔灭浸泡30min也可以达到满意的消毒效果。

（3）手术时操作人员应穿铅防护衣、戴铅手套、帽子和铅玻璃眼镜,并佩戴个人剂量计；图示为配备的台式射线防护屏蔽架和γ射线剂量仪（见图12-7）。

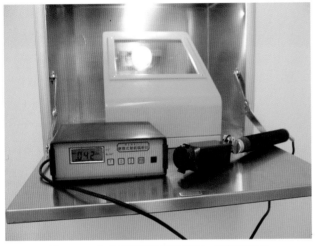

图12-7　台式射线防护屏蔽架和γ射线剂量仪

（4）消毒后的^{125}I粒子在台式射线屏蔽架防护下,在无菌条件下按粒子枪号码序数装入消毒后的粒子备用。粒子枪内一次可装入^{125}I粒子30颗（见图12-8）。

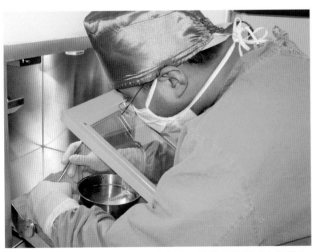

图12-8　屏蔽架防护下,在无菌条件下按粒子枪号码序数装入消毒后的^{125}I粒子

（5）患者手术区行皮肤消毒、铺巾后进行局部麻醉。不同长度带刻度的无菌一次性插植针有成品供应,在手术前准备好（见图12-9）。

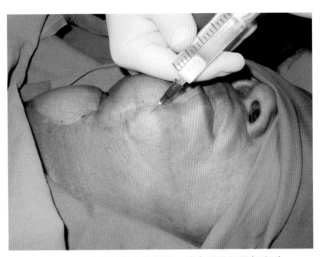

图12-9　手术区行皮肤消毒、铺巾后进行局部麻醉

（6）切开颈部皮肤、皮下组织,止血并清晰暴露肿瘤包膜表面。根据放疗计划在肿瘤包膜表面用亚甲蓝标出进针点。一般点间距1cm,范围从瘤内至达瘤外1cm（见图12-10）。如经皮穿刺,则直接在手术区皮肤上标记。

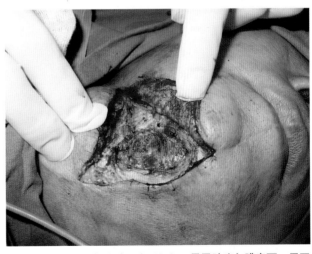

图12-10　切开颈部皮肤、皮下组织,暴露肿瘤包膜表面,用亚甲蓝标出进针点

12

（7）微创插植　固定体位,插入植入针达计划深度。粒子针避开血管及重要器官,平行排列。检查植入针的位置和深度,必要时作适当调整。以相同方法插入第二排、第三排植入针(见图12-11)。

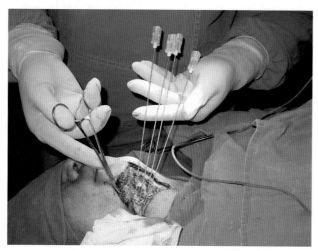

图12-11　插入植入针达计划深度；以相同方法插入第二排、第三排植入针

（8）逐一送入^{125}I粒子　每个植入针拔出针芯,确认无回血后,通过粒子枪用推杆送入粒子到预定深度,再拔出植入针体,压迫数分钟以防出血(见图12-12)。图12-13为植入针和推杆,注意推杆长度比植入针芯长度长1～1.5mm,推杆推送粒子到底后,粒子将被推出针外而不会遗留在植入针内。

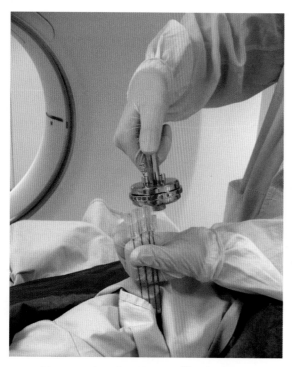

图12-12　粒子枪用推杆送入^{125}I放射性粒子

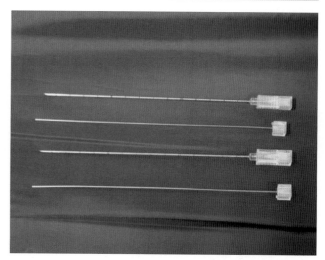

图12-13.　植入针及针芯、平头推杆用于送粒子到预定深度

（9）手术野确定无渗血后,皮肤缝合和消毒纱布包扎。手术结束后,粒子枪、植入针和敷料内绝对不能遗留放射性粒子。γ射线剂量仪检测手术室放射剂量,做好记录。废弃粒子或污染物应放置在防护罐内,按照国家放射线废弃物有关规定处理(见图12-14)。

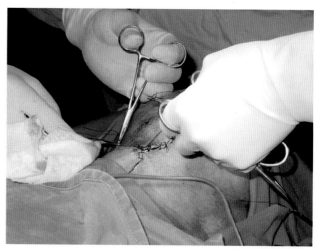

图12-14　皮肤缝合和消毒纱布包扎,手术结束

（10）插植后患者需常规通过拍X线片或模拟机检查核对已插植的粒子数(见图12-15左图)。患者粒子植入区外戴铅橡皮防护罩可明显减少外射线剂量(见图12-15右图)。粒子射线大多作用在患者体内,但治疗后1～2个月内,仍应尽量避免与孕妇、儿童密切接触,或

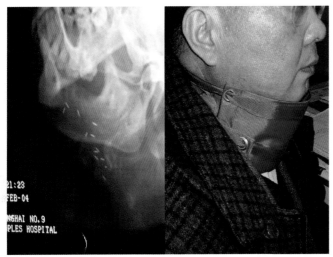

图12-15 X线片或模拟机核对粒子数（左图）；铅橡皮防护罩减少体外射线剂量（右图）

保持1m以上距离。

上海交通大学医学院附属第九人民医院放疗科放射性粒子植入管理制度见本书附录十一。

12.4 近距离治疗的疗效

根据WHO影像学评价，比较肿瘤最大直径变化。完全缓解：肿瘤完全消失，影像学检查不能显示或仅有条索影，或仅有粒子影。部分缓解：肿瘤缩小，体积较治疗前减少50%以上。无变化：肿瘤体积较治疗前减少50%或增大25%以内。进展：肿瘤体积较治疗前增大25%或以上，甚至出现新病灶。

12.4.1 腔内照射的疗效

陈梅初治疗口腔、口咽癌48例，外照射DT30～65Gy（T1、T2期30～50Gy，T3、T4期50～65Gy），加^{192}Ir高剂量率组织间照射DT15～35Gy（T1、T2期30～35Gy，T3、T4期15～30Gy）。3年总生存率和无瘤生存率分别为79.4%和55.8%。认为口腔、口咽癌外照射配合组织间插植近距离照射是早期病例的根治手段，对拒绝手术、有手术禁忌证和失去手术指征晚期患者是一种有效的姑息治疗手段。

12.4.2 PDRR组织内照射疗效

德国Kiel医院1993年开始应用PDRR。每天5次，每个脉冲靶体积表面量1Gy，总量根据病情位置有所不同。治疗计划由Kiel计划系统完成，具体数据来源于CT和MRI图像。1993～1996年治疗53例，头颈部癌33例，结果33例头颈部癌患者随访6～38个月，局部无病率52%（12/23），总生存率74%（17/23）。不良反应：1例舌癌在治疗4个月，出现舌表面坏死，但病情得以控制；1例舌癌由塑料管引起表面出血；1例口腔癌出现脓肿与腮腺瘘。

12.4.3 组织内照射疗效

头颈部肿瘤：Pernot报道组织内插植治疗口腔癌3、5及10年局部区域控制率T1病变分别为87%、87%及87%，T2病变为58%、52%及44%，T3病变分别为36%、31%及26%。Harrison报道组织内插植治疗32例舌根癌治疗结果：外照射5000～5400cGy，^{192}Ir插植2000～3000cGy。颈淋巴结（-）时作预防照射，（+）时作颈清扫加插植。中位随诊24个月。局部控制率分别为T1，4/4；T2，5/6；T3，5/6及T4，1/1。合并症有软组织溃疡5例，放射性骨坏死1例。美国Memorial Sloan-Kettering癌症中心率先对124例晚期头颈部复发癌进行了^{125}I粒子植入治疗，其中121例既往有外照射史，复发肿瘤直径0.5～10cm，粒子活度0.3～0.9mCi，肿瘤周边剂量80～120Gy，结果肿瘤直径<3cm完全缓解率82%，肿瘤直径>6cm完全缓解率31%，71%完全缓解，18%部分缓解。晚期并发症包括11例局部溃疡（其中4例自行愈合），7例坏死和瘘道形成。Meng等运用^{125}I粒子治疗头颈部复发癌17例，D90为90～160Gy（中位126Gy）。1年控制率、2年控制率分别为66.5%、49.9%；1年生存率、2年生存率分别为51.3%和38.5%，无4级毒性。

12.4.4 术中组织内照射疗效

Linarcer报道81例软组织肿瘤，其中首次治疗43例，复发13例，再次治疗52例。采用单平面插植，剂量为30～50Gy，随诊12～70个月。中位随诊24个月，2年生存率82%，12例局部复发，22例远地转移。

（涂文勇　王中和）

参 考 文 献

1 涂文勇,席许平.脉冲剂量率近距离治疗.国外医学肿瘤学分册,2000,27:338-341

2 王中和.恶性肿瘤的放射性粒子插植.中华医学研究与实践,2006,6:32-34

3 陈梅,潘建基,吴君心,等.高剂量率^{192}Ir组织间插植放射治疗口腔口咽癌.中华放射肿瘤学杂志,2001,10:243-245

4 黄代营,聂大红,冯崇锦.放射性^{125}I粒子组织间植入治疗口腔颌面部恶性肿瘤近期疗效.中华口腔医学研究杂志,2011,5:508-514

5 Stannard C,Maree G,Munro R. Iodine-125 Orbital Brachytherapy with a Prosthetic Implant In Situ. Strahlenther Onkol,2011,187:322-327

6 Brenner DJ,Hall EJ. Conditions for the equivalence of continuous to pulsed low dose rate brachytherapy. Int J Radiat Oncol Biol Phys, 1991, 20:181-190

7 Pasteau O,Degrais P. The radium treatment of cancer of the prostate. Arch Roentgen Ray,1914,28:396-410

8 Brenner DJ,Schiff PB,Huang Y,et al. Pulsed-dose-rate brachytherapy: design of convenient(daytime-only)schedules. Int J Radiat Oncol Biol Phys,1997,39:809-815

9 Brenner DJ,Hall EJ,Huang Y,et al. Optimizing the time course of brachytherapy and other accelerated radiotherapeutic protocols.Int J Radiat Oncol Biol Phys,1994,29:893-901

10 Fowler J F,Van Limbergen EF. Biological effect of pulsed dose rate brachytherapy with stepping sources if short half-times of repair are present in tissues. Int J Radiat Oncol Biol Phys,1997,37:877-883

11 Meng N,Jiang YL,Wang JJ,et al. Permanent implantation of iodine-125 seeds as a salvage therapy for recurrent head and neck carcinoma after radiotherapy.Cancer Invest,2012,30:236-242

13 口腔颌面-头颈肿瘤的放射与手术的综合治疗
Chapter 13 Combined Radiotherapy with Surgery

　　手术和放疗是口腔颌面－头颈肿瘤主要的治疗手段，但对中、晚期口腔颌面－头颈肿瘤而言，单用手术治疗后肿瘤局部复发的比例高达40%～60%，此类患者单用放疗后，肿瘤局部未控或复发的比例更高。多年来国内外的理论和临床实践让人们认识到，中晚期恶性肿瘤单靠现有任何一种治疗手段，都很难获得较高的局部控制率和生存率，患者的疗后生存质量同样得不到保证；将两种或多种治疗技术联合用于此类患者的治疗，可能获得比单一治疗更好的疗效，这就是癌症的综合治疗。近年来，中晚期口腔颌面-头颈肿瘤采用综合治疗的疗效明显优于单一疗法，大大提高了这些患者的局部控制率和生存率，同时有较好的生存质量。在一些著名的肿瘤诊治中心，如美国MD Anderson肿瘤中心，已有自己的肿瘤综合诊疗规范或指南，并认为这是他们领先于世界同行的优势之一。由于两种或多种治疗技术的联合应用顺序不同，对患者的最终疗效也有较大影响，上海交通大学医学院附属第九人民医院邱蔚六院士提出了口腔颌面－头颈肿瘤序列治疗的概念。

　　在口腔颌面－头颈肿瘤的放射与手术的综合治疗方面，手术和放疗联合的综合治疗，是应用最广泛、疗效优势最大的一种治疗模式。根据放疗与手术应用顺序的不同，该综合治疗可分成术前放疗、术后放疗、术中放疗和术前加术后放疗（俗称三明治放疗）4种，各有其优点和治疗指征。其中的术后放疗是目前临床上最常用的综合治疗方式，其次是术前放疗，术中放疗也是一种很有前途的治疗模式，但其发展受制于一些条件因素。

13.1 术前放疗与术后放疗何者为优？

　　术前放疗的优点是放疗后使肿瘤缩小，便于作计划性、功能保全性、根治性手术，使一部分原先无法切除或很难彻底切除的手术得以完成；此外，由于放射线对瘤内活跃癌细胞和瘤外亚临床灶的杀伤，降低了术中癌细胞种植的危险及血行播散的机会，从而降低了局部复发率和远处转移率。我们的一项研究发现，术前放疗可使手术切缘阳性率从14.2%降至9.5%，并使22.2%的患者原发灶手术标本的癌细胞消失，使这部分患者的5年局部控制率达到88.9%，远处转移率16.2%（对照组为27.6%）。

　　术后放疗的优点是：放疗在手术后进行，不影响手术的进行，并可充分利用手术标本提供的病理信息（切

13

缘情况、肿瘤浸润深度、有无多灶性癌、淋巴结转移的部位、数量及有无包膜外侵犯等）和手术记录（有无切破肿瘤、肿瘤残留或怀疑残留、作银夹标记等），可"有的放矢"地指导放疗范围和制订计划，达到更好的治疗效果。

那么放疗在术前术后应用何者为优呢?多年来这一问题存在着争议。一般来说，外科医生乐意在未经照射的组织中进行手术，并且不希望放射使手术延迟和对伤口愈合产生不利影响，多主张术后放疗；而放疗医生则认为手术会破坏局部血液循环，使细胞缺氧，增加癌细胞对放射线的抗拒性，并增加放疗并发症，多主张术前放疗。

1991年，美国肿瘤放疗协作组（RTOG）报道了一项头颈部癌术前后放疗的前瞻性对照研究结果。该研究有277例患者进入随机分组，136例行术前放疗50Gy再手术，141例手术加术后放疗60Gy，随访9~15年（中位期9年）。结果术后放疗组局部控制率明显优于术前放疗组，2年生存率亦明显优于术前放疗组（$p < 0.05$），但5年生存率两组未见显著差异。其原因为2年以上的术后放疗组远处转移率及第二原发癌发病率上升，抵消了局部控制率高带来的好处。两组并发症发生率相似，为43%及42%，其中严重并发症为18%和14%，组间无明显差异。

根据笔者对208例口腔颌面部鳞癌术前后放疗的研究，术后放疗组134例患者的5年局部控制率为78%，明显高于74例术前放疗组的55.3%（$p<0.05$），两组2年生存率分别为68.3%和52.5%（$p<0.05$），5年生存率分别为32.3%和34.4%（$p>0.05$）；外科并发症发生率分别为3.0%和17.6%，放射并发症发生率分别为5.2%和9.6%。此外，还发现术后放疗组有较高的复发后挽救手术成功率。根据以上结果，笔者认为术后放疗优于术前放疗，应成为今后口腔颌面-头颈部恶性肿瘤综合治疗的主要模式。

13.2　术前放疗

13.2.1　术前放疗的治疗原则

为了达到术前放疗的疗效，又减少手术并发症的危险，术前放疗应按下列原则进行。

13.2.1.1　放射范围
应包括肿瘤及四周的亚临床灶，一般应大于手术范围。

13.2.1.2　放射剂量
以50Gy/5周为好。根据我们术前放疗的经验，术前放疗50Gy是比较安全的，基本上不会对手术产生不利影响，也不影响伤口愈合。有报道术前放疗60Gy以上将使伤口不愈、术后大出血等手术并发症危险明显增加，并对修复皮瓣有不良影响。Momeni等报道术前放疗对头颈部癌手术后立即修复皮瓣的影响，结果发现33例术前放疗患者中有16例（47%）发生皮瓣相关并发症，26例无术前放疗的患者仅3例（12%）出现并发症，表明术前放疗有增加皮瓣并发症的危险。术前放疗剂量也不宜低于45Gy，不然不能杀灭亚临床灶，达不到应有的疗效。

13.2.1.3　放射与手术间隔时间
放疗后应休息3~4周再行手术，使肿瘤有一个退缩过程，且避开放射区的充血期，减少术中出血量。如短于3周，正处于放射区充血期内，术中出血多；超过6周，由于肿瘤细胞的加速再增殖，将增加复发危险。

13.2.1.4　关于快速术前放射
某些不愿或不适宜推迟手术时间的患者，可进行快速术前放射，即照射20Gy/2周后立即手术。接受快速术前放射的患者，术后往往需要再补充放射30~40Gy，以获更好疗效。

13.2.2　术前放疗的指征

13.2.2.1　中晚期上颌窦癌
本病手术疗效较差，文献报道的5年生存率一般在27%~31.9%之间。术前放疗优于术后放疗，可明显提高疗效。据中国医学科学院肿瘤医院报道，术前放疗的5年生存率为64%，术后放疗仅为29%。

13.2.2.2　手术有困难的晚期患者
对口腔颌面-头颈部肿瘤较大、侵犯大血管等重要器官、手术有困难的晚期患者，或肿瘤已侵犯面颈部皮肤者，术前放疗可增加手术成功率，减少局部复发及播散危险。

13.2.2.3　50Gy/5周放疗后评估

对一部分中晚期口腔颌面-头颈部肿瘤患者可先放射50Gy/5周，如肿瘤退缩差，应停止放射，休息3～4周后手术；如肿瘤退缩良好，则继续放射至肿瘤根治剂量，不再手术。此可使一部分患者免除手术，有较好的疗后生存质量。

13.2.3　术前放疗的疗效

Mucke等对407例口腔鳞癌患者采用术前放疗20Gy/10F同步12.5 mg/m² 低剂量顺铂化疗，部分患者术后加术后放疗；对照组为519例单手术患者，经随访，术前放疗是患者生存率改善的独立预后因子（$p = 0.002$）。Nibu等对33例上颌窦鳞癌采用术前放疗30～40Gy同步动脉灌注5Fu和顺铂，然后手术加术后放疗（无颅底侵犯）或放化疗（有颅底侵犯）。5年生存率结果：T3患者为86%，T4患者为67%，疗效良好。头颈部肉瘤也是应用术前放疗比较多的头颈部肿瘤，如O'Sullivan报道头颈部肉瘤采用术前放疗再手术可获较高的局部控制率。

13.2.4　术前放疗及动脉化疗对血管和游离皮瓣修复的影响（2005年）

中晚期头颈部恶性肿瘤常需要术前动脉化疗、放疗和手术的联合应用以提高疗效。患者肿瘤切除术后巨大的组织缺损，需要行游离皮瓣转移修复，而术前动脉化疗联合同期放疗后，对血管壁结构可能有影响，这种影响是否会影响其作为受区血管行血管吻合术？化放疗后多久行血管吻合较为合适？国内外文献未见相关实验研究报道。我们应用动物实验进行相关研究，为术后同期游离皮瓣修复的血管吻合术提供理论依据。

13.2.4.1　大剂量动脉化疗联合同期术前放疗对动静脉组织的影响

（1）研究方法　新西兰白兔30只（60侧）分为对4组（每组15侧）对照组：以上动脉灌注生理盐水；术前放疗组：动脉灌注生理盐水＋局部放疗5Gy，1次/d，连续5d；化疗组：动脉灌注顺铂150 mg/m²；化放疗组：动脉灌注顺铂150mg/m²＋同期术前放疗（剂量同术前放疗组）（见图13-1）。在治疗结束后1周、2周及4周，各组分别处死实验兔5只，行组织学、免疫组织化学和透射电镜检查。

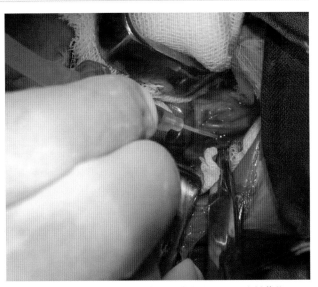

图13-1　自腹主动脉插管至髂动脉分叉处，注射药物

（2）血管壁组织的变化　①化疗组：与对照组（见图13-2）相比，动脉化疗对兔股动脉和股静脉血管壁组织总体影响很小。透射电镜下血管内皮细胞的少部分线粒体变性。②术前放疗组：治疗后1周可见少量血管内皮细胞脱落，平滑肌细胞空泡性变；治疗后2周，上述变化更为明显；治疗后4周，血管内皮细胞脱落更为明显，平滑肌细胞空泡性变更为严重，细胞排列更加紊乱；透射电镜下平滑肌层细胞变性、固缩，排列紊乱；内弹力层变性、变薄但没有完全断裂。③化放疗组：总体上血管壁光镜下组织学改变与放疗组相似（见图13-3），超微结构的变化则较术前放疗组明显（见图13-4、13-5、13-6）。

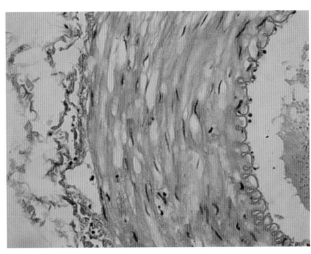

图13-2　对照组股动脉结构：内皮细胞排列较均匀，与内膜层连接紧密；中膜层平滑肌细胞排列整齐，细胞围绕管腔呈环形排列（HE×40）

13

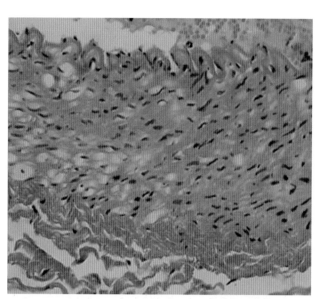

图13-3　化放疗后4周动脉，可见内皮细胞脱落到管腔中，内皮细胞数明显减少，平滑肌层细胞空泡性变明显，平滑肌细胞排列方向紊乱（HE×40）

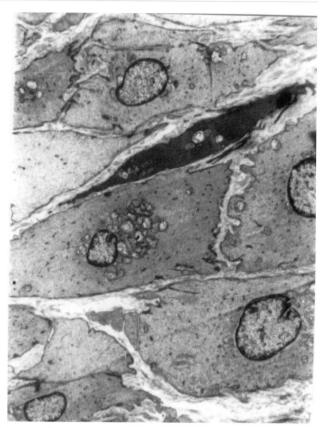

图13-5　化放疗后4周股动脉，变性及固缩的平滑肌细胞（×6000）

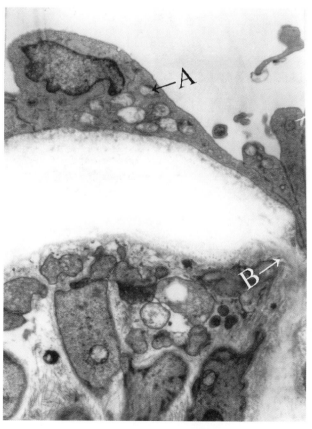

图13-4　放疗后4周股动脉，内皮细胞空泡变性（A），内弹力层水肿，部分区域内弹力层变性并显著变薄（B）（×12000）

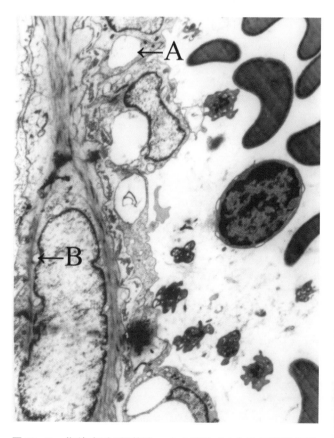

图13-6　化放疗后4周静脉，内皮细胞（A）和平滑肌细胞（B）胞浆变性（×6000）

（3）血管内皮细胞数、内中膜层厚度以及细胞增殖指数的变化　①化疗组：治疗后不同时间的股动静脉血管内皮细胞数、血管壁厚度以及内皮细胞和平滑肌细胞的增殖指数与对照组比较均没有显著性差异（$p > 0.05$）。②术前放疗组和化放疗组：股动脉内皮细胞计数，在治疗后1周各组比较均未见显著性差异（$p > 0.05$）；2周和4周时，放疗组和化放疗组比其他组股动脉内皮细胞数明显减少（$p < 0.05$）；治疗后4周组与1周组比较亦显著性减少（$p < 0.05$）；但1周组与2周组，以及2周组与4周组比较均没有显著性差异（$p > 0.05$）。股静脉内皮细胞数，股动静脉血管壁的厚度、内皮细胞和平滑肌细胞的增殖指数在各组之间，以及同一组内不同观察时间之间均未见显著性差异（$p > 0.05$）。

13.2.4.2　大剂量动脉化疗联合同期术前放疗对动脉吻合术的影响：

（1）研究方法　选用新西兰白兔20只（40侧）分为4组，每组10侧股动脉。对照组：动脉灌注生理盐水；术前放疗组：动脉灌注生理盐水＋局部放疗5Gy，1次/d，连续5d；化疗组：动脉灌注顺铂150mg/m²；化放疗组：动脉灌注顺铂150mg/m²＋术前放疗（剂量同术前放疗组）。在治疗结束后1周行双侧股动脉横断吻合术，术后2周观察各组吻合血管通畅率及吻合口动脉管壁组织结构和细胞增殖指数的变化。

（2）血管吻合术后各组的改变　股动脉血管壁的组织学变化为：内膜层的损伤包括内皮细胞脱落、内膜层增生、剥离、水肿、纤维蛋白沉积等；中膜层的损伤包括平滑肌细胞空泡性变、排列紊乱、中膜层玻璃样变和出血等。这些改变各组中以化放疗组（图13-7、13-8、13-9）最为严重，其严重性在术前放疗组、化疗组、对照组（图13-10）依次减轻。

（3）吻合后的通畅率　虽然血管壁结构出现损伤性改变，但对吻合后的通畅率（各组均为100%）没有影响。

（4）内膜厚度及内膜细胞的增殖指数　术前放疗组和化放疗组血管的内膜厚度以及内膜层细胞的增殖指数与对照组和化疗组相比均有显著性差异（$p < 0.05$）；而各组之间中膜层厚度及平滑肌细胞的增殖指数比较没有显著性差异（$p > 0.05$）。

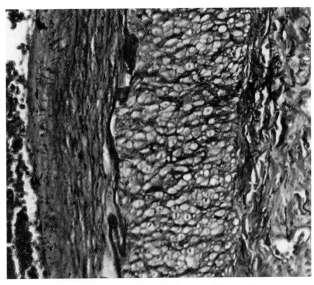

图13-7　化放疗组动脉，内膜厚度明显增加（弹力纤染色，×40）

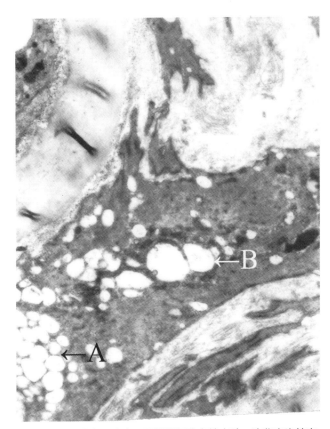

图13-8　化放疗组动脉，平滑肌细胞变性水肿，胞浆空泡性变
A：内可见脂质滴；B：（×12000）

13

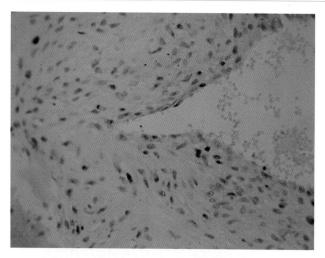

图13-9　化放疗组动脉吻合口，细胞增殖活跃（PCNA免疫组化染色，×40）

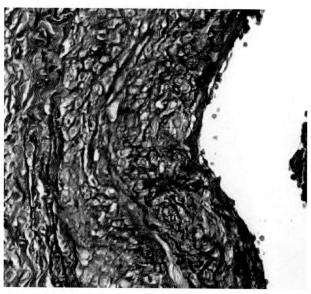

图13-10　对照组吻合动脉，内膜厚度没有明显增厚（弹力纤维染色，×40）

13.2.4.3　本实验研究的结论

（1）动脉大剂量顺铂灌注化疗对血管组织结构的影响较小，而放疗和动脉大剂量顺铂灌注化疗联合同期术前放疗则可造成血管组织结构的变化。这些变化中，动脉的变化要比静脉的变化明显，化放疗组比放疗组的变化明显；术前放疗的急性反应在治疗后第2周最明显；第4周时放疗急性反应减轻。

（2）在本研究的观察期内，动脉大剂量顺铂灌注化疗联合同期局部放疗对受区小动脉吻合术后的通畅率未见显著影响，吻合口的血管内膜层增厚变化也未造成血管腔的过度狭窄，未见对血液循环造成明显影响。

（3）根据以上研究，大剂量顺铂动脉灌注化疗联合同期术前放疗后的兔股动脉可以作为受区血管行游离皮瓣移植，建议血管吻合术宜在治疗后1周（第2周的急性放射反应高峰期前）完成为好。

13.2.4.4　已有放疗史或术前放射治疗患者能否行组织瓣立即整复

术前放射治疗对手术床的血液循环有负面影响，为了提高术前放射治疗患者组织瓣立即整复的成功率和愈合良好率，我们的经验是，在复发肿瘤或第二原发肿瘤切除后，组织瓣修复时，尽量在原放射治疗区外进行轴血管吻合，选择口径较粗的血管进行吻合，吻合必须牢靠通畅；皮瓣长宽比例适当，不能太狭长；组织瓣受区如有纤维化，着床须切至渗血活跃、丰富区再行整复缝合。此类患者如要做术后放射治疗，必须要考虑到术前放射治疗的范围和剂量，以免发生严重后果。需要指出的是，新修复的组织瓣是未经放射治疗的，组织瓣对术后放射治疗又有良好的耐受性，如原术前放射治疗区大部分组织已连同复发肿瘤一并切除，则不必一概排斥术后放射治疗。

（博士生张世周参与以上基础研究。张世周医师现在山东省立医院工作，特此致谢！　）

13.3　术后放疗

术后放疗是目前在治疗中晚期口腔颌面-头颈部恶性肿瘤综合治疗中应用最成熟、最广泛、疗效最好的一种治疗模式，患者从中获益最大。

13.3.1　术后放疗的治疗原则

13.3.1.1　掌握指征

术后放疗有明确治疗指征（见后），如果术后复发危险性大于20%即值得应用。术后放疗不用于无明确指征、仅为了增加"保险系数"的患者。

13.3.1.2　间隔时间

术后放疗最迟应不晚于术后6周内进行，最好在术后4周内开始，否则会增加复发机会；已明确，手术与术后放疗的时间间隔超过6周,由于手术床内纤维瘢痕的形成使局部血液循环变差,从而导致局部放射敏感性下降;另一方面随着时间的延长,残存的癌细胞出现快速再增殖,使瘤负荷增加,结果造成肿瘤的局部复发率上升,从而影响术后放疗的疗效。

据Trotti等对高危头颈部鳞癌进行的一项随机性研究,中位随访时间6年。研究对具有高危的患者包括淋巴结包膜外受侵、转移淋巴结数超过4个、切缘阳性、原发肿瘤侵及颈部软组织、周围神经受侵、转移的淋巴结直径超过6cm、局部复发性病变等,均采用加速分割照射技术。结果显示,全组患者野内复发率31%,按术后放疗开始时间,≤4周组无1例局部性复发,>4周组的局部复发率为45%,此表明术后放疗的开始时间的早晚显著影响放疗后肿瘤的局部控制率。

13.3.1.3 照射范围

应充分利用手术记录、银夹标记和病理报告来设计照射野;术前CT及MRI片上肿瘤的侵犯部位和体积对照射野的设计也有重要参考价值,通常照射野要包括术前肿瘤及亚临床灶的范围,必要时须作术后CT扫描、MR和PET/CT检查供术后放疗参考。

13.3.1.4 放射剂量

术后放疗剂量一般为60Gy,对局部复发危险性大的患者(如肿瘤残留),要增加到65～75Gy。美国M.D.Anderson医院Peters等对头颈部癌术后放疗采用不同剂量治疗的前瞻性研究结果指出,术后放疗57.6Gy剂量组的局部控制率明显高于54Gy剂量组($p=0.02$);有颈淋巴结包膜外侵犯时63Gy疗效更好,但并发症发生率也上升。

13.3.1.5 手术至放疗完成时间的影响

Ang等的随机性研究材料表明,213例头颈部鳞癌术后病理检查提示的高危患者中,治疗总时间的长短显著影响预后。术后放疗在术后11周内完成的5年局部控制率为76%,11～13周完成者为62%,超过13周完成者仅为38%,组间具有非常显著的统计学意义($p<0.01$)。5年生存率在11周内完成、11～13周完成和超过13周完成分别为48%、27%和25%,组间具有显著的统计学差异($p=0.03$)。

13.3.1.6 术后放疗技术

术后放疗一般采用每次1.8～2Gy,一周5次的常规放疗技术。近年来,随着三维适形和调强放疗技术的发展,术后调强放疗的应用明显增加。调强放疗在靶区剂量不下降的情况下,大大下降唾液腺、下颌骨等正常组织的照射剂量,从而使正常组织的放疗并发症明显下降。关于术后调强放疗规范,请参考本书附录十。

13.3.2 术后放疗的指征

13.3.2.1 临床Ⅲ、Ⅳ期的中晚期患者,除非手术非常彻底,一般应加术后放疗,可明显提高疗效

13.3.2.2 手术后复发患者挽救性手术后

此类患者术后复发率高,一般没有再次手术机会,应予以术后放疗。

13.3.2.3 病理报告有下列一项或多项指标者

①切缘阳性;②肿瘤近切缘($<5mm$);③骨或软骨侵犯;④神经侵犯;⑤大血管及周围侵犯;⑥淋巴结1只以上转移;⑦淋巴结包膜外肿瘤侵犯或淋巴管内见癌栓;⑧病理恶性程度高(如高度恶性黏液表皮样癌);⑨病理为腺样囊性癌(术后复发率高、易延神经侵犯)。

13.3.2.4 手术中有下列1项或多项指征

①无瘤原则不够,如切破肿瘤;②手术怀疑有肿瘤残留;③肿瘤仅为部分或大部分切除。

关于病理报告"切缘阴性"的问题:有人认为"切缘阴性"即表明手术彻底,没有必要行术后放疗。我们认为切缘受术者经验及手术部位的限制,加上肿瘤的不规则向外浸润或扩散,常常不能全面反映真实的情况。据Vikram报道,切缘阴性的头颈部恶性肿瘤患者,局部复发率竟高达39%。经术后放疗后,局部复发率降为2%(切缘阳性组降为10.5%),达到较好的效果。Looser等报道手术切缘阴性者,局部复发率为31.7%(543/1713);切缘阳性者局部复发率71.0%(44/62);Manlravadi报道,切缘阴性者局控率71%,阳性者加术后放疗,局控率达73%;Ielefsky报道切缘阳性(25例)、切缘过近(41例)和切缘阴性(36例)的患者,手术+术后放疗的7年局控率分别为79%、71%和79%,无统计学差异。因此,术后放疗指征应按上述全面考虑。

13

13.3.3　术后放射的疗效（见图13-11）

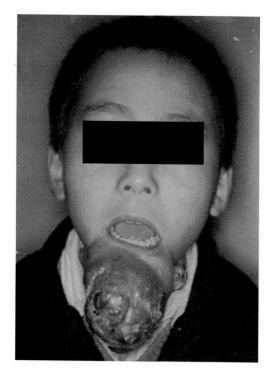

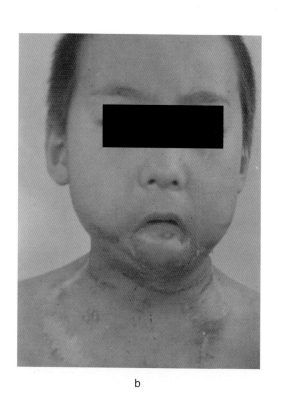

图13-11　下颌骨肉瘤术后放疗的疗效

a. 男孩，9岁，下颌骨肉瘤手术5次后再复发，第6次手术前肿瘤外观；b. 第6次术后放疗结束时患儿正面像；c. 放疗结束时患儿侧面像；

d. 放疗后18年，该患者整复手术前正面像（局部未见复发）；e. 整复手术前侧面像

Lybak等对T3-4口咽癌从2000年起采用手术加术后放疗（2000年前为单用放疗）。统计表明，手术加术后放疗患者的2年生存率从单用放疗的56%提高到83%，2年无病生存率从63%提高到88%，而其中可手术切除的45例亚组患者，2年生存率、2年无病生存率和2年局部控制率高达91%、96%和98%。Iseli 等回顾性分析40年来治疗的183例头颈部腺样囊性癌的治疗结果，全组5年和10年无复发生存率分别为68.2%和40.8%；按治疗方法，手术加术后放疗组10年无复发生存率43.5%、单手术组41.8%、单放疗组0%（组间$p<0.05$）；T3-4、外周神经侵犯和切缘阳性对预后有不利影响，远处转移患者采用化疗不延长患者的生存期。Jackel等评估118例手术确诊的N1期头颈部恶性肿瘤（其中46例加术后放疗）。经3年随访，区域性复发的8例患者（其中3例在未手术颈部）中，7例发生在单手术组，仅1例发生在术后放疗组（$p=0.09$）。

口腔颌面-头颈部恶性肿瘤的术后放疗同样适合于口腔黏膜黑色素瘤患者，并使此类患者从术后放疗中获益。Gavriel等认为，尽管有关于黑色素瘤"放射抵抗"的传统概念，但在手术困难或手术不彻底时，应优先考虑采用术后放疗。Benlyazid等回顾性分析多家医院1980～2008年间头颈部黏膜黑色素瘤采用手术（82例）和手术加术后放疗（78例）的治疗结果：单手术组局部复发率55.6%，手术加术后放疗组为22.9%，术后放疗组疗效明显提高（$p<0.01$）。Wagner 等报道手术加辅助放疗治疗头颈部黏膜黑色素瘤具有较高的局部控制率，疗效优于单放组（对无法手术切除的患者可采用单放疗）。Meleti等对38例头颈部黏膜黑色素瘤采用手术治疗（19例）或手术加术后放疗（19例），结果表明，单手术组11例（57.9%）局部复发、11例（57.9%）区域性转移、10例（52.6%）发生远处转移；手术加术后放疗组分别为5例（26.3%）、4例（21%）和9例（47.3%）。该研究表明手术加术后放疗模式局部疗效优于单手术。Krengli 等分析多中心头颈部黏膜黑色素瘤疗效后发现，术后放疗可改善患者的局部控制率，但是否能改善生存率有待进一步研究。

近年来，口腔颌面-头颈部恶性肿瘤的术后放疗已发展到术后同步放化疗。Argiris 等对III-IV期头颈部癌76例高危患者（手术病理：3只及3只以上淋巴结转移、淋巴结包膜外侵犯、神经或血管侵犯、切缘阳性）随机进入术后放疗组（36例）和术后放疗同步化疗组（卡铂100mg/m²每周1次，36例）。经中位随访5.3年，单术后放疗组2年和5年无病生存率分别为58%和49%；术后同步放化疗组分别为71%（$p=0.27$）和53%（$p=0.72$）；单术后放疗组2年和5年总生存率分别为51%和41%；术后同步放化疗组分别为74%（$p=0.04$）和47%（$p=0.61$）。

13.3.4 术后放射对口腔颌面部各种组织瓣的影响（1999年）

口腔颌面部肿瘤根治术后造成的组织缺损应用各类组织瓣立即整复，可以较好恢复患者的外形和部分功能，提高患者的生存质量，已成为口腔颌面部恶性肿瘤治疗的重要组成部分。术后放射对口腔颌面部各种组织瓣影响的实验和临床研究是上海交通大学医学院附属第九人民医院放疗科的原创性研究工作，现介绍如下。

13.3.4.1 术后放疗对修复组织瓣影响的实验研究

（1）动物实验方法 采用大体观察、光镜、血管铸型及扫描电镜等方法对30只家兔制备的耳背带血管皮瓣（2cm×3cm）游离移植（双侧左右换位）行放疗研究。

（2）研究结果

1）兔耳背游离皮瓣术后第七天已建立初步的血液供应系统，其血流量可达正常的65%左右；术后第14d，其血流量可达正常的75%～90%；术后第21d，皮瓣与周围组织之间已建立完善的血管通路。此提示游离皮瓣的术后放疗可在术后3周开始，最早在2周也是可能的。

2）兔耳背游离皮瓣对常规放射剂量（<70Gy）有良好的耐受性，皮瓣无一坏死；>90Gy超高剂量放射组31%皮瓣坏死，病理检查可见多种成份变性、坏死，血管铸型毛细血管计量测定发现血管密度明显降低；提示术后放疗慎用超高剂量照射。

3）术前放疗等效剂量54Gy、72Gy、91Gy后三周行兔耳背皮瓣游离移植，皮瓣成活率分别为75%、62.5%和37.5%，提示术前放疗将严重影响组织瓣立即整复的效果。

13.3.4.2 术后放疗对口腔颌面修复组织瓣影响的临床研究

在动物实验的基础上，从1998年开始对114块修复组织瓣术后放疗的耐受性进行了研究。

（1）修复组织瓣术后放射剂量 对修复组织瓣术

13

后放射剂量为40～72Gy（中位60Gy）。

（2）研究结果

1）皮瓣远期成活率　组织瓣立即整复后放疗的皮瓣远期成活率98.2%（112/114），此表明组织瓣有良好的放射耐受性，可安全接受全疗程的常规术后放疗剂量照射。

2）组织瓣术后放疗开始时间　研究认为组织瓣修复第3周可开始术后放疗，在肿瘤复发危险大的个别情况下，可提前到术后2周，仍属安全。

之后我们又安全地为654例各类修复组织瓣立即整复成活后的口腔癌患者进行了高剂量术后放射治疗，其中包括46例腓骨肌组织瓣修复下颌骨和软组织复合缺损的患者，组织瓣远期成活率达到99.8%（653/654）。（见图13-12、13-13）。

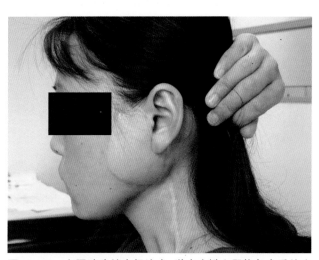

图13-12　左腮腺癌扩大根治术+游离皮瓣立即修复术后放疗60Gy后2年，显示局部肿瘤未见复发，口外皮瓣放疗后良好

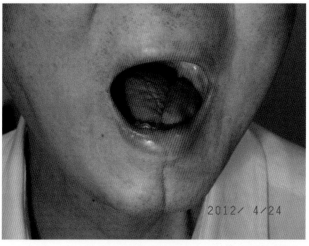

图13-13　左舌颌颈联合根治术+游离皮瓣立即修复术后放疗60Gy后2年，显示局部肿瘤未见复发，口内皮瓣放疗后良好。

13.3.5　肿瘤根治术后缺损钛板修复后能否接受术后放疗？

口腔颌面部恶性肿瘤根治术后造成的骨缺损作立即整复，可以较好地恢复患者术后面部外形和功能，已日益受到临床重视和患者欢迎。术后放射对口腔颌面部术后缺损钛板修复影响的实验和临床研究是上海交通大学医学院附属第九人民医院放疗科的原创性研究工作，现介绍如下。

13.3.5.1　钛板热释光（TLD）放射物理剂量学研究（1996年）

钛板热释光（TLD）放射物理剂量学研究后发现，钛属于轻型金属，对钛-组织界面的剂量影响较小，双向照射可以使影响降到最小。

13.3.5.2　下颌骨缺损钛板修复后接受术后放疗的实验研究（1999年）

（1）方法　15只狗的30侧下颌骨分成3组：对照组5例，钛板组15例不锈钢板组10例；在下颌骨下缘手术造成2cm×1cm缺损，分别以钛板或不锈钢板植入修复，对照组不修复；术后3周植入区行6.5cm×5.0cm野 ^{60}Co照射，每次双侧对照，每野照射4.2 Gy，每日1次，共4次，等效常规放射剂量为64 Gy；分别在照射后1、3、6个月处死动物，取材，光镜下观察。

（2）结果　①软组织：与对照组相比，钛板组皮肤及黏膜表面有片状溃疡，部分肌纤维轻度萎缩、纤维化或玻璃样变。不锈钢板组黏膜及皮肤上皮组织坏死，皮下组织内明显纤维化及玻璃样变。小唾液腺及皮肤附属器萎缩消失，肌纤维大群萎缩，小动脉内有血栓形成。②下颌骨：钛板组螺钉与骨界面为骨组织，骨细胞成骨及纤维成骨现象均十分明显，个别骨髓内有轻度纤维化改变，极少量小动脉壁纤维变性。不锈钢板组螺钉与骨界面为一层纤维膜结构。骨结构紊乱，骨细胞大部分萎缩或消失，骨陷窝空虚，死骨形成，骨髓内明显纤维化。血管数量减少或消失，大部分血管壁玻璃样变性，有血栓形成。

（3）结论

钛板属于轻金属，钛板周围组织在照射后的组织放射损伤并不明显重于非钛板区。因此实验研究支持钛板植入修复后接受放疗，不会引起严重的组织损伤，成功率高，并发症低；不锈钢板组可使板周围组织的放射剂量明显增高,造成比较严重的损伤,加上不锈钢的组织相容性差,不适宜修复后接受放疗。

13.3.5.3 下颌骨缺损钛板修复后接受术后放疗的临床研究(2005年)

在动物实验研究的基础上,自1997年1月至2002年7月对66例口腔癌根治后下颌骨缺损钛板立即修复患者(放疗组34例,对照组32例)行研究观察。

(1)放疗方法 放疗组术后4~6周开始常规放疗,采用双侧对照技术设野,每日照射1次1.9Gy,每周照射5次,剂量40.5~65.4Gy(平均54.95Gy,中位结论60Gy)。钛板在放射野内受到全程照射。

(2)随访 患者经随访12~58个月(中位随访24个月),检查下颌外形、有无局部感染、钛板外露、钛板断裂、肿瘤控制情况及X线片。

(3)随访结果 放疗组7例局部感染和瘘管形成、6例外露;对照组4例局部感染和瘘管形成、4例钛板外露;两组均无钛板断裂发生。放疗组和对照组各有2例的感染继发于钛板口内暴露。无局部感染的钛板外露在放疗组和对照组各为2例。上述并发症两组未见明显统计学差异(p>0.05)。以上共有10例(放疗组7例、对照组4例)因局部感染在术后6~18个月手术取出钛板,下颌骨缺损钛板立即修复成功率为83.3%(55/66),其中术后放疗组为79.4%(27/34),对照组为87.5%(28/32)。统计处理两组未见明显差异(P>0.05)。

(4)钛板加组织瓣修复的结果 本组使用组织瓣修复的44例中,仅7例(15.9%)发生并发症,未用组织瓣修复的22例(为局部拉拢缝合)中,并发症发生率40.9%,2组间有明显统计学差异(P<0.05);用组织瓣修复组下颌骨缺损钛板立即修复成功率为90.9%(40/44),未用组织瓣修复组的下颌骨缺损钛板立即修复成功率为68.2%(15/22),2组间有明显统计学差异(P<0.05)。

(5)研究结论 下颌骨缺损钛板修复后可以进行放疗。钛板修复失败的主要原因为局部慢性感染不愈、钛板暴露和肿瘤局部复发,与是否使用组织瓣修复有关。(见图13-14)笔者观察到由于术后组织萎缩及瘢痕

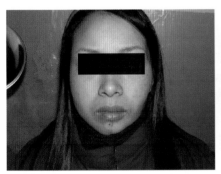
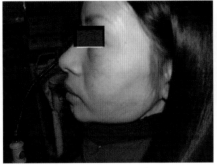
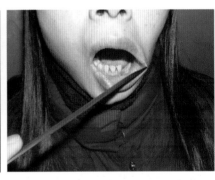

a   b   c

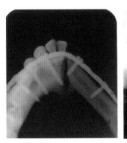
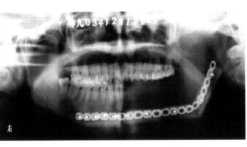
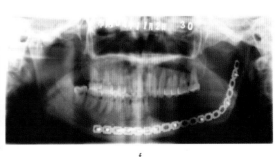

d   e   f

图13-14 女性,32岁,因左下颌骨肉瘤2003年2月左下颌骨肉瘤根治术+腓骨肌皮瓣+钛板立即修复术,术后放疗60Gy后3年,局部肿瘤未见复发。
a、b、c. 患者放疗后3年的正、侧位及张口位;d. 咬颌片,示钛板、下颌骨、腓骨及钛固定螺钉;e. 为2003年12月(放疗后8月)下颌骨全景片;f. 为2004年11月(放疗后19个月)下颌骨全景片,均显示钛板位置等良好

13

收缩,未用组织瓣修复组的患者易发生软组织裂开和钛板暴露,易继发感染(见图13-15)。上颌骨癌切除钛网修复时表面软组织较薄时,放疗后同样易发生钛网外露。

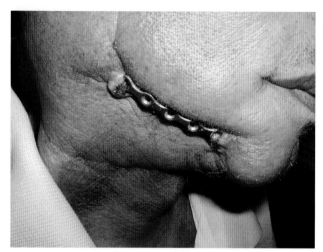

图13-15　右舌鳞癌手术钛板立即修复加术后放疗60Gy,放疗后2年部分钛板暴露

13.3.5.4　硅橡胶等有机修复材料的术后放疗

由于硅橡胶等有机修复材料的密度和特性与人体软组织接近,放射线对其与组织界面的剂量分布影响很少。关于远期影响(包括高能射线对材料老化的影响),尚需进一步观察。此类修复材料应保证放疗前伤口愈合良好,因为一旦伤口裂开,修复材料外露,继发感染难以控制,最终常导致修复失败而摘除。

(博士生陈晓莉参与以上基础研究,陈晓莉医师现在厦门口腔医院工作,特此致谢!　)

13.4　术前放疗加术后放疗

口腔颌面-头颈肿瘤的术前放疗加术后放疗(俗称三明治放疗),是指经术前放疗的患者在术后再加术后放疗。这方面有两种情况:计划性三明治放疗和非计划性三明治放疗。

13.4.1　计划性术前放疗加术后放疗

计划性术前放疗加术后放疗的对象主要是中晚期

上颌窦癌和手术有困难的晚期口腔颌面-头颈肿瘤患者,包括口腔颌面-头颈肿瘤部肉瘤。由于超过50Gy的术前放疗会明显增加伤口不愈、术后大出血等手术并发症危险,目前术前放疗剂量一般定在50Gy,患者休3~4周后进行手术。当手术前肿瘤退缩不理想时,一般会计划对此类患者术后再补充放疗20~25Gy,这就是计划性术前放疗加术后放疗。

13.4.2　非计划性术前放疗加术后放疗

术前放疗患者经50Gy放疗后,一般休3~4周后进行手术,在术前对肿瘤评价时肿瘤全部消失时,术后一般不再需要补充放疗。但手术时发现有下列情况时,需要在术后再加术后放疗:①手术中怀疑彻底性不够、高复发危险或有肿瘤残留;②手术病理报告有切缘阳性、肿瘤近切缘(<5mm)、骨或软骨侵犯、神经侵犯、大血管及周围侵犯、淋巴结1只以上转移、淋巴结包膜外肿瘤侵犯或淋巴管内见癌栓。

13.4.3　术前放疗加术后放疗的剂量、照射范围和间隔时间

13.4.3.1　放射范围

应包括放疗前肿瘤并三维外扩2~2.5cm,并大于手术范围外1~1.5cm;对有肿瘤手术残留、淋巴结包膜外侵犯的部位,要缩小放射野追加照射。

13.4.3.2　间隔时间

加术后放疗最迟应不晚于术后6周内进行,最好在术后4周内开始,否则会增加复发机会。

13.4.3.3　放射剂量

术后放疗的剂量为20~25Gy,是否能应用6MeV光子射线,要根据术前放疗照射时主要危及器官的放疗剂量,不能超过危及器官的最大限制剂量,如脊髓剂量不能超过45Gy。不足的剂量部分以9MeV电子线补加。对有肿瘤手术残留、淋巴结包膜外侵犯的部位和切口瘢痕处,缩小放射野追加照射电子线10~15Gy。

13.5 术中放疗

术中放射治疗（intraoperative radiation therapy，IORT）由日本学者阿部在1964年首先提出，在手术中用 ^{60}Co γ 射线照射晚期胰腺癌患者，1965年后改用电子线照射，以减少对深部组织的放射损伤。但由于患者需在术中转送到放疗机房，放射后再送回手术室，给麻醉、监护和保持无菌带来困难，限制了IORT的推广应用。此后，国外开发出一种专用术中放疗小型电子直线加速器Mobetron（见图13-16），它体积小、重量轻、使用灵活、操作方便；更重要的是它采用创新的扫描放射设计，对建筑又无需特殊防护要求，直接安装在手术室内就可使用，患者在接受术中放疗时无需搬运，可以在头颈部肿瘤、颅内肿瘤、乳腺癌、直肠结肠癌、表面皮肤癌等治疗

中安全应用，每次治疗在10min内便可完成，实现了外科医师多年来梦寐以求的愿望；德国蔡司公司也在术中放疗设备上取得突破，成功研制出一种轻巧可移动的术中放疗设备Intrabeam（见图13-17），这种可移动术中放疗系统的底部转轮设计，可方便在各手术室间移动，提高了设备利用率，超小型X光源仅1.6kg的重量；安全度高的低电压供电设计；30、40及50keV不同档位选择；40mA电流；成套不同大小的辐射头（直径1.5～5.0cm）；适用于不同治疗要求，辐射防护要求更低。

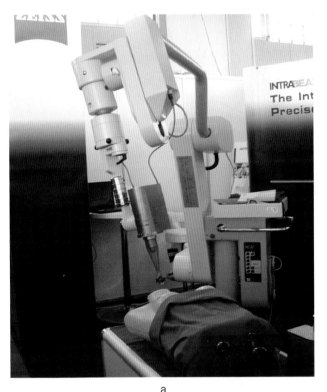

a

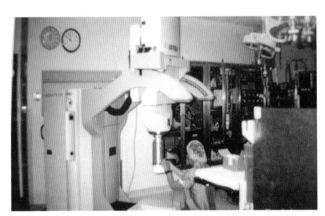

a

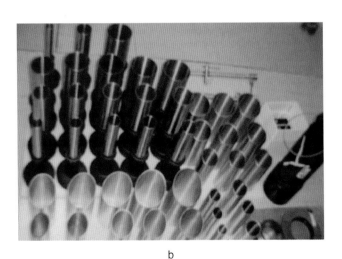

b

图13-16　可移动的术中放疗设备Mobetron
a. 主机；b. 各种照射筒

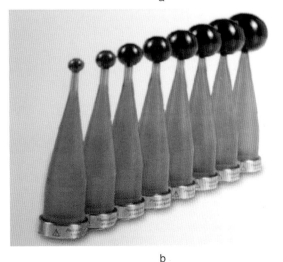

b

图13-17　可移动的术中放疗设备Intrabeam
a. 主机；b. 各种照射筒

13

13.5.1　术中放疗治疗特点

（1）能在直视下定位，准确地将电子线直接照射在肿瘤、瘤床、残存瘤灶、外侵区或淋巴结转移引流区实施放疗。

（2）单次大剂量照射，容积量比外照射小，全身反应及骨髓抑制轻。

（3）避免和减少了肿瘤附近重要器官和组织的照射，最大限度地防护了正常组织。

（4）缩短了放疗疗程，对某些肿瘤提高了局部控制率，又不增加手术并发症及死亡率，不拖延康复时间，可术后按计划行外放疗或化疗，进一步提高疗效。

（5）术中放有减少外照射的剂量，减少放射敏感正常组织剂量和增加肿瘤治疗有效剂量的优点。缺点为延长约45min的手术时间。

13.5.2　术中放疗的治疗指征

（1）肿瘤完整切除后，有切缘阳性或切缘过近、局部有高度复发危险者，对瘤床和淋巴引流区行预防性术中放疗。

（2）肿瘤未完整切除、切破或有肿瘤残留时，作治疗性术中放疗。

13.5.3　术中放疗的禁忌证

（1）经临床检查已确认转移，并有肿瘤病灶广泛扩散。

（2）探查术中发现肿瘤部位较深，操作困难或危及生命。

（3）肿瘤病灶范围过大，未能完全包括在照射范围之内。

（4）全身状况差，麻醉不稳定、有其他放疗的禁忌证者。

13.5.4　术中放疗的照射剂量和并发症

（1）由于头颈部术中放疗开展时间不长，对最佳剂量尚在摸索之中。动物实验结果表明，正常血管可耐受单次照射50Gy，血管吻合口为45Gy，因此剂量范围为20~45Gy之间，不足部分术后再加外照射。

（2）术中放疗的并发症主要为下颌骨骨坏死、喉水肿、软组织纤维化。发生率5%~11%。

13.5.5　疗效报告

Zeidan等对头颈部恶性肿瘤的治疗策略是，手术时对认为有高度复发危险时提供术中放疗。该作者报道96例原发或复发腮腺癌的术中放疗，这些患者中33例有外照射史，34例为切缘阳性，40例有神经侵犯，术中单次4~6MeV电子线照射剂量15Gy或20Gy。经中位随访5.6年，1、3、5年无复发生存率分别为82.0%、68.5%和65.2%，1、3、3年总生存率分别为88.4%、66.1%和56.2%。1例患者局部复发，19例2区域复发，12例发生远处转移，26例发生治疗并发症（血管并发症7例、牙关紧闭6例、瘘管4例、放射线坏死4例、皮瓣坏死2例、伤口裂开2例和神经病变1例）。术中放疗有效控制了疾病，并发症也可接受。

Chen等对137例局部复发的头颈部癌采用挽救手术和术中放疗，这些患者中113例（83%）有外照射史，94例（69%）为鳞癌，56例（41%）为切缘阳性，术中单次电子线中位照射剂量15Gy（范围10~18Gy）。经中位随访41个月（范围3~122个月），1、2、3年野内肿瘤控制率分别为70%、64%和61%，切缘阳性是野内复发的预测医师（$p=0.001$）；3年局部控制率、无远处转移生存率和总生存率分别为51%、46%和36%。治疗并发症包括伤口感染（4例）、口-皮肤瘘管（2例）、皮瓣坏死（1例）、牙关紧闭（1例）和神经病变（1例）。笔者认为，术中放疗对此类患者能有效控制疾病，并发症也可接受。

Toita等25例晚期或复发的头颈部癌患者的30个手术床照射6~18 MeV电子线10~30 Gy，部分患者术后加外放疗。按术中放疗情况，7个部位有肿瘤残留（GR），12例切缘阳性（MR），11例切缘过近（CM）。2年术中放疗野内局部控制率54.1%（GR为0%，MR为54.5%，CM为81.8%），统计学明显差异为：GR 和MR（$p < 0.05$），GR 和CM（$p < 0.01$）；大部分野内复发同时有野外复发。4例患者发生远处转移（GR有4例），2年生存率45.1%（GR为0%，MR为33.0%，CM为70.0%），5例患者（22%）发生治疗并发症，2年并发症率 32.8%。5个部位发生骨坏死，3例发生颈动脉破裂。术中照射20Gy以上治疗并发症增加。该作者认为，从疗效比考虑，肿瘤残留（GR）不宜采用术中放疗，术中放疗对切缘阳性（MR）和切缘过近（CM）的治疗价值尚不肯定，下一步研究术中20Gy以

下单次电子线照射加术后外放疗是否是需要的。

Zeidan等对96例腮腺癌有手术切除不彻底、肿瘤高度侵袭性、切缘阳性或过近、肿瘤侵犯神经，或以往有外放疗史的患者行术中放疗。4～6MeV电子线单次照射15～20Gy。经中位随访5.6年，仅1例照射部位局部复发；19例区域复发；12例远处转移。1年、3年和5年无病生存率分别为82%、68.5%和65.2%，取得良好的疗效。

另有文献报道，46例晚期头颈部恶性肿瘤（T3-4N3）术中放疗联合外照射，3年局部控制率达76%；48例复发患者术中放疗2年局部控制率62%，2年生存率55%；26例唾液腺恶性肿瘤术中放疗2年局部控制率81%；82例颈淋巴结转移癌术中放疗联合外照射3年生存率78.2%。以上4篇术中放疗的疗效较单纯手术似有提高。但由于缺乏对照组的比较，使疗效评价存在缺陷。

（王中和）

参 考 文 献

1 王中和.头颈部恶性肿瘤术后放疗的指征.实用口腔医学杂志,1991,7(4):198-201

2 王中和.头颈部恶性肿瘤的术后调强放射治疗.中华临床医学杂志,2008,9(9):36-39

3 王中和.头颈部恶性肿瘤手术加术后放疗的早期并发症.中华放射肿瘤学杂志,1992,1(2):202-205

4 王中和.头颈部鳞癌术前放疗还是术后放疗.中国放射肿瘤学,1991,5(3):149-151

5 王中和.头颈部恶性肿瘤术后放疗近期副反应的特点及影响因素.上海口腔医学杂志,1992,1(1):5-7

6 张世周,王中和,胡海生.动脉化疗联合同期放疗对微血管吻合影响的实验研究,上海口腔医学杂志,2005；14(5):490-494

7 陈晓莉,张志愿,王中和.γ-射线照射对钛板周围组织影响的实验研究.中华口腔医学杂志,1999,34:207

8 陈晓莉,张志愿,王中和.金属下颌骨修复板对界面组织放射剂量分布影响的研究.中华放射肿瘤学杂志,1996,5:47-49

9 Wang Z, Million RR, Mendenhall WM, et al. Treatment with preoperative irradiation and surgery of squamous cell carcinoma of the head and neck. Cancer, 1989, 64:32-38

10 Wang ZH, Zhang ZY, Mendenhall WM. Postoperative radiotherapy after titanium plate mandibular reconstruction for oral cavity cancer. Am J Clin Oncol,2005,28:460-463

11 Wang ZH, Zhang SZ, Zhang ZY, et al. The influence of intraarterial high-dose cisplatin with concomitant irradiation on arterial microanastomosis. An experimental study. Am J Clin Oncol,2009, 32:158-162

12 Tupchong L, Scott CB, Blitzer PH, et al. Randomized study of preoperative versus postoperative radiation therapy in advanced head and neck carcinoma: long-term follow-up of RTOG study 73-03. Int J Radiat Oncol Biol Phys, 1991,20:21-28

13 Ang KK, Trotti A, Brown BW, et al. Randomized trial addressing risk features and time factors of surgery plus radiotherapy in advanced head-and-neck cancer. Int J Radiat Oncol Biol Phys,2001,51:571-578

14 Trotti A. Kloth D, Endicott J, et al. Postoperative accelerated radiotherapy in high-risk squamous cell carcinoma of the head and neck: long-term results of a prospective trial. Head Neck, 1998,20:119-123

15 Gavriel H,McArthur G,Sizeland A, et al. Review: mucosal melanoma of the head and neck. Melanoma Res, 2011,

21:257-266

16 Lybak S, Liavaag PG, Monge OR, et al. Surgery and postoperative radiotherapy a valid treatment for advanced oropharyngeal carcinoma. Eur Arch Otorhinolaryngol, 2011, 268:449-456

17 Benlyazid A, Thariat J, Temam S, et al. Postoperative radiotherapy in head and neck mucosal melanoma: a GETTEC study. Arch Otolaryngol Head Neck Surg, 2010;136:1219-1225

18 Douglas CM, Malik T, Swindell R, et al. Mucosal melanoma of the head and neck: radiotherapy or surgery? J Otolaryngol Head Neck Surg, 2010,39:385-392

19 Iseli TA, Karnell LH, Graham SM, et al. Role of radiotherapy in adenoid cystic carcinoma of the head and neck. J Laryngol Otol, 2009,123:1137-1144

20 Wagner M, Morris CG, Werning JW, et al. Mucosal melanoma of the head and neck. Am J Clin Oncol, 2008,31:43-48

21 Fortin A, Caouette R, Wang CS, et al. A comparison of treatment outcomes by radiochemotherapy and postoperative radiotherapy in locally advanced squamous cell carcinomas of head and neck. Am J Clin Oncol, 2008,31:379-383

22 Argiris A, Karamouzis MV, Johnson JT, et al. Long-term results of a phase III randomized trial of postoperative radiotherapy with or without carboplatin in patients with high-risk head and neck cancer. Laryngoscope, 2008,118:444-449

23 Jackel MC, Ambrosch P, Christiansen H, et al. Value of postoperative radiotherapy in patients with pathologic N1 neck disease. Head Neck, 2008,30:875-882

24 Meleti M, Leemans CR, de Bree R, et al. Head and neck mucosal melanoma: experience with 42 patients, with emphasis on the role of postoperative radiotherapy. Head Neck, 2008, 30:1543-1551

25 Krengli M, Jereczek-Fossa BA, Kaanders JH, et al. What is the role of radiotherapy in the treatment of mucosal melanoma of the head and neck? Crit Rev Oncol Hematol, 2008,65:121-128

26 Sanguineti G, Forastiere AA. Determining the survival benefit of adjuvant radiotherapy in patients with node-positive head and neck cancer. Nat Clin Pract Oncol, 2008,5:694-695

27 Nibu K, Sugasawa M, Asai M, Ichimura K, et al. Results of multimodality therapy for squamous cell carcinoma of maxillary

13

sinus. Cancer, 2002,94:1476-1482

28 Momeni A, Kim RY, Kattan A, et al. The effect of preoperative radiotherapy on complication rate after microsurgical head and neck reconstruction. J Plast Reconstr Aesthet Surg, 2011,64:1454-1459

29 Tan A, Ngan SY, Choong PF. Post-radiation sarcoma of the neck treated with re-irradiation followed by wide excision. World J Surg Oncol, 2006,4:69

30 O'Sullivan B, Gullane P, Irish J, et al. Preoperative radiotherapy for adult head and neck soft tissue sarcoma: assessment of wound complication rates and cancer outcome in a prospective series. World J Surg, 2003,27:875-883

31 Strander H, Turesson I, Cavallin-Stahl E. A systematic overview of radiation therapy effects in soft tissue sarcomas. Acta Oncol, 2003,42:516-531

32 Chen AM, Bucci MK, Singer MI, et al. Intraoperative radiation therapy for recurrent head-and-neck cancer: the UCSF experience. Int J Radiat Oncol Biol Phys,2007, 67:122-129

33 Zeidan YH, Shiue K, Weed D, et al. Intraoperative Radiotherapy for Parotid cancer: A Single-Institution Experience. Int J Radiat Oncol Biol Phys, 2012, 82:1831-1836

34 Toita T, Nakano M, Takizawa Y et al. Intraoperative radiation therapy (IORT) for head and neck cancer. Int J Radiat Oncol Biol Phys, 1994,30:1219-1224

35 Marcial VA, Gelber R, Kramer S, et al. Does preoperative irradiation increase the rate of surgical complications in carcinoma of the head and neck? A Radiation Therapy Oncology Group Report.Cancer, 1982,49:1297-1301

36 Mucke T, Konen M, Wagenpfeil S, et al. Low-dose preoperative chemoradiation therapy compared with surgery alone with or without postoperative radiotherapy in patients with head and neck carcinoma. Ann Surg Oncol, 2011, 18:2739-2747

14　口腔颌面－头颈肿瘤放疗后复发的二程放射治疗
Chapter 14　Reirradiation for the Recurrence

据文献报道,鼻咽癌初次放射治疗后,有18%~34%的患者出现原发灶及／或颈部复发,以初程放疗后2~3年内最多,占70%~85%;其他口腔颌面－头颈肿瘤放疗后复发的比例更高达40%~50%(其中相当一部分是术后放疗患者),复发在首次治疗后1~2年内为多见,约占80%。因此,放疗后复发患者的再治疗是放疗科医师必须面对的问题。

一般而言,口腔颌面－头颈肿瘤放疗后复发诊断已明确时,应尽量采用手术治疗。这主要是考虑到首次放疗时,患者的正常组织已受到一定剂量的照射,受正常组织放疗剂量耐受的限制,再程放疗的限制会更多。对可以切除的患者,挽救性手术后5年总生存率为16%~36%。当复发肿瘤已经无法切除的情况下,化疗仅有姑息疗效而不可能治愈,2年生存率为5%~10%。在这种情况下,二程放射治疗是一个仅有使患者获得治愈可能的选择。再程放射治疗要求谨慎地判断该治疗的治疗－毒性比,精确地评估各种器官的再照射耐受情况,尽可能减少严重并发症的发生。

14.1　再程照射的实验依据

口腔颌面－头颈肿瘤放疗后复发的二程放射治疗是有实验依据的。最近的实验资料表明,正常组织具有修复放射损伤的能力和较强的再照射耐受性。再程照射的实验依据包括如下几个方面。

14.1.1　早反应组织的实验研究

对皮肤等早反应组织的实验显示,在耐受剂量照射

后2个月,可再照射90%~100%的耐受剂量。在实验中,小鼠下肢皮肤接受单次1Gy~30 Gy照射后,间隔2个月以上再照射,皮肤反应与首次放疗相比并无差异;而在照射后1个月再照射或当单次剂量为34.5~37.5Gy再照射时,皮肤对放射的耐受性下降,皮肤出现早期反应的潜伏期缩短。

14.1.2　晚反应组织的实验研究

对晚反应组织脊髓的实验研究发现,脊髓虽然增殖率慢,但在照射后6个月内有显著的修复和再照射耐受。

（1）Ang等在再程放疗耐受动物实验中,3组猕猴颈段脊髓分别接受总剂量为70.4Gy(15只)、77.0Gy(6只)和83.6Gy(8只),2.2Gy／F的^{60}Co γ线照射,结果有3/15、3/6和7/8发生脊髓炎。70.4Gy组中12只无症状的猕猴在2年后再程放疗至累积剂量为83.6Gy、92.4Gy或101.2Gy(每组各4只),仅2只在再照射后11个月(83.6 Gy)和8个月(92.4 Gy)发生脊髓炎。

（2）Ang等还报道了56只猕猴接受两程放疗的结果。首程放疗照射颈段和上胸段脊髓剂量均为44Gy／20fx,间隔1~2年再程放疗57.2 Gy或间隔2~3年再程放疗66.0 Gy;共有46只猕猴完成放疗后3.5~5.5年的随访,仅4只(8.7%)出现脊髓炎。该作者估计1、2、3年的脊髓首程放疗44Gy放射损伤的修复分别达33.6 Gy、37.6 Gy和44.6 Gy,按最保守的模式估计,总的脊髓修复放射损伤的剂量为26.8 Gy,也就是说,1~3年后脊髓再程放疗26.8 Gy可以耐受。

（3）这些实验研究资料表明,在脊髓照射后2年内,由初次剂量诱发的潜在损伤大部分已经修复。但人和猕猴脊髓放射修复和耐受是否相同,人类二程放

疗时脊髓放射耐受能否无忧加量26.8 Gy？目前还没有明确的结论。

14.2 二程放射治疗的选择原则

一般来说，再程照射用于其他治疗手段如外科、化疗等治疗无效或无法实施时。选择二程放疗的决定的因素包括如下几个方面。

（1）明确复发的诊断

口腔颌面－头颈肿瘤放疗后的临床检查发现局部或颈部出现有肿块应明确诊断，CT、MRI、PET/CT和B超有辅助诊断的价值，但病理诊断是必不可少的，不能仅凭有肿块就诊断为肿瘤复发。

（2）复发肿瘤是否已无法手术

复发肿瘤是否已无法切除须请口腔颌面-头颈肿瘤外科会诊决定，对可以手术的复发肿瘤应首选手术；此外，患者因年龄过大或全身重要脏器疾患无法耐受麻醉和手术，也是考虑二程放疗的因素。

（3）肿瘤情况

肿瘤大小是影响二程放疗效果的主要因素，二程放疗对5cm以上的大复发肿瘤疗效十分有限，应更慎重决定二程放疗。

（4）首次放疗的部位和照射剂量

需了解初次照射的靶区容积和剂量分割计划、首程放疗危险器官已受剂量及危险组织类型。复发部位在首次放疗的60Gy以上的高剂量区，要慎重决定二程放疗，应仔细核对脊髓等危及器官的放疗剂量，对已接近或达限量者（如脊髓已照射45Gy），应更慎重决定二程放疗。

（5）与首次放疗的时间间隔

二程放疗一般应与首次放疗间隔2年以上，间隔时间过近，更慎重决定二程放疗。二程放疗距首次放疗时间越短，疗效越差。

（6）患者的预期寿命

一般患者的预期寿命估计应超过6个月。

14.3 二程放射的治疗原则

14.3.1 放射野的设计

二程放射治疗与首次放疗不同，即放射野的设计应尽可能小，只照射复发的部位，除考虑随呼吸活动等因素作适当放大外，一般外放0.5～0.75cm，尽量设多野，尽量从与首次放疗不同的入射角度投照，以免同一部位正常组织重叠照射剂量过高，放射损伤过重。Popovtzer等对放疗后复发、无法手术的头颈部癌66例患者行二程放射治疗，靶区紧扣复发灶（rGTV）仅外放0.5cm，不做预防性照射。经中位随访42个月，47例局部-区域复发，其中45例在野内（rGTV）复发，结果支持二程放疗靶区紧扣复发灶和不做预防性照射的放射策略。图14-1为鼻咽癌放疗后复发二程放疗实例。首次放疗6年前，二维普放（面颈联合野加鼻前野），脑干最大剂量5967cGy，平均剂量2748cGy/3.6cm；脊髓最大剂量5034cGy，平均剂量4176cGy/9.5cm；二程放疗靶区紧扣复发灶（rGTV）仅外放0.5cm，调强放疗，不做预防性照射，脑干最大剂量2141cGy，平均剂量770cGy/3.1cm；脊髓最大剂量1416cGy，平均剂量532cGy/2.5cm。目前我科对鼻咽癌普放（面颈联合野加鼻前野）的脑干最大剂量下降至5400cGy，平均剂量2540cGy/3.6cm；脊髓最大剂量下降至5034cGy，平均剂量3750cGy/9.5cm，使患者有更大的安全余量。

对原发灶复发，颈部无复发时，不做颈部预防性放疗。

14.3.2 放疗剂量

为了达到好的疗效，二程放疗的剂量应达到60Gy或更高。多个鼻咽癌二程放疗患者的临床总结均肯定，放疗剂量在60Gy以上的效果要明显好于低于60Gy剂量组。

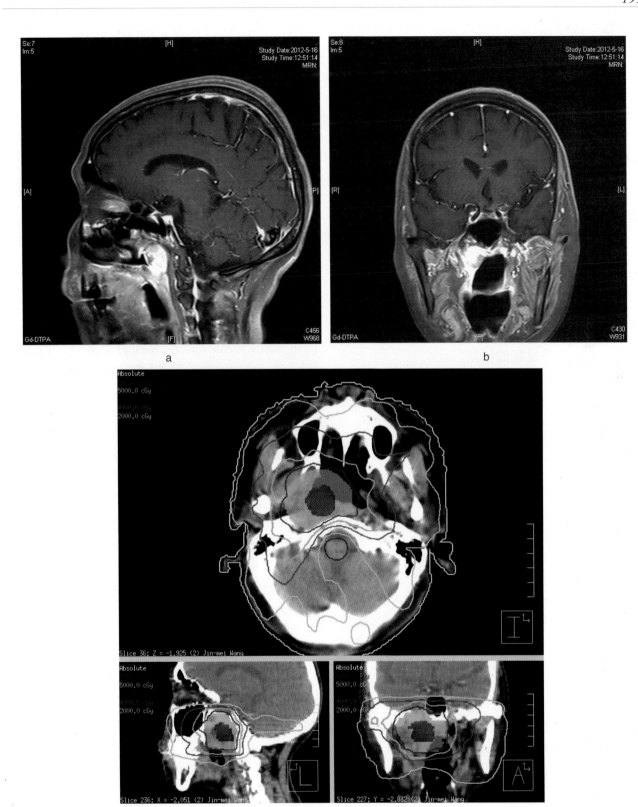

图14-1 鼻咽癌放疗后复发二程放疗实例

a. MR矢状图像显示鼻咽癌复发灶；b. MR冠状图像显示鼻咽癌复发灶；c. 调强放疗计划靶区（红：GTV；绿：CTV）及剂量线分布
情况。上图：横段位图；左下：矢状位图；右下：冠状位图

14.3.3　放疗技术

在首次放疗时重要正常组织照射剂量已达到或接近限制剂量时，应尽可能采用立体定向放疗、近距离粒子插植等技术，但此两种技术仅适合于复发灶比较小的情况；外照射可用于大部分复发患者，但照射剂量会受到正常组织放射耐受性的限制，所以在技术上应首选三维适形调强放疗、外照射结合腔内照射；超分割照射和同步放化疗有比常规分割放疗和单放疗更好的疗效，应优先考虑；联合靶向药物也是选项之一。Chen等报道7例放疗后复发头颈部癌的二程放疗采用改进的调强放疗保护技术，使脊髓限制剂量<10 Gy，脑干限制剂量<15 Gy，大部分患者97%的PTV完全由95%剂量线覆盖。

14.3.4　放疗并发症的预防

应更重视放疗并发症的预防，特别是减少或避免严重的晚期并发症。外照射与近距离照射的合理综合应用，疗效明显优于单纯外照射，且放疗并发症明显减轻。

14.3.5　二程近距离治疗的原则

二程放疗采用近距离治疗可以单独应用，或用于外照射的补充照射。组织间插植常用放射源为 ^{192} Ir，半衰期74d，经皮后装技术，施源器为金属针和一次性软塑管。近年来 ^{125} I放射性粒子组织间插植也常用于二程放射治疗。近距离治疗的剂量学遵循平方反比定律，即近放射源处的剂量很高，易导致组织坏死，而靶区边缘剂量较低易导致复发。因此，组织间插植应遵循放射源分布原则（巴黎系统）：施源器之间应等距，并且平行地穿过靶区；中心平面应交于源轴；插植体积中心平面的源驻留点的排布应呈等边三角形或正方形。在设置参考点的距离和剂量时应注意以下两点：一是中心剂量率，即在两个施源器或放射源间距中心处的剂量最低；二是参考剂量率，它是中心剂量率的85%，即85%的等剂量曲线包括的体积是治疗体积。肿瘤靶区应超过复发灶肿瘤外0.5～1cm，达正常组织。位于舌腹部的复发灶比较适合粒子插植，舌缘复发肿瘤因靠近下颌骨，易造成局部下颌骨剂量过高，引起放射性下颌骨坏死。如

有联合外照射，与组织间插植治疗间隔应在2周以内，间隔时间延长，疗效将明显下降。

14.4　二程放疗的并发症

14.4.1　早期放疗并发症

早期放疗并发症在放射治疗期内发生，常见口腔黏膜炎、味觉丧失等，大多比首程放疗出现早、恢复晚。

14.4.1.1　口腔黏膜炎
由于二程放疗高剂量靶区比较受限（仅照射复发灶）该急性并发症虽严重，但发生范围不大。另外，为保护正常组织而制作口模者，黏膜炎会比较轻。二程放疗结束后，因首程放疗对黏膜血液微循环的影响，局部营养下降，黏膜炎愈合明显推迟。

14.4.1.2　味觉丧失
放射开始后，味觉迅速下降，至基本丧失。放疗后味觉恢复慢，甚至完全不能恢复。

14.4.1.3　皮炎
据剂量大小可产生皮肤红斑反应、干性脱皮及湿性皮炎。一般来说，皮肤是对放射耐受良好的组织之一，但首程放疗已造成皮肤萎缩、变薄时，晚期可发生难以愈合的溃疡。

14.4.2　晚期放疗并发症

二程放疗发生晚期并发症更常见，包括放射性脑脊髓损伤、牙关紧闭、放射性骨坏死、听力障碍等，其中最严重、危险的并发症是颈动脉大出血。de Crevoisier等对169例复发不能切除的头颈部肿瘤再放疗，中位间隔时间33个月，中位累积剂量130 Gy。并发症发生为：黏膜坏死21%，放射性骨坏死8%，中度晚期并发症如张口困难、颈纤维化41%。二程放疗照射的剂量、照射体积、两次放射治疗的间隔时间并非严重晚期损伤的危险因素。

14.4.2.1 放射性脑脊髓损伤

（1）发生率和潜伏期　国外一项研究中显示鼻咽癌首程常规放疗脑干和放射性脊髓炎的发生率为1%，国内文献报道的脑脊髓损伤发生率，首程放射治疗为1.3%，二程放射治疗则高达7%。首程放疗放射性脑脊髓损伤的的潜伏期为5~57个月（平均18.5个月），再程放疗为4~25个月（平均11.4个月）。Schiff等报道11例再照射病例中，9例发生脊髓炎，2次放疗间隔4~17个月，两程照射脊髓的中位长度13 cm，当剂量超过100Gy，累积生物效应剂量（BED）达130 Gy时，可诱发放射性脊髓炎，潜伏期为4~25个月。

（2）原因　放射性脑脊髓并发症的发生是脑脊髓受高剂量放射的结果，放射引起的脑脊髓血管损伤、机体对放射损伤产生的变态反应与之有关。除放疗总剂量外，大分割放疗、照射面积及个体放射敏感性差异也有关。患者年龄越大，伴随高血压，动脉硬化等疾病，合并应用化疗等，会降低脑脊髓对放射的耐受性，增加放射性脑病的发生概率。多程放射治疗是放射性脑脊髓损伤最重要的因素。

（3）症状　颞叶损伤的临床表现为精神症状、记忆力减退、定向障碍和认知障碍；脑干损伤可表现为复视、面瘫、舌瘫、吞咽困难、发音障碍及典型交叉性瘫痪等；小脑损害表现为走路不稳、共济失调等。脊髓受损轻度者有低头触电感，并向四肢末端放射，并具有渐进性、上行性、对称性的发展特征。严重时出现脊髓的横贯性损伤，如脊髓半切综合征。浅、深感觉障碍和运动障碍，部分患者可发展为完全瘫痪。括约肌障碍以便秘多见，也可见大便失禁、排尿障碍或失禁。

（4）诊断　放射性脑损伤CT扫描的典型表现为指状低密度病灶，边缘模糊，增强扫描无强化或周边轻微强化，晚期表现为囊性病变伴中心液化坏死。MRI是放射性脑损伤的常用诊断方法，主要表现为信号异常，T1加权成像以低信号为主，T2加权成像为高信号。MRI较CT更易发现小的隐匿性损害。MRS（磁共振波谱）通过检测脑内生物化学方面的代谢信息，可帮助诊断放射性脑损伤。

（5）治疗　目前尚无逆转放射性脑脊髓病的方法，一般用神经营养药、血管扩张剂、维生素类、脱水剂和激素等。大剂量皮质激素可减轻早期大脑和脊髓损害，但对脑干型效果差。用法为地塞米松10~20mg或氢化考的松100~200mg每日静脉滴注，连用5~10 d后改用口服治疗。血管扩张药可选用尼莫地平、地巴唑等。

14.4.2.2 口干症

首程放疗已造成严重口干的患者，二程放疗后口干一般会更严重。放疗后口干严重者常易发生广泛龋，牙冠变脆、易破裂，折断也更常见。采用调强放疗的患者，严重口干症的发生会减少，严重性也会减轻。

14.4.2.3 张口困难

此并发症与咀嚼肌或颞颌关节的高剂量照射有关。首程放疗咀嚼肌或颞颌关节已照射60Gy以上、已发生纤维化、张口受限者，二程放疗会加重张口困难。颞下颌关节也会发生纤维化和挛缩的加重，造成牙关紧闭。此并发症尚无有效治疗方法，因此重点在预防。二程放疗宜在放射野和照射方向上进行调整，避免再给咀嚼肌和颞下颌关节过高剂量。

14.4.2.4 下颌骨放射性骨坏死、骨髓炎

放射性骨坏死最常发生在下颌骨，颞骨及上颌骨也有发生。二程放疗后，下颌骨放射性骨坏死、骨髓炎这一并发症的发生比例会明显提高。再程放疗采用调强放疗，采取限制下颌骨剂量，具有减少该并发症的意义。

14.4.2.5 吞咽功能障碍

二程放疗增加舌根、会厌等口咽器官的放射剂量时，会造成严重吞咽功能障碍，严重患者必须插鼻饲管，甚至做胃造瘘。因此，有必要对吞咽器官做一个剂量限制，以减少严重吞咽功能障碍的发生率。

14.4.2.6 鼻咽大出血

鼻咽癌二程放疗明显增加鼻咽大出血的发生概率，出血可以很严重，一般需要鼻咽填塞止血。有鼻咽大出血致死的报道。

14.4.2.7 颈部大动脉放疗后破裂大出血

此为往往致命的严重并发症，重在预防。在根治性颈清扫术后，颈总动脉表面未作组织保护覆盖时，高剂量术后放疗后可能发生动脉破裂大出血。此类患者的颈部术后放疗时，对该侧颈动脉区应避免高剂量放疗。在颈动脉周围有复发肿瘤，并受高剂量放射后，颈动脉破裂的机会明显上升。据McDonald等对27篇论文、头颈部癌复发行二程放疗的1554例患者临床资料的分析，颈动脉破裂并发症发生率为2.6%，颈动脉破裂并发

症致死率76%。1.5Gy一日二次的超分割或加速超分割放疗患者,该并发症发生率4.5%,明显高于常规普放或1.2Gy一日二次超分割放疗的1.3%(p=0.002)。复发肿瘤包裹、侵犯颈动脉、放化疗后肿瘤退缩过快,均与该并发症的发生有关。根治性颈淋巴清扫术改变切口位置、用肌瓣覆盖保护颈动脉、在颈动脉尚未破裂时(有出血先兆时)先行血管内介入栓塞可有效预防该并发症。

14.4.2.8 脑神经损伤

放射治疗后射线对脑神经造成的损伤属于晚期放射损伤,以后组脑神经多见。可发生于二程放疗后任何时间。随着生存时间的延长,脑神经损伤发生率逐年增加。后组脑神经损伤中,以舌下神经损伤发生率最多,迷走神经次之。

14.4.2.9 软组织坏死

软组织坏死包括皮肤、皮下组织和肌肉等组织的坏死,是晚期严重并发症之一。组织坏死、溃烂常合并剧烈疼痛和感染、渗液、溢脓,难以愈合,造成患者很大痛苦。在抗感染基础上,加上营养支持是必要的。小范围坏死可湿敷换药,大范围坏死常需切除坏死组织后用皮瓣修复。

14.5 二程放射治疗的疗效

二程放射治疗的局部疗效多用实体瘤疗效评价标准1.0版评价近期疗效,分为完全缓解(complete remlssion,CR)、部分缓解(partial remlssion,PR)、稳定、进展,其中CR加PR为有效率。

14.5.1 鼻咽癌二程放射治疗的疗效

14.5.1.1 再程治疗的放射剂量

据国内外文献报道,鼻咽癌二程放疗的疗效与再程治疗的放射剂量有关。放疗剂量60Gy及以上者,放疗后5年生存率最高达45%,放疗剂量50Cy及以下者,无5年生存率。

14.5.1.2 与首次放疗的间隔时间

二程放疗的疗效与首次放疗的间隔时间有关,间隔大于2年(放疗剂量60Gy以上)的5年生存率最高可达66%,间隔1~2年者,二程放疗的5年生存率仅有13%。复旦大学附属肿瘤医院放疗科的资料显示,鼻咽癌放疗2年后复发的患者再放疗,4年生存率显著高于2年内复发病例。

总的来说,鼻咽癌再程放疗是有价值的,尤其是复发在首程放疗后3年以上,二程放疗剂量在60Gy以上的效果较好。

14.5.1.3 复发部位的影响

文献报道,单纯鼻咽复发3,5年生存率为43.2%,14.3%;单纯颈部复发为69.7%,48.7%;鼻咽加颈部复发为24.2%,3.2%。

14.5.1.4 外照射结合腔内照射

鼻咽癌二程放疗外照射加腔内照射对于复发病灶位于鼻咽腔内的病例是较好的治疗方法,可减少并发症的发生。据文献报道,鼻咽癌复发患者采用外照射结合腔内照射,比较单纯外照射的3年生存率和局部控制率要高,放射后遗症要低。二程放疗单用外照射张口困难的发生率高达32.9%,而用外照射结合腔内照射,出现张口困难少见。

14.5.1.5 多程放疗后再复发

多程放疗后再复发仍用放射治疗手段往往疗效很差,有报告再程放疗后复发行三程放疗者,5年生存率低于10%,且后遗症严重。因此,三程放疗仅为姑息减症的目的。

14.5.2 其他头颈部肿瘤二程放射治疗的疗效

14.5.2.1 影响疗效的预后因素

Ohizumi等对放疗后复发的头颈部鳞癌、二次放疗累积剂量超过80Gy的44例患者行疗效预后因素的多因素分析。结果发现,复发解剖部位在鼻咽、喉和口咽的患者,无复发生存率和预后明显好于解剖部位在口腔、鼻腔和下咽的患者(p<0.0001);二次放疗靶区容积重叠少于40cm²者预后明显好于重叠大于40cm²者(p=0.019);排除解剖部位因素后,以往手术史和二次放疗累积剂量超过125Gy者,预后明显好于无手术史及剂量低于125Gy者(p值分别为0.002和0.023)。研究表

明，二次放疗靶区容积重叠少的鼻咽、喉和口咽癌复发患者有较好的二程放疗疗效，对无手术史的复发患者，二次放疗累积剂量超过125Gy者有较好的预后。

DeCrevoisier等对放疗后复发、无法手术的头颈部癌169例患者行二程放射治疗和预后因素的多因素分析。患者2次放疗中位间隔33个月，采用常规分割放疗65Gy（27例）、常规分割同步放化疗（中位60Gy，106例）、超分割同步放化疗（中位60Gy，1.5Gy/bid，36例）；2次放疗中位累积剂量120Gy；二程放疗后6个月，37%患者获CR。经中位随访70个月，中位生存时间10个月，2年和5年总生存率分别为21%和9%；5例患者放疗后因动脉破裂大出血死亡；13例常规分割同步放化疗患者获长期无病生存，多因素分析表明，二程放疗靶区容积是唯一的死亡危及因素（$r=1.8$，$p=0.01$）。

14.5.2.2　二程调强放射治疗

Zwicker等对38例放疗后复发的头颈部癌患者行二程放疗。患者的首次中位放疗剂量为61Gy，二程采用调强放疗，照射中位剂量为49Gy。1年和2年局部控制率分别为57%和53%；1年和2年总生存率分别为63%和34%。32%患者二程放疗后口干症加重。脊髓中位累积最大剂量为53Gy，脑干为63Gy，无脊髓、脑干晚期并发症发生。Sulmanr等对78例放疗后复发的头颈部癌患者行二程放疗，二程放疗采用调强放疗。患者2次放疗的中位间隔时间为46个月，2次放疗中位累积剂量为116.1Gy。2年总生存率和局部控制率分别为58%和64%；15例（20%）发生严重晚期治疗并发症，其中1例死亡。Lee等对105例放疗后复发的头颈部癌患者行二程放疗（74例，70%采用调强放疗），首次中位放疗剂量62Gy，经中位随访35个月，2年无局部区域复发生存和总生存率分别为42%和37%，二程调强放疗患者的2年无局部区域复发率为52%，明显优于普放患者的20%（$p<0.001$）；无局部区域复发患者的2年生存率为56%，明显优于复发患者的21%（$p<0.001$）。12例患者有3-4度晚期并发症，包括牙关紧闭、吞咽困难插鼻饲管、脑神经损伤、大脑颞叶坏死、听力丧失和单眼失明。

14.5.2.3　调强同步放化疗

Biagioli等对41例放疗后复发的头颈部癌患者行二程放疗，技术上采用调强同步放化疗，其中35例放疗剂量达60Gy，经中位随访14个月（范围1～55个月），总有效率75.6%（CR 58.5%，PR 17.1%），2年总生存率、无

病生存率和无进展生存率分别为48.7%、48.1%和38%。治疗并发症为：食管狭窄1例、瘘管形成2例、颈动脉出血1例、长期胃造瘘2例，无放疗期间死亡发生。研究发现联合挽救手术患者的平均估计生存时间（30.9个月）要好于未手术者（22.8个月）。Sher等对35例放疗后复发的头颈部鳞癌患者行二程放疗，技术上采用调强同步放化疗，中位放疗剂量60Gy。经中位随访2.3年，2年总生存率和局部控制率分别为48%和67%，91%和46%的患者发生早期和晚期治疗并发症，4例因晚期并发症死亡。研究表明，高强度的同步放化疗在明显改善患者生存率和局部控制率的同时，也伴有治疗并发症高发的危险。

14.5.2.4　超分割二程放疗

Benchalal等对19例放疗后复发或原发头颈部癌患者行超分割二程放疗（放疗计划为60Gy，1.2Gy/bid），其中14例为术后二程放疗，另5例无法手术而联合化疗。结果13例完成60Gy二程放疗，余6例放疗剂量为45.6~57.6Gy。经中位随访17个月，14例联合手术的患者1年和2年总生存率分别为64%和36%，联合化疗的5例患者二程放疗后全部局部再复发，3例死亡，平均生存期为22个月。

14.5.2.5　二程放疗联合化疗和手术

Janot等对放疗后复发的130例头颈部癌患者行挽救手术后随机进入60Gy二程放疗同步化疗组和空白组（单手术组），每组65例。经随访，二组的晚期并发症率分别为39%和10%（$p=0.06$），联合放疗组2年无病生存率明显高于单手术组（$p=0.01$），但总生存率无统计学差异。Salama等对放疗后复发的49例头颈部癌患者行挽救手术后行二程放疗同步化疗，66例未行手术直接接受二程放疗同步化疗，2次放疗中位累积剂量为131Gy。存活患者的中位随访时间为67.4个月，3年总生存率、无进展生存率和局部生存率分别为22%、33%和51%。经多因素分析发现，二程放疗剂量、3药（顺铂、泰素和健择）化疗和挽救手术是总生存率、无进展生存率和局部生存率的预后影响因素。

14.5.2.6　立体定向二程放疗

Rwigema等对85例放疗后复发的头颈部鳞癌患者行分次立体定向二程放疗（fractionated stereotactic body radiotherapy，SBRT），患者首次放疗的平均放射剂量为

74Gy。结果中位随访6个月,34%患者获得CR;生存患者经中位随访17.6个月,1年和2年局部控制率分别为51.2%和48.5%,1年和2年总生存率分别为30.7%和16.1%。SBRT剂量低于35Gy的患者有明显低的局部控制率(p=0.014)。Gengiz等对放疗后复发、无法切除的41例头颈部癌患者采用赛博刀立体定向放疗,中位放疗剂量30Gy(范围18~35Gy),中位照射5次,总有效率83.8%,1年无进展生存率41%,1年总生存率46%。8例发生严重并发症颈动脉破裂,其中7例大出血死亡(均有复发肿瘤包围颈动脉,且该处受高剂量放疗)。

14.5.2.7 靶向药物联合二程放疗

Rusthoven等对14例放疗后复发或二原发的头颈部癌患者用表皮生长因子(EGFR)受体拮抗剂Erlotinib联合二程放疗。放疗剂量61.6~66Gy,2.2Gy/次,二程放疗的脊髓剂量限制在50Gy;放疗同步每天Erlotinib 100~150mg,放疗后每天150mg,连续使用2年,经中位随访8.4月,存活患者15.1个月,82%患者获CR,中位生存15.1个月,1年总生存率、无进展生存率分别为74%、58%和38%。无4度急性治疗毒性,晚期毒性为1例二程放疗后6个月颈动脉出血,1例下颌骨骨坏死。作者认为该治疗模式在CR率方面具有优势,更适合EGFR高表达的放疗后复发的头颈部癌。

14.5.2.8 原发性脑肿瘤的再治疗

对原发性脑肿瘤放疗后6个月内的复发,再照射无文献支持有益。美国肿瘤放射治疗协作组织(RTOG)用立体定向放射治疗再照射原发性脑肿瘤复发病灶,对直径<20mm者单次用24Gy,直径21.0~30.0mm者用18Gy,31~40mm者用15Gy;如病灶过大,不适宜立体定向放疗者,改用外照射1.5~2.0Gy/F,总量40Gy;对能够切除的小肿瘤行近距离治疗。共有24例高度恶性的胶质瘤首次接受中位剂量60Gy的照射,再照射的总累积剂量限于92Gy内。经评估,治疗有效率57%,中位无进展时间和生存时间分别为8个月和14个月,2例生存5年以上。

(王中和)

参 考 文 献

1 殷蔚伯,余子豪,徐国镇,等.肿瘤放射肿瘤学.第4版,北京:中国协和医科大学出版社,2008
2 于金明.肿瘤精确放射治疗学.济南:山东科技出版社,2004
3 王中和.晚期口腔颌面部鳞癌术后复发的放射疗效分析.华西口腔医学杂志,1996(10):59-60
4 McDonald MW, Moore MG, and Johnstone PA. Risk of carotid blowout after reirradiation of the head and neck: A systematic review. Int J Radiat Oncol Biol Phys, 2012,82:1083-1089
5 Gengiz MC, Ozyigit G, Yazici G, et al. Salvage reirradiation stereotactic body radiotherapy for locally recurrent head-and-neck tumors. Int J Radiat Oncol Biol Phys, 2011,81:1043-109
6 Ang KK, Price RE, Spethens LC et al. The tolerance of primate spinal cord to re-irradiation, Int J Radiat Oncol Biol Phys, 1993, 25:459-464
7 Schiff D, Shaw EG, Gascino TL. Outcome after spinal reirradiation for malignant epidual spinal cord compression. Ann Neurol, 1995, 37:583-589
8 de Crevoisieer R, Bourhis J, Domenge C, et al. Full-dose reirradiation for unresectable head and neck carcinoma: experience at the Gustave-Roussy Institute in a series of 169 patients. J Clin Oncol,1998, 16:3556-3562
9 Lee AW, Law SC, Ng SH, et al. Retrospective analysis of nasopharyngeal carcinoma treated during 1976-1985: late complication following megavoltage irradiation . Br J Radiol, 1992,65:918-928
10 Lee AW, Foo W, Law SC. Reirradiation for recurrent nasopharygeal carcinoma: factor affects the therapeutic ratio and ways for improvement. Int J Radiat Oncol Biol Phys, 1997, 38:43-52
11 Biagioli M, Harvey M, Roman E, et al. Intensity-modulated radiotherapy with concurrent chemotherapy for previously irradiated, recurrent head and neck cancer. Int J Radiat Oncol Biol Phys, 2007,69:1067-1073
12 Chen AM, Farwell D, Luu Q, et al. Prospective trial of high-dose reirradiation using daily image guidance with intensity-modulated radiotherapy for recurrent and second primary head-and-neck cancer. Int J Radiat Oncol Biol Phys, 2011,80:669-676
13 Janot F, Thariat J, Daly-Schweitzer N. Reirradiation in head and neck cancers. Anticancer Drugs, 2011,22:634-638
14 Rwigema JC, Heron DE, Ferris RL, et al. Fractionated Stereotactic Body Radiation Therapy in the Treatment of Previously-Irradiated Recurrent Head and Neck Carcinoma: Updated Report of the University of Pittsburgh Experience. Am J Clin Oncol, 2010,33:286-293
15 Comet B, Lartigau E. Reirradiation of head and neck cancers. Cancer Radiother, 2010,14:416-420
16 Sher DJ, Haddad RI, Norris CM Jr, et al. Efficacy and toxicity of reirradiation using intensity-modulated radiotherapy for recurrent or second primary head and neck cancer. Cancer, 2010,116:4761-4768
17 Sulman EP, Schwartz DL, Le TT, et al. IMRT reirradiation of

head and neck cancer—disease control and morbidity outcomes. Int J Radiat Oncol Biol Phys, 2009, 73: 399–409

18 Popovtzer A, Gluck I, Chepeha DB, et al. The pattern of failure after reirradiation of recurrent squamous cell head and neck cancer: implications for defining the targets. Int J Radiat Oncol Biol Phys, 2009, 74: 1342–1347

19 Tanvetyanon T, Padhya T, McCaffrey J, et al. Prognostic factors for survival after salvage reirradiation of head and neck cancer. J Clin Oncol, 2009, 27: 1983–1991

20 Janot F, de Raucourt D, Benhamou E, et al. Randomized trial of postoperative reirradiation combined with chemotherapy after salvage surgery compared with salvage surgery alone in head and neck carcinoma. J Clin Oncol, 2008, 26: 5518–5523

21 Goldstein DP, Karnell LH, Yao M, et al. Outcomes following reirradiation of patients with head and neck cancer. Head Neck, 2008, 30: 765–770

22 Salama JK, Vokes EE, Chmura SJ, et al. Long-term outcome of concurrent chemotherapy and reirradiation for recurrent and second primary head-and-neck squamous cell carcinoma. Int J Radiat Oncol Biol Phys, 2006, 64: 382–391

23 Kasperts N, Slotman BJ, Leemans CR, et al. Results of postoperative reirradiation for recurrent or second primary head and neck carcinoma. Cancer, 2006, 106: 1536–1547

24 Chmura SJ, Milano MT, Haraf DJ. Reirradiation of recurrent head and neck cancers with curative intent. Semin Oncol, 2004, 31: 816–821

25 Kao J, Garofalo MC, Milano MT, et al. Reirradiation of recurrent and second primary head and neck malignancies: a comprehensive review. Cancer Treat Rev, 2003, 29: 21–30

26 Ohizumi Y, Tamai Y, Imamiya S, et al. Prognostic factors of reirradiation for recurrent head and neck cancer. Am J Clin Oncol, 2002, 25: 408–413

27 De Crevoisier R, Bourhis J, Domenge C, et al. Full-dose reirradiation for unresectable head and neck carcinoma: experience at the Gustave-Roussy Institute in a series of 169 patients. J Clin Oncol, 1998, 16: 3556–3562

28 Benchalal M, Bachaud JM, Francois P, et al. Hyperfractionation in the reirradiation of head and neck cancers. Result of a pilot study. Radiother Oncol, 1995, 36: 203–210

29 Rusthoven KE, Feigeberg SJ, Raben D, et al. Initial results of a phase I dose-escalation of concurrent and maintenance Erlotinib and reirradiation for recurrencet and new primary head-and-neck cancer. Int J Radiat Oncol Biol Phys, 2010, 78: 1020–1025

30 Tanvetyanon T, Padhya T, McCaffrey J. et al. Prognostic factors for survival after salvage reirradiation of head and neck cancer. J Clin Oncol, 2009, 27: 1983–1991

31 Chen AM, Phillips TL, Lee NY. Practical considerations in the re-irradiation of recurrent and second primary head-and-neck cancer: who, why, how, and how much? Int J Radiat Oncol Biol Phys, 2011, 81: 1211–1219

32 Chen CC, Lee CC, Mah D, et al. Dose sparing of brainstem and spinal cord for re-irradiating recurrent head and neck cancer with intensity-modulated radiotherapy. Med Dosim, 2011, 36: 21–27

33 Lee N, Chan KC, Bekelman JE. et al. Salvage re-irradiation for recurrent head and neck cancer. Int J Radiat Oncol Biol Phys, 2007, 68: 731–740

15　放射与化疗的综合治疗
Chapter 15　Chemo-radiotherapy

　　头颈部癌虽仅占成人恶性肿瘤的5%，但因大多数患者就诊时已为局部晚期，无论手术或放疗，其治愈率不足40%，远处转移率常在30%以上。对于无法手术切除的患者，单放疗的局部复发率高达50%，五年生存率不足20%。手术或放疗均可导致广泛而严重的器官损伤，包括畸形、功能损害和生存质量下降。放射与化疗的综合治疗可能是提高单用放疗疗效的途径之一。

　　抗肿瘤化学药物治疗简称化疗，是用细胞毒类药物治疗肿瘤。化疗的优势是通过各种途径使化疗药物分布到全身各个部位，以杀灭手术和放疗难以消灭的亚临床灶、转移灶、淋巴和造血系统原发和已转移的肿瘤细胞，达到治愈肿瘤的目的。20世纪80年代以后，由于对化疗认识的不断深入，以及针对各种治疗靶点的新药不断涌现，加上集落刺激因子支持下的大剂量联合化疗等新疗法的临床应用，使化疗的疗效有了显著的提高。

　　放射治疗是一种局部治疗，对从瘤体脱落并进入血循环的肿瘤细胞无杀伤作用，以致成为复发及远处转移的根源。为此，放射联合化疗已受到越来越多的重视，寄希望化疗来杀灭放疗未消灭的亚临床灶和转移灶。由于各种不同联合顺序及处方的报道众多，加上大部分报道属非前瞻性，对其结果的客观性和可靠性有一定的争议。所以，对口腔颌面-头颈部恶性肿瘤的放疗应该如何联合化疗，需要不断的进行临床实践和探索。此外，随着化疗后肿瘤的缩小，对放疗靶区设定的影响也必须考虑到，特别是现代放疗已进入精确放疗的新时代。Salama 等根据诱导化疗或同步放化疗后因肿瘤容积的缩小和解剖结构趋向正常，分析对放疗靶区精度产生的不利影响，建议多学科高素质人员参与治疗计划的实施。

15.1　放疗联合化疗的原则和注意事项

　　放疗联合化疗需要根据不同的肿瘤类别和分期，将放疗与化疗有机地结合起来，达到最有效地杀灭肿瘤细胞和（或）提高患者生存期的目的。化疗的优点在于它是目前最有效的全身治疗方法，缺点是其局部疗效远不如手术和放疗。因此，放疗联合化疗是相辅相成，全身加局部，充分发挥联合抗肿瘤治疗的作用。

15.1.1　放疗联合化疗的原则和种类

15.1.1.1　放疗后辅助化疗
　　放疗后辅助化疗是针对肿瘤原发灶放疗后的化疗，也称为放疗后化疗。目的是消灭放疗后残留的肿瘤病灶或亚临床微小转移灶，有助于减少放疗后复发和转移，提高治愈率。辅助化疗的对象是对化疗较敏感的、Ⅱ期及Ⅱ期以上肿瘤。辅助化疗一般在放疗后2周左右开始，药物剂量、次数、时间间隔与根治性化疗基本相同。目前已肯定的、经放疗后辅助化疗能够提高治愈率的肿瘤有鼻咽癌、骨肉瘤、尤因肉瘤、小儿横纹肌肉瘤等。

15.1.1.2 放疗前诱导化疗

放疗前诱导化疗是在放疗前应用化疗使肿瘤缩小并降低肿瘤的临床分期,增加放疗的疗效,同时还可消灭亚临床灶及远处可能存在的微小转移灶,减少局部复发和全身转移机会。放疗前化疗一般为2~3个周期,放疗后根据病理分期和肿瘤坏死情况再设计放疗后辅助化疗方案。放疗前诱导化疗多应用于局部晚期的鼻咽癌、喉癌、头颈部恶性淋巴瘤等肿瘤。

15.1.1.3 同步放化疗

放疗与化疗同时进行,从而相互协同增加治疗的敏感性与疗效,降低肿瘤的临床分期,提高放疗的局部疗效,减少肿瘤局部复发和全身转移的机会,但是其不良反应的发生率和程度亦相应增加。由于口腔颌面-头颈部肿瘤同步放化疗大部分临床研究的疗效超出单用放疗的疗效,且不少是前瞻性的研究,故目前同步放化疗模式已受到更多的关注。

15.1.1.4 根治性化疗

目的是尽可能地杀灭肿瘤细胞,采用巩固和强化化疗,以期达到治愈。根治性化疗诱导化疗后有时需要手术或放疗配合来清除残存的耐药细胞,疗效达到完全缓解(CR)后,继续巩固和强化化疗,待肿瘤细胞数目减少到<10^6水平,最后通过自身免疫机制或生物治疗达到治愈。

15.1.1.5 姑息性化疗

选择姑息性化疗方案时要权衡疗效与毒副作用的关系,应以减轻患者的痛苦、缓解并发症、提高生存质量和延长生存期为目的。姑息性化疗适用于对化疗有一定敏感性的复发或转移癌,恶性胸、腹腔积液等。姑息性化疗的对象必须是对化疗敏感的肿瘤,特别是对无放疗指征的晚期口腔颌面-头颈部肿瘤、放疗后肿瘤复发、远处转移又无法再行放疗时;患者的全身情况也不能太差,否则不可能取得好的结果。

15.1.2 放疗联合化疗的注意事项

15.1.2.1 诊断明确

联合化疗如同放疗一样,必须有明确的病理或细胞学诊断,由于化疗药物有急性、晚期治疗毒性,原则上不应作"诊断性治疗"。化疗前应了解患者是否有化疗禁忌证,化疗中除了要及时治疗各种不良反应外,还需严格掌握停药指征,保证化疗的安全性。应依据患者的反应程度和疗效调整剂量强度。如出现骨髓抑制、肝功能和肾功能异常而又不能停止化疗的情况下,减量或延期化疗;如果疗效显著而无明显不良反应时,也可适当增加剂量提高疗效。

15.1.2.2 前期准备

在设计化疗方案前,临床医生必须熟悉各种化疗药物的作用机制、毒性及其防治方法,根据患者的身体状况、肿瘤的病理类型和肿瘤负荷,合理用药,才能达到最佳治疗效果。

15.1.2.3. 化疗的个体化方案

制订化疗方案时要因人而异,必须了解患者的一般身体状况及重要脏器功能是否良好,以确定选用单药或联合用药,药物剂量的调整应兼顾其既往化疗有效性、不良反应的程度等因素。

15.1.2.4 联合化疗

在患者身体允许的前提下,应尽可能采用联合化疗,以提高疗效,延缓耐药性,减少药物毒性的重叠。目前的化疗仍以经验性治疗为主,单药容易产生耐药性,联合化疗可针对不同时相的肿瘤细胞产生序贯、同时或互补性杀灭,或使肿瘤细胞产生同步化作用,从而更有效地杀灭肿瘤细胞,减少耐药性。联合化疗药物的原则为:①给药顺序应符合细胞增殖动力学的原理,以期达到杀灭更多肿瘤细胞的目的;②选择作用于不同细胞周期时相或影响不同代谢环节的药物;③药物间不应有交叉耐药现象;④各药物的毒性不相重叠或不在同一时间出现;⑤所选择药物应是在单一用药时有较高疗效者,通常有效率应在20%以上。

15.1.2.5 禁忌证

患者有下列情况之一时,不得采用化疗 ①全身一般情况很差(KPS评分<50分),或有衰竭、高热、严重恶病质者;②肝、肾、肺和心血管功能等重要脏器功能严重损害者;③白细胞<3.5×10^9/L或血小板<80×10^9/L者或严重贫血未被纠正者。

15.1.2.6　中止化疗指征

患者有下列情况之一时，应立即中止化疗，并采取必要的治疗措施　①血常规异常：白细胞低至3.5×10^9/L或血小板低至8×10^9/L时；②严重呕吐、腹泻：患者频繁呕吐、腹泻每天超过5次或有血性腹泻时，将严重影响电解质平衡；③高热：体温超过38℃以上；④出现重要脏器的毒性反应：脏器出现严重的毒性反应，如心肌损害、中毒性肝炎、肾炎或膀胱炎、消化道出血与穿孔、化学性肺炎或肺纤维化等。

多数化疗药物的治疗剂量与中毒剂量十分接近，在治疗过程中几乎所有的患者都会有不同程度的不良反应，它是化疗提高疗效最大障碍，也是化疗失败的主要原因之一。对化疗过程中可能发生的不良反应要有预见性和警惕性，掌握其防治方法并及时治疗，否则可能造成严重的不良后果。

15.2　放疗前诱导化疗和辅助化疗

在20世纪80及90年代发表的大部分随机研究中，诱导化疗序贯放疗或者手术并没有提高生存率。诱导化疗对于局部控制也没有作用；然而，在许多试验中它确实减少了远处转移的发生率。因此，诱导化疗的作用可重新评价。2008年的ASCO国际会议报道的随机II期临床试验，未加诱导化疗的47例患者与加诱导化疗的46例患者的CR率为21.3%比50%（$p=0.04$），显示较高的肿瘤缓解率，是涉及器官保留和具有不可切除肿瘤的合理选择，但两组总有效率83%比78.2%未见明显差异（$p>0.05$）。大量文献资料分析表明，诱导化疗对局部晚期SCCHN未见提高总生存率的优势。

15.2.1　放疗前诱导化疗

15.2.1.1　放疗前诱导化疗的目的

诱导化疗可使原发肿瘤缩小，并降低肿瘤的临床分期，增加随后放疗的局部疗效，同时还可消灭亚临床灶及远处可能存在的微小转移灶，减少局部复发和全身转移机会。诱导化疗对患者生存率的影响：有提高生存率的报道，但多数作者的研究结果认为，诱导化疗对提高肿瘤的局部控制率有效，对总的生存率未见明显提高。此外，早期化疗也使抗药性产生的机会减少。

15.2.1.2　放疗前诱导化疗适应证

诱导化疗多用于中晚期口腔颌面-头颈部恶性肿瘤，包括局部晚期的鼻咽癌、喉癌、头颈部恶性淋巴瘤等。诱导化疗一般在放疗前使用2~3个疗程。

15.2.1.3　诱导化疗的药物选择

Schultz等主张采用诱导化疗和同步放化疗治疗晚期、不可手术、复发的头颈部鳞癌，并认为泰素加顺铂和5-Fu是诱导化疗的金标准，比单同步放化疗有延长患者生存期的优势。但以卡铂替代顺铂尚未显示有该优势。Paccagnella等对101例III-IV期头颈部癌患者采用泰素、顺铂加5-Fu的诱导化疗，然后同步放疗。经中位随访39.6个月，1年生存率86%。作者认为，3药联合诱导化疗改善了同步放疗的疗效，已开始进行III期临床研究。Vokes等对晚期头颈部鳞癌采用诱导化疗和同步放化疗的随机性研究结果行Meta分析，结果表明，泰素加顺铂和5-Fu诱导化疗延长了患者的生存期，疗效好于顺铂和5-Fu诱导化疗。

15.2.1.4　诱导化疗的使用方法

以上除了常规静注、静滴或口服法外，近年来也应用动脉插管灌注法。1985年美国Roberto报道了203例头颈部癌动脉插管诱导化疗（intra-arterial chemotherapy，IAC）的结果。插管情况为：单侧颞浅动脉插管142例、双侧颞浅动脉插管55例，颞浅动脉加对侧舌动脉插管2例、舌动脉插管1例、甲状腺上动脉插管7例。留置动脉导管一般为10~15d，最长24d。化疗药物为单用MTX、阿霉素、博莱霉素或联合用药（MTX、长春新碱和博莱霉素），每天缓慢动脉灌注6~12h（中位8.2h）。结果：可评价的174例患者，肿瘤退缩＞75%36例（20.7%）、退缩50%~75%46例（26.4%）；退缩＜50%92例（52.9%）。联合用药疗效高于单一用药，肿瘤缩小＞75%达41%（17/42），＞50%达74%（31/42）。44例IAC后联合放疗，局部控制率和5年生存率比单用放疗明显提高。这一治疗的缺点是黏膜炎和皮肤炎发生早且严重，有3例不得不将放疗剂量减少为48Gy、54Gy和55Gy。但其他合并症与单放疗组相比未见增加，也无放射性坏死发生。该作者用IAC联合放疗治疗晚期上颌窦癌也取得很好疗效。

15.2.1.5 同期放化疗前的诱导化疗

近年来，由于看好对晚期口腔颌面-头颈部肿瘤行同期放化疗，已有一些作者报道在行同期放化疗前，先行诱导化疗，即同步放化疗提高局部控制的情况下，加诱导化疗来减少远处转移作为治疗失败可能性。Schultz等主张采用诱导化疗和同步放化疗治疗晚期、不可手术、复发的头颈部鳞癌。Mencoboni 等认为以泰素为基本药物的诱导化疗加同步放化疗，已成为不可手术的晚期头颈部鳞癌的标准治疗模式。在疗效评价方面，认为3药诱导化疗，即顺铂加5Fu加多西他赛或紫杉醇比使用2药（顺铂+5-Fu）的疗效更好。

Prestwich等对66例IV期头颈部鳞癌患者采用诱导化疗（泰素75mg/m^2，顺铂75mg/m^2，5-Fu 750mg/m^2）和同步放化疗（放疗加顺铂100mg/m^2，每周1次）。经中位随访21个月（范围4~55个月），2年无病生存率和总生存率均为80%。该模式的治疗毒性明显增加，但患者耐受良好。

Mencoboni等对21例无法手术的晚期头颈部癌行2周期诱导化疗（泰素75mg/m^2，顺铂75mg/m^2，间隔21d），随后行同步放化疗（放疗加泰素33mg/m^2，每周1次）。随访表明，肿瘤局部控制率高达90%，疗效良好。

Salama等对222例局部晚期的头颈部癌患者采用诱导化疗加同步放化疗。诱导化疗采用泰素加卡铂；放疗采用一日2次的超分割放疗，按肿瘤体积大小给予不同的放疗剂量；同步化疗采用泰素、5-Fu和羟基脲。经中位随访56个月，3年和5年总生存率分别为68%和62%，5年局部控制率91%，远处转移率13%。作者认为诱导化疗可减少远处转移的同时，保持较好的局部区域肿瘤控制率。

Boscolo-Rizzo等对139例无法手术的III-IV期头颈部鳞癌患者采用顺铂为基础的多药诱导化疗，随后行同步放化疗（常规放疗66~70Gy加顺铂和5-Fu化疗）。经随访，3年总生存率和无病生存率分别为68%和62%，无治疗毒性相关死亡发生。

15.2.2 术后（放疗前）的辅助化疗

15.2.2.1 术后（放疗前）辅助化疗的目的

术后辅助化疗可以增加随后放疗的局部疗效，同时还可消灭亚临床灶及远处可能存在的微小转移灶，减少局部复发和全身转移机会。有作者的研究结果表明术后辅助化疗对患者总的生存率有好处，也有作者的研究结果显示辅助化疗对患者总的生存率未见明显好处。因此，今后应通过前瞻性临床随机研究来明确该治疗模式的实际疗效。

15.2.2.2 术后（放疗前）辅助化疗的疗效报道

Choe等回顾性分析41例III-IV期术后头颈部癌患者同步放化疗前加辅助化疗（泰素和卡铂，25例）或不加辅助化疗（16例）的疗效。经中位随访72个月，加辅助化疗组无局部区域复发和远处转移，不加组各有2例局部区域复发或远处转移；5年局部复发率分别为0%和28.9%（$p=0.0074$）。Rosenthal等对III-IV期头颈部鳞癌术后具有切缘阳性、淋巴结包膜外侵犯或多淋巴结转移等高危的70例患者，术后给予辅助化疗（泰素80mg/m^2，术后2~4周，每周1次），随后同步放化疗（放疗60Gy/6周，泰素30mg/m^2，顺铂20mg/m^2，每周1次）。经中位随访3.3年（范围0.6~4.4年），结果与美国放疗组（RTOG）9501号课题同步放化疗（顺铂100mg/m^2，每3周1次）的疗效相比较，其局部控制率、总生存率和无病生存率均具优势。

15.2.3 放疗后辅助化疗

15.2.3.1 放疗后辅助化疗的目的

放疗后辅助化疗的目的是对高危患者（手术病理3只及3只以上淋巴结转移、淋巴结包膜外侵犯、神经或血管侵犯、切缘阳性等）减少放疗后复发和远处转移的机会，但其降低远处转移率的确切效果尚无资料证实。

15.2.3.2 放疗后辅助化疗的适应证

（1）足量放疗后肿瘤仍有残留 当足量放疗后肿瘤仍有残留时，除了可采用挽救性手术治疗外，常应用辅助化疗，不少患者可获较长期的肿瘤控制；

（2）病理恶性程度高或高复发倾向 对病理为鳞癌Ⅱ~Ⅲ级、有颈部淋巴结包膜外侵犯、高度恶性黏液表皮样癌、恶性纤维组织细胞瘤等病理恶性程度高或高复发倾向恶性肿瘤，放疗后常给以辅助化疗，以减少复发和转移。

（3）恶性淋巴瘤 早中期恶性淋巴瘤放疗后须继续化疗，以降低复发和转移危险，获较高疗效；晚期恶性淋巴瘤则以化疗为主，辅助局部放疗。

（4）某些已证明联合化疗有效的肿瘤,如横纹肌肉瘤、尤因肉瘤等。

15.2.3.3 放疗后辅助化疗的选择方案

辅助化疗大多选择联合用药方案,目前对鳞癌多以铂类药物为主,辅以5-Fu等药物的联合化疗。辅助化疗疗程的安排一般不超过6~12个月,并须视病情及患者全身情况作适当调整。Lee等认为,随着晚期头颈部鳞癌患者采用同步放化疗后生存率的改善,应更注意远处转移对患者生存率的影响。该作者为减少远处转移,在同步放化疗后再给予4周期的辅助化疗。因治疗毒性大,3例患者死亡,该辅助化疗模式的可行性和疗效应作进一步评估。

15.3 同步放化疗

放疗和化疗的综合治疗的进展,使高危患者获益更多。近年来多项前瞻性临床随机试验表明,同步放化疗（concurrent chemoradiotherapy,concomitant chemoradiotherapy）可显著提高中晚期口腔颌面-头颈部肿瘤患者的无病生存率和总生存率,保存患者的器官功能和生存质量。最近的2项Meta分析结果也支持上述结论。据9615例头颈部患者同步放化疗相比单放疗患者的meta分析,同步放化疗患者5年绝对生存率上升6.5%±1%（$p<0.0001$）;局部区域控制率上升9.3%±1.2%（$p<0.0001$）;远处转移率下降2.5%±1.2%（$p<0.004$）。同时,研究也表明,同步放化疗患者的不良反应严重,患者生活质量差,导致依从性不高。据Cooper等报道,放化疗比单放疗显著增加严重晚期并发症的发生率,约10%患者死亡。关于术后化疗影响放疗的依从性,据Bernier报道,3个疗程化疗后,仅51%的患者推迟或延长放疗时间。

目前,应用同步放化疗治疗无法手术的晚期头颈癌的报道越来越多。头颈部肿瘤临床实践指南（NCCN 2009年中国版,NCCN 2011年英文版）提出对可以手术切除的中晚期患者（T2晚、T3和部分T4病变）建议先采用放疗或同步放化疗;对不能手术切除的晚期病变,体力状态评分PS 0~1分的患者,建议同步放化疗或诱导化疗继之同步放化疗。大量的临床研究结果认为,同步放化疗对提高肿瘤局部控制率的作用比较肯

定,同时显示对改善总生存率有一定的优势。因此,同步放化疗已成为口腔颌面-头颈部肿瘤一种重要和看好的治疗手段。同步放化疗的局部疗效常用实体瘤疗效评价标准1.0版评价近期疗效,分为完全缓解（complete remission,CR）、部分缓解（partial remission,PR）、稳定、进展,其中CR加PR为有效率。

15.3.1 同步放化疗的理论依据

放疗与化疗同时进行的目的是使两者产生叠加或协同效应,其理论依据为:①化疗药抑制放射后肿瘤细胞亚致死性损伤或潜在致死性损伤的修复,并减少肿瘤细胞在疗程中出现的加速增殖。②化疗药物与放射线对乏氧细胞和作用的细胞时相不同,两者作用于不同肿瘤细胞亚群;化疗药物调整了肿瘤细胞生长周期,提高了放射敏感时相的细胞比例;已发现,化疗药物促使肿瘤细胞由G0期进入对治疗敏感的细胞循环周期。③化疗药物本身杀伤肿瘤细胞,缩小肿块、改善血液供应,提高了肿瘤的放射敏感性和化学敏感性,并抑制耐化疗或耐放疗肿瘤细胞亚群出现;因为DNA修复基因扩增,细胞内自由基清除剂合成增加,对放疗耐受的S相细胞增加,某些致癌基因激活,肿瘤微循环改变以及肿瘤体积过大等原因,癌细胞可对放疗产生耐受。④有些化疗药又是放射增敏剂,起放疗增敏作用。⑤杀灭远处转移亚临床灶。⑥通过放疗,使肿瘤减负荷,提高了化疗药的局部浓度。

15.3.2 单药化疗与同期放射治疗晚期头颈部癌

文献报道同步放化疗应用的化疗药物主要有泰素、5Fu、顺铂、羟基脲、博莱霉素、氨甲蝶呤、长春新碱、阿霉素和健择等,可单一用药,或联合用药。单药同期放化疗常用的化疗药物有如下几种。

15.3.2.1 5-Fu

5-Fu有放疗增敏作用,延长药物作用时间至48h,随后给予放疗,其增敏作用最为显著。临床试验表明,24h连续静滴的效果优于一次性注射。Lo等对晚期头颈鳞癌以静脉推注5-Fu联合放疗,发现局部控制率和生存率均显著提高,尤其对口腔癌和口咽癌的效果更好。

Byfield等进行的I期试验中,静滴5Fu20~30mg/(kg·d)连续5天,同期放疗250cGy/d,连续4d,隔周重复,共进行5个周期,放疗剂量50Gy。结果9/12例IV期患者和1/2 II期患者获CR。黏膜炎与剂量呈正相关,5Fu的推荐剂量为25mg/(kg·d)。

15.3.2.2　顺铂（CDDP）

顺铂是治疗头颈癌最为常用的药物,放疗联合顺铂治疗晚期头颈癌显示出令人鼓舞的效果。通常在放疗期间给予大剂量顺铂($100mg/m^2$,隔3周重复,连续3个周期)治疗。但Watkins等对96例III-IV期头颈部癌患者行同步放化疗(常规放疗加低剂量顺铂每周1次)。经中位随访40个月(范围8~68个月),22例局部区域性复发,5例局部复发和远处转移,14例远处转移,4年局部控制率48%,4年总生存率58%,疗效良好,毒性可耐受。

15.3.2.3　卡铂

Eisenberger等以卡铂联合放疗对29例晚期头颈癌的治疗结果为,CR为52%,中位生存期为12个月。推荐剂量为 $100mg/m^2$,隔3周重复,连续3个周期。Fesneau等对77例III-IVA头颈部鳞癌采用同步化疗(常规放疗70 Gy/35次加卡铂 $70mg/m^2$)。主要急性治疗毒性为3~4度黏膜炎(62%),2例患者死亡。经中位随访22.8个月,3年局部控制率和总生存率分别为33.1%和41.9%。

15.3.3　放疗同期的多药化疗

大多数临床研究报道采用多药化疗联合放疗。

15.3.3.1　以顺铂为主的多药同步放化疗

顺铂为主的多药同步放化疗方案有多种,如顺铂+5-Fu+放疗,VCR+BLM+MTX+放疗等。Taylor等以顺铂+5-Fu+放疗方案治疗78例III期、IV期头颈癌患者,第1天顺铂 $60mg/m^2$ 静滴+5Fu $800mg/m^2$ 静滴24h,连续5d,第1~5天放疗2Gy,休息1周为1个周期,共进行7个周期。治疗结束后6周,45例(63%)病变消失,27例(37%)部分消退。5年无进展生存率为60%,总生存率为43%。此方案对舌癌和声门型喉癌效果最好。Katori等对77例不可手术的III-IV期头颈部鳞癌采用同步放化疗(放疗70Gy,同步化疗采用顺铂 $60mg/m^2$,d2;5-Fu $600mg/$

m^2 ,24h滴注,d1-5;MTX $30mg/m^2$,d1,LV $20mg/m^2$,d1-5)。3度及以上治疗毒性为:黏膜炎39%、白细胞总数低下34%、中性粒细胞低下30%。经随访,总治疗有效率94%(72/77),79%(66/77)的原发灶CR,85%(44/55)的颈部CR,病理转阴率(CR)71%(55/77),3年生存率73%,取得良好疗效。但Franchin等的研究表明,在CDDP+放疗方案中,加入5-Fu未能显著延长患者的生存期。

15.3.3.2　以泰素（Taxol）为主的多药同步放化疗

已证明泰素对复发及转移性头颈癌有效,对放疗也有增敏作用,近年来多用于联合放化疗方案中。Brockstein等用 Taxol+5Fu+Hu+超分割放疗(放疗每天2次,每次1.5Gy)方案治疗55例晚期头颈癌患者,静滴泰素 $20mg/m^2$,连续5d,5Fu $600mg/m^2$ 连续滴注120h;同时口服Hu 500mg,每天2次,连续11次。结果70%患者获CR,中位随访期28个月,中位无进展生存期为9.5个月,2年生存率达32%。多数患者能够很好耐受这一方案。Choe等回顾性分析41例III-IV期术后头颈部癌患者同步放化疗前加辅助化疗(泰素和卡铂,25例)或不加辅助化疗(16例)的疗效。经中位随访72个月,加辅助化疗组无局部区域复发和远处转移,不加组各有2例局部区域复发或远处转移;5年局部复发率分别为0%和28.9%($p=0.0074$)。Chougule等对43例晚期头颈部癌(III期12例、IV期31例)采用同步放化疗(常规放疗(66~72)Gy/(7~8)周,泰素 $60mg/m^2$ 加卡铂,每周1次,共8次),治疗后65%的患者获CR,26%获PR。经中位随访49个月,肿瘤局部复发率26%,远处转移率21%。治疗毒性:37例(90%)发生严重黏膜炎,其中13例需要住院治疗。

15.3.3.3　动脉灌注放化疗

除了放疗药物经静脉滴注外,也有经颞浅动脉逆行插管作动脉灌注的方法。如Kitagawa等第1天颞浅动脉灌注吡柔比星(THP-ADM) $20mg/m^2$,第2~6天灌注5Fu 250mg/d,连续滴注120h,第7天灌注顺铂2h(每疗程平均剂量368mg)。化疗2个疗程,同期放疗每周5d,每次1.8~2Gy,结果85.7%(12/14)完全缓解、2例部分缓解,总有效率为100%。Mitsudo 等对30例T3-4头颈部鳞癌采用颞浅动脉灌注化疗(泰素 $60mg/m^2$,顺铂 $150mg/m^2$)同步放疗60Gy/6周。经中位随访49.7个月(范围36~90个月),结果100%患者获CR,1、2、

3年局部控制率为83.3%、79.9%和73%；1、2、3年生存率为96.7%、83.1%和70.2%，疗效良好，但3~4度口腔黏膜炎和3度吞咽困难发生率高达66.7%。Nibu等对33例上颌窦鳞癌采用术前放疗30~40Gy同步动脉灌注5Fu和顺铂，然后手术加术后放疗（无颅底侵犯）或同步放化疗（有颅底侵犯）。5年生存率结果：T3患者为86%，T4患者67%，疗效良好。

15.3.3.4 靶向药物联合化疗提高同步放化疗的疗效

靶向药物联合放化疗以提高疗效已为临床上所接受。Cohen等对69例局部晚期头颈部癌采用表皮生长因子（EGFR）受体抑制剂吉非替尼（gefitinib）联合诱导化疗加同步放化疗（吉非替尼每天250mg，使用2年），经中位随访3.5年，90%患者获CR，4年总生存率、无进展生存率和疾病相关生存率分别为74%、72%和89%。作者认为该治疗模式在CR率和生存率方面具有优势，更适合EGFR高表达、预后差的局部晚期头颈部癌。

15.3.4 临床研究结果

15.3.4.1 前瞻性同步放化疗的研究结果

虽然一些研究表明同步放化疗比单用放疗获得令人鼓舞的肿瘤消退率，但达到明显提高局部控制率、生存率和减低远处转移率的前瞻性研究结果还比较少，也有阴性结果的报告。Shanta等报道157例口腔癌的前瞻性研究结果，放疗组的肿瘤完全消退率和5年生存率为19%和24%，放疗联合博莱霉素为79%和66%，同步放化疗组明显优于放疗组。美国北加州协作组（NCOG）Fu等报道的前瞻性研究结果类似，共有96例头颈部恶性肿瘤进入研究，放疗组的肿瘤完全消退率和3年生存率分别为45%和25%；同步放化疗组为67%和48%，同步放化疗组明显优于放疗组。欧洲（EORTC）22931和美国（RTOG）9501课题关于晚期头颈部鳞癌术后单放疗与同步放化疗的研究结果显示，对于切缘阳性及淋巴结包膜外受侵犯的患者，术后同步放化疗可提高总生存率、可降低局部失败率42%、降低治疗后失败风险23%，但增加治疗毒性34%~77%（有4例患者死亡）。

但Argiris等的同步放化疗前瞻性临床研究的结果为阴性。该作者对III-IV期头颈部癌术后的76例高危患者（手术病理：3只及3只以上淋巴结转移、淋巴结包

膜外侵犯、神经或血管侵犯、切缘阳性）随机进入术后放疗组（36例）和术后放疗同步化疗组（卡铂100mg/m²每周1次，36例）。经中位随访5.3年，单术后放疗组2年和5年无病生存率分别为58%和49%；术后同步放化疗组分别为71%（p=0.27）和53%（p=0.72）；单术后放疗组2年和5年总生存率分别为51%和41%；术后同步放化疗组分别为74%（p=0.04）和47%（p=0.61）。统计学处理2组未见明显差异（2年总生存率除外）。作者认为此结果表明加卡铂同步术后放疗对患者的生存率未见明显益处，病例数不足可能是影响统计学差异的因素。Vermund等报道的222例头颈部恶性肿瘤前瞻性研究同样得到阴性结果。放疗组的肿瘤完全消退率、5年局部控制率和5年生存率分别为58%、58%和42%；同步放化疗组分别为63%、53%和38%，两者无显著性差异。

关于影响同步放化疗疗效的因素，Taguchi等分析101例晚期头颈部鳞癌同步放化疗的疗效影响因素，发现原发肿瘤的可切除性和肿瘤病理学分化程度是显著影响患者生存率的预测因素；原发肿瘤的T分期和病理学分化程度显著影响器官保存。该作者认为，同步放化疗可改善不可切除的晚期患者及病理学低分化患者的器官保存和生存率。

15.3.4.2 术后同步放化疗的临床研究结果

美国放射治疗协作组R95-01随机研究选定有2个或以上淋巴结受侵、切缘阳性或肿瘤包膜外受侵的患者接受标准术后放疗或相同的放疗加同步顺铂治疗，剂量为100mg/m²，每3周1次，共3次。结果表明，同步顺铂化疗组局部区域控制率和无病生存率都有显著提高，但总体生存率没有差异；而欧洲癌症研究和治疗组织（EORTC）对有淋巴结包膜侵犯、切缘阳性、多个阳性淋巴结（无包膜外受侵）、血管／淋巴管／神经周围侵犯、血管内瘤栓、原发肿瘤T4a及具有IV区淋巴结阳性患者进行同步顺铂化疗与术后放疗的对比研究，结果同步顺铂化疗患者的生存率和其他疗效指标均优于单术后放疗。欧洲随机临床试验有几种顺铂的使用方案（例如每周50 mg，静脉滴注或每天6mg/m²），但大多数医疗中心采用高剂量顺铂治疗（每3周100 mg/m²）。为了更好地定义不良预后因素，对该2个临床研究的预后因素和治疗结果进行了综合分析，分析证明，肿瘤淋巴结包膜外侵犯和（／或）切缘阳性的患者都推荐进行同步术后放化疗；对于仅有多个淋巴结受侵，而没有包膜外受侵或其他不良预后因素的患者推荐进行术后放疗；但是否

进行同步放化疗可根据临床判断。

Fan等对201例晚期舌体癌3年生存率进行回顾性研究,结果发现,舌鳞癌有淋巴结包膜外侵犯术后放疗的3年无复发生存率为15%,而加术后同步放化疗提高至48.2%。术后同步放化疗明显改善淋巴结包膜外受侵患者的3年生存率($p=0.038$),但不能明显改善无淋巴结包膜外受侵患者(包括多淋巴结转移和癌细胞分化程度)的3年生存率($p>0.05$)。该作者认为,淋巴结包膜外受侵是术后同步放化疗的绝对适应证。

15.3.5 治疗毒性

临床同期化放疗治疗模式在显示良好疗效的同时,也显示治疗毒性的严重性。与放疗组相比,放化联合组常常有严重的不良反应,联合用药比单一用药的不良反应更大。如Bachaud等报道顺铂加放疗组与放疗组的严重黏膜炎发生率分别为21%和9%;同步放化疗组23%有严重恶心、呕吐、10%白细胞下降;有些患者还可发生严重皮肤反应或全身虚弱,不得不中止放射治疗。Choe等对166例放疗后复发或二原发的头颈部癌行同步放化疗(放疗剂量66Gy)。经中位随访53个月,2年局部控制率、总生存率和无病生存率分别为50.7%、20.8%和19.9%。有3例(19.9%)患者因治疗相关毒性死亡。作者因此建议该治疗技术限用于仔细选择的患者。Lee等对32例局部晚期头颈部癌行同步放化疗(放疗剂量70Gy/35次,化疗为每周顺铂$20mg/m^2$,5Fu $750mg/m^2$),经随访,17例(41%)获CR,16例(50%)获PR;12例(38%)发生3度急性治疗毒性,其中3度口腔黏膜炎5例(16%);1年和2年总生存率分别为81%和76%,1年和2年无进展生存率分别为69%和66%,表明该方法有效,但治疗毒性也明显增加。放疗加氨甲蝶呤联合应用组还发现软组织水肿、纤维化和骨坏死等晚期不良反应发生率上升;放疗加顺铂组可能产生不可逆听力障碍。我们(1994)用豚鼠模拟临床同期放疗和顺铂化疗的研究发现,内耳区放疗50Gy加顺铂组产生的听力脑干反应(auditory brainstem response,ABR)阈上升和内耳毛细胞损伤缺失数的严重程度达到单放疗70Gy组的水平,证明联合组可能使听力功能损害加重。Machtay等分析美国放疗组(RTOG)91-11、97-03和99-14三个课题资料,研究局部晚期头颈部鳞癌采用同步放化疗患者晚期严重治疗毒性的相关因素。晚期严重治疗毒性的定义为:3~4度晚期咽喉毒性;和(/或)需要鼻饲管2年及2年以上;和(/或)3年内治疗毒性相关死亡。结果发现,230例患者中,有99例(43%)伴有晚期严重治疗毒性;相关影响因素为:老年($p=0.001$),晚T分期($p=0.0036$),喉/下咽部原发癌($p=0.0041$),同步放化疗后颈部淋巴结清扫手术($p=0.018$)。

总之,同期化放疗治疗模式在治疗晚期口腔颌面-头颈部肿瘤中的价值已经出现,特别是能提高肿瘤的局部控制率,但是否对患者的生存率有提高,尚有待于今后大数量病例组前瞻性临床研究的结果。为了进一步提高同步放化疗的疗效,今后应继续探索好的联合顺序,并寻求对头颈部恶性肿瘤疗效更好的新药。如放化疗顺序或交替进行,可能使患者耐受更好;药物持续小剂量滴注可能比静脉注射更好。此外,随着一些新技术,如药物敏感性预测技术、疗效早期预报技术的发展和完善并进入临床实用,将完全有可能使放化疗同时应用既获得协同疗效,又避免了严重不良反应的发生。

15.4 影响化疗疗效的因素和有待解决的问题

15.4.1 影响化疗疗效的因素

尽管化疗药物临床应用以来疗效有了明显提高,但是能够通过化疗治愈的口腔颌面-头颈部肿瘤为数不多。究其影响化疗疗效的原因有药物本身、患者机体和肿瘤三个方面:①化疗是把双刃剑,其细胞毒作用使其在杀灭肿瘤细胞的同时也对正常组织细胞造成损伤,限制药物疗效的发挥;此外,化疗药物按照一级动力学的规律杀灭肿瘤细胞,从理论上不可能达到杀灭所有肿瘤细胞的目的。②肿瘤细胞在同一群体中存在不同时相和异质性,对不同药物甚至同一种药物的敏感性不同,甚至耐药(称为天然抗药性);此外,多次化疗后肿瘤细胞可以产生获得性抗药性,即多药耐药现象(MDR)。肿瘤局部的毛细血管网较正常组织少,加上放疗后肿瘤局部的毛细血管及血供明显减少,影响化疗药物的渗透和与肿瘤细胞的接触而降低疗效。③患者全身状况、重要脏器功能以及严重的不良副作用等,使化疗使用的剂量强度、疗程打了折扣,甚至化疗终止。

15.4.2　有待解决的问题

（1）"诱导化疗加根治性放疗"是否能替代"根治性手术加术后放疗"治疗晚期可手术的头颈部鳞癌?

"诱导化疗加根治性放疗"与"根治性手术加术后放疗"的比较研究,主要集中在晚期喉癌和下咽癌中。按根治性手术的治疗原则,患者多需行喉全切术,结果患者失去语言功能,生存质量很差。诱导化疗加根治性放疗的目的是为保留喉,即通过2~3个周期的诱导化疗后行根治性放疗,其疗效达到根治性手术加术后放疗的疗效,使患者的喉功能得以保留。美国退伍军人喉癌协作组报道一项晚期喉癌的随机性研究结果,该喉癌协作组对局部晚期、可手术的喉癌采用顺铂联合5Fu的诱导化疗2~3个周期,经随访,总有效率超过80%,其中CR率40%,随后的根治性放疗使肿瘤治愈,3年生存率68%,其疗效基本上与"全喉切除术加术后放疗"相同,大部分患者保留了喉功能。有关下咽癌也有相类似的报道。如Lefebvre等的随机性研究对晚期可手术的下咽癌采用铂类为主的诱导化疗后行根治性放疗,同样获得与根治性手术加术后放疗的相同的疗效。目前虽然对诱导化疗的确切疗效评价尚有争议,但根治性放疗的作用是非常明确和无争议的,尤其在现代放疗进入三维适形调强放射治疗后,疗效进一步得到提高,而正常组织的放疗并发症大大下降。

（2）诱导化疗能否进一步提高同步放化疗的疗效

多数文献表明,诱导化疗对晚期头颈部鳞癌患者总的疗效和预后影响不大,但诱导化疗联合同步放化疗有希望提高局部控制率、改善预后。诱导化疗联合同步放化疗后,治疗毒性的增加,是限制该治疗模式推广应用的关键。如Mencoboni等报道29例晚期头颈部鳞癌采用2周期诱导化疗（泰素75mg/m^2,顺铂75mg/m^2,间隔21d）,随后行同步放化疗（放疗加泰素33mg/m^2,每周1次）。该治疗的肿瘤局部控制率为90%,但治疗毒性大,有6例（18%）未完成整个治疗方案。Ready等对35例晚期头颈部癌患者先用每周1次泰素和卡铂的6周诱导化疗,然后行同期放化疗（放疗剂量66~72Gy,同期化疗为每周1次泰素和卡铂）,经随访,3年总生存率67%,其中鳞癌为84%;有18例经原发灶活检,其中的17例肿瘤完全消失。因治疗强度大,全组有2例死亡,故作者认为应仔细对患者加以选择和密切观察。Barone等给35例III-IV期头颈部鳞癌（70%患者的肿瘤不可切除）2周期诱导化疗（顺铂100mg/m^2,泰素175mg/m^2,间隔21d）,然后行同步放化疗（常规放疗70Gy,顺铂30mg/m^2,每周1次）,经随访,肿瘤局部区域控制率为51%,2年和3年生存率分别为30%和25%。治疗毒性:3~4度白细胞低下发生率4%、3度黏膜炎发生率21%。Adelstein等对74例晚期头颈部鳞癌患者2周期诱导化疗（泰素75mg/m^2,d1,顺铂100mg/m^2,d1,5-Fu1000mg/m^2,d1~4,间隔21d）,后行同步放化疗（加速超分割同步小野放疗,顺铂100mg/m2化疗,d2,d22）。一项以上3~4度治疗毒性发生率在诱导化疗为85%,在同步放化疗为91%;诱导化疗和同步放化疗期间各死亡2例。共有50例（68%）患者完成整个治疗方案。经中位随访36个月（范围14~50个月）,2年和3年总生存率分别为70%和64%;2年和3年无进展生存率分别为66%和61%。因此,疗效是否确切提高和患者对治疗毒性是否耐受是2个至今悬而未决的问题,最终的结论尚需要下一步大数量的前瞻性临床研究结果。

（王中和）

参 考 文 献

1 邱蔚六.中国口腔颌面部肿瘤学进展50年.中华口腔医学杂志,2002,57（3）:161-164

2 王中和.肿瘤放射治疗临床手册.上海:世界图书出版公司,2007

3 胥彬,许建华.抗癌药物与肿瘤化学治疗进展.北京:科学出版社,2001

4 曹世龙.肿瘤学新理论与新技术.上海:上海科技教育出版社,1997

5 邱蔚六.口腔颌面外科理论与实践.北京:人民卫生出版社,1998

6 Lefebvre JL, Chelvalier D, Luboinski B, et al. For the EORTC Head and Neck Cancer Cooperative Group. Larynx preservation in hypopharynx squamous cell carcinoma: preliminary results of a European Organization for Research and Treatment of Cancer phase III trial. J Natl Cancer Inst, 1996, 88: 90-899

7 Wolf GT, Forestiere A, Ang KK, et al. Workshop report: organ preservation strategies in advanced head and neck cancer. Head Neck, 1999, 21:689-693

8 Zakotnik B, Smil L, Budihna M, et al. Concomitant radiotherapy with mitomycin C and bleomycin compared with radiotherapy alone in inoperable head and neck cancer: final report. Int J Radiat Oncol Biol Phys, 1998 ,41:1121–1127

9 Brownurn GP, Hodson DI, Mackenzie RJ, et al. Choosing a concomitant chemotherapy and radiotherapy regimen for squamous cell head and neck cancer: a systematic review of the published literature with subgroup analysis. Head Neck, 2001 , 23:579–589

10 Bachaud JM, David JM, Boussin G, et al. Combined postoperative radiotherapy and weekly cisplatin infusion for locally advanced squamous cell carcinoma of head and neck: preliminary report of a randomized trial. Int J Radiat Oncol Biol Phys, 1991,20:243–246

11 Bernier J, Domenge C, Eschwege F, et al. Chemo-radiotherapy, as compared to radiotherapy alone, significantly increases diseases–free and overall survival in head and neck cancer patients after surgery: results of EORTC phase in trial 22931. J Natl Cancer Inst, 1999,91:2081–2086

12 Chitapanarux I, Lorvidhaya V, Tharavichitkul E, et al. A phase II study of docetaxel and carboplatin with concurrent radiation therapy for locally advanced head and neck cancer. Auris Nasus Larynx, 2011,38:108–113

13 Vokea EE, Awan AM, Weichselbaum RR. Radiaotherapy with concomitant chemotherapy for head and neck cancer. Hemarol Oncol Clin North Am, 1991,5: 753

14 Fortin A, Caouette R, Wang CS, et al. A comparison of treatment outcomes by radiochemotherapy and postoperative radiotherapy in locally advanced squamous cell carcinomas of head and neck. Am J Clin Oncol, 2008, 31:379–383

15 Argiris A, Karamouzis MV, Johnson JT, et al. Long-term results of a phase III randomized trial of postoperative radiotherapy with or without carboplatin in patients with high-risk head and neck cancer. Laryngoscope, 2008, 118:444–449

16 Nibu K, Sugasawa M, Asai M, et al. Results of multimodality therapy for squamous cell carcinoma of maxillary sinus. Cancer, 2002,94:1476–1482

17 Mitsudo K, Shigetomi T, Fujimoto Y, et al. Organ preservation with daily concurrent chemoradiotherapy using superselective intra-arterial infusion via a superficial temporal artery for T3 and T4 head and neck cancer. Int J Radiat Oncol Biol Phys, 2011,79:1428–1435

18 Lee YJ, Lee CG, Cho BC, et al. Weekly 5–fluorouracil plus cisplatin for concurrent chemoradiotherapy in patients with locally advanced head and neck cancer. Head Neck, 2010, 32:235–243

19 Watkins JM, Zauls AJ, Wahlquist AH, et al. Low–dose weekly platinum–based chemoradiation for advanced head and neck cancer. Laryngoscope, 2010, 120:236–242

20 Fesneau M, Pointreau Y, Chapet S. et al. Concomitant chemoradiotherapy using carboplatin, tegafur-uracil and leucovorin for stage III and IV head–and–neck cancer: results of GORTEC Phase II study. Int J Radiat Oncol Biol Phys, 2010,76:154–163

21 Cohen EE, Haraf DJ, Kunnavakkam R, et al. Epidermal growth factor receptor inhibitor gefitinib added to chemoradiotherapy in locally advanced head and neck cancer. J Clin Oncol, 2010, 28:3336–3343

22 Choe KS, Salama JK, Stenson KM, et al. Adjuvant chemotherapy prior to postoperative concurrent chemoradiotherapy for locoregionally advanced head and neck cancer. Radiother Oncol, 2010,97:318–321

23 Taguchi T, Tsukuda M, Mikami Y, et al. Treatment results and prognostic factors for advanced squamous cell carcinoma of the head and neck treated with concurrent chemoradiotherapy. Auris Nasus Larynx, 2009, 36:199–204

24 Machtay M, Moughan J, Trotti A, et al. Factors associated with severe late toxicity after concurrent chemoradiation for locally advanced head and neck cancer: an RTOG analysis. J Clin Oncol, 2008, 26:3582–3589

25 Chougule PB, Akhtar MS, Rathore R, et al. Concurrent chemoradiotherapy with weekly paclitaxel and carboplatin for locally advanced head and neck cancer: Long–term follow–up of a Brown University Oncology Group Phase II Study (HN–53). Head Neck, 2008, 30:289–296

26 Katori H, Tsukuda M, Taguchi T. Analysis of efficacy and toxicity of chemotherapy with cisplatin, 5–fluorouracil, methotrexate and leucovorin (PFML) and radiotherapy in the treatment of locally advanced squamous cell carcinoma of the head and neck. Cancer Chemother Pharmacol, 2007, 59:789–794

27 Salama JK, Haddad RI, Kies MS, et al. Clinical practice guidance for radiotherapy planning after induction chemotherapy in locoregionally advanced head–and–neck cancer. Int J Radiat Oncol Biol Phys, 2009, 75:725–733

28 Prestwich RJ, Oksuz DC, Dyker K, et al. Feasibility and Efficacy of Induction Docetaxel, Cisplatin, and 5–Fluorouracil Chemotherapy Combined with Cisplatin Concurrent Chemoradiotherapy for Nonmetastatic Stage IV Head–and–Neck Squamous Cell Carcinomas. Int J Radiat Oncol Biol Phys, 2011, 81 : e237–e243

29 Mencoboni M, Grillo–Ruggieri F, Salami A, et al. Induction chemotherapy in head and neck cancer patients followed by concomitant docetaxel–based radiochemotherapy. Eur J Cancer Care(Engl), 2011, 20:503–507

30 Boscolo–Rizzo P, Gava A, Marchiori C, et al. Functional organ preservation in patients with locoregionally advanced head and neck squamous cell carcinoma treated by platinum–based multidrug induction chemotherapy and concurrent chemoradiotherapy. Ann Oncol, 2011, 22:1894–1901

31 Adelstein DJ, Moon J, Hanna E, et al. Docetaxel, cisplatin, and fluorouracil induction chemotherapy followed by accelerated fractionation/concomitant boost radiation and concurrent cisplatin in patients with advanced squamous cell head and neck cancer: A Southwest Oncology Group phase II trial (S0216). Head Neck, 2010, 32:221–228

32 Paccagnella A, Mastromauro C, D'Amanzo P, et al. Induction chemotherapy before chemoradiotherapy in locally advanced head and neck cancer: the future? Oncologist, 2010, 15 Suppl 3:8–12

33 Vokes EE. Induction chemotherapy for head and neck cancer:

15

recent data. Oncologist, 2010, 15 Suppl 3: 3–7

34 Schultz JD, Bran G, Anders C. et al. Induction chemotherapy with TPF (Docetaxel, Carboplatin and Fluorouracil) in the treatment of locally advanced squamous cell carcinoma of the head and neck. Oncol Rep, 2010, 24: 1213–1216

35 Barone C, Grillo R, Dongiovanni D. et al. Induction chemotherapy followed by concurrent chemoradiotherapy in advanced head and neck squamous cell carcinoma. Anticancer Res, 2008, 28N: 1285–1291

36 Salama JK, Stenson KM, Kistner EO, et al. Induction chemotherapy and concurrent chemoradiotherapy for locoregionally advanced head and neck cancer: a multi-institutional phase II trial investigating three radiotherapy dose levels. Ann Oncol, 2008, 19: 1787–1794

37 Choe KS, Salama JK, Stenson KM, et al. Adjuvant chemotherapy prior to postoperative concurrent chemoradiotherapy for locoregionally advanced head and neck cancer. Radiother Oncol, 2010, 97: 318–321

38 Rosenthal DI, Harris J, Forastiere AA, et al. Early postoperative paclitaxel followed by concurrent paclitaxel and cisplatin with radiation therapy for patients with resected high-risk head and neck squamous cell carcinoma: report of the phase II trial RTOG 0024. J Clin Oncol, 2009, 27: 4727–4732

39 Lee KC; Lee SH, Lee Y, et al. Prospective pilot study of consolidation chemotherapy with docetaxel and cisplatin after concurrent chemoradiotherapy for advanced head and neck cancer. Int J Radiat Oncol Biol Phys, 2008, 71: 187–191

16 放疗联合基因-靶向治疗与个体化治疗
Chapter 16　Targeting Gene Therapy & Personalized Radiotherapy

16

癌症的个体化医疗（personalized medicine for cancer）是通过患癌个体基因信息的检测，指导临床开具针对该肿瘤个体的"基因治疗处方"，以获最佳抗癌疗效，并尽可能避免不良反应。肿瘤分子生物学的进展已为肿瘤的放射治疗从分子水平解释来加以认识提供了理论依据；同时，放射治疗技术已渗透到基因靶向治疗中去，并通过药物基因组学的研究，使用有选择性作用靶点的靶向药物，为肿瘤的个体化医疗带来新的希望和前景。

16.1　放疗联合的基因治疗

放射治疗是当前治疗恶性肿瘤的主要手段之一，但放疗后肿瘤未控、复发、远处转移及正常组织放射损伤仍是面临的难题。近年来，放射治疗技术渗入到基因治疗中去，为肿瘤基因治疗带来新的活力。有机地将基因治疗与放射治疗结合起来的基因–放射治疗（gene-radiotherapy）是今后的希望所在。

基因治疗的关键技术是基因转移，包括治疗基因的选择、基因导入系统的选择、治疗基因的高效靶向表达及对此表达的调控。而导入系统是基因治疗的核心技术，是基因治疗是否能够进入临床的关键之一，因而始终是基因治疗研究的重点和难点。

当前基因–放射治疗比较有前途的有放疗联合细胞因子基因治疗、放射调控转移基因体内表达、放射诱导基因治疗、促进分子化疗（自杀基因治疗）、放射提高基因靶向转移效率、基因治疗提高肿瘤细胞放射敏感性等。下面分别予以介绍。

16.1.1　放疗–细胞因子基因疗法

细胞因子不仅有调节宿主对肿瘤的免疫应答作用，而且有直接杀伤癌细胞的效应。细胞因子基因疗法是通过靶细胞，如TIL、LAK细胞等转移细胞因子基因如白细胞介素类（常用为IL-2、IL-4、IL-6、IL-12等）、干扰素类（α、β、γ-IFN）、肿瘤坏死因子（TNF）和集落刺激因子（CSF），使这些因子在肿瘤局部高浓度释放，加强对肿瘤细胞的杀伤作用。

放射治疗会造成机体免疫抑制，特别是参与机体抗肿瘤免疫的NK细胞、Tc等细胞的减少和抑制将对患者造成明显不利的影响。我们的一项研究表明，放疗患者放疗后T细胞亚群有十分明显的变化，表现为T3和T4明显下降，T4/T8倒置比例上升，有些患者放疗造成的T

细胞免疫抑制作用可持续到放疗后6～10个月甚至更长时间。机体抗肿瘤免疫力这种持续性下降可能与放疗后肿瘤复发有关。

放疗与IL-2、IFN、TNF等细胞因子联合应用已取得较好的抗瘤效果。细胞因子基因药物对减轻放疗对机体抗肿瘤免疫的抑制,对提高抗瘤效应、减少肿瘤复发和转移有重要价值,而放射治疗具有快速杀瘤效应,降低机体瘤负荷,改善肿瘤的局部免疫微环境,从而明显增强细胞因子基因治疗的疗效。放射还诱导了大量与放射反应有关的基因表达,如TNF-α、bFGF、转换生长因子TGF-α等能调节放射敏感性的细胞因子和生长因子。

我们研究了腺病毒载体AdmIL-12基因治疗联合放射治疗协同抗小鼠肝癌(肿瘤局部单次放射20Gy),使50%的小鼠肝癌完全消失,疗效明显优于两者单独应用。联合组肿瘤全消的小鼠再接种瘤细胞行再攻击试验也不能成瘤。基因治疗联合放疗组小鼠血清和脾细胞IFN-γ水平显著提高,并诱导产生特异性的限制性T杀伤细胞(CTL)活性;免疫组化分析发现瘤内有大量的CD4$^+$、CD8$^+$淋巴细胞浸润。而单独治疗组均未见淋巴细胞明显浸润。淋巴细胞的大量浸润有利于IL-12免疫调节作用的发挥,单次放射20Gy可快速杀伤肿瘤细胞,进一步降低瘤负荷,从而改善机体抗瘤免疫水平。

16.1.2 抑癌基因治疗与肿瘤放射治疗

抑癌基因(tumor suppressor gene)指正常细胞内存在的、能抑制细胞转化和肿瘤复发的一类基因群,目前已分离克隆的抑癌基因有几十种之多。与肿瘤放射敏感性有关的抑癌基因如Rb、p53、p16、ras等,对于正确制定肿瘤放射治疗方案、预测疗效和评价预后均有重要意义。此外,应用抗癌基因治疗来抑制肿瘤生长、提高肿瘤细胞的放射敏感性、增强患者的抗肿瘤免疫力来辅助放疗前景也看好。

如p53基因,大约50%的人类肿瘤,包括肝癌、食管癌、胃癌、大肠癌、乳腺癌、子宫癌等肿瘤中可检测到p53基因的突变,其中70%~80%的大肠癌细胞中发现有p53基因的缺失、点突变或两者并存,50%的肺癌、40%的乳腺癌中有p53基因的突变。在辐射致癌过程中,p53基因的失活可能起重要作用。

关于p53基因突变引起细胞内源性放射敏感性发生改变,一般认为,p53在控制受照射后DNA的损伤修复与凋亡的平衡过程中起"微调"作用,突变型p53基因则相对抗拒放射线对凋亡过程的引导。将正常p53基因导入肿瘤细胞或拮抗异常p53基因的表达,恢复其正常功能,是p53基因疗法的基本策略。

目前p53基因治疗主要方法是:①利用基因转染法将正常的野生型p53基因转染肿瘤细胞,替代其突变的p53基因。Clayman利用野生型p53基因疗法治疗头颈部癌已取得相当好的疗效;Fujiwara利用野生型p53基因疗法治疗小细胞肺癌,使62%以上的肿瘤生长受到抑制,这一方法与放射治疗结合,将进一步引导癌细胞凋亡,提高放射敏感性,从而大大提高目前肿瘤的放射治疗效果。②用反义技术构建拮抗突变型的p53外显子反义核酸,阻断肿瘤细胞突变型p53基因,此已在急性粒细胞白血病患者中进行Ⅰ期临床研究。③p53基因联合细胞因子基因疗法,外源性p53基因表达不仅抑制了恶性肿瘤细胞的恶性表型,亦有可能用于诱导放射防护以降低正常组织的放射损伤,如野生型p53基因导入肿瘤周围正常组织,增加了放疗的耐受性,从而减少正常组织的放射损伤。

利用抑癌基因疗法对放射治疗不敏感肿瘤细胞提高放射敏感性有潜在应用前景,同时放疗可明显减轻瘤负荷,此为抑癌基因疗法创造了良好的应用空间。

16.1.3 放射诱导的肿瘤基因治疗(2000年,2003年)

近年来,利用可受放射诱导表达的早期生长反应因子-1(early growth response-1,Egr-1)基因启动子来诱导基因治疗已受到关注。这一方法的最大特点是:①诱导调控因素的放射治疗本身具有杀伤肿瘤的作用,这就将放疗与基因治疗有机地结合起来,提高了两者的疗效。②由于放射线的靶向性和可控性,完全实现了使目的基因在肿瘤中高表达和仅在肿瘤中表达的调控机制,提高了基因治疗的安全性和效率。众所周知,不少目的基因在肿瘤内表达有治疗作用,如在正常组织中表达是有害的。③与其他调控机制相比,它可适合多种肿瘤治疗,具有广谱性、简便性,易在临床上推广。如选用肿瘤相关蛋白(AFP、CEA等)基因的顺式元件(如启动子、增强子序列)与相应目的基因构建的转录靶向调控。

此外,利用放射诱导Egr-1基因启动子驱动自杀基因表达来治疗肿瘤的研究工作也取得进展。肿瘤的自杀基因治疗（suicide gene therapy）的治疗优势包括：①它应用先转染后治疗的途径，使整个基因治疗变得相对容易控制。②负选择标记：自杀基因的靶向作用，可以特异性杀伤基因表达细胞；有人形象地称之为“分子手术”（molecular surgery）。③可杀伤多种耐药（MDR）肿瘤细胞。④基因的表达只需将一定量的前药置换成足以杀伤肿瘤细胞的剂量即可，而无需基因的长期表达。⑤有旁观者效应（by stander effect）：只要有10%以上的肿瘤细胞表达自杀基因，就可以杀伤与之紧密邻接的绝大部分甚至全部未表达的肿瘤细胞。放疗联合自杀基因治疗则充分发挥了两者的优势，可明显提高自杀基因的疗效。

我们在采用PCR技术克隆出Egr-1基因启动子，经测序证实后见（图16-1）与报告基因gfp连结，并利用细菌内源重组病毒载体制备出重组腺病毒AdEgr-GFP。肿瘤细胞受感染后给予不同剂量的γ射线照射。检测证实放射可有效调控肿瘤细胞的基因表达。放射诱导GFP表达的时间效应曲线显示放疗后8hGFP阳性表达，比对照组提高2倍（见图16-2），照射后8hGFP表达达到高峰，随后逐渐下降；流式细胞仪检测放射诱导GFP表达的剂量效应结果（见图16-3）显示，放射剂量达8Gy

```
-423  CGCCGACCCG  GAAACGCCAT ATAAGGAGCA GGAAGGATCC CCCGCCGGAA
-373  CAGACCTTAT TTGGGCAGCG CCTTATATGG AGTGGCCCAA TATGGCCCTG
-323  CCGCTTCCGG  CTCTGGGAGG AGGGGCGAGC GGGGGTTGGG GCGGGGGCAA
-273  GCTGGGAACT  CCAGGCGCCT GGCCCGGGAG GCCACTGCTG CTGTTCCAAT
-223  ACTAGGCTTT  CCAGGAGCCT GAGCGCTCGC GATGCCGGAG CGGGTCGCAG
-173  GGTGGAGGTG  CCCACCACTC TTGGATGGGA GGGCTTCACG TCACTCCGGG
-123  TCCTCCCGGC  CGGTCCTTCC ATATTAGGGC  TTCCTGCTTC CCATATATGG
-73   CCATGTACGT  CACGGCGGAG GCGGGCCCGT GCTGTTCCAG ACCCTTGAAA
-23   TAGAGGCCGA TTCGGGGAGT CGCGAGAGAT CCCAGCGCGC AGAACTTGG +26
                              +1(transcription start site)
```

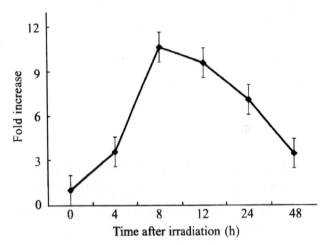

图16-1　449bp长的Egr-1基因启动子片段的DNA序列

图16-2　放射诱导GFP表达的时间效应曲线

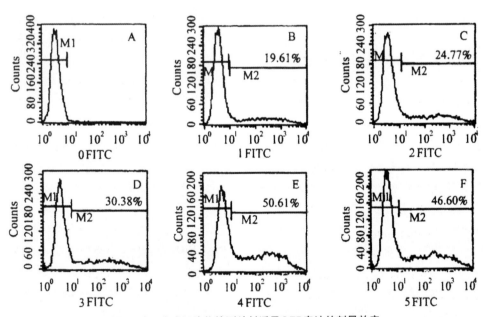

图16-3　流式细胞仪检测放射诱导GFP表达的剂量效应

时GFP表达阳性的百分数比未放射的对照组提高2倍；Western蛋白印迹法（见图16-4）显示，放射剂量15Gy时GFP表达阳性的百分数比未放射的对照组提高20倍；植入MM45T.Li肿瘤细胞的动物瘤内注射AdEgr-GFP后48h，给予不同剂量的γ射线照射，8h后取肿瘤制冰冻切片，荧光显微镜观察GFP表达（呈绿色），结果显示（见图16-5），放射剂量15Gy时GFP表达明显提高。接着我们又成功制备了由pEgr驱动CDglyTK双自杀基因表达的腺病毒载体AdEgr-CD/TK。体外研究表明，γ射线照射明显诱导CDglyTK双自杀基因在肿瘤细胞内的表达，显著增强细胞对5-Fc和GCV的敏感性，细胞相对成活率明显降低（P<0.01）（见图16-6）。体内研究表明，接种肝癌细胞的小鼠瘤内注射AdEgr-CD/TK合并肿瘤局部放疗及腹腔内注射5-Fc+GCV后，其抗瘤效应明显增强，远优于单独用自杀基因诱导治疗或单用放射治疗（见图16-7）。2个月后，30%的种瘤小鼠肿瘤细胞完全消失，且未见全身毒性增加，观察1个月未见肿瘤生长。表明了放射调控CDglyTK双自杀基因的肿瘤靶向

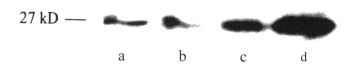

图16-4　Western蛋白印迹法检测放射诱导GFP表达的剂量效应
a. 0Gy；b. 5Gy；c. 10G；d. 15Gy

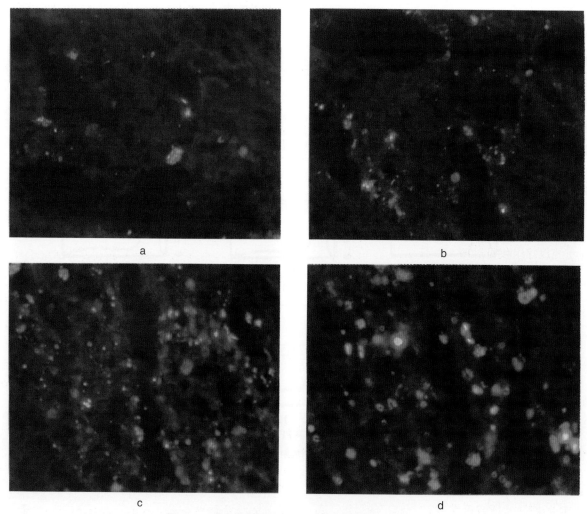

图16-5　荧光显微镜观察GFP表达（呈绿色）结果
a. 0Gy；b. 5Gy；c. 10G；d. 15Gy

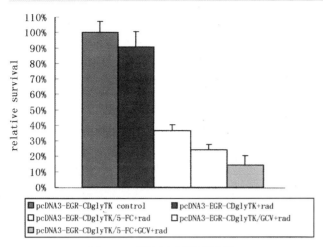

图16-6　细胞相对成活率曲线

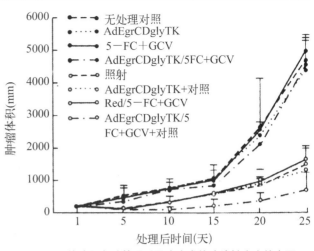

图16-7　单独用自杀基因诱导治疗或单独放射治疗效应图

表达的安全性和有效性(2000年博士生魏道严、2003年硕士生厉兴君参与以上基础研究,在此一并致谢)。

16.1.4　基因治疗放射增敏的研究进展

某些抗癌基因如*AT*(共济失调性毛细血管扩张症)和*Rb*(造血性视网膜母细胞瘤)基因的缺失会引起组织或细胞对放射损伤作用的超敏感性,相反某些癌基因如*ras*和*raf*等基因转染细胞后,能引起细胞对放射的较强耐受性。Rogulski等(1997)在体外研究证明CD/5-Fc和HSV-tk/GCV两种自杀基因治疗均能有效提高肿瘤细胞的放射敏感性的基础上,又进一步完成了体内动物实验。结果发现,放射加5-Fc/GCV组疗效最高,60%肿瘤完全消失并持续至第90d,用5-Fc/GCV组肿瘤消失率为20%,而单纯放疗组仅见肿瘤生长减缓,肿瘤消失率为0,此表明双自杀基因的协同效应进一步增强了肿瘤细胞的放射敏感性。

分子生物学的研究发现*p*53、*p*16、*p*14等抗癌基因的变异、缺失对肿瘤细胞的放射敏感性的影响。利用抗癌基因治疗提高肿瘤细胞的放射敏感性也是近年来基因治疗研究的热点之一。

1995年位于染色体11*q*23的*ATM*(AT Mutated)基因初步克隆成功,为我们展现了更复杂、更富吸引力的研究领域。*ATM*基因大约150kb,含有66个外显子,被认为是唯一的*AT*致病基因,其表达蛋白含有3056个氨基酸组成,分子量347.83ku(350.6 kDa),属于一种PI-3K相关激酶。将利用反义核酸技术抑制*p*53基因可使*AT*成纤维细胞获得正常的DNA合成辐射抗性。*AT*患者由于对射线过于敏感,致使正常组织易受到严重损伤,也增加了诱发医源性(放射诱发)致癌的危险性。这是*ATM*基因的致病性。然而*ATM*基因克隆成功有一个诱人应用前景是可能采用基因治疗手段将其引入放射抗拒肿瘤细胞,使其成为放射敏感细胞来提高放射治疗的疗效。

此外,基因治疗也能使放射抗拒的缺氧肿瘤细胞增加放射敏感性。离体和动物实验表明,且有氧调节作用的磷酸甘油激酶基因在缺氧细胞中表达调节了氧合性,增加了放射敏感性和杀伤。

16.2　放疗联合分子生物靶向治疗

依据已知肿瘤发生中涉及的异常分子和基因,设计和研制针对特定分子和基因靶点的药物,选择性杀伤肿瘤细胞,这种治疗方法称为肿瘤药物靶向治疗。放射治疗是口腔颌面-头颈部鳞癌常用的根治方法之一,但放疗后仍有近半数患者因局部复发导致治疗失败。应用分子生物学靶向调控技术减低颌面-头颈部鳞癌细胞的增殖并提高其放射敏感性,有可能进一步提高颌面-头颈部鳞癌的放射疗效,已成为当今放射生物学的研究热点。

研究证实,药物靶向治疗的效果取决于两个方面:靶向药物的自身特性;肿瘤内是否存在靶向药物作用的分子靶点及其异常状态。因此,肿瘤药物靶向治疗依赖于分子肿瘤学和分子诊断学的密切结合。现已发现的与颌面-头颈部鳞癌预后相关的基因有:表皮生长因子受体（EGFR）、HER2/neu、血管内皮生长因子（VEGF）以及c-KIT等等。

理想的肿瘤靶点具有以下特点：①是一种对恶性表型非常关键的大分子；②在重要的器官和组织中无明显表达；③具有生物相关性；④能在临床标本中重复检测；⑤与临床结果具有明显的相关性。当这些靶点受到干预或抑制时，表达这类靶点的肿瘤患者绝大部分能取得有意义的临床效果，而不表达此类靶点的患者，则基本无效。目前的靶向治疗主要集中在表皮生长因子受体（epidermal growth factor receptor，EGFR）信号通路和血管内皮细胞生长因子（vascular endothelial growth factor，VEGF）信号通路。已研制成功并已开始应用至临床有靶向药物EGFR单克隆抗体Erbitux（C-225，西妥昔单抗）和尼妥珠单抗（Nimotuzumab，泰欣生）等。这两种抗体联合放化疗治疗口腔颌面-头颈部鳞癌得到了较好的疗效。作用于VFGF的受体的广谱血管生成抑制剂恩度（Endostatin）也已在临床进入应用阶段。

16.2.1　表皮生长因子受体（EGFR）的基础研究

16.2.1.1　表皮生长因子受体系统与恶性肿瘤的发展密切相关

EGFRs是一种具有酪氨酸激酶活性的膜表面传感器，在多种人类恶性肿瘤中存在高表达，已明确EGFRs的信号转导与肿瘤细胞的生长、增殖、黏附和转移密切相关。从2000年以来，通过单克隆抗体或酪氨酸激酶抑制剂阻断EGFRs信号转导的靶向治疗研究表明：①阻断EGFRs信号系统可以引起多种肿瘤细胞的增殖抑制，这种抑制和细胞周期G1期的阻滞有关。②EGFRs与癌细胞的血管生成有关，阻断EGFRs可以降低某些癌的血管生成。③EGFRs与一些化疗药物有协同作用，包括CDDP、紫杉醇、CPT-11、拓扑替康。EGFRs及其配体的表达上调可诱导多种蛋白酶的表达，包括多种基质金属蛋白酶、I型和IV型胶原酶、uPA和uPA受体，并刺激肿瘤细胞的迁移和侵袭。

16.2.1.2　表皮生长因子受体的结构

表皮生长因子受体是原癌基因C-erbB-1（HER-1）的表达产物，EGFR基因定位于7p11-13，包含26个外显子，长约为110kb，所编码的蛋白质为I型跨膜酪氨酸蛋白激酶生长因子受体，分子量为170kd。成熟的EGFR含有1186个氨基酸残基，可分为胞外区、跨膜区和胞内区三部分。EGFRs共有6种配体，是表皮生长因子（epidermal growth factor，EGF）、转化生长因子α（TGFα）和amphireguin的唯一受体，EGFRs与其他的C-erbB家族受体共同的配体有betacelluin（BTC）、heparin-bindingEGF（HBEGF）和epiregulin（EPR）。EGFRs与其配体的结合具有高亲和性、可饱和性和特异性。

16.2.1.3　EGFRs信号失调导致细胞恶性转化的机制

正常结构EGFRs的过表达：来源于转录或翻译的上调或基因序列的扩增，与肿瘤的恶性程度（包括侵袭性、复发性、生存率的下降）密切相关。

受体突变，在无配体激活时仍能持续表达：较为常见的突变受体是EGFRVIII，它缺失第6~第273个氨基酸，呈现一种不依赖于配体的酪氨酸激酶活性，提高了细胞的恶性转化能力。在多种恶性肿瘤中都可检测到这种突变。

自分泌所致的过量配体对EGFRs的激活：EGF和TGFα的高表达，尤其是TGFα的高表达可导致细胞恶性转化的上升，TGFα和EGFRs同时高表达与恶性肿瘤的关系更为密切。

16.2.1.4　EGFRs与肿瘤细胞增殖、黏着、侵袭性和血管生成

研究表明EGFRs有促进肿瘤细胞增殖、运动、黏着和侵袭性。EGFRs的酪氨酸激酶活性和自磷酸化作用是细胞运动的始动因素，对乳腺癌细胞系的研究发现肿瘤细胞的EGFRs接受由血管内皮细胞产生的肝磷脂结合表皮生长因子（heparin-binding-EGF，HB-EGF）的刺激信号，诱导细胞黏附分子的表达上升和肿瘤细胞对血管壁黏着力的增强，这增加了肿瘤细胞向血管外区迁移的能力。对另一种MDA-MB-486乳腺癌细胞系的研究表明通过调节MMPs的表达EGFRs可以通过调节E-cadherin和细胞骨架肌动蛋白间的相互作用调节细胞间的黏着力。EGF对EGFs的激活可刺激多种肿瘤细胞黏着力的改变，对EGFRs的竞争性抑制可以阻断这种作用。在对胃癌的研究发现EGFRs及其配体的高表达与肿瘤侵袭浸润的深度以及转移密切相关，对结肠癌的研究发现高转移组人结肠癌细胞系中EGFRmRNA的平均值比低转移组高5倍以上。最新研究发现，EGFRs及其

配体的表达上调可刺激SKBR3细胞的迁移和侵袭,并诱导多种蛋白酶的表达,可影响乳癌细胞的侵袭。头颈部恶性肿瘤细胞的相关研究还比较少。

新生血管的出现是肿瘤生长的关键,有证据表明表皮生长因子受体及其配体在肿瘤的血管生成过程中也起重要作用。TGFα-EGFR可促进血管内皮生长因子(VEGF)的表达,阻断EGFRs的作用可以抑制VEGF的表达,VEGF可介导肝素结合型EGF和血小板源生长因子BB的表达,而后两者的表达可促进血管生成过程所必须的间叶细胞的有丝分裂和趋化作用。

16.2.1.5 EGFRs与恶性肿瘤细胞凋亡

已有的证据表明表皮生长因子受体和肿瘤细胞的凋亡之间存在密切的联系。在培养的多种EGFRs高表达的肿瘤细胞系中EGF具有抑制凋亡的作用,已有多位学者发现阻断EGFRs的功能可以促进肿瘤细胞的凋亡。

由此可以认为表皮生长因子受体系统与恶性肿瘤的生长、转移和凋亡均密切相关,针对EGFRs的抗肿瘤治疗具有很大的研究前景。

16.2.2 阻断EGFRs信号系统的生物靶向治疗抗肿瘤的前景

EGFR在头颈部癌中表达率很高,其与肿瘤的发生发展及预后密切相关。目前,以EGFR为靶点的治疗和针对EGFR信号转导通路的信号转导干预治疗已成为头颈癌治疗的研究热点。这些抗EGFRs酪氨酸激酶的药物能选择性地作用于细胞内的靶目标,阻断EGFRs的功能,抑制肿瘤的进展,可单独应用或与传统抗癌方案联合来治疗肿瘤。

16.2.2.1 肿瘤靶向药物的研制

大多数基因靶向药物通过与特异靶蛋白作用来实现其药理作用的。分子生物学研究表明,许多药物靶点基因的编码具有多态性,药物不良反应也与基因多态性有关。药物基因组学以人类基因组学为基础,以提高药物的疗效及安全性为目标,通过日益完善的基因分析法、DNA测序、基因定位等,掌握影响药物疗效个体差异的基因特征,并以此为平台开发出新药,提高药物的有效性和安全性。

以EGFR为靶点的药物分为以下两类:①小分子表皮生长因子受体(EGFR)酪氨酸激酶抑制剂,如吉非替尼、埃罗替尼。②抗EGFF单抗,如西妥昔单抗。以其他为靶点的药物还包括:①抗HER2单抗,如曲妥珠单抗。②Bcr-Abl酪氨酸激酶抑制剂,如伊马替尼。③血管内皮生长因子(VEGF)单抗,如贝伐单抗。④抗CD20的单抗,如利妥昔单抗等。

16.2.2.2 阻断EGFRs信号系统的靶向治疗,一种抗癌新策略

目前对肿瘤细胞放射敏感性的靶向药物调控主要集中在以下4个方面:①调控肿瘤细胞周期或基因使放射增敏;②调控肿瘤细胞凋亡和增殖的比率;③调控肿瘤缺氧细胞的放射敏感性;④调控DNA放射性损伤修复机理。目前研究较多的是用基因转导方法,将p53、p16、ELA-1等基因转导入肿瘤细胞中,调控细胞周期和促进凋亡,但目前这一方法除疗效尚不能肯定外,还存在以下缺点:①基因转移的靶向性难点(肿瘤细胞常有多种基因缺失和异常);②对转导基因的体内表达的调控即使转导基因仅在瘤内局限性表达,防止其对正常组织的损伤;③转导效率较低,目前的基因转移效率通常小于10%。④最后,在体内这些基因的导入并不总是对放射敏感性具有预见性,如表达显性癌基因的c-raf转导细胞系具有明显的放射抗性,而内源性c-raf的过度表达却增强放射敏感性。

最新研究表明,信号转导系统在放射敏感性的调控中起重要作用,对口腔颌面-头颈部鳞癌细胞而言,其放射抗性的增强与表皮生长因子受体(epithemic growth factor receptor system, EGFRs)的高表达相一致,EGFRs及其配体TGF-α高表达与放疗后残留癌细胞的快速再增殖相一致,阻断EGFRs信号系统既减低肿瘤细胞增殖又提高其放射敏感性,有可能发展成为口腔颌面-头颈部鳞癌的一种抗癌新策略。

16.2.2.3 初步的临床疗效观察

Bonner等报道了靶向药物西妥昔单抗(西妥昔单抗)联合放疗治疗头颈部肿瘤的一个多中心III期研究,入组424例III-IV期无转移和病灶可测量的头颈部鳞癌患者,并将其随机分为大剂量放疗组(213例)和大剂量放疗联合西妥昔单抗(西妥昔单抗)组(初始1周400mg/m^2,随后1周250mg/m^2)(211例)。研究的主要目的是探索疾病的局部控制时间。试验结果显示,大剂量放疗联合西妥昔单抗组和放疗组总有效率分别为

74%和64%(*p*=0.02),中位局部控制时间分别为24.4个月和14.9个月(*p*=0.005),中位总生存期分别为49.0个月和29.3个月(*p*=0.03),中位无进展生存期分别为17.1个月和12.4个月(*p*=0.06);无进展生存率提高9%(46%对37%);3年总生存率提高了10%(55%对45%),统计学处理均有显著性差异。除痤疮样皮疹(对照组1%,试验组17%,*P*<0.001)和输注反应之外,两组间毒性相似,该药与放疗联合治疗的患者中有55%发生黏膜炎,而在单用放疗的患者中为52%,西妥昔单抗并不加重与头颈部放疗相关的毒性作用。一个有趣的现象是Bonner研究中发生皮疹的患者有明显的生存优势,这一结果亦在多项肠癌和头颈部肿瘤相关研究中被证实。患者的一般健康情况、吞咽情况、胃管使用及止痛药的使用在两组间均无明显差别,说明加用西妥昔单抗后并没有使患者的生活质量下降。基于Bonner的研究的结果,2006年3月美国FDA批准西妥昔单抗用于治疗SCCHN。目前美国肿瘤放疗协作组(RTOG)已经开始了一个III期临床研究(RTOG 0522),比较放疗联合西妥昔单抗与单放疗治疗局部晚期头颈部鳞癌患者。

Chan等在临床II期随机研究中使用西妥昔单抗联合卡铂治疗顺铂治疗失败的复发和转移的鼻咽癌患者,结果显示:有效率11.7%,肿瘤稳定48.3%,中位生存期233d,中位无进展生存时间在有效的患者中可达173d。Vermorken等采用西妥昔单抗联合铂类为基础的方案,用于复发或转移性头颈部鳞癌的随机性III期临床研究,共有442例患者进入研究。患者随机分为:西妥昔单抗联合化疗组(222例):西妥昔单抗(初始剂量400mg/m²,随后每周250mg/m²)+卡铂(疗程的第1d使用)或顺铂(100mg/m²,疗程的第1d使用)+5-氟尿嘧啶(1000mg/m²,疗程的第1d至第4d使用);单化疗组(220例):卡铂(疗程的第1d使用)或顺铂(100mg/m²,疗程的第1d使用)+5-氟尿嘧啶(1000mg/m²,疗程的第1d至第4d使用)。研究结果显示,西妥昔单抗联合化疗组中位生存期延长了2.7个月(10.1比7.4月,*p*=0.04);无进展生存和总有效率西妥昔单抗联合化疗组均高于单化疗组(*p*<0.001)。两组间3或4级不良事件发生率差异无统计学意义。此外,美国东部肿瘤协作组(ECOG)进行了一项随机、安慰剂对照III期临床研究,比较了顺铂联用西妥昔单抗与顺铂联合安慰剂用于复发/转移性头颈部鳞癌的疗效。结果表明,西妥昔单抗联合顺铂组的缓解率明显高于顺铂联合安慰剂组(26%比10%,*p*=0.03)。

此外,Cohen等对69例局部晚期头颈部癌采用表皮生长因子(EGFR)受体抑制剂吉非替尼(gefitinib)联合诱导化疗加同步放化疗(吉非替尼每天250mg,使用2年)。诱导化疗和同步放化疗期间有3~4度治疗毒性为:白细胞下降20例、放射野内黏膜炎59例、放射性炎23例。经中位随访3.5年,90%患者获肿瘤全部消失(CR),4年总生存率、无进展生存率和疾病相关生存率分别为74%、72%和89%。作者认为该治疗模式在CR率和生存率方面具有优势,更适合EGFR高表达、预后差的局部晚期头颈部癌。

16.2.3 阻断血管内皮生长因子(VEGF)的靶向治疗

VEGF是诱导血管生成的强效因子,与受体VEGFR结合后诱导内皮细胞增生、转移和管状形成,是血管生成过程中的重要关键,大多数实体瘤具有VEGF的过表达。已发现肿瘤细胞可以诱导血管内皮细胞生长。血管内皮细胞也会产生多种生长因子刺激肿瘤细胞增殖。研究发现,VEGF单抗贝伐单抗和VEGFR 1、2、3受体抑制剂舒尼替尼和索拉非尼不但能够抑制VEGF受体,而且还是*Raf*癌基因通路的抑制剂。这类药物在结肠癌、非小细胞肺癌和肾细胞癌的III期临床试验中已获得了肯定的疗效,并已被美国食品和药品管理局批准用于上述肿瘤的治疗。对头颈部肿瘤阻断血管内皮生长因子(VEGF)的靶向治疗临床研究尚在进行中。

16.2.3.1 血管内皮生长因子C(vascular endothelial growth factor C,VEGF-C)

VEGF-C是目前重要的淋巴管生成因子,可通过激活VEGFR-3诱导新生淋巴管形成,从而促进头颈部癌的淋巴结转移。目前对恶性肿瘤淋巴结转移的研究发现,VEGF-C是重要的潜在诱导淋巴管生成的细胞因子,它通过与相应的酪氨酸激酶受体VEGFR-3结合,激活VEGFR-3信号通路,诱导新生淋巴管的形成从而促进肿瘤细胞播散和区域淋巴结转移。大量研究表明VEGF-C的表达与肿瘤的淋巴结转移呈正相关,其表达强弱可作为评估肿瘤预后的独立因素。Siriwardena等对54例口腔癌的研究表明,VEGF-C表达与肿瘤浸润方式以及区域淋巴结转移显著相关。

16.2.3.2 阻断血管内皮生长因子靶向治疗的优点

①抗血管生成的治疗效率更高；理论上说，一个内皮细胞要负责50~100个肿瘤细胞的营养供应，因此效率更高。②血管内皮细胞是遗传稳定的正常细胞，因此，抗血管生成治疗不易产生耐药性。③血管内皮细胞就是药物的作用靶部位，抗血管生成药物很容易和作用靶标接触并在局部形成较高浓度。④肿瘤生长的血管依赖性是所有肿瘤的共性，针对肿瘤新生血管的治疗理论上适合不同实体瘤的治疗。

16.2.3.3 广谱血管生成抑制剂恩度（Endostatin）

该药是1997年分离得到的一种血管生成抑制因子，由胶原VIII C末端184个氨基酸组成，在血管生成中起负调控作用，通过阻断血管生成的信号并诱导内皮细胞的凋亡而特异性地抑制内皮细胞的迁移和新生血管形成，从而抑制肿瘤的生长和转移。早在1971年，Folkman就提出肿瘤的生长有赖于新生血管的生成，没有血管，肿瘤一般只能长到$1\sim2mm^3$，当肿瘤的体积达到$2\sim3mm^3$以上时就必须依赖新生血管为其继续增殖提供足够的氧气和营养物质。如果抑制肿瘤的血管生成（即抗血管生成疗法），就会切断肿瘤的营养供给，导致肿瘤的退化、萎缩。该药能全面阻断新生血管生成，作用包括：①作用于VFGF的受体KDR/Flk-I，直接阻断VLGF的作用；②破坏微丝的完整性，抑制内皮细胞的迁移，诱导其凋亡，发挥抗肿瘤作用；③可导致内皮细胞停滞在G1期，减少内皮细胞在S期的比例，引起细胞周期停滞；④抑制促血管生成因子的表达，上调血管生成抑制因子的表达，通过影响体内占基因组12%的与血管生成相关的基因发挥抗血管生成作用。

16.2.3.4 恩度的临床用法

静脉给药，药物用量$7.5mg/m^2$（15mg，2.40×10^5u／支）加入$250\sim500ml$生理盐水中，匀速静脉点滴，滴注时间3~4h。与放化疗方案联合给药时，本品在治疗周期的第$1\sim14d$，每天给药一次，每次$7.5mg/m^2$，（$1.2\times10^5u/m^2$），连续给药14d，休息一周，再继续下一周期治疗。通常可进行$2\sim4$个周期的治疗。推荐在患者能够耐受的情况下可适当延长本品使用时间。心、肾功能不全者慎用。常见不良反应为用药初期少数患者可出现轻度疲乏、胸闷、心慌，不影响继续用药；少见的不良反应有可逆的无症状性或中度转氨酶升高，腹泻，黄疸等。皮肤过敏反应表现为全身斑丘疹，伴瘙痒。此

不良反应为可逆，暂停使用药物后可缓解。发热，乏力，多为轻中度。

16.2.4 我科对EGFRs与人头颈部鳞癌增殖和放疗增敏的研究（2004年）

笔者科室研究是基于人头颈部鳞癌具有以下生物学特点：①EGFRs高表达，70%以上的头颈部鳞癌标本存在EGFRs高表达，EGFRs与肿瘤的血管生成有关，EGFRs高表达预示肿瘤预后不良；②迅速的增殖能力；③治疗失败以局部复发为主；④头颈部鳞癌大多分化良好，呈中度放射敏感性。提示头颈部鳞癌可能是适于应用抗EGFRs来提高放射治疗疗效的肿瘤之一。通过研究来验证EGFRs单克隆抗体对头颈部鳞癌细胞放射敏感性的调控作用，阐明其作用机制，为临床应用提高放疗效果奠定基础。

笔者科室已完成的放射生物学研究包括：

（1）采用不同浓度的EGFRs单克隆抗体MAb 225对体外培养的人舌鳞癌Tca 8113细胞进行处理，研究其对肿瘤细胞放射敏感性的调控作用。

（2）通过分析waf-1/cip-1/P 21、P 27 ^{kip1}、Rb、raf、ras、myc、fas、Bax-α等癌基因表达、VEGF表达，探索EGFRs单克隆抗体在细胞周期调控信号转导系统和细胞凋亡中的作用机制。

（3）从DNA损伤修复和谷胱苷肽水平的变化探索EGFRs单克隆抗体调控放射敏感性的作用机制。

（4）以人舌鳞癌细胞裸鼠肿瘤移植模型观察EGFRs单克隆抗体联合放疗的抗瘤增敏效应和总体疗效。

研究表明，EGFRs单克隆抗体MAb 225可以竞争性的抑制EGFRs的配体表皮生长因子（epidermal growth factor，EGF）和转化生长因子α（transforming growth factor α，TGFα）与EGFRs的结合，阻断信号的传导。我科实验结果表明EGFRs单克隆抗体对人舌鳞癌细胞的增殖有明显的抑制作用，该抑制作用随抗体的浓度增加而上升；EGFRs单克隆抗体与放疗联合有协同作用，可以显著降低人舌鳞癌细胞的放射后生存率，联合组裸鼠移植瘤生长明显受抑制。本研究结果支持EGFRs单克隆抗体对肿瘤细胞的增殖抑制是通过细胞周期G1期实现的，G1期细胞放射相对不敏感。EGFRs单克隆抗体作用人舌鳞癌细胞后96h，其G0/G1比例从54%上升至71%，S期比例从23%下降至4%，并上调细胞周期调节因子p27 ^{kip1}表达；在实验中，EGFRs单克隆抗体联合放

射使肿瘤细胞凋亡增加5倍（见图16-8）。单细胞凝胶电泳彗星拖尾实验见肿瘤细胞放射性损伤修复延迟，其放射增敏SER最高可达1.36，使裸鼠移植瘤细胞VEGF表达下降，瘤内微血管密度显著下降。EGFRs单克隆抗体联合放射使荷瘤裸鼠肿瘤体积明显缩小（见图16-9）。下一步研究目标是：以6种不同部位和来源的头颈部鳞癌细胞系为研究对象，从时间动力学和剂量动力学两个角度，从体外和体内两个方面系统研究阻断EGFRs信号系统对头颈部鳞癌放射敏感性的调控作用和调控强度，探索阻断EGFRs信号系统调控放射敏感性的作用机制，研究阻断EGFRs信号系统作用后基因芯片表达谱的变化，探索EGFRs信号改变的路径和可能的放射敏感性相关基因。

（我科的博士生王明国参与以上基础研究。王明国医师现任济南市中心医院口腔科工作，在此特表谢意。）

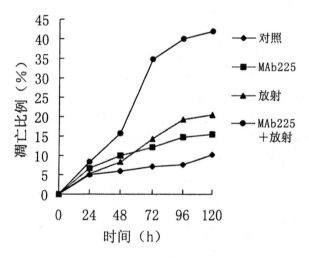

图16-8　mAb225联合放疗对肿瘤的作用

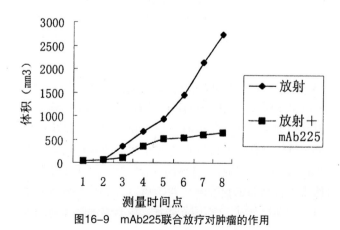

图16-9　mAb225联合放疗对肿瘤的作用

目前我科正在进行的中晚期口腔鳞癌放疗联合西妥昔单抗和化疗的前瞻性放疗联合靶向治疗的临床研究，放疗联合抗EGFR克隆抗体靶向药物泰欣生和抗VEGF单克隆抗体恩度的放疗-靶向治疗的非前瞻性临床研究也在进行之中。初步的结果表明，联合靶向治疗未增加放疗的急性并发症，总体疗效有所提高。目前主要应用于高危术后口腔颌面-头颈部鳞癌患者（有切缘阳性、有淋巴结包膜外受侵犯或颈部2只以上淋巴结转移、转移淋巴结>3cm、软组织或骨侵犯、鳞癌II/III级）。

16.2.5　对腺病毒介导人内皮抑素基因（Ad/hEnd）联合放疗实验研究

我科计划的该研究拟采用具有自主知识产权的国家I类抗癌创新基因药物腺病毒介导人内皮抑素（Ad/hEnd）与放疗联合进行人舌鳞癌的放疗增敏动物实验研究，利用放疗手段来增强Ad/hEnd基因治疗的靶向转导效率，延长基因的体内表达时间，增加细胞凋亡，改善细胞乏氧，提高放疗敏感性，并利用放疗本身具有的靶向性和快速有效抑制肿瘤细胞生长的作用，降低肿瘤负荷，提高治疗疗效。该实验研究为下一步Ad/hEnd联合放疗用于舌鳞癌的临床治疗打下基础。研究内容包括：①Ad/hEnd对肿瘤新生血管的抑制作用及抗肿瘤作用：检测Ad/hEnd对VEGF、HIF-1表达的影响；人舌鳞癌Tca8113细胞的细胞周期分布及凋亡率；检测肿瘤组织MVD的变化。②Ad/hEnd对放疗的增敏作用研究，包括：抑瘤效果检测（瘤重、瘤体积）和两者不同顺序应用的影响，寻找增敏时间窗。腺病毒介导人内皮抑素基因（Ad/hEnd）与放疗的联合有望进一步提高放疗敏感性及治疗疗效，为下一步将Ad/hEnd联合放疗用于口腔颌面-头颈肿瘤的临床治疗打下基础。

16.3　对个体化治疗的展望

肿瘤的发生是一个多因素作用、多阶段发展的结果，药物针对的靶的基因往往存在个体遗传差异，而不是肿瘤细胞本身的差异。在多数肿瘤细胞中存在生长信号过量、对生长抑制性信号不敏感、逃避凋亡、无限的繁殖能力、不断的血管生成以及组织的浸润和转移等6种恶性特征。因此，近10年来针对肿瘤恶性特征的靶向药物治疗已成为抗肿瘤治疗中最具挑战性的热点领域。

2006年5月18日，人类最后一个染色体——1号染色体基因测序完成，发表在《自然》（Nature）上，至此覆盖基因组已达99.99%。基因组的广泛覆盖为肿瘤的基因–靶向的个体化治疗奠定了基础，也使我们对今后基因–靶向的发展充满期待。

16.3.1　对个体化放疗的展望

目前的三维适形调强放疗仍然是以基于个体解剖影像学检查的靶区勾画为基础、达到精确适形靶区、靶区物理剂量均匀的放疗，但靶区内的生物学异质性，包括缺氧细胞区、高增殖细胞区、高代谢细胞区及坏死区，因在定位CT/MRI未能显示，在放疗计划中均未考虑在内，而施照统一的剂量。自Thomlinson和Gray发现肿瘤乏氧细胞以来，已证实乏氧细胞对放射线的抵抗外更具有浸润性的特点，与放疗后的肿瘤局部复发密切相关。此外，目前基于CT/MRI的靶区勾画存在不确定性，包括肿瘤边界与镜下浸润范围的不确定、亚临床（隐匿型）淋巴结转移的不确定性，这些也是调强放疗失败的重要原因。因此，目前的三维适形调强放疗新技术尽管有物理学的优势，疗效比常规普放有所提高，离理想的疗效、真正意义上的个体化放疗还相差很远。

那么什么是真正意义上的个体化放疗？如何实现真正意义上的个体化放疗呢？真正的个体化放疗应从当前的物理调强发展到与生物调强有机结合，即生物靶区（biological target volume，BTV）调强放疗，它的基础是个体分子病理学和生物靶区（含乏氧细胞区、高增殖细胞区和高代谢细胞区）显像，实现真正的个体化的靶区勾画和个体化剂量施照。第一步，患者通过分子示踪剂（molecular tracers）显示个体肿瘤中缺氧细胞群、高增殖细胞群和高代谢细胞群的分布；第二步，实现生物靶区勾画，勾画出不同生物学行为的亚靶区；第三步，对乏氧细胞区、高增殖细胞区、高代谢细胞区及坏死区分别给予不同（不均匀）的剂量，即个体化的最佳放疗剂量，完成生物适形调强计划；最后，患者在功能影像引导下完成剂量雕刻（dose painting）调强放疗。根据近年来研究发现，肿瘤内乏氧细胞区、高增殖细胞区、高代谢细胞区及坏死区并非一成不变的，放疗期间有系列动态分子示踪剂追踪即治疗性成像（theragostic imaging）指导调强应变调整，以最大限度提高疗效和降低放射损伤。

作为领先的个体化放疗前沿研究，山东省肿瘤医院于金明院士等已成功采用[18]F-FETMIN（氟赤硝基咪唑）PET对非小细胞肺癌行乏氧显像，初步的研究结果表明，此对指导放疗和判断预后具有很大价值。

未来的个体化放疗肯定是通过多学科、多技术、多影像联合进行，通过分子病理报告、分子影像学（包括乏氧细胞显像），甄别出对于放疗敏感有效的亚群患者实施个体化放疗，甄别出对化疗或靶向敏感的亚群患者实施个体化化疗或靶向治疗，筛选出对放化疗均无效的患者首选手术治疗。

16.3.2　对放疗联合基因治疗的展望

16.3.2.1　解决放疗联合基因治疗的安全性

肿瘤基因治疗迫切需要解决的首先是安全性问题，它所承担的风险是令人担忧的。如目的基因或基因的导入和释放系统本身引起的一些毒副作用等。再如逆转录病毒载体介导的基因转移有很高的效率及容易获得稳定表达已应用于人类的基因治疗，但逆转录病毒载体的安全性仍然需要认真确认和验证，再如载体的插入、感染、转移的表达水平对基因治疗效果及患者本身的影响，都存在安全性问题；其次，载体递送方法（如注射到肿瘤局部）存在重复性差、感染率低等缺陷，转导基因细胞在体内生存期短的问题也未很好解决，这就严重影响疗效的良好发挥。Grace等（1999）利用激光扫描流式细胞仪研究腺病毒载体在瘤内穿透深度时发现，腹腔注射的腺病毒载体仅能感染腹腔内实体流自瘤体表面向内的1~10层细胞。我们在动物实验中注意到，瘤内注射的重组腺病毒主要分布在注射道附近，这可能是治疗失败的原因之一。国外最近报道有一种正压、恒流微型泵向肿瘤组织灌注载体的新技术使感染效率大大提高，相信不久的将来这些问题能逐一攻克。

16.3.2.2　解决放疗联合基因治疗的高效性

放射诱导的基因治疗是当前基因治疗的研究热点，也是放射治疗与基因治疗有机结合、优势互补的一个良好范例。当前有望使放疗和基因治疗结合的有放疗联合细胞因子基因治疗、放射调控转移基因体内表达、放射诱导基因治疗、促进分子化疗（自杀基因治疗）、基因治疗提高肿瘤细胞放射敏感性等几种方法。一种可受放射调控的早期生长反应因子（early growth response-1, Egr-1)能在基因治疗中起启动子作用。将Egr-1与目的基因建成表达全插入基因转移载体,当一定剂量放射线照射局部后,转移基因便在体内表达产生疗效,从而较好解决了目的基因转移的靶向性难题。

由于放射线的靶向性和可控性,该方法实现了使目的基因在肿瘤中高表达和仅在肿瘤内表达的调控机制,提高了基因治疗的安全性和效率;与其他调控机制相比,它可适合多种肿瘤治疗,具有广谱性、简便性、易在临床上推广。特别是利用放射诱导Egr-1基因启动子驱动自杀基因表达、利用自杀基因和放射的靶向性,进一步降低瘤负荷,更有利于提高基因治疗的疗效。此外,放射基因增敏对提高口腔颌面-头颈癌细胞的放疗敏感性有良好前景。

目前基因治疗技术十分复杂和昂贵,难以普及和推广,也影响其疗效稳定发挥。因此,必须研究制备简便、成本低,便于大量患者应用的方法。相信随着现代分子生物学新技术的日新月异的发展,放射联合基因治疗的诸多难点一定能够逐一攻克,为广大肿瘤患者带来福音。

16.3.3　对放射联合靶向治疗的展望

肿瘤的发生绝非是个别基因的突变,而是涉及很多基因的突变,这是导致对单个基因突变进行靶向治疗疗效不佳的原因之一。另外,不同个体的恶性肿瘤在基因突变上可能是不同的,针对不同的治疗靶点应用不同的、一种或多种靶向药物或开发多靶点的靶向治疗药物,是今后靶向治疗的发展方向。这方面,药物基因组学的研究进展为实现癌症个体化治疗奠定了极好的基础。如已发现AMG 706等一些靶向药物可通过多种信号通路(VEGFRs、PDGFR-β和C-KIT)作用于多种靶分子的多靶向药物。

针对EGF/EGFR和VEGF/VEGFR通路的靶向药物治疗在头颈鳞癌中的应用发展迅速,并显示出良好的前景,但其成为常规治疗,还需很长的研究试验过程,以进一步明确其特异性、有效性及毒副作用。怎样避免拮抗剂作用于正常细胞的靶点、拮抗剂的使用剂量是多少、怎样明确使用拮抗剂的适应证、如何将毒副作用降到最低、怎样用药才能使药与药之间发挥协同作用、怎样与化疗和放疗联合应用、联合应用的顺序是怎样的等等,这些都是亟需解决的问题。意大利Pantaleo等在世界上首次采用新型分子显像技术,使肿瘤的EGFR受体显像,

此有可能应用于筛选和指导临床EGFR靶向药物的治疗、进行疗效预测、放疗靶区勾画等。此外,对于许多类型的癌症,包括称之为黑色素瘤的皮肤癌,个体化药物能够在实验室中完全杀灭癌细胞,然而在一些患者体内却只生成局部的暂时的反应。长期以来研究领域尚未解决的一个问题就是:癌细胞是如何"逃避"个体化药物治疗的?

相信随着对分子靶向研究水平的不断研究探索,临床上会更合理更有效地应用多种分子靶向药物,有效阻断癌细胞的"逃避"或药物耐受机制,为口腔颌面-头颈部肿瘤的治疗提供新的思路,为口腔颌面-头颈部肿瘤患者带来新的希望。当然,有的研究样本量较小,还需更加严谨、样本量更大的前瞻性临床研究来证实。因此,随着对EGFRs和抗VEGF分子生物学研究的进展,阻断EGFRs信号系统或VEGF既减低肿瘤细胞增殖又提高其放射敏感性,联合常规放疗等综合模式具有良好的应用前景,有可能发展成为口腔颌面-头颈部癌的一种抗癌新策略,对提高口腔颌面-头颈部癌放射治疗的疗效具有重要价值。

药物基因组学研究的深入发展大大促进了肿瘤的靶向治疗,但肿瘤的发生是一个多因素的过程。因此,从理论上而言,在患者的肿瘤组织进行多种分子标志物的筛选,对个体化的肿瘤治疗具有非常重要的意义。2009年初,美国马萨诸塞总医院(Massachusetts General Hospital)宣布将对绝大部分癌症患者进行大范围的癌症相关基因突变筛查,涉及的突变位点超过110个。这种利用分子诊断学基因芯片测试肿瘤患者的相关基因表达,预测患者的预后,制定出真正的放射联合靶向治疗的个体化治疗方案是肿瘤学者多年来孜孜以求的目标。

M.D. Anderson肿瘤中心的Herbst博士总结指出,生物标志物将在未来的靶向药物的研发中起到关键作用,同时,生物标志物作为临床研究的评价指标用于影像和组织分析,要求与可预测临床结果的标志物相匹配。关于靶向药物分子标志物的检测,直接测序法是检测基因突变的"金标准",但操作繁琐、灵敏度有限。相比之下,直接测序和探针扩增阻滞突变系统(ARMs)灵敏性高、特异性强,但成本高,且只能检测已知的突变位点,在应用方面受到限制。因此,PNA-PCR、HRM等灵敏度较高的方法更适合于此类标本的检测。其他方法还有:基因扩增检测、基因融合检测等,可为临床指导用药和预后评价提供更可靠的依据。*EGFR*基因突变

检测标本类型有：组织和细胞学标本、血清或血浆游离DNA样本（cfDNA）、循环肿瘤细胞（CTC）。

在未来的5～10年，分子肿瘤学和分子诊断学的结合将给肿瘤药物的发现和应用带来新一轮的革命。依据临床病理、影像学数据、患者个体基因和蛋白质表达差异等资料进行综合，做出对于肿瘤患者的综合治疗选择、规范使用靶向治疗药物、最后根据分子诊断测试肿瘤靶点来实现患者在择药、剂量、给药途径和疗程的个体化，结果必将实现真正意义上的肿瘤个体化治疗，也使肿瘤治疗进入诊断治疗一体化的新时代。

（王中和）

参 考 文 献

1 王中和,陆顺娟,蔡以理,等.头颈部癌患者手术及放疗前后T细胞亚群变化及其预后价值.实用口腔医学杂志,1994,10:235-237

2 魏道严,陈诗书,王中和.小鼠Egr-1基因启动子的克隆及其辐射诱导基因表达.中国癌症杂志,2000,10：326-329

3 厉兴君,徐悦,叶展,等.电离辐射对不同启动子驱动的GFP报告基因表达的影响.上海第二医科大学学报,2003,23:5-9

4 魏道严,戴冰冰,陈诗书,等.放射诱导调控腺病毒介导gfp报告基因在肿瘤细胞内的表达.生物化学与生物物理学报,2001,33:123-127

5 厉兴君,王克敏,徐悦,等.电离辐射调控脂质体介导的CdglyTK基因杀伤人肝癌细胞.生物化学与生物物理学报,2003,35:64-70

6 王明国,王中和.mAb225与放射对舌鳞癌细胞凋亡的研究.口腔颌面外科杂志,2010,20:83-86

7 厉兴君,徐悦,叶展,等.放射诱导调控病毒介导gfp报告基因在肿瘤细胞内的表达.生物化学与生物物理学报,2001,33:123-127

8 王中和.基因-放射治疗.中国现代临床医学杂志,2006,5:37-39

9 王明国,王中和,胡海生.表皮生长因子受体抗体对人舌鳞癌细胞增殖和放射敏感性的影响.中华放射肿瘤学杂志,2004,13:334

10 王明国,王中和,胡海生.EGFRmAb抑制口腔鳞癌细胞增殖的研究.上海口腔医学杂志,2003,12:100-103

11 Rogulski KR , Zhang K , Kolozsvary A , et al . Pronounced antitumor effects and tumor radiosensitization of double suicide gene therapy. Clin Cancer Res , 1997,3:2081-2088

12 Clayman GL, El-Naggar AK , Roth YL,et al . In vivo molecular therapy with p53 adenovirus for microscopic residual head and neck squamous cell carcinoma. Cancer Res , 1995, 55:1-6

13 Stevens CW, Zeng M , Cerniglia GJ . Ionizing radiation greatly improves gene transfer efficiency in mammalian cells. Hum Gene Ther, 1996,7:1724-1731

14 Fujiwara T, Cai DW, Georges RW, et al . Therapeutic effect of a retroviral wild-type p53 expression vector in an orthotropic lung cancer model. J Natl Cancer Inst, 1994,86:1458-1462

15 Dachs GU , Dougherty GY , Stratford IJ , et al . Targeting gene therapy to cancer: a review. Oncol Res , 1997,9:313-325

16 Grace MJ , Xie L , Muscd ML , et al . The use of laser scanning cytometry to assess depth of penetration of adenovirus

p53 gene therapy in human xenegeaaft biopsies. Am J Pathol, 1999,155:1869-1878

17 Eltsh M , Kaipainen A, Joukov V, et al. Hyperplasia of lymphatic vessels in VEGF-C transgenic mice. Science, 1997,276:1423-1425

18 Sudha SS, Ganesan TS. Role of lymph angiogenesis in cancer. J Clin Oncol,2007, 25:4298-4307

19 Sugiura T, Inoue Y, Matsuki R,et al. VEGF-C and VEGF-D expression is correlated with lymphatic vessel density and lymph node metastasis in oral squamous cell carcinoma: Implications for use as a prognostic marker. Int J Oncol, 2009, 34:673-680

20 Siriwardena BS, Kudo Y, Ogawa I, et al. VEGF-C is associated with lymphatic status and invasion in oral cancer. J Clin Pathol, 2008,61:103-108

21 Bonner JA, Harari PM, Giralt J, et al. Radiotherapy plus cetuximab for squamous cell carcinoma of the head and neck. N Engl J Med, 2006, 354: 567-578

22 Vermorken JB, Mesia R, Rivera F, et al. Platinum-based chemotherapy plus cetuximab in head and neck cancer. N Engl J Med, 2008,359:1116-1127

23 Burtness B, Goldwasser MA, Flood W, et al. Phase III randomized trial of cisplatin plus placebo compared with cisplatin plus cetuximab in metastatic/recurrent Head and neck cancer: an Eastern Cooperative Oncology group study. J Clin Oncol, 2005,23:8646-8654

24 Jain RK. Normalization of tumor vasculature: an emerging concept in antiangiogenic therapy. Science, 2005, 307:58-62

25 Ansiaux R, Baudelet C, Jordan BF, et al. Mechanism of reoxygenation after antiangiogenic therapy using SU5416 and ifs importance for guiding combined antitumor therapy. Cancer Res, 2006, 66:9698-9704

26 Ansiaux R, Dewever J, Gregoire V, et al. Decrease in tumor cell oxygen consumption after treatment with vandetanib (ZACTIMA; ZD6474) and its effect on response to radiotherapy. Radiat Res, 2009, 172:584-591

27 Wachsberger P, Burd R, Dicker AP. Tumor response to ionizing radiation combined with antiangiogenesis or vascular targeting agents: exploring mechanisms of interaction. Clin Cancer Res, 2003,9:1957-1071

28 Huang BJ, Liu RY, Huang JL, et al. Long-Term toxicity studies in Canine of E10A, an adenoviral vector for human

endostatin gene. Hum Gene Ther, 2007, 18:207–221

29 Li L, Liu RY, Huang JL, et al. Adenovirus-mediated intra-
tumoral delivery of the human endostatin gene inhibits tumor
growth in nasopharyngeal carcinoma. Int J Cancer, 2006,118
(8):2064–2071

30 Shastry BS. Pharmacogenetics and the concept of individualized
medicine. Pharmacogenomics J, 2006,6:16–21

31 Hayden EC. Personalized cancer therapy gets closer. Nature,
2009,458:131–132

32 Hanahan D, Weinberg R. The hallmarks of cancer. Cell,
2000,100:57–70

33 Cohen EE,Haraf DJ,Kunnavakkam R, et al. Epidermal growth
factor receptor inhibitor gefitinib added to chemoradiotherapy
in locally advanced head and neck cancer. J Clin Oncol,2010,
28:3336–3343

17 口腔颌面–头颈部恶性肿瘤的热放疗
Chapter 17 Hyperthermia & Radiotherapy

17

肿瘤热疗（hyperthermia）是利用物理方法将组织加热到能杀灭癌细胞的温度并维持一定时间，从而达到治疗肿瘤的目的。热放疗即热疗与放疗联合应用治疗肿瘤，是恶性肿瘤综合治疗的方法之一。近20多年来，由于肿瘤热疗设备的发展、细胞和分子水平的热生物学研究进展，以及热放疗在实验室和临床应用已取得令人鼓舞的成果，使其成为恶性肿瘤治疗的新手段受到重视。口腔颌面–头颈恶性肿瘤由于大部分位置表浅，适宜于进行热放疗，其疗效比单纯放疗或热疗有明显提高，因此应用日益增多。热疗利用43℃以上的加温，使肿瘤细胞膜上酶复合体及多酶体系有序性破坏，胞内蛋白质变性，并干扰DNA复制等，对放射线杀伤肿瘤细胞的作用起增敏作用，提高了单一方法的抗癌疗效。体外实验和临床实践均显示，热疗与放疗联合应用有协同作用。

17.1 基础研究

肿瘤热疗的基础研究包括热疗的机制、热疗后的组织病理学变化、热疗对实验动物的全身和局部的影响、热放疗对癌细胞杀伤的增强作用、热放疗的顺序和方法等。近年来研究较多的是热疗对肿瘤血流灌注和肿瘤生理学的作用，对肿瘤氧和作用和脂类化疗药物联合治疗的作用，热疗与基因治疗的联合，特别是热休克蛋白HSP-70在基因治疗中的启动作用。这些研究虽是开始，但结果令人关注。

17.1.1 肿瘤热疗和热放疗的机制研究

17.1.1.1 热疗的细胞毒性机制

（1）肿瘤细胞膜结构的损害 在高温状态下，肿瘤细胞膜流动性增高，造成膜的结构与功能破坏。超微结构证实，癌细胞线粒体膜、溶酶体膜和内质网膜在热疗后均发生破坏，且由于溶酶体酸性水解酶的大量释放，导致胞膜破裂，胞质外溢，癌细胞死亡。

（2）热疗可以抑制肿瘤细胞的DNA多聚酶、连接酶活性，导致DNA、RNA合成障碍，并以 $p53$ 依赖和非依赖方式引起细胞凋亡。肿瘤细胞生长较快，癌细胞普遍处于慢性缺氧的酸性环境中，在酸性环境下热疗对诱发肿瘤细胞凋亡、扰乱细胞周期也十分有利。

（3）热休克蛋白（HSPs）　细胞被热杀伤的靶是蛋白质，包括正常细胞和肿瘤细胞，热疗使细胞蛋白变性，细胞被杀伤失去活性，证据是加热时产生的热休克蛋白（HSPs）。当细胞处于热休克状态时，几乎全部蛋白质合成停止，唯独HSP合成，起着保护与修复其他特殊DNA的作用。

（4）热疗反应修饰作用　某些细胞的细胞器在控制热反应中有特殊重要性，修正细胞膜的脂质或用膜活性药物，可使细胞对热杀伤更敏感。

（5）热耐受　热耐受是被加热的细胞生存，对热强度表现短暂的适应性抗拒。加热后细胞是否死亡，取决于蛋白质被损失和被保护的比例，即热耐受修复损伤之间的平衡。温度提高1℃，达到等效需双倍的热时间。热耐受消退需2~3d。热耐受时间与热休克严重程度相关。已知有4个方面可以调控或影响热耐受：①降阶加热（step-down heating）可推迟热耐受，并可积累更大的热等效剂量；②持续43℃以上加热，可阻止热耐受；③急性降低pH值的急性酸化，可推迟热耐受，使细胞对热敏感；④热放射增敏不受热耐受影响。

17.1.1.2　热疗的生理生化作用

（1）热疗对肿瘤血流的影响　肿瘤的血管形态异常，血管扭曲杂乱，血流阻力大；肿瘤的毛细血管壁发育不全，在高热、压力增高的情况下脆弱易破裂。此外，肿瘤血管神经感受器不健全，血管对温度感受性差。由于以上特点，热疗时虽然肿瘤和周围正常组织温度均有升高，但是热可以使正常组织血管扩张、血流加快，血流速度通常为加热前的6倍，使散热增加，温度升高不显著；而肿瘤组织血流速度只能增加到加热前的1.5~2倍，甚至出现血管闭塞，流速缓慢的现象，散热困难，热量积累。有研究证实肿瘤组织的温度可以高于正常组织5℃~10℃。而且肿瘤中心温度又高于肿瘤周边温度，不均匀度达1℃~2℃或以上。正是由于肿瘤和肿瘤周围的正常组织存在着明显的温度差别，保证了合理的热疗技术在对肿瘤细胞进行杀灭的同时，对肿瘤周围正常组织不造成损伤。因热疗增加了肿瘤周围及内部的血流量、肿瘤氧分压增高，从而改善了肿瘤乏氧状态，增加了放疗的敏感性，同时改变血管渗透性，影响化疗药物在瘤区的浓度；随时间-温度的增长，出现血流郁滞和出血，脂质体类药物从血管外渗到肿瘤实质增加，这一作用明显增加了抗肿瘤药物在肿瘤中的累积。

（2）热疗对代谢的影响　热疗最敏感的是有氧代谢，热休克中三磷酸腺苷减少，乳酸增多，与血流减少同时出现。这些改变可以减少肿瘤呼吸作用；对无氧代谢的影响，主要是降低氧消耗率，改进肿瘤氧合作用。动物实验观察到清除乏氧需增加血流灌注3~4倍，氧消耗减少，使肿瘤氧合作用有很大程度的改变，同时细胞毒性增加。

（3）热疗的组织损伤　热疗后几小时到几天，出现炎症反应、水肿、局灶性出血和粒细胞浸润。几周之后出现慢性改变，包括纤维化、实质性坏死和淋巴细胞浸润。这方面，肿瘤细胞与正常细胞在热敏感上没有内在差异，但肿瘤微环境的特点导致热敏感增加，两者的热损伤可能会有差别。

（4）增强免疫和肿瘤转移　热疗能增强机体免疫功能，对杀灭原发肿瘤和控制转移灶的出现具有重要意义。但热疗引起肿瘤微血管功能结构的改变，可能会增加肿瘤细胞的脱落。全身热疗是否促进全身转移，尚无定论。但局部区域热疗不会引起转移增加。

17.1.2　温度、加热持续时间与抗癌

加温杀灭癌细胞的作用不仅与温度高低直接相关，也与加热持续时间有关：温度越高杀灭癌细胞所需时间就越短，如以43℃温度下作用1h杀灭癌细胞为例，等效生物作用温度每升高1℃，治疗时间减少1/2；43℃以下每降低1℃，则治疗时间增加4倍。在治疗时间不足及治疗温度为39.5℃~41.5℃下，杀灭癌细胞的效率下降或无效。

17.1.3　热疗的放射增敏作用

热生物学的研究证实，加温至43℃以上能选择性地杀伤肿瘤细胞，正常细胞则能较好耐受。据研究，热是通过抑制细胞DNA的合成、蛋白质或类脂质变性及酶水平的变化导致肿瘤细胞死亡的。当癌细胞处于营养不良、缺氧及低pH状态时，最易受热损伤。在细胞周期S期和M期的癌细胞对热最敏感，G2时相对热最不敏感。热疗具有直接的细胞毒性，并且有放射增敏作用及某些化疗药物修饰作用。乏氧细胞比有氧细胞对放疗抗拒3倍。有氧和乏氧细胞对热疗敏感性没有差别。热疗引起乏氧细胞的氧合作用，增加放疗敏感性。

热疗对肿瘤的作用机制与放疗作用极为相似,例如抑制潜在致死损伤和亚致死损伤的修复,细胞周期有一定的敏感性等。热疗可以抑制肿瘤细胞放射治疗损伤的修复作用,主要是抑制DNA单链断裂的修复。放疗和热疗的联合应用,不仅单单表现为两者对肿瘤细胞的杀伤作用,更主要表现在热疗增加放疗的敏感性。

对放疗而言,放疗不敏感的肿瘤细胞除乏氧细胞外,处于S期细胞对放疗表现抗拒,但对热疗表现为高敏感性。因此,当放疗与热疗联合应用时,便可相互取长补短,提高对癌细胞的杀伤力。此外,加热提高了癌细胞的放射敏感性,并能抑制放射引起的细胞亚致死性损伤和潜在致死性损伤的修复,使放疗增敏,放疗对体积较大的肿瘤疗效较差,但大肿瘤加热后散热较差,表现在选择性加温增加了热敏感。肿瘤周边血供较好,所以热疗对肿瘤周边细胞的杀伤作用远不及对肿瘤中央的杀伤作用,其治疗失败的主要原因为肿瘤周边性复发;而放疗局部控制失败的主要为肿瘤中央乏氧细胞多、对放疗敏感性差引起的局部复发。因此,合理地应用热疗和放射治疗,可以克服放射治疗、热疗间的缺陷,起到优势互补、协同增敏的作用。加温与放射的协同、增敏作用早在20世纪60年代就有人做了试验,证明加温与放射有协同作用。肿瘤组织中氧合好、血运丰富的细胞群对放射线敏感,而对热抗拒;反之,乏氧、低营养、低pH的细胞群对放射线抗拒,而对热敏感。加温对S期肿瘤细胞杀伤最大,而S期肿瘤细胞对放射线不敏感,所以加温和放射有明显的互补作用。肿瘤中的乏氧细胞常常是放疗失败或不能奏效的原因之一。杀伤乏氧细胞往往需要高出含氧细胞2~3倍的放射剂量。然而,热对肿瘤细胞的杀伤并不依赖于氧的含量,乏氧可以使细胞免受X线的损伤,但是不能保护细胞逃脱热的杀伤。

17.2 适应证和禁忌证

热放疗是临床研究中采用最多的联合方案。由于浅表的肿瘤容易达到治疗温度、进行测温以及观察疗效,所以早期的研究多从浅表肿瘤开始。Overgaard等进行的对多组浅表肿瘤放疗加热疗与单纯放疗的对比研究中,发现尽管加温方法不同,放疗的方案也有所不同,温度分布也还不能令人满意,但单纯热疗的完全缓解率

为15%,单纯放疗为35%,放疗加热疗为70%。放疗加热疗的临床结果明显优于其他组,尤其是对复发再放疗的患者。与单纯放疗相比,放疗加热疗没有加重对正常组织的损伤。常见的热疗副作用为皮肤灼伤和水疱,发生率为10%~15%。此后大量临床研究均表明热放疗比单纯放疗或单纯热疗的效果有明显提高,尚未见到联用比单一治疗更差的临床报道。

口腔颌面-头颈肿瘤是比较适合采用热放疗的,但要取得良好疗效,也应对该疗法的适应证和禁忌证充分了解。

17.2.1 热放疗的适应证

热放疗主要用于中晚期的口腔颌面-头颈恶性肿瘤患者,如唇癌、腮腺癌、口底癌、皮肤癌、舌前部癌以及颈部原发或转移癌,尤适用于年老体弱不能耐受手术者、拒绝手术者、术后复发或病期过晚难以手术,且单纯放疗疗效较差者。在肿瘤的组织病理类型方面,鳞状细胞癌、腺癌、肉瘤、恶性黑色素瘤和恶性淋巴瘤等都可以接受热放疗。确有部分患者热放疗后,肿瘤退缩良好,全身条件改善,患者从难以手术转为可以手术。部分患者在热放疗的基础上加用化疗药物或靶向药物,已获取更好的治疗效果。

17.2.2 热放疗的禁忌证

患者在热放疗前须复核病理,并结合临床检查和影像学资料,按照UICC或AJCC分期标准对患者进行准确分期;一般应完成三大常规、肝功能、肾功能化验;胸片或肺CT;必要时行全身PET/CT或ECT检查;对有无心血管疾病、有无安装心脏起搏器进行了解;预计生存期一般应大于3个月,并排除列入热放疗的禁忌证的患者。患者有下列之一者不宜采用放化疗:①全身情况很差,Karnofsky评分低于50分或PS高于3分。②已有心、脑、肝、肾功能严重损害,无法耐受放化疗者。③局部肿瘤接近大脑、脊髓、眼等重要器官,因热辐射可造成这些重要器官的严重损伤。④伤口明显不愈,特别是颈总动脉区,有大出血危险者。⑤全身广泛转移、包括晚期患者癌入终末期、恶液质等,预计生存期不超过3个月者。

17.3　加温和放疗技术

热疗可以杀伤对放疗不敏感的处在缺氧、营养缺乏、低pH值和S期环境中的细胞,阻止细胞损伤后的修复,还可导致肿瘤组织血管内皮细胞损伤,血管修复能力下降,抑制肿瘤血管生成,从而增加放疗效果。放疗可减少肿瘤细胞的热耐受性,提高热疗效果。除了热引起细胞毒作用外,加温对低LET射线有增敏作用,在43℃以上,对放射主要是增敏,低于43℃,加温<2h,放射生存曲线偏平部变窄。增敏作用是使蛋白变性,DNA结构改变,预防可能的修复和阻止酶素的合成。要达到热放疗的良好抗癌效果,两者的技术和配合方法极为重要。

17.3.1　加温方法

热疗在使用上根据治疗范围可以划分为三部分:局部加温(local hyperthermia,LH)、区域加温(regional hyperthermia,RH)和全身加温(whole body hyperthermia,WBH)。加热的方法分为电磁场技术(electromagnetic filed)、超声技术(ultrasound)和灌注法(perfusion)。

17.3.1.1　局部热疗

主要是增加局部肿瘤的治疗温度,包括口腔颌面-头颈浅表肿瘤如唇癌、腮腺癌、口底癌、皮肤癌、前部舌癌以及颈部原发或转移癌的加热。实施局部加热的热疗设备主要为微波技术,如频率在433MHz、915MHz、2450MHz的微波热疗机,以及体外超声热疗机。但超声热疗要注意骨和空气的影响,下颌骨深部的治疗不宜采用超声加温。

17.3.1.2　区域热疗

通过射频热疗用于口腔颌面-头颈较深部肿瘤的热放疗。由于射频热疗设备的限制,辐射范围大,为预防加温对大脑、脊髓、眼等重要器官严重损伤,目前采用射频热疗对口腔颌面-头颈较深部肿瘤的热放疗较为慎重,临床应用较少。

17.3.1.3　全身热疗

对晚期播散性病变,尤其是放、化疗无效或一度控制后出现复发、远处转移,而患者全身情况又较好者可考虑全身热疗。全身热疗主要是配合全身化疗来使用,其目的是克服化疗的耐药性,增加化疗对肿瘤治疗的有效性。全身热疗的方法有多种,包括早年的蜡浴法、电热毯法、人工注射细菌毒素法,以及近年来国外使用的体外血液循环加热法、国内使用的红外线"太空仓"法等。使用体外设备进行全身加热一般需要全身麻醉、而且有一定的全身并发症和风险,如全身加热可使患者全身各系统处于超负荷状态而发生衰竭甚至死亡。因此,全身热疗技术在口腔颌面-头颈临床的应用受到限制,一般采用局部加热。

17.3.2　常用加热设备

加热的设备有两类,一为超声加热,二为电磁波加热,包括射频和微波加热。两种方法各有优缺点。超声加热具有操作简便安全,不需屏蔽等优点,对金属测温针没有干扰,此外,加热深度较好,能聚焦,但在骨组织与其他组织界面发生阻抗不匹配,出现过热点,可能引起治疗时剧痛为其缺点,射频和微波加热穿透深度较浅,因有磁场干扰,不能用金属测温针测温,且需在屏蔽室内进行治疗,但可根据需要生产出各种辐射头,方便地放在面颈部、口腔内使用,也可将射频电极或微波天线植入组织内进行加热即组织间加热。

17.3.2.1　微波热疗机

临床常用的微波热疗机采用的工作频率主要为433MHz、915MHz、2450MHz,可以满足口腔颌面-头颈浅表肿瘤如体表皮肤肿瘤、颈部转移淋巴等的治疗,该设备采用体外辐射器进行加热;另外,利用微波技术也可开展组织间插植热疗,主要是将针状辐射器刺入肿瘤内进行加热。

17.3.2.2　射频热疗机

主要采用1对或两对电容极板频率,频率为10~100 MHz不等,将被加热的区域置于极板之间,通过极板之间的射频电场感应,激发人体组织内带电离子做高频运动,形成射频电流,从而引起组织内分子剧烈碰撞而产生热量,达到加热升温的目的。如日本的RF-8采用的频率为13.68MHz,国内的SR-1000 NRL采用的频率为40MHz左右,可满足口腔颌面-头颈较深部肿瘤的治疗。

17.3.2.3 BSD系列热疗机

主要为BSD-1000、BSD-2000,由美国生产,主要在欧美国家使用。采用环性阵裂天线环绕人体,产生的电磁波可调,从而用于满足区域性加温的目的。尤其是BSD-2000可与MRI联机,采用无损测温技术从三维方向上了解加热范围及温度变化,在我国很少用于口腔颌面-头颈较深部肿瘤的治疗。

17.3.2.4 其他

近年来在临床上应用的射频多弹头、超声聚焦刀等尽管其治疗温度属于凝固性坏死的温度治疗范畴,但因主要作用于肿瘤局部,所以也被归入局部热疗的范畴。但在我国同样很少用于口腔颌面-头颈较深部肿瘤的治疗。

17.3.3 测温技术和热剂量学

17.3.3.1 温度测量

热疗效果的好坏与温度的高低直接相关,因此热疗过程中测温十分重要。目前临床热疗采用的主要是有损测温,即在热疗时、局部麻醉下将热电偶、热敏或光纤测温元件等通过穿刺置入肿瘤内,通过肿瘤中心单点、或肿瘤周围多点测温来控制温度。该技术缺点为有损测温,有局部疼痛、合并感染等并发症,而且测温所得具体数值仍不能代替整个肿瘤的温度区域变化。近年来,国外发展的BSD2000区域热疗可与MRI联机,利用加热过程中肿瘤内分子的变化而反映肿瘤的温度及加热区域分布,取得了一定的进展,但存在着设备昂贵、临床难以普及的缺点。

17.3.3.2 热剂量

肿瘤热疗的效果与肿瘤内的温度及加热时间的长短显著相关,因此如何反映其间的相关性就成为临床热疗极待解决的问题。由于热疗时肿瘤内部温度不均一,加上测温技术的限制,目前热疗尚无统一的热剂量单位,试用的单位包括最高温度(Tmax),最低温度(Tmin)及平均温度(Tave),以及近年来临床常采用T90、43℃ T90累积时间等热参数来表达。T90表示某一时间内肿瘤所有测温点的全部数据中达到某一温度值以上的百分数。43℃ T90累积时间是将每一分钟或某一段时间T90的温度值换算成43℃ 等效时间(min),然后将全过程的时间相加。但要进行相关参数的分析,主要

是利用肿瘤内有损测温,测温点数至少要超过10个点才能更好地进行分析,因此目前临床上尚难以推广。

17.3.4 加温与放疗的配合

17.3.4.1 加温与放疗的配合顺序

加温与放疗协同抗癌作用与两者的顺序有关。已发现加热与放疗同时进行时两者协同抗癌效应最强,但这在临床治疗上有一定困难。现多采用先放疗后加热或先加热后放疗。临床上防止预防加温后正常组织血流量增多,肿瘤血流量减少,乏氧细胞增多,公认为先放疗后加温为宜。如先加温后放射,可能造成正常组织血流量增多及肿瘤血供减少,使抗放射的缺氧细胞增加,抵消协同疗效。当然,如能够通过选择性加温使肿瘤升温大于正常组织,也可采用先加热再放疗的方法。

17.3.4.2 热疗与放射的间隔时间

热疗与放射的间隔时间不宜过长,否则协同抗癌作用下降,当两者间隔超过8h时,仅为相加效应;但有研究发现放疗与热疗时间间隔过近,正常组织损伤也加剧。目前热疗与放疗的间隔时间一般在4h以内,对患者及治疗安排均较方便。放疗后间隔4h后再加热,正常组织受损最轻,而此时正常组织的放射损伤已基本修复,肿瘤组织的放射损伤尚未修复,给予热疗可抑制其修复,增加治疗比。如先热疗后放疗,两者时间间隔尽量控制在40min内,最迟不超过lh为好。

17.3.4.3 加热次数的影响

热疗不能像放疗可每天照射甚至一天照射2 ~ 3次,这是基于热疗中存在的热耐受现象。这种现象是癌细胞在首次热疗后数小时至数天接受第二次热疗时,首次热疗将给第二次热疗产生的保护作用,使热损伤减轻。热耐受的发生与热休克蛋白(heat shock protein,HSP)的形成有关。随着二次热疗间隔时间的延长,热耐受逐步减弱直至消失,一般需要3 ~ 5d,以后细胞又再次恢复对热的敏感性。因此,两次热疗之间一般要间隔72h,也就是说热疗最多1周2次。

在同一放射剂量下,加温4周4次与3周6次未见明显差异。此可能与热耐受及首次加温破坏了多数热敏感细胞有关。目前比较公认的方案是:每周加温1 ~ 2次,总数6 ~ 12次,放疗多采用每周5d,每天1次的常规

放疗方法。这就是说,每周仅1~2次放疗合并热疗,其余为单放疗,不加热。

17.3.4.4 使用热增敏剂的影响

热增敏剂是一类在正常体温时对癌细胞无伤害作用,而在加温条件下可杀癌或促进高温杀癌作用的物质。使用热增敏剂后,提高了热疗效果,可相应减少放射剂量,从而减少了正常组织损伤,而细胞总疗效数不降低甚至提高。常用的热增敏剂和使用方法有:瘤内注射维生素C(降低pH值)或利多卡因(癌细胞膜通透性调节因子)、使用高渗葡萄糖溶液(癌细胞无氧酵解增强造成乳酸堆积及pH值降低)、使用血流或血压调节药物,如正肾上腺素、血管紧张素Ⅵ、苯肼达嗪、5-羟色胺等。

17.3.4.5 热放疗的放射剂量和剂量率的影响

有作者认为因热疗增敏,放疗剂量可减少到根治剂量的一半至三分之二。但大多数作者认为,由于肿瘤组织的不均质性、血液供应差异及肿瘤大小等影响,现代加温技术还不能使肿瘤获得均匀的温度,瘤内温差可达1℃~4℃甚至更多,对疗效有不利影响,故主张尽可能仍给予足量放射,即总剂量60Gy/30次/6周。变更放射剂量、放射总量、总次数对热放疗疗效的影响,有待进一步研究确定。关于放射剂量率的影响,Gerner研究加温合并不同剂量率的放疗指出:非常高和非常低的剂量率效果一样,若用介于常规的高剂量率和组织间的剂量率之间的剂量率可获得较好疗效。

17.3.4.6 热放疗的安全性

为了保证热放疗的安全治疗,对喉癌及临近喉部的肿瘤,较大的舌根癌热放疗前常需做预防性气管切开,以防疗后水肿发生窒息危及患者生命。

17.3.5 术前热放疗

热放疗作为综合治疗的手段,一般不与手术联合,除非患者在热放疗后获得手术机会。另一种热放疗的方法近年来已受到临床关注,即术前热放疗。

17.3.5.1 术前热放疗的适应证和治疗目标

术前热放疗主要用于中晚期口腔颌面-头颈恶性肿瘤患者,患者虽可手术,但估计手术疗效较差者。对侵犯范围大的软组织肉瘤和黑色素瘤也可用术前热放疗。术前热放疗的治疗目标以改善肿瘤局部控制和提高生存率为主要目标,同时达到全身情况改善和痛苦减轻、病情缓解,为手术根治创造条件。

17.3.5.2 术前热放化疗

术前热放疗可以增加联合顺铂等化疗药物来争取更高的肿瘤治愈率,降低局部复发率和延长患者的生存期。很多研究已显示恶性肿瘤术前热疗联合放化疗的预后明显好于同样期别的恶性肿瘤术前只行放化疗者。有研究指出术前热疗联合放化疗的患者疗效更好的原因是,热疗和放疗是在局部调节肿瘤细胞增殖,而化疗则倾向于肿瘤转移灶的全身控制。Furuta等研究术前热疗联合放化疗的疗效,指出其疗效提高可以通过以下几点确认:①肿瘤的缩小程度;②切除标本的组织病理检查;③残余肿瘤组织的体积测量。结果显示,术前热疗联合放化疗能够导致较大范围的肿瘤组织坏死,肿瘤缩小程度明显大于只行术前放化疗的患者。而且术前联合放化疗不增加手术并发症。

17.3.5.3 术前热放化疗的放疗剂量

术前热放化疗的放疗剂量为剂量50Gy/25次/5周。可采用常规放疗技术或调强放疗。

17.3.5.4 安全性

为了保证热放疗的安全治疗,对喉癌及临近喉部的肿瘤,较大的舌根癌术前热放疗前同样需做预防性气管切开,以防疗后水肿发生窒息危及患者生命。此外,为了保证术前热放疗的安全性,对年老体弱、血常规、肝功能和肾功能异常者,不宜加化疗药物。

17.4 疗效评定标准

17.4.1 热增强比

目前热放疗的治疗增益用热增强比,即联合加温与不加温获得同样生物效应所用放射剂量之比值TER(thermal enhancement ratio)来表示,通常比值为1.32~2.52,个别高达6.14。国外文献报道,癌细胞加温43℃ 1h后放射,比单用放射可减少约一半的放射剂量,而两者的杀伤效应相等。有研究指出,加温使肿瘤增加了相当于24Gy的放射损伤,而不增加正常组织的损害,这对肿瘤邻近危及器官或以往已受过放射治疗的二次放疗患者更具有重要意义。

17.4.2 疗效评定标准

接受热放疗的患者主要为放射治疗不敏感的病理类型或瘤体较大的病变,单纯放射治疗较难控制晚期患者,此类患者热放疗尽管表现为有效,但如按照WHO评定疗效的标准(CR、PR、NR和PD),相当一部分有效的病变,尤其是瘤体较大的病变往往被判为无效,因此有人主张热放疗后疗效评定时间应后推至疗后3个月至半年,测量瘤体的变化判定是否有效。治疗有效的另外一个标准为瘤体内出现坏死区,虽瘤体大小未见明显变化,如疗后瘤体内出现坏死或原有坏死区域扩大,也可视为有效。此外,有作者认为热放疗的疗效评价应该增加其他辅助项目,如患者的自我感觉、进食及睡眠等,如患者感觉疼痛等症状减轻、进食及睡眠明显好转也可以认为热放疗有效。

17.4.3 疗效预测

已有研究预测热放疗疗效的方法。对于高DNA多倍体的肿瘤患者,热放疗多显示有肯定疗效,其预后也比较好。对于热放疗或人放疗联合化疗药物,患者的琥珀酸盐脱氢酶活性明显降低;而单独热疗或放疗时琥珀酸盐脱氢酶活性仅轻度降低。Rau等通过测量肿瘤及周围正常组织的热休克蛋白(HSP)的水平,来评价肿瘤患者术行前热疗联合放化疗的疗效。研究发现,患者治疗后HSP水平发生明显改变,但热疗并不能使HSP稳定表达,导致疗效预测困难。近年来,有报道P53蛋白的表达也可以成为热放化疗疗效的预测指标。今后有必要从分子学和生物学方面来寻找评价肿瘤术前热疗疗效的更加明确和更加可靠的预测指标。

17.5 治疗并发症

当正常组织超过了耐受的温度阈值则可发生加热过程中的损伤,这是热疗的并发症,当然,放疗也对正常组织造成放射损伤,这是放疗的并发症。

实验证实,当正常组织温度不超过44℃时,即便时间超过1h多数正常组织也不至于出现损伤,但由于加热过程中热剂量分布的不均匀性,患者耐受性的差别,手术瘢痕区感觉迟钝,部分患者不可避免地出现热损伤。这主要表现为局部皮肤水疱烫伤,这种烫伤在浅部微波加热过程中较为常见,其发生率一般为5%~25%。但如果在治疗过程中加以警惕并做预防处理,则这种并发症可以降低到最低,预防处理的方法包括治疗区毛发过多的皮肤去除毛发;同时应用循环水袋来降低表皮温度;对于特殊部位如手术切口瘢痕区等易出现局部烫伤的区域,应注意避免局部温度过高;对出现皮肤烫伤者,局部可按照烫伤的处理原则进行治疗。

深部肿瘤在采用深部射频机进行加热时,其皮肤烫伤概率远远低于微波治疗机,而国内生产的SR-1000热疗机则基本避免了此种并发症的发生。但因为深部热疗机采用的电磁波频段的影响,表现为皮下脂肪容易吸收过多的热量而形成"脂肪硬结",尤其是对体厚肥胖者其发生率较高,主要表现为局部疼痛,查体加热区域脂肪较多的部位有局部硬结,这种反应在疗后数月可以自行消失,对患者的生存质量并无太大的影响。由于深部射频机很少用于口腔颌面-头颈肿瘤的热放疗,这种并发症在口腔颌面-头颈部很少发生。

关于放疗并发症,主要是口干和放射性黏膜炎,其他如放射性骨坏死等放疗并发症请参见本书有关章节。国外的随机性研究证实,热疗配合放射治疗不仅不增加放射治疗的并发症,甚至在一定程度上降低放射治疗的并发症。尽管这是在浅表病变利用浅部热疗机治疗得出的结论,但对深部热疗工作的深入开展无疑奠定了基础。

17.6 疗效及影响因素

17.6.1 单独热疗的疗效

单独热疗尽管可取得一定的疗效,但有效率较低。总结早年单纯热疗疗效的文献报道,单纯热疗的完全缓解率(CR)从0%到40%不等,平均CR率在13%左右;部分缓解率(PR)从0%到56%不等;平均有效率在51%左右。尽管如此,单独热疗有效的患者临床缓解时间较短,中位缓解时间仅为6周,因此临床上一般不主张单独热疗。图17-1(a)为射频热疗机一对电极对颈部肿瘤灶治疗图,图17-1(b)为左颈部二个淋巴结转移灶射频热疗前(上左)、热疗后1月(上右,PR)和热疗后2个月(下,CR)的疗效照片。

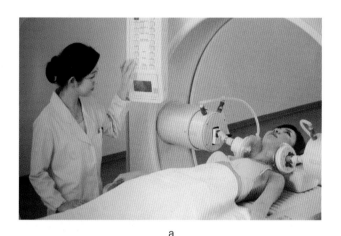

a

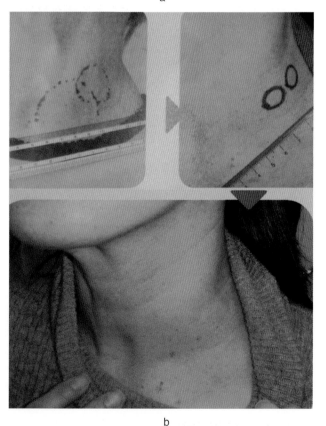

b

图17-1 颈部肿瘤的射频热疗
a. 为射频热疗机一对电极对颈部肿瘤灶治疗图;b. 显示左颈部二个淋巴结转移灶射频热疗前(上左)、热疗后1个月(上右,PR)和热疗后2个月(下,CR)的疗效

17.6.2 热放疗的疗效

早在20世纪80年代初,RTOG 81-04随机性研究即比较了单纯放射治疗与热放疗对头颈部浅表癌的疗效,虽然得出的为阴性结论,但分析显示阴性结论与早年采用的热疗技术不当有关,而且相当一部分晚期患者未完成原定计划的治疗方案。尽管如此,对小于3cm的病变,热放疗组无论是在CR率、局部控制率、还是远期生存上均优于单纯放射治疗。以后的随机性研究证实,热放疗对头颈部癌的疗效显著好于单纯放射治疗,如Datta报道65例头颈部癌(包括颊黏膜、舌、硬腭、扁桃体、口底癌等)的随机性研究,热放疗组的CR率55%,1.5年无瘤生存率为33%,均优于单纯放射治疗组的CR率32%、无瘤生存率19%。Valdagni报道44例头颈部癌的随机性研究,单纯放射治疗组的平均剂量为68Gy,热放疗组的平均剂量为67.5Gy)。热疗于放疗后20~30min内进行,采用280MHz~300MHz微波热疗,瘤内温度42.5℃,持续30min,结果显示两组在完全缓解率(83% vs 41%)、局部无复发生存率(68% vs 24%)、5年总生存率(53% vs 0%),均有显著性差异。以上研究均未观察到热疗增加急性及晚期放疗并发症。Huilgol等回顾性分析38例晚期头颈部癌采用放疗70Gy联合化疗(顺铂或泰素)和热疗的疗效。热疗采用8.2MHz、41℃~43℃ 30min。结果29例CR(76.2%)、9例PR(23.7%)全部有效。患者2年总生存率63.1%。

对放疗后复发的头颈部癌一般预后很差,对此类患者采用组织间插置后装放疗,再配合热化疗,仍可获得较为满意的治疗效果。如德国2002年曾报道一组15例足量放疗后(其中9例曾行过手术治疗)局部复发患者,包括9例舌癌、4例舌根癌、2例口底癌,采用局部脉冲式组织间插置后装技术,局部中位剂量55Gy,在放疗结束的最后1d,进行组织间热疗,平均治疗温度41.5℃,持续50min。放疗过程中加DDP+5Fu同步化疗,结果患者的局部控制率高达80%,2年生存率67%,效果满意。而且,无1例患者发生放射性骨坏死,其他不良反应也在允许范围内。该研究尽管病例数不多,但对局部复发的部分头颈部癌患者无疑是一种较为理想的治疗选择。

多组临床结果指出:热放疗的CR率平均为63%,单纯放疗仅27%。1~2次组织间加温与8次外加温结果相同;加温4次/4周与6次/3周无差异;2次/2周与8次/3周疗效相同。这可能与热耐受的发生及第一次加温破坏了大多数热敏感细胞有关。关于放疗分割剂量,小剂量分割(1.5~2 Gy/次)时,加温和放疗同时或间隔进行,效果无差异。这可能是热与放疗各自独立作用。当常规放疗剂量合并热疗时,未发现皮肤反应增加;大剂量分割(5~6Gy/次)时,当放疗与热疗同时进行时,肿瘤及皮肤都有热放射增敏作用。当加温与放疗间隔4h,治疗结果满意,皮肤反应亦下降。

　　Huilgol 等对56例局部晚期的头颈部癌患者行前瞻性临床研究。28例患者接受热放疗,28例患者接受单放疗。2组的年龄、性别和临床分期无差异。2组放疗剂量均为66~70 Gy/6.5~7周。热放疗组每周加热疗30min。结果肿瘤完全消退率(CR)热放疗组为78.6%,单放疗组为42.4%,疗效有明显统计学差异(p<0.05)。热放疗组的生存率也明显好于单放疗组。未见灼伤减少治疗剂量,无黏膜热毒性的记录。

　　体表的黑色素瘤易于加热,因此关于热放疗提高黑色素瘤的局部控制率、改善预后的多数临床研究均得出了阳性的结果。例如,Conzales等报道24例复发或转移的黑色素瘤病例,体表病灶共计38个,分别采用热放疗、单纯放疗、单纯热疗(一个患者有多发病灶者,作为对比,同时对不同病灶采用不同的治疗方法)。放射治疗采用分次剂量6~8Gy,1周1次,共2~3次,或4~5Gy,每周2次,共4~6次。热疗采用433MHz微波加热,均于每次放射治疗后30min内进行。结果显示热放疗的CR率为83%(15/18),单纯放射治疗的CR率为38%(3/8),单纯热疗者均无效。随访表明,单纯放射治疗达CR的3个病灶有2个分别于疗后8、12个月局部复发,而作为对比的热放疗疗效达CR者,均未见局部复发,提示热放疗对黑色素瘤的疗效明显好于单纯放疗;有效的病例,其局部控制效果也明显好于单纯放疗。而采用单纯热疗显示无效。以后的研究进一步证实了这种结论,如ESHO随机性的研究材料,对来源于70个患者复发或转移的134个体表病灶,分别采用单纯放疗(分次剂量8或9Gy,分次之间间隔4d,照射3次或4次)和热放疗(热疗采用微波或射频技术,皮下温度43℃,持续1h,于放射治疗后30min内进行)的对照研究,结果显示单纯放疗组与热放疗组的CR率分别为35%和62%;2年局部控制率分别为28%和46%。组间差异均有统计学意义。同时资料还显示热放疗的疗效与放射治疗总剂量、瘤体大小显著相关:放射治疗总剂量24Gy与27Gy的CR率分别为40%、56%。2年局部控制率分别为25%、56%;肿瘤直径<4cm与>4cm的CR率分别为54%、38%,2年局部控制率分别为42%、29%。已知病灶完全控制者有

38%的患者已存活5年。Falk等收集了超过2200例接受热放疗或热化疗(加温40℃~44℃)的资料,其中Ⅲ期临床研究16篇、热放疗10篇、热化疗15篇、热放化疗8篇。患者中包括黑色素瘤、头颈部癌、乳腺癌、肉瘤等。对高危或晚期肿瘤患者热放疗或热化疗的Ⅱ/Ⅲ期研究的目的是进一步确认该技术改善肿瘤局部控制率和无复发生存率。

17.6.3　影响疗效的各种因素

　　已发现许多因素影响热放疗的疗效。临床上现已积累了不少经验,使疗效得到稳步提高。这些因素有如下几个方面。

17.6.3.1　肿瘤病理分类的影响

　　过去一般认为黑色素瘤、肉瘤效果好于上皮来源的鳞癌、腺癌等,但经过文献复习,则发现组织学类型与热疗效果没有直接相关性。不同病理种类和分化程度的肿瘤放疗或热疗的敏感性有相当大的差异,但热放疗联合应用后,这种差异变得不甚明显。此可能与两者的互补杀伤作用有关,有利于热放疗的应用。

17.6.3.2　p53状态的影响

　　Yasumoto等发现肿瘤细胞的p53状态是热疗有效性的有用的预测指标。

17.6.3.3　肿瘤部位的影响

　　浅部的肿瘤比深部肿瘤一般易取得更好疗效,主要是肿瘤容易加热和测温,加热更均匀。但随着热疗设备的改进和设备功率的提高,口腔颌面-头颈较深的肿瘤也可能获得均匀加热,使这种差异变小。当肿瘤临近脑或脊髓组织时,为预防正常脑脊髓的热损伤,热疗的使用将明显受到限制,但仍可使用放疗。对浅表病灶而言,凡病变位于较为平坦的部位易于加热并有较好的温度分布,热疗的效果就比较理想;而头颈部病变因部位凹凸不平,加热时温度分布会受到较大影响。

17.6.3.4　肿瘤体积的影响

　　体积大的肿瘤加热后散热差,热量保持时间久为其优点,但大肿瘤内成分复杂,加热不易均匀,且放疗敏感性差为其缺点。肿瘤大小对热敏感性影响的试验观

察发现,高温的细胞毒性作用程度随肿瘤体积增加而加大。体积较小的肿瘤不易保留热,升温困难。随着肿瘤的增大,血流量减少,较大肿瘤易于蓄热达到肿瘤细胞致死温度。同时较大肿瘤常伴有中心缺氧,缺乏营养物质和低pH,由此更增加了对热的敏感性。肿瘤大小一般认为热疗对晚期肿瘤体积大的病变治疗有优势,主要是因为大肿瘤较小肿瘤病变的热蓄积作用更为明显,因此利用热疗来治疗体积小的肿瘤价值有限,但临床实践表明,非大肿瘤病变采用热放疗同样可以取得满意的疗效,而且在肿瘤的完全消退率和局部控制率方面优于大病变。因此,在临床上即便肿瘤不大,但如疗前考虑到肿瘤对放射治疗不敏感或放射治疗的局部控制较为困难,可直接选用热放疗治疗方案。据Takahashi等报道,<4cm的肿瘤热疗有效率为100%,>4cm的肿瘤热疗有效率仅为65%。多数学者认为目前条件下热放疗治疗肿瘤的直径超过5~6cm时疗效将明显下降。

17.6.3.5 加热温度的影响

43℃是一个关键温度,43℃以下时细胞灭活能仅为43℃以上时的一半左右,因此肿瘤加热应达到43℃以上,一般应保持30~40min。加热低于41℃,热放疗的疗效将明显下降。热疗温度与细胞毒性:热休克后细胞死亡有两个高峰,早期的凋亡和晚期的细胞坏死。实际上早期死亡中也包含着两种死亡,全身加热41.5℃1~2h,在4h后出现凋亡,但热损伤增加也出现坏死。如果局部加温44℃~45℃,可出现坏死。

17.6.3.6 加热方法、技术和热疗的次数

不同的热疗方法对疗效的影响目前尚难进行比较评价。一般应以加热可靠、测温准确、使用方便为首选。热疗次数到底多少为最佳?目前仍无定论。Kapp等通过随机性研究,比较2次和6次热疗对浅表肿瘤的疗效,结果显示CR率没有差别。Duke大学通过对肢体软组织肉瘤术前热放疗的研究结果显示,每周1次与每周2次的热疗在相同的常规分割放射治疗总剂量50Gy的前提下,术后经病理证实,每周2次的热疗效果明显好于每周1次的热疗。Aocangeli对患者体表的多发性病灶,随机采用1次或4次的热疗,显示4次热疗的效果明显好于1次。因单次热疗很难保证瘤体受到均匀有效的加热,而采用多次加热则在一定程度上可以克服这方面的缺陷,目前临床上多主张多次热疗。但由于热耐受的影响,两次热疗的时间间隔最短不应低于48~72h,也就

是说1周热疗的次数最多为2次,且两次时间间隔要超过48~72h。当然也可采用1周1次热疗的方法,与放疗同步进行。

17.6.3.7 热放疗是否加化疗

临床研究表明,热疗、放疗和化疗的联合应用是有效并且可行的。放射治疗采用两种分割方案:常规分割(2Gy/次,5次/周);超分割(1.2Gy/次,每天2次;做热疗当天给2Gy,9次/周)。热疗为1次/周,放疗后30min内开始,肿瘤中心温度要求达到43℃,加热时间为60min。化疗1次/周,用药为表阿霉素20mg/m^{2}和异环磷酰胺1.5g/m^2,化疗、热疗同时进行。由于异环磷酰胺在肝脏被激活,所以在热疗开始前30min先给一半的剂量,在热疗开始后(温度>39℃),加入表阿霉素,再注入其余的异环磷酰胺。不少三联治疗的临床Ⅱ/Ⅲ期研究都显示了令人鼓舞的结果,疗效高于热放疗。

17.6.3.8 热疗与放射治疗的顺序

离体细胞和动物试验均表明加温与放射治疗同时进行的增敏作用最大,如先照射或后照射增敏作用均减弱,但在照射前、后1个多小时的时间内加热,都还对放射有不同程度的加强作用。放射治疗与加温同时进行,一方面导致正常组织的放射损伤加重,另一方面临床实施上有一定难度,因此一般临床上不予应用。临床上经常采用的模式为先放射治疗后热疗,但先热疗后放射治疗对疗效并无明显影响,只要两者时间间隔尽量控制在40min内,最迟不超过1h为好。

17.6.3.9 放射分次剂量的大小

热放疗的最佳放疗分次剂量目前仍不明确。理论上讲,如果热疗和放射治疗间为协同作用,那么采用大剂量分割放疗的有效率高;如果热疗和放射治疗为相互独立的作用,则无必要采用大剂量分割的放射治疗。因为热疗和放射治疗间的作用到底是协同作用、还是相互独立的作用、或者是两者兼而有之,目前仍有争议。但在临床实践中,对浅表肿瘤常采用3~4Gy大分割的放射治疗以联合热疗;而对深部肿瘤,因分次剂量大的放射治疗容易造成放射损伤,所以还是主张2Gy的常规分割放射治疗剂量。

17.6.3.10 放疗总剂量大小的影响

以往认为热放疗可以降低放疗的总剂量,但美国放

疗组（RTOG）89-08随机性研究证实，深部肿瘤热放疗的疗效与总剂量的高低显著相关：≥45Gy放射治疗总剂量的CR率为54%，而<45Gy的CR率仅为7%，统计学处理有显著性差异（$p<0.0001$）。因此，为最大可能地提高放射治疗的局部控制率，放射治疗的总剂量无需降低，仍可采用标准的根治剂量。研究还发现，高剂量的热放疗患者并未观察到放疗并发症比同等剂量的单纯放疗增加，相反由于热疗的介入，在一定程度上降低了放射治疗的并发症。

17.7 热放化疗的联合应用

目前应用于临床的热疗方案为：热疗加放疗（hyperthermia and radiation，HR）、热疗加化疗（hyperthermia and chemotherapy，HC）、热疗加放化疗（hyperthermia and radiochemotherapy，HRC）。放疗、热疗、化疗的三联应用（triplemodality），不仅在生物学的研究方面抗癌效果更好，而且在临床上也得到了验证。加温与放射治疗、加温与化学治疗的联合应用对瘤细胞的杀伤既有独立和互补的作用，还有协同增敏的作用。加温、放射治疗和化学治疗联合疗法，比加热、放疗或者加热、化疗的综合疗法有更大的效应。

17.7.1 热疗与化疗综合治疗

17.7.1.1 热化疗联合的基础

很多抗癌药与热疗有协同作用。协同作用机制可能是：①热疗可以改变生物膜通透，增加细胞摄取药物；②热化疗同时还会改变肿瘤细胞的乏氧和pH值，瘤中心部位酸性环境下热疗更易诱发肿瘤细胞凋亡；③使肿瘤细胞DNA损伤增加，且抑制其修复；④热疗促进药物诱发肿瘤细胞凋亡。很多化疗药物可以通过不同机理最终诱发细胞凋亡，热疗可以促进这一进程。放疗联合热疗的CR率比单一治疗方法增加20%~30%。

17.7.1.2 热化疗的临床应用

（1）抗药性逆转　热疗可以逆转抗药性的药物包括DDP、EPI等。热疗逆转抗药的机制还不清楚。喜树碱类药物作用对温度有依赖性，紫杉醇类药物在热疗中尚未见到体内相互作用的证据。大多数抗代谢药作用都不会因热疗而增加作用。热疗可使组织摄取含铂的药物增加。

（2）热疗与脂类药物　热疗可促进脂类药进入肿瘤的量增加。已证实热疗使含软组织肉瘤瘤苗的脂质体进入肿瘤的量增加2~16倍。

（3）热疗提高药物传递的靶向性　热疗可促进药物载体更多地进入肿瘤组织。热疗可增加肿瘤组织血流速度和血管渗透性。加热使血管扩张增加了药物载体在加热部位的循环剂量。虽然正常组织的血流速度与肿瘤组织一样增加，但因为正常组织的血管内皮完整，其间隙通常小于6nm，而载体大小通常在几十到几百纳米以上，无法溢出。肿瘤血管发育不全，渗漏性高，间隙可达100~780nm，且加热可进一步增加肿瘤血管的渗漏。肿瘤组织无完整的淋巴系统，导致了肿瘤组织中药物载体的大量截留。

17.7.2 热疗、放疗和化疗三联治疗

研究表明，三者联合比任何两者联合对肿瘤细胞的杀伤作用更大。三者联合治疗不仅是各因子本身细胞毒作用的相加，而且是各治疗方式之间协同增敏作用的相加。因此，联合作用的机制就更加复杂。研究已肯定加温能够增强一些化疗药物的细胞毒性，与热疗发挥协同作用，如铂类化合物顺铂、卡铂、异环磷酰胺、阿霉素，以及其他一些生物制剂如干扰素和肿瘤坏死因子等。

17.8 高热（聚焦超声）和微热（毫米波）治疗肿瘤

17.8.1 高强度聚焦超声治疗肿瘤

近几年来一种高强度聚焦超声（high intensity focused ultrasound，HIFU）治疗肿瘤新技术已经从实验室进入临床。该项高新技术与常规热疗治癌的最大区别在于将100~1000W/cm²的高强度超声波聚焦在体内0.5~1cm范围内，使靶区温度瞬时达到65℃以上，产生热固化效应，肿瘤组织蛋白凝固、发生不可逆坏死，而靶区外的组织不受影响。这种高温下靶区测温已无必

要。重庆医科大学附属二院更将显像超声探头与HIFU治疗探头安装在一起,定位—计算机计划—计算机控制HIFU治疗—诊断探头实时监控、监测一气呵成,患者安全、无创、一次性完成肿瘤治疗。

高强度聚焦超声治疗肿瘤的其他原理还包括机械震荡效应,在瞬间对癌细胞产生高频震荡,发生致命性破坏;抗血管效应,使靶区内小于0.2mm的微血管栓塞,破坏肿瘤的血液供应,有效抑制肿瘤的再生和转移;超声的空化效应和声化学效应也起到增强疗效的作用,热固化肿瘤又可"激活"机体主动免疫机制,增强患者的抗癌免疫能力,改善患者的预后。高强度聚焦超声治疗还有与放化疗的协同效应,超声对靶区肿瘤细胞造成的损伤,大幅度降低了肿瘤细胞对放化疗的耐受性;反过来,放化疗对癌细胞结构的破坏又使癌细胞的耐温性明显降低。

超声聚焦肿瘤消融主要适用于乳腺癌、体表转移癌、恶性肝占位(肋弓以外,无肋骨阻挡部分)、腹腔肿瘤、盆腔肿瘤及肢体肿瘤等的治疗。由于气体与骨骼对声束的吸收与反射的影响,使在含有上述两类介质部位肿瘤的治疗受到限制,不适用于人体胸腔、颅骨、脊柱或有骨骼阻挡的各种肿瘤。该院目前已成功治疗1000余例软组织肉瘤、骨肿瘤、体表肿瘤、转移性肿瘤等,取得较理想的疗效。

其缺点是高强度聚焦超声在口腔颌面部肿瘤治疗上应用比较困难,主要是口腔颌面部重要器官集中,上下颌骨和上颌窦气腔对治疗影响大,高强度聚焦超声在靶区温度瞬时达到65℃以上的高温也可能损伤口腔颌面部的重要器官,如脑、脊髓、眼、喉、气管等,造成这些重要器官的严重功能损伤。在人体其他部位的治疗中,已发生的严重治疗并发症有大血管损伤引起的大出血等,使该治疗的病例选择更为慎重。

17.8.2　高功率密度(high power intensity, HPD)毫米波治疗肿瘤

毫米波是波长1~10mm的电磁波。其频率范围30~300GHz,具有十分广泛的生物学效应,并在临床抗癌治疗实践中证实有放射增效作用。特别需要指出的是:毫米波治疗安全、无不良反应,联合放疗后不但大大增强了其抗瘤效应,而且可减轻放疗不良反应、提高机体抗肿瘤免疫水平,利于正常组织保护,这对中晚期恶性肿瘤和放射抵抗性肿瘤的放射治疗尤其有重要的

意义,给肿瘤放射治疗带来了新的综合治疗途径,具有良好的应用前景。

毫米波的抗瘤机制与能产生电离的高能射线辐射治癌机制不同,目前医学上应用的毫米波治疗仪输出功率为毫瓦级,高功率密度毫米波是通过波束聚焦使小孔输出功率密度达到$400mW/cm^2$,局部或穴位照射后可产生深部或远隔部位的抗瘤效应,但其总有效功率仍是毫瓦级,其能量仍不足以使分子或原子电离。毫米波也不同于微波热疗治癌,后者是通过分子震荡摩擦产生高温(至43℃)来杀伤癌细胞。我们曾在实验研究中以电子测温仪点测标本液温,在整个毫米波照射实验中液温最高仅升至27℃(实验环境温度为22℃±3℃)。因此可证明毫米波的抗瘤效应属于微热或非热性的,与微波加热的抗瘤机制完全不同。

目前毫米波的抗瘤效应已广泛公认,但其确切的作用机制仍待探讨。英国理论物理学家H.Fröhlich的"相干振荡"理论,前苏联学者Н.Д.Девятов的"信息效应"假说极大地推动了毫米波生物学实验研究。

17.8.2.1　国内学者应用低功率密度毫米波对人肿瘤细胞的实验研究

国内学者应用低功率密度毫米波对人肿瘤细胞的实验研究发现,照射后瘤细胞DNA含量明显减少、瘤细胞胸腺嘧啶核苷^{3}H-TdR摄取率下降37%,尿嘧啶核苷^{3}H-UR摄取率下降43%,表明毫米波可能是通过抑制瘤细胞DNA的合成来控制其生长的。放射线对瘤细胞DNA的损伤,毫米波对DNA合成的抑制,这可能是两者联合应用产生协同抗瘤效应的主要原因之一。

17.8.2.2　我科的HDD人肿瘤细胞实验研究(2000年)

我们以高功率密度毫米波对人肿瘤细胞的原创实验研究(2000年)表明,用γ-射线、高功率密度毫米波单独或联合照射人舌鳞癌Tca 8113细胞,观察肿瘤细胞克隆形成抑制率,结果发现,放射联合高功率密度组抑瘤率82.1%,明显高于单放射组的46.7%和单毫米波组的45.2%,有明显协同抗瘤(放射增敏)效应。毫米波功率密度、照射时间、有无联合放射对抑瘤率有非常显著的影响($p<0.01$),放射与毫米波照射次序对抑瘤率无显著影响($p>0.05$);透射电镜和扫描电镜观察超微结构发现,未经照射的人舌鳞癌Tca 8113细胞表面密布粗细均匀的微绒毛和丝状伪足,线粒体结构清晰(见图17-2a,17-2b),放疗后人舌鳞癌细胞表面微绒毛消失,表面

呈块状和伪足状隆起(见图17-2c),毫米波照射后可见瘤细胞肿胀变大、表面微绒毛黏连、融合、脱落、顶端膨大、丝瓜络状改变,细胞膜可出现微孔、局部凹陷,可见线粒体变性、胞浆内大量空泡、核固缩、凋亡样小体将脱落,其损伤改变程度与毫米波功率密度和照射时间呈正相关,以联合放射组损伤改变最严重。(图17-2d,17-2e,17-2f,17-2g,17-2h)

本研究的电镜观察显示癌细胞线粒体严重变形受损、胞浆内出现大量空泡和核固缩,联合组见凋亡样小体,是否表明毫米波还有干扰组织代谢、诱导细胞凋亡

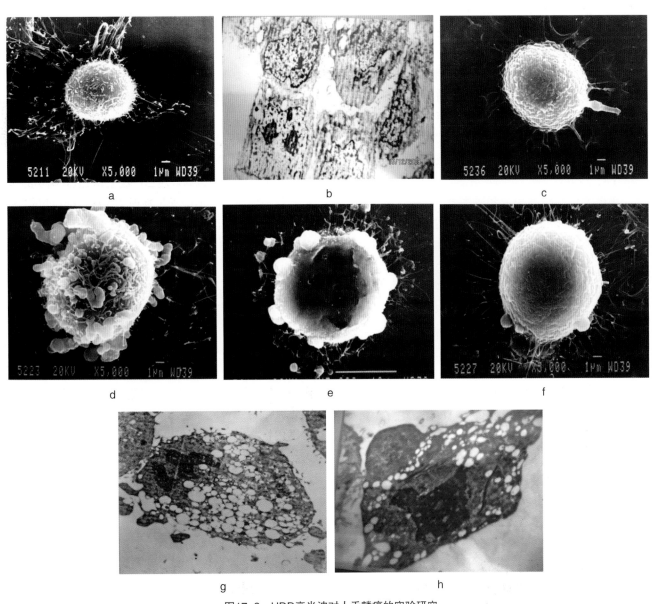

图17-2　HDD毫米波对人舌麟癌的实验研究

a. ×5,000(扫描电镜),人舌鳞癌细胞呈椭圆形,表面布满直径相似的微绒毛(空白对照);b. ×5,000(透射电镜),人舌鳞癌细胞照射前线粒体(空白对照);c. ×5,000(扫描电镜),放疗后人舌鳞癌细胞表面微绒毛消失,表面呈块状和伪足状隆起(单放疗对照);d. ×5,000(扫描电镜),低密度毫米波照射后人舌鳞癌细胞表面微绒毛增粗变长,个别顶端肿胀,表面出现小球状突起;e. ×3,000(扫描电镜),高密度毫米波组人舌鳞癌细胞变大,微绒毛变短而稀,表面有大小不等的瘤状物,有微孔出现在细胞表面中间,中间膜破损;f. ×5,000(扫描电镜),放疗加高功率密度毫米波照射45分钟后人舌鳞癌细胞增大,微绒毛变粗,在中间部分粘连呈块状,有球状隆起在细胞表面;g. ×8,000(透射电镜),高功率密度毫米波后人舌鳞癌细胞线粒体空泡变性及核固缩明显;h. ×5,000(透射电镜),放射联合高功率密度毫米波照射45分钟后人舌鳞癌细胞线粒体空泡变性,核固缩,凋亡样小体将脱落

的作用,值得今后进一步探讨。本细胞实验研究证实放射联合毫米波具有对癌细胞的协同抗瘤效应,这一效应的强弱与毫米波功率密度和作用时间长短有关,与放射联合次序无关,这就为临床上放疗联合毫米波治疗提供了有重要价值的实验依据。

毫米波在临床治疗上未发现有明显的不良反应,但由于现有的实验研究均为用肿瘤细胞观察其抗瘤效应,尚未有观察正常细胞有无损伤的研究报道,此外,什么强度(功率密度)或频率的毫米波其抗瘤生物效应最强,不同种类的肿瘤对某种相应频率的毫米波特别"敏感",治疗可获取最佳疗效,这些均有待于深入进行研究。

(我科的硕士研究生唐友军医师参与以上基础研究,在此特表谢意。)

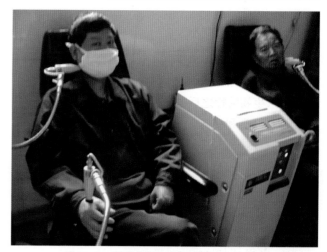

图17-3 高功率密度毫米波治疗中的患者

17.8.2.3 高功率密度毫米波动物的实验研究(2000年)

我们采用高功率密度毫米波远位照射联合放疗对小鼠肝癌种瘤模型进行动物实验研究,分组为种瘤对照组、为单纯放疗组、单纯毫米波组和毫米波联合放射组;全肝γ-射线照射2Gy×6次,动物背部照射毫米波30min×14次观察动物生存期、瘤重及有丝分裂细胞数。结果各组平均生存日依次为19d、25.8d、31.3d和33.3d($p<0.01$);平均瘤重依次为1.09g、0.59g、0.25g、0.20g($p<0.01$);每视野核分裂细胞数依次为32.2、22.6、16.2、15.4只($p<0.01$)。毫米波联合放射组小鼠生存延长率达75.3%、抑瘤率81.2%、核分裂抑制率52.2%。该研究表明,高功率密度毫米波具有良好的远位抗瘤效应,联合放疗疗效最好,从而证实两者的协同抗瘤增敏效应。

17.8.2.4 高功率密度毫米波联合放疗的临床研究(1997年~2002年)

我们对40例癌性疼痛患者采用高功率密度毫米波治疗(见图17-3),每日1次,每次30min,辐射头置于阿是穴配以循经取穴;同期未用毫米波治疗的20例癌性疼痛患者采用镇痛剂治疗为对照组。停止治疗后一周进行疗效判定。结果发现,毫米波组显效17例,有效14例,止痛总有效率(31/40),对照组仅2例有效,组间有显著性差异($p<0.01$)。毫米波组22例首次治疗即出现疼痛缓解或明显减轻;24例治疗后1个月继续保持疗效。疼痛部位与疗效有关,以癌浸润性神经痛、腰背、腰骶部及会阴痛疗效为好,内脏痛及全身多处痛疗效较差。不同原发肿瘤的疗效未见明显差异。研究表

明,高功率密度毫米波治疗简便、安全、无不良反应,止痛迅速且有效率高,明显提高了患者的生活质量。此外,我们对40例晚期复发的头颈部鳞癌患者行毫米波联合放射治疗(联合组),36例患者仅接受放射治疗(单放组)。两组患者放疗40~72.1Gy(平均59Gy),联合组加毫米波治疗20~38次(平均31次)。两组76例患者共有97只复发瘤行疗后疗效评价。结果发现,疗后患者全身情况和karnofsky评分:联合组显著优于单放组($p<0.05$)。肿瘤治疗有效率(CR+PR):联合组78%(39/50)、单放组57.4%(27/47),组间有显著差异($p<0.05$)。其他明显影响疗效的因素有:放疗高剂量(>54Gy)和瘤径(≤4cm)。联合组1、2、3年生存率分别为:65%、32.5%和7.5%,单放组为47.2%、22.2%和5.6%。研究表明,毫米波联合放射治疗能明显提高晚期复发头颈部鳞癌患者的疗效。

17.8.2.5 毫米波在癌症免疫治疗上的应用

Longani等最近(2011)在美国《Cell Scince & Therapy》杂志发表综述,认为毫米波在癌症免疫治疗上的应用前景是提供一种新的抗癌策略。该作者认为,目前在癌症免疫治疗中常用的干扰素、白介素等细胞因子因由其药物毒副作用,可能威胁到癌症患者的生命,而毫米波已作为一种没有毒副作用的补充治疗手段以用于癌症治疗。实验室和临床研究已证实毫米波具有激活T细胞、自然杀伤细胞、巨噬细胞的活性,提高机体抗肿瘤免疫,并显示毫米波联合化疗药物能够减少转移、抑制肿瘤细胞对化疗药物的抗药性。

17.9 展望

自1985年热疗被美国FDA认证为继手术、放射治疗、化疗、生物治疗之后的第五大肿瘤治疗手段以来，热疗在热生物学和临床应用等方面都取得了不少重要成果。其中，热休克蛋白的产生和意义、热疗与热耐受、低热诱导肿瘤细胞凋亡等热生物学研究获得多项重要进展，为肿瘤热疗技术的应用奠定了重要的基础。但基础理论研究领先于临床研究，由于缺乏有说服力的临床资料，缺少单病种严格的随机分组研究和多中心研究，热疗处在"配角"的地位在所难免。

当前，急需解决好以下4个方面的问题：①如何保证将足够的物理能量定向地输送到肿瘤组织，并产生有效的杀灭温度；②如何在治疗过程中不损伤到正常组织，不造成体表灼伤或其他意外伤害；③如何实现在治疗过程中对靶组织温度的实时监测，且是无损性的；④如何建立热生物学效应和疗效的评估体系。

理想的抗癌疗法是有选择性地对癌细胞杀伤，而对正常细胞"秋毫无犯"。传统的放疗和化学药物治疗都缺乏这种选择性。由于癌细胞对热的敏感性高于周围正常组织细胞，热疗对肿瘤细胞的杀伤要高于对正常组织的损伤，这是热疗不可多得的优点。如果放疗联合热疗后，因放射增敏而确实减少杀灭肿瘤需要的放射剂量，疗效又比单一疗法更好，放疗的并发症更可大大下降。但目前的加温技术还不能使肿瘤获得均匀的温度，瘤内温差大，对疗效有不利影响，故仍需给足量放射剂量。造成这一情况与有效加热设备的不完善、测温技术存在的困难等有关，一旦解决好了，杀灭肿瘤需要的放射剂量真正减下来了，热放疗给肿瘤患者带来的将是疗效更好、治疗并发症更低的治疗结果。

近年来，对加温的温度与持续时间的新进展之一是对低于43℃的温和加温（mild temperature hyperthermia，MTH）的再认识。Sakurai等首先做了温和加热联合低剂量率近距离放疗治疗复发性和较大肿瘤的报道。治疗7个浅表肿瘤平均最大直径为8.6cm，用微波加热41.5℃，为时45~60min，结果总缓解率为85.7%（4CR，2PR，1NC）；8个深部肿瘤平均最大直径为1cm，用射频加热40.7℃，为时30~60min，结果总缓解率为100%（5CR，3PR）。近距离插植放射源使用^{137}Cs或^{192}Ir，放疗总剂量为42.9Gy±3.2Gy。这组患者中有55.6%曾做过外放疗或近距离放疗，温和加热与低剂量率近距离放疗使他们再次受益。温和加热是否能给热放疗加分是今后值得加强研究的问题。

热放疗还有一个热点问题是热放疗与基因靶向药物。近年来分子生物学研究的迅猛发展，基因靶向药物已逐步应用于肿瘤临床，并取得一定的成效。把热放疗与靶向药物相结合，以加温为触发机制，实现热放疗协同下的靶向治疗，已成为一个新的研究方向。热靶向化疗结合了热疗的优势与靶向给药的特点，使热疗与化疗相互促进，提高了局部药物浓度，降低全身毒性，展现出广阔的前景和应用价值。热靶向载体通常被设计为在正常体温时能够稳定携带药物长期于人体内长期循环，一旦至达肿瘤加热部位，温度升高，载体稳定性改变，在加热部位沉积下来或其中携带的药物渗漏出来，导致肿瘤部位药物浓度增加，既提高治疗效果又减少全身毒性，从而达到靶向治疗的目的。

肿瘤热放疗正处于发展阶段，除了加热设备有待进一步改进和完善外，加热抗癌的分子机制、热剂量、无创测温新技术、热疗和放疗的配合等，都有待进一步深入研究。统一的热剂量或热参数以准确反映热疗的量效关系参数，使评价热生物效应和疗效有一个共同标准。相信随着科学技术的快速发展，肿瘤热放疗的各种问题最终得以解决，并将为制订个体化的肿瘤综合治疗方案提供帮助。

（王中和）

参 考 文 献

1 林世寅，李瑞英. 现代肿瘤热疗学. 北京：学苑出版社，1997

2 李鼎九，胡自省. 肿瘤热疗学. 郑州：河南医科大学出版社，1995

3 董志伟，谷铣之. 临床肿瘤学. 北京：人民卫生出版社，2002

4 唐劲天，洛小林. 全身加温治疗的现状与展望. 中华放射肿瘤学杂志，2000，9：140-141

5 郭鹏，苏德争，李辑熙，等. 毫米波辐射的间接效应探讨〔J〕. 中华理疗杂志，1990，13（1）：16-17

6 王中和. 口腔颌面部恶性肿瘤的热放疗. 口腔颌面外科杂志，1995，5：220-222

7 王中和，陆顺娟，张霖，等. 毫米波循经传导联合放射治疗恶性肿瘤疗效及副反应观察. 中华物理医学杂志，1997，

17

19:2-5

8 王中和,胡海生.毫米波穴位辐射治疗癌症疼痛疗效观察.中华理疗杂志,2000,23:133-135

9 王中和,唐友军,陆顺娟,等.高功率密度毫米波照射人舌鳞癌细胞的电镜观察.中华物理医学与康复杂志,2000,22:162-164

10 王中和,蔡以理,陆顺娟,等.毫米波联合放射治疗晚期复发的头颈部鳞癌.中华物理医学与康复杂志,2002,24:468-471

11 王中和,张霖.HPD毫米波远位照射对小鼠肝癌的放射增敏效应.中国癌症杂志,2000,10:476

12 Moroz P, Jones SK, Gray BN. Magnetic mediated hyperthermia: current status and future directions. Int J Hyperthermia,2002,18:267-284.

13 Andresen TL, Jensen SS, Jorgensen K. Advanced strategies in liposomal cancer therapy: Problems and prospects of active and tumor specific drug release. Progress in Lipid Research, 2005, 44:68

14 Ahmed M, Goldberg SN. Thermal ablation therapy for hepatocellular carcinoma. J Vase Inter Radiol,2002, 13:S231-244.

15 van der Zee J. Heating the patient: a promising approach? Ann Oncol,2002 , 13(8): 1173-1184

16 Takahashi J, Emi Y, Hasuda S, et al. Clinical application of hyperthermia combined with anticancer drugs for the treatment of solid tumors Surgery,2002,131(Suppl):S78-84

17 Yasumoto J, Kirita T, Takahashi,et al. Apoptosis-related gene expression after hyperthermia in human tongue squamous cell carcinoma cells harboring wild-type or mutated-type p53 Cancer Lett, 2004,204:41-51

18 Ressel A, Schmitt O, Weiss C, et al. Therapeutic outcome and side-effects after radiotherapy, chemotherapy and/or hyperthermia treatment of head and neck tumour xenografts. Eur J Cancer, 2002,38:594-601

19 Falk MH and Issels RD. Hyperthermia in oncology. Int J Hyperthermia, 2001,17:1-18

20 Ohizumi Y, Tama Y, Imamiya S, et al. Hyperthermia combined with re-irradiation for neck node metastasis from head and neck cancer.Tokai J Exp Clin Med, 2000,25:61-67

21 Feyerabend T, Steeves R, Wiedemann GJ, et al. Local hyperthermia, radiation, and chemotherapy in locally advanced malignancies. Oncology, 1996,53:214-220

22 Huilgol NG, Gupta S, Sridhar CR. Hyperthermia with radiation in the treatment of locally advanced head and neck cancer: a report of randomized trial. J Cancer Res Ther, 2010, 6:492-496

23 Huilgol NG, Gupta S, Dixit R. Chemoradiation with hyperthermia in the treatment of head and neck cancer. Int J Hyperthermia, 2010,26:21-25

24 Huilgol NG. A phase I study to study arsenic trioxide with radiation and hyperthermia in advanced head and neck cancer. Int J Hyperthermia, 2006,22:391-397

25 Falk MH, Issels RD. Hyperthermia in oncology. Int J Hyperthermia, 2001,17:1-18

26 Huilgol NG, Gupta S, Sridhar CR. Hyperthermia with radiation in the treatment of locally advanced head and neck cancer: a report of randomized trial. J Cancer Res Ther, 2010, 6:492-496

27 Huilgol NG. A phase I study to study arsenic trioxide with radiation and hyperthermia in advanced head and neck cancer. Int J Hyperthermia, 2006,22:391-397

28 Logani MK, Bhopale MK, and Ziski MC. Millimeter wave and drug induced modulation of the immune system -application in cancer immunotherapy. J Cell Sci Ther, 2011,S5:002

18 质子、中子、重粒子放射治疗
Chapter 18 Neutron, Proton & Heavy Charged Particles

18

常规放射治疗采用的γ、X射线或电子束,进入人体后产生的剂量随深度的增加而衰减,对肿瘤及其前后的正常组织都有一定的杀伤作用。放射治疗对放射线的要求是:放射线对肿瘤细胞组织具有不可修复的破坏,同时周围正常的细胞组织损伤较小,损伤后的正常细胞能完全修复。

高LET线是在穿过肿瘤细胞时有较高的线性能量传递密度(linear energy transfer, LET)的射线。高LET线不同于传统X射线的物理学特征,在物质中有确定的射程,能使高吸收剂量的峰区集中于肿瘤部位,肿瘤前后的正常组织处于低剂量坪区。高LET线具有相对生物效应高和受损DNA修复效率低等特点。已经用于放射治疗的高LET线有重离子、中子、质子等射线。

颌面头颈恶性肿瘤具有局部侵袭性强,多数为高分化细胞、放射耐受强,放疗后复发是致死的主要原因。其次头颈颌面部位周边组织重要器官多,耐受剂量低,无法提高放射总剂量。因此,颌面头颈恶性肿瘤是高LET线治疗的主要适应证之一。

18.1 质子治疗

质子是带正电的基本粒子,为氢原子的原子核。是所有原子核的基本组成部分,由两个上夸克和一个下夸克组成。质子带一个单位正电荷,电荷为1.60×10^{-19}C,与电子的负电荷相当。静质量(rest mass)1.67×10^{-27}kg,是电子的1836倍。氢原子失去其电子可以产生一个自由质子。要完成此过程最少需要13.5MeV的能量。自然来源的质子是很稀少的,而且并不适合临床运用,只有加速器产生的质子有足够的能量与强度。

质子辐射组织吸收剂量呈Bragg峰的物理分布,即在入射区,吸收剂量很小且相对保持恒定,在治疗区域急剧升高,释放出最大能量;治疗区域后射程末端急剧减低。通过调节质子能量强度,使Bragg峰位于肿瘤位置,在杀灭肿瘤细胞的同时最大可能保护肿瘤周围的正常组织。因此,质子放射治疗具有剂量分布好、旁向散射少、穿透性强、局部剂量高等优点,可以提高靶区的剂量同时减少靶区周围正常组织的影响,且治疗精确性较高(见图18-1)。质子射线的这一特性非常适合于肿瘤的放疗。对于体积较小的体腔深部肿瘤,甚至可以用单野照射,达到肿瘤浅部正常组织的剂量小,肿瘤受到大剂量照射,肿瘤的后方剂量同样较少的结果。

65MeV质子束的扩展Bragg峰的平均LET约为7keV/μm。若以^{60}Co γ射线的效应为1,则质子的相对生物效应(relative biological effect, RBE)为$1.05 \sim 1.20$。多数作者使用RBE 1.1作为放射剂量单位的计算,即质子照射1Gy相当于光子照射1.1Gy的生物效应。所以,临床质子放疗中使用^{60}Co戈瑞相当剂量(cobalt gray equivalent, CGE)来表示质子剂量,即1Gy质子剂量的照射表达为1.1 CGE。通过这种转换使人们容易比较质子和光子的生物效应。质子主要通过切断DNA单键(SSB),间接杀死肿瘤细胞。质子射线的氧增强比(OER)与^{60}Co的γ射线和高能X射线相同,为$2.5 \sim 3.0$,因而其生物效应是依赖于氧的浓度。

使用质子用于治疗的想法始于1946年Robert Wilson在伯克利的研究。至2003年8月,全世界用质子放疗的病例已逾35 000人。

质子治疗多用于中枢神经系统肿瘤如:多形性胶质母细胞瘤、垂体瘤、脑膜瘤、听神经瘤、脊柱旁肿瘤疗效较好。在头颈部肿瘤、眼部肿瘤、颅底和脊柱肉瘤、晚

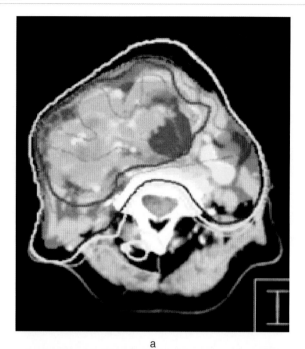

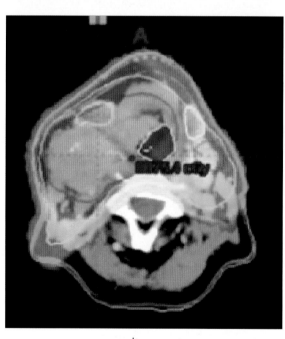

图18-1　口咽癌直线加速器与质子治疗剂量比较
a. 直线加速器调强放疗剂量图；b. 质子治疗计划（同样靶区，相似剂量分布的情况下，质子治疗时脊髓剂量明显下降）

期口腔癌、腮腺癌、下咽癌、内耳道癌、鼻腔嗅神经母细胞瘤和神经内分泌癌等治疗中，也取得较好的疗效。其他如原发性肺癌、胃肠道肿瘤、肝细胞性肝癌、肾癌、膀胱癌、宫颈癌均有治疗病例。长期的随访结果显示头颈部放射治疗的疗效显著，并发症少于常规放疗和经颅面部手术的治疗并发症。

虽然质子射线在放射物理剂量分布方面有明显的优点，但是由于设备及技术的复杂性，造价昂贵，与光子比较，RBE提高有限，因此发展较慢。

18.2　中子治疗

中子射线束属于高LET射线，对肿瘤细胞的氧增比（OER）在1.5~1.7，相对生物效应（RBE）高，在3.0~8.0，杀伤力大；并且中子对细胞的杀伤无周期特异，放射敏感性随肿瘤细胞周期的变化小，对恶性肿瘤中的乏氧细胞有较强的杀伤能力，减少肿瘤细胞增殖能力及亚致死损伤修复能力。但中子射线治疗后皮肤和皮下组织的晚期反应非常强烈，不良反应极其明显。

18.2.1　中子体外治疗

1936年Stone等用回旋加速器产生的中子射线治疗第一例患者获得成功。目前，中子治癌最成功的是涎腺癌，相对生物学效应（RBE）最高的是腮腺腺样囊性癌。1991年我国北京快中子治癌协作组首次用（35MeV P-Be质子加速器产生的平均能量为25MeV）快中子射线治癌获得成功。

中子是不带电的粒子，在组织、水或其他介质中以指数方式衰减。放射治疗中要求能量至少在14MeV以上，同时要求强度在治疗距离处达10~15cGy/min以上。中子一般由回旋加速器或中子发生器产生。回旋加速器设备大，花费高；中子发生器的产额低，寿命短，多不适合人体放疗。

中子穿过组织时，通过弹性散射将其部分能量传给反冲核质子，使之运动。反冲核的射程很短，人体细胞的直径约为10μm，反冲核的能量几乎全部释放到细胞内，导致细胞死亡。因此，中子射线属高LET线束，具有很高的高线性能量传递（LET）性质。

中子射线在组织中剂量分布在皮下形成的最大剂量区，后随深度增加呈指数递减，组织中的最大剂量区还随中子能量的增加而增加。在一定的范围内肩区很小或几乎不存在，对各种细胞的敏感性差异不大，因此中子射线更适合于大分割、短疗程治疗。其次，氧增比低，对乏氧细胞有效，能有效杀伤乏氧细胞；对细胞周期依赖小，对细胞周期各时相均有致死作用；亚致死损伤和致死损伤的修复很少。对不同类型的肿瘤细胞放射敏感性一致。

临床应用时注意：若肿瘤组织比危险器官敏感则应选用常规X（γ）线放疗；若肿瘤致死剂量接近、甚至高于正常组织耐受剂量时可选用中子放疗而获益。目前用于中子治疗设备主要为回旋加速器，一般只有固定的水平射线。患者采用站立或坐位，剂量分布受到低能量的限制，百分深度量差，皮肤保护不好，与临床要求有一定的距离。

中子治疗的适应证主要有两类：一类是骨肉瘤及软骨肉瘤。中子照射这类肿瘤时正常组织吸收剂量小，大部分剂量被肿瘤吸收；第二类是分化较好，生长较慢，含较多乏氧细胞的肿瘤。在所有肿瘤中，中子治疗比光子治疗更有效的大约只占10%左右，主要有腮腺肿瘤、鼻窦癌、前列腺癌、某些头颈部肿瘤局部淋巴结转移癌、不易手术的直肠癌、黑色素瘤、软组织肉瘤、骨肉瘤与软骨肉瘤等。

^{252}Cf（锎）发射中子和γ射线，其总剂量等于中子和光子剂量之和，^{252}Cf的氧增比值（OER）为1.1～1.6，能有效杀伤乏氧细胞，具有对乏氧肿瘤细胞敏感的特性。生物学剂量需要根据中子的相对生物学效应（RBE）进行调整。

临床上Vtyruin运用^{252}Cf近距离治疗495例舌、口底、颊黏膜、口咽、下唇等头颈部恶性肿瘤。回顾性临床研究结论认为，中子疗法适合早期原发和体积小的复发肿瘤的治疗，对于晚期肿瘤适合采用中子加光子外照射治疗，因为中子可能导致乏氧细胞的损伤而增强了肿瘤对光子的敏感性。主要的损伤为溃疡发生和下颌骨的放射性坏死。

18.2.2 中子俘获放射治疗

中子俘获治疗是将放射性的化合物集聚在肿瘤组织内，然后运用中子束辐射肿瘤组织，化合物中的靶核素吸收中子能量后产生核反应，产生次级辐射，达到杀死肿瘤组织的一种方法。根据中子能量的不同，中子源分为热中子（<1eV）、超热中子（1eV～1keV）、快中子（>0.1MeV）。临床治疗使用能量在14～60兆电子伏（MeV）。^{10}B、^{157}Gd、^{123}I、^{3}H、^{6}Li是常用的核素，其中^{10}B（硼中子）最常见。^{157}Gd产生的γ线与俄歇电子分别增加辐射距离与DNA损伤。

硼中子俘获治疗（boron neutron capture therapy，BNCT）是治疗恶性肿瘤的一种放疗方法。硼中子捕获治疗时，首先是给予注射稳定的放射性同位素硼（^{10}B），^{10}B在体内肿瘤细胞中迅速浓集，然后用能量为0.253eV的热中子照射瘤体，照射时1个^{10}B吸收1个中子成为^{11}B并立即发生核裂变，释放出α粒子和锂原子^{7}Li，生成的Li与α射程是5μm、9μm，与细胞直径接近，称为中子捕获反应。α粒子即氦核，它是一种射程短、具有高线性传递密度（高LET）的射线，可以有效杀死含硼元素的乏氧代谢细胞及生长期和分裂间期（G$_0$期）肿瘤细胞。硼俘获反应方程式见下：

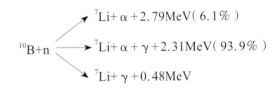

$$^{10}B+n \longrightarrow \begin{cases} ^7Li+\alpha+2.79MeV（6.1\%） \\ ^7Li+\alpha+\gamma+2.31MeV（93.9\%） \\ ^7Li+\gamma+0.48MeV \end{cases}$$

BNCT有效治疗区域（3.5～7cm）。如果用快中子作为照射源（如1MeV），中子剂量率大，最大值为12.65Gy/min，会损伤正常组织，这对BNCT是不合适的。BNCT要求在80min的照射时间内，积累于瘤组织的剂量达到30～50Gy，热中子从表皮开始就呈指数下降，到达肿瘤部位时，剂量达不到BNCT所需要的剂量，热中子适合浅表组织的照射。超热中子做BNCT是最佳选择。

中子放疗适应证尚不完整。韩国的Yoo教授推荐一个中子放疗的适应证可供同道参考：绝对适应证有：涎腺癌、前列腺癌、骨/软骨和软组织肉瘤、直肠癌。相对适应证：患者愿意选择进行中子放疗，如晚期头颈部癌。其次，无其他合适治疗方法的晚期患者，可选择进行姑息性中子放疗，曾做过光子放疗需要做姑息放疗的患者，可再次按常规选择行中子放疗。

目前全世界有10多个正在运转的中子放疗中心，比较中子放疗和常规光子或电子放疗的临床试验已基本完成，但缺乏前瞻性随机临床试验研究。1991年8月起，意大利帕维亚大学用BNCT辅助下的自体肝脏移植技术在临床成功治疗了4例患者。但因为亲和力极强的肿瘤特异性硼化合物很难发现，硼中子捕获治疗发展缓慢。生物标记的含硼药物已经取得一定进展。希望新的含硼靶向药物有助于BNCT疗效的提高。

18.3 重离子治疗

核物理研究的粒子根据电荷和质量分为：正电子、负电子、α粒子及各种重离子等。利用粒子在媒质中射程上的差别，可以区分轻粒子与重粒子，也可区分重粒子中的轻、重离子。重离子指比α粒子（氦4）重的离子，如^{12}碳、^{22}氖、^{45}钙、^{56}铁、^{84}氪和^{238}铀等。重离子是原子序数大于或等于2的原子，被剥掉或部分剥掉外围电子后的带正电荷原子核。重粒子（重离子）放射线就是把碳、氖、硅、氩等粒子（离子）用加速器加速到接近光速的射线。用于重离子射线放射治疗的重离子通常指排在元素周期表上18号元素之前的原子核离子，如氦、碳、氧、氖等带电离子。在回旋加速器中产生，用于深度4~30cm肿瘤的临床治疗。

由于重离子特有的在单位长度提供较大的平均能量，以及在物质中特殊的能量沉积方式，能引起与质子和光子不同类型的细胞损伤，使重离子在各学科领域展现出极大的应用前景，其相关的生物学研究已成为当今放射生物学、放射医学、放射治疗学与重离子物理交叉学科研究的热点和前沿课题。

18.3.1 放射物理特性

重离子射线的单核能量达400~500MeV，属于高线性能量转移射线，重离子对肿瘤治疗具有独特优势：物理剂量深度分布比X - 射线、γ - 光子、中子好，在射程末端有一个能量沉积集中区，称为Bragg峰；也称为倒转的剂量分布，为此，Bragg峰（见图18-2）的发现者

W.H. Bragg获1915年诺贝尔奖。其次，由于重离子的质量都比较大，不易被散射，射程岐离与横向散射小；射野边缘和射程末端的剂量分布随侧向距离和深度下降更快，剂量边缘清晰，能产生比光子和质子更好的剂量分布。同时若利用重离子的带电属性，用磁偏转扫描并配合治疗床的相对运动，可得到更精确、三维适合度更好的适形剂量分布。最后，伴随的正电子发射核碎片可以用于 PET 成像，实现在线监测重离子分布。

重离子运动慢化是离子与电子间库仑作用；离子损失能量的形式是电离和激发；离子与原子电子作用产生电磁作用；传递的能量使电子电离或使电子处于非电离的原子激发态；离子与一个电子碰撞，传递小部分能量，方向偏转可以忽略；离子与原子核相互作用时，忽略离子反冲，离子近似直线穿过物质。

重离子在吸收物质中的损失能量可以分成两部分：与吸收物质核外电子的非弹性碰撞能量损失，与吸收物质原子核的弹性碰撞的能量损失，即电子阻止和核阻止两部分。对于能量较高的医用重离子，主要是第一部分，后者比前者小3个量级，第二部分可以忽略不计，只是在入射重离子能量很低时才考虑核弹性碰撞对能量损失的贡献。由于重离子的质量大，与电子非弹性碰撞后运动方向几乎保持不变，重离子在物质中运动径迹近似是直线的。离子吸收物质对它的阻止本领与其速度（v）平方有关系（$1/v^2$），而与其质量无关；与入射离子的电荷平方成正比，即阻止本领随入射离子能量的增加而减小。

核子数的重离子在与物质原子相互作用时容易发生核反应，产生很多的次级离子及碎片；如通过光核反应产生放射性核素，可以用于肿瘤区示踪显像。如C离子碎片（fragment）产生的^{11}C能用PET来直接显示后沿的剂量轨迹。

18.3.2 重离子加速器

重离子加速器是提供一定能量，一定强度的重离子（A>4的离子）射线束的装置。重离子加速器的加速原理和结构与质子加速器基本相同。重离子与质子等轻离子的最大差别是它们的荷质比（Q/A）不同，Q是离子的电荷态，A是原子质量数。重离子的荷质比远小于1（质子的荷质比=1）。常用单核能En代替粒子的动能E：En=E/A。

为了降低造价，提高（Q/A）值是较好的办法。提

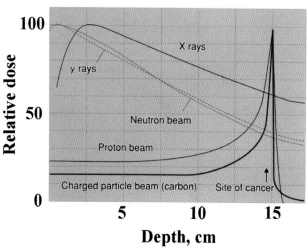

图18-2　重离子射线Bragg峰

高重离子源的电荷态,可以用电子轰击原子和等离子体中的离子,或者用快速离子剥离方法得到高电荷态离子流。其次提高（Q/A）值的方法是剥离离子的外层电子。常用的剥离器有固体（如碳膜）和气体两种。

重离子加速器采用组合方式,把两台或两台以上加速器串联起来,中间置剥离器。前级加速器为注入器,重离子源安置在注入器内,或者在外部将重离子注入到注入器,离子经注入器加速后,达到一定能量,通过剥离器,将离子剥离成高电荷态的重离子。而后,进入后级主加速器加速,获得较高引出能量的重离子。为了把束流从注入器传输到主加速器,需要有一个束流输运系统,对注入器引出束流进行适当的形状变换以适合主加速器对束流的要求。此外为减少由于电荷交换而引起的离子损失,对加速器和束流输运系统要求有较高的真空度,1×10^{-7}Torr左右。在输运线上应该有电荷分析装置。重离子加速器治疗机头的调试和运行复杂,应配备一个以上的自动控制系统来控制调试和运行,在加速器内、装配输运线上的束流诊断设备（见图18-3）。

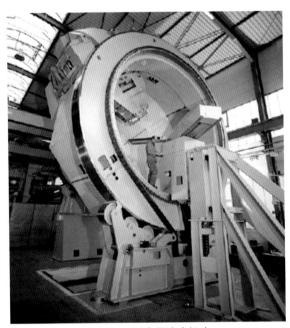

图18-3　重离子治疗机头

18.3.3　重离子放射生物学特性

重离子与质子和光子产生不同类型的细胞损伤,并提供较大单位长度的平均能量（线性能量转移）。在重离子射线Bragg峰区,电离密度很高,RBE很大,损伤不易被修复；RBE比质子、光子好,其相对生物效应是常规射线的2～5倍；这明显提高了重离子放射敏感性、增加局部控制率。一般情况下,高LET重离子（高达200 keV/μm）辐射后,细胞DSB修复被抑制,DNA双链断裂及其修复与细胞存活相关高度程度。鼠Harderian腺肿瘤研究表明,随LET的增加RBE上升,RBE最大30～45,上升到650keV/μm,RBE并没有大幅下改变。重粒子的生物效应RBE不仅取决于LET,也取决于离子种类（或离子轨道结构）。碳和氖离子的峰值RBE,辐射在100和200 keV/μm。

低LET射线照射,低氧和无氧细胞的氧增比（OER）约为2.5～3.0。采用高LET射线,OER值逐渐下降,当LET值接近200keV/μm时,OER值接近于1,此时没有氧效应。重离子治疗靶区肿瘤细胞相对氧增比低（OER）小,接近于1,几乎没有氧效应,对乏氧细胞杀伤力强；重离子提高了乏氧细胞的放射敏感性。对于^{12}C离子束Bragg峰区与离子通道坪区的平均LET的比值约为6：1,坪区的LET只有几十keV/μm,坪区会出现氧效应,有助于正常细胞修复。处在Bragg峰区的肿瘤组织由于OER值已经接近于1。

低LET射线对细胞的放射最敏感时期是G_2/M期,对S、G_0期抗拒。在高LET射线治疗中,不受细胞增殖周期限制,这种差异将消失。同时重离子射线还能将对低LET射线抗拒的肿瘤细胞诱导为敏感细胞,从而明显提高生物效应。

重离子比低LET线有较高的基因和细胞毒性。电镜下重离子辐射几分钟后,细胞结构发生改变。重离子诱导的细胞死亡或失活模式,包括细胞凋亡,坏死,自吞噬,过早衰老,加速分化,延迟在照射细胞的后代生殖死亡,旁观者细胞死亡。细胞致死与不可修复DNA双链断裂（DSB）直接相关,重离子具有切断DNA双键的功能。因此,重离子亚致死损伤修复小；辐射敏感性不依赖细胞周期时相；直接杀死肿瘤细胞。重离子能有效治疗常见肿瘤,而且能有效治疗其他射线难以治疗的放射抗拒的乏氧瘤细胞；重离子还具有高潜力的抑制血管生成能力,抑制转移。此外,重离子可能克服肿瘤抑制基因*p53*突变、癌基因*BCL-2*的过度表达引起的抗辐射作用,以及瘤内乏氧。重离子联合其他治疗,例如,*BCL-2*抑制剂HA14-1,抗癌药物多西紫杉醇、卤化嘧啶类,热疗和基因治疗相结合能增强肿瘤细胞的杀伤力。

鉴于碳离子束,这些独特物理与生物学性能,在理论上可能进行大分割放疗。且不降低生物效应。目前。

NIRS每个患者分割平均数量为12.5次,3周。

18.3.4　重离子临床治疗

　　1957年美国LBL(lawrence berkeley laboratory)首先在184英寸的同步回旋加速器上用He离子进行治疗,从1962年到1992年共治疗2054名患者。1974年LBL在Bevalac加速器上进行氖离子治疗,从1974年到1992年共治疗433名患者。LBL在重离子治疗方面作了大量有价值的先行工作,是公认的重离子治疗先行者。LBL发现重离子在治疗唾液腺癌、鼻窦癌、骨和软组织癌、前列腺癌有很大效果,为以后发展重离子治疗奠定了基础。美国1990年建造Loma Linda,2001年建造NPTC。

　　日本于1994年在千叶建造一台专用于重离子治疗研究的HIMAC(heavy ion medical accelerator in chiba)。目前,在日本共有7个粒子治疗的操作设施,这些包括：NIRS(HIMAC,碳离子),Tsukuba University(筑波大学,质子),National Cancer Center East: NCCE(东国立癌症中心,质子),兵库离子束医学中心(Hyogo Ion Beam Medical Center: HIBMC,质子和碳离子),若狭湾能源研究中心(Wakasa-Wan Energy Research Center,质子),静冈癌症中心(Shizuoka Cancer Center,质子),南东北质子中心(Minami-Tohoku Proton Center ,质子)。在日本目前正在建设四个设施,质子放射治疗的三个设施,在鹿儿岛县指宿、福井县和名古屋市,将安装市售的加速器。在群马大学(Gunma University)一个新的重离子设施已经完成,并于2010年3月开始使用。碳离子放疗在日本成为著名的、非侵入性的实体肿瘤局部治疗手段。

　　国内2006年11月至2009年3月,中科院近物所与兰州军区兰州总医院、甘肃省肿瘤医院合作,利用重离子加速器提供的碳离子束,对8批103例浅层肿瘤患者进行了临床治疗试验。根据随访观察,患者的肿瘤已完全消失或明显缩小。2009年4月,兰州重离子加速器建成深层治癌装置,在经过束流测试及首批细胞和动物实验后,开展深层肿瘤患者治疗,截至2010年11月,已完成4批23例深层肿瘤患者的治疗。该中心预计于2013年6月份建成,届时每年可治疗1000～2000名癌症患者。

　　重离子可以治疗不少质子难以治疗的抗拒性肿瘤。目前认为重离子的适应证是局部晚期、分化高、增殖慢的肿瘤；对低LET射线放疗抗拒的难治性肿瘤；外科手术困难的肿瘤、不能手术的老年患者；脏器功能衰退的患者、生长发育期的青少年患者；邻近重要组织器官肿瘤；常规放疗复发、无效或需要二程放疗者。

　　重离子主要应用在非鳞状细胞癌,如腺癌、唾液腺癌、脑胶质瘤、非小细胞肺癌、骨或软骨肉瘤、恶性黑色素瘤、软组织肉瘤、腺样囊性癌、肝细胞癌、胰腺癌、脊索瘤、神经纤维瘤、恶性神经元性肿瘤、宫颈癌、前列腺癌以及晚期及复发的鼻咽癌等治疗。

　　头和颈部肿瘤患者碳离子放疗应用在鼻腔,鼻窦肿瘤,大多入侵颅底；局部晚期或术后复发,手术或常规光子放疗认为难以控制的癌症。使用两种不同剂量16F/4W或18F/6W,毒性和肿瘤局部控制率,两者之间没有显著差异。头颈部鼻腔和鼻窦肿瘤中,腺癌、腺样囊性癌、恶性黑色素瘤剂量57.6 Gy / 16F/4W,局部控制率高达80%~90%。然而恶性黑色素瘤,几乎一半的患者最终死于远处转移。这一结果表明,恶性黑色素瘤需要减少远处转移,才能增加存活率。

　　骨与软组织肉瘤一般认为对光子耐受,并经常接近重要器官,传统的光子放射治疗困难。脊髓旁、盆腔及腹膜后不适合手术切除的晚期肿瘤,预后较差。碳离子放射治疗提供改善局部控制的应用前景。对于骨盆的脊索瘤和骨肉瘤,总剂量从52.8 Gy/14F到73.6 Gy/16F,肿瘤控制率63%。10%患者皮肤和皮下组织出现的纤维化或溃疡。然而,使用三野以上,减少皮肤的照射剂量后,不再发生严重的反应。鉴于这些研究结果,建议的剂量在70.4 Gy/16F,超过4周,可接受G3 / 4度的皮肤/软组织后期毒性为2%。

　　重离子治疗照射较光子放射治疗次数减少。在对肺和肝癌进行治疗,已成功地将照射次数缩短到2～8次/1～3周。其原因是当每次用较高剂量照射时,在肿瘤处的RBE要更高于正常组织处的RBE。

　　不适于重离子线治疗的情况有：大面积转移的癌症、血癌、胃癌、大肠癌(原发部位)以前同样部位已经接受过重离子放射线治疗的患者。

　　由于重离子射线对细胞造成的损伤不易被修复,正常组织的晚期并发症应引起格外注意。正常组织的晚期并发症与治疗体积、剂量-体积关系相关,TPS对重离子射线的剂量分布调整、不同类型肿瘤的根治剂量、剂量分割方式等有关工作仍在探索中。

　　重离子治疗目前不可避免的缺点是其技术实现和运作成本高。随着,物理学的发展,已允许减少设备尺寸和成本,将减少所需的费用。事实上,群马县的设施是在尺寸和成本方面是HIMAC的三分之一。其次,由于技术、调试的复杂,需要较强的放射治疗、放射物理基础的中心才能开展这项治疗。卫生部质子和重离子加速器放射治疗技术管理规范规定,医疗机构开展质子和重离子放射治疗技术应当与其功能、任务相适应。主要条件为:三级甲等医院,有卫生行政部门核准登记的放射治疗专业和其他相关的医学影像科诊疗科目。放射治疗科应有临床医师、放射物理师、技师、加速器维修保养工程技术人员和护师。开展放射治疗工作10年以上,放射治疗科床位不少于30张。有至少2名具备质子和重离子放射治疗技术临床应用能力的本院在职医师,有经过相关知识和技能培训并考核合格的其他专业技术人员。

(涂文勇)

参 考 文 献

1 徐俊奎,党秉荣,陈熙萌,等.医用质子和12C离子束的物理性质研究.原子核物理评论,2009,26(2):153−166

2 Vtyruin BM, Medvedev VS, Ivanov VN, et al. Perioperative neutron brachytherapy with californium 2252. Int J Oncol Biol Phys, 1992, 23: 873−879

3 Rydberg B, Lobrich M and Cooper PK. DNA double−strand breaks induced by high−energy neon and iron ions in human fibroblasts. I. Pulsed−field gel electrophoresis method. Radiat Res, 1994, 139: 133−141

4 Alpen EL, Powers-RisiusP, Curtis SB, et al. Tumorigenic potential of high−Z, high−LET charged−particle radiations. Radiat Res, 1993, 136: 382−391

5 Tsuruoka C, SuzukiM, Hande MP, et al. The difference in LET and ion species dependence for induction of initially measured and non−rejoined chromatin breaks in normal human fibroblasts. Radiat Res, 2008, 170: 163−171

6 Suzuki M, Tsuruoka C, Kanai T, et al. Cellular and molecular effects for mutation induction in normal human cells irradiated with accelerated neon ions. Mutat Res, 2006, 594: 86−92

7 Tsuruoka C, Suzuki M, Kanai T, et al. LET and ion species dependence for cell killing in normal human skin fibroblasts. Radiat Res, 2005, 163: 494−500

8 Ando K and Kase Y. Biological characteristics of carbon−ion therapy. Int J Radiat Biol, 2009, 85: 715−728

9 Blakely EA and Chang PY (2009) Biology of charged parti cles. Cancer J, 15: 271−284

10 Hamada N. Recent insights into the biological action of heavy−ion radiation. J Radiat Res, 2009, 50: 1−9

11 Jinno−Oue A, Shimizu N, HamadaN, et al Irradiation with carbon ion beams induces apoptosis, autophagy, and cellular senescence in a human glioma−derived cell line. Int J Radiat Onocol Biol Phys, 2010, 76: 229−241

12 Hamada N, Hara T, Omura−Minamisawa M, et al. The survival of heavy ion−irradiated Bcl−2 overexpressing radioresistant tumor cells and their progeny. Cancer Lett, 2008, 268: 76−81

13 Kanasugi Y, Hamada N, Wada S, et al Role of DNA−PKcs in the bystander effect after low− or high−LET irradiation. Int J Radiat Biol, 2007, 83: 73−80

14 Takahashi Y, Teshima T, Kawaguchi N, et al. Heavy ion irradiation inhibits *in vitro* angiogenesis even at sublethal dose. Cancer Res, 2003, 63: 4253−4257

15 Ogata T, Teshima T, Kagawa K, et al. Particle irradiation suppresses meta static potential of cancer cells. Cancer Res, 2005, 65: 113−120

16 Mori E, Takahashi A, Yamakawa N, et al. High LET heavy ion radiation induces p53−independent apoptosis. J Radiat Res, 2009, 50: 37−42

17 Hamada N, Hara T, Omura−Minamisawa M, et al Energetic heavy ions overcome tumor radioresistance caused by overexpression of *Bcl−2*. Radiother Oncol, 2008, 89: 231−236.

18 Hamada N, Kataoka K, Sora S, et al. The small−molecule Bcl−2 inhibitor HA14−1 sensitizes cervical cancer cells, but not normal fibro blasts, to heavy−ion radiation. Radiother Oncol, 2008, 89: 227−230

19 Kitabayashi H, Shimada H, Yamada S, et al Synergistic growth suppression induced in esophageal squamous cell carcinoma cells by combined treatment with docetaxel and heavy carbon−ion beam irradiation. Oncol Rep, 2006, 15: 913−918

20 Takahashi A, Ohnishi K, Ota I, et al p53−dependent thermal enhance ment of cellular sensitivity in human squamous cell carcino mas in relation to LET. Int J Radiat Biol, 2001, 77: 1043−1051

21 Duan X, Zhang H, Liu B, et al. Apoptosis of murine melanoma cells induced by heavy−ion radiation combined with *Tp53* gene transfer. Int J Radiat Biol, 2008, 84: 211−217

22 Imai R, Kamada T, Tsuji H, et al. Carbon ion radiotherapy for unresectable sacral chordomas. Clin Cancer Res, 2004, 10: 5741−5746

23 Mizoe J−E, Tsujii H, Kamada T, et al. Dose escalation study of carbon ion radiotherapy for locally advanced head−and−neck cancer. Int J Radiat Oncol Biol Phys, 2004, 60: 358−364

24 Hasegawa A, Mizoe JE, Mizota A, et al. Outcomes of visual acuity in carbon ion radiotherapy: Analysis of dose−volume histograms and prognostic factors. Int J Radiat Oncol Biol Phys, 2006, 64: 396−401

25 Kamada T, Tsujii H, Tsuji H, et al. Efficacy and safety of carbon ion radiotherapy in bone and soft tissue sarcomas. J Clin Oncol, 2002, 20: 4466−4471

第三篇　放疗各论篇

PART Ⅲ: Radiotherapy for Carcinoma of Oral & Maxillofacial-Head & Neck

19　唇癌
Chapter　19　Cancer of the Lip

19

唇癌(carcinoma of the lip)指原发于唇红表面及口角的癌,为口腔常见的恶性肿瘤之一,按UICC的分类,发生在唇内侧黏膜应属于颊黏膜癌,唇部皮肤来源者应划入皮肤癌中,唇癌应仅限于唇红黏膜(自然闭口状态下外显的唇红黏膜组织)原发的癌,唇红部指唇红皮肤缘至上下唇接触线之间的范围。由于嘴唇的解剖位置突出,易于暴露于紫外线、烟草等致癌因素,使得唇癌的发病率较高,同时也因影响容貌而损伤患者的自尊,所以唇癌的及时诊断和治疗显得尤为重要。

酒、过热食物、炎症、溃疡等)、强烈的紫外线照射有关。口唇上皮角化、白斑、疣赘、肉芽肿及裂口等长期不愈亦可导致癌变。其中黏膜白斑是最常见的唇部病变,而且恶变率高(5年中有5%发生恶变),唇红边缘是最常累及的部位,下唇为多。白斑的皮肤表现各异,可表现为单个或多个白色斑块,边界可以清楚或模糊,有时边缘有溃疡。斑块也可表现为轻度增厚,黏膜光滑或褶皱,有的甚至有疣状突起。白斑的发生与烟酒、念珠菌和人乳头瘤病毒(HPV)感染、低体重指数、糖尿病以及不良义齿的刺激有关,其中烟酒和白斑恶变有着极大的关联。

19.1　发病率与病因

唇癌为口腔常见恶性肿瘤,占全身恶性肿瘤的0.1%~0.5%,占口腔恶性肿瘤的7.1%~15%。男性居多,高发年龄50~70岁。值得注意的是,近年来,肿瘤的发病率有年轻化的趋势,40岁以下患者的比例较以往有所上升。唇癌好发于下唇,下唇与上唇之比约9∶1,国外可高达2∶1。按2008年上海市恶性肿瘤发病率统计资料,唇癌的粗发病率为0.1/10万(标化率为0.04/10万,其中男性0.05/10万,女性0.03/10万),随着人口老龄化和预期寿命的增加,唇癌的发病率也有所增加。唇癌的发生率与种族有关,皮肤颜色深者发生率低,而皮肤白嫩则发生率高。本病的病因可能与局部长期受刺激(烟

19.2　疾病发展特点

唇主要有口轮匝肌及表面覆盖的鳞状上皮组织组成,包括介于唇红与皮肤交界,上下唇吻合线之间的唇红及口角。唇癌主要为鳞状细胞癌,其中绝大多数分化良好,基底细胞癌次之,腺癌很少见,多发生于下唇,常发生于下唇中外1/3间的唇红缘部。唇癌发展较慢,一般无自觉症状,有感染时则有疼痛和出血。唇癌早期为疱疹状结痂的肿块,白斑皲裂,或局部黏膜增厚,随后出现火山口状溃疡或菜花状肿块。晚期肿瘤可向周围皮肤及黏膜扩散,同时向深部肌肉组织浸润,晚期可波及口腔前庭及颌骨,出现下唇固定、恶臭、组织坏死脱落。

唇的淋巴管丰富：上唇及下唇的外侧部的淋巴管注入下颌下淋巴结；上唇的淋巴管有时可注入耳前淋巴结或颈深上淋巴结。下唇中部的淋巴管注入颏下淋巴结；下唇中线或近中线的淋巴管，尚可相互交叉至对侧的下颌下淋巴结；下唇外1/3的淋巴管，还可通过颏孔进入下颌骨。因此，下唇癌有可能扩散至下颌骨。综上所述，上下唇的淋巴回流有如下特点：①上唇的淋巴引流较为广泛；②下唇中部的淋巴管可交叉至对侧。

唇癌的转移途径以局部侵犯为主，可侵及软组织、皮肤和骨组织，出现淋巴结转移的概率较低，和T分期（T1：5%，T2~4：52%~73%）及肿瘤分化（I级：7%，II级：23%，III级：35%）有关。唇癌淋巴结转移较其他口腔癌少见，且转移时间较迟，就诊时淋巴结转移约占3.8%~5%，约有相同比例的病例在治疗期间或随访中出现淋巴结转移。依据唇的淋巴引流，不同部位肿瘤其常见转移淋巴结部位如下：下唇癌转移晚而少见，多局限于颏下或颌下淋巴结；近中线处下唇癌至颏下淋巴结；口角处唇癌至颊淋巴结，但少见；上唇癌发病率低，但转移较下唇癌早而多见，不仅向耳前、颌下及颈深淋巴结转移，还向对侧颌下淋巴结转移。唇癌较少出现远地转移。

唇癌的特点总结为：90%为鳞癌，而且发生于下唇；90%为男性；90%为分化较好的癌且直径<1cm；5%发生于上唇（常位于近中线处），口角处仅占1%~2%，上唇癌以基底细胞癌为主，发病与性别无关；唇癌的淋巴结转移率低（<10%）；上唇癌的颈淋巴结转移率（约20%）高于下唇癌。

19.3　诊断和临床分期

唇癌是仅次于皮肤癌的最常见的头颈部肿瘤，唇部位置表浅，易于早期发现，其临床诊断比较容易。唇癌的诊断首先需要详细询问病史，患者有无唇黏膜白斑、唇乳头状瘤、血管瘤等病史，是否长期吸烟等，对于局部广泛侵犯的晚期唇癌患者，详细询问病史有助于明确原发部位。其次是仔细查体，简单的触诊即有助于判断肿瘤大小、范围及与周围组织的粘连情况等，另外颈部触诊有助于了解有无肿大淋巴结。再者是辅助检查，包括活检（获得病理，明确诊断）、实验室检查（三大常规、肝肾功能等，获得对患者全身基础情况的评价）和影像学检查（CT或MRI，有条件者可行PET/CT检查，进一步判断肿瘤范围、临近组织是否受侵、颈部淋巴结情况以及是否存在远处转移等，以明确分期）。一旦明确诊断，即可依据其病理类型、临床分期选择治疗方案。

唇癌的临床分期见2010年第7版UICC分期标准（本书附录二）。

19.4　治疗原则

治疗唇癌的方法有很多，包括外科手术、放射治疗、化学药物治疗和激光治疗等，选择何种治疗手段取决于肿瘤的病理类型、部位、侵及的范围、广泛程度和既往治疗史，以及患者的年龄、一般营养状况，能否耐受所选择的治疗手段和患者意愿等。对于早期肿瘤的局部控制，手术和放疗效果相当。某些非常小的或表浅的唇部肿瘤通过手术切除治疗更加快速，避免功能性畸形和外貌损害。一些晚期唇癌会导致大范围组织破坏，并继发畸形，从临床角度考虑，手术治疗更可行，也是侵犯到骨骼晚期肿瘤的局部治疗方式。下唇的浅表肿瘤最好先行放射治疗。另外，可切除的T3~4a N0或任何T N1~3的患者，手术风险大，可行根治性放疗或放化疗。

19.4.1　按分期治疗原则（NCCN中国版，2010版）

19.4.1.1　早期（T1~2 N0）患者

推荐行手术切除，无需进行颈淋巴结清扫，如切缘阳性或神经周围、血管、淋巴管受侵，再切除或放疗。亦可采用放射治疗，给予原发部位外照射放疗±近距离放疗，放疗后肿瘤残留或复发，再行手术治疗。

19.4.1.2　晚期（T3~4a N0或任何T N1~3）患者

推荐手术治疗，N0患者给予原发灶切除±单侧或双侧颈清扫，N1~2b及N3患者给予原发灶切除行同侧颈清扫±对侧颈清扫，N2c患者需行原发灶切除和双侧颈清扫，术后病理N0随访，如有1个阳性淋巴结且无不良预后因素（淋巴结包膜外受侵，切缘阳性，多个淋巴结转移或神经周围、淋巴管、血管受侵），可选择放疗；有不良预后因素者如为包膜外受侵和（或）切缘阳性推荐化放疗、再手术或放疗，如为其他不良预后因素则行放疗或考虑给予化放疗。对于晚期患者如考虑行放射治疗，可予外照射±近距离放疗或化放疗，淋巴结阴性患者如原发灶完全临床缓解则随访，淋巴结阳性患者如原发灶完全缓解而颈部肿瘤残留则给予颈清扫；如原发灶非完全临床缓解，如有指征行补救手术+颈清扫。

19.4.2　根治性放疗与术后放疗

19.4.2.1　根治性放疗

对于原发灶及受侵淋巴结剂量66～70Gy，2.0Gy/F，如选择外照射+近距离放疗，外照射剂量为50～60Gy。对于颈部未受侵的淋巴结区域，剂量44～54Gy。对于T3～T4的患者，如有神经周围侵犯和淋巴血管侵犯，考虑进行选择性颈部放疗。

19.4.2.2　术后放疗

原发灶的剂量60Gy（2.0Gy/F），颈部受侵淋巴结区域60～62Gy（2.0Gy/F），未受侵淋巴结区域44～54Gy（1.6～2.0Gy/F）。

19.5　放射治疗

几乎所有的放疗方式均可用于唇癌的治疗，应强调个体化治疗，依据肿瘤、患者具体情况而定。外照射配合近距离治疗疗效较好，应合理采用。一般来讲，唇癌放射治疗的近期美容效果好，随时间的推移，放射治疗区域常有不同程度的皮肤、黏膜及肌肉萎缩、毛细血管扩张，使得放疗的远期效果较手术差。

19.5.1　靶区和设野

靶区为原发灶外放1.5～2cm的边界，原发灶周围的白斑改变应包括在照射野内，术后放疗照射野须包括术前肿瘤床。对于较小病变，选择单野照射即可，对于较大病变，采用多野切线照射以保护深部组织。对于早期肿瘤和临床检查颈部阴性的患者，一般不做淋巴结引流区的预防照射。有淋巴结转移者，一般最好行淋巴结清扫术，亦可采用淋巴结引流区放疗。

19.5.2　射线选择

电子线的剂量分布及治疗后的美容效果均好于X线，常作为首选。对于肿块巨大，或侵犯颌骨、牙龈或有颈部淋巴结转移者，选择4～6MV高能X线，但应在肿瘤表面加等效组织填充物。剂量分割依赖于肿瘤体积的大小。

19.5.3　剂量设定

见19.4.2。

19.5.4　危险器官

放疗过程中注意保护牙龈、牙齿和下颌骨。制作个体化铅模，铅屏蔽下颌骨及牙齿（常规X线和高能电子线照射时）。

19.5.5　近距离放疗

近距离治疗有杀伤距离短、适形、对周围正常组织损伤小的特点，常单独或与外照射结合用于治疗唇癌，是唇癌放疗一个重要的组成部分。常规外照射与近距离放疗的结合治疗，既能提高局部肿瘤剂量又能避免过高外照射剂量照射而导致的正常组织损伤（如放射性下颌骨坏死，放射性脊髓炎等）。残存灶可行手术挽救。详见近距离治疗章节。

19.6　放疗并发症

放疗并发症主要与放疗剂量、照射野大小、照射分割方式以及口腔卫生状况有关。唇癌的放疗并发症相对少见，主要为黏膜炎及溃疡，详见其他章节。

19.7　疗效及影响因素

唇癌容易早期发现及时治疗，且较少转移因而预后较好,一般5年生存率70%以上。2002~2004年上海市唇癌的5年生存率为76.73%(男性82.06%,女性72.38%)。与唇癌相关的预后因素:①部位:下唇癌预后好于上唇癌和口角处癌。②颈淋巴结转移情况:有颈部淋巴结转移者生存期显著降低,Vartania等回顾分析了617例唇癌患者,探讨与淋巴结转移相关的预测因素及主要转移区域,认为T3、T4和口角处癌与颈淋巴结转移显著相关,并且临床和病理都没有发现Ⅳ区和Ⅴ区淋巴结转移,因此,对于这些高危患者以及有颈淋巴结转移的患者,建议采取肩胛舌骨肌上颈清扫术(Ⅰ~Ⅲ区淋巴结),根治性颈清扫或改良根治性颈清扫仅用于具有广泛的N2或N3转移的患者。

Ghadjar等报道103例唇癌分别采用高剂量率(high-dose-rate,HDR)近距离放疗(33例)或低剂量率(low-dose-rate,LDR)近距离放疗(70例),经中位随访3.21年(范围0.3~23年),5年无复发生存率、区域无复发生存率和总生存率分别为93%、90%和77%。57例(55%)患者有3度急性治疗毒性;5例(5%)患者有2度慢性治疗毒性。高剂量率或低剂量率近距离放疗患者的疗效无明显差别。研究表明,唇癌采用近距离放疗有效,治疗毒性可以接受。

19.8 其他治疗方法

唇癌还可以采用冷冻治疗、微波热疗或激光光动力治疗等方法,各种方法各有优缺点,临床应用较为灵活。

19.8.1 冷冻治疗(cryotherapy)

冷冻治疗又称低温疗法,是肿瘤物理疗法之一,运用能迅速产生低温的机器,在病变部位降温,使病变组织变性、坏死或脱落,以达到治疗肿瘤的目的。冷冻导致生物细胞死亡的主要原理是:① 冷冻时细胞内外冰晶形成和冰晶的机械损伤。冷冻后的融化,特别是缓慢自然融化可使细胞内的小冰晶聚集成大冰晶,使细胞遭到破坏。② 冷冻时细胞外液逐渐浓缩,引起细胞内外渗透压差异,细胞内液外渗而致细胞脱水和皱缩。③ 细胞脱水、皱缩又可使电解质浓度升高,酶的活力亦受冷冻干扰,促使细胞中毒和损伤。④ 冷冻时细胞pH值降低,偏酸性,加剧了蛋白质变性。⑤ 冷冻能引起膜脂蛋白变性,从而使细胞膜破裂。⑥ 对活组织冷冻可引起小血管收缩,待融化时,小血管扩张,渗透性增加,血流缓慢淤积。同时,冷冻时毛细血管迅速栓塞,微循环停止,导致局部缺血。

冷冻治疗的显著特点是:① 能在特定区域内快速达到极度低温,造成一个周界明确、范围可预测的冷冻坏死区。② 冷冻治疗的操作比较安全,简便而无疼痛,禁忌证少,无出血或很少出血;冷冻后组织反应较轻,修复快,瘢痕愈合良好,疮面无需植皮,很少遗留功能障碍。即使靠近肿瘤区的大血管和神经被冷冻,解冻后大血管常可以复通而不破裂,一定条件下大多无永久性神经麻痹。③ 冷冻还可能产生免疫作用,以及通过冷冻防止手术中癌细胞的扩散。④ 冷冻治疗浅表肿瘤,不仅能消灭瘤体而且能最大程度地保持组织外形和器官功能。⑤ 对于手术不能达到的部位,或放射、手术和药物治疗均告失败的恶性肿瘤,冷冻可做首选疗法。⑥ 对复发肿瘤,作综合治疗方法之一,冷冻能改善症状和减轻患者的痛苦。⑦ 冷冻治疗属局部治疗,有其一定的局限性,对肿瘤的治疗仅是局部的,而不是区域性的(包括淋巴系统在内)消灭肿瘤。唇红为非平面组织,因此冷冻治疗常规采用喷射法(喷射法即将冷冻剂直接喷在病变区,具有降温速率快、冷冻区域灵活等优点,特别适用于病损面积不规则或表面高低不平的区域),喷射前需用美蓝画出冷冻界限,冷冻时间应根据肿瘤大小而定。

19.8.2 加热治疗(hyperthermia)

加热治疗是一种利用物理方法将组织加热至能够杀灭癌细胞的温度以治疗肿瘤的方法,与放疗和(或)化疗合并,有明显的互补和增敏作用,常用方法为微波加热法、射频加热疗法、超声热疗和磁场诱导组织内加温法等。对于唇癌可选用局部体表加热法,将加热辐射器置于体表,选用2450MHz、915MHz、433MHz等频率的微波加热设备或超声加热设备,对局部肿瘤区域进行加热治疗。详见相关章节。

19.8.3 激光光动力疗法

光动力疗法(photodynamic therapy,PDT)又称光敏疗法、光化学疗法,利用光敏剂在恶性肿瘤中积聚,特定波长照射使光敏剂激发,产生光化学反应选择性杀伤癌细胞,治疗激光可达到的任何部位的肿瘤。目前临床上开展的光动力学治疗均以激光作为照射光源,波长690nm,光敏剂是HpD、Photophrin II等,适用于口腔浅表癌瘤的治疗,近期疗效为90%~95%。详见相关章节。

(徐璇丽　陆顺娟)

参 考 文 献

1 张志愿.口腔颌面肿瘤学.济南：山东科学技术出版社,2004

2 殷蔚伯,余子豪,徐国镇.肿瘤放射治疗学.第4版,北京：中国协和医科大学出版社,2008

3 王中和.肿瘤放射治疗临床手册.上海：世界图书出版公司,2007

4 头颈部肿瘤临床实践指南(中国版).2010

5 Bentley JM, Barankin B, Lauzon GJ. Paying more than lip service to lip lesions. Can Fam Physician, 2003, 49:1111-1116

6 Vartanian JG, Carvalho AL, de Araújo Filho MJ, et al. Predictive factors and distribution of lymph node metastasis in lip cancer patients and their implications on the treatment of the neck. Oral Oncol, 2004, 40(2):223-227

7 Luna-Ortiz K, Güemes-Meza A, Villavicencio-Valencia V, et al. Upper lip malignant neoplasms. A study of 59 cases. Med Oral Patol Oral Cir Bucal, 2012, 17(3):e371-376

8 Hasson O. Squamous cell carcinoma of the lower lip. J Oral Maxillofac Surg, 2008, 66(6):1259-1262

9 Ghadjar P, Bojaxhiu B, Simcock M, et al. High dose-rate versus low dose-rate brachytherapy for lip cancer. Int J Radiat Oncol Biol Phys, 2012,83:1205-1212

19

20 颊黏膜癌和磨牙后区癌
Chapter 20 Carcinoma of the Buccal Mucosa

本章涉及的颊癌(carcinoma of buccal mucosa)是指原发于颊黏膜的恶性肿瘤,原发于颊部皮肤的鳞癌按皮肤癌处理。颊黏膜主要构成口腔前庭的侧壁,其总面积约50~60cm²。按UICC分类分期的规定,其解剖界限为:前界延至对侧相交的上下唇内侧黏膜,上界为上龈颊沟,下界为下龈颊沟,后界在翼下颌韧带前,包括磨牙后区。因此,磨牙后区癌属颊黏膜癌的一部分,本章讨论磨牙后区癌将并入颊癌之中,放射治疗设野与颊癌有一定的相似性,仅在靶区勾画时肿瘤偏后而已。

20.1 发病率与病因

上海交通大学医学院附属第九人民医院统计1751例口腔癌中,颊癌365例占20.85% 在放疗患者中,颊癌约占口腔癌患者的10%。

临床观察和实验研究发现,颊癌的病因与嗜好有关。有咀嚼烟叶、槟榔等习惯的国家和地区,如印度等国常为颊癌的高发区。在我国的湖南、台湾等省市和地区有长期咀嚼槟榔的不良习惯。调查表明,颊癌的发病率高与咀嚼槟榔有很大关系。颊癌也与局部遭受物理、化学因素的刺激有关。吸烟、饮酒、口腔卫生不良或口腔内有残根、残冠、不良修复体等尖锐刺激的损伤,常在颊黏膜形成创伤性溃疡,或慢性炎症性溃疡。长期不愈的慢性溃疡可发生癌变。

颊癌的发生与癌前病变关系密切,目前已经明确的颊黏膜癌的癌前病变或癌前状态包括口腔白斑、红斑、扁平苔藓、口腔黏膜下纤维性变、口腔黏膜溃疡等。口腔白斑的癌变率为3%~5%,由白斑发展的颊癌,常可在患区查见白斑;白斑转化的颊癌约占9%~20%。扁平苔藓的癌变率自1%~10%不等,但多数在1%以下。口腔鳞癌的发生与高危型人乳头瘤病毒(human papilloma virus, HPV),尤其是HPV- 16、HPV- 18 的感染密切相关。

20.2 疾病发展特点

颊癌的发生、发展是一个渐进的演变过程,时间可从数年到数十年不等。一般认为,这一演变过程经过以下几个阶段:增生、不典型增生、原位癌、早期浸润、浸润癌。

颊黏膜是由颊部黏膜面、上下唇黏膜面、臼后三角区和上下龈颊沟的黏膜组成。颊癌可发生于颊黏膜的任何部位,沿上下颌牙龈、牙颌线区偏后部位最常见,常表现为癌性溃疡。早期颊癌一般无明显疼痛,患者往往延误就医。肿瘤浸润肌肉等深层组织或合并感染,出现明显疼痛,累及咬肌时伴不同程度的张口受限,牙关紧闭。牙周组织受累,可出现牙痛或牙松动。

颊黏膜的鳞状细胞癌与腺原性上皮癌在临床表现上有明显的不同。颊黏膜鳞癌有溃疡形成,伴深部浸润,少部分表现为疣状或乳突状的外突型。腺源性颊黏膜癌少有出现溃疡者,主要表现为外突状或浸润硬结性肿块。由白斑发展而来的颊黏膜癌,患区查见白斑。

颊癌以局部直接侵犯为主,浸润性生长,垂直方向的深层浸润较水平方向的外周性浸润更为明显,极易侵入颊肌层和颊脂体而迅速扩展,波及颊部全层,甚至穿破皮肤或直接侵犯龈颊沟、上下牙龈、唇部、上颌骨、下颌骨以及软腭、咽侧壁、翼颌间隙等部位。由于颊部存在和邻近多个蜂窝组织间隙,局部晚期T3、T4期颊癌肿瘤组织可以沿间隙的疏松结缔组织蔓延,也可以累及邻近的组织间隙。对于局部晚期颊癌患者的治疗范围不能局限,要根据颊癌病灶的位置扩大,有时要包括邻近的解剖区域。

颊癌患者的口腔黏膜有多点癌变的现象。在颊癌初治后的临床严密随访中,2~3年左右可有同侧或对侧颊黏膜、牙龈黏膜等部位的第二原发肿瘤出现,这可能与口腔黏膜癌的癌前病变的演变有关。故对于颊癌患者的访视要严密,同时要尽早处理黏膜白斑、扁平苔藓等癌前病变,以防止新的口腔鳞癌出现。

磨牙后区黏膜位于最后磨牙的后方,是颊黏膜反折后的延续,向后内可越过翼下颌韧带,侵犯咽前柱(舌腭弓),向前为颊黏膜,与下牙龈癌难区分。此区肿瘤常向内扩展至软腭,向外扩展至颊,向下扩展至牙龈和口底;向下的倾向和速度远大于向上及向颊翼部的扩展。深部扩展首先受累翼内肌。与颊癌相比,磨牙后三角区癌较早出现开口困难。开口困难发生的机制不同于前述发生于颊部者,并较之严重。

颊部蜂窝组织间隙丰富,各间隙有血管、神经穿行,常连通邻近的间隙,如眶下间隙、颊间隙、咬肌间隙、翼下颌间隙、腮腺间隙等。突破黏膜下层的肿瘤易于通过蜂窝组织间隙向周围蔓延。

颊黏膜癌的颈淋巴结转移率较高,初诊时发现转移者约为30%。颊癌淋巴转移以下颌下淋巴结(Ib区)最为多见,亦可累积同侧颈深上淋巴结及颈深中淋巴结。T1、T2淋巴结转移率约10%~20%,T3、T4的局部晚期患者淋巴结转移率可达50%~60%。华西医科大学夏雨禾等一项Logistic多元回归分析证实,颊黏膜癌随着生长前沿细胞的角化程度、核异形性、核分裂数、浸润方式、淋巴浆细胞浸润、浸润程度等指标得分的升高,淋巴结转移阳性率呈较明显的上升趋势。磨牙后区转移规律:常转移到二腹肌淋巴结,其次为颌下、上颌淋巴结。面淋巴结主要分为4组:颌上淋巴结、颊淋巴结、眶下淋巴结和颧淋巴结。颊淋巴输出管主要至下颌下淋巴结、二腹肌和颈上深淋巴结,部分可引流至颈下和中颈淋巴结。

颊面血供来自面动脉、眶下动脉和面横动脉,彼此之间有众多的吻合支。静脉血主要回流至面静脉。颊癌、磨牙后区癌的远地转移较为少见,晚期可发生肺部转移或肝、骨等部位的远处转移。

颊部主要神经支配:感觉为三叉神经上、下颌神经支配,运动由面神经支配。

20.3　诊断和临床分期

(1)诊断

颊癌患者大多有漫长的白斑、扁平苔藓等黏膜病史,颊癌的早期诊断对于治疗颊癌非常关键,难度较大。上海交通大学医学院附属第九人民医院张志愿等研究的活体染色技术、光谱技术对于早期筛查和诊断提供了可选择的方法和技术。

对于已经形成溃疡的颊癌诊断并不困难,增强CT、MRI以及PET/CT等影像学方法可以判断颊癌侵及的范围以及淋巴结转移情况。用于临床分期,拟定治疗计划,估计预后。头颈部强化CT包括全颈,下界至双侧胸锁关节层面,对于判断淋巴结受累范围有较好的指导作用。颈部B超可以不仅能显示淋巴结的大小,还能显示淋巴结的结构,有利于癌性淋巴结的诊断。

颊黏膜癌以鳞状细胞癌为主,占90%以上。其次为腺原性上皮癌,占5%~10%,其中以腺样囊性癌居多,黏液表皮样癌及恶性混合瘤发生在此区者较少。病理分级主要为Ⅰ、Ⅱ级,占90%以上,Ⅲ级仅5%左右。

(2)临床分期

颊粘膜癌和磨牙后区癌的临床分期,见2010年第7版UICC分期标准(本书附录二)。

20.4　治疗原则

颊不但与颜面形态、容貌美学密切相关,而且与语言、咀嚼、面部表情等功能紧密相连。颊的完整性对于患者的心理健康尤为重要。因此,非手术性的功能保全性治疗在颊癌的治疗中有着重要的作用。颊癌治疗应根据患者的临床分期(原发肿瘤的大小、部位、颈部淋巴结转移情况)和全身情况(有无远处转移、年龄和有无严重内科疾病)来选择确定。根据头颈部肿瘤临床实践指南（NCCN 2009年中国版，NCCN 2011年英文版）和我院多年来的治疗经验，将患者分成以下几种情况。

（1）早期患者（T1N0、T2N0）

手术或放射治疗都可以取得良好疗效，但考虑到颊癌大多数为分化较好的鳞癌，具有一定的放射抵抗，故首选手术治疗，一般采用局部肿物扩大切除术，将肿瘤及周围黏膜白斑一并切除，然后根据原发灶大小及位置选择性实施同侧颈淋巴清扫术。术后除有切缘阳性等情况，一般不需加术后放疗和化疗。但对于年龄较大、有严重内科疾病、不愿手术患者可行外照射+近距离放疗，严密随访，如有局部残留或复发，及时实施补救性手术。

（2）可以手术切除的中晚期患者（T3-4N0、T1-3N1-3、T4a）

除非患者有手术禁忌证、或拒绝手术，原则上采用先作根治性手术，术后2~6周加放疗。手术多采用颊颌颈联合根治术，并根据组织缺损的大小采用带蒂游离皮瓣移植封闭创面。有不良预后因素者：包括切缘阳性、淋巴结包膜外侵犯、侵犯神经、血管内癌栓等，选择实行放化疗同步治疗。此外，患者的综合序列治疗还包括分子靶向、免疫治疗、热疗及中医中药治疗。

（3）不能手术切除的晚期病变

对体力状态评分PS 0~2分的患者，选择同步化放疗、诱导化疗继之同步化放疗、联合分子靶向治疗（西妥昔单抗、尼妥珠单抗）。瘤体缩小明显者，行手术治疗。原发灶控制，颈部残留病灶行颈清扫手术。对体力状态评分PS 3分的患者，根治性（姑息性）放疗。

（4）治疗后局部复发

无放疗史且可以手术切除的患者，采用手术挽救加术后放疗。先前有放疗史的局部区域复发，尽可能采用手术挽救，如手术切缘阴性，一般不加术后放疗；如肿瘤未全部切除或切缘阳性，术后加同步化放疗或单术后放疗；在放疗技术上，宜选用超分割放疗、调强放疗、外照射加组织间插植、外照射加立体定向放疗等方法，对大部分患者有良好的姑息疗效；复发不可手术切除者，不论先前有无放疗史，放疗一般只照射复发的部位，放射野应尽可能小，并不做预防性照射。

20.5　放射治疗

20.5.1　放疗前准备

20.5.1.1　明确分期和全身评价

颊癌患者在放疗前须有明确的病理诊断，并结合临床检查和影像学资料，按照UICC或AJCC分期标准对患者进行分期；一般应完成三大常规、肝功能、肾功能化验；胸片或胸部CT；年龄>50岁或有心、肺病史的患者要常规检查心电图；必要时行全身PET/CT或SPECT检查；预计生存期应>6个月，并排除列入放疗的禁忌证的患者可实施放疗。

患者有下列之一者不宜采用放射治疗：①全身情况很差，Karnofsky评分低于50分或PS高于3分；②已有心、脑、肝、肾功能严重损害，无法耐受放射治疗者；③局部有高剂量放疗史，再次放疗可能发生严重并发症对患者造成明显损害者；④全身广泛转移、包括晚期患者的终末期、恶液质等，预计生存期不超过3个月者；⑤伤口明显不愈，特别是颈总动脉区，有大出血危险者。

20.5.1.2　局部准备

口腔准备包括对龋齿及残根进行处理。气道准备包括检查呼吸道，如有皮瓣过大等因素有阻塞气道风险者应先行气管切开。合并感染者，给予抗感染治疗（详见本书第九章）。

20.5.1.3　营养支持

患者如有进食困难及由此而导致的营养不良，应该给予纠正。严重不能进食的患者可行鼻饲胃管或胃造瘘术，以保证治疗期间的营养。

20.5.2　放疗技术

20.5.2.1　体位固定和CT模拟定位

患者取仰卧位，一般使用B枕，头颈热塑模或头颈肩热塑模固定，冷却10min塑形后取下。CT模拟定位，扫描范围应包括治疗区域上下各放5cm，颊癌患者建议扫描上界颅底上2cm，下界胸锁关节，层厚2.5mm（必要时病变区扫描层厚1.25mm），必要时做增强CT，扫描后图像传入放疗计划系统工作站。

20.5.2.2 靶区定义和剂量

对靶区的定义和要求根据ICRU 50号及62号报告。无论采取何种放射治疗技术,颊癌靶区均须包括临床检查及影像学检查可见的肿瘤及邻近亚临床病灶包括原发灶、颈部转移及亚临床灶;术后放疗照射野包括术前肿瘤床。靶区的确定需要根据肿瘤的大小、位置、侵及范围、病理诊断、切缘情况来确定,术后患者同时要参考手术记录、银夹标记以及肿瘤生物学特性等,必要时需要和外科医生及病理、影像学医生充分沟通。目前GTV的勾画多基于CT影像的基础上,鉴于各种影像检查的各自的局限性,建议MRI、PET/CT检查后进行图像融合,尽量减少靶区勾画的误差。CTV的勾画要考虑到肿瘤的生物学特性,如低分化肿瘤的亚临床病灶范围较高分化者更广泛。

(1)调强放疗的靶区定义和剂量 ① CTV 1 (clinical target volume, CTV 1):GTV(原发灶肿瘤和受侵的淋巴结)在3D方向加0.5~1cm构成CTV 1;处方剂量为66Gy/2.2Gy×30 F或70Gy/2.12Gy×33F(GTV由66~70Gy剂量线覆盖)。②CTV 2(高危亚临床靶区):为GTV边缘3D方向加1~1.5cm构成CTV 2;高危的淋巴结区域CTV 2为:转移淋巴区及其下一站淋巴区(包括根治性放疗和术后放疗),如有颌下淋巴转移(Ib区)扩至颈深上区(II区);已有颈深上(II区)淋巴转移扩至颈深中下区(III~IV区)等等。上界达第一颈椎下;处方剂量为(60~62)Gy/(2~2.07)Gy×30F(切缘阳性和淋巴结包膜外侵犯区由60~62Gy剂量线覆盖)。③ CTV 3(低危预防性临床靶区):根治性放疗原发灶CTV 3:GTV边缘在3D方向加2.0~2.5cm;根治性放疗颈部CTV 3:同侧颈部按CTV 2再下一站淋巴结区域和对侧N 0颈深上淋巴结区域(Ib+II区)。CTV 3处方剂量(54~56)Gy/(1.8~1.87)Gy×30F(根治性放疗按56Gy)。

(2)术后调强放疗的靶区定义和剂量 ①CTV 1(有肿瘤残留者靶区):GTV(手术未切除或残留的肿瘤灶)在3D方向加0.5~1cm构成CTV 1;处方剂量为66Gy/2.2Gy×30 F或70Gy/2.12Gy×33F(GTV由66~70Gy剂量线覆盖)。②CTV 2(高危亚临床靶区,无肿瘤残留者):原发灶CTV 2:参考术前CT/MRI的瘤体边缘3D方向加1~1.5cm构成CTV 2;在术前原发灶大小不明或瘤体边缘3D方向加1~1.5cm未能全部将手术床划入CTV 2时,应以手术床作为CTV 2;高危的淋巴结区域CTV 2为:转移淋巴区及其下一站淋巴区(包括根治性放疗和术后放疗),如有颌下淋巴转移(Ib区)扩

至颈深上区(II区);已有颈深上(II区)淋巴转移扩至颈深中下区(III~IV区)等等,上界达第一颈椎下;处方剂量为(60~62)Gy/(2~2.07)Gy×30F(切缘阳性和淋巴结包膜外侵犯区由60~62Gy剂量线覆盖);高危定义为切缘阳性/有淋巴结包膜外受侵犯/颈部2只(含)以上淋巴结转移/转移淋巴结>3cm/软组织、神经、血管及周围侵犯或骨侵。③CTV 3(低危预防性放疗靶区):参考术前CT/MRI的瘤体边缘在3D方向加2.0~2.5cm或手术床边缘3D方向加0.5~1cm;颈部pN 0手术区加同侧锁骨上区;pN 1患者手术区加同侧锁骨上区外,须加对侧II~IV区。CTV 3处方剂量(54~56)Gy/(1.8~1.87)Gy×30F(根治性放疗按56Gy)。

(3)常规放疗靶区定义 肿瘤瘤体和受侵的淋巴结(根据CT/MRI/PET影像资料、病理报告、临床检查等确定),一般参照原发灶边缘加2.0~2.5cm易被浸润的正常组织,已有转移淋巴区加下一站淋巴区(如有颌下淋巴转移扩至颈深上区;已有颈深上淋巴转移扩至颈深中区等)。常规放疗在完成3/5放疗总剂量后,可采用缩野(boost)技术,对肿瘤区(原发灶边缘加1.0cm)或残留灶加量照射至根治剂量。

(4)术后常规放疗靶区定义和剂量 有肿瘤残留者靶区:包括手术未切除的肿瘤瘤体和受侵的淋巴结(根据CT/MRI/PET影像资料、病理报告、临床检查等确定),一般参照术前原发灶边缘加2.0~2.5cm易被浸润的正常组织;术后无肿瘤残留者靶区:包括肿瘤瘤体床扩大2.0cm和受侵的淋巴结区,已有转移淋巴区加下一站淋巴区(如有颌下淋巴转移扩至颈深上区;已有颈深上淋巴转移扩至颈深中区等)。常规放疗在完成3/5放疗总剂量后,可采用缩野(boost)技术,对术前肿瘤区(原发灶边缘加1.0cm)或残留灶加量照射。

单纯放射治疗原发肿瘤6MV-X线照射剂量65~75Gy。术后放疗无肉眼肿瘤残留时照射60Gy,有肿瘤残留时,按肿瘤大小照射65~75Gy/6.5~8周;姑息放疗局部照射60~65Gy/6~7周。放疗剂量低于54Gy,局部控制率会明显下降。N 0患者颈部4~6MVX线预防性放疗剂量为50~54Gy,N+术后放疗剂量60Gy(其中20~30Gy用电子线照射),有淋巴结包膜外侵犯时,侵犯区再加照5~10Gy。对术前颈部转移灶表浅、位近皮肤的患者,颈部切口皮肤瘢痕加照9MeV电子线10Gy;加照下颈部者,4~6MVX线切线40Gy后加照9MeV电子线20Gy。颈部预防性放疗的放射副反应较轻,复发是很少的,即使复发仍可用手术挽救。颈部放

20

射剂量低于45Gy疗效下降,高于63Gy以上疗效更好,但并发症发生率也上升。当治疗剂量达65Gy,颈转移灶仍然退缩不良时,宜与手术联合治疗,如一味追加放射剂量不仅效果不大,反而增大并发症发生率。

20.5.2.3 常规放疗照射技术

（1）常规放疗照射野的设计 上海交通大学医学院附属第九人民医院3野技术：在我院多年来的治疗经验的基础上,总结出颊癌患者外照射的设野方法。采用"同侧大面联合野+对侧避脊髓小野+同侧楔形补量野"3野同照技术（见图20-1a）。照射野的上界应放至颧弓水平,下界接患侧下颈锁骨上野,或根据患侧淋巴结转移情况确定。大、小面颈联合野的前界均为口角后缘,楔形野楔形板角度30°。此种射野方法优势有：对于第一前磨牙后的肿瘤,此种设野方法可以有效地保护患侧口角,使患者能够耐受放射性黏膜反应,顺利完成放疗；此方法剂量分布比较均匀,易于调整多叶光栅,更利于喉的保护。

经典的外照射技术（见图20-1b）：患者取仰卧位,面膜固定,采用同侧两楔形野（前野+侧野,夹角90°,采用45°楔形板）。照射野的上界应放至颧弓水平,后界至1/2椎体处（注意磨牙后区病变后界应至椎体后缘）。

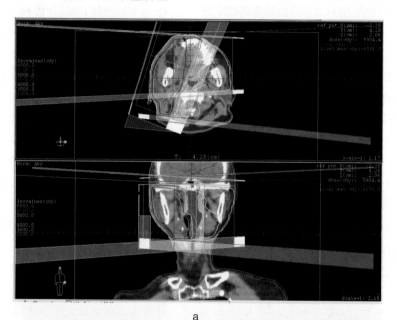

a

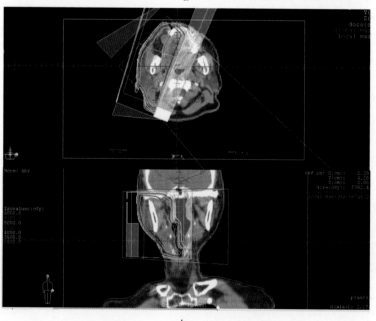

b

图20-1 右颊癌T2N1M0术后,照射野包括原发灶+右上颈部淋巴结区域
a. 三野照射技术；b. 两斜野楔形板成角照射技术

单纯放疗或术后复发的患者,外照射50～55Gy/ 5周,组织间插植或体腔管放疗,减少下颌骨的受量。对于已有骨骨受侵的病例,以外照射为主(6～8MV-X射线+高能电子线照射),DT 65～70Gy/ 6.5～7周。术后放疗患者一般仅用外照射方法,DT:60～66Gy/6～6.5周,肉眼残留者70Gy。

(2)调强治疗 调强治疗一般采用5～7野计划,可使高剂量区与靶区形状更接近,剂量分布更合理,同时对腮腺等正常组织保护更充分。

(3)组织间插植近距离治疗 如临近结构受侵,在肿瘤和距离最近的骨之间至少有1cm的正常黏膜的病变,则可采用组织间插植治疗。先用6～8MV X射线,采用上述外照射技术或单野(上、下唇内侧病变)DT 40Gy/ 4周～50Gy/ 5周,然后行肿瘤局部192Ir组织间插植,10～15Gy/次,共20～30Gy。根据病变的具体情况行单或双平面多管插植(也可用金属施源器)。应特别注意颌骨不能在高剂量区内,治疗时可在口腔前庭内用铅皮屏蔽,以避免颌骨受高剂量照射。

20.5.3 颊黏膜癌和磨牙后区癌的颈部放疗

20.5.3.1 颈部放疗的策略

颊黏膜癌颈淋巴结转移率随T分期的升高而升高,其总体淋巴结转移率各家报道不一,约20%~40%。颊黏膜癌的颈淋巴很少出现跳跃性转移,多数患者首先累及同侧下颌下淋巴结及同侧颈深上淋巴结,随后至同侧颈深中淋巴结。景捷等报道颊黏膜鳞癌随分化程度不同而有不同,分化差的颊癌易出现区域淋巴结的转移。转移淋巴结的确定应依据病理学报告。CT增强定位影像中见淋巴引流区>1cm的增大淋巴结、伴有中心液化的淋巴结;数个淋巴结虽<1cm但有融合或有包膜外侵犯,均按淋巴结转移放疗;此外,见到咽后淋巴结也按淋巴结转移放疗。

手术治疗在头颈鳞癌颈淋巴结转移患者的综合治疗中占有重要地位。颈部影像学资料或淋巴结>2cm,穿刺证实转移者,尽管有手术风险和颈肩功能破坏大的缺点,仍建议患侧颈清扫手术加术后放疗,一般不做对侧颈部预防性放疗。

实施颈部淋巴结处理时,上海交通大学医学院附属第九人民医院实施颊颌颈联合根治术、根治性颈淋巴清扫术或改良根治性颈清扫术。改良根治性颈淋巴清扫术是在根治性颈清术清扫范围的基础上,保留一些功能性结构。根据保留结构的不同,常用的术式有:①保留胸锁乳突肌、颈内静脉、副神经的颈清术式。②保留颈外静脉、颈丛深支神经、耳大神经,视情况保留胸锁乳突肌的改良根治性颈清术,又称功能性根治性颈清术。清扫范围包括Ⅰ、Ⅱ、Ⅲ、Ⅳ、Ⅴ区。肩胛舌骨上颈清术清扫范围为Ⅰ、Ⅱ、Ⅲ区。手术完整切除淋巴结区及周围血管、神经、筋膜及脂肪等软组织,切除的颈大块在手术结束时由手术医生按解剖区域分出淋巴结,分装并明确标记后送往病理科。

20.5.3.2 颊癌和磨牙后区癌颈部放疗的原则

(1)颈部转移(TXN+) 颊癌和磨牙后区癌颈部转移灶:包括cN+和pN+,单纯放疗时均应给予患侧颈部根治性放疗,受累淋巴结区给予DT 66～74Gy,未受累区域DT:50～60Gy,常规分割。术后放疗应考虑手术方式是否对颈部淋巴结进行了充分的处理。如手术已行患侧颈淋巴清扫术,可以根据术后颈淋巴结病理情况实施术后放疗,DT:60～66Gy,未受累区域DT:50～60Gy。存在淋巴结侵及包膜外、切缘阳性等严重不良预后因素或血管内癌栓、侵及神经、多区域多枚淋巴结转移等不良预后因素时,建议施行同步放化疗。化疗方案推荐铂类联合方案。TXN+患者,一般不做对侧的预防性照射,而对同侧肩胛锁骨上淋巴结区行预防性照射。

(2)N0患者 根据T分级区别对待,未扪及明显肿大淋巴结的N0患者,如患者仅作原发灶根治术,将有1/3的患者出现颈部转移,再作治疗的效果也较差。T1~2N0,颈淋巴结转移率相对较低,一般只需行原发灶根治术±颈清术,无须颈部放疗。如果T3N0以上,颈部隐匿性转移的危险大于25%者,颈部预防性放疗。DT:50～60Gy,常规分割。N0患者,不做对侧及同侧肩胛锁骨上淋巴结的预防性照射。

预防性颈部放疗能有效控制颊癌N0颈部的隐匿性或亚临床转移,成功率达90%以上,基本上可以取代选择性颈清扫手术。颈部预防性放疗的目的、指征及疗效,与选择性颈清扫手术基本相同,优点是可解决患者同侧颈部的亚临床灶,同时使病人避免颈部大手术的创伤,较好的颈肩功能和生活质量。颈部放疗对于>2cm的淋巴结、固定(有淋巴结包膜外侵犯)、淋巴结中心已有液化者疗效较差。

20.5.3.3 颈部的放射治疗的设野

（1）照射范围 颈部照射范围应结合原发肿瘤临床分期：①TXN0颊癌一般仅照射同侧颈部IB和II区；如原发灶近口角线，IA转移率明显增加，且对侧IB区转移的危险性明显增大，应给予同侧IA区颈部预防性放疗，结合影像学资料；由于对侧多未做手术，必要时要包括对侧IB区。②对N0磨牙后区癌，如果侵及咽前柱和软腭，发生双侧颈部隐匿性或亚临床转移的比例比颊癌大，应给予双上颈部预防性放疗。如果未侵及软腭及咽前柱，照射野同TXN0颊癌照射范围。③对cN+和pN+颊癌和磨牙后区癌，作同侧下颈锁骨上野的颈部放疗，侵及咽前柱和软腭的磨牙后区癌特别是有咽后淋巴结转移时，照射野应包括对侧IB和II区。

（2）设野 颊癌和磨牙后区癌的上颈部放疗与原发灶照射野合并安排，常规放疗36～40Gy后，野后界须前移以避开脊髓，颈后区后用电子线继续推量。下颈部放疗（含锁骨上区）另设一个单前野垂直切线照射，避脊髓，该野上方与原发灶和上颈的调强野或面颈联合野相接，分界线一般在患者的环甲膜水平，或根据颈淋巴结转移部位而定（避免在淋巴结部位接野），下界至锁骨下缘。接野采用半束照射技术，可以避免形成两野分界线处剂量热点及冷点。调强放疗可同时完成原发灶淋巴结的照射。我们的经验是在需要加同侧肩胛锁骨上野时，调强完成原发灶及中上颈的照射，而同侧肩胛锁骨上野仍采用常规照射。

20.5.4 术后放射治疗

20.5.4.1 术后放疗准备与适应证

术后放疗要参考手术记录，必要时要和手术医生充分沟通，并根据银夹的位置等标志性指示点制订放疗计划。位于咬肌前部的颊癌，由于颊部组织较薄，肿瘤易于洞穿颊部皮肤，特别是影像学显示肿瘤侵及皮下的患者，处于美观等因素的考虑，如颊部皮肤未做皮瓣修补，为了达到更好的治疗效果要与手术医生共同探讨照射的范围。了解病理类型、切缘情况、肿瘤浸润深度、有无多灶性癌、淋巴结转移的部位、数量及有无包膜外侵犯等。根据影响颊癌、磨牙后区癌局部控制率和生存率的独立预后因素的研究结果，对有下述情况之一者应行术后放射治疗。

（1）临床分期 局部晚期（T3～4）患者，术后放疗可明显提高疗效；特别是洞穿皮肤、肿瘤已侵及周围组织、下颌骨等，有多区域、多枚淋巴结转移或淋巴结粘连固定等。

（2）手术后局部复发再手术后 此类患者术后再次复发率高，一般没有再次手术机会，应在手术后放疗。

（3）手术病理报告 有下列一项或多项指标者：①切缘阳性；②肿瘤近切缘（<5mm）；③骨或软骨侵犯；④神经侵犯；⑤大血管及周围侵犯；⑥淋巴结1只以上转移；⑦淋巴结包膜外侵犯或淋巴管内见癌栓；⑧病理恶性程度高（鳞癌I～II级或以上、未分化癌等）；⑨病理为侵袭性强或易延神经侵犯，如腺样囊性癌、高度恶性黏液表皮样癌等。

（4）手术情况 手术中有下列1项或多项指征：①无瘤原则不够，切如破肿瘤；②手术怀疑有肿瘤残留（应留置银夹）；③肿瘤仅部分切除，肿瘤残留。

20.5.4.2 术后放疗最佳时间段

术后放疗最好在术后2～4周开始，最迟不晚于术后6周内进行，若超过6～7周开始放疗，由于术后残存肿瘤细胞加速增殖，会导致局控率下降，开始越迟，疗效越差。范围小而浅的伤口延迟愈合并不影响术后放疗的如期进行。Hung等的一项回顾分析显示：手术与术后放疗间隔超过6周的患者比6周内的患者局部复发率高，危险度为2.89。

20.5.4.3 术后放疗技术和剂量

（1）术后调强放疗 对不需做对侧颈部预防照射的颊癌和磨牙后区癌，调强放疗一般5个照射野即能满足良好的剂量分布要求。6MV-X线，CTV1（有肿瘤残留）放疗剂量为66～70Gy/6周/30F，CTV2放疗剂量为60～62Gy/6周/30F，原发灶及上颈部颊癌的调强放疗一般不用设CTV3，CTV3可以根据CTV2的大小适当扩大。由于调强靶区定义已明确，颊癌和不做对侧颈部预防照射的磨牙后区癌按定义勾画靶区后由放疗计划系统（TPS）行逆向调强计划。一般调强放疗靶区包括原发灶和上颈部淋巴区，下颈部另设常规切线野，4～6MV-X线切线30～40Gy后加照9MeV电子线20Gy。也有将下颈部也包括在调强野内，即原发病变、咽后淋巴结，同侧二腹肌下组淋巴结、颈深、颈后淋巴结全部包括在调强照射野内，此时下颈部可以按CTV3来处理，CTV3放疗剂量为50～54Gy/6周/30F。需做对侧颈部预防照射的磨牙后区癌术后调强放疗：调强放疗一般需7个照射野才能满足两侧剂量分布的要求，

CTV 1、CTV 2剂量设定同前，CTV 3一般要勾画，剂量为50~54Gy/6周/30F。左颊癌术后调强放疗靶区和剂量分布见图20-2。

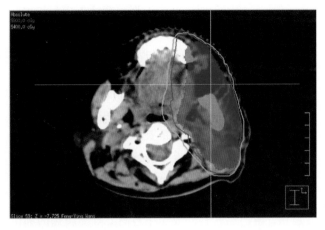

a

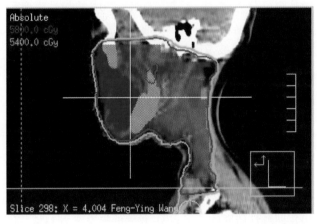

b

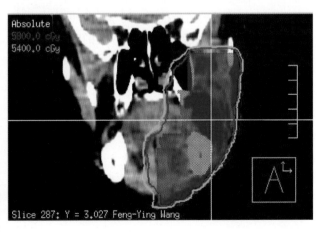

c

图20-2　左颊癌T3N1M0术后调强放疗。高危靶区（58Gy剂量线覆盖）：左颊手术床+左上颈部；左下颈部为常规切线放疗（未显示）
a.横断位图；b.矢状位图；c.冠状位图

（2）术后常规放疗　颊癌常规放疗采取6MV-X线"三野技术"，如前述。

20.5.5　放疗并发症及处理

颊癌和磨牙后区癌的治疗剂量高达50~70Gy，就不可避免地合并发生放射性反应与损伤。各种损伤的表现依照不同的组织、放射特点，可以表现出各种不同的临床症状。根据出现的早晚，分为急性反应和晚期反应。急性反应以放射性口腔黏膜炎最为常见，晚期反应以放射性口腔干燥症、放射性龋齿、骨坏死等为常见。分别介绍如下。

20.5.5.1　放射性口腔黏膜炎、口角炎

放射性口腔黏膜炎是放疗过程中必然发生的一种并发症，特别是颊癌患者，口腔黏膜炎的发生尤为常见。口腔黏膜炎的程度与放射线的质量、治疗时间长短及伴随用药（化疗药物、分子靶向药物等）有关，和每日剂量及总照射量成正比。口腔的黏膜上皮细胞对放射线比皮肤鳞状细胞更加敏感，经过大约20Gy/10F的照射以后，逐渐出现症状。其相应部位产生局灶性黏膜炎症，表现为黏膜红肿，患者可以感受到吞咽不适或吞咽时局部的疼痛，继而出现局部有大小不同、形状不一的片状薄层白色假膜形成，此为脱落的上皮细胞、渗出的纤维素及少量的细菌混合所致。重者相互融合，这些白膜脱落形成浅表的溃疡，当治疗剂量达到40~56Gy时，出现口腔黏膜弥漫性糜烂、充血。患者患侧颊部及口腔、咽喉不适，出现热感、干燥、疼痛而影响进食或吞咽困难等，通常反应可在放疗后2周左右逐渐消失。但口腔黏膜炎所引起的疼痛感有时不与医生查体发现的口腔黏膜炎的严重程度完全一致，年轻患者往往主诉较严重。

放射性口角炎在颊癌放疗中亦常见，特别是疾病部位邻近口角的患者。口唇黏膜对放射线比皮肤敏感，而且口唇部位组织较疏松、神经末梢丰富，放疗后软组织肿胀及疼痛发生较严重，往往成为颊癌患者难以完成治疗的重要原因。在放疗计划设计时，应尽可能保护口唇、口角黏膜，如前所述"三野"的射野设计可以更好地保护口角黏膜。对于一般情况差的患者，考虑到患者对治疗的耐受性，可以适当降低单次放疗剂量，以减少患者痛苦，保证饮食，确保放疗计划按时完成。

口腔黏膜炎治疗原则：给予软食、流质饮食，食物

结构以高蛋白质、高维生素、低脂饮食为主。并嘱其多漱口、保持口腔卫生，严重者，特别是单纯放疗要求照射剂量高时，可以适当应用镇静、止痛、消炎药物。局部使用的消毒杀菌液及局部修复性漱口水含漱对此有较好效果，常用的有：氯己定含漱液、康复新等。近年来含SOD的"抗辐喷"在临床应用，起到良好的效果。口腔黏膜反应重伴感染的患者可以静脉给抗生素，建议使用甲硝唑、奥硝唑等针对口腔厌氧菌的抗生素，并不长期应用，以免口腔霉菌的滋生蔓延。尤其是口内有皮瓣移植的患者，口腔霉菌感染机会明显增加，应间断使用NaHCO₂漱口水含漱。抗生素应用的同时，可以适当使用皮质激素，如地塞米松等。鉴于口腔黏膜炎的病程较长，要持续6周左右，应用皮质激素要注意相应的禁忌证，特别是对于有胃溃疡和糖尿病患者，要予以适当的对症处理。

20.5.5.2 放射性张口困难

放射性张口困难又称为放射性颞颌关节功能障碍，主要表现为放射后发生的张口困难或牙关紧闭。颊癌放疗后发生张口困难比较多见，可能与手术损伤和放疗后咀嚼肌群慢性放射性纤维化。弹性减退有关，颞颌关节受过多量射线照射也是主要因素之一。复旦大学附属肿瘤医院报道237例鼻咽癌放疗后门齿间距缩小1cm、2cm、3cm和牙关紧闭等情况分别为30.8%、9.7%、3.4%和0.8%，随着放射量的增高，张口缩小的发生率从31.6%上升到64.7%，其中剂量在70Gy以下其发生率为35.6%，而70Gy以上则为51.5%，张口困难的程度随着放疗后的时间延长而有所增加。

嘱患者在放疗期间及治疗后，每天坚持锻炼颞颌关节功能，可以借助开口器或软木塞撑开、合口腔动作，以达到关节活动正常。但建议每天锻炼2～3次，每次张口20min。张口度为自己感觉有一定的张力即可，循序渐进，切忌用力过猛使局部软组织拉伤。对双侧颞颌关节部位按摩或热敷等，都能减轻症状。

20.6 疗效和预后

颊黏膜癌的预后与病灶的大小（直径）、厚度、浸润深度、部位、病理分级、有无淋巴结转移有关。原发灶的体积大小（T）通常被视为肿瘤生物学行为的主要指标，对局部淋巴结转移有重要影响。随着颊黏膜癌原发灶"T"的级数增高，淋巴结转移率亦相应上升。鳞癌较腺原性颊黏膜癌的局部浸润、扩展和淋巴结转移的发生率高，速度快。病理级数愈高，局部生长的速度愈快，淋巴结转移的发生率愈高。颊黏膜癌的部位对局部扩展、转移和治疗选择及预后均有重要影响。颊黏膜可分为前、中、后部，50%～70%的颊黏膜癌系原发或口腔癌累及颊后部，而发生在颊后部者，浸润深、发展快，易波及咽侧等部位，淋巴结转移率亦较颊前及颊中部者为高。

非手术治疗的局部晚期颊癌，加速分割较常规分割局控率和生存率都有显著提高。对于颊癌术后放疗，加速分割照射未能体现明显优势，但Sanguineti等的研究显示，术后行加速分割照射，对于术后由于各种原因导致放疗开始延迟的患者有一定的优势。

颊癌有多点癌变的趋势，相对复发率较高。一项40年回顾性研究的数据表明，颊癌的复发率为44%。颊癌患者，特别是多点癌变的患者即使复发，再次手术彻底切除而获得成功的机会很大。对于颊癌患者，特别是有黏膜白斑病史的患者，要加强治疗后的随访工作，尽量做到早发现、早治疗，提高颊癌患者的治愈率。

（李彬彬）

参 考 文 献

1 殷蔚伯,余子豪,徐国镇,等.肿瘤放射肿瘤学.4版,北京：中国协和医科大学出版社,2008

2 王中和.肿瘤放射治疗临床手册.上海：世界图书出版公司,2007

3 王中和.口腔癌的放射治疗.中国口腔颌面外科杂志,2007,5:327-334

4 钟来平,郑家伟,张陈平,等.口腔癌早期诊断的研究现状.中国口腔颌面外科杂志,2007,5:243-247

5 Huang J, Barbera L, Brouwers M, et al. Does delay in starting treatment affect the outcomes of radiotherapy? A systematic review. J Clin Oncol,2003,21:555-563

6 Muriel VP, Tejada MR, de Dios L, et al. Time-dose-response relationships in postoperatively irradiated patients with head and neck squamous cell carcinomas.Radiother Oncol, 2001, 60:137-145

7 Vermorken JB, Remenar E, van Herpen C, et al. EORTC 24971/TAX 323 Study Group. Cisplatin, fluorouracil, and docetaxel in unresectable head and neck cancer.N Engl J Med, 2007,357:1695-1704

8 Posner MR, Hershock DM, Blajman CR, et al. TAX 324 Study Group. Cisplatin and fluorouracil alone or with docetaxel in head and neck cancer. N Engl J Med,2007,357:1705-1715

9 Baujat B, Bourhis J, Blanchard P, et al. Hyperfractionated or accelerated radiotherapy for head and neck cancer. Cochrane Database Syst Rev, 2010, 8

10 Bourhis J, Le Ma i tre A, Baujat B, et al. Meta-Analysis of Chemotherapy in Head, Neck Cancer Collaborative Group; Meta-Analysis of Radiotherapy in Carcinoma of Head, Neck Collaborative Group; Meta-Analysis of Chemotherapy in Nasopharynx Carcinoma Collaborative Group. Individual patients' data meta-analyses in head and neck cancer. Curr Opin Oncol, 2007,19:188-194

11 Deconde A, Miller ME, Palla B, et al. Squamous cell carcinoma of buccal mucosa: a 40-year review. Am J Otolaryngol, 2012 , 6

12 Lin CY, Lin TY, Wang HM,et al. GP96 is over-expressed in oral cavity cancer and is a poor prognostic indicator for patients receiving radiotherapy. Radiat Oncol, 2011, 6:136

13 Sanguineti G,Richetti A, Bignardi M,et al. Accelerated versus conventional fractionated postoperative radiotherapy for advanced head and neck cancer: results of a multicenter Phase III study. Int J Radiat Oncol Biol Phys, 2005, 61:762-771

20

21 下牙龈癌与原发性下颌骨内癌
Chapter 21 Carcinoma of the Lower Gingiva & Mandible

牙龈癌约3/4发生在下牙龈,约1/4发生在上牙龈。下牙龈癌较易侵犯下颌骨,而原发性的颌骨内癌则往往侵犯牙龈,因此本章节中将此两种肿瘤一并讲述。而上牙龈癌往往侵犯上颌窦,因此上牙龈癌和原发性上颌窦癌一并在本书第二十二章中讲述。

21.1 发病率与病因

牙龈恶性肿瘤主要来源于牙龈黏膜上皮,但也有来源于间叶组织。牙龈癌比较少见,在整个口腔肿瘤发生中排于舌癌、口底癌之后,发病率<10%。上海市疾病控制中心公布的2002~2009年上海市肿瘤发病率资料,牙龈癌(ICD-C 03)的发生率男性为0.43/10万,女性为0.36/10万。另据上海交通大学医学院附属第九人民医院口腔病理科李江报道5746例唇癌及口腔癌中,牙龈癌1030例,占总数的17.9%,居第二位。温玉明等报道3435例唇及口腔癌中,牙龈癌614例,占15.75%。其中下牙龈癌462例,占75.24%;上牙龈癌152例,占24.76%。下牙龈癌多于上牙龈癌,两者之比为3.04:1。在下牙龈癌中的60%发生于磨牙的后部,常伴有黏膜白斑,下牙龈癌约占口腔癌的10%~12%。上牙龈癌较为少见,常侵犯上颌窦。在病理上以鳞状细胞癌为主。女性相对发病率高。

原发性颌骨内癌(primary intraosseous carcinoma)又称为中央性颌骨癌、中心性颌骨癌,或原发性牙槽内癌,是原发于颌骨的鳞状上皮和腺上皮来源的上皮性恶性肿瘤。是口腔颌面部少见的颌骨原发性恶性肿瘤。其发病原因目前尚不十分清楚,慢性炎症、牙源性感染可能是诱发因素。原发性颌骨内癌在病理上分为两类:鳞状上皮癌和腺上皮癌。以磨牙区最多见,其次为下颌支与前磨牙区,中线区少见。中国医学科学院肿瘤医院陈波检索文献后报道50例原发性下颌骨内癌,病变位于下颌骨后部第2磨牙区35例(70%),下颌骨前部第1磨牙区13例(26%),同时累及一侧下颌骨体,下颌骨及下颌支2例(4%)。上海交通大学医学院附属第九人民医院口腔外科的20例原发性下颌骨内癌患者中,病灶在磨牙区占大多数(12/20),下颌支与前磨牙区(6/20),中线区仅2例。原发性颌骨内癌可以发生于任何年龄,但以50~60岁最多见,几乎接近半数在此年龄组中发病,男性多于女性。

21.2 疾病发展特点

21.2.1 下牙龈癌

下牙龈癌最易侵及的部位依次为下颌骨、口底、唇颊、翼颌韧带和舌根。从解剖结构来讲,下牙龈的范围包括龈颊沟至口底的范围内覆盖在下颌骨齿槽突的表面,后至臼后三角。因此,下牙龈癌无论起自颊(唇)侧或舌(腭)侧,都可以通过牙间隙向对侧蔓延发展,向外侵及唇颊沟,向内侵及口底及腭部,向上破坏上颌窦,向下波及下颌骨,甚至发生病理学骨折。

下牙龈癌临床上表现为溃疡型或外生型,其中以溃疡型多见。早期牙龈鳞癌的临床体征表现为牙龈发红、溃烂和出血,晚期大部分表现为隆起菜花状肿块,表面破溃、糜烂,易出血伴疼痛。牙龈癌肿瘤坏死组织触之易出血,常继发感染。体积过大时可出现面部肿胀,浸润皮肤。

下牙龈癌向牙槽突及颌骨浸润破坏骨质开始时多源于龈乳头及龈缘区,其溃疡往往呈表浅、淡红,之后出现增生。由于黏骨膜与牙槽突附着紧密,从而导致早期肿瘤就侵犯牙槽突骨膜及骨质,进而出现牙松动,若此时误当作牙病而拔牙,将导致牙床经久不愈,病变会迅速向颌骨内发展,进而引起多数牙松动和疼痛,并可发生脱落。下牙龈癌向后蔓延到磨牙后区及咽部时,可引起张口困难;影像学检查显示颌骨呈扇形骨质破坏,边缘有虫蚀状。

牙龈癌的淋巴引流部位与肿瘤的原发部位有关,原发于齿龈颊面的病变淋巴引流至颌下、颏下和二腹肌淋巴结,原发于齿龈舌面的病变淋巴引流常至二腹肌淋巴结、颈深上和咽后淋巴结。下牙龈癌多转移到患侧颌下及颏下淋巴结,然后转移到颈深淋巴结。牙龈癌局限于附着牙龈转移率低,一旦侵入龈颊沟,转移率上升。晚期下牙龈癌如果原发灶超越中线或一侧接近中线,发生淋巴结转移的几率增大。下牙龈癌淋巴结转移约占13%~24%,对侧淋巴结转移少见<3%,总的淋巴结转移率约为15%~50%。Doumez报道行颈淋巴结清扫的43例患者中出现淋巴结转移的12例(26%),淋巴结出现包膜外侵犯的11例(24%)。因此,有作者建议对于分化中等或分化差的鳞癌,影像学或组织学有骨侵犯,下颌骨正中联合区肿瘤存在的患者行选择性颈淋巴清扫术。

远处转移主要可发生在肺、肝、骨等组织。

21.2.2 原发性下颌骨内癌

下颌骨原发性颌骨内癌早期患者无自觉症状,当颌骨破坏至下牙槽神经分布区时可出现牙痛,侵及骨膜出现局部疼痛,并相继出现下唇麻木;其肿胀是骨性的,而不是软组织增生膨胀;牙齿早期有松动甚至脱落,并且往往是多个牙;晚期肿瘤可从牙龈突穿出。肿瘤可沿下牙槽神经血管束播散,甚至超越中线至对侧,从下牙槽神经孔穿出而侵犯至下颌间隙。脱落牙的牙槽内可以见到新生物或者活检证实为癌;X线片示破坏自下颌骨中央向外周蔓延,甚至病理性骨折。

原发性下颌骨内癌的区域性淋巴结转移多见。中国医学科学院肿瘤医院陈波检索文献后报道59例原发性颌骨内癌中有17例出现转移,且这17例均为下颌骨内癌,转移率29.3%,转移的主要部位是同侧颌下淋巴结(10例)和颈深上淋巴结(7例),未见有对侧淋巴结转移。上海交通大学医学院附属第九人民医院口腔外科行颈淋巴结清扫术的15例患者中,7例(46.7%)发生颈淋巴结转移。这往往与临床明确诊断较晚,容易误诊有关。

21.3 诊断和临床分期

通过详细询问病史,临床检查,同时借助于影像学和病理学检查,牙龈癌的诊断并不困难,活检确诊也很方便。

通过临床检查,可以明确肿瘤的大小、范围、质地、活动度、与周围组织的粘连情况,病理学检查是确诊的可靠证据。

影像学检查包括下颌骨X线片、CT、MRI、ECT、PET/CT等。可以帮助了解肿瘤的侵犯范围,判断颈部淋巴结转移。特别是PET/CT更可以了解全身状况,是否有全身其他部位的转移,与其他影像学图像相比能够获得功能代谢为主的生物学影像,对于判断肿瘤的良恶性有很好的帮助。同时影像学检查对于肿瘤的临床分期,治疗计划的评估和制定都能提供帮助。

早期牙龈癌往往容易误诊为牙龈炎或牙周炎。晚期下牙龈癌则应与原发性下颌骨内癌相鉴别。

下颌牙龈癌的临床分期(2010年第7版UICC分期标准),见本书附录二。

21

原发性颌骨内癌的病理类型主要是鳞癌,腺上皮癌(包括黏液表皮样癌、腺癌、恶性多形性腺瘤、乳头状囊腺癌)。原发性颌骨内癌分成三个病理类型:①实体型,侵犯髓腔并有骨吸收;②牙源性囊肿内层来源的鳞癌;③伴随于良性上皮牙源性肿瘤的鳞状细胞癌。其诊断容易与晚期牙龈癌相混淆,根据Suei提出的诊断标准:①排除口腔黏膜来源的鳞癌,口腔黏膜没有溃疡形成(外伤或拔牙形成的溃疡除外);②排除其他牙源性肿瘤的可能性,标本的组织学表现未见囊性和其他牙源性肿瘤细胞成分;③排除转移性来源的肿瘤,在诊断时及其后6个月内胸片检查未发现肿瘤。

目前UICC尚无原发性颌骨内癌的临床TNM分类和分期。临床实践中,根据和周围软组织的关系,下颌骨原发性颌骨内癌分为三期:T1期:局限于颌骨内;T2期:出现骨皮质的破坏但未侵犯到周围软组织;T3期:侵犯至周围软组织。影像学检查包括下颌骨X线片、CT、MRI、ECT、PET/CT,能够帮助进行临床分期。

21.4 治疗原则

由于下牙龈癌与下颌骨的关系密切,且下颌骨为串联器官,单纯的外照射容易引起下颌骨的放射性坏死,单纯近距离照射无法根治,因此首选的治疗方法是手术,放疗则作为辅助手段。根据头颈部肿瘤临床实践指南(NCCN中国版,2009年第一版)和我院的治疗经验,将患者分成以下几种情况。

(1)早期患者(T1,T2N0) 可选择单纯手术治疗,单纯放疗仅适合于没有骨侵犯的外生型病变及不适合行下颌骨手术或拒绝手术的患者。

(2)中晚期患者(T2N1-2,T3和T4,淋巴结有转移) 首选手术,然后行辅助放疗。一般在术后2-6周行放射治疗。

(3)无法手术切除的或拒绝手术的晚期患者 如果PS评分0~1分,可给予以同步放化疗或诱导化疗继之同步放化疗;放化疗后如果颈部有残留病灶,当原发灶被控制后,并且颈部可行手术的,则应当行颈淋巴结清扫术。

由于牙龈癌的基底为骨质,因此术中判断骨的切缘是否足够往往比较困难,需要术前准确判断牙槽骨或颌骨受侵犯的情况。各种影像学检查(X线片、CT、MRI、ECT、PET/CT)相结合可以帮助准确判断颌骨受侵情况,并制定合适的手术方案,以提高局部控制率,又不会导致过度治疗造成严重后遗症。但临床和影像学诊断骨侵犯的范围与病理学上的发现往往并不一致,Lubek报道72例牙龈癌中39例(54%)术前诊断为T4,术后只有23例(32%)被病理证实,有22%的病例骨侵犯被过度分期。

下颌骨原发性颌骨内癌的首选治疗方法是手术切除。根据其病理解剖特点,切除范围应该更为彻底和广泛。局限于一侧的,一般行半侧下颌骨切除;如果邻近中线或超越中线,应在双侧下颌骨颏孔或下颌孔处截骨,甚至于行全下颌骨切除。由于切除范围大,有条件者应同期进行颌骨修复。原发性颌骨内癌有近50%的区域性淋巴结转移,临床上应选用同期预防性颈淋巴清扫术。如为N0患者,可行功能性颈淋巴清扫术。治疗失败仍以局部复发为主,晚期死于远处转移。术后放疗有利于提高生存率,特别是有淋巴结转移的患者。Zwetyenga报道25例行单纯手术治疗的患者2年和3年生存率分别为59.7%和31.3%,而11例行手术加放疗的患者的2年和3年生存率分别为61.3%和40.9%。

21.5 放射治疗

21.5.1 放疗具体步骤

放疗准备工作详见第八章。

21.5.2 靶区定义和勾画

制定调强放射治疗计划的关键在于对肿瘤靶区和感兴趣敏感结构的勾画。由于CT模拟机的广泛使用,目前的靶区勾画都是基于CT影像为基础。各种影像学模式都有其优点和缺点,能够将不同模式的影像学图像进行配准融合,可以帮助我们更好地获取靶区信息,减少靶区勾画的误差。勾画过小会造成肿瘤区放射剂量的不足,而勾画过大则会使得正常组织的放射剂量过高,造成不必要的组织损伤。目前所有的融合软件均无法将两套影像精确地融合在一起,但是有经验的医师能够通过手工配准将误差缩小到最少。对靶区的定义和要求根据ICRU 50号及62号报告。在这里我们仅对靶区进行定义和勾画,关于颈部淋巴结的照射情况将另外阐述。

21.5.2.1 调强放疗的靶区定义

① CTV 1（clinical target volume，CTV 1）：GTV（原发灶肿瘤和受侵的淋巴结）在3D方向加0.5～1cm构成CTV 1；处方剂量为66Gy/2.2Gy×30 F或70Gy/2.12Gy×33F（GTV由66～70Gy剂量线覆盖）；②CTV 2（高危亚临床靶区）：为GTV边缘3D方向加1～1.5cm构成CTV 2；高危的淋巴结区域CTV 2为：转移淋巴区及其下一站淋巴区（包括根治性放疗和术后放疗），如有颌下淋巴转移（Ib区）扩至颈深上区（II区）；已有颈深上（II区）淋巴转移扩至颈深中下区（III-IV区）等等。上界达第一颈椎下；处方剂量为60～62Gy/2～2.07Gy×30F（切缘阳性和淋巴结包膜外侵犯区由60～62Gy剂量线覆盖）；③CTV 3（低危预防性放疗靶区）：根治性放疗原发灶CTV 3：GTV边缘在3D方向加2.0～2.5cm；根治性放疗颈部CTV 3：同侧颈部按CTV 2再下一站淋巴结区域和对侧N0颈深上淋巴结区域（Ib+II区）。CTV 3处方剂量54～56Gy/1.8～1.87Gy×30Fx（根治性放疗按56Gy）。

21.5.2.2 术后调强放疗的靶区定义

①CTV 1（clinical target volume，CTV 1）：GTV（手术未切除或残留的肿瘤灶）在3D方向加0.5～1cm构成CTV 1；处方剂量为66Gy/2.2Gy×30 F或70Gy/2.12Gy×33F（GTV由66～70Gy剂量线覆盖）；②CTV 2（高危亚临床靶区，无肿瘤残留者）：原发灶CTV 2：参考术前CT/MRI的瘤体边缘3D方向加1～1.5cm构成CTV 2；在术前原发灶大小不明或瘤体边缘3D方向加1～1.5cm未能全部将手术床划入CTV 2时,应以手术床作为CTV 2；高危的淋巴结区域CTV 2为：转移淋巴区及其下一站淋巴区（包括根治性放疗和术后放疗），如有颌下淋巴转移（Ib区）扩至颈深上区（II区）；已有颈深上（II区）淋巴转移扩至颈深中下区（III-IV区）等等,上界达第一颈椎下；处方剂量为60～62Gy/2～2.07Gy×30F（切缘阳性和淋巴结包膜外侵犯区由60～62Gy剂量线覆盖）；③CTV 3（低危预防性放疗靶区）：参考术前CT/MRI的瘤体边缘在3D方向加2.0～2.5cm或手术床边缘3D方向加0.5～1cm；颈部pN 0手术区加同侧锁骨上区；pN 1患者手术区加同侧锁骨上区外,须加对侧II-IV区。

CTV 3处方剂量54～56Gy/1.8～1.87Gy×30F（根治性放疗按56Gy）（图21-1）。

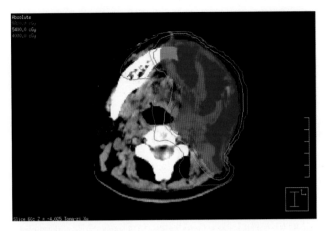

a

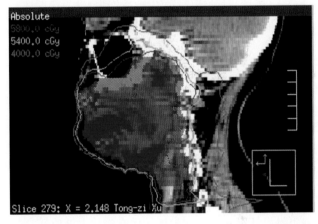

b

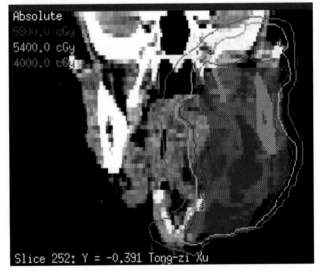

c

图21-1 左下牙龈癌（T3N1M0）的术后调强放疗靶区及剂量分布图
a.横断位图；b.矢状位图；c.冠状位图

PTV：为临床靶区（clinical target volume，CTV）加5mm的边缘构成。有影像引导放射治疗（IGRT）可加3mm构成PTV。

高危定义：高危定义为切缘阳性或过近、有淋巴结包膜外受侵犯、颈部2只（含）以上淋巴结转移、转移淋巴结>3cm、软组织或骨侵犯。

21.5.2.3　常规放疗靶区定义

肿瘤瘤床和受侵的淋巴结（根据X线片/CT/MRI/ECT/PET/CT影像资料、病理报告、临床检查等确定），一般参照原发灶边缘加2.0～2.5cm易被浸润的正常组织，已有转移淋巴区加下一站淋巴引流区（如有颌下淋巴转移扩至颈深上区；已有颈深上淋巴转移扩至颈深中区等）。常规放疗在完成3/5放疗总剂量后，可采用缩野（boost）技术，对肿瘤区（原发灶边缘加1.0cm）或残留灶加量照射至根治剂量。

21.5.2.4　术后常规放疗靶区定义

有肿瘤残留者靶区：包括手术未切除的肿瘤瘤体和受侵的淋巴结（根据X线片/CT/MRI/ECT/PET/CT影像资料、病理报告、临床检查等确定），一般参照术前原发灶边缘加2.0～2.5cm易被浸润的正常组织；术后无肿瘤残留者靶区：包括肿瘤瘤床扩大2.0cm和受侵的淋巴结，已有转移淋巴区加下一站淋巴引流区（如有颌下淋巴转移扩至颈深上区；已有颈深上淋巴转移扩至颈深中区等）。常规放疗在完成3/5放疗总剂量后，可采用缩野（boost）技术，对术前肿瘤区（原发灶边缘加1.0cm）或残留灶加量照射。

21.5.2.5　靶区勾画

每例患者根据靶区定义完成勾画。由于现在放疗患者均在CT模拟机下进行定位，因此即使行常规放疗的患者也可以按靶区定义在放疗计划系统工作站进行勾画靶区，而不再是以往在常规模拟机下按解剖标志直接设野，使得常规放疗的治疗精度也得到了很大的提高。

21.5.3　颈部的放射治疗

21.5.3.1　颈部放疗的指征

（1）已有颈部转移　对于下牙龈癌和原发性颌骨内癌，颈部淋巴结区域的放疗是非常重要的，特别是对于病理诊断明确颈部出现淋巴结转移灶，颈部的放疗可

以减少转移的机会。T1、T2期下牙龈癌往往发生单侧淋巴结的转移，转移至对侧淋巴结很少见，因此通常只需行单侧颈部放疗。但是对于原发灶接近或过中线，即使未行对侧颈部淋巴结清扫术，对侧淋巴结区也应该予以预防性放疗。T3、T4的患者则需要行双侧颈部淋巴结预防照射。对于原发性颌骨内癌，由于近50%可能出现区域内淋巴结转移，因此应当给予同侧颈部淋巴结照射。如果T2、T3患者，特别是肿瘤原发灶超过中线，则应给予对侧颈部淋巴结预防照射。

转移淋巴结的确定应依据病理学报告。在没有病理学报告的情况下，则根据影像学检查中显示的增大淋巴结情况判断，如影像学图像中显示淋巴引流区淋巴结>1cm、有中心性液化的淋巴结、环形增强的淋巴结、数个淋巴结虽<1cm但有融合或有包膜外侵犯，均按淋巴结转移放疗；此外，见到咽后淋巴结也按淋巴结转移放疗。

（2）N0患者　对于临床未及明显肿大淋巴结，影像学也没有显示有>1cm淋巴结的N0患者，一般手术行肩胛舌骨上淋巴结清扫术。T1期的患者颈部放疗的获益甚少，一般只需行原发灶根治术而无须颈部放疗；T2期下牙龈癌和原发性颌骨内癌患者，应行颈部预防性放疗（I、II、III区）；对于T3、T4期患者，即使N0，则仍需要对双侧颈部淋巴结区（I～V区）给予照射。对于原发性下颌骨内癌则也应给予同侧颈部预防性照射，如果原发灶接近或过中线，则仍需要对侧颈部预防照射。

预防性颈部放疗能有效控制下牙龈癌N0颈部的隐匿性或亚临床转移，成功率达90%以上，基本上可以取代选择性颈淋巴结清扫手术。颈部淋巴结清扫术对于患者来说创伤较大，术后的颈肩功能和生活质量较差，颈部预防性放疗能够解决颈部的亚临床灶。颈部预防性放疗的目的、指征及疗效，与选择性颈淋巴结清扫手术基本相同，对治疗性颈部放疗，除>2cm的淋巴结、固定（有淋巴结包膜外侵犯）或淋巴结中心已有液化者疗效较差、需要联合手术治疗外，一般治疗成功的比例较高。

21.5.3.2　颈部放射治疗的设野

（1）照射范围　照射范围应结合原发肿瘤临床分期考虑。①对于T1、T2期下牙龈癌，一般仅照射同侧颈部I～III区；如原发灶已达中线附近或过中线，也需要同时予以对侧颈部淋巴结预防性放疗；②对于T3、T4期的下牙龈癌以及T2、T3期的原发性颌骨内癌患者，双侧颈部转移的危险性明显增大，应给予双颈部预防性放

疗；③对于病灶在颏孔后侧T1期的原发性颌骨内癌，则仅需单侧颈部淋巴结预防照射。

（2）设野 下牙龈癌和原发性颌骨内癌的上颈部放疗与原发灶一并同野照射，调强放疗直至剂量完成；常规放疗36～40Gy后，照射野后界需前移以避开脊髓，颈后区域用电子线继续推量。下颈部放疗（包括锁骨上区）另设一个单前野垂直切线照射，该野上方与原发灶和上颈的调强野或面颈联合野相接，分界线一般在患者的环甲膜水平，下界至锁骨下缘。

（3）接野注意事项 ①如遇肿大淋巴结，下颈照射野与原发灶和上颈的调强野或面颈联合野的分界线要适当作上下调整，以避免在淋巴结上分界；②常规放疗的面颈联合野（水平照射）和下颈野（垂直照射）均采用半束照射技术，可以避免形成两野分界线处剂量热点及冷点。如不用半野相接，应在皮肤交接缘留空3mm（gap）来避免"热"点；③下颈部中一般无转移淋巴结，下颈野前正中挡脊髓2.5~3cm。

21.5.4 下牙龈癌和原发性下颌骨内癌的术后放射治疗

21.5.4.1 术后放疗适应证

术后放疗的优点是：放疗在手术后进行，不影响手术的进行，并可充分利用手术标本提供的病理信息（病理类型、切缘情况、肿瘤浸润深度、有无多灶性癌、淋巴结转移的部位、数量及有无包膜外侵犯等）和手术记录（有无切破肿瘤、肿瘤残留或怀疑残留、做银夹标记等），对于放疗范围和制订放疗计划都有指导作用，达到更好的治疗效果。根据影响牙龈癌和原发性颌骨内癌的局部控制率和生存率的独立预后因素的研究结果，对有下述情况之一者应行术后放射治疗。

（1）临床分期 局部晚期（T3、T4期）患者，除非手术非常彻底，一般情况下应加术后放疗，可明显提高疗效；特别是术前已发生神经侵犯、肿瘤已侵及周围组织、下颌骨等，颈部淋巴结转移者。

（2）手术后局部复发二次手术 此类患者二次术后复发率高，再次手术机会非常小，应在手术后放疗。

（3）手术病理报告 有下列一项或多项指标者：①切缘阳性；②肿瘤近切缘（<5mm）；③骨或软骨侵犯；④神经侵犯；⑤大血管及周围侵犯，血管内癌栓；⑥淋巴结1只以上转移；⑦淋巴结包膜外侵犯或淋巴管内见癌栓；⑧病理恶性程度高（鳞癌I～II级或以上、

未分化癌等）；⑨病理为侵袭性强或易沿神经侵犯，如腺样囊性癌、高度恶性黏液表皮样癌等。

（4）手术情况 手术中有下列一项或多项指征：①无瘤原则不够，如切破肿瘤；②手术怀疑有肿瘤残留（应留置银夹）；③肿瘤仅部分切除，有残瘤体。

21.6 放疗并发症

下牙龈癌和原发性下颌骨内癌由于放疗部位相似，因此出现的并发症基本相同。随着调强放疗技术的普及，更多正常组织能够受到良好保护，严重的放疗并发症较常规的放疗技术明显减少。放射治疗的早期反应主要是口腔黏膜炎，照射区皮肤的放射性皮炎，口干，味觉丧失，毛发脱落。晚期反应则会出现张口困难，颈部纤维化，下颌骨放射性骨坏死、骨髓炎，放射性龋齿等。

21.6.1 早期放疗并发症

早期放疗并发症在放射治疗期内出现，除了口干症等少数症状外，大部分在放疗结束一段时间以后能够逐渐恢复。经过放射治疗后的患者口腔黏膜，特别是牙龈组织通常会出现充血、水肿，继而出现溃疡等症状，给患者造成很大的痛苦。因此，放疗后对于牙龈组织要给予保护，特别是保持口腔卫生，预防口腔黏膜受损。

21.6.1.1 放射性皮炎

其发病原理是放疗造成细胞核的DNA合成和分化异常，由此导致细胞基因的改变而引起一系列皮肤反应和损伤。放疗过程中首先是照射野内皮肤毛细血管反应性扩张，局部充血，出现红斑，进而皮肤出现糜烂，甚至溃疡形成。而皮肤的修复取决于该部位皮肤血液供应以及细胞生长繁殖速度。当出现皮肤表面糜烂，溃疡的时候需要停止放疗，放射性皮炎在放疗结束后的2~4周可以愈合。

21.6.1.2 口腔黏膜炎

表现为黏膜充血，水肿，上皮脱落，形成白膜，甚至发生散在的或大片弥散的黏膜溃疡，局部干燥、疼痛，重度者影响进食。如果放疗前有化疗史或者行同步化疗的患者，其口腔黏膜炎的发生率及严重程度会更高。

放疗结束后1~2周可以修复缓解。

21.6.1.3 味觉丧失

放疗开始后味觉即开始下降，大部分患者在放疗第3周时味觉基本丧失。放疗后1个月左右味觉开始逐渐恢复。

21.6.1.4 毛发脱落

在照射区范围内的毛发（如头发，男性胡须等）均可出现脱落，但放疗结束后的数月内可开始重新生长。

21.6.1.5 腮腺肿大及口干

放疗后2周即可出现口干，由于浆液腺比黏液腺更容易受放射线影响，因此唾液变得黏厚。调强放疗能够对腮腺进行较好的保护，将腮腺的照射剂量尽可能地控制在26Gy以下，为放疗后腮腺的功能恢复创造了有利条件，口干的恢复也较好。

21.6.2 晚期放疗并发症

晚期放疗并发症则在放疗结束后数月至数年才变得明显，大多数并发症无法痊愈，对生活质量带来很大不便，后果较为严重。

21.6.2.1 张口困难

张口困难与咀嚼肌或颞颌关节受照射有关，肌肉组织照射剂量达到60Gy以上即可发生纤维化，造成张口受限；颞颌关节照射剂量达70Gy也会发生纤维化和挛缩，从而引发张口受限。正常牙龈组织中具有耐酸纤维，其功能主要是支撑血管张力，调控血流以及抵抗外力。受放射线照射后的牙龈组织中会出现大量炎性细胞浸润，毛细血管扩张，间质中和血管壁上的耐酸纤维断裂消失而且难以修复，取而代之的则多为胶原纤维，从而导致组织机械性应力减弱，防御功能降低。这种损伤程度与照射剂量成正比。目前因高剂量照射引起的纤维化并没有有效治疗方法，特别是当原发性下颌骨内癌需照射全段下颌骨时容易发生，在可能的情况尽量通过优化照射野保护颞颌关节，避免过高剂量照射。

21.6.2.2 颈部纤维化

颈部的纤维化主要也是由于放疗的高剂量使得颈部肌肉纤维因为受损后由胶原纤维替代而造成，局部组织的弹性降低，目前也无有效治疗方法。

21.6.2.3 下颌骨放射性骨坏死、骨髓炎

放射性下颌骨坏死是受照射的下颌骨区出现的节段性坏死，颞骨和上颌骨坏死则较少见。主要原因与下颌骨血供较差以及下颌骨骨质密度较大有关。下颌骨的照射剂量超过60Gy即可发生。放射性骨坏死的发生机制尚无统一，一般认为是放疗引起局部血管损伤，导致局部营养障碍，使组织出现"低氧、低血运、低细胞"，进而出现组织破坏，导致伤口不愈，并最终发展成为骨坏死。治疗手段可有高压氧治疗以及手术治疗，包括死骨清除术、下颌骨方块切、下颌骨节段切除。若需要重建，可采用同期血管化游离皮瓣移植。

21.6.2.4 放射性龋齿

放射性龋齿主要发病机制是：①一定剂量照射使牙齿脱矿，牙齿抗酸性下降，龋齿发生率提高；②唾液腺功能受损，唾液性质改变，口腔环境发生变化，菌群失调，链球菌及乳酸菌增多，利于龋齿发生。上海交通大学医学院附属第九人民医院放疗科研究发现调强放疗的患者在放疗期间其口腔菌群的变化和健康人群相类似，口腔的生态系保持相对稳定。认为调强放疗通过保护涎腺组织，进而减少因为放疗对唾液性质改变而引发的口腔菌群的生态变化。

21.7 其他综合治疗

21.7.1 放疗联合化疗（详见本书第十五章）

21.7.1.1 同步放化疗

大多数前瞻性研究表明头颈部癌同步放化疗的无瘤生存率比单用放疗有显著提高，明显延长了患者的生存时间，一般3年生存率提高10%~20%，使晚期头颈部鳞癌的3年无瘤生存期达到37%。与单纯放疗相比，同步放化疗的患者常常有严重的口腔黏膜炎、体重下降等其他不良反应，使得患者对辅助化疗的耐受性、依从性变差，因此，在复发、巨大肿瘤及中晚期以及口咽、喉咽部肿瘤患者运用较多。Licitra回顾总结了Meta文献报道表明化疗确实提高了生存率，但是提高有限（2年和5年的绝

对受益率为4%），而同步放化疗则更好地提高了生存率（2年7%的绝对受益和5年的8%绝对受益）。因此，同步放化疗的作用首先表现为提高局部控制率；其次头颈部肿瘤术后同步放疗与化疗的前瞻性研究表明，无瘤生存率比单纯放疗有显著提高。关于同步放化疗能否减少远处转移率的问题，尽管理论上说可以通过化疗降低远处转移率，但目前尚缺乏大量研究资料和数据来证实。

21.7.1.2 诱导化疗

在20世纪80～90年代发表的大部分随机研究中，诱导化疗序贯放疗或者手术治疗并没有提高生存率。诱导化疗对于局部控制也没有作用；然而，在许多试验中它确实减少了远处转移的发生率。因此，在同步放化疗基础上增加诱导化疗的作用可重新评价，即同步放化疗提高局部控制的情况下，加诱导化疗来减少远处转移作为治疗失败可能性。目前不少研究报道TPF（顺铂，5-Fu，多西他赛或紫杉醇）诱导化疗比PF（顺铂，5-Fu）的疗效更好，且没有加重毒副反应。一项前瞻性研究显示TPF组较PF组可以减少27%的死亡风险，提高平均生存期4.3个月，3年生存率提高10.9%。

21.7.2 放疗联合靶向治疗（详见本书第四章）

近年来，临床上出现了越来越多的针对不同部位恶性肿瘤的靶向药物，并且显示出相当不错的治疗效果。由于下牙龈癌的病理主要以上皮源性恶性肿瘤为主，多数上皮源性肿瘤中都存在表皮生长因子受体（epidermal growth factor receptor，EGFR）的高表达，这种高表达往往导致肿瘤的高侵袭力、高转移性及不良预后。其与肿瘤细胞增殖、凋亡抑制，肿瘤血管生成，肿瘤的浸润、转移，放、化疗抵抗高度相关。采用抗EGFR单克隆抗体药物来抑制肿瘤细胞的增殖，促进肿瘤细胞凋亡，提高放疗化疗敏感性可能是一种理想的治疗新策略，放疗联合抗EGFR药物对远处转移危险高患者的治疗可能获益更多。目前我们采用泰欣生200mg或西妥昔单抗400mg剂量，于放疗前每周一次静脉点滴，共6～8次1疗程。一项放疗联合靶向治疗的前瞻性临床研究已在我科进行之中。

21.7.3 热疗联合放疗

多数研究已经表明热疗可以增加常规治疗手段对肿瘤的局部控制率，提高远期生存率，目前正越来越受到重视。热疗联合放疗治疗肿瘤具有生物学协同效应：由于肿瘤细胞较高的热敏性，肿瘤组织不完善的血供，热量易积蓄，加热后能增加肿瘤周围及内部的血流量，增高氧分压，改善乏氧状态，增加放射敏感性；对于放射抗拒的S期细胞对热疗敏感性高；能抑制放疗引起的DNA断裂修复；热疗对肿瘤中央的杀伤作用大，而放疗局控失败的主要原因就是肿瘤中央的局部复发。放疗联合热疗可减少放射总剂量约10%～15%，从而减轻放疗并发症的发生，此对二次放疗患者更为重要。

21.7.4 放射性粒子植入（Iodine-125 Implantation）

外放疗常会产生皮肤纤维化、口腔黏膜溃疡以及颌骨的放射性骨髓炎等并发症，因此导致放射剂量无法予以进一步提高。经组织间植入 ^{125} I放射性粒子具有创伤小、肿瘤局控率高、并发症减少等优点。根据CT或B超等影像及计算机三维计划系统确定植入粒子的剂量和数量，利用植入枪植入粒子。粒子植入后的护理包括并发症的处理和粒子脱落的处理，同时还要注意辐射防护。由于粒子的放射性范围只有1cm，因此当剂量在30～50Gy时，不会对颌骨的血运产生影响，但是当剂量提升到60～65Gy时，骨坏死和黏膜溃疡的发生率相应提高。

21.7.5 选择性动脉灌注化疗

选择性动脉灌注化疗是指经供血动脉缓慢灌注化疗药物，可以明显提高肿瘤组织局部的药物浓度，与静脉给药相比较，动脉灌注给药可减少药物与血浆蛋白的结合，大大提高靶区部位的药物浓度，在短期内诱导肿瘤细胞大量凋亡，抑制肿瘤细胞增殖，使肿块缩小坏死，同时可减少全身化疗不良反应。动脉灌注用药仅为静脉用药量的1/3～1/2。常使用的化疗药物包括细胞周期非特异性药物顺铂，博来霉素以及细胞周期特异性药物5-Fu。采用的化疗方法是第一天静脉灌注顺铂60～80 mg/m^2，5-Fu 500～1000 mg/m^2，博来霉素8～16 mg/m^2，21d一个疗程，行3个疗程。其近期缓解率较高，远期疗效不太理想，需配合其他综合治疗以提高远期疗效。

21

21.7.6 光动力疗法（photodynamic therapy，PDT）

光动力疗法是20世纪80年代新发展起来的一种治疗肿瘤的新方法。其机制是在光敏化剂参与下，经激光照射，使有机体细胞或生物分子发生功能或形态变化，导致细胞损伤和坏死作用而达到治疗目的。光动力学疗法对靶组织及损伤程度都具有可选择性，与手术、化疗、放疗等常规治疗手段相比，可减少对正常组织的损伤。一项美国、欧洲和印度17个医学中心参加的光动力疗法研究，治疗80例复发或再发的口腔颌面部肿瘤，一年生存率为79%。

21.8 预后

单因素分析显示手术切缘阳性、淋巴结转移、T分期、分期、牙槽骨受侵犯等是下牙龈癌预后的影响因素。I、II期患者的5年生存率明显优于III、IV期患者。

Overholt分析155例牙龈癌患者中切缘阳性者复发率为87%，死亡率为84%。Dshlstrom报道手术切缘，T和N分期是生存的预后因子，而淋巴结转移是复发的重要因素。N0患者颈淋巴结清扫术经病理学证实阴性的2年和5年生存期分别是100%和78%，而N0患者未行颈淋巴结清扫术出现颈部转移的5年生存率为50%。Soo回顾性分析347例牙龈癌患者，I、II期患者的5年生存率与III、IV期有明显差异。Ogura发现下颌骨受侵犯是5年生存期不佳的重要预后因素。由于牙周围附着的牙龈与颌骨的距离往往不超过2～3mm的厚度，因此颌骨往往早期即受侵犯。颌骨的侵犯伴随淋巴转移增加，生存率降低。

原发性下颌骨内癌治疗失败主要以局部复发为主，死亡主要原因是局部未控或远处转移。其1年和2年的生存率分别为78.4%和53.9%。

（邵滋旸）

参 考 文 献

1 温玉明,代晓明,王昌美.等,口腔颌面部恶性肿瘤6539例临床病理分析.华西口腔医学杂志,2001,19(5): 296–299

2 陈波,高黎,徐国镇,等.颌骨原发性骨内癌术后放射治疗初探. 中华肿瘤杂志,2007,29(7): 540–544

3 郭朱明,王顺兰,张诠,等.116例牙龈癌的治疗与预后分析. 癌症,2008,27(3): 307–310

4 Hong SX, Cha IH, Lee EW, et al. Mandibular invasion of lower gingival carcinoma in thmolar region : its clinical implications on the surgical management. Int J Oral Maxillofac Surg,2001, 30:130–138

5 Lubek J, Ei–Hakm M, Salama A, et al. Gingival carcinoma: respective analysis of 72 patients and indications for elective neck dissection. British J Oral Maxillofac Surg,2011,49:182–185

6 Suei Y, Tanimoto K, Taguchi A. Primary intraosseous carcinoma : review of the literature and diagnostic criteria. J Oral Maxillofac Surg,1994,52(6):580–583

7 Zwetyenga N, Majoufre–Lefebvre C, Pinsolle V. Primary intraosseous carcinoma of jaws : results of treatment of 9 cases and proposed classification. Rev Stomatol Chir Maxillofac,

2003,104(5):265–273

8 Gomez D, Faucher A, Picot V, et al. Outcome of squamous cell carcinoma of the gingival: a follow–up study of 83 cases. J CranioMaxillofac Surg,2000,28:331–335

9 Overholt SM, Mark MD, Eicher SA, et al. Prognostic factors affecting outcome in lower gingival carcinoma. Laryngoscope, 1996,106(11):1335–1339

10 Soo KC, Spiro RH, King W, et al. Squamous carcinoma of the gums. Am J Surg, 1988,156(4):281–285

11 Licitra L, Vermorken JB. Is there still a role for neoadjuvant chemotherapy in head and neck cancer? Ann Oncol,2004, 15:7–11

12 Vermorken J, Remanar E, Herpen C, et al. Cisplatin, Fluorouracil, and Docetaxel in unresectable head and neck cancer. N Engl J Med,2007,357(17):1695–1704

13 SHAO ZY, Tang ZS, Yan C, et al. Effects of intensity–modulated radiotherapy on human oral microflora. J Radiat Res,2011,52(6):834–839

22　上颌窦癌及上牙龈癌

Chapter 22　Cancer of the Maxillary Sinus & Upper Gingiva

　　上颌窦癌是发生于上颌窦黏膜的恶性肿瘤。因其所在部位隐蔽，早期发现困难，晚期侵犯上颌窦壁和周围组织结构，出现明显病症。向下侵犯上颌窦底壁时，可以造成口腔内的牙槽骨破坏和吸收，使牙松动。

　　上颌牙龈癌是发生上颌牙龈的外生型、溃疡型、菜花样肿块，早期有牙松动，晚期多侵犯上颌窦底壁，出现上颌窦癌的临床表现。

　　由于多数中晚期的患者，无法区分病变起源于上颌窦癌还是上牙龈癌。同时，两者的手术、放射治疗也有相似的情况。因此，本章上颌牙龈癌与上颌窦癌同时讨论。

22.1　疾病概况和病因

　　（1）概况　上颌窦癌多见于50岁以上，男女发病比为2∶1。上颌窦恶性肿瘤病理主要是鳞癌，约占80%；其次有腺癌、未分化癌、黏液上皮癌、腺样囊性癌、淋巴上皮癌、乳头状癌、恶性黑色素瘤、骨肉瘤等。

上颌窦癌侵犯周围诸多重要器官，如鼻腔、筛窦、眼眶、颅底骨质等，总的治疗效果欠佳。

　　在口腔癌发病率中，牙龈癌已由原来的第一位，下降为第二位，仅次于舌癌。上海市疾病控制中心公布的2002～2009年上海市肿瘤发病率资料，牙龈癌（ICD-C03）的发病率男性为0.43/10万，女性为0.36/10万。牙龈癌也多见于50岁以上男子，病理绝大部分是鳞癌，其次有腺癌、低分化癌、黏液上皮癌、腺样囊性癌、乳头状癌、恶性黑色素瘤、纤维肉瘤等。牙龈癌因为部位浅表、早期有牙齿松动、脱落，易于发现，治疗结果明显优于上颌窦癌。

　　（2）病因　上颌窦癌与上颌牙龈癌的病因至今未明。比较一致的看法是与环境因素有关。①长期慢性炎症性刺激：如不良义齿、口腔修复体造成的慢性创伤性溃疡；②经常接触致癌物质：如化学、化工原料、无防护接触紫外线、X线片及其他放射性物质都可能成为本病的致癌因素；③外伤后诱发、良性肿瘤演变为恶性肿瘤等；④其他内在因素有：机体的免疫状态以及遗传因素等都被发现与肿瘤的发生有关。

22

22.2 疾病发展特点

22.2.1 上颌窦癌

上颌窦癌多见于50～60岁的男性，早期上颌窦癌局限于黏膜，无明显的症状，当波及上颌窦壁和周围组织结构时，病症变为明显。

向下侵犯上颌窦底壁，造成口腔内的牙槽骨破坏和吸收，使牙松动、脱落，临床有时误拔瘤床内的松动牙齿。同侧腭部、颊沟可扪及肿块，临床有时误以为牙槽脓肿切开引流。

向上侵犯顶壁后出现眼球移位，眼眶内眼肌受累，眼运动障碍、复视，进一步发展可出现眼球突出，球结膜充血，局部疼痛；压迫视神经出现视力下降，甚至失明。视交叉被肿瘤侵及，可影响到对侧眼睛的视力。

向外侧发展后可波及颊部肌肉、咀嚼肌，引起颊部肿胀和张口受限。

向前发展可引发眶下区肿胀，侵犯眶下神经出现局部感觉异样和麻木。有时因牙源性感染引发局部软组织的蜂窝织炎。

上颌窦癌向后侵犯破坏后窦壁，肿瘤侵犯翼内肌、翼外肌，造成明显的进行性张口受限，甚至牙关紧闭。向后上波及颞下窝和颅底，可以出现耳鸣、头疼和张口受限加重。

上颌窦癌淋巴结转移最常见同侧Ⅱ区，也可转移至Ib区和咽后区。部分病例因肿瘤过中线而发现对侧淋巴结转移。个别患者可以出现淋巴结的跳跃性转移，直接转移至Ⅲ区和Ⅳ区。晚期的上颌窦癌可发生肺、肝、骨等处的远转。

上颌窦癌分化差的鳞癌和腺癌更容易复发和转移，如低分化癌、未分化癌、鳞癌Ⅲ级、高度恶性黏液表皮样癌等；腺鳞癌属于恶性度高，容易复发和转移的病理类型。上颌窦内翻性乳头状瘤，虽为良性肿瘤，但生物学行为呈恶性表现，周围组织侵袭性强，手术后易复发，建议术后放疗。

22.2.2 上牙龈癌

上颌牙龈癌常发生于上颌后牙区，常见外生型、溃疡型、菜花样肿块。早期有牙松动，误以为牙周炎而拔除松动牙；溃疡病灶创面经久不愈，进食时出血、疼痛；局部肿块日渐增大。晚期，向上可以波及上颌窦底壁，破坏底壁骨质后，向上颌窦内发展，出现部分上颌窦癌的临床表现。向腭侧生长，引起进食时出血、疼痛；向颊部及后上进展，引起张口受限，面颊部肿胀，甚至出现肿瘤洞穿颊部皮肤。口腔内一般有特有气味的臭味。局部可有创伤性、溃疡史。肿块附近常可见不良义齿修复。

上颌牙龈癌的淋巴结转移Ⅱ区和Ib区多见，少部分转移至Ia区及咽后淋巴结区，对侧淋巴结转移少见。晚期出现远处转移，如肺、肝、骨转移。

22.3 诊断和临床分期

上颌窦癌可以通过询问病史、临床体检、影像学检查、病理活检等综合分析判断来确定，通过对患者病史的了解，知道病程的演变过程。如有无鼻塞，有无涕血，上颌牙龈肿块是先出现肿块，或是先出现牙松动；牙龈癌是肿瘤出现后破坏牙槽骨，使牙齿松动，因此牙龈癌一般是先有肿块后有牙松动。上颌窦癌因为肿瘤破坏牙槽骨，使牙松动后，再从牙龈、颊腭侧发现肿块。

临床体检首先对患者的全身情况有个初步的判断，如营养状态，有无恶液质。查看患者有无张口受限，颌面部肿块的大小，波及范围。其次是通过触诊查看肿瘤的质地如何，是实质性还是有波动感囊性肿块，肿瘤与周围组织的关系，侵及的深度、广度，浸润块的大小，活动度情况，与皮肤的关联，是否浸润到表皮。骨组织连续性是否完整，如有破坏则一定可以在骨表面触及软组织块。

常规的实验室检查，如血常规、肝功能、肾功能、血糖、尿常规、电解质检查可以明确机体的状况。HPV的检测可能对疾病的预后有一定的参考价值。影像学检查，如CT、MRI、X线片的检查，可以帮助我们在二维或三维的角度来审视肿瘤的所在部位、大小、波及范围、与周围组织有无粘连，重要的神经、血管有无侵犯，骨组织有无破坏，张闭口肌群有无侵犯，颈部有无淋巴结转移，与临床检查相互补充和验证，从而对病情的了解更充分。

近年来PEF/CT的广泛使用，将肿瘤生物活性与影像资料融合，使得治疗靶区更清晰，有利治疗的成功。传统的骨ECT扫描检查不能被PEF/CT替代，由于骨的溶骨性破坏,很多时候骨ECT扫描不显影,而PET-CT的SUV值却很高,而一些成骨增生,代谢并不旺盛,PET-CT的SUV值较低,但是ECT扫描却显影充分。PET-CT也用于远处的转移检查,确定恰当的治疗计划,实施个体化治疗。

上颌窦癌和上颌牙龈癌在治疗前,应取得病理证据。牙龈癌由于解剖位置的原因,组织活检相对容易获取,而上颌窦癌早期可以通过鼻腔用鼻窦镜切取,也可以用上颌窦开窗术探查取得。晚期的上颌窦癌由于肿瘤已在局部扩展增大,取得活检组织可以通过切取、钳取和穿吸获得。活检中要注意必须取得一定体积量的组织,组织块不能太小。将肿瘤表面的坏死组织去除,获取真正的肿瘤组织。活检中一般应采取压迫止血的方式,尽量不采用缝合止血的方法。

上颌窦癌和上颌牙龈癌的临床分期,见2010年第7版UICC分期标准(本书附录二)。

22.4 治疗原则

以往手术治疗为第一治疗选择,随着临床实践的积累和科学技术的发展,单一模式的治疗方式已遭到摒弃,综合治疗以及按照循证医学制定的个性化治疗方案是目前公认的治疗方法。治疗中,可能因为疾病的转归不同,以及患者情况、体力等的改变,需要不断对治疗方案进行调整和修正。上颌窦癌和上颌牙龈癌发生颈部淋巴结转移的比例,在口腔癌中总体上属于偏低的,因此,对N0患者,无论手术还是放疗,颈部治疗大多为暂不处理,随访观察。对N+患者无论手术还是放疗均应与原发灶一并治疗。

22.4.1 术前放疗

由于特殊的位置和解剖结构,上颌窦癌发现时多已是晚期患者,上颌窦癌的首选是综合治疗。因此,可以有针对性的采用术前放疗,可提高治愈率及生存率。术前放疗的适应证:几乎所有的上颌窦癌均可以采用此方法,一些晚期、分化差的上颌窦恶性肿瘤,如果根治性放疗至50Gy的仍退缩欠佳,可以将根治性放疗改为术前放疗。

上颌牙龈癌一般均是手术切除为首选,除非晚期患者,一般不选择术前放疗。

22.4.2 单纯放射治疗

单纯放射治疗分为根治性放疗和姑息性放疗两类。临床实践中,两者是可因病情的进展和治疗转归而相互转化的。根治性放疗由于疗效不佳和患者承受能力不济而演变为姑息性放疗,姑息性放疗也可因为疗效好和患者由于瘤负荷下降而承受力提升,从而演化为根治性放疗。

单纯放射治疗的适应证是无手术指征、患者拒绝手术治疗同意放射治疗、以及恶性度高的肿瘤等均可以用此方法治疗。

22.4.3 术后放疗

是绝大部分手术后患者的常规方法,适应证有T分期大于3级,肿瘤复发术后,肿瘤残余,切缘阳性,病理显示恶性程度高,淋巴结包膜外转移等。特别是无论牙龈还是上颌窦的腺样囊性癌,因为有强嗜神经性转移的特点,手术后均应行术后放疗。

22.4.4 手术治疗

早期患者,有手术指征的晚期患者、对放疗、化疗抵触的患者,可以采用此种方法,即便是手术不能完全切净,也可以最大限度地减少肿瘤数量,有利于接下来的放疗、化疗。

22.4.5 化疗

对于发生在上颌窦和上颌牙龈的恶性淋巴瘤,特别是那些中高度恶性亚型的,化疗有很好的疗效,对于化疗后仍有残存的恶性淋巴瘤,可选择局部的放疗。对于那些分化度差、肿瘤体积较大、波及范围广、肿瘤波及神经、血管及有癌栓的患者,可以采用放化疗同期治疗,化疗可以采用静脉全身用药,也可采用动脉插管化疗。

22

22.5　放射治疗

22.5.1　放疗前准备

先行依据放疗前对病员所作的CT、MRI、PET/CT、骨ECT扫描等的影像学资料，明确肿瘤所在部位，与周围组织的关系，浸润程度、波及范围，是否侵及重要的大血管和神经，颈部淋巴结的情况，是患侧或是对侧，或是双侧出现肿大转移。肺、肝、骨骼等处是否有转移。明确肿瘤患者TNM分期、分级，同时依据血常规、肝功能、肾功能、血糖情况、卡氏评分或PS评分，确定是否可以作放疗。

无论术前、术后或单纯根治性放射治疗，放疗剂量均 > 40Gy以上，均会可能引起颌骨的无菌性坏死，加之龋齿、牙周病、不良义齿造成创伤损伤等因素引起的牙源性感染，是引起放疗性骨坏死最主要的原因。因此，放疗前必须将口腔内蛀齿、不良义齿、残冠、残根均做适当的处理，可做永久性根管治疗、拔牙等。

近年来，由于人们生活水平的提高，烤瓷牙修复增多，金属嵌体修复增多，对CT扫描均会产生明显的散射影、伪影。对常规放疗的影响，金属散射可以造成牙龈黏膜的二次损伤，尚不足以影响放疗计划的实施，对局部剂量分布影响不大，但对调强放疗（IMRT）治疗的影响较大。因计算机是以组织密度为依据区分不同的组织，因此一定要拆除。对暴露的残存牙齿要用临时热凝塑料牙套修复，一则保护残存牙齿，防止过敏；二则保存一定的咀嚼功能；三则防止放疗期间牙齿的损坏。而对于使用人工合金体颞颌关节的患者，由于CT扫描产生的散射和伪影极大，几乎不能够做靶区的勾画，也就无法做IMRT治疗。

在患者全身情况好的前提下，拔牙后一天即可开始放疗。因为早期放疗尚不足以影响拔牙创口的愈合。但如果全身情况欠佳，则应推迟至5d后开始。由于患者患有肿瘤，特别是III、IV期的肿瘤患者，无论是单纯根治性放疗、术前放疗或术后放疗，全身营养的支持是极其重要的，是治疗能否完成的重要因素。对于晚期肿瘤除波及咽侧、翼颌韧带、颈部淋巴结转移的患者，放疗可能造成进食及吞咽的疼痛及困难，可以考虑给予胃镜下经皮胃造瘘术（PEG）。这样可以让患者保持有半流质饮食途径。PEG是使用胃镜在局部麻醉下，在胃上形成造瘘口，造瘘管可以保持10个月左右，患者可以进食半流质。我们已经完成约150例舌根癌、口咽癌、上颌窦癌的PEG，全部顺利完成放疗，口腔内黏膜放疗反应的发生时间、损伤程度均较未作患者为推迟和减轻。对症治疗的费用也明显下降。它的创伤小，远非以往传统意义上的胃造瘘可比。

上颌窦开窗术在放疗中很重要。以往认为上颌窦开窗可以活检，开窗后引流，冲洗方便，可以增加氧合，减少炎症。肿瘤坏死组织引流充分，便于观察肿瘤变化情况，有利于放疗。目前可以用上颌窦镜做活检。手术一般在上颌犬齿槽部，此处上颌窦最薄，损伤最小。由于地心引流及上颌窦的结构，开窗处部分为上颌窦最低处，引流和冲洗效果均为最佳；对那些晚期患者，一般上颌窦内侧、外侧壁已破坏，已形成或即将形成自然窦道者，可不做开管术。国内王爱芬等资料认为，开窗术术后放疗的5年生存率明显优于不开窗的，约为31.3%对19.8%。

近年来，由于颌面外科的迅速发展，特别是肿瘤切除术后的即可修复重建的快速发展，越来越多的术后放疗患者会遇到皮瓣修复（包括邻近皮瓣、带蒂、游离皮瓣、游离组织瓣），钛板固定或钛板重建的情况。邻近瓣由于血供最佳，一般术后1～2周内开始放疗，而带蒂及游离组织瓣、肌肉瓣、肌皮瓣、骨肌皮瓣由于有知名动、静脉血供，在术后3周后可开始放疗，并不会造成皮瓣因血供不佳而坏死。但如发生皮瓣感染或是部分组织坏死，则应适当推迟放疗时间，对骨肌皮瓣，为保证骨组织存活，应推迟到术后4～5周后开始放疗。钛板由于生物相容性好，近年来在颌面部修复固定及重建中应用较多，对放射治疗的影响较小。

22.5.2　放疗的步骤

上颌窦癌及上牙龈癌的放疗靶区及放疗的总剂量基本上大都相同，而如何实施则因各单位的情况不同，人员及设备情况，患者的情况作为采用常规放疗、适形放疗或是调强放疗的依据。实践已证明，IMRT优于3D-CRT，3D-CRT优于常规普通放疗。IMRT能充分保护限制器官及重要功能器官，IMRT靶区勾画，即便是有经验的放疗医生也难以相同，因此一个没有太多经验的医生所做的IMRT，也许还不如普通常规放疗的治疗效果。因为局部肿瘤的控制，不复发，才是放疗的根本之道。

22.5.2.1 体位固定及CT扫描定位

患者采用仰卧位,头视正前方,鼻尖与体中线一致,一般不做下含颏部及过仰头部,但是如肿瘤波及上颌窦顶壁,可采用过仰位,而使顶壁与水平面几乎垂直,这样只要照射眼球下1/4部,就可达到将上颌窦顶壁完全放于照射野内的目的。一般采用口模将上、下颌分开,下降舌、口底及下颌骨,减少无辜照射。口模一般可采用口腔科常用的印模红胶、印模红胶加改进的压舌板和热塑模做成。由于红模胶在CT扫描中呈高密度成像,而竹制品和热塑模却呈低密度成像,因此,在常规普通放疗中,对治疗计划的影响相对较小,而在3D-CRT和IMRT中,红模胶密度过大,会影响靶区的剂量计算及分布。因此,尽可能将红模胶做得偏小或偏前一些,这样能使影响偏小。热塑模口模在实际使用中效果最好,但是它的使用成本最高。常规放疗采用头颈U形热塑模,用70°恒温水箱水浴软化,在患者面部塑形后,自然冷却5～10min即可。对IMRT采用头颈肩S形热塑模。模成形后须冷却20min,一来防止热塑模收缩,影响使用。二来也是检验患者能否承受调强放疗时间较长的情况。特别是颌面部大手术后又有皮瓣修复,气管切开的患者,有时是难以承受IMRT的相对长时间治疗。在照射相对应的面罩上,用移动激光线做十字标记,两侧及中央激光线交叉点上均有铜/铅金属标记,然后,用CT扫描,扫描层厚一般2.5mm,一些微小病灶可采用1.25mm层厚,上界一般在眶上缘水平,或依据肿瘤波及情况补放3～5cm。下界依照颈部是否作放疗决定是在下颌骨下缘水平或是颈根部。扫描后的CT图像传输至TPS工作站。

22.5.2.2 靶区勾画

靶区勾画都在之前应将患者的原发灶、转移灶的CT片、MRI片、PET-CT片充分查看,对肿瘤的大小、波及范围、预防照射的区域有充分的了解,有条件者可将CT及MRI的图像进行融合。术后患者应将术前的CT、MRI、PET-CT等复片,明确术前瘤床所在位置、波及区域,再依据CT、MRI情况确定和勾画靶区,对有原发灶或转移灶存在的治疗,勾画靶区相对容易理解,而术后放疗一般不强调靶区的勾画,主要是区域照射。目前采用CT扫描定位,采取精确放疗的条件下,我们认为无论是常规普通放疗,或是3D-CRT、IMRT均应对靶区勾画。

22.5.2.3 靶区剂量的设定

上颌窦癌及上颌牙龈癌单纯放疗,则剂量为65～70Gy,术前放疗剂量为50～60Gy,术后放疗剂量为60Gy。如有残余灶,则残留灶照射65～70Gy。如有切缘阳性,则阳性部位照射65Gy。颈部淋巴结单纯放射治疗可至65～70Gy,术前放疗可至50～60Gy。术后放疗可先行照射50Gy后再依据是否有转移,再决定追加剂量。一般采用9MeV电子线,对瘤床区域追加10Gy,如有侵及包膜或包膜外转移,则追加至15～20Gy。一般颈部切线野预防性照射50Gy即可。

22.5.2.4 危及器官的剂量

由于上颌骨、上颌窦周围有眼、耳、脊髓、脑干、颅底、腮腺组织等重要的功能器官,因此必须按正常组织的剂量限制严格执行,在不影响肿瘤组织的剂量情况下,尽可能减少这些器官组织的照射量。而在扫描图像中将它们勾画出来,可以更直观显示,方便对其照射剂量进行检测。

22.5.2.5 放疗计划的评估及验证

对患者的放疗计划的剂量分布、DVH等进行评估时,医生和物理师意见如有不一致可共同修改,尽可能做到完美,然后进行验证和放疗计划等中心的核对。

22.5.2.6 摆位及治疗

普通常规放疗,在验证后即可开始治疗,而IMRT则应由物理师进行剂量验证后方可开始放疗。治疗中每周要模拟机检查和验证DRR图像,有条件的单位可用EPID直接验证。治疗中因肿瘤退缩或是患者外形改变明显造成面罩松动、符合度下降,应及时重新做热塑模面罩,重新CT扫描定位,TPS制定计划,再次验证,重新治疗。

22.5.3 靶区的定义及勾画

22.5.3.1 单纯常规放疗的靶区及勾画要求

依照影像学资料,如:CT、MRI、PET/CT等确定原发灶大小,一般情况下是外放2～2.5cm。但因上颌窦、上颌骨周围有脊髓、脑干、眼睛、耳等限制器官,因此有时必须对外放作出回缩。一般波及上颌窦内侧壁则放置中线,而穿出内侧壁者,则放至对侧鼻腔。波及上颌窦顶部放至眶内、眼下1/4,波及眼内,则应做角膜的保护,做眶内照射。波及外侧壁的,特别是波及皮肤,局部应敷贴补偿膜作补偿,增加皮肤剂量,没有条件的单位可用凡士林纱布做成层厚1.0～1.5cm的油纱膜,敷贴于需补偿局部。对后缘如后壁波及未穿通者,则外放2.5cm,如后壁洞穿,则应放至椎前筋膜。由于上颌窦与鼻腔、筛窦、额窦、蝶窦相互串通,特别是上颌窦肿瘤会很容易引起筛窦和蝶窦的阻塞性炎症,常规CT和磁共振难以明确,PET/CT可以帮助诊断及确定性质。如无PET/CT,则应认定高危区域一并行根治性放疗。如有颈部淋巴结明确转移者,则应用面颈联合野一同照射。术后放疗应依据术前的肿瘤大小、波及范围等情况,再依据手术中所见和操作情况,术后局部有无残余,甚至可以和主刀医生沟通后,再设定靶区范围。正常无原发灶残余者,一般在手术区域外放2～3cm后照射,如遇有限制器官及组织则适当内缩、一定剂量后避让,保证不能剂量超量。而原发灶切缘阳性者,在大野放疗治疗至60Gy后,在阳性区域缩小野推量至65Gy,有肉眼病灶残留者,在病灶处缩野追加至70Gy。

22.5.3.2 调强放射治疗的靶区及勾画要求

单纯调强放疗的靶区定义:①CTV1:大体肿瘤(gross tumor volume,GTV)GTV(原发灶肿瘤和受侵的淋巴结)在3D方向加0.5～1cm构成CTV1;处方剂量为66Gy/2.2Gy×30 F或70Gy/2.12Gy×33F(GTV由66～70Gy剂量线覆盖)。②CTV2(高危亚临床靶区):为GTV边缘3D方向加1～1.5cm构成CTV2;高危的淋巴结区域CTV2为:转移淋巴区及其下一站淋巴区(包括根治性放疗和术后放疗),如有颌下淋巴转移(Ib区)扩至颈深上区(II区);已有颈深上(II区)淋巴转移扩至颈深中下区(III-IV区)等等。上界达第一颈椎下;处方剂量为60～62Gy/2～2.07Gy×30F(切缘阳性和淋巴结包膜外侵犯区由60～62Gy剂量线覆盖)。③CTV3(预防性放疗靶区):根治性放疗原发灶CTV3:GTV边缘在3D方向加2.0～2.5cm;根治性放疗颈部CTV3:同侧颈部按CTV2再下一站淋巴区域和对侧N0颈深上淋巴结区域(Ib+II区)。CTV3处方剂量54～56Gy/1.8～1.87Gy×30F(根治性放疗按56Gy)。

术后调强放疗的靶区定义:①CTV1(有肿瘤残留者靶区):GTV(手术未切除或残留的肿瘤灶)在3D方向加0.5～1cm构成CTV1;处方剂量为66Gy/2.2Gy×30 F或70Gy/2.12Gy×33F(GTV由66～70Gy剂量线覆盖)。②CTV2(高危亚临床靶区,无肿瘤残留者):原发灶CTV2:参考术前CT/MRI的瘤体边缘3D方向加1～1.5cm构成CTV2;在术前原发灶大小不明或瘤体边缘3D方向加1～1.5cm未能全部将手术床划入CTV2时,应以手术床作为CTV2;高危的淋巴结区域CTV2为:转移淋巴区及其下一站淋巴区(包括根治性放疗和术后放疗),如有颌下淋巴转移(Ib区)扩至颈深上区(II区);已有颈深上(II区)淋巴转移扩至颈深中下区(III-IV区)等等,上界达第一颈椎下;处方剂量为60～62Gy/2～2.07Gy×30F(切缘阳性和淋巴结包膜外侵犯区由60～62Gy剂量线覆盖)。③CTV3(低危预防性放疗靶区):参考术前CT/MRI的瘤体边缘在3D方向加2.0～2.5cm或手术床边缘3D方向加0.5～1cm;颈部pN0手术区加同侧锁骨上区;pN1患者手术区加同侧锁骨上区外,须加对侧II-IV区。CTV3处方剂量54～56Gy/1.8～1.87Gy×30F(根治性放疗按56Gy)。

由于上颌骨、上颌窦本身解剖结构和位置的原因,首先很难以标准的外放,外放中极可能触及限制器官靶区或在体表之外。其次,肿瘤本身各方向生长也非统一一致。因此,参照上述标准,进行恰当的缩放是必要和可行的。以肌肉走向、肌肉间间隙、骨结构情况为分隔界限可能更为妥当。

22.5.4 颈部放疗

22.5.4.1 颈部放射治疗的照射方式

早期、组织分化好的上颌窦癌及上颌牙龈癌,无需进行颈部淋巴结预防性放射治疗,晚期、组织分化差的N0上颌窦癌及上颌牙龈癌,选择性进行颈部淋巴结预防性放疗(过中线或近中线的肿瘤应对对侧颈部淋巴结也做预防性照射)。

对于有明确病理诊断的转移性淋巴结,治疗上依上述方式治疗,而对于无病理诊断报告者,可以采用:①PET-CT显影明显,SUV值有诊断意义;②增强CT、MRI扫描,淋巴结强化明显,中央区液化;③淋巴结多枚融合成团;④淋巴结>1.0cm;⑤淋巴结边界不清,侵及周围软组织等方法确定。

22.5.4.2 颈部放射治疗的设野

早期患者可以不采用面颈联合野照射,而采用上颌归上颌、颈部归颈部切线野的方式治疗。而晚期患者、分化差的患者,有明确颈部淋巴结转移患者,均要采用面颈联合野照射,下颈部切线野行补充放疗。有淋巴结转移的,照射范围应预防至下一站,并行下颈部切线野预防性照射,一般患者照射一侧即可,除非肿瘤已过中线应双颈切线野照射。如果转移性淋巴结靠近后颈部,单独前切线野的剂量分布可能欠佳,可以采用等中心前后切的方式照射,无论是单侧还是双侧切线野照射,除非特殊原因,脊髓均应挡铅保护。

晚期、分化差的肿瘤患者,需行同侧颈部的预防性照射,应照射同侧Ⅱ区、Ⅰb区。如果肿瘤过中线,应对对侧Ⅱ区一并照射,如果肿瘤波及翼腭窝、颞下窝和鼻咽部的,可以将Ⅱ、Ⅲ区一并放疗,包括对侧的颈部淋巴结。

有明确淋巴结转移者,则应依淋巴结的分区,照射至下一站引流区,同时患侧或双侧下半颈预防性照射。如同时多区淋巴结转移。肿瘤过或近中线,均应将对侧LN引流区一并预防照射。

22.6 手术与放疗的综合治疗

上颌窦癌首选综合治疗,但手术+放疗、术前放疗+手术或术前放疗+手术+术后放疗(俗称"三明治"放疗)何者为好,目前尚有争议。

术前放射治疗适应证:①T2b-T4a的癌变;②颈部淋巴结转移且波及皮肤或颈部大血管。

单纯术前放疗的剂量应至60~65Gy,休息1个月,拍CT及MRI片检查,再行手术治疗。一般手术治疗的方式将下降一个等级,比如,上颌骨全切者降为次全切除。而次全切除者改为部分切除。这样可以在不影响疗效的同时,保全患者的组织和功能。图22-1为上颌窦癌的术前调强放疗靶区勾画及剂量分布图。

"三明治"方式是放疗至50Gy后,休息3~4周,开始手术,手术后再追加10Gy局部;切缘阳性者,阳性处追加5Gy,肉眼阳性者即再追加10Gy。但是,患者前一次放疗50Gy后,休3~4周,手术过程和必要术后恢复2~3周左右,这样患者第一次放疗距第二次放疗相差5~7周,从放射生物学的角度讲对治疗是不利的。

手术+术后放疗也是通行的方法,它的优点是手术先于放疗进行,不影响手术进行和创口愈合。而且可以

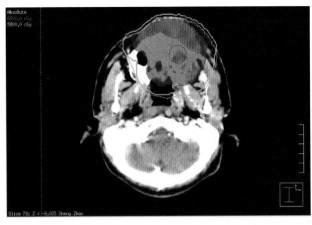

a

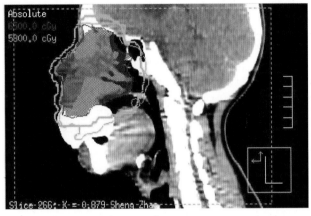

b

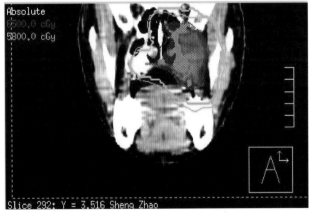

c

图22-1　左上颌窦癌患者的术前调强放疗
患者靶区勾画的横断、矢状和冠状图(红色为肿瘤靶区);
65Gy剂量线包括GTV
a. 横断位图;b. 矢状位图;c. 冠状位图

根据手术中、手术后获得的信息,诸如手术中见肿瘤波及范围和程度,有无残留,切缘有无阳性,淋巴结有无转移。作为术后放疗的参考依据,有利于放射治疗计划的制定和实施。一般放疗的剂量为55～60Gy。

22.6.1 单纯放射治疗

22.6.1.1 单纯放疗适应证

全身情况欠佳,伴有多脏器疾病,无法承受外科手术者;因肿瘤恶性程度高,侵犯广泛或重要器官者,可选行放射治疗,待照射至50Gy后,如肿瘤缩小明显,可选择行继续手术或根治性放疗。如肿瘤缩小不明显,继续姑息放疗至60～70Gy;拒绝手术、化疗,并愿意放疗者;已有其他部位远转的患者,单纯姑息性放疗,缓解局部症状,如出血、疼痛。

22.6.1.2 单纯放疗技术和剂量

(1)常规放疗 上颌牙龈癌、上颌窦癌的常规放疗采用6MV X线,局限在牙龈部、上颌窦内,可采用两野夹角90°,外加45°楔形板照射,剂量大70Gy/35F。如果肿瘤波及广泛,特别是向后、向上波及翼腭窝、颞下窝、颅底部和筛窦,照射野也应相应扩大。在筛窦等处剂量不足时,给予小野或电子线补充,如果颈部有明显淋巴结转移者,采取面颈联合野左右对穿照射,照射至40Gy后缩野,避开脊髓,照射至60～70Gy。后颈部给予9MeV电子线补充至60～70Gy。下半颈给予切线野4MV X线照射。肿瘤未过中线,照同侧,过中线则包括对侧。照射50Gy/25F或44Gy/20F。有明确淋巴结者,即追加至70Gy。

(2)调强放疗 采用6MV X线5～9个照射野,CTV 1(有肿瘤残留)放疗剂量为66Gy/30F/42d,CTV 2放疗剂量为60～62Gy/30F/42d,CTV 3放疗剂量为50～54Gy/30F/42d。由于调强靶区定义已明确,牙龈癌和上颌窦癌按定义勾画靶区后由放疗计划系统(TPS)行逆向调强计划。一般调强放疗靶区包括原发灶和上颈部淋巴区,下颈部另设常规切线野,4 MV X线切线50Gy,如有明确淋巴结转移,局部病灶加照9MeV电子线20Gy。也有将下颈部也包括在调强野内,下颈部切线行同常规放疗方式处理。

(3)放化疗同期 放疗采用常规或调强方式均可,化疗药物采用顺铂100mg/m²,每3周给予一次,或是每周给30mg/m²。放化疗同期治疗时,常规放疗的分次量要改为1.9Gy/次。IMRT则CTV 1(有肿瘤残留)放疗剂量为70Gy/33F,CTV 2放疗剂量为60Gy/33F,CTV 3放疗剂量为54Gy/33F。放化疗周期会加重口腔内黏膜损害,全身毒性反应,应引起高度重视,如果患者承受力下降,应立即中止化疗。

22.6.2 术后放射治疗

22.6.2.1 术后放疗适应证

①T 3-T 4期患者一般均应行局部放疗。②肿瘤周围有侵犯神经血管,有癌栓。③淋巴结侵犯包膜或包膜外或周围软组织。④肿瘤已有局部复发,手术后或多次复发手术后。⑤手术中有肿瘤残余,肿瘤部分切除或减瘤术后,最好留置银夹,肿瘤切除边缘不够。⑥手术后病理提示:恶性程度高;切缘(+);淋巴结1枚以上转移;肿瘤周围有侵犯神经血管,有癌栓。淋巴结侵犯包膜或包膜外或周围软组织。

22.6.2.2 术后放疗时间

一般在4～6周内开始放疗,如果因患者全身恢复不佳,或伤口感染未愈,要推迟放疗时间,可以先行静脉或口服化疗,或者放疗开始后局部增加5～10Gy的放射剂量。术后放疗的剂量,一般为60～70Gy。图22-2为上颌窦癌的术后调强放疗剂量分布图。

22.6.3 术中放疗

术中放疗由于采用X线单次大剂量照射,手术野内瘤床或肿瘤、淋巴结引流区残余病灶、切缘阳处等,有直视、靶区明确的优点。但在实际操作上尚经验不足,有手术室与放射机房如何衔接,麻醉如何维持;如何保证患者的安全、医务人员防护的安全问题。

22.6.4 立体定向放疗

主要是针对放疗后局部复发,采用6MVX线,5～8个野,单次高剂量6Gy×8次的照射方式。肿瘤大小一般应<3.0cm(详见本书第十一章)。

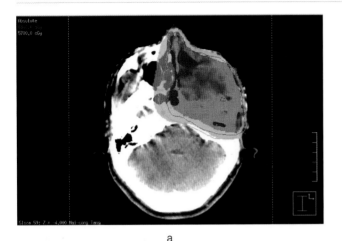

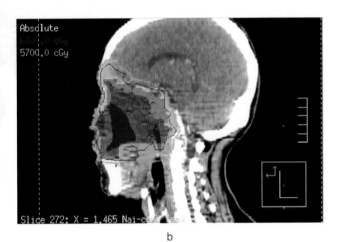

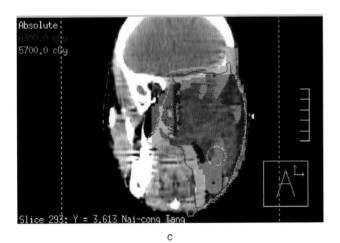

图22-2 左上颌窦癌患者的术后调强放疗靶区勾画图,红色为肿瘤靶区;绿色为高危靶区;63Gy剂量线包括高危靶区
a.横断位图;b.矢状位图;c.冠状位图

22.6.5 近距离治疗

近距离治疗一般采用后装及放射性粒子永久插植,它们有局部剂量高,照射范围内剂量欠均匀,近源处高,远源处剂量快速跌落。后装一般用计算机主导的计划系统,采用依 ^{192}Ir,微机控制的步进马达驱动放射源,对所需治疗部位进行照射。永久插植治疗,一般采用 ^{125}I,做成小粒装粒子,依计划系统设计,用插植针插入组织,将粒子预留在组织内,产生放射的治疗作用。由于上颌骨的骨性特点,局部插植并保证不脱落有一定困难,而对手术后或手术放疗后局部复发的小病灶,也可以后装治疗/插植治疗。

22.7 放疗并发症

放疗的实施过程,放疗的并发症就会出现,即在放射治疗中正常组织和器官出现的暂时的或永久性的异常改变,并伴有相应的症状。以90d为界,在90d以内出现的为急性放疗症,90d后出现的为晚期放疗反应。但是应指出的是,近年来放化疗同期治疗增多,早期反应出现快速,且加重迅速,反应持续时间延长。国际上通常用LENT.SOMA评分标准。

22.7.1 早期放疗并发症

22.7.1.1 黏膜炎

只要口腔黏膜落在放射治疗的区域内,一般都会发生黏膜炎,只是落在高剂量直线内会更加明显。上颌窦癌及上牙龈癌由于使用口模分离与舌、喉、下牙龈,使之黏膜反应下降,对进食影响小,但口腔局部黏膜仍会有明显反应,影响吞咽。在治疗中,IMRT患者的口腔黏膜反应甚至严重于常规的放疗患者,这可能与IMRT照射容积量大、照射野内剂量均匀度相关。黏膜最大的问题是疼痛,影响进食,造成营养差、全身状况变差,患者无法承受放射治疗而暂时或永久终止放疗。加强营养,减轻疼痛的对症治疗是目前的通行做法。可以口服止痛药,局部涂抹表面麻药,局部喷涂表皮生长因子治疗。

22

22.7.1.2 味觉丧失

主要是味蕾细胞和相应的神经纤维受到射线的损害所致。一般在放射治疗后2周内产生,以后至完全丧失。一般认为,上颌癌症及上牙龈癌放疗时采用口模分离舌部,反应会减轻,在2~3个月后自行恢复。

22.7.1.3 早期口干

患者的腮腺组织受到照射后会产生口干,一般腮腺超过30Gy照射后会产生明显的口干。常规放疗产生的口干是永久性的,几乎不能恢复。而IMRT则很好地保护了腮腺,使之在放疗结束后,口干恢复快。

22.7.1.4 皮炎

以皮肤红斑→干性皮炎→湿性皮炎的过程演变,对于红斑及干性皮炎,不做特别处理,湿性皮炎可局部使用鱼肝油涂布,减少摩擦。目前放疗后使用皮肤保护药膏可以减少湿性皮炎的发生。

22.7.1.5 脱发

在颈项上方会出现头发脱落,可以不做特别处理。

22.7.2 晚期放疗并发症

22.7.2.1 上颌骨放射性骨坏死

由于颌骨照射40Gy以上即出现无菌性坏死,因此无论是单纯放疗或是术后、术前放疗,颌骨均受到很大的损害。而牙源性因素及手术后创面感染,放疗后黏膜萎缩、骨暴露,即引起放射性骨坏死。

22.7.2.2 口干症及龋齿

由于腮腺、颌下腺受损,引起口干,口干使口腔自洁作用下降,微环境呈酸性,使龋齿容易发生。目前采用放疗前含氟凝胶防护,进食后即漱口、刷牙,定期复诊保护,龋齿情况可大大减少。

22.7.2.3 张口困难

由于手术及手术后放疗、单纯放疗均会波及翼内肌、翼外肌,以及下颌骨喙突的存在,均会引起张口受限,特别是炎症感染,肿瘤波及后均会产生。随访中,要注意区分肿瘤复发产生的张口受限与放疗并发症引起的张口受限。

22.8 预后及相关影响因素

肿瘤的预后一般与疾病本身的病理情况、TNM分期、分级、大小、发生部位、淋巴结转移情况、远转、局部复发、年龄因素、病程、首次治疗情况等相关。

22.8.1 解剖结构与预后的关系

Ohngren在20世纪30年代,用内眦与下颌角的假想连线将上颌窦一分为二,分为前下和后上两部分,后人将此假想线称为Ohngren线。20世纪末,对侵犯前下、后上和上下均侵犯对预后的影响,国内外的许多文献报道还各执一词,难有定论。目前,国内外文献趋于一致,即认为侵犯前下结构者预后较好,而侵及后上结构或上、下均侵及者预后较差。由于波及前下时,容易充分暴露肿瘤,手术难度远较后上容易,因此无论手术还是放疗均可以取得较好的疗效。相反,Ohngren线的后上区域,比如翼腭窝、颞下窝、窦腔后壁、筛窦、翼板、颅底和额窦等,肿瘤一旦侵及上述部位,手术难度加大,单纯手术切净的概率就明显下降。UICC即将此定为晚期,自然预后就不佳。上颌牙龈癌由于位置浅表,早期易于发现,预后明显好于上颌窦癌,但是后牙区的预后差于前牙区。

22.8.2 病理与预后的关系

病理类型是影响预后的一个独立指标,显示鳞癌较其他上颌窦癌和牙龈癌具有更强的局部侵袭性和更高的淋巴结转移率和复发率。相比腺样囊性癌,鳞癌的预后较差,而相比低分化癌和中-高度恶性的肉瘤,它的预后就要改善许多。总之,恶性度越高,预后就越差。

22.8.3 临床分期与预后的关系

TNM分期越晚预后越差,临床分期越晚预后越差。由于上颌窦癌解剖结构的特殊性,大多数患者的T分期为3-4期,1-2期的患者较少,而T分期又间接影响N、M分期和临床分期,从而影响预后。T分期越晚,淋巴结转移的概率就大为升高,一般在30%左右,因此为了降低淋巴结的转移概率。通常采用:①对于恶性度高的上颌窦癌、T3-T4期等高危病例,对颈部淋巴结采用预防性局部照射,以往对此尚不明确,文献报道也不尽相同,而目前已趋于一致,即应该要干预。②严密随访,建立严格的随访制度,以期早发现早治疗。③采用药物干预,对高危患者进行化疗、免疫治疗和中医药治疗。通过这些方法可以减少淋巴结转移对生存率的影响。提高五年生存率。对于有无远转的患者,远转将直接影响他们的生存率,虽然,由于治疗方法和药物的改进,有一些患者从中获益,但是大部分远转患者的生存期将显著下降。上颌牙龈癌的情况近似于上颌窦癌。

22.8.4 治疗方式与预后

随着近十余年文献报道和总结,上颌牙龈癌和上颌窦癌都应采用综合治疗的方法,这一观点已成为共识。上颌牙龈癌通常采用先行手术,再行术后放射治疗的方案。除非病情晚期,波及范围广泛,难以有满意的手术效果,才行术前放疗,然后依据放疗的疗效决定是手术、根治性放疗或是姑息性放疗。UICC的指引也已说明手术加放疗的综合治疗方案明显优于单一手术和单一放疗。上颌窦癌应采用手术加放疗的综合治疗的模式,已取得共识。国内外大量资料显示,手术加放疗的方式,5年生存率明显优于单一手术和单一放疗,1933年Ohngren首次提出放疗加手术,其当时报道的5年生存率为38.5%,后来由此延伸出术前放疗加手术,手术加术后放疗和术前放疗加手术加术后放疗(三明治)三种模式。具体是先放疗还是先手术,到目前为止,各方尚难以有明确的统一。国内天津李树玲等的资料显示术前放疗明显优于术后放疗,然而蒋国梁报道术后放疗五年生存率达68%,认为术后放疗效果较好,亦有报道术前和术后放疗5年生存率无统计学差异。国内李树玲、哈献文认为,综合治疗应先放疗后手术为佳,理由是:①术前放疗可减少癌细胞扩散和种植。②术前放疗可使肿瘤局限,范围缩小,使那些不能彻底清除的肿瘤彻底切除,并可防止癌细胞扩散。③肿瘤床的血供好,相应增加放疗的敏感性。④有利于器官功能的保全,保持一定的生活质量。⑤术前放疗可以控制外科所力所不及的咽后淋巴结转移灶。而术后放疗则因为:①手术后更能明确肿瘤波及范围,有利于放射范围的确定。②不存在伤口愈合的问题,减少伤口不愈和放射性骨坏死的概率。而"三明治模式则认为:①术前半程放疗既能杀死部分癌细胞,同时又可抑制癌细胞的活力,减少远处转移和局部复发的可能。②因放射剂量较小,又没有较严重的放疗反应,不影响术后伤口的愈合。三种模式各自有自己的依据,难以有共识,近年由于有放化疗同期,化疗可以采用静脉给药,也可动脉插管化疗。加之靶向药物的出现,如西妥西单抗、尼妥珠单抗。采用术前放疗加手术的方式,疗效的优势会更明显。

(张 霖)

参 考 文 献

1 殷蔚伯,余子豪,徐国镇,等.肿瘤放射肿瘤学,4版,中国协和医科大学出版社,2008

2 王中和.口腔癌的放射治疗.中国口颌面外科杂志,2007,5(9):327-334

3 王中和.肿瘤放射治疗临床手册.上海:世界图书出版公司,2007

4 王中和,胡海生,石慧烽.头颈部恶性肿瘤的术后调强放射治疗.中华临床医学杂志,2008,9(9):36-39

5 白艳霞,闫利英,陈阳静,等.序贯性综合治疗上颌窦癌43例临床疗效分析.临床耳鼻咽喉头颈外科杂志,2008,22:1073-1076

6 张再兴,李正江,徐震纲,等.上颌窦鳞状细胞癌60例临床分析.中华耳鼻咽喉头颈外科杂志,2010,45:560-564

7 Waldron JN, O'Sullivan B, Gullane P, et al. Carcinoma of the maxillary antrum: a retrospective analysis of 110 cases. Radiother Oncol,2000,57:167-173

8 Dulguerov P, Jacobsen M, Allal AS, et al. Nasal and paranasal sinus carcinoma: Are we making progress? A series of 220 patients and a systematic review. Cancer,2001,92:3012-3029

9 Bhattacharyya N. Factors affecting survival in maxillary sinus cancer. J Oral Maxillofac Surg, 2003,61:1016-21

10 Isobe K, Uno T, Hanazawa T, et al. Preoperative chemotherapy and radiation therapy for squamous cell carcinoma of the Maxillary Sinus. Jpn J Clin Oncol,2005,35:633-638

11 Hoppe BS, Stegman LD, Zelefsky MJ, et al. Treatment of nasal cavity and paranasal sinus cancer with modern radiotherapy techniques in the postoperative setting-the MSKCC experience. Int J Radiat Oncol Biol Phys, 2007,67(3):691-702

12 Daly ME, Chen AM, Bucci MK, et al. Intensity-modulated radiation therapy for malignancies of the nasal cavity and

paranasal sinuses. Int J Radiat Oncol Biol Phys, 2007, 67:151–157

13 Gabriele AM, Airoldi M, Garzaro M, et al. Stage III–IV sinonasal and nasal cavity carcinoma treated with three-dimensional conformal radiotherapy. Tumori, 2008, 94:320–326

14 Roh KW, Jang JS, Kim MS, et al. Fractionated stereotactic radiotherapy as reirradiation for locally recurrent head and neck cancer. Int J Radiat Oncol Biol Phys, 2009, 74:1348–1355

15 Chera BS, Malyapa R, Louis D, et al. Proton therapy for maxillary sinus carcinoma. Am J Clin Oncol, 2009, 32:296–303

16 Kim S, Lee IJ, Kim YB, et al. A comparison of treatment plans using linac-based intensity-modulated radiation therapy and helical tomotherapy for maxillary sinus carcinoma. Technol Cancer Res Treat, 2009, 8:257–263

17 Jang NY, Wu HG, Park CI, et al. Definitive radiotherapy with or without chemotherapy for T3–4N0 squamous cell carcinoma of the maxillary sinus and nasal cavity. Jpn J Clin Oncol, 2010, 40:542–548

18 Kanoto M, Oda A, Hosoya T, et al. Impact of superselective transarterial infusion therapy of high-dose cisplatin on maxillary cancer with orbital invasion. AJNR, 2010, 31:1390–1394

19 Hanna EY, Cardenas AD, DeMonte F, et al. Induction chemotherapy for advanced squamous cell carcinoma of the paranasal sinuses. Arch Otolaryngol Head Neck Surg, 2011, 137:78–81

23 软腭癌与硬腭癌
Chapter 23 Carcinoma of the Hard & Soft Palate

腭癌包括硬腭癌与软腭癌,均是头颈-口腔颌面肿瘤中最常见的恶性肿瘤。硬腭(hard palate)是指发生于上颌牙弓内侧(腭侧牙龈除外)与颚骨水平板之间的半弧形区域,硬腭由骨组织、软组织和黏膜组成,其表面覆盖的软组织较颌面部其他部位的组织致密,紧贴于颚骨表面。其前部仅有致密的结缔组织,中部为硬、软腭交界处、后部为软腭部有较多的小涎腺,尤以硬、软腭交界处最为丰富;软腭(soft palate)是硬腭的延续,向双侧的咽侧延伸的软组织部分,是构成鼻咽腔和口咽腔重要组成部分。软腭有一定活动度的组织结构,可因吞咽、呼吸而发生运动。

硬、软腭交界处为肿瘤的疾病好发部位。软腭部恶性肿瘤易发生颈深淋巴结的转移,一旦肿瘤接近或跨过中线,双侧颈深淋巴转移的发生概率也升高。

硬、软腭是人体吞咽、发音功能的重要构成器官,局部手术后一定造成上述功能的损伤或缺失。放射治疗是硬、软腭癌首选方法之一。

23.1 疾病概况和病因

硬、软腭癌的致病因素纷杂多种,上颌的不良义齿修复、热食习惯造成长期慢性的物理刺激,吸烟、咀嚼槟榔、长期不当接触化工原料等慢性的化学刺激等,均可造成恶性肿瘤的发生。外伤刺激也可能是一种致病因素,如局部良性肿瘤的反复复发。一些暴力性冲击、打击后的局部发生肉瘤。地域环境因素造成的饮食习惯、摄入物质不同,以及遗传因素都是可能的致病因素。性别因素在硬、软腭恶性肿瘤的发生中,尚无肯定的资料,多数文献中所述男、女比例不尽相同。

硬、软腭癌的病理以鳞癌的发生率最高,构成比在55%～68%之间。其次是小涎腺来源的腺癌,如黏液表皮样癌、腺样囊性癌、恶性多形性腺瘤等,还有低分化癌、未分化癌、各种软组织肉瘤、骨肉瘤等。硬、软腭部黏膜的一些癌前病变,如红斑、白斑、扁平苔藓等,多演变为鳞癌。艾滋病病毒感染多发生恶性淋巴瘤和低分化癌的发生。

23

23.2 疾病的发生过程

硬、软腭虽然看似为一个整体的两个部分,但是事实上各自有着不同的发生、演变情况。

23.2.1 硬腭癌

在疾病的早期,一般无明显的症状,不会引起重视。而当硬腭部出现不适和疼痛后,才发现局部有肿块,肿块可以表现为肿块型、外生菜花型和溃疡型。鳞癌以外生菜花型和溃疡型为主,而腺癌、黏液表皮样癌、腺样囊性癌、肉瘤等以肿块型为主。硬腭癌一般先发生于腭部的一侧,然后以较快的速度向四周蔓延,外生菜花型可见边缘隆起,触之易出血,有特有的肿瘤恶臭气味,溃疡型患者的病变边缘多数可见白斑、红斑和扁平苔藓等癌前病变。由于腭部组织与颚骨结合紧密,肿瘤一般早中期即可出现骨质的侵犯和破坏,这一点有别于其他口腔癌。肿瘤向上发展时,可以突破颚骨向鼻腔底和上颌窦底部扩展,继而出现鼻腔癌和上颌窦癌的临床症状,诸如:鼻塞、涕中带血、鼻腔异味、颧面部肿胀、疼痛和张口受限等。肿瘤向前、向外侧进展时,可以波及牙槽骨,造成牙的松动、疼痛和脱落。向后进展时,可以波及硬软腭交界,造成吞咽障碍和言语含糊。

硬腭癌的颈部淋巴结转移是有相当特点的,转移率不高,约10%~20%。一般转移至Ⅰb、Ⅱ区,晚期患者的淋巴结双侧转移率则很高,这与肿瘤波及中线或过中线有关。上海交通大学医学院第九人民医院张志愿报道,颌面部肿瘤须行双侧根治性颈清的病例中,硬腭癌居于首位(占48%),比舌癌、口咽癌更高。

23.2.2 软腭癌

早期时症状不明显,主要以软腭部和咽部不适、异物感为主,一般情况下,肿瘤是易于发现。但是,浅表溃疡型肿瘤极易在体检中忽略,随着疾病的进展,患者出现耳闷、耳痛、语音含糊、吞咽困难和颈部淋巴结肿大等。临床上,软腭癌可以表现为肿块型、浸润型和溃疡型。鳞癌以浸润型和溃疡型为主,腺癌、黏液表皮样癌、腺样囊性癌、肉瘤等以肿块型为主。肿瘤一般发于一侧或中线,向周围进展,向上可以突破软腭波及后鼻孔和鼻咽部,出现类似鼻咽癌的症状,有鼻塞、耳闷和涕中带血。向外和外上方进展,可以波及咽侧、翼腭窝和颞下窝,造成吞咽困难、言语含糊和张口受限。向前、前外进展时,可以波及硬腭部、牙槽骨,造成颚骨和牙槽骨破坏吸收。

软腭部淋巴引流丰富,左右呈网状交叉,颈部淋巴结转移率比较高,单侧颈部淋巴结转移率为30%~55%,而双侧颈部淋巴结的转移率为10%~20%。常见转移至Ⅱ区。软腭癌治疗中要充分考虑淋巴结的转移特点,积极治疗。

23.3 临床诊断、鉴别诊断和临床分期

23.3.1 临床诊断和鉴别诊断

询问病史、临床检查、影像学检查、病理活检等综合分析判断来确定。

23.3.1.1 病史

病史了解病程演变过程,如:先有腭部肿块还是先有鼻塞,先有涕中带血或是先出现腭部肿块;如果先有鼻塞,后有硬腭部肿块,多是鼻腔癌或上颌窦癌向下演变而来;如果先有鼻塞、涕中带血,后有软腭部肿块的话,多是鼻咽癌向下演变而来。因此,早中期的鼻咽癌和软腭癌是容易区分的,但是晚期的情况有时难以区分开来,需结合其他检查手段加以鉴别,以免耽误治疗。

23.3.1.2 体检

临床体检首先对患者的全身情况有个初步的判断,如进食和吞咽有无困难、营养状态、有无恶液质、有无张口受限。硬、软腭部肿块的大小,波及范围。其次是通过触诊查看肿瘤的质地如何,是实质性肿块还是质地较为柔软的肿块,肿瘤与周围组织的关系,侵及的深度、广度,浸润块的大小,活动度情况,肿瘤是否已经造成硬、软腭部洞穿。

23.3.1.3 实验室检查

常规实验室检查血常规、肝功能、肾功能、血糖、尿常规、电解质检查可以明确机体的状况。HPV的检测可

能对软腭癌的预后有一定的参考意义。

23.3.1.4 影像学

影像学检查,如CT、MRI、X线片的检查,可以帮助我们在二维或三维的角度来审视肿瘤的所在部位、大小、波及范围,与周围组织有无粘连,与重要的神经、血管有无侵犯,骨组织有无破坏,张闭口肌群有无侵犯,肿瘤是否已经波及颅底或颅内。与临床检查相互补充和验证,有利于对病情的了解更充分。

骨ECT扫描检查不能被PET-CT替代。由于骨的溶骨性破坏,骨ECT扫描不显影,PET-CT的SUV值却很高,一些成骨增生,代谢并不旺盛,PET-CT的SUV值较低,但是ECT扫描却显影充分。PET-CT可以快速得知患者肿瘤局部的情况,有无远处脏器的转移,有利快速对患者确定恰当的治疗计划,节省时间积极实施个体化治疗。

治疗中CT、MRI、PET-CT的检查可以通过影像学资料查看肿瘤的治疗情况、大小变化,查看SUV值,评估肿瘤活性的情况,以利于下一步安排更合理的治疗方案。治疗后随访中,影像学检查是判断肿瘤复发或远转的有效的手段。

23.3.1.5 病理学

硬、软腭癌在治疗前,取得病理证据。由于解剖位置的原因,组织活检相对容易获取,取得活检组织可以通过切取、钳取和穿吸获得。注意获取的组织块不能太小。必须将肿瘤表面的坏死组织去除,获取真正的肿瘤组织。活检一般应采取压迫止血的方式,尽量不采用缝合止血的方法。

临床上,硬腭癌、牙龈癌和上颌窦癌在晚期病例中,有时的确难以区分清楚。硬腭癌与NK/T细胞淋巴瘤、软腭癌与鼻咽癌要区分清楚,两者的治疗原则和方法有显著的不同。NK/T细胞淋巴瘤和鼻咽癌治疗原则以放疗为主,化疗为辅。硬、软腭癌则是手术、放疗为主的治疗原则。

23.3.2 临床分期

硬腭癌和软腭癌的临床分期,见2010年第7版UICC分期标准(本书附录二)。

23.4 治疗原则

早期硬、软腭癌病例,手术治疗或放射治疗都可以作为第一选择。随着临床实践的积累和科学技术的发展,中晚期病例,单一模式的治疗方式已遭到摒弃,综合治疗以及按照循证医学制定的个性化治疗方案得到公认。治疗中,可能因为疾病的治疗转归不同,以及患者情况、体力状况等的改变,需要不断对治疗方案进行调整和修正,更有利于个体化治疗的完成。

23.4.1 术前放疗原则

硬腭癌一般均是手术切除为首选,除非晚期患者,一般不选择术前放疗。由于特殊的位置和解剖结构,软腭癌的首选是综合治疗。软腭癌切除后的软腭重建,少数医院能做,因此,有针对性的采用术前放疗。可以减少软腭的缺损面积,即便不修复,对吞咽和语言影响也能降到最低。

术前放疗的适应证:多数硬、软腭癌可以采用此方法,一些晚期、分化差的硬、软腭癌,如果根治性放疗至50Gy的仍退缩欠佳,可以将根治性放疗改为术前放疗。

为保护吞咽功能,软腭癌可以采用术前放疗。配合同期放化疗、靶向药物治疗。这样可以减少癌细胞扩散和种植。使肿瘤局限,范围缩小,使那些不能彻底清除的肿瘤彻底切除。有利于器官功能的保全,使语言和吞咽功能损伤更小。

23.4.2 单纯放射治疗

23.4.2.1 单纯放射治疗的分类

单纯放射治疗通常分为根治性放疗和姑息性放疗两类。在临床实践中,两者是可因病情的进展和治疗转归而相互转化的。根治性放疗由于疗效不佳和患者承受能力不济而演变为姑息性放疗,姑息性放疗可因为疗效好、瘤负荷下降、承受力提升,演化为根治性放疗。

23.4.2.2 单纯放疗适应证

(1)全身情况欠佳,伴有多脏器疾病,无法承受外科手术者。

(2)因肿瘤恶性程度高,侵犯广泛或重要器官者,

23

可选行放射治疗,待照射至50Gy后,如肿瘤缩小明显,可选择行继续手术或根治性放疗。如肿瘤缩小不明显,继续姑息放疗至60～70Gy。

（3）拒绝手术、化疗,并愿意放疗者。

（4）已有远转者,单纯姑息性放疗,缓解局部症状,如出血、疼痛。

23.4.3 术后放疗的适应证

23.4.3.1 术后放疗的适应证

①T3-T4期患者；②肿瘤周围有侵犯神经血管,有癌栓；③淋巴结侵犯包膜或包膜外或周围软组织；④肿瘤已有局部复发,手术后或多次复发手术后；⑤手术中有肿瘤残余,肿瘤部分切除或减瘤术后,最好留置银夹,肿瘤切除边缘不够；⑥手术后病理提示：恶性程度高、切缘阳性、淋巴结1枚以上转移、肿瘤周围有侵犯神经血管,有癌栓、淋巴结侵犯包膜或包膜外或周围软组织。

23.4.3.2 术后放疗时间

一般在2～6周内开始,如果因患者全身恢复不佳或伤口感染未愈,要推迟放疗时间,可以先行静脉或口服化疗,或者放疗开始后局部增加5～10Gy的放射剂量。

23.4.4 手术治疗

硬、软腭癌的早、中、晚期患者,对放疗、化疗耐受者,都可以采用此种方法。手术不能完全切净,也可以最大限度地减少肿瘤数量,有利于接下来的放疗、化疗。手术治疗也可以作为放化疗失败挽救和姑息治疗手段。

23.4.5 化疗和放化疗同期治疗

硬、软腭的恶性淋巴瘤,化疗有很好的疗效,化疗后仍有残存的恶性淋巴瘤,局部的放疗也是较好的选择。硬、软腭癌中,分化度差、肿瘤体积较大、波及范围广、淋巴结包膜外转移、肿瘤波及神经、血管及有癌栓的患者,可以采用放化疗同期治疗,化疗可以采用静脉全身用药,也可采用经股动脉插管大剂量铂类介入化疗。

23.5 放射治疗

23.5.1 放疗前准备

23.5.1.1 病史回顾

明确肿瘤患者TNM分期、分级,同时依据血常规、肝功能、肾功能、血糖情况,卡氏评分或PS评分,确定是否可以作放疗。依据放疗前对患者所作的CT、MRI、PET-CT、骨ECT扫描等的影像学资料,明确肿瘤所在部位,与周围组织的关系,诸如浸润程度、波及范围,侵及重要的大血管和神经,颈部淋巴结的情况,患侧或是对侧、双侧出现肿大淋巴结；肺、肝、骨骼等处是否有转移。

23.5.1.2 口腔处理（参见22.5）

23.5.1.3 营养状态

全身营养的状态是治疗完成的重要因素。晚期硬软腭恶性肿瘤波及咽侧、颈部淋巴结转移者,放疗可能造成进食及吞咽的疼痛及困难,可以考虑给予胃镜下经皮胃造瘘术。患者保持有半流质饮食途径。造瘘管可以保持10个月左右。

23.5.2 皮瓣和钛板修复

近年来,由于颌面外科的迅速发展,特别是肿瘤切除术后修复重建的快速发展,越来越多的口腔颌面肿瘤术后放疗患者运用皮瓣修复（包括邻近皮瓣、带蒂、游离皮瓣、游离组织瓣）,钛板固定、钛板重建的情况。

邻近瓣由于血供最佳,一般1～2周内可开始放疗。带蒂及游离组织瓣、肌肉瓣、肌皮瓣、骨肌皮瓣由于有知名动、静脉血供,术后3周开始放疗,并不会造成皮瓣因血供不佳而坏死。如发生皮瓣感染、组织坏死,应适当推迟放疗时间,骨肌皮瓣,为保证骨组织存活,应推迟到术后4～5周后开始放疗。钛板由于生物相容性好,对放射治疗的影响较小。合金修复体对放疗影响较多,对CT、MRI图像质量,放疗计划的计算机运算有很大的干扰。

23.5.3 放疗的步骤

23.5.3.1 体位固定（参见23.5）

23.5.3.2 CT扫描定位（参见23.5）

23.5.3.3 靶区勾画

软腭本身是一个薄的、片状、吞咽时有一定动度软组织，加之其与上颌平面呈近似30°角，扫描的层厚1.25mm，靶区勾画考虑软腭的动度适当放宽。

23.5.3.4 靶区剂量的设定

硬、软腭癌单纯放疗，剂量65～70Gy，术前放疗剂量为50Gy，术后放疗剂量为60Gy。残余灶则照射至65～70Gy。切缘阳性，阳性部位照射65Gy。

23.5.3.5 危及器官的剂量

硬、软腭周围有眼、耳、脊髓、脑干、颅底、腮腺组织等重要的功能器官。在不影响肿瘤组织的剂量情况下，尽可能减少这些器官组织的照射量。

23.5.3.6 TPS的评估及验证

TPS做完后，医生及物理师共同查看靶区的剂量分布、DVH图，如有意见不一致，可共同修改。通过模拟机及EPID，对CT扫描成形的DRR进行对比，力求一致。若不一致，应及时与物理师沟通，找出原因，进行修改。原始CT扫描的等中心点与治疗等中心点有不同时，不应去除原始等中心点，应做"覆盖式"保留，以便出现验证不符时，不必再重新扫描CT。

23.5.3.7 摆位及治疗

常规放疗，在验证后即可开始治疗。IMRT则应由物理师进行剂量验证后方可开始放疗。治疗中每周要模拟机检查和验证DRR图像，有条件的单位可用EPID直接验证。治疗中因肿瘤退缩或患者外形改变明显造成面罩松动、符合度下降，应及时重新做热塑模面罩，重新CT扫描定位，TPS制订计划，再次验证，重新治疗。

23.5.4 靶区的定义及勾画

23.5.4.1 常规放疗的靶区及勾画

硬腭癌一般仅包括腭部和颚骨。上界至上颌窦的下1/2。下界至软腭下。侵犯上颌窦内者参照上颌窦肿瘤的照射方法进行扩展和外放；采用二野对照用楔形板或三野技术（加前野）；波及外侧壁的，特别是波及皮肤，局部应敷贴补偿膜作补偿，增加皮肤剂量。补偿物可用凡士林纱布做成层厚1.0～1.5cm的油纱膜，敷贴于需补偿局部。图23-1为硬腭癌常规普放靶区和剂量图。

软腭癌的上下界一般考虑到软腭的活动度适当放宽即可，对软腭癌的后缘则应放至椎前筋膜。由于软腭癌比硬腭癌更容易发生颈部淋巴结转移，因此颈上淋巴结应一并照射，常规CT和磁共振难以明确淋巴结性质的，可以采用PET-CT帮助诊断及确定性质。如无PET-CT，则高危区域一并行根治性放疗。有颈部淋巴

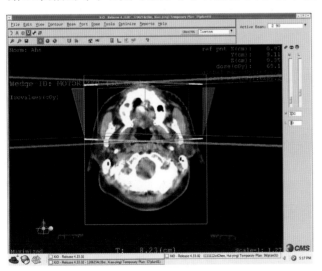
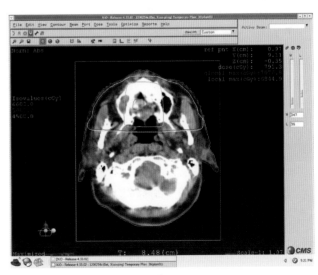

a   b

图23-1硬腭癌患者的二维适形常规普放
a. 患者靶区勾画的设野图（二野对照用楔形板）；b. 患者横断剂量分布图，70Gy剂量线包括GTV

结明确转移者，应设面颈联合野照射。术后放疗应依据术前的肿瘤大小、范围、术中所见、操作、术后局部残余，设定术后靶区范围。无原发灶残余者，在手术区域外放2～3cm照射，在限制器官及组织则适当内缩。原发灶切缘阳性者，大野放射治疗至60Gy后，阳性区域缩小野推量至65Gy，肉眼病灶残留者，病灶处缩野追加至70Gy。

23.5.4.2 调强放射治疗的靶区及勾画

单纯调强放疗的靶区定义：①CTV 1：大体肿瘤（gross tumor volume，GTV），GTV（原发灶肿瘤和受侵的淋巴结）在3D方向加0.5～1cm构成CTV 1；处方剂量为66Gy/2.2Gy×30 F或70Gy/2.12Gy×33F（GTV由66～70Gy剂量线覆盖）；②CTV 2（高危亚临床靶区）：为GTV边缘3D方向加1～1.5cm构成CTV 2；高危的淋巴结区域CTV 2为：转移淋巴区及其下一站淋巴区（包括根治性放疗和术后放疗），如有颌下淋巴转移（Ib区）扩至颈深上区（II区）；已有颈深上（II区）淋巴转移扩至颈深中下区（III-IV区）等等。上界达第一颈椎下；处方剂量为60～62Gy/2～2.07Gy×30F（切缘阳性和淋巴结包膜外侵犯区由60～62Gy剂量线覆盖）；③CTV 3（预防性放疗靶区）：根治性放疗原发灶CTV 3：GTV边缘在3D方向加2.0～2.5cm；根治性放疗颈部CTV 3：同侧颈部按CTV 2再下一站淋巴结

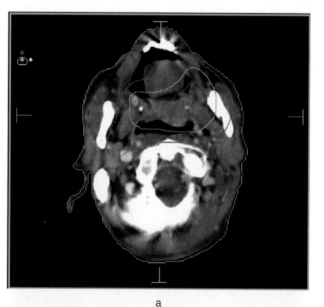 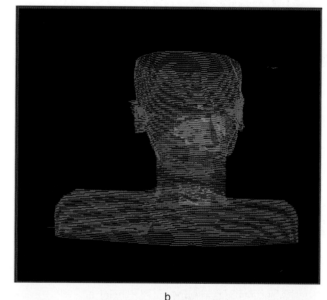
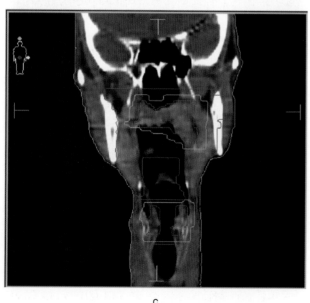 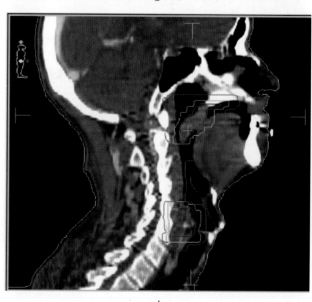

图23-2　软腭癌的调强放疗（靶区勾划及剂量分布图）（一）
a. 横截位图；b. 层面线；c. 冠状位图；d. 矢状位图，66Gy剂量线包括GTV

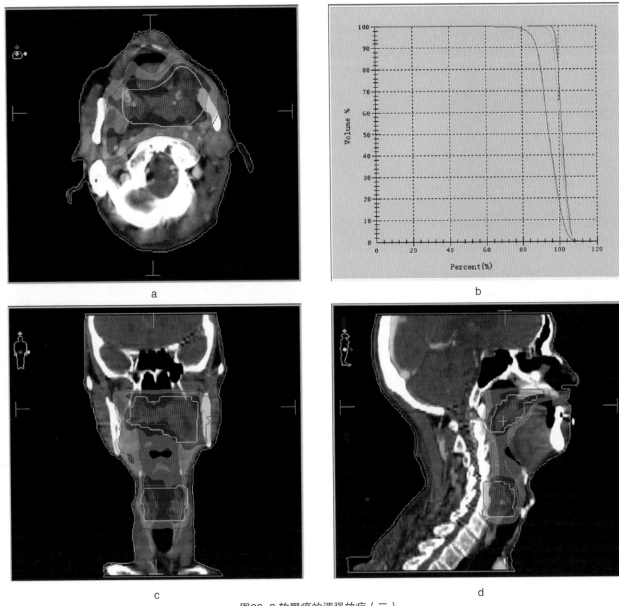

图23-2 软腭癌的调强放疗（二）
a. 患者靶区勾画的横断面图；b. DVH图；c. 冠状位剂量图；d. 矢状位剂量分布图，66Gy剂量线包括GTV

区域和对侧N0颈深上淋巴结区域（Ib+II区）。CTV3处方剂量54～56Gy/1.8～1.87Gy×30F（根治性放疗按56Gy）。图23-2为软腭癌的调强放疗靶区勾画及剂量分布图。

术后调强放疗的靶区定义：①CTV1（有肿瘤残留者靶区）：GTV（手术未切除或残留的肿瘤灶）在3D方向加0.5～1cm构成CTV1；处方剂量为66Gy/2.2Gy×30F或70Gy/2.12Gy×33F（GTV由66～70Gy剂量线覆盖）；②CTV2（高危亚临床靶区，无肿瘤残留者）：原发灶CTV2：参考术前CT/MRI的瘤体边缘3D方向加1～1.5cm构成CTV2；在术前原发灶大小不明或瘤体边缘3D方向加1～1.5cm未能全部将手

术床划入CTV2时，应以手术床作为CTV2；高危的淋巴结区域CTV2为：转移淋巴区及其下一站淋巴区（包括根治性放疗和术后放疗），如有颌下淋巴转移（Ib区）扩至颈深上区（II区）；已有颈深上（II区）淋巴转移扩至颈深中下区（III-IV区）等等，上界达第一颈椎下；处方剂量为60～62Gy/2～2.07Gy×30F（切缘阳性和淋巴结包膜外侵犯区由60～62Gy剂量线覆盖）；③CTV3（低危预防性放疗靶区）：参考术前CT/MRI的瘤体边缘在3D方向加2.0～2.5cm或手术床边缘3D方向加0.5～1cm；颈部pN0手术区加同侧锁骨上区；pN1患者手术区加同侧锁骨上区外，须加对侧II-IV区。CTV3处方剂量54～56Gy/1.8～1.87Gy×30F（根治性放疗

23

按56Gy)。

由于硬、软腭本身解剖结构和位置的原因,首先很难以标准的外放,外放中极可能触及限制器官靶区或在体表之外。其次,肿瘤本身各方向生长非一致。因此,参照上述标准,进行恰当的缩放是必要和可行的。以肌肉走向、肌肉间隙、骨结构情况为分隔界限可能更为妥当。

23.5.5 颈部LN的放疗

早期、组织分化好的硬腭癌,无需进行颈部淋巴结预防性放射治疗。晚期、组织分化差的N0硬腭癌,选择性进行颈部淋巴结预防性放疗。过中线或近中线的肿瘤应对对侧颈部淋巴结也做预防性照射。有明确病理诊断的转移性淋巴结,治疗上依上述方式治疗;无病理诊断报告者,可以采用PET-CT、CT、MRI等方法确定。有淋巴结转移的,照射范围应预防至下一站,并行下颈部切线野预防性照射,晚期近中线或过中线的硬、软腭癌一般应双颈部照射。如果转移性淋巴结靠近后颈部,单独前切线野的剂量分布可能欠佳,可以采用等中心前后切的方式照射,无论是单侧还是双侧切线野照射,脊髓均应保护。

软腭癌一般需行双侧颈上部的预防性照射,应照射双侧II区、Ib区。如果肿瘤波及翼腭窝、颞下窝和鼻咽部,II、III区一并放疗,包括对侧的颈部淋巴结。同时双侧下半颈预防性照射。但对T1-3N0-1、肿瘤距离中线≥1cm的软腭鳞癌可考虑仅行患侧颈部放疗。据文献报道,未放疗的对侧颈部失败率很低,更有利于保存患者的生存质量。

硬腭癌早期患者可以不采用面颈联合野照射,采用腭部归腭部、颈部归颈部切线野的方式治疗。晚期患者、分化差的患者、有明确颈部淋巴结转移患者,要考虑是采用面颈联合野照射还是分开照射,下颈部切线野行补充放疗。软腭癌均采用面颈联合野照射,下颈部切线野行补充放疗的方式。

23.5.6 放疗技术和剂量

23.5.6.1 常规放疗

硬腭癌的常规放疗采用6MVX线,等中心左右对穿野,外加30°锲形板照射,也可以采用正面野+左右对穿野三野等中心照射,治疗剂量为70Gy/35F。如果肿瘤波及广泛,特别是向后、向上波及翼腭窝、颞下窝、颅底部、筛窦的,照射野也应相应扩大。在筛窦等处剂量不足时,给予小野或电子线补充,如果颈部有明显淋巴结转移者,采取面颈联合野左右对穿照射,照射至40Gy后缩野,避开脊髓,照射至60～70Gy。后颈部给予9M&V电子线补充至60～70Gy。下半颈给予切线野4MV X线照射。肿瘤未过中线,照同侧,过中线则包括对侧。照射50Gy/25F或44Gy/20F。有明确淋巴结者,即追加至70Gy。

23.5.6.2 调强放疗

采用6M&V X线5～9个照射野,CTV1(有肿瘤残留)放疗剂量为66Gy/30F/42d,CTV2放疗剂量为60Gy/30F/42d,CTV3放疗剂量为54Gy/30F/42d。一般调强放疗靶区包括原发灶和上颈部淋巴区,下颈部另设常规切线野,4MV X线切线50Gy,如有明确淋巴结转移,局部病灶加照9M&V电子线20Gy。也有将下颈部也包括在调强野内,下颈部切线行同常规放疗方式处理。

23.5.6.3 放化疗同期

放疗采用常规或调强方式均可,化疗药物采用顺铂100mg/m²,每3周给予一次,或是每周给30g/m²。放化疗同期治疗时,常规放疗的分次量要改为1.9Gy/次。IMRT则CTV1(有肿瘤残留)放疗剂量为70Gy/33F,CTV2放疗剂量为60Gy/33F,CTV3放疗剂量为54Gy/33F。放化疗周期会加重口腔内黏膜损害,全身毒性反应,应引起高度重视,如果患者承受力下降,应立即中止化疗。

23.5.6.4 术后放射治疗的剂量

一般为60～70Gy。

23.5.6.5 立体定向

主要是针对放疗后局部复发小病灶(肿瘤大小宜<3.0cm)。可采用6MVX线,5～8个野,单次高剂量6Gy×8次的照射方式。

23.6 放疗并发症

23.6.1 早期并发症（参见22.7）

23.6.2 晚期放疗并发症

23.6.2.1 吞咽困难

放射治疗软腭肿瘤，由于肿瘤本身、手术切除创伤、放射治疗对咽部肌群的损害，使肌肉的收缩运动障碍，造成吞咽困难。有些患者数月内不能唾液吞咽和进食，典型的症状是不能自主控制的流涎。目前采用鼻饲流质和PEG方法解决。

23.6.2.2 其他晚期放疗并发症（参见第22.7。）

23.7 预后的相关因素

23.7.1 解剖结构与预后的关系

一般认为软腭癌较硬腭癌更靠近口咽部，更容易淋巴结早期转移，预后理应较差。事实上，同样晚期的硬腭癌更容易出现双侧颈部淋巴结转移，预后远差于软腭癌。

23.7.2 病理与预后的关系

文献显示病理类型是影响预后的一个独立指标，鳞癌较其他具有更强的局部侵袭性和更高的淋巴结转移率和复发率。

23.7.3 临床分期与预后的关系

TNM分期越晚预后越差，临床分期越晚预后越差。硬腭部软组织与颚骨贴合紧密，早期即可侵犯骨组织，软腭部大多数会波及口咽组织结构，淋巴引流丰富。大多数患者的T分期为3~4期，淋巴结转移率，一般在30%~55%左右。

23.7.4 治疗方式与预后

23.7.4.1 硬腭癌

硬腭癌通常采用先行手术，再行术后放射治疗的方案。除非病情晚期，波及范围广泛，难以有满意的手术效果，才行术前放疗，然后依据放疗的疗效决定是手术、根治性放疗或是姑息性放疗。UICC认为手术+放疗的综合治疗方案明显优于单一手术和单一放疗。

23.7.4.2 软腭癌

软腭癌手术+术后放疗的模式是通行的方式。软腭关乎人的语言及吞咽功能，软腭组织残存的多少，局部术后修复重建的情况，都是决定术后功能恢复的因素。

23.7.5 颈部淋巴结转移与预后

硬、软腭癌可以发生颈部淋巴结转移，软腭癌较硬腭癌更易发生。硬腭癌一旦发生颈部淋巴结转移，其发生双侧颈部淋巴结转移的概率要高于软腭癌。颈部淋巴结有转移的患者较无转移的预后差，患侧多组淋巴结转移的预后较单组者预后差，双侧淋巴结转移者较单侧者预后为差。

23.7.6 其他因素与预后

局部复发、远转发生者预后不良。肿瘤本身恶性度不高，但是生物学行为较差者，为不良预后的高危信号。

（张　霖）

23

参 考 文 献

1 邱蔚六.口腔颌面外科理论与实践.北京:人民卫生出版社,1998

2 张志愿.口腔颌面部肿瘤学.济南：山东科学技术出版社,2004

3 许凡勇,肖家和,王艳菊,等.多层螺旋CT的MPR技术在成人腭部影像解剖中的应用.华西医学,2007,22:290-292

4 殷蔚伯,余子豪,徐国镇,等.肿瘤放射肿瘤学,4版,北京中国协和医科大学出版社,2008

5 王中和.口腔癌的放射治疗.中国口颌面外科杂志,2007,5（9）:327-334

6 王中和,肿瘤放射治疗临床手册.上海：世界图书出版公司,2007

7 王中和,胡海生,石慧烽.头颈部恶性肿瘤的术后调强放射治疗.中华临床医学杂志,2008,9(9):36-39

8 陈关福,平飞云,钟来平.7 132例口腔颌部肿瘤、囊肿与瘤样病变的统计分析.实用肿瘤杂志,2005,20:238-242

9 郭东强,赵宏光,戴苏华,等.多排螺旋CT在腭部解剖及肿瘤病变的应用价值,实用医技杂志,2008,15:1636-1637

10 Erkal HS, Serin M, Amdur RJ, et al. Squamous cell carcinomas of the soft palate treated with radiation therapy alone or followed by planned neck dissection. Int J Radiat Oncol Biol Phys,2001,50:359-366

11 Bolner A, Mussari S, Fellin G, et al. The role of brachytherapy in the management of oropharyngeal carcinomas: the Trento experience. Tumori,2002,88:137-141

12 Pradier O, Christiansen H, Ambrosch P, et al. A long-term follow-up study after split-course irradiation with concurrent chemotherapy (carboplatin) for locally advanced head and neck cancer and a review of the literature. ORL J Otorhinolaryngol Relat Spec,2004,66:325-331

13 Selek U, Garden AS, Morrison WH, et al. Radiation therapy for early-stage carcinoma of the oropharynx. Int J Radiat Oncol Biol Phys,2004,59:743-751

14 Levendag P, Nijdam W, Noever I, et al. Brachytherapy versus surgery in carcinoma of tonsillar fossa and/or soft palate: late adverse sequelae and performance status: can we be more selective and obtain better tissue sparing? Int J Radiat Oncol Biol Phys,2004,59:713-724

15 Chao KS, Ozyigit G, Blanco AI, et al. Intensity-modulated radiation therapy for oropharyngeal carcinoma: impact of tumor volume. Int J Radiat Oncol Biol Phys,2004,591:43-50

16 Vergeer MR, et al. Ipsilateral irradiation for oral and oropharyngeal carcinoma treated with primary surgery and postoperative radiotherapy. Int J Radiat Oncol Biol Phys,2010,78:682-688

24 舌癌
Chapter 24 Carcinoma of the Tongue

舌癌（carcinoma of the tongue）分为舌体癌（舌前2/3，活动部，oral tongue）与舌根癌（舌后1/3，base of the tongue）两类，是头颈-口腔颌面肿瘤中最常见的恶性肿瘤之一。在传统上，舌体癌属于口腔癌，舌根癌属于口咽癌，在世界卫生组织（WHO）认可的国际疾病分类标准ICD（international classif ication of diseases）1989年进行的第十次修订版中（ICD—10），口腔癌与口咽癌归为同一类，即oral and pharyngeal cancer，OPC，简称口腔癌，其中舌根为C01，舌体为C02。本章试将舌体癌与舌根癌的放射治疗放在同一章，但对两者诊治上的不同点分别阐述。

24.1 发病率与病因

舌癌约2/3～3/4发生在舌前2/3位置，即舌体癌（cancer of the oral tongue），约1/4～1/3发生在舌后1/3位置，即舌根癌（carcinoma of the base of the tongue）。舌体癌约占口腔癌1/2～1/3，其构成比居口腔癌第一

位，在病理上以高分化鳞状细胞癌为主。舌体癌绝大多数发生在舌中1/3侧缘，约占70%以上，其他可发生于舌腹（约20%）和舌背部（约7%），发生于舌前1/3近舌尖部者最少。据上海交通大学医学院附属第九人民医院口腔病理科李江报道，5 746例唇及口腔鳞状细胞癌中，舌体癌2 447例，占总数的42.6%，居首位。华西医科大学口腔医学院温玉明等报道，1953～2000年收治的3 435例唇及口腔鳞状细胞癌中，舌体癌1 026例，占总数的29.9%，居首位。北京大学口腔医学院赵福运等报道，1962～1986年收治570例唇及口腔鳞状细胞癌中，舌体癌为136例，占总数的23.6%，也居首位。舌根癌占口咽癌的比例上，据中国医学科学院肿瘤医院31年收治900例口咽部恶性肿瘤中，舌根癌占12%；上海交通大学医学院附属第九人民医院唐友盛报道，口腔颌面外科收治101例口咽部恶性肿瘤中，舌根癌占23.76%。

舌癌的发病是一个多因素、多步骤、多阶段的复杂过程，其中涉及的病因及危险因素（risk factors）多种多样，任何个人罹患舌癌可能与某些因素相关。舌癌的病因与局部创伤（残根、残冠、不良修复体、锐利牙尖或折裂牙）、口腔卫生差、酗酒、过量吸烟等因素有关。好

24

发年龄为50~70岁,男性发病率较女性高,女性舌癌病例有逐年增加的趋势。据上海市疾病控制中心公布的2002~2009年上海市肿瘤发病率资料,上海市舌癌的发病率有逐年上升的趋势,尤其是女性有明显的增加,患病年龄亦趋向年轻化。年轻女性舌癌病例的逐年增加,国外认为与女性吸烟嗜好增多有关;但在国内吸烟饮酒的女性未见明显增多,故其真正的发病因素尚待进一步探讨。此外,环境污染、免疫抑制如HIV感染、人乳头瘤病毒(HPV 16、18)也可能有关。临床上部分舌癌有明显的癌前期病变并存,尤以发生在舌腹的白斑、扁平苔藓、红斑等易恶变。此外,瑞士的一项研究表明,舌癌的发生与饮食有关。经常进食牛、羊、猪肉和蛋、肉类制品有增加舌癌发病危险的趋势,而摄入面包、汤类、禽类、鱼类、生蔬菜或烹调的蔬菜、柑橘类或其他水果,则能显著降低患舌癌的危险性。

24.2　疾病发展特点

舌癌发展快,病程短。患者早期症状常不明显。当患者以舌部疼痛等不适就诊时,病灶范围大多已超过1~2cm。舌癌表现为溃疡型、外生型与浸润型3种类型,其中外生型可来自乳头状瘤恶变,常为菜花状。舌体癌最常见的临床表现是溃疡或浸润型,患部扪诊可及肿块,常伴有自发痛及触痛,且可反射至耳颞部,触之易出血;当肿瘤侵及舌神经时,可出现同侧耳痛、唾液分泌增多;当肿瘤侵犯范围较大或固定时,患者可出现舌活动受限、讲话和吞咽困难;溃疡向深部肌肉浸润发展,疼痛逐渐加重,并向同侧外耳道、颞区放射。继发感染者,疼痛加剧,并排出有恶臭的分泌物;舌肌广泛受侵时,则局部肿瘤变硬、固定,引起舌运动障碍、进食困难、唾液外溢及语言不清,并发感染时有出血和恶臭。晚期还可侵犯口底、下颌骨邻近组织,向后累及舌根。晚期舌体癌侵犯邻近结构,可超越中线或侵犯口底,舌体固定。此外,肿瘤亦可向周围浸润至下颌骨舌侧骨膜、骨板或下颌骨体。舌根癌出现症状要晚于舌体癌,早期可有咽部不适、异物感,待出现明显症状时病变范围往往已较广泛,有较深的溃疡及明显的浸润,扪及舌根肿块。超过3/4的舌根鳞癌以浸润型生长为主,肿物形状呈溃疡型,向周围结构侵犯的同时,还向舌根部深层肌肉浸润。仅不到1/4的舌根鳞癌可表现为外生型肿物。舌根

癌的疼痛在吞咽及咳嗽时加重,患侧咽痛可致舌咽神经反射的耳内痛,侵犯舌神经或舌下神经可致舌麻木、伸舌偏斜、伸舌困难、吞咽困难、言语不清。晚期的舌根癌可侵犯翼腭窝、咽旁间隙,引起张口受限,肿瘤坏死严重可发生明显口臭。患者常死于局部肿瘤未控所致的出血、恶病质、吸入性肺炎和其他并发症。有时舌根部病灶可能是隐匿的,而以颈部无痛性淋巴结肿大就诊的也并不少见。

舌鳞状细胞癌大多数为黏膜表面中央凹陷、边缘隆起的火山口状溃疡,溃疡周围有浸润型硬块。腺源性舌根癌以外生型为主,表面无溃疡,局部隆起,周围有浸润硬块。由于舌根癌的解剖部位较舌体癌隐蔽,不易早期发现,甚至因医务人员缺乏经验延误诊断。上海交通大学医学院附属第九人民医院张志愿报道20例舌根癌病例中,病程最长达2年零4个月。其中1例早期就诊主诉"舌根部有不适感",经2次切取活检均诊断为慢性炎症,对症治疗2年,至颈部出现转移性肿块再次就诊,再次活检才确诊为舌根黏液表皮样癌。

舌体癌以分化好的鳞癌最为常见,肿瘤常呈浸润型生长趋势,易出现深部肌肉侵犯和淋巴结转移。舌的淋巴组织丰富,其淋巴经不同途径引流至颈深淋巴结及二腹肌淋巴结,一部分(舌体前1/3)可引流至颏下淋巴结。引流特点是:舌前1/3或舌尖的淋巴常引流至颈中、下深淋巴结,舌体后部的淋巴引流至颈上深淋巴结。一般来说,舌侧缘的肿瘤淋巴结引流至同侧,而中央区的病变淋巴引流可至对侧。因此,舌体癌的颈部预防照射需达双颈并包括下颈和锁骨上淋巴结。据统计,T1、T2期舌体癌的淋巴结转移率约为20%~30%,T3、T4期患者约为70%~80%,其中15%~20%可出现双侧淋巴结转移。舌是运动型器官,舌肌的经常挤压极易发生肿瘤细胞的早期颈淋巴结转移。转移部位以颈深上淋巴结群最多,以后依次为下颌下淋巴结、颈深中淋巴结群、颏下淋巴结及颈深下淋巴结群。舌侧缘癌多向一侧下颌下及颈深上、中群淋巴结转移,舌尖部癌可转移至颏下和跳跃式转移至颈深中群的肩胛舌骨肌淋巴结。转移率及个数随T分类增加而增加。T4及晚期复发病例可转移至颈外侧区淋巴结群(即横链与副链的淋巴结)。如原发灶超越中线,则双侧颈淋巴结转移率可增加1倍。

舌根有丰富的淋巴结构,参与形成韦氏环,也有较高的颈淋巴结转移率。舌根癌主要转移至下颌下淋巴结、二腹肌后腹下即下颌角后淋巴结及颈深上淋巴结,其次为颈后淋巴结和颌下淋巴结,咽后淋巴结转移也可

发生但少见。约50%~75%的患者在就诊时已有淋巴结转移，T4期病变转移率高达85%，并有比舌体癌更高的双侧颈淋巴结转移率（约30%左右）。即使是临床检查颈部阴性的患者，其中20%左右已有微小或隐匿性淋巴结转移。

舌癌的远地转移较为少见，晚期可发生肺部转移或肝、骨等部位的远处转移。舌根癌的远处转移率比舌体癌高一些，约10%~20%。约有10%的患者在治疗后不同阶段出现第二原发癌，且多位于上消化道和上呼吸道。

24.3 诊断和临床分期

舌癌的诊断包括详细询问病史、仔细查体、病理检查和影像学检查。临床检查时触诊尤其重要，能确切了解肿瘤的大小，是否浸润固定，确定黏膜下浸润范围、固定情况及与周围组织的粘连情况。舌扪诊即用手指触摸肿瘤的范围和质地，必要时应用表面麻醉下检查，以免遗漏小的浸润病灶或以黏膜浸润生长为主的病灶。确诊同样需经活体组织检查，以明确诊断和病理分型。采用间接喉镜和光导纤维喉镜除可观察舌根肿瘤的形状、大小和侵犯周围组织的情况外，还可以通过纤维内镜钳取活体组织检查。影像学检查包括下颌骨X线片、CT及MRI，临床意义有：估计原发肿瘤的范围；估计肿瘤是否侵及下颌骨等周围组织；了解有无头颈部淋巴转移。近年来，PET/CT检查与其他影像手段相比的独特优势是可获得以功能、代谢为主的生物学影像，其高度的灵敏性和特异性，可同时显示原发灶及已存在的全身转移灶（包括骨骼和软组织转移），对恶性肿瘤的诊断、临床分期、放疗靶区的确立和治疗计划的评估提供了极大的帮助，使放疗计划不仅更为精确，而且展示了生物适形放射治疗的前景。此外，B超检查对颈部转移淋巴结的诊断也具有一定价值。

病理学检查是确诊的可靠证据。舌体癌的病理类型以分化好的鳞癌最为常见，高分化鳞癌约占60%。其他少见的类型有腺癌、未分化癌、腺样囊性癌、黏液表样癌等。舌根癌90%以上为鳞癌，大多分化较差，其余的有霍奇金淋巴瘤、小涎腺癌、未分化癌等。

舌黏膜癌性溃疡应与良性溃疡及结核性溃疡鉴别。一般的慢性炎症经过治疗后可以好转或治愈，多无进行

性加重，而舌癌抗炎治疗后临床表现虽可有一定好转，但总体上呈加重趋势；舌良性溃疡一般较表浅，可自行愈合。有持续性疼痛、去除刺激因素及积极局部处理后仍不见溃疡好转者，应及时进行活检，以便早期诊断，早期处理。舌根癌常需与舌根部淋巴组织增生、恶性淋巴瘤等相鉴别。

判断舌癌是否发生颈淋巴转移，是临床分期的重要部分，也是影响预后最重要的因素之一。近年来有学者提出，头颈部肿瘤浸润深度与颈淋巴结转移密切相关。O-charoenrat等研究50例舌癌患者，发现舌癌原发灶肿瘤浸润深度对颈部隐匿性转移有很高的预测价值，认为肿瘤浸润深度>5mm的舌癌患者容易发生颈淋巴结转移。而Asakage等认为，舌癌肿瘤浸润深度分界的阈值应为4mm。邹浩对54例舌癌患者的多因素Logistic回归分析，结果发现，肿瘤浸润深度为颈淋巴结转移的唯一预测指标，早期舌癌浸润深度>4mm者，颈淋巴结转移率（60%）明显高于≤4mm者（5.3%），其对早期舌癌颈淋巴结转移诊断的敏感度为95.5%，特异度为56.3%。Chung等用PET/CT研究术前N0舌鳞癌原发灶SUV>2.5容积（metabolic tumor volume，MTV）与术后病理隐匿性转移淋巴结的关系，结果发现，两者有明显相关性（$p=0.04$），MTV>6ml与≤6ml相比，病理隐匿性转移淋巴结分别为57.1%和13.7%，（$p=0.009$）。

舌体癌和舌根癌的临床分期，见2010年第7版UICC分期标准（本书附录二）。

24.4 治疗原则

舌具有重要的生理功能，而手术造成舌组织缺损，导致舌体或舌根严重的功能障碍。因此，非手术性的功能保全性治疗在舌癌的治疗中有着重要的作用。舌癌治疗应根据患者的临床分期（原发肿瘤的大小、部位、颈部淋巴结转移情况）和全身情况（有无远处转移、年龄和有无其他重大疾病）来选择确定。根据头颈部肿瘤临床实践指南（NCCN 2009年中国版，NCCN 2011年英文版）和我院多年来的治疗经验，将患者分成4种情况。

（1）早期患者（T1、T2早） 手术或放射治疗都可以取得良好疗效，但考虑到手术对舌组织结构的破坏及对语言、吞咽功能等的影响，应首选根治性放疗；对颈部有淋巴结转移时，根治性放射治疗推荐同步放化疗，

24

对放化疗后2个月仍有颈部残存者手术切除。这些患者如采取手术治疗，除有切缘阳性、颈部淋巴结转移等情况，一般也不需加术后放疗和化疗。

（2）可以手术切除的中晚期患者（T2晚、T3和部分T4病变） 除非患者有手术禁忌证，或拒绝手术，在我院原则上采用先根治性手术，术后2～6周加术后放疗的治疗模式。这是考虑到舌癌多为高分化鳞癌，特别是颈部淋巴结转移灶放射敏感性较差。多年的临床经验表明，该治疗模式一般可取得比术前放疗加手术更好的疗效。近年来，国内外的发展趋势是对这部分患者先采用放疗或同步放化疗，在放疗剂量45～50Gy后进行疗效评估，如估计肿瘤在接受根治性放疗剂量后能够消退，患者继续进行放疗至根治剂量，进入随访，手术仅作为放疗失败后的挽救手段；如评估肿瘤消退不良，停止放疗、休息4周后行手术治疗，再根据手术结果及病理，行补充术后放疗或化疗。此外，患者的综合序列治疗还包括靶向、免疫治疗、热疗及中医中药治疗。

（3）不能手术切除的晚期病变 对体力状态评分PS 0-1分的患者，同步化放疗或诱导化疗继之同步化放疗；对颈部残留病灶，如原发灶控制，并且颈部可行手术的，行颈清扫术；对体力状态评分PS 0-2分的患者，行根治性（姑息性）放疗，放疗采用加速分割或常规分割，或放疗+同步化疗；对体力状态评分PS 03分的患者，根治性（姑息性）放疗或支持治疗。个别患者或可因疗后瘤体缩小明显转为可以手术治疗，甚至因此而获得治愈。

（4）治疗后局部-区域性复发 对先前无放疗史且可以手术切除的患者，采用手术挽救加术后放疗。对复发患者而言，即使挽救手术成功，术后放疗也是必要的，此可明显减少再复发的危险，提高成功率。对先前有放疗史的局部-区域复发，可以手术切除者，尽可能采用手术挽救，如手术成功和彻底（切缘阴性），一般不加术后放疗；如肿瘤未全部切除或切缘阳性，术后加同步化放疗或单术后放疗；在放疗技术上，宜选用超分割放疗、调强放疗、外照射加组织间插植、外照射加立体定向放疗等方法，对大部分患者有良好的姑息疗效；对复发不可手术切除者，不论先前有无放疗史，均对患者体力状态评分后本节第3点所述内容决定治疗方法。此类患者的放疗一般只照射复发的部位，放射野应尽可能小，并不做预防性照射。

24.5 放射治疗

据上海交通大学医学院附属第九人民医院放疗科的统计资料，在6 599份完整的口腔颌面-头颈部放疗患者病史中，舌癌（含舌体和舌根癌）患者占第一位（1 379份，20.9%）。

24.5.1 放疗前准备

24.5.1.1 明确分期和全身评价

舌癌患者在放疗前须复核病理，并结合临床检查和影像学资料，按照UICC或AJCC分期标准对患者进行准确分期；一般应完成三大常规、肝功能、肾功能实验室检查；胸片或胸部CT；必要时行全身PET/CT或ECT检查；预计生存期，一般应>6个月，并排除列入放疗的禁忌证的患者。患者有下列之一者不宜采用放射治疗：①全身情况很差，Karnofsky评分低于50分或PS 高于3分；②已有心、脑、肝、肾功能严重损害，无法耐受放射治疗者；③局部已有高剂量放疗史，再次放疗可能发生严重并发症对患者造成明显损害者；④全身广泛转移、包括晚期患者癌入终末期、恶病质等，预计生存期不超过3个月者；⑤伤口明显不愈，特别是颈总动脉区，有大出血危险者。

24.5.1.2 口腔处理

根据患者状况，对患牙进行处理，合并有感染，给予抗感染治疗（详见相关章节）。

24.5.1.3 营养及合并症处理

患者如有进食困难及由此而导致的营养不良，应该给予纠正。有贫血、白细胞低下等其他内科合并症者，给予相应处理，并根据合并症情况，决定适合患者的治疗方案。

24.5.2 放疗的步骤

舌癌的放射治疗靶区的定义、放射治疗剂量、选择调强放疗、常规放疗或非常规分割放疗（加或不加同期化疗），应根据患者具体情况、放疗科人员和设备条件，联合影像科、头颈－口腔颌面外科、病理科等多学科参与决定。3D放疗技术有比2D技术更好的精度，3D适形和调强放疗对正常组织的保护更好，而治疗靶区放射剂量并不减少，在有条件的医院应列为首选。常规放疗患者常见的放疗并发症如持续性口干、张口受限、中耳炎、耳鸣、下颌骨放射性骨髓炎等，在调强放疗患者中已极为少见。放疗后局部-区域性复发患者的治疗方法选用X-刀、调强放疗也有报道，它具有治疗靶精确、周围正常组织受量低等特点，但疗效还需进一步研究。

24.5.2.1 放疗具体步骤

（1）体位固定和CT模拟定位　患者取仰卧位，鼻尖对中不偏，制作口模，将舌体压在口模下，以保护上腭正常组织；采用碳纤头颈肩板制作个体化的热塑型头颈模或头颈肩膜，充分冷却后取下（调强患者需先常规模拟机模拟后制作头颈肩面模）；常规模拟机核对，符合要求后通过激光灯在面罩上标出初始靶中心；CT扫描定位，扫描范围在治疗区域上下各放5cm，层厚2.5mm（必要时病变区扫描层厚1.25mm），扫描上界应达颅底上2cm，下界位于锁骨下2cm，含整个受侵的解剖结构。先做平扫，再做增强扫描；图像传入放疗计划系统工作站。

（2）靶区勾画　靶区须包括原发灶、颈部转移及亚临床灶，术后放疗照射野须包括术前肿瘤床。靶区勾画要依据CT/MRI片上肿瘤的侵犯部位；术后放疗患者的术前CT/MRI片、手术记录、银夹标记和病理报告对照射野的设计极具参考价值。必要时定位前作PET/CT扫描供靶区勾画参考。我们认为，调强放疗、三维适形放疗、常规放疗和立体定向放疗均应完成靶区勾画。靶区的勾画和最佳的剂量分布需要治疗者对头颈部影像学、肿瘤扩散途径的规律等有全面的了解。

（3）靶区放射剂量设定　单纯放射治疗原发肿瘤6MV X线照射剂量65～75Gy。术后放疗无肉眼肿瘤残留时照射60Gy，有肿瘤残留时，按肿瘤大小照射65～75Gy/6.5～8周；姑息放疗局部照射60～65Gy/6～7周。放疗剂量低于54Gy，局部控制率会明显下降。N0患者颈部4～6MV X线预防性放疗剂量为50～54Gy，N+术后放疗剂量60Gy（其中20～30Gy用电子线照射），有淋巴结包膜外侵犯时，侵犯区再加照5～10Gy。对术前颈部转移灶表浅、位近皮肤的患者，颈部切口皮肤瘢痕加照9MeV电子线10Gy；加照下颈部者，4～6MV X线切线40Gy后加照9MeV电子线20Gy。颈部预防性放疗的放射不良反应较轻，复发是

很少的，即使复发仍可用手术挽救。颈部放射剂量低于45Gy疗效下降，高于63Gy以上疗效更好，但并发症发生率也上升。当治疗剂量达65Gy，颈部转移灶仍然退缩不良时，宜与手术联合治疗，如一味追加放射剂量不仅效果不大，反而增大并发症发生率。

（4）危险器官的剂量限值　在定义GTV、CTV、PTV后，需要定义危及器官和重要功能脏器，并给出限制性条件供物理师进行计划。ICRU-62报告中危及器官的定义是指：其放射敏感性显著影响治疗计划和／或处方剂量的一些正常组织。由于摆位误差和器官运动，ICRU-62报告引入了危及器官计划体积的概念。PRV是危及器官外放边界后的体积，类似于根据CTV形成PTV。例如，在脊髓／脑干边界上外方0.5和0.1cm形成脊髓和脑干的PRV。RTOG-0225研究方案中也规定在脊髓的PRV为脊髓各方向上外方0.5cm，脑干和视交叉的外放至少1mm形成PRV（有些单位PRV是由物理师根据临床医师的危及器官轮廓来完成勾画的）。

重要功能脏器和危及器官的限量（PRV）为：脑干：最大剂量54Gy；脊髓：最大剂量45Gy；视神经和视交叉：最大剂量54Gy；颞颌关节：平均剂量50Gy；颞叶：最大剂量60Gy；下颌骨：平均剂量60Gy；腮腺50%体积：30Gy。所有处方剂量均为PTV/PRV所接受的剂量。

（5）完成放疗计划　物理师根据主管医师定出各类靶区的处方剂量及危及器官的限制剂量后完成放疗计划，普通放疗用正向计划，调强放疗用逆向调强计划。治疗计划完成后的靶中心为最终治疗中心。

（6）计划评估和等中心位置验证　由医师和物理师共同对计划做出评估，移动激光灯在面罩上标记出最终放疗中心，然后用常规模拟机图像与放疗计划的DRR（重建图像）进行比较，误差在2mm以内为通过。

（7）摆位及治疗　普通常规放疗即开始放疗；调强放疗在放疗前还须通过剂量验证和授权后方可开始放疗。放疗中每周摄治疗片或EPID与放疗计划的DRR比较并修正。IGRT按治疗规范行影像核对后开始治疗。

24.5.2.2 靶区定义和勾画

对靶区的定义和要求根据ICRU 50、ICRU 62和ICRU 83号报告。目前GTV的勾画多基于CT影像的基础上，由于受CT影像技术本身的软组织密度的分辨率、扫描时相、窗宽窗位、放射对比剂的使用情况等的局限性的影响，均会影响靶区的确定和勾画的准确性。因此，

24

勾画应在骨窗下进行,如能有MRI的图像,或作PET/CT检查者,进行图像融合,以尽量减少靶区勾画的误差。这一误差往往造成肿瘤放射剂量的不足(勾画过小)或正常组织放射剂量过高(勾画过大),是造成放疗过程中最大和最重要的误差。

(1)调强放疗的靶区定义 ①CTV 1:大体肿瘤(gross tumor volume,GTV),包括肿瘤瘤体和受侵的淋巴结(根据CT/MRI/PET影像资料、病理报告、临床检查等确定),GTV边缘加0.5~1.0cm;②CTV 2(高危亚临床靶):包括原发肿瘤周围易被浸润的正常组织(参照原发灶GTV边缘加1.0~1.5cm)和高危的淋巴结区域(已有转移淋巴区加下一站淋巴区,如有颌下淋巴转移扩至颈深上区;已有颈深上淋巴转移扩至颈深中区等等);③CTV 3(预防性放疗靶区):原发部位按术前GTV边缘加2.0~2.5cm,同侧颈部按再下一站淋巴结区域预防。舌体癌和舌根癌颈部放疗请参考本节相关内容。

(2)术后调强放疗的靶区定义 ①CTV 1(有肿瘤残留者靶区):大体肿瘤(gross tumor volume,GTV),包括手术未切除或残留的肿瘤瘤体和受侵的淋巴结(根据CT/MRI/PET影像资料、病理报告、临床检查等确定),GTV边缘加0.5~1.0cm;②CTV 2(高危亚临床靶区,无肿瘤残留者):原发灶CTV 2:参考术前CT/MRI的瘤体边缘3D方向加1~1.5cm构成CTV 2;在术前原发灶大小不明或瘤体边缘3D方向加1~1.5cm未能全部将手术床划入CTV 2时,应以手术床作为CTV 2;高危的淋巴结区域CTV 2为:转移淋巴区及其下一站淋巴区(包括根治性放疗和术后放疗),如有颌下淋巴转移(Ib区)扩至颈深上区(II区);已有颈深上(II区)淋巴转移扩至颈深中下区(III-IV区)等等,上界达第一颈椎下。高危定义为切缘阳性/有淋巴结包膜外受侵犯/颈部二只(含)以上淋巴结转移/转移淋巴结>3cm/软组织、神经、血管及周围侵犯或骨侵;③CTV 3(低危预防性放疗靶区):参考术前CT/MRI的瘤体边缘在3D方向加2.0~2.5cm或手术床边缘3D方向加0.5~1cm;颈部pN 0手术区加同侧锁骨上区;pN 1患者手术区加同侧锁骨上区外,须加对侧II-IV区。

(3)常规放疗靶区定义 肿瘤瘤体和受侵的淋巴结(根据CT/MRI/PET影像资料、病理报告、临床检查等确定),一般参照原发灶边缘加2.0~2.5cm易被浸润的正常组织,已有转移淋巴加下一站淋巴区(如有颌下淋巴转移扩至颈深上区;已有颈深上淋巴转移扩至颈

深中区等)。常规放疗在完成3/5放疗总剂量后,可采用缩野(boost)技术,对肿瘤区(原发灶边缘加1.0cm)或残留灶加量照射至根治剂量。

(4)术后常规放疗靶区定义 ①有肿瘤残留者靶区:包括手术未切除的肿瘤瘤体和受侵的淋巴结(根据CT/MRI/PET影像资料、病理报告、临床检查等确定),一般参照术前原发灶边缘加2.0~2.5cm易被浸润的正常组织;②术后无肿瘤残留者靶区:包括肿瘤瘤体床扩大2.0cm和受侵的淋巴结区,已有转移淋巴区加下一站淋巴区(如有颌下淋巴转移扩至颈深上区;已有颈深上淋巴转移扩至颈深中区等)。常规放疗在完成3/5放疗总剂量后,可采用缩野(boost)技术,对术前肿瘤区(原发灶边缘加1.0cm)或残留灶加量照射。

(5)靶区勾画 每例患者根据靶区定义完成勾画。常规放疗患者按靶区定义在放疗计划系统工作站勾画靶区,改变了以往在常规模拟机下按解剖标志设野的方法,从而使常规放疗也进入精确放疗和个体化治疗的时代。

24.5.3 颈部的放射治疗

24.5.3.1 颈部放疗的策略

(1)已有颈部转移 颈部治疗是舌癌治疗上不可分割的一部分,已存在明确颈部转移灶的舌体癌和舌根癌,包括cN+和pN+,均应列为双颈部根治性放疗的指征。对患侧颈部已有淋巴转移、对侧颈部N 0的患者,对侧颈部转移的危险性明显增大,同样应给予双全颈部放疗。此类患者如采用双侧颈淋巴清扫手术,即使分期施行,仍然有手术风险大和颈肩功能破坏大的缺点,建议患侧颈淋巴清扫手术加术后放疗,并作对侧颈部预防性放疗,此比双侧颈淋巴清扫手术安全,随访上更简单,而疗效毫不逊色。美国佛罗里达大学采用预防性放疗后,使头颈部癌N 0患者作选择性颈淋巴清扫手术的比例从原先的30%降为10%,简化了随访要求;与此同时,由于颈部复发率和远处转移率的下降,使总生存率比单纯手术和观察病例的生存率提高了10%。

转移淋巴结的确定应依据病理学报告。但在无病理学报告的情况下,如患者的CT增强定位影像中见到淋巴引流区>1cm的增大淋巴结、伴有中心液化的淋巴结、数个淋巴结虽<1cm但有融合或有包膜外侵犯,均按淋巴结转移放疗;此外,见到咽后淋巴结也按淋巴结转移放疗。

（2）N0患者 对于未扪及明显肿大淋巴结的N0患者，如患者仅做原发灶根治术，将有1/3的患者以后出现颈部转移，而再作治疗的效果也较差。T1期的舌癌由于颈部转移危险低于20%，因此此类患者颈部放疗的获益最少，一般只需行原发灶根治术而无须颈部放疗；T2期以上的舌癌颈部隐匿性转移的危险大于25%，应列为颈部预防性放疗的指征。此外，颈部预防性放疗应将舌体癌病理为鳞癌II级及II级以上的N0患者列入。

笔者的经验表明，预防性颈部放疗能有效控制舌癌N0颈部的隐匿性或亚临床转移，成功率达90%以上，基本上可以取代选择性颈淋巴清扫手术。颈部预防性放疗的目的、指征及疗效，与选择性颈淋巴清扫手术基本相同，而优点是可同时解决患者双侧颈部的亚临床灶，使患者避免颈部大手术的创伤，从而有较好的颈肩功能和生活质量。对治疗性颈部放疗，除>2cm的淋巴结、固定（有淋巴结包膜外侵犯）或淋巴结中心已有液化者疗效较差，须联合手术治疗外，一般治疗成功的比例较高。

24.5.3.2 颈部的放射治疗的设野

（1）照射范围 照射范围应结合原发肿瘤临床分期考虑。①对位于舌缘距中线2cm以上的N0舌体癌，一般仅照射同侧颈部I区B和II区；如原发灶已达中线附近或过中线，双侧颈部转移的危险性明显增大，应给予双上颈部预防性放疗；②对N0舌根癌，易发生双侧颈部隐匿性或亚临床转移，应予双上颈部预防性放疗；③对cN+和pN+舌体癌和舌根癌，应做双侧全颈部放疗。

（2）设野 舌体癌和舌根癌的上颈部放疗与原发灶野合并安排，调强放疗直至剂量完成；常规放疗36~40Gy后，野后界须前移以避开脊髓，颈后区（后条）用电子线继续推量。下颈部放疗（含锁骨上区）另设一个单前野垂直切线照射，该野上方与原发灶和上颈的调强野或面颈联合野相接，分界线一般在患者的环甲膜水平，下界至锁骨下缘。有淋巴结包膜外侵犯者，常规放疗剂量完成后，须在包膜外侵犯部位加设小野推量加照4~6Gy。

（3）接野注意事项 ①如遇肿大淋巴结，下颈野与原发灶和上颈的调强野或面颈联合野的分界线要作上下调整，尽量不在淋巴结上分界；②常规放疗的面颈联合野（水平照射）和下颈野（垂直照射）均采用半束照射技术，可以避免形成两野分界线处剂量热点及冷点。如不用半野相接，应在皮肤交接缘留空3mm（gap）来避免

"热"点；③下颈部中一般无转移淋巴结，下颈前正中挡脊髓2.5~3cm。

24.5.4 舌体癌和舌根癌的术后放射治疗

24.5.4.1 术后放疗适应证

术后放疗的优点是：放疗在手术后进行，不影响手术的进行，并可充分利用手术标本提供的病理信息（病理类型、切缘情况、肿瘤浸润深度、有无多灶性癌、淋巴结转移的部位、数量及有无包膜外侵犯等）和手术记录（有无切破肿瘤、肿瘤残留或怀疑残留、作银夹标记等），可"有的放矢"地指导放疗范围和制订放疗计划，达到更好的治疗效果。根据影响舌癌局部控制率和生存率的独立预后因素的研究结果，对有下述情况之一者应行术后放射治疗。

（1）临床分期 局部晚期（T3-4）患者，除非手术非常彻底，一般应加术后放疗，可明显提高疗效；特别是术前已发生神经侵犯（舌神经、舌下神经麻痹）、肿瘤已侵及周围组织、下颌骨等，淋巴结有癌细胞侵及包膜或包膜外。

（2）手术后局部复发再手术后 此类患者术后再次复发率高，一般没有再次手术机会，应在手术后放疗。

（3）手术病理报告 有下列一项或多项指标者：①切缘阳性；②肿瘤近切缘（<5mm）；③骨或软骨侵犯；④神经侵犯；⑤大血管及周围侵犯；⑥淋巴结1只以上转移；⑦淋巴结包膜外侵犯或淋巴管内见癌栓；⑧病理恶性程度高（鳞癌I~II级或以上、未分化癌等）；⑨病理为侵袭性强或易延神经侵犯，如腺样囊性癌、高度恶性黏液表皮样癌等。

（4）手术情况 手术中有下列1项或多项指征：①无瘤原则不够，如切破肿瘤；②手术怀疑有肿瘤残留（应留置银夹）；③肿瘤仅部分切除，有残瘤体。

24.5.4.2 术后放疗最佳时间段

舌癌的术后放疗有一个最佳时间段，即术后放疗最好在术后2~4周开始，最迟不晚于术后6周内进行，或放疗在术后13周内结束，否则要增加复发机会。范围小而浅的伤口延愈不影响术后放疗的如期进行。Ang等的随机性临床研究发现，术后放疗在11周完成者，5年肿瘤局部控制率为76%，11~13周完成者为62%，13周

以上完成者下降至38%。

24.5.4.3 关于术后病理报告"切缘阴性"的问题

有人认为"切缘阴性"即表明手术彻底,没有必要行术后放疗。我们认为切缘受术者经验及手术部位的限制,加上肿瘤的不规则向外浸润或扩散,常常不能全面反映真实的情况。亚临床灶目前还不能由CT、MRI和PET显示,手术中肉眼也无法辨别。据报告,术后标本连续切片的病理检查,甚至在瘤块外3～5cm仍可见肿瘤细胞;在腺样囊性癌,癌细胞可沿脑神经直达颅底。而目前手术切缘的安全标准为瘤外5mm。这就解释了为什么切缘阴性的口腔癌患者术后还有相当多的局部复发。据Vikram报道,切缘阴性的头颈部恶性肿瘤患者,局部复发率竟高达39%。经术后放疗后,局部复发率降为2%(切缘阳性组降为10.5%),达到较好的效果。Looser等报道手术切缘阴性者,局部复发率为31.7%(543/1 713);切缘阳性者局部复发率71.0%(44/62);Manlravadi等报道,切缘阴性者局控率71%,阳性者加术后放疗,局控率达73%;Ielefsky等报道切缘阳性(25例)、切缘过近(41例)和切缘阴性(36例)的患者,手术加术后放疗的7年局控率分别为79%、71%和79%,无统计学差异。因此,术后放疗指征应按上述情况全面考虑。

24.5.4.4 术后放疗技术和剂量

(1)舌体癌和舌根癌术后调强放疗 调强放疗的射野数7～9个,有肿瘤残留:6MV X线CTV1放疗剂量为66Gy/6周/30F,CTV2(高危靶区)放疗剂量为60～62Gy/6周/30F,CTV3(低危靶区)放疗剂量为50～54Gy/6周/30F;无肿瘤残留:6MV X线CTV1(高危靶区)放疗剂量为60～62Gy/6周/30F;CTV2(低危靶区)放疗剂量为50～54Gy/6周/30F。由于调强靶区定义已明确,舌体癌和舌根癌按靶区定义勾画后由放疗计划系统(TPS)行逆向调强计划。一般调强放疗靶区包括原发灶和上颈部淋巴区,下颈部另设常规切线野,4～6MV X线切线30～40Gy后加照9M＆V电子线20Gy。也有将下颈部也包括在调强野内,即原发病变、咽后淋巴结,二腹肌下组淋巴结、颈深、颈后淋巴结全部包括在调强照射野内。图24-1为右舌鳞癌(无肿瘤残留)7野术后调强放疗计划原发部位的横断、矢状和冠状位剂量分布图。CTV1(高危靶区)放疗剂量为6 154cGy/6周/30F,右腮腺平均剂量3 137cGy,左腮腺平

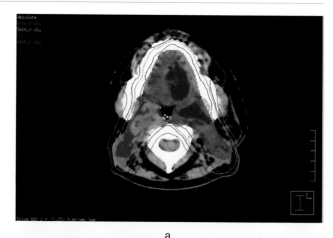

a

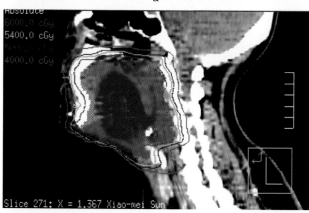

b

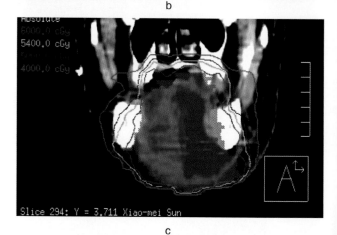

c

图24-1 某右侧舌体鳞癌(T3N0)患者的6MV X线7野术后调强放疗靶区(红:高危靶区;蓝:低危靶区)及剂量分布图
a. 横断位;b. 矢状位;c. 冠状位

均剂量2 865cGy,脊髓剂量2 157cGy。

(2)舌体癌和舌根癌术后常规放疗 舌癌常规放疗采取6MV X线相对侧野等中心照射技术。按术后常规放疗靶区定义设野。舌体癌原发灶和上颈部面颈联合野含双上颈深淋巴结,野的前界位原发灶前缘加2.0～2.5cm,一般应包括舌尖,下唇要保护;后界至椎体后缘包括颈静脉链,上界为压舌口模板上1.5cm,

下界达环状软骨水平。舌根癌原发灶和上颈野面颈联合野含双上颈深淋巴结,野的前界达原发灶前缘加2.0~2.5cm,包括部分舌体,后界至椎体后缘包括颈静脉链,上界为压舌口模板上1.5cm,下界达环状软骨水平。原发灶和上颈大野照射40Gy/20F后,向前缩野以避开脊髓,原发灶和上颈前缩野6MV X线相对加照,颈后区(后条)加量可选用9~12MeV能量,剂量按24.5.2.1中第3点所述的推量完成。有淋巴结包膜外侵犯者,常规放疗剂量完成后,须在包膜外侵犯部位加设小野推量加照4~6Gy。对N+患者,均须加下颈部切线

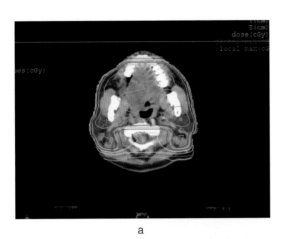

a

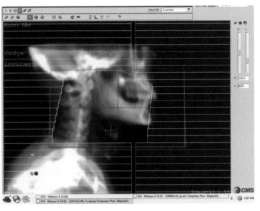

b

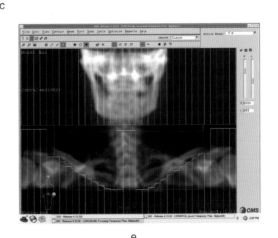

c

d

e

图24-2 右侧舌鳞癌(T3N1)术后常规放疗(二维适形)剂量分布和DRR图

a.原发部位的横断位剂量分布图;b.右侧面颈野(6MV光子线)DRR图示;左侧面颈野与右侧对称(未显示);c.右侧面颈野(避脊髓缩野,6MV光子线)DRR图示;左侧面颈缩野与右侧对称(未显示);d.右侧面颈野后条(9MeV电子线);左侧面颈野后条与右侧对称(未显示);e.下颈部切线野DRR图示(4MV光子线)

24

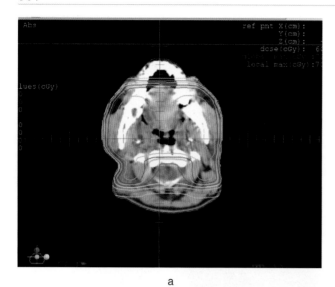

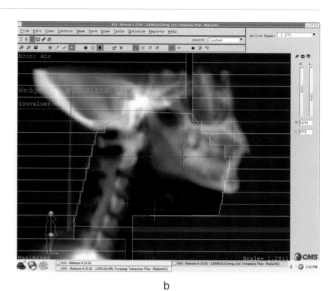

a

b

c

图24-3　右侧舌根癌（T4N1）术后常规放疗（二维适形）剂量分布和DRR图

a. 原发部位的横断位剂量分布图；b. 右侧面颈野（6MV光子线）DRR图示；左侧面颈野与右侧对称（未显示）；c. 右侧面颈野（避脊髓缩野，6MV光子线）DRR图示；左侧面颈缩野与右侧对称（未显示）；面颈野后条（9MeV电子线）和下颈部切线野（4MV光子线）与图24-2，d、e的设野相同（未显示）

野，照射剂量同上。在TPS计划系统上，二维常规放疗计划设计可非常方便和直观地完成，尤其在靶区已作勾画的情况下。图24-2为舌体癌，图24-3为舌根癌术后常规放疗原发部位的横断位剂量分布图和上海交通大学医学院属第九医院放疗科常规7野的DRR图示，剂量分布明显差于调强计划，腮腺处高剂量区（图24-2右舌体癌患者全舌平均放疗剂量为6 078cGy/6周/30F，舌后部剂量偏低，右腮腺平均剂量5 320cGy，左腮腺平均剂量5 142cGy，颈部脊髓剂量4 302cGy）；舌根癌面颈野的前界比舌体癌靠后（需根据原发肿瘤位置调整），部分舌活动部和下颌骨前部受量减少。

24.5.5　舌体癌和舌根癌的单纯放射治疗

24.5.5.1　单纯放疗适应证

（1）拒绝手术治疗并愿意接受放疗。

（2）因全身其他疾病或年老体衰无法耐受麻醉及手术者。

（3）局部肿瘤巨大或广泛侵犯周围组织又无手术切除可能者。此类患者通过放疗后，如瘤体明显缩小，有可能获得手术治疗机会；即使未能手术，部分患者因肿瘤得到不同程度的缓解或获较长期生存。

（4）治疗时已有远处转移者。

24.5.5.2 放疗技术及剂量

（1）调强放疗　调强放疗的射野数7～9野。6MV X线CTV1放疗剂量为66～70Gy/6周/30～33F，CTV2放疗剂量为60～62Gy/6周/30F，CTV3放疗剂量为50～54Gy/6周/30F。下颈部切线野的照射剂量按有无

转移淋巴结照射50～70Gy。图24-4为右舌根癌（T4N2）GTV勾画的横断、矢状和冠状位图；图24-5为该患者9野术调强放疗计划的横断、矢状和冠状位剂量分布图，68Gy剂量线包括GTV。

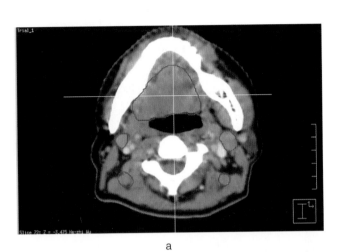

a

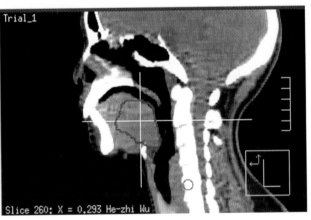

b

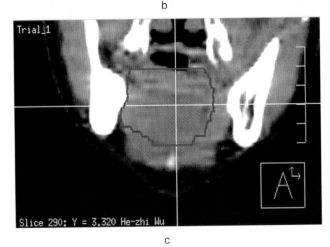

c

图24-4　右舌根癌（T4N2）GTV勾画图
a. 横断位图；b. 矢状位图；c. 冠状位图

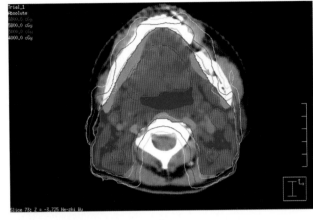

a

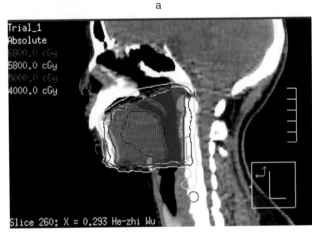

b

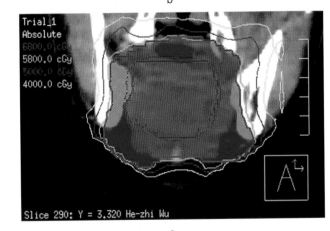

c

图24-5　该患者调强放疗的剂量分布图
a. 横断位图；b. 矢状位图；c. 冠状位图

24

（2）常规放疗　舌癌常规放疗采取6MV X线相对侧野面颈联合野。舌体癌和舌根癌的设野同舌癌术后常规放疗条款，原发灶以及受侵淋巴结照射70～75Gy，下颈部切线野未受侵淋巴结区域照射50Gy，有淋巴结转移照射60～70Gy。

（3）非常规放疗　①在第2～6周增加至6次/周；肉眼可见病变照射剂量为70Gy，亚临床病变照射剂量≥50Gy；②同步推量加速放疗：72Gy/6周（大野1.8Gy/次；在治疗的最后12d，每天再加小野补充照射1.5Gy，作为1天中的第2次照射）；③超分割放疗：81.6Gy/7周（1.2Gy/次，bid）修正的分割放疗总剂量>70Gy。

（4）同步放化疗　基于已发表的数据，目前的同步化放疗的经验采用的是常规分割放疗，即≥70Gy/7周，2.0Gy/次，同时用每3周单药顺铂100mg/m²共3次。其他分割放疗（如常规1.8Gy、多药化疗、非常规分割放疗合用化疗的方案均未得到共识。一般来说同步化放疗伴有很高的毒性风险——而非常规分割放疗或多药化疗会进一步增加该风险。进行化放疗时应先对患者全身情况进行评估并辅以积极的支持治疗。

24.5.6　舌体癌和舌根癌的术前放射治疗

术前放疗的优点：可预防切缘复发，控制原发灶周围和转移淋巴结的亚临床灶；使肿瘤缩小，提高手术切除率。术前放疗的缺点：放疗后肿瘤状况因术前放疗而不清晰、手术时间推迟和术后并发症上升。

24.5.6.1　术前放疗适应证

T2、T3期和部分T4期病变常伴有淋巴结转移或深部肌肉的侵犯，可行计划性术前放疗，放疗后3～4周再行根治性手术；对颈部转移灶已固定、>3cm或已有皮肤侵犯，也宜采用术前放疗，放疗后3～4周再行颈清扫手术，常见到颈转移灶明显缩小或由固定变活，手术成功率将提高10%～20%。

224.5.6.2　术前放疗的剂量

术前放疗的剂量为45Gy，不宜超过50Gy，不然的话，术后伤口迟愈、瘘管形成、颈动脉破裂大出血等严重并发症的发生率会增加。

24.5.6.3　术前放疗技术

术前放疗技术可采用调强放疗或常规放疗技术，设野同上节"舌体癌和舌根癌的单纯放射治疗"。

24.5.7　其他放疗技术

24.5.7.1　近距离放疗

近距离治疗舌癌多采用放射性粒子组织间插植，它是通过微创方式将多个封装好的具有一定规格、活度的放射性同位素粒子经施源器直接施放到肿瘤组织内进行高剂量照射进行的治疗，分为暂时性插植和永久性插植两种。暂时性插植治疗剂量一般为0.5～0.7Gy/h，治疗方法多为分次高剂量率照射，使用后装治疗机完成，大多需要再次手术取出施源导管；永久性插植治疗的剂量率一般为0.05～0.1Gy/h，选择粒子的活度在每粒0.3～1.0mCi之间。通过术中或CT、B超引导，根据计算机提供的三维立体种植治疗计划、利用特殊的设备直接将放射性粒子种植到肿瘤区域，^{125}I粒子可永久留在体内，达到3个半衰期后不用取出。

近距离放射治疗有杀伤距离短、适形、对周围正常组织损伤小的特点，虽然目前有三维适形调强放疗技术，近距离放射在舌癌的治疗上仍不失为一个可选择的手段。放射性粒子植入对亚致死放射损伤修复能力强、放疗后肿瘤细胞再充氧过程差、含乏氧细胞比例高、分化程度高及生长缓慢的肿瘤疗效优于外放疗。

组织间插植常单独或与外照射结合用于治疗早期舌体癌和舌根癌，是舌癌放疗一个重要的组成部分。目前常用的^{125}I较适合于永久性插植，而在舌癌目前最常用的是暂时性组织间插植，放射源常采用半衰期74d的^{192}Ir。常规外照射与近距离放射的结合治疗舌癌，既能提高局部肿瘤剂量，又能避免过高外照射剂量照射而导致的正常组织损伤（如放射性下颌骨坏死，放射性脊髓炎等）。残存灶可行手术挽救。

（1）近距离放疗的适应证　①早期表浅T1N0期舌体癌、舌前或中1/3的T2N0期舌体癌（病变<15mm者）；③对非浸润性生长的T1-2N0期舌根癌。

（2）组织间插植方法　放射源为^{192}Ir（半衰期：74d），施源器有金属针和一次性软塑管，徒手或采用模板技术。近距离放疗的剂量学遵循平方反比定律，即近放射源处的剂量很高，易导致组织坏死，而在靶区边缘剂量较低，易导致复发。因此，组织间插植近距离治疗应尽可能采用多平面、多管插植，但部分肿瘤厚度<1cm

的病变可采用单平面插植。当外照射加组织间插植治疗时,尽管外照射后肿瘤体积可能缩小,但插植体积应参考外照射前的肿瘤体积。为此,推荐在计划性外照射加组织间照射的患者外照射前对肿瘤边界进行标记,以便指导以后的组织间插植。在每次插植进行布管(或布针)后,均应摄定位片,并根据实际插植情况(徒手插植时各施源器间很难做到完全平行)做治疗计划并进行优化处理,实施治疗。

(3)近距离治疗剂量学原则 ^{192}Ir插植应遵循近距离治疗源分布原则(巴黎系统),为确保放射源靶区内分布均匀的原则,放疗医师应遵循:①施源器之间应等距,间距最好为5~15mm之间,且平行穿过靶区;②源驻留点排列分布应呈等边三角形或正方形;③中心平面应正交于源轴;④设置参考点的距离和剂量时应注意:在两个施源器或放射源间距中点处的剂量最低,称为中心剂量率(basal dose rate),参考剂量率(reference dose rate)是中心剂量率的85%,即85%的等剂量线包括的体积是治疗体积。因舌癌好发于舌侧缘,故行近距离治疗时,应注意下颌骨的防护,以减少高剂量致颌骨坏死的概率。

(4)近距离治疗剂量和次数 单独应用后装近距离治疗舌癌剂量为50~60Gy/2F~3F/3周-4周,如与外照射结合,先予外照射50Gy,休息2周行插植,对T1-T2期病变20~25Gy/1F~2F/1~2周,T3-T4期病变约推量25~35Gy/2~3F。放射型粒子永久性插植三个半衰期,靶区剂量应达到130Gy以上。

24.5.7.2 立体定向放疗

立体定向放疗比较适合足量放疗后复发或转移患者的姑息治疗,且单一病灶,以<4cm为好。设野尽量小,一般瘤体外放0.75~1cm;尽量与首次放疗不同的角度和部位入射,尽量设多野照射;照射相当于50~60Gy的生物剂量,分5~8次完成。具体方法和原则请参考本书第十一章。

24.5.7.3 术中放疗

术中放射治疗(intraoperative radiation therapy,IORT)是在术中切口暴露直视下定位,准确地将电子线直接照射在残存瘤灶、瘤床、外侵区或淋巴结转移引流区,实施单次大剂量照射,由限光筒保护周围正常组织不受照射,避免和减少了肿瘤附近重要器官和组织的照射,提高了局部控制率,又不增加手术并发症及死亡率,

不拖延康复时间。由于IORT是在手术切除原发肿瘤的同时,采用放射线杀死残存癌细胞,是一种有效的肿瘤综合治疗手段。其适应证为:

(1)原发肿瘤根治切除后,对瘤床及淋巴引流区预防照射。

(2)手术时肿瘤残存或无法全部切除。

(3)术后复发或单纯外照射后复发行手术治疗时。

舌癌术中放疗的最适剂量尚在摸索之中。动物实验结果表明,正常血管可耐受单次照射50Gy,血管吻合口为45Gy,因此剂量范围为20~45Gy之间,不足部分术后再加外照或化疗,以进一步提高疗效。当患者全身状况差、麻醉不稳定、有放疗的禁忌证、或肿瘤较大不能完全包括在照射野内时,不宜采用术中放疗。

24.5.7.4 质子及重粒子射线治疗

(1)舌癌的质子射线治疗 质子射线能量为70~450MeV,属高LET射线,其优点是在组织中射程末端剂量有一个释放峰(Bragg峰),可将之调到肿瘤所在的深度上,以达到杀伤剂量最大,位于肿瘤前方的正常组织只受到很低的照射,而肿瘤后方的正常组织所受剂量几乎为零,此对靠近重要器官的肿瘤治疗有特别意义。其氧增强比(OER)与 ^{60}Co的r射线和高能X射线相同,为2.5~3.0;其相对生物效应(RBE)为1.05~1.20,有较好疗效和较少并发症。质子射线治疗晚期舌癌的疗效有显著改善,并发症少于常规放疗。目前投入治疗运行的有美国Loma Lindar大学医学中心、美国国家癌症研究所(NCI)、美国加州大学、美国麻省总医院(MGH)、比利时IBA和日本国立癌症中心(千叶县)等28个质子治疗中心。2004年,我国山东省淄博万杰医院已引进该设备。

(2)舌癌的重粒子射线治疗 重离子射线能量为100~500MeV,属高LET射线,其优点是可调节治疗深度(4~30cm),具有Bragg峰,能量的主要释放区在粒子射程的峰区,对肿瘤杀伤剂量最大,而正常组织只受到很低或零照射。重离子射线氧增强比(OER)小,接近于1,几乎没有氧效应,对乏氧细胞杀伤力强;其RBE很大,重粒子射线产生的强烈电离效应可使肿瘤细胞DNA的双键同时受损(低LET射线治疗在多数情况下只对DNA双键中的一条产生损害)。双键断裂的DNA是无法自行修复的,因此,重离子治疗对X(γ)射线抗拒、修复能力强的肿瘤,可明显提高疗效。重离子射线照射肿瘤细胞时,利用PET可探测到碳离子的准确位置,用于校正和复核碳离子放疗计划,若利用重离子的带电属

性,用磁偏转扫描并配合治疗床的相对运动,即可得到更精确、三维适合度更好的适形剂量分布。此外,重离子射线对细胞的杀伤无周期特异,还能将对低LET射线抗拒的肿瘤细胞诱导为敏感细胞,从而明显提高生物效应。目前世界上仅少数肿瘤治疗中心有重离子射线用于临床治疗,对晚期及复发的舌癌治疗效果令人鼓舞。由于重离子射线对细胞造成的损伤不易被修复,因此正常组织的晚期并发症须加以引起关注。

24.5.8 舌鳞癌术后常规和调强放疗患者的剂量学比较(2009年)

本作者对在我科接受术后放疗的35例舌鳞癌患者进行了三维放疗计划的剂量学比较研究。现报告如下。

24.5.8.1 患者一般情况及CT定位

患者中男性23例,女性12例,年龄35~78岁(中位年龄52岁),其中17例采用常规放疗,18例采用调强放疗。临床分期:常规组Ⅱ期5例,Ⅲ期9例,Ⅳ期3例;调强组Ⅱ期7例,Ⅲ期10例,Ⅳ期1例。患者取仰卧位,热塑面模固定。常规组用头颈面模(U形面模),调强组用头颈肩模(S形面模),常规行CT模拟定位扫描,层厚2.5cm,图像数据传输到Xio治疗计划系统根据患者手术前后的临床检查、CT等影像学资料、病理及ICRU 50和62号报告定义和勾画放疗靶区、正常组织和危及器官(包括脊髓、脑干、颞颌关节、下颌骨、双侧腮腺、颌下腺、喉等)。脊髓和脑干的勾画需外扩2mm。

24.5.8.2 靶区定义

CTV 1指术后残留肿瘤(gross tumor volume, GTV),包括瘤体和受侵淋巴结;CTV 2即高危区域亚临床灶,指紧包原发肿瘤而易被浸润的正常组织(GTV加5mm)和高危的淋巴结区域;CTV 3为常规放疗应包含的、在CTV 2以外的中低度危险区域。计划靶区(planing target volume, PTV)在CTV 1、CTV 2、CTV 3周围各加5mm构成PTV 1、PTV 2、PTV 3。患者靶区均经放疗医师与手术医师结合手术情况、手术病理、术前CT/MRI影像的多学科配合个体化勾画。因本文所有患者均无术后肿瘤残留,放疗靶区为CTV 2和CTV 3。

24.5.8.3 三维放射治疗计划设计

(1)常规放疗计划 采用6MV X线双侧面颈联合野对穿照射,左右为1∶1,40Gy前缩后界避脊髓,推量至60Gy,颈后部加9MeV电子线至60Gy;下半颈采用4MV X线切线照射,TD 50~54Gy。

(2)调强放疗计划 采用7个照射野,机架角分别为210°、260°、310°、0°、50°、100°、150°,根据调强规范设置靶区处方剂量,高危术后CTV 1∶64-66Gy,CTV 2∶60Gy,CTV 3∶50~54Gy;中危术后CTV 2∶60Gy,CTV 3∶50~54Gy。危及器官剂量限值分别为脑干∶54Gy,或小于0.01cc的体积>58Gy;脊髓∶45Gy,或小于0.01cc的体积>48Gy;唾液腺∶平均剂量<26Gy(至少一侧腮腺);或45%腮腺体积<30Gy(至少一侧腮腺);喉和颞颌关节∶平均剂量<45Gy。使用美国CMS公司Xio 4.33.02治疗计划系统,计算模型采用卷积(convolution)算法和迭代重建(iterative reconstruction)技术对物理目标函数进行优化,计算出各射野通量,经子野生成优化后计算出剂量分布;平均子野数88(范围为78~96),平均总跳数733.7(范围为533~849)。下半颈4MV X线切线野TD 50Gy~54Gy。所有临床实施的调强计划均通过剂量(点剂量和面剂量)及位置验证。

24.5.8.4 剂量学比较和统计学分析

(1)靶区剂量学比较 剂量学比较采用最高剂量(Dmax)、最低剂量(Dmin)、平均剂量(Dmean);≥95%处方剂量的靶体积百分比(V 95);包绕95%靶体积的等剂量线值(D 95);均匀指数(homogeneous index,HI;HI=Dmax/Dmin,即D5/D95)、适形指数[conformity index,CI。CI=(TV$_{RI}$/TV)×(TV$_{RI}$/V$_{RI}$),即CI=(95%等剂量线包绕的靶体积/靶区体积)×(95%等剂量线包绕的靶体积/95%等剂量线包绕的总体积)]。

(2)危及器官剂量学比较 对并行器官组织的剂量评价采用平均剂量(Dmean),对串行器官组织的剂量评价采用最高剂量(Dmax)。

(3)两组计量资料行方差分析及t检验统计软件为SPSS(版本13.0)。

24.5.8.5 靶区剂量比较结果

常规放疗计划与调强计划相比,CTV 2的Dmean差异不显著($p>0.05$),Dmin明显低于调强组,而Dmax则高于调强组,CTV 3的Dmin低于调强组,而Dmax和Dmean

高于调强组,均匀指数和适形指数调强组优于常规组($p < 0.01$)(见表24-1)。通过V_{90}(靶区中高于90%处方剂量的体积比)、V_{95}(靶区中高于95%处方剂量的体积比)和V_{110}(110%处方剂量的靶区体积比)剂量分布和D_{95}(包绕95%靶区的剂量线值Gy)比较(见表24-2),调强放疗组靶区低剂量区(< 90%处方剂量的靶区体积)和高剂量区V_{110}(> 110%处方剂量的靶区体积)的范围更小($p < 0.01$),较常规放疗组靶区剂量分布更合理。

表24-1 调强放疗与常规放疗靶区的剂量学比较

	常规放疗	调强放疗	p值
CTV2			
Min(Gy)	34.95 ± 1.60	51.08 ± 4.86	< 0.01
Max(Gy)	69.59 ± 0.54	67.84 ± 1.63	< 0.01
Mean(Gy)	60.58 ± 1.18	61.52 ± 0.78	> 0.05
HI	1.99 ± 0.34	1.3 ± 0.1	< 0.01
CI	1.97 ± 0.28	1.29 ± 0.08	< 0.01
CTV3			
Min(Gy)	34.46 ± 1.58	43.41 ± 4.44	< 0.01
Max(Gy)	69.06 ± 0.47	62.05 ± 1.63	< 0.01
Mean(Gy)	60.20 ± 0.93	56.04 ± 0.95	< 0.01
HI	2.00 ± 0.30	1.41 ± 0.62	< 0.01

表24-2 常规组与调强组靶区剂量分布比较

	常规放疗		调强放疗		p值
	mean	medium	mean	medium	
CTV2					
V_{90}(%)	96.22 ± 7.86	99.99	99.84 ± 0.20	99.94	> 0.05
V_{95}(%)	93.62 ± 12.58	99.90	97.04 ± 1.65	97.55	> 0.05
V_{110}(%)	18.55 ± 17.06	19.91	2.41 ± 3.09	1.41	< 0.01
D_{95}(Gy)	54.51 ± 0.61	54.34	58.14 ± 0.29	58.23	< 0.01
CTV3					
V_{90}(%)	96.51 ± 3.19	96.86	99.61 ± 0.43	99.65	< 0.01
V_{95}(%)	91.44 ± 6.48	89.94	97.27 ± 1.67	97.57	< 0.01
V_{110}(%)	17.25 ± 7.56	18.30	6.86 ± 6.89	3.50	< 0.01
D_{95}(Gy)	47.05 ± 0.60	47.08	50.66 ± 0.57	50.82	< 0.01

24

24.5.8.6 危及器官剂量比较

通过危及器官的最高剂量(Dmax,Gy)、V_{48}(剂量超过48Gy的体积)或V_{56}(剂量超过56Gy的体积)、平均剂量(Dmean,Gy)比较(见表24-3),调强组重要组织和器官均在耐受剂量范围内,唾液腺剂量明显低于常规组($p < 0.01$)。

表24-3　常规组与调强组危及器官的剂量学比较

	常规放疗	调强放疗	p值
脊髓(Dmax,Gy)	43.52 ± 0.67	45.56 ± 1.00	< 0.05
脊髓V_{48}(ml)	0	0.006	< 0.05
脑干(Dmax,Gy)	34.49 ± 2.57	23.86 ± 13.67	< 0.01
脑干V_{56}(ml)	0	0	> 0.05
对侧腮腺	51.52 ± 6.03	25.70 ± 2.23	< 0.01
同侧腮腺(Dmean,Gy)	51.10 ± 4.55	28.65 ± 2.58	< 0.01
对侧颌下腺(Dmean,Gy)	61.94 ± 2.20	33.95 ± 10.0	< 0.01
喉(Dmean,Gy)	29.76 ± 3.66	28.58 ± 5.33	> 0.05

根据本研究结果,舌癌常规组和调强组95%靶区体积的剂量线值(D95)、CI、HI、最低剂量、最高剂量有显著性差异($p<0.01$)。虽然靶区平均剂量无显著性差异($p>0.05$),但调强放疗靶区的剂量均匀性更高,与常规放疗相比,均匀指数具有显著差异:比较两者的V_{90}和V_{95},可见在常规放疗中,有更多的靶区处于较低剂量区,调强放疗计划的D_{95}高于95%的处方剂量(57Gy),而常规治疗计划的D_{95}则低于95%处方剂量,提示调强放疗的靶区实际剂量要高于常规放疗。结合临床实践,我们建议用D_{95}来描述靶区所受到的实际吸收剂量;在计划评估中,也可引入D_{95}与95%处方剂量的比值作为计划评估的一项指标。

在正常组织保护方面,常规治疗囿于技术限制,除了缩野避开,难以真正有效保护重要器官,这也使得靶区的剂量分布变差,而有些不影响生命体征的组织、器官无法加以保护,导致患者生活质量下降。在本研究中,常规放疗组腮腺剂量为32.40~57.06Gy,平均值为51.52Gy(健侧)和51.10Gy(患侧),调强组腮腺剂量在19.77~37.22Gy,平均值分别为25.5Gy(健侧)和28.1Gy(患侧),表明调强放疗能较好地保护腮腺的分泌功能;颌下腺的剂量两组也显现出显著性差异,由于在非刺激状态下唾液量的90%由颌下腺分泌,并与患者的口干感觉直接相关,调强放疗显然对保护颌下腺、改善放疗后口干症状具有积极作用,这也有助于减少龋齿和颌骨坏死的发生。

24.6　放疗并发症

舌癌采用常规放疗技术,放疗并发症比较常见,采用二维适形技术可减少正常组织照射,是减少放疗并发症的有效措施。现代调强放疗技术,由于正常组织可得到良好的保护,严重口干、放射性颌骨骨髓炎等严重放疗并发症已明显减少。因此,放疗技术选用合理适当,可将放疗并发症降到最低。

24.6.1　早期放疗并发症

早期放疗并发症在放射治疗期内发生,常见口腔黏膜炎、味觉丧失等，大多在放疗结束后逐渐恢复，只有口干症等少数症状较为持久。

24.6.1.1 口腔黏膜炎

由于口腔黏膜在舌癌放疗高剂量靶区内，常规放疗和调强放疗时，该急性并发症均比较严重，这方面调强的优势并不明显，个别调强患者的口腔黏膜炎甚至比常规放疗患者更严重。使用口模患者，上腭黏膜炎会比较轻。一般在放疗第2周出现，从红斑发展到小黄白色伪膜斑，可融合成大片，有的形成糜烂或溃疡，出现疼痛，影响进食和营养。口腔黏膜炎在高剂量区如舌侧缘、颊黏膜、口角、软腭、咽前柱和咽壁发生早且严重，在硬腭、牙龈不发生或仅在高剂量才发生。咽痛反应在第3周时最重。放射野外的口腔黏膜不发生黏膜炎，因此可通过检查黏膜炎的范围来核对肿瘤区是否包括在野内，作为指导治疗的参考。放疗结束后，黏膜炎经2-3周迅速愈合。同步放化疗患者发生口腔黏膜炎早且明显严重，放疗结束后，黏膜炎愈合明显推迟。

24.6.1.2 味觉丧失

放射开始后，味觉迅速下降，原来味觉越敏锐的患者，下降越快。大部分人放疗至第3周时味觉基本丧失。放疗后20~60d味觉开始恢复，而完全恢复大约要60~120d。

24.6.1.3 腮腺肿大及口干

首次放射后12h，有5%的患者有腮腺肿大，无痛或轻度胀痛，继续放疗一两次后肿胀自然消失。此与腺泡及导管放射后水肿有关，患者放疗第2周即出现口干。由于浆液腺比黏液腺更易受放射线影响，唾液变得黏厚，吸烟和饮酒更加重这一变化。治疗前唾液流量大的患者，口干发生率低且晚，原有口干症的患者症状更严重。调强放疗由于腮腺得到较好的剂量保护，口干不严重，放疗后恢复较好。

24.6.1.4 皮炎

据剂量大小可产生皮肤红斑反应、干性脱皮及湿性皮炎。湿性皮炎产生渗液、疼痛，一般需停止放疗，经2~4周可完全愈合。高剂量颈部电子线放疗患者为常见。

24.6.1.5 放射性脱发

颈部切线放疗均可出现耳后脱发。放疗后6个月后新发可长好如初。

24.6.2 晚期放疗并发症

晚期放疗并发症指放疗后数月至数年才变得明显的放疗的不良反应，大多属进行性且极少自愈，后果严重，应引起重视，以预防为主。放疗常见的晚期反应及并发症有：牙关紧闭、放射性骨坏死等，耳鸣及听力下降也有发生。调强放疗已明显减少晚期并发症的发生危险。

24.6.2.1 口干症与广泛龋

一半以上体积的腮腺组织受照射就发生口干症。腮腺受照射30~35Gy的患者，放疗后6个月可恢复；照射50~60Gy以上，口干将很难恢复。放疗后口干严重者常易发生广泛龋，牙冠变脆、易破裂，折断也较常见。

24.6.2.2 张口困难

此与咀嚼肌或颞颌关节受照射有关；咀嚼肌受60Gy以上的照射后可发生纤维化，造成张口受限，当癌肿侵犯咀嚼肌时，张口困难发生早且严重；颞下颌关节受照射70Gy以上，也会发生纤维化和挛缩，造成张口受限，严重者可牙关紧闭。此并发症尚无有效治疗方法，因此重点在预防，要在放射野和照射方向上进行调整，避免给咀嚼肌和颞下颌关节过高剂量。

24.6.2.3 下颌骨放射性骨坏死、骨髓炎

放射性骨坏死最常发生在下颌骨，颧骨及上颌骨偶有发生。骨的放射剂量超过60Gy即可能发生，超过70Gy更常见。放射性骨坏死的发生原因主要是放射线对骨细胞的损伤，其次是颌骨的血供受到放射损伤而缺血；当肿瘤已侵犯骨组织时，骨坏死的发生率最高。而创伤（包括拔牙）和细菌感染则是最重要的诱因。颌骨放射性骨坏死与疗前口腔卫生状况密切有关，因此，对舌癌患者放疗前必须进行口腔检查和必要的处理，如龋齿充填，残根拔除等。

24.6.2.4 吞咽功能障碍

舌根、会厌等口咽器官因手术切除、高剂量放射常造成患者的正常吞咽功能障碍，严重患者必须插鼻饲

24

管,甚至做胃造瘘。近年来由于调强放疗开展初的经验不足,患者的吞咽器官受到高剂量放射,严重吞咽功能障碍的发生率甚至超过常规放疗技术。因此,有必要对吞咽器官做一个剂量限制,以减少调强患者严重吞咽功能障碍的发生率。

24.6.2.5 颈部大动脉放疗后破裂大出血

此为往往致命的严重并发症,重在预防。在根治性颈淋巴清扫术后,颈部大动脉表面未作组织保护覆盖时,高剂量术后放疗后可能发生。此类患者的术后放疗时,对该侧颈动脉区应避免高剂量放疗。

24.7 疗效及影响因素

24.7.1 放射治疗的疗效

舌癌放射治疗的局部控制率主要与肿瘤的大小和原发肿瘤的浸润深度有关,与肿瘤的分化程度关系不大。小的黏膜表面的舌癌无论手术或放射治疗均可获得良好的疗效。据报道,T1期舌体癌的5年生存率约为80%～90%,T2约为50%。而手术或放射治疗对T3-4病变的局部控制率都较低,仅为25%～30%。对于晚期病变,特别是N2、N3的患者推荐应用同步放化疗以期提高局部控制率。生存率与分期及淋巴结转移与否有关。Ichimiya等报道根治性放射治疗I期舌体癌133例的5年总生存率为81.8%、5年无进展生存率67.2%。而Hsiao报道放射治疗III～IV期晚期舌体癌的3年无瘤生存率22%。文献报道舌根癌放疗后总的5年生存率可达40%～60%。T1、T2病变放疗的局部控制率可高达80%以上。即使是晚期的T3、T4病变,放疗的局部控制率也能达到30%～60%左右。如果按相同分期的治疗效果相比,舌根癌总的治疗效果并不比舌体癌差。中国医学科学院肿瘤医院59例舌根癌单纯放疗后的5年生存率为49.1%,临床I～IV期的5年生存率分别为100%、75%、43.4%与36.3%。蒋佩钰报道54例舌根癌治疗结果,其中单纯放疗46例,放疗加手术6例,单纯手术、单纯化疗各1例,其3年和5年生存率分别为40.7%、27.1%。张志愿报道舌根癌20例,其中17例术前或术后接受放疗或化疗,其3年和5年生存率分别为58.5%、50%。

作为对比,舌体癌手术治疗的总5年生存率为60%,T1期可达90%以上,舌根癌明显差于舌体癌。上海交通大学医学院附属第九人民医院口腔颌面外科刘世勋报道手术治疗260例舌癌,舌体癌与舌根癌的5年生存率分别为63.74%±3.3%与46.75%±12.37%。上海交通大学医学院附属第九人民医院口腔颌面外科唐友盛等报道101例口咽癌,其中舌根术后5年生存率为53.3%(8/15)。中国医学科学院肿瘤医院48例舌根癌手术后的3年生存率16/24(66.7%)。

关于舌癌术后放疗的疗效,上海交通大学医学院附属第九人民医院放疗科2007年1月至2008年12月期间,共收治172例舌体癌和38例舌根癌术后放疗患者,经中位随访4月(范围38～65个月),4年总生存率(OS)为65.3%,考虑到绝大部分患者属III-IV期,该疗效比单手术或单放疗有明显提高,显示中晚期舌癌宜采用综合治疗。

Lin等对115例中晚期口腔癌采用放疗(其中96%联合化疗),结果发现舌癌的疗效最差,3年无病生存率6%,明显差于其他部位(颊、口底、牙龈等)的口腔癌($p<0.0001$),N0患者的疗效明显好于N+患者($p=0.02$)。笔者有数例采用单纯放疗成功治愈的舌体高分化鳞癌的经验(图24-6、图24-7)。文献关于单纯放疗对舌癌颈部的控制情况,N0病变几乎100%可被控制;N1病变,70%～85%可被放疗控制;T2-3的局部控制率明显下降,仅为50%左右。但根据我们的经验,舌癌的颈部转移单用放疗的疗效很差,2cm以上的转移淋巴结放疗后多有残留,需再作颈部淋巴结清扫术,以达到根治性疗效。Fein等报道,对N1-3经根治性放疗后不论是否达CR,均行颈清扫术,结果发现CR后的颈部淋巴清扫术后病理检查仍有30%的阳性率。同单纯放疗者相比,N1期患者放疗后加颈部淋巴结清扫术后,颈部局控率有提高,但无统计学意义(100% 比 86%);N2-3期放疗后颈淋巴结清扫术的颈部局控率96%,明显高于单纯放疗的62%。因此,该作者主张对N0病变可以用单纯放疗控制,但对N2-3术病变,尤其是放疗后残存者,应行颈部淋巴结清扫术,以最大限度地提高颈部的局部控制率。术后再加化疗是否提高疗效,目前尚无定论。Yamazaki等报道T1-2N0术舌体癌近距离治疗后颈部复发者,挽救成功率为33%～58%。

24.7.2 预后影响因素

许多因素会影响舌癌患者的预后,主要影响因素是

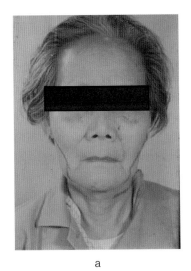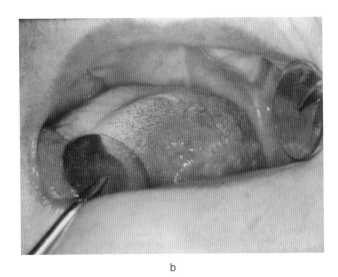

图24-6 左舌鳞癌（T3N0）放疗前
a.患者女性，68岁，正面像；b.放疗前舌癌外观

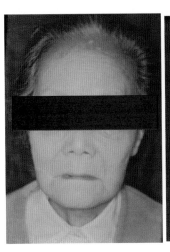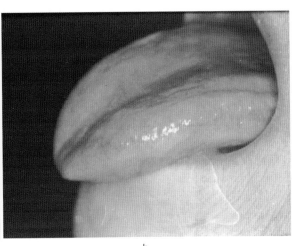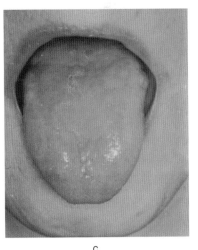

图24-7 同一患者放疗后2年，肿瘤未见复发
a.患者正面像；b.舌左侧外观，肿瘤全部消失；c.伸舌良好

原发灶大小、颈部淋巴结转移情况、病理类型、局部治疗结束后肿瘤是否残存等。有研究认为舌体鳞癌疗效要差与其他口腔癌，但Bell等对口腔癌手术加术后放疗或放化疗患者的总生存率和无病生存率进行统计分析，并未发现舌体鳞癌的生存率与其他部位口腔鳞癌没有明显性差异。

24.7.2.1 病理类型及细胞分化程度

病理恶性程度高（鳞癌Ⅰ~Ⅱ级或以上、未分化癌等）、侵袭性强或易延神经侵犯，如腺样囊性癌、高度恶性黏液表皮样癌等预后差；此外，Yamazaki等报道溃疡型T1-2N0期舌体癌是颈部淋巴结转移的预后因子（$p=0.006$）。

24.7.2.2 临床分期

肿瘤早期（T1-2）、限于舌体（舌根）、颈部N0的预后好于局部晚期（T3-4）、肿瘤超出舌体（舌根）和N+，在转移淋巴结大而固定、多区多淋巴结转移、双侧转移时预后更差、局部控制率下降，远处转移率升高；刘世勋报道舌体癌T1~T4期的3年生存率分别为100%、74.8%、64.62%及46.70%，随原发灶的增大，生存率下降；颈部淋巴结有无转移是影响患者预后的最重要因素,术后病理证实颈淋巴结转移阴性组,3年生存率为77.7%;转移阳性组,3年生存率仅为41.12%。Chao等发现早期舌体癌术前MRI浸润深度、手术标本病理癌浸润深度与隐匿性淋巴结转移和预后的关系,结果发现,病理癌浸润深度8.5mm明显与患者生存率有关;MRI的T1期增强序列10.5mm和T2期序列11.5mmy与病理浸润深度8.5mm有明显相关性。Ichimiya等报道舌体癌肿瘤厚度>5mm时是晚期颈部淋巴结转移的危险因子。Kim等研究211例口腔鳞癌颈清扫术后病理转移淋巴结密度(lymph node density, LND)与患者5年无病生存率(disease-speciafic survival, DSS)的关系,单因子统计结果发现,T分期、N分期(>2个淋巴结转移)和LND均是DSS的显著预后因素;多因子分析发现,仅LND是DSS的独立预后因素。最近(2010),Chen等首次将瘤体容积(primary tumor volume, PTV)作为pT4a期舌体癌的预后指标,该研究发现,pT4a期舌体癌PTV大者(≥23ml)有明显差的生存率(p=0.010),是有统计学意义的预后因子(p=0.026),需要更积极的治疗措施。Lok等对340例口咽鳞癌(含162例舌根癌)调强放疗同步铂类化疗患者的肿瘤体积(原发和颈部转移体积分计)与随访结果进行统计学分析。经中位随访34个月(范围5~67个月),结果发现,原发灶体积(pGTV)和T分期与局部肿瘤控制率相关(分别为p<0.0001和p=0.004),颈部转移灶体积(nGTV)与区域控制率无关;原发灶体积(pGTV)和N分期与患者的总生存率相关(分别为p=0.0003和p=0.0073),也与远处转移率相关(分别为p=0.0008和p=0.002)。Strongin等对78例III-IV期下咽、口咽和喉鳞癌患者的肿瘤体积(原发和颈部转移淋巴结体积合计)与随访结果进行统计学分析。经中位3年随访,结果发现,原发肿瘤体积<35cm³比>35cm³有更好的预后:无进展生存期分别为61%和33%(p=0.004)、总生存期分别为84%和41%(p<0.001)。统计分析还发现,这些患者的T分期和N分期与预后无关。

24.7.2.3 手术和病理阳性

有血管/淋巴管/神经周围侵犯、颈淋巴结转移(淋巴结包膜外侵犯、多个阳性淋巴结转移)、手术不彻底或切缘阳性者,此类患者如不做术后放疗,局部失败率高达54%以上。对有颈淋巴结转移患者行颈部淋巴结清扫术加颈部术后放疗者,较不作术后放疗者的颈部肿瘤控制率和患者总生存率均有明显改善。

24.7.2.4 性别和年龄

性别与预后有一定的关系,女性患者的预后较男性略好。关于舌癌年龄与预后的关系尚有不同意见。据Garavello等对舌体鳞癌年轻组40岁及以下46例,年长组40岁以上92例的临床配对研究,局部复发率在年轻患者明显高于>40岁组(p=0.002);舌癌相关死亡例数在年轻组23例(50%),年长组为31例(34%),以生存曲线统计分析有显著性差异(p=0.05)。该作者结论为:年龄是舌鳞癌与差生存率相关的独立预后因子。

24.7.2.5 复发

复发患者术后放疗的疗效明显差于首程治疗者,这些患者的的局部控制率低、远处转移机会增高。远处转移是死亡的最常见原因之一。Ichimiya等报道根治性放射治疗I期舌体癌后局部复发者,挽救术后的5年生存率高达100%,但颈部复发后颈淋巴结清扫术后5年生存率仅40.7%。

24.7.2.6 放疗剂量

高放射剂量疗效优于低放疗剂量,详见24.5.2.1的第3条。

24.7.2.7 放疗模式

①同步放疗后的疗效优于单放疗,详见24.8.1.1的内容。②加速分割放疗优于常规分割放疗。Wang报道224例舌根癌分别采用不同分割放疗的效果,其中常规分割放疗105例,5年局部控制率,T1-2期为78%;T3期为28%;T4期为17%;超分割放疗119例,其5年局部控制率分别为:T1-2期为87%;T3期为64%;T4期为28%。经统计学处理,超分割放疗疗效更好,两者有显著性差异。欧洲癌症研究和治疗组织(EORTC)临床研究将加速分割放疗(每天2次1.15Gy,或7周放疗80.5Gy)与常规分割放疗(每天1次2.0Gy,或7周放疗70Gy)治疗T2~3、N0-1期为口咽癌进行比较。加速分割放疗患者5年局部控制率有明显提高(38%比56%;p=0.01),5年生存率提高(p=0.05)。美国肿瘤放射临床协作组(RTOG)报道了超分割放疗和2种加速分割放疗与常规放疗进行比较的III期临床试验,经过2年的随访(中位随访时间8.5年),与标准的分割放疗相比,伴推量照射的加速分割放疗和超分割放疗推量照射都提高了2年局部控制率和无病生存率,但总体生存率没有

明显提高。最近发表的一项荟萃分析含15项加速分割放疗或超分割放疗对比常规分割放疗的随机试验,结果表明,有3.4%60岁以下的加速分割放疗或超分割放疗患者的5年生存率获得提高($p=0.003$)。然而,加速分割放疗组的急性和慢性毒性都有所增加,这就需要考虑加速分割放疗的净获益问题。③中晚期舌癌手术加术后放疗优于单手术或单放疗。Hsiao报道70例III～IV期A晚期舌体癌,手术加放疗与单同步放化疗相比,3年无瘤生存率分别为75%和22%;局部复发率分别为14%和33%;远处转移率分别为13%和27%,手术加放疗均好于单同步放化疗。严重影响预后的因素包括:淋巴结包膜外侵犯和(或)手术切缘阳性、多个阳性淋巴结转移特别是有IV区淋巴结转移、血管／淋巴管／神经周围侵犯、原发肿瘤T4a及血管内瘤栓。统计分析表明,具有以上高危因素的患者加术后放疗可以明显改善疗效。中晚期舌癌采用术后放疗可取得比单手术治疗或单放射治疗更好的疗效,明显减少肿瘤的局部复发,已得到大多数文献的支持。④外照射加组织间插植是一种很有效的治疗手段。Housset等报道110例T1-2非浸润性舌根鳞癌分别采用外照射加组织间插植、手术加术后放疗和单纯放疗等3种治疗手段,结果显示外照射加组织间插植的局部失败率为20.5%,与手术加术后放疗的局部失败率18.5%,无明显差别,而采用单纯外照射的局部失败率为43%,与前两种治疗手段有显著的统计学差别。因此,利用加组织间插植可以明显提高舌根癌单外照射的肿瘤局部控制率。Matsuura等对173例I/II期舌体癌的回归性分析发现,最大肿瘤宽度(maximum tumor length, MTT)≥8mm患者近距离治疗后颈部失败率高,预后明显差于MTT<8mm的患者;对MTT<8mm的患者近距离治疗后,I期和II期舌体癌的5年局部-区域复发率无明显差异。

24.7.3 治疗失败原因

舌癌原发灶和(或)颈部淋巴结转移未控仍是治疗失败的主要原因,占治疗失败数的30%～70%左右。其次为远处转移,约10%～20%,多发生于治疗后2年内,并多伴有原发灶和(或)颈部未控或复发。据中国医学科学院肿瘤医院59例舌根癌单纯放疗后长期随访,已知30例复发或转移,其中原发灶和(或)颈部复发者21例,占35.9%,远处转移者7例占11.9%,主要

为肺、骨、肝或广泛转移。高分化鳞癌以原发灶和(或)颈部复发为主,腺癌、低分化癌或未分化癌以远处转移为主。

24.7.4 随访策略

临床资料显示,舌癌治疗后70%以上的复发在2年内。随访安排为:放疗后2年内每1～2个月随访1次,最长不超过3个月;每4～6个月做一次全面检查(包括实验室检查、头颈部CT/MRI/PET、胸部CT、颈部/腹部B超声等);第3～5年每3～4个月随访1次,最长不超过6个月,以免间隔过长,延误对复发转移的诊断,失去最佳治疗时机;并每年做1～2次全面检查。放疗后局部或颈部如有残留病灶,或怀疑有骨,肺,肝等部位远处转移,或严重的放疗并发症,需要密切观察者,应在治疗后每个月进行随访。

24.8 其他综合治疗

提高舌放疗效果的途径除了肿瘤放疗靶区的更精确勾画(先进的影像学技术进展)、三维适形和调强放疗等精确放疗技术的进步(更先进放疗设备的发展)和放射分割和分次剂量的调整外,放疗与化疗及分子靶向治疗的有机综合具有良好的发展前景。

24.8.1 放疗联合化疗

24.8.1.1 同步放化疗

头颈部癌术后同步放疗与化疗的前瞻性研究表明,无瘤生存率比单用放疗有显著提高。舌癌以高分化鳞癌为主,对全身化疗的应答率低,采用同步放化疗有可能明显提高疗效。应用的药物主要有顺铂、羟基喜树碱、阿霉素、5Fu、紫杉醇、健择等,单一用药或二药联合用药。与单用放疗相比,同步放化疗组常常有严重的口腔黏膜炎和其他不良反应,因此现主要用于疗后复发、巨大肿瘤等晚期患者、术后有淋巴结包膜外侵犯、切缘阳性或过近等高复发危险者,不宜作为常规。关于同步放化疗能否减少远处转移率的问题,尽管理论上说可以通过化疗降低远处转移率,但目前尚缺乏大量研究资料和

24

数据来证实。

24.8.1.2 诱导化疗

在20世纪80及90年代发表的大部分随机研究中，诱导化疗序贯放疗或者手术治疗并没有提高生存率。诱导化疗对于局部控制也没有作用；然而，在许多试验中它确实减少了远处转移的发生率。因此，在同步放化疗基础上增加诱导化疗的作用可重新评价，即同步放化疗提高局部控制的情况下，加诱导化疗来减少远处转移作为治疗失败可能性。

24.8.2 放疗联合靶向治疗

近年来，恶性肿瘤的分子靶向治疗已从实验室走向临床。由于舌癌病理上以鳞状细胞癌为主，而多数鳞状细胞癌都存在表皮生长因子受体（epidermal growth factor receptor，EGFR）的高表达，这种过度高表达常与其恶性程度高、预后差及放射抵抗性强相一致。采用EGFR单克隆抗体来抑制肿瘤细胞的增殖水平和提高放射敏感性可能是一种理想的治疗新策略，放疗联合抗EGFR药物对远处转移危险高患者的治疗可能获益更多。

为了证实西妥昔单克隆抗体MAb 225舌鳞癌细胞的这一抑制作用，我们应用MTT法检测不同浓度的EGFRmAb对人舌鳞癌Tca 8113细胞增殖的抑制作用，体内实验发现MAb 225对人舌鳞癌8113细胞的增殖也有明显的抑制作用。实验结果还表明MAb 225与放疗联合有协同作用，并证实在人舌鳞癌8113细胞EGFRs的阻断可显著降低放射后生存率，提高放射敏感性。

在临床研究方面，分子靶向药物爱必妥（西妥昔克隆抗体）和泰欣生（尼妥珠单克隆抗体）是表皮生长因子受体（EGFR）拮抗剂治疗头颈部鳞癌已证明有效，其中包括Bonner等的424例多中心前瞻随机研究，与放化疗联合应用时，能不明显增加不良反应的同时，增强放化疗疗效。目前我们采用泰欣生200mg或爱必妥400mg加入250ml生理盐水中，放疗前每周一次静脉点滴，共6～8次一疗程。一项放疗联合靶向治疗的前瞻性临床研究已在我科进行之中。

另一类分子靶向药物是通过阻断血管上皮生长因子受体（vascular endothelial growth factor receptors，VEGFRs）的信号传导通路来抑制肿瘤生长和提高放射敏感性。已知VEGF促进肿瘤血管形成，与肿瘤的生长、侵袭和淋巴转移有关。由于血管生成抑制剂和放疗分别针对不同的目标（血管内皮系统和肿瘤），不会产生毒性叠加，不易产生耐药，两者联合治疗舌癌有良好前景。例如放疗联合血管内皮抑制剂恩度（endostar），在抑制血管内皮细胞增殖和诱导肿瘤细胞凋亡的同时，增加肿瘤细胞对放射线的敏感性，并阻断放疗后血管再形成，提高舌癌的局部控制率。相关的临床研究也在进行之中。

此外，放疗联合几类分子靶向药物协同治疗，对舌癌的局部区域控制率、远处转移率以及总生存率的影响的临床研究需要在今后陆续展开。我们期望放疗联合几类分子靶向药物协同治疗舌癌取得突破。

24.8.3 放疗联合热疗

近10多年来加热治疗恶性肿瘤受到重视，放疗与加热相结合具有显著的优越性，且逐渐广泛用于临床治疗。加热43.5℃抗癌机制包括：①加温使癌细胞膜生物完整性受破坏；②加温使癌细胞蛋白质及类脂变性；③肿瘤细胞多无氧代谢，乳酸大量积聚，pH下降，而加温对低pH值细胞的杀伤力更大；④加温使癌细胞染色体畸变或断裂；⑤加温使癌细胞溶酶体活性上升，细胞溶解死；⑥加温抑制RNA和DNA合成，抑制癌细胞增殖，并可阻止放射后癌细胞潜在致死损伤的修复；⑦S期和M期影响最大；⑧诱导凋亡，抑制血管形成。肿瘤放疗联合热疗的疗效超过单一疗法，这是因为加温能选择性地杀灭S期癌细胞和低pH的癌组织（乏氧细胞）有明显的杀伤作用，而此两种是放射抗拒的。此外，热疗抑制肿瘤细胞放射亚致死损伤的修复。有研究表明，加热43℃ 1h后给以半量放射量，杀伤效果相当于足量放射；热疗相当于增加24Gy放射剂量，且不增加正常组织的损伤。文献报道的热放疗热增强比（TER）一般在1.32～2.52，最高可达6.14。放疗联合热疗可减少放射总剂量约10%～15%，从而减轻放疗并发症的发生，此对二次放疗患者更为重要。

关于舌癌热放疗的配合方案，目前比较公认的方案是放疗每天1次，每周5d；因热耐受要36～72h消失，加热每周1～2次，总数6～12次，加热温度为43℃左右，持续30～40min。加温低于41℃的疗效将明显下降。研究表明，用微波或超声加温时，血运较差的肿瘤比周围正常组织的温度更高。关于放射总剂量,有作者认为因加热增敏可减少至根治剂量的50%~70%,但不少作者认为,由于肿瘤组织的不均质性、血供及体积等影响,肿瘤内不同部位温差可达1℃~4℃甚至更多,对疗效有不利影响,故主张仍尽可能给予足量放射,即总剂量在60Gy以上。现有的热疗设备测温还是创伤性的。除了测温问题,肿瘤加热后温度分布不均的问题也有待解决。

(王中和)

参 考 文 献

1 邱蔚六.口腔颌面外科理论与实践.北京:人民卫生出版社,1998

2 张志愿,口腔颌面肿瘤学.济南:山东科技出版社,2004

3 殷蔚伯,余子豪,徐国镇,等.肿瘤放射肿瘤学、4版,北京:中国协和医科大学出版社,2008

4 于金明.肿瘤精确放射治疗学.济南:山东科技出版社,2004

5 王中和.头颈部恶性肿瘤手术加术后放疗的早期并发症.中华放射肿瘤学杂志,1992,1(2):202-205

6 王中和.口腔癌的放射治疗.中国口颌面外科杂志,2007,5(9):327-334

7 王中和,肿瘤放射治疗临床手册.上海:世界图书出版公司,2007

8 王中和,胡海生,石慧烽.头颈部恶性肿瘤的术后调强放射治疗.中华临床医学杂志,2008,9(9):36-39

9 王中和.头颈部恶性肿瘤术后放疗的指征.实用口腔医学杂志,1991,7(4):198-201

10 邹浩,张文峰,路彤彤,等.早期舌癌浸润深度与颈淋巴结转移的关系.中华口腔颌面外科杂志,2004,2(3):152-154

11 胡海生,阎超,石慧烽,等.舌鳞癌术后常规和调强三维放疗计划的剂量学研究.上海交通大学学报(医学版),2009,29(6):698-701

12 Wang ZH, Yan C, Zhang ZY, et al. Radiation-induced volume changes in parotid and submandibular glands in patients with head and neck cancer receiving postoperative radiotherapy: A longitudinal study. Laryngoscope (Head Neck), 2009, 119:1966-1974

13 Wang Z, Qiu W, Mendenhall WM. Influence of radiation therapy on reconstructive flaps after radical resection of head and neck cancer. Int J Oral Maxillofac Surg, 2003, 32:35-38

14 Wang ZH, Zhang ZY, Mendenhall WM. Postoperative radiotherapy after titanium plate mandibular reconstruction for oral cavity cancer. Am J Clin Oncol, 2005, 28:460-463

15 Wang ZH, Chao Y, Zhang ZY, et al. Impact of salivary gland dosimetry on post-IMRT recovery of saliva output and xerostomia for head-and-neck cancer patients treated with or without submandibular gland sparing: A longitudinal study. Int J Radiat Oncol Biol Phys, 2011, 81:1479-1487

16 Wang Z, Million RR, Mendenhall WM, et al. Treatment with preoperative irradiation and surgery of squamous cell carcinoma of the head and neck. Cancer, 1989, (64):32-38

17 Dogan N, King S, Emami B, et al. Assessment of different IMRT boost delivery methods on target coverage and normal-tissue sparing. Int J Radiat Oncol Biol Phys, 2003, 57(5):1480-1491

18 Lee NY, de Arruda FF, Puri DR, et al. A comparison of intensity-modulated radiation therapy and concomitant boost radiotherapy in the setting of concurrent chemotherapy for locally advanced oropharyngeal carcinoma. Int J Radiat Oncol Biol Phys, 2006, 66(4):966-974

19 MohanR, Wu Q. Morris M, et al. "Simultaneous Integrated Boost" (SIB) IMRT of advanced head and neck squamous cell carcinomas-dosimetric analysis. Int J Radiat Oncol Biot Phys, 2001, 51(3):180-181

20 Overgaard J, Hansen HS, Specht L, et al. Five compared with six fractions per week of conventional radiotherapy of squamous-cell carcinoma of head and neck: DAHANCA 6 and 7 randomised controlled trial. Lancet, 2003, 362(9388):933-940

21 Schoenfeld GO, Amdur RJ, Morris CG, et al. Patterns of failure and toxicity after intensity-modulated radiotherapy for head and neck cancer. Int J Radiat Oncol Biol Phys, 2008, 71(2):377-385

22 Bernjer J. Domenge C, Ozsahin M et al. Postoperative irradiation with or without concomitant chemotherapy for locally advanced head and neck cancer. N Engl J Med, 2004, 350:1945-1952

23 Cooper JS, Pajak TF, Forastiere AA et al. Postoperative concurrent radiotherapy and chemotherapy for high-risk squamous-cell carcinoma of the head and neck. N Engl J Med, 2004, 350:1937-1944

24 Bermer J, Cooper JS, Pajuk TF, et al. Deforming risk levels in locally advanced head and neck cancers: A comparative analysis of concurrent postoperative radiation plus chemotherapy trials of the EORTC (#22931) and RTOG (#9501). Head Neck, 2005, 27:843-850

25 Garden AS, Harris J, Vokes EE, et al. Preliminary results of Radiation Therapy Oncology Group 97-03: A randomized phase II trial of concurrent radiation and chemotherapy for advanced squamous cell carcinomas of the head and neck. J Clin Oncol, 2004, 22:2856-2864

26 Denis F, Garaud P, Bardet E, et al. Final results of the 94-01 French Head and Neck Oncology and Radiotherapy Group randomized trial comparing radiotherapy alone with concomitant radiochemotherapy in advanced-stage oropharynx carcinoma. J Clin Oncol, 2004, 22(1):69-76

27 Bonner JA, Harari PM, Giralt J, et al. Radiotherapy plus cetuximab for squamous cell carcinoma of the head and neck. N Engl J Med, 2006, 354:567-578

24

28 Pasonns JT, Millon RR, Cassisi NJ. Carcinoma of the base of the tongue: Results of radical irradiation with surgery reserved for irradiation failure. Laryngoscope, 1982, 92: 689–694

29 Riley RW, Lee WE, Goffinet D, et al. Squamous carcinoma of the base of the tongue. Cancer, 1981, 47: 333–336

30 Thawley SE, Simpson JR, Perez CA, et al. Preoperative irradiation and surgery for carcinoma of the base of the tongue. Am Otol Rhinol Laryngol, 1983, 92: 485–490

31 Chung MK, Jeong HS, Son YL. et al. Metabolic tumor volumes by [18F]–fluorodeoxyglucose PET/CT correlate with occult metastasis in oral squamous cell carcinoma of the tongue. Ann Surg Oncol, 2009, 16: 3111–3117

32 Arosarena OA, Madsen M, Haug R. Special Considerations with Floor of Mouth and tongue cancer. Oral & Maxillofac Surg Clin, 2006, 18: 521–531

33 Bello IO, Ylermi Soini Y, Salo T. Prognostic evaluation of oral tongue cancer: Means, markers and perspectives (Ⅱ). Oral Oncol, 2010, 46: 636–643

34 Rusthoven KE, David Raben D, John I. Song JI, et al. Survival and Patterns of Relapse in Patients With oral tongue cancer. J Oral & Maxillofac Surg, 2010, 68: 584–589

35 Jung J, Cho NH, Kim J, et al. Significant invasion depth of early oral tongue cancer originated from the lateral border to predict regional metastases and prognosis. Int J Oral & Maxillofac Surg , 2009, 38: 653–660

36 Matsuura K, Hirokawa Y, Fujita M, et al. Treatment results of stage I and II oral tongue cancer with interstitial brachytherapy: Maximum tumor thickness is prognostic of nodal metastasis. Int J Radiat Oncol Biol Phys, 1998, 40: 535–539

37 Ang KK, Trotti A, Brown BW, et al. Randomized trial addressing risk features and time factors of surgery plus radiotherapy in advanced head–and–neck cancer. Int J Radiat Oncol Biol Phys, 2001, 51: 571–578

38 Hamidou H, Benmiloud M, Pene F, et al. 440 oral tongue cancer: Long–term results with radiation therapy. Europ Journal Cancer, 1995, 31: S95

39 Kim SY, Nam SY, Choi SH, et al. Prognosis value of lymph node density in node–positive patients with oral squamous cell carcinoma. An Surg Oncol, 2011, 18: 2310–2317

40 Feuvret L, Noel G, Mazeron JJ, *et al*. Conformity index : A review. *Int J Radiat Oncol Biol Phys* , 2006, 64: 333–342

41 Lin CY, Wang HM, Kang CJ, et al. Primary tumor site as a predictor of treatment outcome for definitive radiotherapy of advanced–stage oral cavity cancers. *Int J Radiat Oncol Biol Phys*, 2010, 78: 1011–1019

42 Strongin A, Yovino S, Taylor R, et al. Primary tumor volume is an important predictor of clinical outcomes among patient with locally advanced squamous cell cancer of the head and neck treated with definitive chemoradiotherapy. *Int J Radiat Oncol Biol Phys*, 2012, 82, 1823–1830

43 Lok BH, Setton J, Caria N, et al. Intensity–modulated radiation therapy in orapharyngeal carcinoma: effect of tumor volume on clinical outcomes. *Int J Radiat Oncol Biol Phys*, 2012, 82: 1851–1857

25 口底癌
Chapter 25 Carcinoma of the Floor of the Mouth

25.1 发病率与病因

在西方国家,口底癌比较常见,发病率列舌癌之后。在我国,口底癌常列口腔癌发病率之末位,好发年龄为40～60岁。据上海交通大学医学院附属第九人民医院病理科李江统计5746例唇及口腔癌中,口底癌共316例,占5.6%,居最后一位。上海市疾病控制中心公布的2002～2009年上海市肿瘤发病率资料,口底癌(ICD-C04)的发生率男性为0.30/10万,女性为0.28/10万。但近年来,口底癌有逐年上升趋势。

口底癌的确切病因至今未明,流行病学研究显示,吸烟、饮酒、口腔卫生差是主要原因。饮酒致口底恶性肿瘤的相对危险性明显提高,如再加上吸烟,则危险性成倍增加。口腔白斑、红斑等癌前病变亦为重要因素。近年来有资料表明,HPV感染与口底癌的发生有关,而且对预后有指导作用。

25.2 疾病发展特点

口底位于下颌骨间的“U”形区域。口底癌好发于口底的前部、颌下腺开口的周围,易侵及颌下神经管并沿此管生长。局部出现溃疡或肿块,并很快侵犯舌系带而达对侧。口底癌可直接侵犯舌、下齿龈、下颌骨和颌下腺,常造成前牙松动、脱落。淋巴引流主要至颌下淋巴结、二腹肌淋巴结,部分可引流至颏下和颈中深淋巴结,就诊时约30%的患者伴有淋巴结转移。其中最常见的转移淋巴结为颌下淋巴结,其次是二腹肌淋巴结、颈中深淋巴结和颏下淋巴结。淋巴结转移率与T分期有关:T1期病变淋巴结转移率较低 <10%,T2期为25%,T3～T4期病变就诊时淋巴结转移率为50%～70%,其中20%是双侧淋巴结转移。约有20%淋巴结阴性的患者将来仍有可能出现淋巴结转移。远地转移率约占8%～10%,常见受累器官为:肺、肝、骨和纵隔。

25

25.3　诊断和临床分期

口底癌早期表现为局部疼痛,但较轻微,黏膜表面出现表浅小溃疡或小红斑,需仔细检查才能发现;之后,肿瘤可侵犯邻近下颌骨,向前可侵犯牙龈、牙槽骨,出现局部肿块、溃烂,伴有疼痛。如肿瘤侵犯舌腹面达深部舌肌,可出现舌运动受限,影响语言及吞咽功能。

影像学检查:对口底癌是否有下颌骨受侵,可行下颌骨X线片检查。CT和MRI检查对了解病变范围及颈部淋巴结有无转移均有帮助。PET/CT检查对口底癌的分期及有无远处转移有很好的诊断价值。B超对口底癌颈淋巴结转移率也有一定参考价值。

病理检查:肿瘤活检可确诊口底癌。病理上主要为鳞癌。

口底癌性溃疡应与良性溃疡及结核性溃疡鉴别。一般的慢性炎症经过治疗后可以好转或治愈,多无进行性加重,而口底癌抗炎治疗后临床表现虽可有一定好转,但总体上呈加重趋势;舌良性溃疡一般较表浅,可自行愈合。有持续性疼痛、去除刺激因素及积极局部处理后仍不见溃疡好转者,应及时进行活检,以便早期诊断,早期处理。

口底癌的临床分期,见2010年第7版UICC分期标准(本书附录二)。

25.4　治疗原则

口底癌的放疗方式包括外照射、组织间插植近距离照射。较小的、病变至少距下颌骨5mm,局限于黏膜表面的病变应首选放射治疗,采用外照射加组织间插植照射,能获得满意疗效和美容效果。少数失去手术机会的晚期患者也可以行姑息性放疗,但疗效差。

口底癌的治疗应根据患者的临床分期(原发肿瘤的大小、部位、颈部淋巴结转移情况)和全身情况(有无远处转移、年龄和有无严重内科疾病)来选择确定。根据头颈部肿瘤临床实践指南(NCCN 2009年中国版,NCCN 2011年英文版)和我院多年来的治疗经验,将患者分成以下几种情况:

(1)早期患者(T1-2N0-1)　尽管放疗和手术对T1期病变均可获得较好的局部控制率,但放疗在保留功能和美容方面有较大的优势,因此,T1期病变应首选放疗。放疗后如有肿瘤残留,可以实施挽救性手术,此时手术损伤较小。对于积极要求手术的患者可以采用原发灶切除加同侧或双侧颈淋巴清扫术,除pN1患者外,此部分患者术后不需放疗,密切随访。pN1患者建议术后放疗。

(2)可以手术切除的中晚期患者　对于T2期或较早的T3期病变,建议先行放疗,残存病灶行补救性手术。T3-4aN0-1期患者可采用根治性手术治疗,手术多采用口底肿物-颌颈联合根治术加同侧颈淋巴清扫术,并根据组织缺损的大小采用带蒂或游离皮瓣修复。手术后有不良预后因素者,包括切缘阳性、淋巴结包膜外侵犯、侵犯神经、血管内癌栓等,应选择行放化疗同步治疗。局部晚期癌患者不愿手术者,也可放疗或同步放化疗,再根据放疗后肿瘤残存情况,行挽救性手术。由于口底黏膜对射线的耐受性较差,大剂量放疗可出现口底黏膜溃疡,并且愈合困难等不良反应,对晚期可手术的口底癌患者仍应尽量争取手术和放疗的综合治疗。

(3)多区多枚淋巴结转移患者(N2-3)　首选口底-颌颈联合根治加同侧或双侧(N2c)颈淋巴清扫术,并行术后放疗。如有不良预后因素者,包括切缘阳性、淋巴结包膜外侵犯、侵犯神经、血管内癌栓等,应选择行放化疗同步治疗。其他方案:可采用同步放化疗,根据颈部淋巴结和原发灶残留情况实施术后放疗。

(4)不能手术切除的晚期病变　对体力状态评分PS 0-2分的患者,同步化放疗或诱导化疗继之同步化放疗或联合分子靶向治疗(西妥昔单克隆抗体、尼妥珠单克隆抗体)。对体力状态评分PS 03分的患者,根治性(姑息性)放疗或最佳支持治疗。

(5)治疗后局部复发　对先前无放疗史且可以手术切除的患者,采用手术挽救加术后放疗。对复发患者而言,即使挽救手术成功,术后放疗也是必要的,此可明显减少再复发的危险。对先前有放疗史的局部-区域复发,可以手术切除者,尽可能采用手术挽救,如手术成功和彻底(切缘阴性),一般不加术后放疗;如肿瘤未全部切除或切缘阳性,术后加同步化放疗或单术后放疗;在放疗技术上,宜选用超分割放疗、调强放疗、外照射加组织间插植、外照射加立体定向放疗等方法,对大部分患者有良好的姑息疗效;对复发不可手术切除者,不论先前有无放疗史,放疗一般只照射复发的部位,放射野应尽可能小,并不做预防性照射。

25.5 放射治疗

25.5.1 放疗前准备

25.5.1.1 明确分期和全身评价

患者在放疗前须复核病理，并结合临床检查和影像学资料，按照UICC或AJCC分期标准对患者进行准确分期；一般应完成三大常规、肝功能、肾功能化验；胸片或肺CT；必要时行全身PET/CT或ECT检查；预计生存期，一般应>6个月，并排除列入放疗的禁忌证的患者。患者有下列之一者不宜采用放射治疗：①全身情况很差，Karnofsky评分低于50分或PS高于3分；②已有心、脑、肝、肾功能严重损害，无法耐受放射治疗者；③局部已有高剂量放疗史，再次放疗可能发生严重并发症对患者造成明显损害者；④全身广泛转移、包括晚期患者癌入终末期、恶病质等，预计生存期不超过3个月者；⑤伤口明显不愈，特别是颈总动脉区，有大出血危险者。

25.5.1.2 口腔处理

根据患者状况，对患牙进行处理，合并有感染，给予抗感染治疗（详见本书第八章）。

25.5.1.3 营养及合并症处理

患者如有进食困难及由此而导致的营养不良，应该给予纠正。有贫血、白细胞低下等其他内科合并症者，给予相应处理，并根据合并症情况，决定适合患者的治疗方案。

25.5.2 放疗的步骤

25.5.2.1 放疗具体步骤

（1）体位固定和CT模拟定位 患者取仰卧位，鼻尖对中不偏，制作口模，将舌体抬高在口模上，以保护舌体正常组织（见图25-1）；采用碳纤头颈肩板制作个体化的热塑型头颈模或头颈肩模，充分冷却后取下（调强患者需先常规模拟机模拟后制作头颈肩面模）；常规模拟机核对，符合要求后通过激光灯在面罩上标出初始靶中心；CT扫描定位，扫描范围在治疗区域上下各放5cm，层厚2.5mm（必要时病变区扫描层厚1.25mm），扫描上界应达颅底上2cm，下界位于锁骨下2cm，含整个受

侵的解剖结构。先做平扫，再做增强扫描；图像传入放疗计划系统工作站。

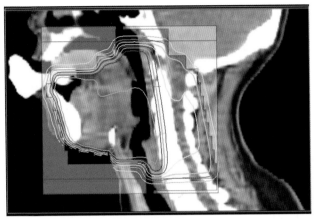

图25-1 口底癌用口模（舌前部抬高在压板上），剂量线显示对舌的保护

（2）靶区勾画 靶区须包括原发灶、颈部转移及亚临床灶，术后放疗照射野须包括术前肿瘤床或手术床。靶区勾画要依据CT/MRI片上肿瘤的侵犯部位；术后放疗患者的术前CT/MRI片、手术记录、银夹标记和病理报告对照射野的设计极具参考价值。必要时定位前作PET/CT扫描供靶区勾画参考。我们认为，调强放疗、三维适形放疗、常规放疗和立体定向放疗均应完成靶区勾画。靶区的勾画和最佳的剂量分布需要治疗者对头颈部影像学，肿瘤扩散途径的规律等有全面了解。

（3）靶区放射剂量设定 单纯放射治疗原发肿瘤6MV X线照射剂量65～70Gy。术后放疗无肉眼肿瘤残留时照射60Gy，有肿瘤残留时，按肿瘤大小照射65～75Gy/6.5～8周；姑息放疗局部照射60～65Gy/6～7周。放疗剂量低于54Gy，局部控制率会明显下降。N0患者颈部给4～6MV X线预防性放疗剂量为50～54Gy，N+术后放疗剂量60Gy（其中20～30Gy用电子线照射），有淋巴结包膜外侵犯时，侵犯区再加照5～10Gy。加照下颈部者，4～6MV X线切线40Gy后加照9MeV电子线20Gy。颈部治疗剂量达65Gy，颈部转移灶仍然退缩不良时，宜与手术联合治疗，如一味追加放射剂量不仅效果不大，反而增大并发症发生率。

（4）危险器官的剂量限值 在定义GTV、CTV、PTV后，需要定义危及器官和重要功能脏器，并给出限制性条件供物理师进行计划。ICRU-62报告中危及器官的定义是指：其放射敏感性显著影响治疗计划和／或

25

处方剂量的一些正常组织。由于摆位误差和器官运动，ICRU-62报告引入了危及器官计划体积的概念。PRV是危及器官外放边界后的体积，类似于根据CTV形成PTV。例如，在脊髓／脑干边界上外方0.5和0.lcm形成脊髓和脑干的PRV。RTOG-0225研究方案中也规定在脊髓的PRV为脊髓各方向上外方0.5cm，脑干和视交叉的外放至少1mm形成PRV（有些单位PRV是由物理师根据临床医师的危及器官轮廓来完成勾画的）。

重要功能脏器和危及器官的限量（PRV）为：脑干：最大剂量54Gy；脊髓：最大剂量45Gy；视神经和视交叉：最大剂量54Gy；颞颌关节：平均剂量50Gy；颞叶：最大剂量60Gy；下颌骨：平均剂量60Gy；腮腺50%体积：30Gy。所有处方剂量均为PTV/PRV所接受的剂量。

（5）完成放疗计划　物理师根据主管医师定出各类靶区的处方剂量及危及器官的限制剂量后完成放疗计划，普通放疗用正向计划，调强放疗用逆向调强计划。治疗计划完成后的靶中心为最终治疗中心。口底黏膜和下颌骨对放射线的耐受性较差，因此在做放射治疗计划时应予以足够重视。

（6）计划评估和等中心位置验证　由医师和物理师共同对计划做出评估，移动激光灯在面罩上标记出最终放疗中心，然后用常规模拟机图像与放疗计划的DRR（重建图像）进行比较，误差在2mm以内为通过。

（7）摆位及治疗　普通常规放疗即开始放疗；调强放疗在放疗前还须通过剂量验证和授权后方可开始放疗。放疗中每周摄治疗片或EPID与放疗计划的DRR比较并修正。IGRT按治疗规范行影像核对后开始治疗。

25.5.2.2　靶区定义和勾画

对靶区的定义和要求根据ICRU 50、ICRU 62和ICRU 83号报告。目前GTV的勾画多基于CT影像的基础上，由于受CT影像技术本身的软组织密度的分辨率、扫描时相、窗宽窗位、放射对比剂的使用情况等局限性影响，均会影响靶区的确定和勾画的准确性。因此，勾画应在骨窗下进行，如有MRI的图像，或做PET/CT检查者，进行图像融合，以尽量减少靶区勾画的误差。这一误差往往造成肿瘤放射剂量的不足（勾画过小）或正常组织放射剂量过高（勾画过大），是造成放疗过程中最大和最重要的误差。

（1）调强放疗的靶区定义　①CTV 1：大体肿瘤（gross tumor volume，GTV），包括肿瘤瘤体和受侵的淋巴结（根据CT/MRI/PET影像资料、病理报告、临床检查等确定），GTV边缘加0.5～1.0cm，如肿瘤近（过）中线，一般向对侧口底适度扩大；②CTV 2（高危亚临床靶）：包括原发肿瘤周围易被浸润的正常组织（参照原发灶GTV边缘加1.0～1.5cm，一般应包括整个口底区）和高危的淋巴结区域（已有转移淋巴区加下一站淋巴区，如有颌下淋巴转移扩至颈深上区；已有颈深上淋巴转移扩至颈深中区等等）；③CTV 3（预防性放疗靶区）：原发部位按术前GTV边缘加2.0～2.5cm，同侧颈部按再下一站淋巴结区域预防。

（2）术后调强放疗的靶区定义　①CTV 1（有肿瘤残留者靶区）：大体肿瘤（gross tumor volume，GTV），包括手术未切除或残留的肿瘤瘤体和受侵的淋巴结（根据CT/MRI/PET影像资料、病理报告、临床检查等确定），GTV边缘加0.5～1.0cm；②CTV 2（高危亚临床靶区，无肿瘤残留者）：原发灶CTV 2:参考术前CT/MRI的瘤体边缘3D方向加1～1.5cm构成CTV 2；在术前原发灶大小不明或瘤体边缘3D方向加1～1.5cm未能全部将手术床划入CTV 2时，应以手术床作为CTV 2；高危的淋巴结区域CTV 2为：转移淋巴区及其下一站淋巴区（包括根治性放疗和术后放疗），如有颌下淋巴转移（Ib区）扩至颈深上区（II区）；已有颈深上（II区）淋巴转移扩至颈深中下区（III-IV区）等等，上界达第一颈椎下。高危定义为切缘阳性/有淋巴结包膜外受侵犯/颈部两只（含）以上淋巴结转移/转移淋巴结>3cm/软组织、神经、血管及周围侵犯或骨侵；③CTV 3（低危预防性放疗靶区）：参考术前CT/MRI的瘤体边缘在3D方向加2.0～2.5cm或手术床边缘3D方向加0.5～1cm；颈部pN 0手术区加同侧锁骨上区；pN 1患者手术区加同侧锁骨上区外，须加对侧II-IV区。

（3）常规放疗靶区定义　肿瘤瘤体和受侵的淋巴结（根据CT/MRI/PET影像资料、病理报告、临床检查等确定），一般参照原发灶边缘加2.0～2.5cm易被浸润的正常组织，已有转移淋巴区加下一站淋巴区（如有颌下淋巴转移扩至颈深上区；已有颈深上淋巴转移扩至颈深中区等）。常规放疗在完成3/5放疗总剂量后，可采用缩野（boost）技术，对肿瘤区（原发灶边缘加1.0cm）或残留灶加量照射至根治剂量。

（4）术后常规放疗靶区定义　有肿瘤残留者靶区：包括手术未切除的肿瘤瘤体和受侵的淋巴结（根据CT/MRI/PET影像资料、病理报告、临床检查等确定），一般参照术前原发灶边缘加2.0～2.5cm易被浸润的正常组织；术后无肿瘤残留者靶区：包括肿瘤瘤体床扩大2.0cm和受侵的淋巴结区，已有转移淋巴区加下一站淋巴区（如有颌下淋巴转移扩至颈深上区；已有颈深上淋巴转移扩至颈深中区等）。常规放疗在完成3/5放疗总剂量后，可采用缩野（boost）技术，对术前肿瘤区（原发灶边缘加1.0cm）或残留灶加量照射。

（5）靶区勾画　每例患者根据靶区定义完成勾画。常规放疗患者按靶区定义在放疗计划系统工作站勾画靶区，改变了以往在常规模拟机上按解剖标志设野的方法，从而使常规放疗也进入精确放疗和个体化治疗的时代。

25.5.3　颈部的放射治疗

25.5.3.1　颈部放疗的策略

（1）已有颈部转移　颈部治疗是口底癌治疗上不可分割的一部分，已存在明确颈部转移灶的口底癌，包括cN+和pN+，均应列为双颈部根治性放疗的指征。对患侧颈部已有淋巴转移、对侧颈部N0的患者，对侧颈部转移的危险性明显增大，同样应给予双全颈部放疗。转移淋巴结的确定应依据病理学报告。但在无病理学报告的情况下，如患者的CT增强定位影像中见到淋巴引流区>1cm的增大淋巴结、伴有中心液化的淋巴结、数个淋巴结虽<1cm但有融合或有包膜外侵犯，均按淋巴结转移放疗。

（2）N0患者　对小于2mm的口底浅表病灶，分化程度好，临床和影像检查颈淋巴结阴性（N0）患者，颈部可不做预防照射，但要密切观察并定期检查。除上述情况外，大多数T1N0期，T2N0期无颈淋巴结转移的病例，颈部隐匿性转移的危险大于25%，应列为颈部预防性放疗的指征。

我们的经验表明，预防性颈部放疗能有效控制舌癌N0颈部的隐匿性或亚临床转移，成功率达90%以上，基本上可以取代选择性颈淋巴清扫手术。对治疗性颈部放疗，除>2cm的淋巴结、固定（有淋巴结包膜外侵犯）或淋巴结中心已有液化者疗效较差、须联合手术治疗外，一般治疗成功的比例较高。

25.5.3.2　颈部的放射治疗的设野

（1）照射范围　照射范围应结合原发肿瘤临床分期考虑。①口底癌易发生双侧颈部隐匿性或亚临床转移，除小于2mm的口底浅表病灶，分化程度好，临床和影像检

查颈淋巴结阴性（N0）患者外，均应给予双上颈部预防性放疗。②对cN+和pN+口底癌，应作双侧全颈部放疗。

（2）设野　口底癌的上颈部放疗与原发灶野合并安排，调强放疗直至剂量完成；常规放疗要在放疗36～40Gy后，野后界前移避开脊髓，颈后区（后条）加电子线继续推量。下颈部放疗（含锁骨上区）另设一个单前野垂直切线照射，该野上方与原发灶和上颈的调强野或面颈联合野相接，分界线一般在患者的环甲膜水平，下界至锁骨下缘。有淋巴结包膜外侵犯者，常规放疗剂量完成后，须在包膜外侵犯部位加设小野推量加照4～6Gy。

（3）接野注意事项　①如遇肿大淋巴结，下颈野与原发灶和上颈的调强或面颈联合野的分界线要作上下调整，尽量不在淋巴结上分界；②常规放疗的面颈联合野（水平照射）和下颈野（垂直照射）均采用半束照射技术，可以避免形成两野分界线处剂量热点及冷点。如不用半束相接，应在皮肤交接缘留空3mm（gap）来避免"热"点；③下颈部中一般无转移淋巴结，下颈野前正中挡脊髓2.5～3cm。

25.5.4　术后放射治疗

根据影响口底癌局部控制率和生存率的独立预后因素的研究结果，对有下述情况之一者应行术后放射治疗。

（1）临床分期　局部晚期（T3-4）患者，除非手术非常彻底，一般应加术后放疗，可明显提高疗效；特别是术前已发生神经侵犯（舌神经、舌下神经麻痹）、肿瘤已侵及周围组织、下颌骨等，淋巴结有癌细胞侵及包膜或包膜外。

（2）手术后局部复发再手术后　此类患者术后再次复发率高，一般没有再次手术机会，应在手术后放疗。

（3）手术病理报告　有下列一项或多项指标者：①切缘阳性；②肿瘤近切缘（<5mm）；③骨或软骨侵犯；④神经侵犯；⑤大血管及周围侵犯；⑥淋巴结1只以上转移；⑦淋巴结包膜外侵犯或淋巴管内见癌栓；⑧病理恶性程度高（鳞癌I～II级或以上、未分化癌等）；⑨病理为侵袭性强或易延神经侵犯，如腺样囊性癌、高度恶性黏液表皮样癌等。

（4）手术情况　手术中有下列1项或多项指征：①无瘤原则不够，如切破肿瘤；②手术怀疑有肿瘤残留

（应留置银夹）；③肿瘤仅部分切除,有残瘤体。

25.5.4.1　术后放疗最佳时间段

　　口底癌的术后放疗有一个最佳时间段,即术后放疗最好在术后2~4周开始,最迟不晚于术后6周内进行,或放疗在术后13周内结束,否则要增加复发机会。范围小而浅的伤口延愈不影响术后放疗的如期进行。Ang等随机性临床研究发现,术后放疗在11周完成者,5年肿瘤局部控制率为76%,11~13周完成者为62%,13周以上完成者下降至38%。

25.5.4.2　术后放疗技术和剂量

　　（1）口底癌术后调强放疗　调强放疗的射野数7~9个,有肿瘤残留：6MV X线CTV 1（肿瘤靶区）放疗剂量为66Gy/6w/30F,CTV 2（高危靶区）放疗剂量为60~62Gy/6w/30F,CTV 3（低危靶区）放疗剂量为50~54Gy/6w/30F；无肿瘤残留：6MV X线CTV 1（高危靶区）放疗剂量为60~62Gy/6w/30F；CTV 2（低危靶区）放疗剂量为50~54Gy/6w/30F。由于调强靶区定义已明确,按靶区定义勾画后由放疗计划系统（TPS）行逆向调强计划。一般调强放疗靶区包括原发灶和上颈部淋巴结,下颈部另设常规切线野,4~6MV X线切线30~40Gy后加照9MeV电子线20Gy。也有将下颈部也包括在调强野内,即原发病变、二腹肌下组淋巴结、颈深淋巴结全部包括在调强照射野内。

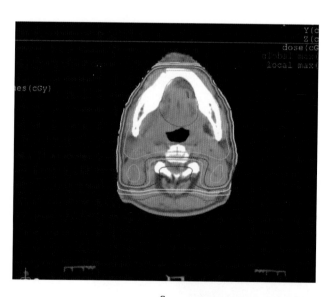

a

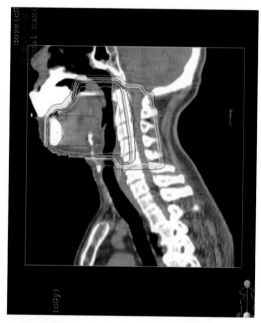

b

c

图25-2　口底癌术后常规放疗（左右对照）的剂量分布图

a. 横断位剂量分布图；b. 矢状位（中线）剂量分布图；c. 右面颈联合野的DRR图示（MLC二维适形,左侧野与右侧对称,未显示）

（2）口底癌术后常规放疗　常规放疗采取6MV X线相对侧野等中心照射技术。按术后常规放疗靶区定义设野。口底癌原发灶和上颈部面颈联合野含双颌下和上颈深淋巴结，野的前界位原发灶前缘加2.0～2.5cm，下唇要保护；后界至椎体后缘包括颈静脉链，上界为压舌口模板上1.0cm，下界达环状软骨水平。原发灶和上颈大野照射40Gy/20F后，向前缩野以避开脊髓，原发灶和上颈前缩野6MV X线相对加照，颈后区（后条）加量可选用9～12MeV能量，剂量按25.5.2.1第3点内容推量完成。有淋巴结包膜外侵犯者，常规放疗剂量完成后，须在包膜外侵犯部位加设小野推量加照4～6Gy。对N+患者，均须加下颈部切线野，照射剂量同上。在TPS计划系统上，二维常规放疗计划设计可非常方便和直观地完成，尤其在靶区已作勾画的情况下。图

25-2为口底癌术后常规放疗（左右对照）原发部位的横断位靶区和剂量分布图（a）、矢状位剂量分布图（b）和常规普放面颈联合野的DRR图示（c）（MLC二维适形，对侧未显示）。常规普放剂量分布明显差于图25-4的调强计划。

25.5.5　单纯放射治疗

口底组织的放疗耐受性较舌组织低，特别是邻近牙床及下颌骨的病灶，放疗易引起组织溃疡和下颌骨放射性坏死，在制订放疗计划时应引起足够重视。单纯放疗适合于较小的局限于黏膜表面的病灶，且病灶距下颌骨至少5mm。

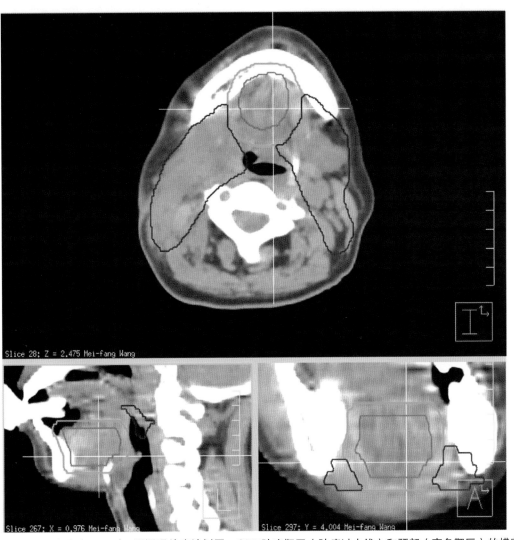

图25-3　口底癌（T3N0）7野调强放疗计划图，GTV肿瘤靶区（肿瘤过中线）和颈部（高危靶区）的横断（上）、矢状（左下）和冠状位（右下）勾画图，GTV外扩为CTV1

25

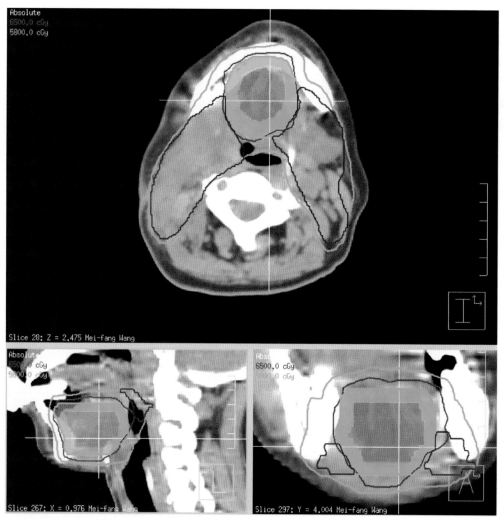

图25-4　为同一患者调强放疗计划的剂量分布图横断（上）、矢状（左下）和冠状位（右下），
68Gy剂量线包括GTV

25.5.5.1　单纯放疗适应证

（1）拒绝手术治疗并愿意接受放疗。

（2）因全身其他疾病或年老体衰无法耐受麻醉及手术者。

（3）局部肿瘤巨大或广泛侵犯周围组织又无手术切除可能者。此类患者通过放疗后，如瘤体明显缩小，有可能获得手术治疗机会；即使未能手术，部分患者因肿瘤得到不同程度的缓解或获较长期生存。

（4）治疗时已有远处转移者。

25.5.5.2　放疗技术及剂量

（1）调强放疗　调强放疗的射野数7～9野。6MV X线CTV 1放疗剂量为66～70Gy/6w/30～33F，CTV 2放疗剂量为60～62Gy/6w/30F，CTV 3放疗剂量为50～54Gy/6w/30F。下颈部切线野的照射剂量按有无

转移淋巴结照射50～70Gy。图25-3（a）为口底癌（T3N0）GTV肿瘤靶区和颈部（靶区高危）的横断、矢状和冠状位勾画图，GTV外扩为CTV 1；图25-3（b）为该患者7野术调强放疗计划的横断、矢状和冠状位剂量分布图，68Gy剂量线包括GTV。

（2）常规放疗　口底癌常规放疗采取6MV X线相对侧面颈联合野，原发灶以及受侵淋巴结照射70Gy，下颈部切线野未受侵淋巴结区域照射50Gy，有淋巴结转移照射60～70Gy。

（3）非常规放疗　①在第2～6周增加至6次／周；肉眼可见病变照射剂量为70Gy，亚临床病变照射剂量≥50 Gy；②同步推量加速放疗：72Gy/6周（大野1.8Gy／次；在治疗的最后12d，每天再加小野补充照射1.5Gy，作为1天中的第2次照射）；③超分割放疗：81.6 Gy/7周（1.2 Gy／次，bid）修正的分割放疗总剂量>70 Gy。

（4）同步放化疗　基于已发表的数据，目前的同步

化放疗的经验采用的是常规分割放疗，即≥70Gy/7周，2.0Gy/次，同时用每3周单药顺铂100mg/m²共3次。其他分割放疗（如常规1.8 Gy、多药化疗、非常规分割放疗合用化疗的方案均未得到共识。一般来说，同步化放疗伴有很高的毒性风险，而非常规分割放疗或多药化疗会进一步增加该风险。进行化放疗时应先对患者全身情况进行评估并辅以积极的支持治疗。

25.5.6 术前放射治疗

术前放疗的优点：可预防切缘复发，控制原发灶周围和转移淋巴结的亚临床灶；使肿瘤缩小，提高手术切除率。术前放疗的缺点：放疗后肿瘤状况因术前放疗而不清晰、手术时间推迟和术后并发症上升。

25.5.6.1 术前放疗适应证

T2晚、T3期和部分T4期病变常伴有淋巴结转移、舌或深部肌肉的侵犯，可行计划性术前放疗，放疗后3~4周再行根治性手术；对颈部转移灶已固定、大于3cm或已有皮肤侵犯，也宜采用术前放疗，放疗后3~4周再行颈淋巴清扫手术，常见到颈转移灶明显缩小或由固定变活，手术成功率将提高10%~20%。

25.5.6.2 术前放疗的剂量

术前放疗的剂量为45Gy，不宜超过50Gy，不然的话，术后伤口迟愈、瘘管形成、颈动脉破裂大出血等严重并发症的发生率会增加。

25.5.6.3 术前放疗技术

术前放疗技术可采用调强放疗或常规放疗技术，设野同上节。

25.5.7 其他放疗技术

25.5.7.1 近距离放疗

近距离治疗口底癌多采用放射性粒子组织间插植，它是通过微创方式将多个封装好的具有一定规格、活度的放射性同位素粒子经施源器直接施放到肿瘤组织内进行高剂量照射进行的治疗，分为暂时性插植和永久性插植两种。暂时性插植治疗剂量一般为0.5~0.7Gy/h，治疗方法多为分次高剂量率照射，使用后装治疗机完成，

大多需要再次手术取出施源导管；永久性插植治疗的剂量率一般为0.05~0.1Gy/h，选择粒子的活度在每粒0.3~1.0mCi之间。通过术中或CT、B超引导，根据计算机提供的三维立体种植治疗计划、利用特殊的设备直接将放射性粒子种植到肿瘤区域，¹²⁵I粒子可永久留在体内，达到3个半衰期后不用取出。

近距离放射治疗有杀伤距离短、适形、对周围正常组织损伤小的特点，虽然目前有三维适形调强放射治疗技术，近距离放疗在舌癌的治疗上仍不失为一个可选择的手段。放射性粒子植入对亚致死放射损伤修复能力强、放疗后肿瘤细胞再充氧过程差、含乏氧细胞比例高、分化程度高及生长缓慢的肿瘤疗效优于外放疗。

组织间插植常单独或与外照射结合用于治疗早期口底癌，是口底癌放疗的重要组成部分。目前常用的¹²⁵I较适合于永久性插植。常规外照射与近距离放疗的结合治疗口底癌，既能提高局部肿瘤剂量又能避免过高外照射剂量照射而导致的正常组织损伤（如放射性下颌骨坏死，放射性脊髓炎等）。残存灶可行手术挽救。

（1）近距离放疗的适应证　①早期表浅T1N0期口底癌、距下颌骨5mm以上的T2N0期口底癌（病变<15mm者）；③对非浸润型生长的T1-2N0期口底癌。

（2）组织间插植方法　近距离放疗的剂量学遵循平方反比定律，即近放射源处的剂量很高，易导致组织坏死，而在靶区边缘剂量较低，易导致复发。因此，组织间插植近距离治疗应尽可能采用多平面、多管插植，但部分肿瘤厚度<1cm的病变可采用单平面插植。当外照射加组织间插植治疗时，尽管外照射后肿瘤体积可能缩小，但插植体积应参考外照射前的肿瘤体积。为此，推荐在计划性外照射加组织间照射的患者外照射前对肿瘤边界进行标记，以便指导以后的组织间插植。在每次插植进行布管（或布针）后，均应摄定位片，并根据实际插植情况（徒手插植时各施源器间很难做到完全平行）做治疗计划并进行优化处理，实施治疗。

（3）近距离治疗剂量学原则应遵循　①施源器之间应等距，间距最好为5~15mm之间，且平行穿过靶区；②源驻留点排列分布应呈等边三角形或正方形；③中心平面应正交于源轴；④设置参考点的距离和剂量时应注意：在两个施源器或放射源间距中点处的剂量最低，称为中心剂量率（basal dose rate），参考剂量率（reference dose rate）是中心剂量率的85%，即85%的等剂量线包括的体积是治疗体积。应注意下颌骨的防护，以减少高剂量致颌骨坏死的概率。

25

（4）近距离治疗剂量和次数　单独应用后装近距离治疗口底癌剂量为 50 ～ 60Gy/2 ～ 3F/3w-4w，如与外照射结合，先予外照射 50Gy，休息 2 周行插植，对 T1 ～ T2 期病变 20 ～ 25Gy/1F ～ 2F/1 ～ 2w，T3-4 期病变约推量 25 ～ 35Gy/2 ～ 3F。放射性粒子永久性插值三个半衰期靶区剂量应达到 130Gy 以上。

25.5.7.2　立体定向放疗

立体定向放疗比较适合足量放疗后复发或转移患者的姑息治疗，且单一病灶，以 <3cm 为好。设野尽量小，一般瘤体外放 0.75 ～ 1cm；尽量与首次放疗不同的角度和部位入射，尽量设多野照射；照射相当于 50 ～ 60Gy 的生物剂量，分 5 ～ 8 次完成。具体方法和原则请参考本书第十一章。

25.6　放疗并发症

口底癌采用常规放疗技术，放疗并发症比较常见，Hitter 等报道 47 例 T3 ～ T4 期口底癌手术和辅助放疗早期并发症发生率 32%，晚期并发症发生率 17%。采用二维适形技术可减少正常组织照射，是减少放疗并发症的有效措施。现代调强放疗技术，由于正常组织可得到良好的保护，严重口干、放射性颌骨骨髓炎等严重放疗并发症已明显减少。因此，放疗技术选用合理适当，可将放疗并发症降到最低。

25.6.1　早期放疗并发症

早期放疗并发症在放射治疗期内发生，常见口腔黏膜炎、味觉丧失等，大多在放疗结束后逐渐恢复，只有口干症等少数症状较为持久。

25.6.1.1　口腔黏膜炎

一般在放疗第 2 周出现，从红斑发展到小黄白色假膜斑，可融合成大片，有的形成糜烂或溃疡，出现疼痛，影响进食和营养。口腔黏膜炎在高剂量区如舌侧缘、颊黏膜、口角、软腭、咽前柱和咽壁发生早且严重，在硬腭、牙龈不发生或仅在高剂量才发生。咽痛反应在第 3 周时最重。放射野外的口腔黏膜不发生黏膜炎，因此可通过检查黏膜炎的范围来核对肿瘤区是否包括在野内，作

为指导治疗的参考。放疗结束后，黏膜炎经 2 ～ 3 周迅速愈合。同步放化疗患者发生口腔黏膜炎早且明显严重，放疗结束后，黏膜炎愈合明显推迟。

25.6.1.2　味觉丧失

放射开始后，味觉迅速下降，原来味觉越敏锐的患者，下降越快。大部分患者放疗第 3 周时味觉基本丧失。放疗后 20 ～ 60d 味觉开始恢复，而完全恢复大约要 60 ～ 120d。在使用口模保护舌的患者，味觉丧失较少发生。

25.6.1.3　腮腺肿大及口干

首次放射后 12h，有 5% 的患者有腮腺肿大，无痛或轻度胀痛，继续放疗一两次后肿胀自然消失。此与腺泡及导管放射后水肿有关，患者放疗第 2 周即出现口干。由于浆液腺比黏液腺更易受放射线影响，唾液变得黏厚，吸烟和饮酒更加重这一变化。治疗前唾液流量大的患者，口干发生率低且晚，原有口干症的患者症状更严重。调强放疗由于腮腺得到较好的剂量保护，口干不严重，放疗后恢复较好。

25.6.1.4　皮炎

据剂量大小可产生皮肤红斑反应、干性脱皮及湿性皮炎。湿性皮炎产生渗液、疼痛，一般需停止放疗，经 2 ～ 4 周可完全愈合。高剂量颈部电子线放疗患者为常见。

25.6.1.5　放射性脱发

颈部切线放疗均可出现耳后脱发。放疗后 6 个月后新发可长好如初。

25.6.2　晚期放疗并发症

晚期放疗并发症指放疗后数月至数年才变得明显的放疗不良反应，大多属进行性且极少自愈，后果严重，应引起重视，以预防为主。调强放疗已明显减少晚期并发症的发生危险。放疗常见的晚期反应及并发症有如下几种。

25.6.2.1　口底黏膜溃疡

特别是在组织间近距离治疗后的患者，溃疡不易愈合常伴有疼痛、合并感染和异味，临床以对症处理为主，

必要时可行溃疡区手术切除,邻近瓣修复。

25.6.2.2 下颌骨放射性骨坏死、骨髓炎

放射性骨坏死最常发生在下颌骨,放射剂量超过60Gy即可能发生,超过70Gy更常见。放射性骨坏死的发生原因主要是放射线对骨细胞的损伤,其次是颌骨的血供受到放射损伤而缺血;当肿瘤已侵犯骨组织时,骨坏死的发生率最高。而创伤(包括拔牙)和细菌感染则是最重要的诱因。颌骨放射性骨坏死与疗前口腔卫生状况密切有关,因此,对口底癌患者放疗前必须进行口腔检查和必要的处理,如龋齿充填、残根拔除等。

25.6.2.3 吞咽功能障碍

口底癌放疗时如口咽器官高剂量放射,常造成患者的正常吞咽功能障碍,严重患者必须插鼻饲管,甚至做胃造瘘。近年来由于调强放疗开展初期经验不足,患者的吞咽器官受到高剂量放射,严重吞咽功能障碍的发生率甚至超过常规放疗技术。因此,有必要对吞咽器官做一个剂量限制,以减少调强患者严重吞咽功能障碍的发生率。

25.6.2.4 颈部大动脉放疗后破裂大出血

此为致命的严重并发症,重在预防。在根治性颈部淋巴结清扫术后,颈部大动脉表面未做组织保护覆盖时,高剂量术后放疗后可能发生。此类患者的术后放疗时,对该侧颈动脉区应避免高剂量放疗。

25.7 疗效及影响因素

25.7.1 放射治疗的疗效

口底癌放射治疗的局部控制率主要与肿瘤的大小和原发肿瘤的浸润深度有关,与肿瘤的分化程度关系不大。小的黏膜表浅癌无论手术或放射治疗均可获得良好的疗效。据报告,T 1期舌体癌的5年生存率约为80%～90%,T 2期约为50%。而手术或放射治疗对T 3-4期病变的局部控制率都较低,仅为25%～30%。对于晚期病变,特别是N 2-N 3期的患者推荐应用同步放化疗以期提高局部控制率。生存率与分期及淋巴结与否

转移有关。

25.7.2 预后影响因素

许多因素会影响舌癌患者的预后,主要影响因素是原发灶大小、颈部淋巴结转移情况、病理类型、局部治疗结束后肿瘤是否残存等。

25.7.2.1 病理类型及细胞分化程度

病理恶性程度高(鳞癌I～II级或以上、未分化癌等)、侵袭性强或易延神经侵犯,如腺样囊性癌、高度恶性黏液表皮样癌等预后差。

25.7.2.2 临床分期

肿瘤早期(T 1-2)、限于口底、颈部N 0的预后好于局部晚期(T 3-4)、肿瘤超出口底和N+,在转移淋巴结大而固定、多区多淋巴结转移、双侧转移时预后更差、局部控制率下降、远处转移率升高。口底癌的放疗效果与肿瘤分期密切相关,国外资料报道,T 1期患者的3年和5年无病生存率接近80%,T 2期为50%～60%,晚期病变单纯放疗疗效差,3年生存率低于25%。Martinez Moran报道142例口底癌手术治疗的3年和5年生存率分别为63.4%和56.9%。32例(22.5%)局部复发,11例(7.4%)远处转移。切缘阳性($p = 0.0323$)、颈部淋巴结转移(N0-1:N2-3)($p = 0.001$)是明显影响生存率的因素。

25.7.2.3 手术和病理阳性

有血管/淋巴管/神经周围侵犯、颈淋巴结转移(淋巴结包膜外侵犯、多个阳性淋巴结转移)、手术不彻底或切缘阳性者,此类患者如不做术后放疗,局部失败率高达一半以上。对有颈淋巴结转移患者行颈部淋巴结清扫加颈部术后放疗者,较不做术后放疗者的颈部肿瘤控制率和患者总生存率均有明显改善。

25.7.2.4 复发

复发患者术后放疗的疗效明显差于首程治疗者,这些患者的局部控制率低、远处转移机会增高。远处转移是死亡的最常见原因之一。

25.7.2.5 联合手术

有计划的放疗加手术能提高局部控制率,尤其是对

25

T3-4期患者。计划性放射治疗加手术可提高晚期口底癌的生存期已得到证实。中国医学科学院肿瘤医院报道32例口底癌,单纯放射治疗5年生存率为12%,单纯手术3例中1例生存5年,计划性放射治疗加手术3例均生存5年以上。

25.7.3 治疗失败原因

口底癌原发灶和(或)颈部淋巴结转移未控仍是治疗失败的主要原因,占治疗失败数的40%~70%;其次为远处转移,约10%~20%,多发生于治疗后2年内,并多伴有原发灶和(或)颈部未控或复发。

25.7.4 随访策略

我们的临床资料显示,口底癌治疗后70%以上的复发在2年内。随访安排为:放疗后2年内每1~2个月随访1次,最长不超过3个月;每4~6个月做一次全面检查(包括实验室检查、头颈部CT/MRI/PET、胸部CT、颈部/腹部B超等);第3~5年每3~4个月随访1次,最长不超过6个月,以免间隔过长,延误对复发转移的诊断,失去最佳治疗时机;并每年做1~2次全面检查。放疗后局部或颈部如有残留病灶,或怀疑有骨、肺、肝等部位远处转移,或严重的放疗并发症,需要密切观察者,应在治疗后每个月进行随访。

25.8 其他综合治疗

提高口底癌放疗效果的途径除了肿瘤放疗靶区的更精确勾画(先进的影像学技术进展)、三维适形和调强放疗等精确放疗技术的进步(更先进放疗设备的发展)和放射分割和分次剂量的调整外,放疗与化疗及分子靶向治疗的有机综合具有良好的发展前景。

25.8.1 放疗联合化疗

25.8.1.1 同步放化疗

头颈部癌术后同步放疗与化疗的前瞻性研究表明,无瘤生存率比单用放疗有显著提高。口底癌以高分化鳞癌为主,对全身化疗的应答率低,采用同步放化疗有可能明显提高疗效。应用的药物主要有顺铂、羟基喜树碱、阿霉素、5Fu、紫杉醇、健择等,单一用药或二药联合用药。与单用放疗相比,同步放化疗组常常有严重的口腔黏膜炎和其他不良反应。理论上说可以通过化疗降低远处转移率,但目前尚缺乏大量研究资料和数据来证实。

25.8.1.2 诱导化疗

在20世纪80及90年代发表的大部分随机研究中,诱导化疗序贯放疗或者手术治疗并没有提高生存率。诱导化疗对于局部控制也没有作用;然而,在许多试验中它确实减少了远处转移的发生率。因此,在同步放化疗基础上增加诱导化疗的作用可重新评价,即同步放化疗提高局部控制的情况下,加诱导化疗来减少远处转移作为治疗失败可能性。

25.8.2 放疗联合靶向治疗

近年来,恶性肿瘤的分子靶向治疗已从实验室走向临床。由于口底癌病理上以鳞状细胞癌为主,而多数鳞状细胞癌都存在表皮生长因子受体(epidermal growth factor receptor,EGFR)的高表达,这种过度高表达常与其恶性程度高、预后差及放射抵抗性强一致。采用EGFR单克隆抗体来抑制肿瘤细胞的增殖水平和提高放射敏感性可能是一种理想的治疗新策略,放疗联合抗EGFR药物对远处转移危险高患者的治疗可能获益更多。

此外,患者的综合序列治疗还包括免疫治疗、热疗及中医中药治疗。

(王中和)

参 考 文 献

1 殷蔚伯,余子豪,徐国镇,等.肿瘤放射肿瘤学,4版,北京：中国协和医科大学出版社,2008

2 王中和.口腔癌的放射治疗.中国口颌面外科杂志,2007,5（9）: 327-334

3 王中和.肿瘤放射治疗临床手册.上海：世界图书出版公司,2007

4 王中和,胡海生,石慧烽.头颈部恶性肿瘤的术后调强放射治疗.中华临床医学杂志,2008,9（9）: 36-39

5 王中和.头颈部恶性肿瘤术后放疗的指征.实用口腔医学杂志,1991,7（4）:198-201

6 Nilles-Schendera AJ, Bruggmoser GH, Schramm A, et al. 1035 IORT for malignant tumors of the head and neck, with particular application to carcinomas of the floor of mouth. Int J Radiat Oncol Biol Phys,1999,45: 275

7 Weijers M,Snow GB,Bezemer DP,et al. The status of the deep surgical margins in tongue and floor of mouth squamous cell carcinoma and risk of local recurrence; an analysis of 68 patients. Int J Oral Maxillofac Surg,2004,33:146-149

8 Hitter A,Soriano E,Bettega G,et al. Outcome of surgical and adjuvant radiotherapy treatment of T3-T4 squamous cell carcinoma of the floor of the mouth: evaluation of oncological control and treatment related morbidity. Rev Laryngol Otol Rhinol,（ Bord),2007,128:155-162

9 Marsiglia H,Haie-Meder C,Sasso G,et al. Brachytherapy for T1-T2 floor-of-the-mouth cancers: the Gustave-Roussy

Institute experience. Int J Radiat Oncol Biol Phys,2002,52:1257-1263

10 Pontes FS, Carneiro JT Jr, Fonseca FP, et al. Squamous cell carcinoma of the tongue and floor of the mouth: analysis of survival rate and independent prognostic factors in the Amazon region. J Craniofac Surg,2011,22:925-930

11 Marsiglia H, Haie-Meder C, GSasso G, et al. Brachytherapy for T1-T2 floor-of-mouth cancers: the Gustave-Roussy Institute experience. Int J Radiat Oncol Biol Phys,2002,52:1257-1263

12 Daly ME, Le QT, Kozak MM, et al. Intensity-modulated radiotherapy for oral cavity squamous cellcarcinoma: Patterns of Failure and Predictors of Local Control. Int J Radiat Oncol Biol Phys,2011,80:1412-1422

13 Inoue T, Inoue T, Yamazaki H, et al. High dose rate versus low dose rate interstitial radiotherapy focarcinomar of the floor of mouth. Int J Radiat Oncol Biol Phys,1998,41:53-58

14 Lapeyre M, Hoffstetter S, Peiffert D, et al. Postoperative brachytherapy alone for T1-2 N0 squamous cell carcinomas of the oral tongue and floor of mouth with close or positive margins 1. Int J Radiat Oncol Biol Phys,2000,48:37-42

15 Matsumoto S, Taked M, Shibuya v, et al. T1 and T2 squamous cell carcinomas of the floor of mouth: Results of brachytherapy mainly using ^{198}Au grains. Int J Radiat Oncol Biol Phys,1996,34:833-841

26 扁桃体癌和口咽壁癌
Chapter 26 Carcinoma of the Tonsil and Oropharynx

咽为漏斗形管道,自上而下分为3个部分：鼻咽、口咽和喉咽。口咽位于软腭与会厌上缘平面之间,前方经咽峡与口腔相通。咽峡是由悬雍垂和软腭游离缘、舌背及两侧的舌腭弓、咽腭弓围成的环形狭窄部分。口咽侧壁在舌腭弓、咽腭弓间有一个三角形的窝,为扁桃体窝,窝内容纳扁桃体,为咽淋巴组织中最大者。扁桃体(tonsil)是一对扁卵圆形的淋巴上皮器官,扁桃体区有丰富的淋巴引流。扁桃体区位于口咽的两侧壁,包括扁桃体、扁桃体窝、咽前柱、咽后柱和舌扁桃体沟。口咽前界由舌根及会厌谷组成,口咽后壁为自腭水平至会厌底以上的区域。

鉴于口咽部位承担了发音、吞咽等基本的生理功能,口咽部位解剖结构的完整性直接影响到患者的生活质量,故放疗在口咽恶性肿瘤的治疗中占有重要地位。本章着重论述口咽部的扁桃体和口咽壁癌,舌根癌见第十九章,软腭癌见第二十四章。

26.1 发病率与病因

口咽原发肿瘤较少见,以恶性为主。据美国报道,口咽癌年发病率为1.6/ 10 万, 占全身恶性肿瘤的0.5%。国内报道不一,上海统计年发病率为0.17%,男性较女性多发,男女比例为2：1～4：1。从发病部位上讲,扁桃体恶性肿瘤最常见,约占口咽恶性肿瘤的60%左右,其次为舌根癌,占25%左右,发生于软腭部位的约为15%左右,原发于口咽的咽壁恶性肿瘤少见。据上海交通大学医学院附属第九人民医院口腔颌面外科统计的101例口咽恶性肿瘤中,口咽壁癌占16.83%。

口咽部恶性肿瘤的确切病因至今仍不明,流行病学研究显示,吸烟、饮酒、口腔卫生差是主要原因。饮酒致口咽部恶性肿瘤的相对危险性为3.7～9.0,如果加上大量吸烟,则危险性成倍增加。口腔白斑、红斑等癌前病变亦为重要因素。近年来有资料表明,HPV感染与口咽癌的发生有关,而且对预后有指导作用。

扁桃体癌是源于扁桃体区癌的总称。扁桃体癌(carcinoma of tonsil)是头颈部常见的恶性肿瘤之一,约2/3的口咽癌发生于此。发病率男性多见,男女发病率之比为2～3：1。病因尚不明确,资料证明和有无烟酒嗜好、咀嚼槟榔烟草及口腔卫生习惯等有关。

26.2 疾病发展特点

口咽向上借软腭与鼻咽部相通。前壁为舌会厌区,主要由舌根构成,舌根位于轮状乳头之后,即舌后1/3,是舌的固定部分。舌根后部正中有一个矢状位黏膜皱襞连至会厌,两侧的凹陷称为会厌谷。顶壁为软腭舌面及腭垂。后壁为一层软组织覆盖于颈椎椎体的前缘。侧壁为扁桃体、咽柱、扁桃体窝及舌扁桃体沟。口咽壁位于软腭与会厌上缘平面之间的侧壁及后壁上,分为黏膜、纤维膜、肌层和外膜层,其中肌层参与吞咽和语音形成。

口咽部可分为扁桃体区、舌根区、口咽壁区及软腭区。咽后壁与椎前筋膜间为咽后间隙,茎突后间隙与咽后间隙相邻,咽两侧邻近咽旁间隙,口咽部肿瘤易转移至以上间隙。

口咽侧壁与后壁淋巴组织丰富,淋巴引流经常交互到对侧,经咽后淋巴注入颈深淋巴链。口咽神经支配来自咽神经丛,该丛由舌咽神经咽支、迷走神经咽支及交感干咽支组成。

扁桃体癌早期症状不明显,缺乏特异性,只有咽部不适、异物感或轻微疼痛,初诊时有65%的患者有此症状。晚期明显咽痛,吞咽时加剧,并可放射到同侧耳或面部,此时常伴有口臭、出血及张口困难等症状。出现张口困难表明肿瘤广泛侵及翼内肌。口腔检查可见扁桃体肿物,早期患者扁桃体区局部变硬、增大,或发生表面小的溃疡。肿瘤进展,呈结节状或菜花状,或表面有溃疡、坏死、假膜。肿瘤发展快,常侵犯周围组织,晚期可以出现吞咽困难、呼吸困难、咽喉出血等症状。扁桃体癌同侧颈部转移高达60%~70%,大多转移至二腹肌淋巴结、颌下淋巴结和颈中淋巴结。过中线患者20%~30%有对侧淋巴结转移。有时扁桃体窝内小的病灶没有被发现,就出现颈深上淋巴结转移。

扁桃体癌、口咽侧壁与后壁癌的病理类型以鳞癌最多见,恶性淋巴瘤次之,其他类型如淋巴上皮癌等均少见。扁桃体癌形态上可表现为表浅生长型、外生型、溃疡型和浸润型。外生型者较多见,溃疡型和浸润型常同时存在。起源于咽前、后柱的癌以鳞癌为多,比起源于扁桃体窝的细胞分化好,较少发生浸润,淋巴结发生转移率低。起源于扁桃体窝癌除鳞癌外,低分化癌和未分化癌也常见,肿瘤生长以溃疡型为主,外生型生长较少见,容易侵犯舌咽沟和舌根。

26.3 诊断和临床分期

(1)临床诊断 询问患者有无长期饮酒、吸烟史等致癌因素。对经久不愈的扁桃体肿大、咽痛等症状的患者,应做详细检查。扁桃体癌和口咽壁癌确诊需经活体组织检查,病理证实。暴露好的肿瘤可以通过充分表面麻醉后直接钳取病理组织进行活检。也可以通过间接喉镜/鼻咽镜或光导喉镜/鼻咽镜进行活检。

对于扁桃体表面已经形成肿物或溃疡的扁桃体癌诊断并不困难,口咽后壁癌在位置偏下近会厌时常需借

助间接或直接喉镜看到。通过增强CT、MRI等影像学方法可准确判断其侵及的范围以及淋巴结转移情况。由于口腔各涎腺的分泌作用和各种生理性摄取,加之口咽部炎症的较多发生,使得PET/CT在口咽癌早期诊断方面并无优势。Nabili等应用PET/CT进行口咽癌检查发现在检测原发肿瘤方面PET/CT具有较低的灵敏度,但并不影响PET/CT在头颈部不明原发肿瘤的探测方面的良好作用。口腔及口咽癌患者是否存在下颌骨浸润对于确定手术范围十分重要。PET/CT在探测下颌骨侵犯方面较其他检查具有更好的灵敏度,特异性明显低于CT。Chen等应用PET/CT评价30例口咽癌者放化疗后的情况,结果显示PET/CT评价颈部转移淋巴结治疗后残存的准确性为74.1%,而CT为59.3%,提示PET/CT在探测颈部转移灶疗后残存方面较CT具有优势。随着适形调强放疗的广泛应用,PET/CT的口咽癌放疗中靶区定位方面发挥了越来越多的作用,有文献表明应用PET/CT配合IMRT可以明显提高口咽癌患者的局部控制率,进而改善生存率。另外,基于口咽部位对于发音及吞咽等基本生理功能的完成居于重要地位,在有条件的医疗机构建议做治疗前发音和吞咽功能指标的基础评估,这有利于指导手术或放疗射治疗后患者发音及吞咽功能恢复,改善患者的生活质量。

(2)临床分期 见2010年第7版UICC分期标准(本书附录二)。

26.4 治疗原则

扁桃体位于口咽起始部位,与发音、吞咽等基本生理功能紧密关联。故扁桃体癌的治疗不仅要做到肿瘤控制良好,还要保证口咽腔解剖结构完整及功能的保全,这对于患者的身心健康尤为重要。因此,非手术性的功能保全性治疗在扁桃体癌的治疗中有着重要的作用。扁桃体癌和口咽壁癌以低分化鳞癌和未分化癌居多,对放射线敏感,故放疗占有重要地位。治疗应根据患者的临床分期(原发肿瘤的大小、部位、颈部淋巴结转移情况)和全身情况(有无远处转移、年龄和有无严重内科疾病)来选择确定。根据头颈部肿瘤临床实践指南(NCCN 2009年中国版,NCCN 2011年英文版)和我院多年来的治疗经验,将患者分成以下几种情况。

(1)早期患者(T1-2N0-1) 手术或放射治疗都可

26

以取得良好疗效,基于功能保全原则,更倾向于放射治疗。放疗后如有肿瘤残留,可以实施挽救性手术,此时手术损伤较小。对于积极要求手术的患者可以采用原发灶切除加同侧或双侧颈淋巴清扫术,除pN1患者外,此部分患者术后不需放疗,密切随访。pN1患者建议术后放疗。

(2)可以手术切除的中晚期患者(T3-4aN0-1) 鉴于扁桃体、口咽侧壁与后壁癌位于口咽,又多为分化较低的肿瘤,对放射相对敏感,故以放射治疗为主。对于局部晚期癌,首选放疗或同步放化疗,再根据放疗后肿瘤残存情况,必要时补充实施挽救性手术。强烈要求手术的患者可采用先根治性手术,术后2~6周加放疗的治疗模式。手术多采用口咽肿物-颌颈联合根治术加同侧颈淋巴清扫术,并根据组织缺损的大小采用带蒂游离皮瓣移植封闭创面。根据手术情况有不良预后因素者,包括切缘阳性、淋巴结包膜外侵犯、侵犯神经、血管内癌栓等,应选择实行放化疗同步治疗。其他选择有:以铂类为主的方案的同步放化疗,或诱导化疗后放疗,如放疗后肿物残留,实施挽救性手术。此外,患者的综合序列治疗还包括分子靶向、免疫治疗、热疗及中医中药治疗。

(3)多区多枚淋巴结转移患者(N2-3) 首选原发-颌颈联合根治加同侧或双侧(N2c)颈淋巴清扫术,并行术后放疗。如有不良预后因素者,包括切缘阳性、淋巴结包膜外侵犯、侵犯神经、血管内癌栓等,应选择行放化疗同步治疗。其他方案:可采用同步放化疗,根据颈部淋巴结和原发灶残留情况实施术后放疗。

(4)不能手术切除的晚期病变 对体力状态评分PS 0~2分的患者根治性放疗同步化放疗或诱导化疗继之同步化放疗或联合分子靶向治疗(西妥昔单克隆抗体、尼妥珠单克隆抗体)。

(5)治疗后局部复发 对先前无放疗史且可以手术切除的患者,采用手术挽救加术后放疗。对复发患者而言,即使挽救手术成功,术后放疗也是必要的,此可明显减少再复发的危险。对先前有放疗史的局部-区域复发,可以手术切除者,尽可能采用手术挽救,如手术成功和彻底(切缘阴性),一般不加术后放疗;如肿瘤未全部切除或切缘阳性,术后加同步化放疗或单术后放疗;在放疗技术上,宜选用超分割放疗、调强放疗、外照射加组织间插植、外照射加立体定向放疗等方法,对大部分患者有良好的姑息疗效;对复发不可手术切除者,不论先前有无放疗史,放疗一般只照射复发的部位,放射野应

尽可能小,并不做预防性照射。

26.5 放射治疗

26.5.1 放疗前准备

26.5.1.1 明确分期和全身评价

患者在放疗前须有明确的病理诊断,并结合临床检查和影像学资料,排除列入放疗的禁忌证的患者。患者有下列之一者不宜采用放射治疗:①全身情况很差,Karnofsky评分低于50分或PS 高于3分;②有严重内科疾病,如严重心率失常等;③已有心、脑、肝、肾功能严重损害,无法耐受放射治疗者;④局部已有高剂量放疗史,再次放疗可能发生严重并发症对患者造成明显损害者;⑤全身广泛转移、包括晚期患者癌的终末期、恶病质等,预计生存期不超过3个月者;⑥伤口明显不愈,特别是颈总动脉区,有大出血危险者。

26.5.1.2 局部准备

扁桃体癌位于咽部,肿瘤过大在治疗过程中会对气道畅通产生影响,严重者会引起窒息,应注意防范。放疗前气道准备应检查呼吸道畅通情况,特别是对于欲施行调强治疗患者,由于每次放疗历时较长,应先检测患者平卧并固定体位后能耐受时间的长短,只有当耐受时间超过放疗所需时间才能保证放疗的实施。如遇肿瘤过大或皮瓣过大等有阻塞气道风险者应先行气管切开,痰多难以咳出的患者要先予以化痰药物处理,并自备吸痰器。嘱患者在每次放疗开始之前尽量咳出或吸净痰液。口腔准备包括拔除严重龋齿、残冠及残根。合并感染者,给予抗感染治疗(详见相关章节)。

26.5.1.3 营养处理

扁桃体癌患者常有进食疼痛,如有进食困难及由此而导致的营养不良,应该给予纠正。严重不能进食的患者可行鼻饲胃管或胃造瘘术,以保证治疗期间的营养。

26.5.2 放疗的步骤

26.5.2.1 体位固定和CT模拟定位

患者取仰卧位，一般使用B枕，头颈热塑型模或头颈肩热塑模固定，冷却10min塑形后取下。CT模拟定位，扫描范围应包括治疗区域上下各放5cm，上界颅底上2cm，下界胸锁关节，层厚2.5mm（必要时病变区扫描层厚1.25mm），必要时做增强CT，扫描后图像传入放疗计划系统工作站。

26.5.2.2 靶区

对靶区的定义和要求根据ICRU 50号及ICRU 62号报告。无论采取何种放射治疗技术，靶区均须包括临床检查及影像学检查可见的肿瘤及邻近亚临床病灶原发灶，包括颈部转移及亚临床灶；术后放疗照射野须包括术前肿瘤床。靶区的确定需要根据肿瘤的大小、位置、侵及范围、病理诊断、切缘情况以及肿瘤的发展趋势来确定，同时要参考手术记录、银夹标记以及肿瘤生物学特性等，必要时需要和外科医生及病理、影像学医生充分沟通。目前GTV的勾画多基于CT影像的基础上，鉴于各种影像检查的各自的局限性，建议MRI、PET/CT检查后进行图像融合，尽量减少靶区勾画的误差。CTV的勾画要考虑到肿瘤的生物学特性，如低分化肿瘤的亚临床病灶范围较高分化者更广泛。关于对侧颈部的放疗问题，扁桃体癌和口咽壁癌除肿瘤已过中线或近中线（<1.5cm）、临床或影像学检查确诊或>1cm怀疑转移外，一般可不放疗。

（1）调强放疗的靶区定义 ①CTV1：大体肿瘤（gross tumor volume，GTV），GTV（原发灶肿瘤和受侵的淋巴结）在3D方向加0.5~1cm构成CTV1。GTV由66~70Gy剂量线覆盖；②CTV2（高危亚临床靶区）：为GTV边缘3D方向加1~1.5cm构成CTV2；高危的淋巴结区域CTV2为：转移淋巴区及其下一站淋巴区（包括根治性放疗和术后放疗），如有颌下淋巴转移（Ib区）扩至颈深上区（II区）；已有颈深上（II区）淋巴转移扩至颈深中下区（III-IV区）等等。上界达第一颈椎下。切缘阳性和淋巴结包膜外侵犯区由60~62Gy剂量线覆盖；③CTV3（预防性放疗靶区）：根治性放疗原发灶CTV3：GTV边缘在3D方向加2.0~2.5cm；根治性放疗颈部CTV3：同侧颈部按CTV2再下一站淋巴结区域和对侧N0颈深上淋巴结区域（Ib+II区）。

（2）术后调强放疗的靶区定义 ①CTV1（有肿瘤残留者靶区）：GTV（手术未切除或残留的肿瘤灶）在3D方向加0.5~1cm构成CTV1。GTV由66~70Gy剂量线覆盖；②CTV2（高危亚临床靶区，无肿瘤残留者）：原发灶CTV2：参考术前CT/MRI的瘤体边缘3D方向加1~1.5cm构成CTV2；在术前原发灶大小不明或瘤体边缘3D方向加1~1.5cm未能全部将手术床划入CTV2时，应以手术床作为CTV2；高危的淋巴结区域CTV2为：转移淋巴区及其下一站淋巴区（包括根治性放疗和术后放疗），如有颌下淋巴转移（Ib区）扩至颈深上区（II区）；已有颈深上（II区）淋巴转移扩至颈深中下区（III-IV区）等等，上界达第一颈椎下。切缘阳性和淋巴结包膜外侵犯区由60~62Gy剂量线覆盖；③CTV3（低危预防性放疗靶区）：参考术前CT/MRI的瘤体边缘在3D方向加2.0~2.5cm或手术床边缘3D方向加0.5~1cm；颈部pN0手术区加同侧锁骨上区；pN1患者手术区加同侧锁骨上区外，须加对侧II-IV区。

（3）常规放疗靶区定义 肿瘤瘤体和受侵的淋巴结（根据CT/MRI/PET影像资料、病理报告、临床检查等确定），一般参照原发灶边缘加2.0~2.5cm易被浸润的正常组织，已有转移淋巴区加下一站淋巴区（如有颌下淋巴转移扩至颈深上区；已有颈深上淋巴转移扩至颈深中区等）。常规放疗在完成3/5放疗总剂量后，可采用缩野（boost）技术，对肿瘤区（原发灶边缘加1.0cm）或残留灶加量照射至根治剂量。

（4）术后常规放疗靶区定义 有肿瘤残留者靶区：包括手术未切除的肿瘤瘤体和受侵的淋巴结（根据CT/MRI/PET影像资料、病理报告、临床检查等确定），一般参照术前原发灶边缘加2.0~2.5cm易被浸润的正常组织；术后无肿瘤残留者靶区：包括肿瘤瘤体床扩大2.0cm和受侵的淋巴结区，已有转移淋巴区加下一站淋巴区（如有颌下淋巴转移扩至颈深上区；已有颈深上淋巴转移扩至颈深中区等）。常规放疗在完成3/5放疗总剂量后，可采用缩野（boost）技术，对术前肿瘤区（原发灶边缘加1.0cm）或残留灶加量照射。

26.5.2.3 靶区剂量

单纯放射治疗原发肿瘤6MV-X线照射剂量66~74Gy。术后放疗无肉眼肿瘤残留时照射60Gy，有肿瘤残留时，按肿瘤大小照射65~75Gy/6.5~8周；姑息放疗局部照射60~65Gy/6~7周。调强放疗按肿瘤靶区、高危靶区和低危靶区的剂量分别为66~70Gy、60~62Gy和54~56Gy。N0患者颈部4~6MV-X线预

26

防性放疗剂量为50~54Gy，N+术后放疗剂量60Gy（其中20~30Gy用电子线照射），有淋巴结包膜外侵犯时，侵犯区再加照5~10Gy。对术前颈部转移灶表浅、位近皮肤的患者，颈部切口皮肤疤痕加照9MeV电子线10Gy；加照下颈部者，4~6MV-X线切线40Gy后加照9MeV电子线20Gy。颈部预防性放疗的放射不良反应较轻，复发是很少的，即使复发仍可用手术挽救。颈部放射剂量低于45Gy疗效下降，高于63Gy以上疗效更好，但并发症发生率也上升。当治疗剂量达65Gy，颈转移灶仍然退缩不良时，宜与手术联合治疗，如一味追加放射剂量不仅效果不大，反而增大并发症发生率。对侧颈部需做预防性放疗的剂量为50Gy。

26.5.2.4　剂量分割

（1）单纯放疗　面颈联合野照射到肿瘤剂量40Gy时避开脊髓，50~55Gy时预防照射区剂量已够，可缩野照射病变区。放疗总剂量随病变的增大而增加：对原发病灶而言，T1期病变，要求90%以上的患者接受60~65Gy的剂量；而对T2期病变，则要求达到65~70Gy；T3、T4期病变达到70~75Gy。对颈部淋巴结，N0的病变，上颈部照射50Gy即可；N1和N2病变照射65Gy；N3病变则照射70~75Gy。这些剂量可以通过缩野和电子线补量来达到。

（2）术前放疗　当术前放疗用于原发灶较大并伴有颈部淋巴结侵犯时，予以40~45Gy/4~5周，然后对患者做一个评价：如可以手术，则予以根治性手术和颈淋巴结清扫术；如不宜手术，则加量照射到70~75Gy。

（3）术后放疗　根据原发灶大小、病理显示切缘情况、淋巴结侵犯情况决定放疗剂量。对T2N0并且切缘阴性的患者，剂量为50Gy；原发灶较大或颈部淋巴结有侵犯者，剂量为60Gy；切缘阳性或淋巴结转移超过3个的患者，可用电子线再补充5~10Gy。常规外照射的分割方法是每次2Gy，每天1次，每周5次。许多学者希望通过改变剂量分割方法来提高疗效，目前最常用的是加速超分割。多数报道加速超分割可以提高局部控制率和生存率，但也有人认为不能提高生存率，并且并发症较多。Sanguineti等的研究显示，术后行加速分割照射对于术后由于各种原因导致放疗开始延迟的患者有一定的优势。第51届ASTRO年会报道了RTOG 0129的分析结果，术后加速分割放疗联合同步化疗未能提高疗效，也没增加远期不良反应。

26.5.3　放疗技术

26.5.3.1　常规照射技术

扁桃体癌的照射野设计应根据原发肿瘤的大小、邻近结构受侵范围、肿瘤的病理、颈部淋巴结转移情况等因素而定。

（1）面颈联合野平行对穿野　面颈联合野平行对穿照射，患侧和健侧的剂量比为3：2。照射野包括原发病灶、周围结构（颊黏膜、齿龈、舌根、鼻咽和咽后、侧壁）、上颈及后颈淋巴结。具体界限为上界位于颧弓水平，下界位于喉切迹水平或根据病变范围而定，前界应在病灶前2cm，后界包括后颈淋巴结即可。在此照射野中，因颈段脊髓位于靶区内，故当肿瘤剂量达到40~45Gy时，照射野后界应及时前移，避开脊髓，再足量放疗至70Gy。如颈后淋巴结肿大，可用电子线补充照射。如患者临床分期属于T1N0M0，则照射野可以不包括颈后淋巴结。

（2）单侧照射为主式　如病变较小，肿瘤离中线1cm以上，可以采用病变侧两斜野楔形板成角照射技术。一般照射野包括同侧上颈部淋巴结区域。图26-1示单侧扁桃体癌（右）的常规普放技术，靶区勾画后以病变侧两斜野楔形板成角照射为主野，对侧小野加10Gy使肿瘤靶区由高剂量线完全覆盖。

（3）下颈部淋巴结区照射野的设计　因扁桃体癌多数分化较差，且有较高的淋巴结转移，患侧上颈部淋巴结转移率可高达70%，故除高分化鳞癌外，均要作下颈及锁骨上区预防性照射。一般采用4MV-X线垂直照射40Gy/20F，必要时加9MeV电子线20Gy/10F。

26.5.3.2　扁桃体癌调强放疗

调强放疗的射野数7~9个，GTV（原发灶肿瘤和受侵的淋巴结）在3D方向加0.5~1cm构成CTV1。CTV1放疗剂量为66Gy/6周/30F，GTV由66~70Gy剂量线覆盖；CTV2放疗剂量为60~62Gy/6周/30F；CTV3放疗剂量为50~54Gy/6周/30F。由于调强靶区定义已明确，按定义勾画靶区后由放疗计划系统（TPS）行逆向调强计划。一般调强放疗靶区包括原发灶和上颈部淋巴区（见图26-2），下颈部另设常规切线野，4~6MV-X线切线30~40Gy后加照9MeV电子线20Gy。也有将下颈部也包括在调强野内，即原发病变、咽后淋巴结，二腹肌下组淋巴结、颈深、颈后淋巴结全部包括在调强照射野内。

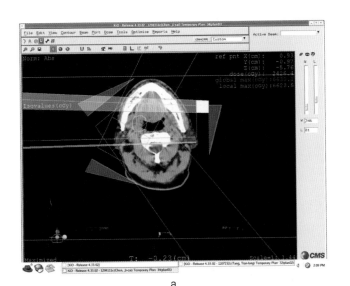
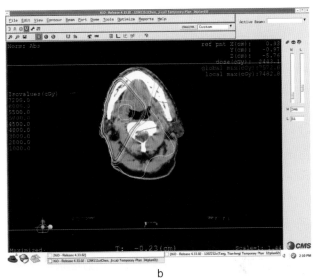

a
b

图26-1 右扁桃体癌（T2N0）单侧常规放疗
a. 设野示意图；b. 等剂量线分布情况

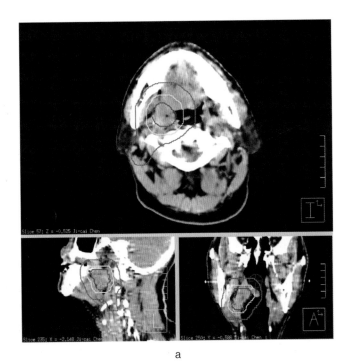
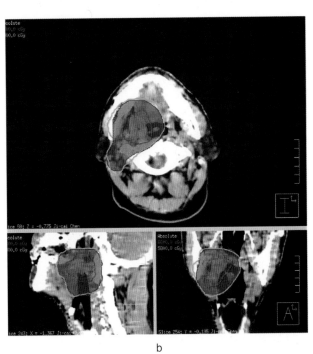

a
b

图26-2 右扁桃体癌（T3N0）调强放疗
a. 肿瘤靶区勾画图（上：横断图；左下：矢状图；右下：冠状图）；b. 各靶区等剂量线
分布情况（上：横断图；左下：矢状图；右下：冠状图）

26

26.5.3.3 扁桃体癌术后调强放疗

调强放疗的射野数7～9个,CTV1(有肿瘤残留者靶区):GTV(手术未切除或残留的肿瘤灶)在3D方向加0.5～1cm构成CTV1。GTV由66～70Gy剂量线覆盖;CTV2(高危亚临床靶区,无肿瘤残留者);CTV2放疗剂量为60～62Gy/6周/30F,CTV3放疗剂量为50～54Gy/6周/30F。由于调强靶区定义已明确,按定

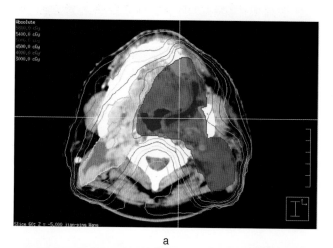

a

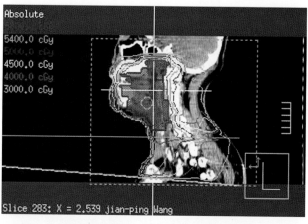

b

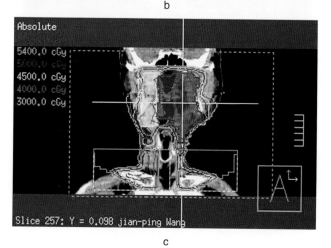

c

图26-3 左扁桃体癌(T3N1)术后调强放疗剂量图
a.横断位图;b.矢状位图;c.冠状位图

义勾画靶区后由放疗计划系统(TPS)行逆向调强计划。调强放疗靶区包括原发灶和上颈部淋巴区(见图26-3),下颈部另设常规切线野,4～6MV X线切线30～40Gy后加照9MeV电子线20Gy。也有将下颈部也包括在调强野内,即原发病变、咽后淋巴结、二腹肌下组淋巴结、颈深、颈后淋巴结全部包括在调强照射野内。

26.5.3.4 扁桃体癌术后常规放疗

扁桃体癌常规放疗采取6MV-X线相对侧野等中心照射技术。按术后常规放疗靶区定义设野。原发灶和上颈部面颈联合野含双上颈深淋巴结,野的前界位于原发灶前缘加2.0～2.5cm,下唇要保护;后界至椎体后缘包括颈静脉链,上界为压舌口模板上1.5cm,下界达环状软骨水平。原发灶和上颈大野照射40Gy/20F后,向前缩野以避开脊髓,原发灶和上颈前缩野6MV-X线相对加照,颈后区后条加量可选用9～12MeV能量,剂量如前述。对N+患者,均须加下颈部切线野,照射剂量同上。在TPS计划系统上,二维常规放疗计划设计可非常方便和直观地完成,尤其在靶区已做勾画的情况下。

26.6 放疗并发症及处理

放疗是扁桃体癌和口咽壁癌治疗的常用方法,不论根治性放疗还是术后放疗,不可避免地合并发生放射性反应与损伤。各种损伤的表现依照不同的组织、放射特点,可以表现出各种不同的临床症状。根据出现的早晚,分为急性反应和晚期反应,急性反应以放射性口腔黏膜炎最为常见,晚期反应以放射性口腔干燥症、放射性龋齿等为常见,以上口腔放射反应的防治如前述。而在口咽部肿瘤的放射治疗中,以呼吸道梗阻、发生窒息后果最为严重。具体介绍如下:

放疗的第2周后逐渐进入口咽部的水肿期。如果实施单纯放疗的患者本身扁桃体区肿瘤过大,或术后放疗者术区皮瓣过大,在水肿期时患者有呼吸道梗阻风险,严重者发生窒息。所以要经常复查患者口咽部,详细询问睡眠时打鼾的变化、睡眠呼吸暂停次数和憋醒次数的变化,及早发现和预防呼吸道梗阻的发生。可以静脉使用甘露醇等脱水药物,加地塞米松脱水效果好。使用甘露醇时,鉴于长期使用甘露醇会造成电解质紊乱以及肾功能受损,故要尽量减少甘露醇的用量,部分可用

甘油果糖替代。水肿不严重的患者,也可单独使用地塞米松减轻口咽部水肿,但对于有消化道溃疡出血病史、股骨头坏死和糖尿病等病史患者应慎重使用。对于放疗前评价呼吸道风险极大的患者,应在放疗前实施预防性气管切开,并带管放疗。

26.7 疗效和预后影响因素

据文献报道口咽癌的5年生存率约为50%,低于口腔癌。上海交通大学医学院附属第九人民医院口腔颌面外科101例口咽癌术后疗效中(66%加术后放疗),扁桃体癌的5年生存率为40%,咽壁癌为53.3%。MD Anderson肿瘤中心新近一项关于901例扁桃体癌的研究表明,对于局限于扁桃体窝或咽前柱,软腭受累<1cm的患者建议采用单侧照射。在102例接受单侧放疗的患者中,61名患者(60%)接受放疗前诊断扁桃体切除手术。5年总生存率和无病生存率分别为95%和96%。此研究提示:TX-T2,N0-N2b期患者采用单侧放疗,患侧局控率高,且对侧淋巴结转移率低,并且明显减轻了口咽部黏膜反应。

在扁桃体癌和口咽壁癌预后影响因素方面,除TNM临床分期外,患者年龄、性别、PS评分、是否合并基础疾病、吸烟、以前的手术情况、营养状况对预后均有一定影响;组织学预后指标包括:外科手术切缘、肿瘤的大小及厚度、浸润方式、血管、神经、骨和软骨组织等组织的侵犯、淋巴结转移及远处转移,也对扁桃体癌和口咽壁癌的预后产生明显影响。

(李彬彬 蔡以理)

参 考 文 献

1 邱蔚六.口腔颌面外科理论与实践.北京:人民卫生出版社,1998

2 张志愿.口腔颌面肿瘤学.济南:山东科技出版社,2004

3 殷蔚伯,余子豪,徐国镇,等.肿瘤放射肿瘤学,4版,北京:中国协和医科大学出版社,2008

4 Nabili V,Zaia B,Blackwell KE,et al. Positron emission tomography: poor sensitivity for occult. Am J Otolaryngol,2007,28:153-157

5 Chen AY,Vilaseca I,Hudgins PA,et al. PET-CT vs contrast-enhanced CT: What is the role for each, after chemoradiation for advanced oropharyngeal cancer. Head Neck,2006,28:487-495

6 Chronowski GM,Garden AS,Morrison WH,et al. Unilateral radiotherapy for the treatment of tonsil cancer. Int J Radiat Oncol Biol Phys,2012,83:204-209

7 Sanguineti G,Richetti A,Bignardi M,et al. Accelerated versus conventional fractionated postoperative radiotherapy for advanced head and neck cancer: results of a multicenter Phase III study. Int J Radiat Oncol Biol Phys,2005,61:762-771

8 Schwartz DL,Garden AS,Thomas J,et al. Adaptive radiotherapy for head-and-neck cancer: Initial clinical outcomes from a prospective trial. Int J Radiat Oncol Biol Phys,2012,83:986-993

9 Numico G,Franco P,Cristofano A,et al. Is the combination of Cetuximab with chemo-radiotherapy regimens worth while in the treatment of locally advanced head and neck cancer? A review of current evidence. Crit Rev Oncol Hematol,2012,[Epub ahead of print]

27 鼻咽癌
Chapter 27 Carcinoma of Nasopharynx

鼻咽癌是发生在鼻咽部的一种恶性肿瘤,尤以我国南方及东南亚地区为多见。鼻咽部位于面部的中央,鼻腔的后面,口腔后部悬雍垂的上方,其上方紧贴头颅的底部,后面紧贴脊椎骨。鼻咽腔是一个立方体,有6个壁,前壁为后鼻孔、鼻中隔后缘;顶壁与后壁不易分开而称顶后壁,为蝶窦底、斜坡,底壁为软腭、口咽,两侧壁为咽鼓管隆突,咽鼓管开口。前后径约2~3cm,上下径约3~4cm,左右径约3~4cm。

27.1 发病率与病因

27.1.1 发病特点

27.1.1.1 地区性

鼻咽癌患者虽然见于五大洲的许多国家和地区,但世界大部分地区发病率较低,一般在1/10万以下。鼻咽癌的发病率以中国的南方较高,如广东、广西、湖南等省,特别是广东的中部和西部的肇庆、佛山和广州更高。肇庆的四会市发病率男性为27.49/10万,女性为10.51/10万;中山市男性为25.61/10万,女性为10.51/10万。中国香港地区男性为28.5/10万,女性为11.2/10万。据报道,居住在广东省中部以及说广东方言的男性,其发病率为(30~50)/10万。就全国而言,鼻咽癌的发病率由南到北逐渐降低,如最北方的发病率不高于(2~3)/10万。上海市疾病控制中心公布的2002~2009年上海市肿瘤发病率资料,鼻咽癌(ICD-C 11)的发生率男性为5.87/10万,女性为2.23/10万。鼻咽癌的死亡率占全部恶性肿瘤死亡率的2.81%,居第八位。其中男性为3.11%,居第七位;女性为2.34%,居第九位。

27.1.1.2　人群分布

鼻咽癌男女之比为2~3∶1。鼻咽癌在儿童期少见,随年龄的增长,发病率上升,20~40岁开始上升,40~60岁为发病高峰,然后开始下降。

27.1.1.3　人群易感性

鼻咽癌有明显种族差异,好发于黄种人(中国、印度尼西亚、马来西亚、泰国、越南、菲律宾),白种人少见。Grulich等研究澳大利亚的亚洲移民肿瘤发病情况后指出,中国台湾和香港出生的中国移民鼻咽癌发病率最高,世界标化发病率分别为8.1/10万和9.3/10万,虽比原出生地发病率水平有所降低,但比澳洲居民高得多。而美国报道的以人群为基础的鼻咽癌发病率研究结果显示,中国人的发病率最高,为13.86/10万,美国本地人为0.64/10万,两者相差22倍。移居国内各地人群的鼻咽癌发生情况也显示了人群易感性的倾向。居住在广州市东山区超过5年的10岁以上非广东籍居民比广东籍居民鼻咽癌死亡率为低,前者为3.64/10万,后者为10.9/10万,统计学上有非常显著的差异。而迁居上海虹口区的广东籍人士比当地居民的死亡率高,前者为7.1/10万,后者为2.7/10万,统计学上有非常显著的差异。上海市虹口区的广东籍人士与广州市东山区的广东籍居民的鼻咽癌死亡率虽有差异,但统计学上无显著意义。

27.1.2　鼻咽癌的病因

鼻咽癌的发病原因仍不清楚,是多种因素综合作用的结果。包括环境因素和患者本身的因素。最受人们

重视的因素为Epstein-Barr(EB)病毒感染、遗传因素和化学致癌物等。

27.1.2.1　EB病毒

自1966年Old等首先从鼻咽癌患者血清中检测到EB病毒与抗体,以及De The等于1969年从鼻咽癌活检培养的类淋巴母细胞中分离到EB病毒后,继而在人鼻咽癌的细胞中又观察到明确的EB病毒标志物(EBV DNA和EBV核抗原),并且发现EBV DNA都能在鼻咽癌中检测到。

多年来的研究表明,EB病毒感染与鼻咽癌密切相关,其证据有:①血清流行病学调查表明,鼻咽癌患者血清中多种EB病毒特异性远高于正常人和其他肿瘤患者,且抗体的水平随病程的变化而变化;②核酸分子杂交及多聚酶链反应等检测均表明,各种不同类型的鼻咽癌组织中都存在EB病毒基因;③在鼻咽癌组织中存在EBV某些基因的表达产物;④从鼻咽癌组织中建立了带有EB病毒的裸鼠移植瘤株及相应的上皮细胞株,并且用EB病毒与促癌物TPA协同作用可诱发人鼻咽未分化癌。

在我国0~5岁幼儿已普遍感染EB病毒,且无地区差异。在成年居民中,EB病毒的感染极为普遍,感染后终身带毒,VCA-IgA阳性率为5.9%~6.25%。但鼻咽癌的发生却有明显地域性,这种矛盾现象,说明EB病毒感染绝非鼻咽癌唯一致病因素,鼻咽癌也与其他肿瘤一样,发生是多因素、多步骤的,是与EB病毒、遗传与环境因素共同作用的结果。

27.1.2.2　环境与饮食

①亚硝胺类化合物:关于咸鱼与鼻咽癌的关系,国内外研究结果不一致,但大部分支持吃咸鱼是鼻咽癌发生的一个危险因素。何鸿超等报道,咸鱼中含有亚硝胺,喂养大鼠能诱发肿瘤,故认为幼年时吃咸鱼是发生鼻咽癌的危险因子。②土壤中镍含量高与鼻咽癌的发病率有一定的关系。鼻咽癌高发区的大米、水中微量元素镍的含量较低发区为高。在男性鼻咽癌患者的头发中,镍的含量也较高。动物实验证明,镍能促进亚硝胺诱发鼻咽癌,这提示镍可能是促癌因素。③吸烟与鼻咽癌的关系。近年的调查研究结果表明,吸烟是鼻咽癌发生的一个危险因素。吸烟是很多恶性肿瘤的危险因素,另外,鼻咽部又是吸烟首先危及的部位之一,吸烟对鼻咽癌的作用值得重视。

27.1.2.3 遗传因素

多年来的研究认为,鼻咽癌的发生与遗传因素密切相关。且有鼻咽癌家族史者,其发生鼻咽癌的危险性比正常人高出数倍。约10%的鼻咽癌患者有家族史。鼻咽癌肿瘤细胞发生染色体变化主要是1p、3p、4p、9p、11q、13q和14q。广东目前的研究已把鼻咽癌易感基因定位于4号染色体4p15.1～4q12上的区域。而湖南对鼻咽癌染色体高频缺失区3p、9p以及广东家族性鼻咽癌的遗传易感区4p15.1～q12在18个湖南鼻咽癌家系中进行了遗传连锁分析,发现染色体3p21区与鼻咽癌紧密连锁,并将湖南家族性鼻咽癌的遗传易感区锁定在3p21.31～21.2区域。

鼻咽癌的病因假说为遗传因素和机体免疫力的下降是鼻咽癌发生的基础,EB病毒在鼻咽癌的发生中起病因作用,但不是唯一的因素。与促癌物和(或)致癌物如亚硝胺等起协同作用。

27.2 发展特点

27.2.1 临床症状

鼻咽癌的临床症状较多,依侵犯的部位而异,常见症状有:

27.2.1.1 颈部淋巴结肿大

此为最常见的一个症状。患者往往在无意中摸到颈部有一个肿块。它位于颈深淋巴结的上群,即乳突尖下方或胸锁乳突肌上段前缘处,颈部淋巴结分区为II区。30%～40%患者为最早的症状,而治疗时70%～80%的患者有颈部淋巴结转移。肿块常较硬,触之无疼痛,活动常较差,具有转移早、转移率高的特点。病情晚期时其淋巴结可达到锁骨上,甚至到腋窝、纵隔。鼻咽癌淋巴结很少转移到颌下、颏下(IA区)、枕部等淋巴结。一般从上而下,跳跃性转移的概率较低,在5%以下。

27.2.1.2 回吸性血涕

回吸鼻腔后,从口腔吐出带涕血丝,尤以早晨起床后为甚。可以持续一段时间,为肿瘤血管破裂出血所至,是鼻咽癌的一个早期症状。

27.2.1.3 耳鸣或听力减退

耳鸣、耳部闷胀、耳部闭塞,或者耳聋,听力较以前差。是因为鼻咽部肿瘤生长在侧壁上,压迫或堵塞咽鼓管开口,或肿瘤直接侵犯破坏咽鼓管周围组织,或直接向咽鼓管内浸润、或引起咽鼓管周围组织的水肿等,均可引起耳部症状。部分可以引起渗出性中耳炎症状,检查可见鼓膜内陷或有液平,穿刺抽液后很快复发。是鼻咽癌的一个较早期症状。

27.2.1.4 头痛

常表现为枕部或颞部的疼痛,常为钝痛。早期可能为神经血管反射性头痛,常为间隙性；晚期多为肿瘤破坏颅底骨或脑神经、肿瘤感染,颈淋巴结转移压迫血管神经等,常为持续性。

27.2.1.5 鼻塞

可为单侧或双侧。与肿瘤的部位、大小和类型有较大的关系。为肿瘤阻塞后鼻孔或侵犯了鼻腔,导致鼻腔通气不畅,可以有血丝。

27.2.1.6 面部麻木

为肿瘤侵犯或压迫三叉神经所致,可以是感觉减退、痛觉过敏或者是痛觉缺失。三叉神经是支配整个面部的感觉神经,分为三支,分别支配额部、脸颊部、下颌,其运动支受侵犯则可引起张口时下颌骨的偏斜。

27.2.1.7 复视

主要是眼球外展运动障碍,看东西时有重影,把一个看成两个,从而视物不清。

27.2.1.8 伸舌偏斜

舌头伸出时偏向一侧,为支配的舌下神经受侵犯。其他比较少见的脑神经症状有声音嘶哑,呛咳等。

27.2.1.9 张口困难

为鼻咽癌的较晚期症状,系肿瘤侵犯颞下窝、翼内肌、翼外肌、翼腭窝等。

27.2.1.10 突眼

眼球突出,可能为肿瘤侵犯眼球后所致。

27.2.2 体格检查

体格检查主要包括鼻咽部的检查,颈淋巴结的检查和脑神经的检查。

27.2.2.1 鼻咽部检查

以间接鼻咽镜检查或纤维鼻咽镜及电子鼻咽镜来检查,可以清楚地观察到鼻咽部肿瘤的大小、表面形状、部位、侵犯范围等。是常用的方法,比较简单、方便,而且实用。同时检查张口的程度,测量两个门齿之间的距离,一般在4cm以上。

27.2.2.2 颈部淋巴结检查

主要通过体格检查,可以发现淋巴结的大小、部位、质地及活动度,表面皮肤是否有侵犯等。当然亦可以通过B超或者CT检查来发现更小的淋巴结。

27.2.2.3 脑神经检查

主要是检查12对脑神经的情况。

27.2.3 扩展途径

鼻咽癌有浸润型生长的特点,容易沿黏膜下蔓延,以及颈淋巴结转移和远处转移。

27.2.3.1 直接蔓延

①向下:沿咽后壁或咽侧壁到口咽,包括软腭、扁桃体和舌根,部分病例甚至到会厌部以及下咽。②向前:可致鼻腔后部、筛窦、通过筛板到达颅前窝,上颌窦。③向上:到颅底,侵犯蝶骨体及枕骨底,沿蝶窦到蝶鞍浸润垂体。又常通过破裂孔,侵犯到海绵窦附近的硬脑膜下,损害第二到第六对脑神经,亦可沿颈静脉孔侵入颅内。④向外:侵犯咽旁间隙、颞下窝、茎突前后区,后组脑神经侵犯。据报道,约有80%的患者有咽旁间隙的侵犯。⑤向后:穿过鼻咽后壁,侵犯上段颈椎骨,少部分患者可以侵犯颈段脊髓。⑥向两侧:可以侵犯咽鼓管至内耳、中耳。

27.2.3.2 淋巴结转移

鼻咽黏膜含有丰富的淋巴管网,故鼻咽癌很早就从淋巴道转移。先到咽后壁的少数淋巴结,然后转移至颈深上淋巴结及其余淋巴结。70%~80%的患者治疗时有颈淋巴结肿大。95%的颈淋巴结位于上颈,其发展一般是从上而下的。晚期颈淋巴结可到达腋下、纵隔、腹膜后,甚至腹股沟淋巴结肿大。有时鼻咽癌的原发灶很小,而颈淋巴结已经很大,这时就要详细地在鼻咽部寻找原发灶。

27.2.3.3 远处转移

鼻咽癌的远处转移比例亦比较高,最常见的转移部位为肝、骨和肺,其他还有肾、胰、腹膜后等。大多在放射治疗后的3年内发生,放射治疗后1年内发生者为52%,第二年内发生者为23%,第三年内发生为20%。骨转移中,以胸椎和腰椎的比例较高。并且,常有多个器官的转移。一般来说,骨转移发生后的生存期为11个月左右,肺转移为16个月,肝转移最差,平均生存期仅3个月。

27.3 诊断及临床分期

27.3.1 鼻咽癌的诊断

由于鼻咽解剖部位隐蔽、症状多变,患者和医生的疏忽,容易延误诊断,只有仔细倾听患者的自述,认真地检查患者,结合影像学及病理检查结果,才能确诊鼻咽癌。

27.3.1.1 主诉

根据鼻咽癌的临床表现,如回缩性血涕、无痛性颈淋巴结肿大、一侧性耳鸣、头痛等都应考虑鼻咽癌的可能,应在鼻咽腔内寻找原发灶。

27.3.1.2 鼻咽镜检查

用间接或直接鼻咽镜检查鼻咽腔,左右结构是否对称,黏膜有无粗糙、是否有隆起,黏膜的颜色是否苍白等鼻咽癌早期病变。

27.3.1.3 脑神经检查

依次详细检查颅神经有无损伤,并详细记录。可以通过脑神经检查来了解病变的范围。

27.3.1.4 颈淋巴结检查

详细地检查颈部以及锁骨上窝等。分别记录淋巴结的大小、部位、活动度、质地，与皮肤和深部组织有无浸润及粘连等。有无感染及疼痛。

27.3.1.5 鼻咽部活检

从鼻咽部取得组织的方法有多种，包括间接鼻咽镜活检、直接鼻咽镜活检、鼻咽细针穿刺等。

鼻咽腔表面为复层鳞状上皮或纤毛柱状上皮，以鳞状上皮癌最为多见，约占95%以上，其他有腺癌、淋巴瘤等等。世界卫生组织则将鼻咽癌的病理形态学描述如下：

（1）角化性鳞状细胞癌或鳞状细胞癌（WHO I型）①分化好的和中等分化的角化性鳞状细胞癌此型在高发区少见，仅占3%~5%。②分化差的鳞状细胞癌。

（2）非角化性癌 此型鼻咽癌在高发区占鼻咽癌95%以上，与EB病毒的关系更密切，绝大多数鼻咽非角化性癌患者血清EB病毒抗体水平高。①分化型非角化性癌（WHO II型），与EB病毒的关系密切。②未分化癌或鼻咽型未分化癌（WHO III型）：以前又称淋巴上皮癌，泡状核细胞癌或大圆形细胞癌是其中的亚型之一。

27.3.1.6 辅助检查

鼻咽癌的辅助检查有X线检查、CT检查、MRI检查、PET、B超检查、放射性核素检查等。

（1）X线片检查 X线片检查包括鼻咽侧位片、颅底片、鼻咽钡胶浆造影以及胸部平片等。对鼻咽癌的诊断和了解颅底骨质的破坏有一定的帮助，但这些技术有一定的局限性，不能反映出肿瘤咽旁侵犯蔓延的情况和规律。现在大部分已被CT或MRI所取代。胸部正侧位，可以了解肺部以及纵隔淋巴结是否有转移，胸部是否有其他病变。

（2）电子计算机断层扫描检查（CT） 鼻咽癌CT检查可以查出黏膜下组织的早期病理改变，并且可以清楚地显示肿瘤向鼻咽腔外邻近组织的侵犯范围，并能清楚地显示颅底骨质的破坏情况，是目前进行临床分期和放射治疗计划设计的必要手段，以提高疗效。CT扫描范围包括海绵窦，下界应包括口咽部，层距/层厚5cm。若肿瘤超出以上范围，扫描范围要扩大，以包括全部病变范围。冠状面扫描可以显示鼻咽顶壁的实际厚度和颅底、颅中窝及海绵窦的情况。对颈部淋巴结的检查，扫描的层距/层厚可到10mm，需要到锁骨头

下方。

（3）MRI检查 MRI检查同CT一样，亦能了解鼻咽部肿瘤以及向周围浸润情况。与CT相比较，有一定的优势，如能较早显示鼻咽癌，能充分显示鼻咽癌的侵犯范围，包括大小与深度，对咽后淋巴结转移显示清晰，对骨髓的侵犯也能更清楚地显示，目前已经作为鼻咽癌首选的影像检查方法，同时它对放射治疗后有无复发或与放射治疗后纤维化的鉴别以及放射治疗后脑、脊髓的放射性损伤的诊断可以提供重要依据。

MRI可多轴面扫描，并且软组织对比较好，可以弥补CT的某些不足。MRI检查的主要优点为：①肿瘤分期更准确；②肿瘤复发与纤维化的鉴别；③观察疗效；④评价颅内病变，特别是放射性脑病、脊髓病变。可以有轴面（横断面）、冠状面和矢状面扫描，分为T1加权和T2加权。可以更清楚地了解软组织、神经通道以及脑脊髓的病变。

MRI的表现基本上同CT，但软组织显示更清晰。骨质破坏时主要显示红骨髓被肿瘤所取代，但对骨皮质的显像比CT差一些。

（4）超声波检查 主要为检查肝、脾、腹膜后淋巴结以及颈部淋巴结等。

（5）放射性核素检查 由于鼻咽癌的骨转移概率较高，尤其是有淋巴结转移的患者，故对淋巴结转移较大、或双颈淋巴结转移及淋巴结转移位置低（N2以上）应进行同位素骨扫描，了解骨骼是否有肿瘤转移。也有部分行同位素检查以检查肿瘤的乏氧情况。

（6）血液检查 ①EB病毒血清学检测：鼻咽癌患者90%以上VCA-IgA阳性，并且其滴度比较高，大多在1：40以上。假如患者仅有颈部淋巴结肿大，而原发灶不明显时，可行VCA-IgA检测，若其滴度很高，则需要认真地检查鼻咽部，对可疑的部位进行活检，以确定诊断。同时对VCA-IgA滴度很高的患者，就算找不到原发灶，亦需要定期随访，有些患者可以在颈部治疗几年后出现原发灶。目前可以检测EB病毒DNA，可以预测预后。②肝肾功能检查：主要是排除一些其他疾病如肝炎、肾功能异常等。因为肝功能异常可以传染给他人，肾功能异常则在化疗的时候要考虑药物的选择。③血常规检查：因为放射治疗可以杀伤一些白细胞，故放射治疗前的白细胞需要在4×10^9/L以上，血色素要在110g/L以上，血小板应在100×10^9/L以上。

27.3.2 鉴别诊断

鼻咽癌位于头面部中央,其解剖部位与周围正常器官相邻甚为密切,并且有易向周边正常组织侵犯、沿颅底骨孔道侵入颅内的生物学行为。由此肿瘤侵犯不同解剖部位,产生不同的症状和体征,容易误诊为其他疾病。下列疾病值得鉴别。

27.3.2.1 鼻咽结核

鼻咽结核少见,但临床亦有报道。本病发生在男性中青年以上年龄。以颈部淋巴结肿大为主要临床表现。鼻咽顶壁以结节或增生多见,表面常有坏死,与鼻咽癌难以肉眼区别。鼻咽影像学CT检查能见到鼻咽顶壁或顶后壁软组织增厚,但无法确定其性质。只有病理活检才能确诊,光镜下见类上皮细胞和少数朗格汉斯细胞,一般不见干酪样坏死。要注意鼻咽结核和癌同时存在。应红梅等报道2例鼻咽癌和结核同时存在。据钟会墀报道41例鼻咽结核做血清VCA-IgA检测,仅1例阳性(1∶160),而鼻咽癌阳性率高达95%。故血清VCA-IgA检测可帮助区别鼻咽结核和鼻咽癌,作为辅助诊断手段。

27.3.2.2 鼻咽增生性结节

本病变在鼻咽镜下可见孤立的单个结节或多个结节,表面黏膜呈淡红色,与周围正常黏膜相同。结节可在黏膜或腺样体的基础上发生,或由黏膜上皮鳞状化生或角化上皮游离成表皮样囊肿样的改变,或因黏膜液体分泌旺盛而成潴留囊肿。病变常发生在鼻咽顶前或侧壁。囊性结节病变用活检钳头部轻压结节时可呈现脐形凹陷,咬破有液体流出。

27.3.2.3 鼻咽增殖体

病理学上称为腺样体。本病常位于顶前中央形成纵形嵴状隆起,表面黏膜覆盖光滑、色泽与正常黏膜相同。在儿童期鼻咽顶壁或顶后壁的淋巴组织增生比较明显,严重者影响鼻腔呼吸、咽鼓管阻塞而致听力下降。腺样体到成年人时即渐趋萎缩,但仍有部分人残留腺样体明显,也有少数可继续保留至中年甚至老年。CT表现为顶后壁较高密度肿块影,常呈对称性、较局限,两侧咽隐窝常不累及,咽旁间隙及椎前间隙不累及,颅底骨质正常。MRI显示顶后壁T1加权图像上与肌肉等信号改变,但T2加权呈高信号,咽旁间隙及椎前间隙清晰,颅底骨质正常。

鼻咽增殖体病理表现为间质中淋巴组织增生,常见淋巴滤泡数目增加,体积增大,生发中心活跃,吞噬现象明显,少数可呈弥漫性增生,腺样体增生,并分泌亢进。毛细血管增生,内皮细胞增殖,管壁与周围有炎症细胞浸润。深淋巴细胞处,还有网状细胞增生。增殖体除发生鼻咽顶前壁外,还可见咽鼓管隆突后上方和隆突上方也常有淋巴组织分布。临床常会碰到鼻咽癌发生腺样体条脊之间夹缝中,如只活检咬取条状腺样体,病理报告常为淋巴组织增生。活检应从腺样体夹缝深部少许肿瘤肉芽组织咬取,提高活检术鼻咽癌检出率。

27.3.2.4 鼻咽纤维血管瘤

常称为"男性青春期出血性鼻咽纤维血管瘤",这一瘤名概括了临床和病理特征。肿瘤来自鼻咽颅底蝶骨和枕骨骨膜或颅底腱膜。大体形态为不规则分叶状,呈圆形或椭圆形,无完整包膜,质韧。病理由纤维组织和血管两种成分构成。此瘤在形态上很少有恶变。

鼻咽血管纤维瘤患者主要为男性青年,10~25岁最多见。临床表现为反复大量鼻出血,有时一次多达1000ml,伴有鼻塞、听力下降、头痛等。肿瘤原发鼻咽,可向周围器官蔓延。向前侵及鼻腔甚至前鼻孔,向前外经翼腭窝、上颌窦到颞下窝,还可侵入面部,侵犯眼眶、蝶窦、颅底骨和颅内。临床检查鼻咽肿瘤呈红色或淡红色,表面光滑为黏膜覆盖,可见血管,肿瘤表面一般无坏死或溃疡。此瘤在活检时可引起大出血,甚至危及生命,故切忌做活检。

CT检查平扫见鼻咽部或鼻腔后部软组织块影,为等密度,边界不清,增强后病灶明显增强,这与血管丰富有关。MRI检查肿瘤T1加权图像上与肌肉相比稍高信号,注射造影剂后明显强化。本瘤在CT和MRI诊断主要根据其血管丰富,造影后明显强化为特征,常需与临床结合考虑,有时与鼻咽癌鉴别较困难。

27.3.2.5 蝶鞍区肿瘤

以垂体瘤和颅咽管瘤最常见。临床症状根据肿瘤类型,大小和生长不同的症状,主要为内分泌和神经受压症状。内分泌功能紊乱和下丘脑功能障碍,如性功能减退、闭经泌乳、肢端肥大或巨人症等。70%患者有头痛,70%~80%因肿瘤压迫视神经交叉,视力下降、视野缺损以双侧偏盲为最常见。向侧面生长侵入海绵窦,Ⅲ、

Ⅳ、Ⅴ₁及Ⅵ对脑神经麻痹。肿瘤向下生长侵入蝶窦、鼻咽。头颅CT或MRI检查对垂体瘤和颅咽管瘤区别,在CT图像发现在鞍上池或鞍内有占位病变。有时增强前后在水平面扫描往往没有阳性发现,而做增强扫描后冠状扫描时显示十分清楚。头颅CT在鞍区钙化为颅咽管瘤重要证据。垂体瘤和颅咽管瘤与鼻咽癌在CT和MRI可以区别。但有少数鼻咽癌被误诊为鞍上区肿瘤。

27.3.2.6 鼻咽或颅底脊索瘤

脊索瘤起源于残余脊索组织的一种肿瘤,具有生长缓慢、转移少的特点。脊索瘤发生在鼻咽部罕见。一般都是从颅底蝶骨体和枕骨基底部向颅内或颅外生长,侵及鼻咽部。张有望教授曾报道鼻咽及颅内脊索瘤8例,仅有2例肿瘤局限于鼻咽部,颈部和远处转移很少见。8例鼻咽及颅底脊索瘤无1例颈淋巴结转移。仅有1例放疗后2年半发生肺转移。晚期鼻咽癌与脊索瘤单凭临床资料和CT检查结果鉴别有一定困难。但血清VCA-IgA检测和活检病理结果对诊断有重要作用。

27.3.2.7 鼻咽及颈部恶性淋巴瘤

咽淋巴环包括鼻咽、软腭、扁桃体及舌根在内的环状淋巴组织。鼻咽恶性淋巴瘤是咽淋巴环淋巴瘤中的一种,约占咽淋巴瘤中1/4。据报道鼻咽恶性淋巴瘤治疗结果与鼻咽癌5年生存率相似。

鼻咽恶性淋巴瘤在鼻咽腔内可见鼻咽顶后壁突出肿瘤与鼻咽癌肿瘤形态相似,肉眼无法区别。亦有颈淋巴结转移,单侧或双侧颈部淋巴结肿大,一般应在2 cm以上,或数个肿大淋巴结,肿大淋巴结圆形或椭圆形,比较饱满。甚至多个融合,质地较软。常伴有腋下、腹股沟或纵隔淋巴结肿大,CT检查示肿瘤多沿黏膜面向鼻咽腔生长,形成鼻咽腔软组织肿块,其黏膜下浸润不及鼻咽癌明显,颅底骨破坏的概率及程度较鼻咽癌低,淋巴结呈均匀强化,环行周边强化及中央液化坏死较少见。MRI检查显示鼻咽淋巴瘤的信号与鼻咽癌无明显差异,但增强扫描肿瘤强化不如鼻咽癌明显,且强化较均匀,颈部淋巴结的强化也较均匀。最后诊断颈部肿块穿刺或活检以明确诊断。

27.3.2.8 颈部淋巴结转移性癌原发肿瘤不明

指颈淋巴结病理证实为转移性癌,原发肿瘤经常规检查方法,鼻咽镜检查、喉镜检查、CT检查,MRI检查,X线片检查,一时尚难找到原发肿瘤者。临床上常会遇到以下几种情况:

(1)鼻咽原发肿瘤并不小 外科医生一旦发现颈部肿块,不去寻找原发肿瘤,立即行颈部肿块穿刺检查或肿块摘除或颈部肿块切除手术,病理证实为转移癌,然后才转科会诊寻找原发肿瘤。这类患者占鼻咽癌收治病例30%~40%。

(2)鼻咽原发肿瘤小而隐蔽 颈部已证实为转移癌,虽然血清VCA-IgA阳性,鼻咽镜和CT检查鼻咽腔内未找到原发肿瘤。最近,通过MRI检查,在MRI图像上可以显示黏膜下咽后间隙有小区米粒大小T1WI有中等信号改变,边界清楚,在T2WI上有高信号。经咽隐窝处深咬活检证实为鼻咽癌。亦有少数病例MRI检查阴性。经1~2年后证实为鼻咽癌。

(3)在CT图像上有明确咽旁间隙增厚,咽后淋巴结肿大或囊性病变,血清VCA-IgA 1:80阳性,但鼻咽腔未见异常病变,几次活检病理均为阴性。这种情况可以经过大家讨论后决定治疗方案。

27.3.2.9 颈淋巴结慢性炎

由附近器官炎症病变引起颈淋巴结炎症、肿大,这种肿大淋巴结很难消退,表面较光滑,活动,一般不大于2cm,常有头颈部慢性炎症的病史,长期随访颈淋巴结慢性炎,不再增大。

27.3.2.10 颈淋巴结结核

颈淋巴结结核好发在青年人,常伴有淋巴结周围炎症、低热或潮热、夜间盗汗等。局部肿痛,数个淋巴结大成串或成块,可发生颈后链或胸锁乳突肌深部,肿块质地中等,与周围组织粘连,有时肿块有波动呈干酪液化,可刺吸抽出干酪样脓液,诊断淋巴结结核。但临床常见到颈淋巴结结核与癌共存。所以有颈淋巴结肿大患者应检查鼻咽部,除外鼻咽癌、扁桃体癌。

27.3.2.11 颈部良性肿瘤

神经鞘瘤、囊肿、脂肪瘤、淋巴管瘤需要鉴别,一般都有各自肿瘤特征。可以鉴别诊断。

27.3.3 分期

恶性肿瘤临床分期所采用的TNM系统,提出至今已有半个多世纪,经过不断修订、补充与完善,已被广泛接受。它在肿瘤的临床诊断、治疗计划制定、预测预后和防治效果等方面起到重要的作用。

目前国际上多采用AJCC/UICC分期。鼻咽癌在华人中最常见,华人地区对鼻咽癌的研究也最深入。国内在1959年、1965年、1979年、1992年及2008年先后制定过鼻咽癌的分期。中国香港、东南亚地区多采用何氏分期,而目前国外采用AJCC/UICC分期,国内则2008分期和AJCC/UICC分期均同时使用。

鼻咽癌的分期是根据临床表现、辅助检查来进行的。分别从原发灶、颈部淋巴结转移、远处转移三个方面来评价。随着对鼻咽癌认识的加深以及检查设备的发展,临床分期也经常需要更新。如长沙分期未将CT检查的情况考虑在内,同时也发现它有一些局限性。92分期则考虑了CT检查的肿瘤范围,也使分期更加合理,但未将MRI考虑进去,而2008分期则以MRI影像为基础,以后随着影像学检查的发展及对鼻咽癌认识的深入,会有新的分期系统出现,并且应用范围更广。

鼻咽癌2010年第7版UICC分期的标准见本书附录二。

27.4 放射治疗

鼻咽癌多属低分化鳞癌,恶性程度高,容易发生淋巴结和血行转移。鼻咽部又深居头面部中央,毗邻重要器官、血管和神经组织,如脑、颈段脊髓、眼球、脑垂体等,单纯手术难以根治,然而鼻咽癌对放射线具有较高的敏感性,原发肿瘤及颈部转移淋巴结容易被包括在照射范围内,因此,放射治疗是鼻咽癌的主要治疗手段。

我国鼻咽癌的治疗始于20世纪40年代,当时采用深部X线片治疗,但治疗效果差,不良反应严重,治疗后的5年生存率仅20%左右。其后,由于^{60}Co治疗机的使用以及放射治疗方案设计的改进,放射治疗的疗效有较大的提高,5年生存率在50%~60%。

自从CT和放射治疗计划系统(TPS)应用以来,更有助于肿瘤范围的确定,放射靶区的划定,照射野的合理设置以及放射剂量发布的合理化,从而做到治疗计划的优化。综合腔内后装治疗,超分割放射,加用化疗,有利于提高疗效。目前对早期患者主要为减轻患者的放射后遗症,提高生存质量,而对晚期患者则主要提高生存率,降低局部复发和远处转移率。

27.4.1 放疗定位

在常规放射治疗时,在模拟机下直接定位,一般采用仰卧位,面罩固定,采用双面颈联合野照射。而在调强放射治疗时,也是采用头颈肩面模,仰卧位,头略后仰,采用适当的头枕,能有个体化的头枕更好。并进行同一体位的CT和MRI融合。融合时采用最清楚的图像,大多采用增强扫描图像。据王中和对12例鼻咽癌患者采用平扫-增强CT放疗定位、基于平扫与增强CT的靶区勾画、靶区体积及勾画误差的比较研究,在3名放疗医师作GTV勾画的25个GTV靶区(鼻咽靶区12个、颈部靶区13个)、150个勾画靶区(平扫和增强各75个)中,平扫CT和增强CT的GTV平均体积分别为$16.3 \pm 17.6cm^3$和$22.5 \pm 9.1cm^3$($p < 0.001$);平均勾画误差率分别为13.4%和4.2%($p < 0.01$);显著误差率(≥15%的体积误差)分别为44%(11/25)和4%(1/25)($p < 0.001$)。在11个平扫显著勾画误差的靶区中,8个GTV体积明显小于增强GTV(最大缩小误差22.1%),3个GTV体积明显大于增强GTV(最大增大误差18.9%)。这是因为平扫CT影像组织分辨率差,通常无法分辨肿瘤坏死区和邻近大血管所造成的。另有16.7%(2/12)的患者通过增强CT发现平扫CT未显的颈部淋巴结转移灶,调整了颈部放射野和放射剂量。此表明增强CT定位明显减少平扫CT的GTV勾画误差,提高GTV勾画的准确性,既避免"漏照"(缩小误差),又防止过多放射正常组织(增大误差),对提高鼻咽癌患者放疗的局部控制率,保护正常组织与功能均具有很大的临床价值。采用CT和MRI融合,可以更清楚地了解肿瘤的范围及部分正常组织如脑干、脊髓及腮腺的勾画。

27.4.2 调强放疗

27.4.2.1 靶区的定义

原发灶GTV定义为临床检查,内镜以及CT/MRI/PET所见的病灶,原发灶CTV为GTV+鼻咽腔+外放一定的边界(至少5mm),其同时必须包括以下结构:前界包括后1/4鼻腔及上颌窦后壁,双侧界包括腭肌、翼内肌,部分翼外肌及翼板,向上包括下1/2蝶窦及后组筛窦,(无蝶窦,鼻腔侵犯者,后组筛窦可以不包括在内),颅底部分须包括部分颅中窝、圆孔、卵圆孔和破裂孔、岩骨尖、枕骨斜坡及颈动脉管等重要解剖结构,向下达口咽上部至C2颈椎中平面,后界需包括双侧咽后淋巴结,原发灶PTV为CTV外放5mm(GTV累及邻近脊髓/脑干区域,GTV、CTV、PTV后壁可无外放,勾画时与脑干/脊髓保留1mm的空隙)。

颈淋巴结以C5颈椎下缘为界分为上颈区域和下颈+锁骨上区域。N0的患者不行下颈+锁骨上区域的照射,N+的患者上颈区域与原发灶执行同一调强计划,下颈+锁骨上区域照射可以纳入同一调强计划中,也可以在同一体位下另设前后野照射。

颈淋巴结GTV为CT/MRI/PET所见的颈部病灶,阳性病灶定义为直径>1cm和(或)中心有坏死区的淋巴结。对N0病例,颈淋巴结CTV包括双侧II、III区及、V区上组淋巴结。对淋巴结阳性的病例,颈淋巴结CTV为GTV外放一定的边界(至少5mm),同时包括:双侧II、III、IV、V区淋巴结。

27.4.2.2 重要器官勾画

包括脊髓,脑干,脑颞叶,垂体,腮腺,内耳及中耳,晶体,眼球,视神经及视交叉,部分舌体和舌根,颞颌关节,下颌骨,气管,喉(声带),甲状腺。

27.4.2.3 CT/MRI融合与靶区的勾画

Emami等采用CT/MRI融合与单独采用CT所做的比较,使用融合技术后,MRI所示患者的靶区增加74%。以CT/MRI融合后的靶区勾画,PTV的平均剂量改善,从60Gy到69.3 Gy,脑干剂量减少19%(<43 Gy),腮腺平均剂量仅23.7 Gy。他认为CT/MRI融合能明显改善靶区的勾画,改善靶区的剂量覆盖,减少正常组织的剂量。我们也对62例鼻咽癌进行CT/MRI融合后靶区的情况进行研究,GTV-CT和GTV-MRI分别为$41.5 \pm 4.7cm^3$和$46.2 \pm 5.3cm^3$,GTV-MRI比GTV-CT大11.45($p=0.002$)。对于T1期病例,GTV-CT和GTV-MRI没有统计学差异($Z=0.178, p=0.859$)。对于T2期病例,GTV-CT > GTV-MRI($Z=2.707, p=0.007$)。脑干-CT脑干MRI的平均容积分别为$23.4 \pm 3.83\ cm^3$和$20.64 \pm 3.74\ cm^3$,脑干-CT比脑干MRI的容积大13.42%,($p=0.0000$)。脊髓-CT脊髓MRI的平均容积分别为$8.55 \pm 1.47\ cm^3$和$7.04 \pm 1.26\ cm^3$,脊髓-CT比脊髓MRI的容积大21.42%,($p=0.0000$)。CT和MRI显示的肿瘤范围不一致,两者多数情况下是互补的关系。对鼻咽癌进行IMRT治疗,建议实行CT/MRI融合,根据两者的联合信息勾画靶区。

27.4.2.4 鼻咽癌放射治疗中的误差进行研究

我们发现左右,头脚,前后各向摆位总误差为2.8mm、2.7mm、2.8mm,系统误差分别为2.4mm、2.3mm、2.4mm,随机误差分别为1.4mm、1.5mm、1.5mm,移动均值分别为-1.1mm,-0.1mm,-0.25mm。同时采用频数分布分析,三维方向上摆位偏移大于3mm的百分数26.3%,大于4mm的百分数15.1%,大于5mm的百分数6.5%。单一方向上平均摆位偏移大于3mm的百分数,左右17.5%,头脚20%,胸背22.5%。

27.4.2.5 对靶区及重要组织器官处方剂量

(1)原发灶

GTV T1-T2 66Gy/30Fx,T3-T4 70.4Gy/32Fx,2.2Gy/Fx

CTV_{60} 60Gy/30-32Fx 2Gy/Fx

PTV_{60} 60Gy/30-32Fx 2Gy/Fx

(2)颈淋巴结

N+

GTV_{66} 66Gy/30Fx 2.2Gy/Fx

PTV_{66} (GTV外放0.3cm) 66Gy/30Fx 2.2Gy/Fx

CTV_{60} 60Gy/30~32Fx 2Gy/Fx

PTV_{60} 60Gy/30Fx 2Gy/Fx

(3)下颈和锁骨上预防照射的淋巴结区域

CTV_{54} 54Gy/30Fx 1.8Gy/Fx

PTV_{54} 54Gy/30Fx 1.8Gy/Fx

N0

(4)无GTV,只针对上颈进行预防性照射

CTV_{54} 54Gy/30Fx 1.8Gy/Fx

PTV_{54} 54Gy/30Fx 1.8Gy/Fx

27.4.2.6 正常组织剂量–体积限制

(1)I类—非常重要必须保护的正常组织 ①脑干、视交叉、视神经:D_{max}54Gy或1%体积不能超过60Gy;②脊髓:D_{max}45Gy或0.01cc体积不能超过48Gy;③脑颞叶:D_{max}60Gy或1%体积不能超过65Gy。

(2)II类—重要的正常组织,在不影响GTV,CTV剂量覆盖的条件下尽可能保护 ①腮腺:至少一侧腮腺平均剂量<26Gy或至少一侧腮腺50%腺体受量<30Gy;②下颌骨、颞颌关节:D_{max}70Gy,或$1cm^3$体积不能超过75Gy。

(3)III类—其他正常组织结构,在满足I类和II类正常组织结构保护条件,且不影响GTV,CTV剂量覆盖的

条件下尽可能保护 ① 眼球：平均剂量<35Gy；② 晶体：平均剂量不超过6Gy；③ 内耳 / 中耳：平均剂量<50Gy。

鼻咽癌采用调强放射治疗后,肿瘤的剂量增加,正常组织如脑干脊髓及腮腺的剂量均有不同程度下降,具体剂量分布见图27－1a,图27－1b,图27－1c,图27-1d为DVH显示。

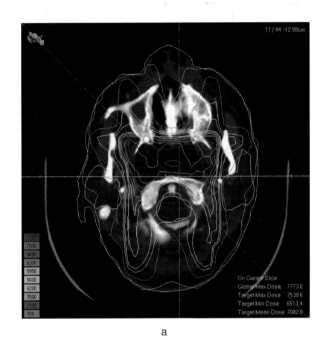

a

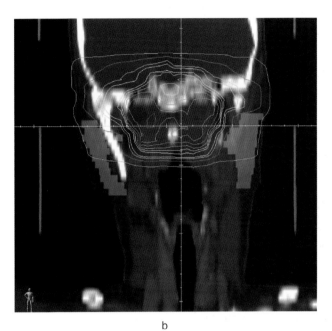

b

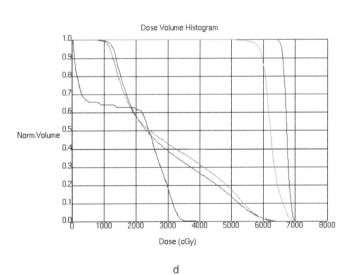

c

d

图27－1 鼻咽癌调强放疗的剂量图
a. 鼻咽靶区剂量线；b. 冠状靶区剂量线；c. 矢状靶区剂量线；d. 调强放疗DVH图

27.4.3 鼻咽癌的普放

27.4.3.1 鼻咽癌的外照射所采用的射线

鼻咽癌原发灶由于位置较深,一般采用 ^{60}Co 或 4~8MVX线。而对颈淋巴结引流区可综合使用 $^{60}Co\gamma$-射线,高能X线和电子线,深部X线,使其得到高剂量和均匀的照射。近距离照射则采用高剂量率的 ^{192} 铱(^{192}Ir)等。

27.4.3.2 鼻咽癌常规照射的范围

包括鼻咽、颅底骨和颈部三个区域,照射靶区定义与范围为:

(1)鼻咽原发灶区　原发灶区是指临床检查及CT/MRI/PET等影像学所见的鼻咽肿瘤区域。

(2)鼻咽亚临床灶区　指鼻咽癌可能扩展、侵犯的区域如颅底、鼻腔、上颌窦后1/3-1/4、后组筛窦、蝶窦、咽旁间隙、颈动脉鞘区和口咽。

(3)颈淋巴结转移灶区　指临床检查和(或)影像学观察到的颈部肿大淋巴结所在区域。

(4)颈淋巴引流区　指临床检查和影像学均未见颈部肿大淋巴结的所在区域。临床根据患者颈部中段皮肤的横纹线或环甲膜水平分为上颈和下颈淋巴引流区。

27.4.3.3 照射剂量、时间和分割方法

(1)鼻咽原发灶　66~76Gy/6~7.5周。

(2)颈淋巴结转移灶　60~70Gy/6~7周。

(3)颈淋巴结阴性及预防照射区域　50~56Gy/5~5.5周

(4)分割照射方法　①常规分割:1.9~2Gy/次,每天一次,每周5天照射。②非常规分割:非常规分割放射治疗鼻咽癌的方法有很多种类和变化,有超分割,加速超分割等,临床可以根据病情选择使用。

27.4.3.4 常规外照射方法

鼻咽癌常规外照射的方法,采用仰卧位等中心照射技术治疗。

(1)等中心定位　在模拟机下进行体位固定和确定照射靶区。

(2)采用MLC或低熔点铅制作不规则野的铅模挡块。

(3)放射治疗时的体位应与等中心模拟定位时的体位一致。

27.4.3.5 照射野的设置与照射方法

(1)颈淋巴结阴性的病例第一段面颈联合野36~40Gy后,第二段改为耳前野+辅助野+上半颈前野(切线野)照射至总量。

(2)颈淋巴结阳性的病例第一段面颈联合野36~40Gy后,第二段改为耳前野+辅助野+全颈前野(切线野)照射至总量。

(3)对口咽侵犯较大,第一段面颈联合野36~40Gy后,口咽肿瘤仍未消退者,第二段仍用小面颈联合野照射至总量,但后界必须避开脊髓,颈后区用电子线照射。下颈区用前野(切线野)照射。

(4)对于鼻腔、颅底和颈动脉鞘区受侵犯者,可分别辅助选用鼻前野、颅底野和耳后野。

鼻咽癌的普放剂量分布见图27－2a,图27－2b,图27－2c,图27-2d显示DVH。

27.4.3.6 体位固定

放射治疗包括一系列的环节,从医生的定位,以及技术员每次治疗时的摆位,保证每次照射的准确性均非常重要。而患者在治疗时可以无意识地发生移动,则对整个治疗过程就有影响,如何保持患者治疗时照射的准确性呢?除了医生定位准确,机器准确性高,技术员摆位准确以外,还需保证照射过程中患者不能移动。为此,国内外许多学者都研究一系列固定装置,以确保患者在治疗时位置的准确性。

目前国际及国内较常用的塑料固定装置,一般采用高分子的塑料,在加热(70°~80°)时塑料变软,放在患者脸上,冷却就成型,这样,这个塑料面模就是该患者专用。应用该固定装置后,不需在病人脸上画野,减轻了患者的心理及精神负担。目前有头颈肩和普通面罩,经过测定,头颈肩面罩的固定效果优于普通面罩,移动范围在3mm以内。

27.4.4 近距离放射治疗

腔内后装放射治疗是指在鼻咽腔内先放置好模型,然后置入放射源,故亦称为后装腔内放射治疗。

27.4.4.1 腔内后装放射治疗的特点

由于后装放射治疗是将放射源直接放在病灶表面,故肿瘤表面的剂量很高,而它的剂量下降很快,对深部的肿瘤不能起作用,而对正常组织有保护作用。故它只

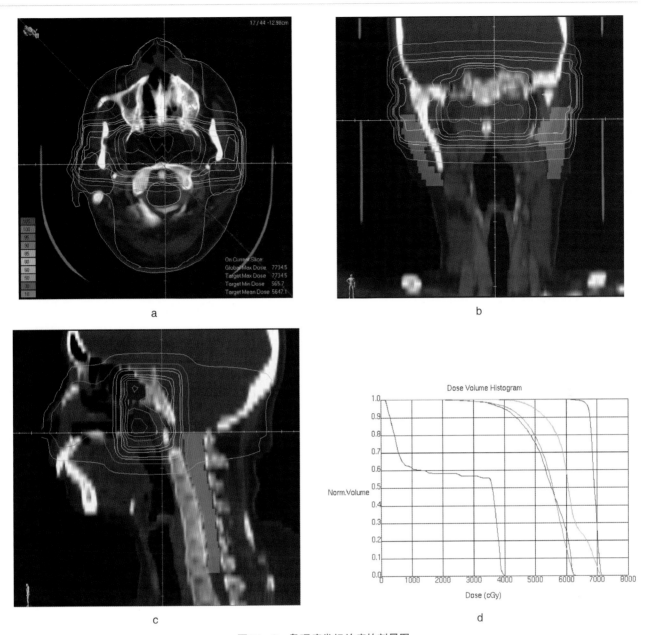

图27-2 鼻咽癌常规放疗的剂量图
a. 鼻咽靶区剂量线；b. 冠状靶区剂量线；c. 矢状靶区剂量线；d. 常规放疗DVH图

适用于较早期的肿瘤，即鼻咽腔内表浅的病灶（T1期和早T2期），以及足量（70Gy）外照射后鼻咽腔内残留的病变，及鼻咽癌放射治疗后鼻咽腔内复发的患者。

27.4.4.2 具体操作方法

先观察腔内畅通情况以及张口情况，先用麻黄素收缩鼻甲，然后给口腔及鼻腔表面用的卡因麻醉。从鼻腔插入导尿管，从口腔导入鼻咽后装模型，给予固定后插入模拟放射源，在模拟定位机下校正位置及摄片后，用TPS计算剂量以及剂量分布情况，然后决定照射时间，治疗计划正确即可开始治疗。后装治疗模型及定位片见图27-3，图27-4。照射剂量：一般每次给8～10Gy，每周可治疗一次，剂量的计算参考位置为鼻咽顶黏膜下0.3cm或肿瘤基底下。

27.4.4.3 具体治疗方案

（1）对早期局限于鼻咽腔内的病变，可以给外照射60Gy，然后给予腔内后装放射治疗8～10Gy/次，每周一次，共两次。

（2）对于足量外照射后鼻咽腔内残留的患者，可

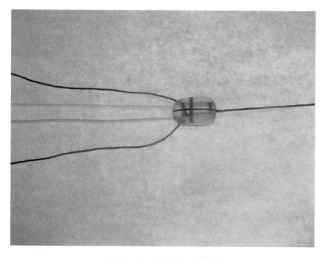

图27-3　后装治疗模型

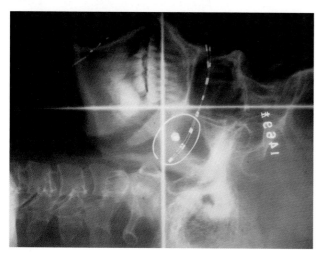

图27-4　后装治疗的定位片

以在外照射结束后一周给予后装治疗,8～10Gy/次,共1～3次。

（3）对鼻咽癌放疗后鼻咽腔内复发的患者,可以在外照射55～60Gy后,加腔内照射10～20Gy,8～10Gy/次。

27.4.4.4　注意事项

后装放射治疗的当日不要进食过多,以免操作时呕吐。另外,在上后装治疗模型时,造成咽部不适、恶心、呕吐、疼痛等。照射后可观察鼻咽部的出血情况以及放射治疗反应,可根据情况选用药物治疗。

27.4.5　外照射加咽旁近距离放射治疗

潘建基等在鼻咽癌插植治疗方面有很多经验,有经颌下咽旁区插植术和经鼻腔蝶窦、筛窦插植术两种方法,经颌下咽旁间隙插植术的适应证包括：①鼻咽癌伴有咽旁区受侵,主要是茎突前间隙受累。②根治性体外放疗后仍有咽旁区明显残留病灶者。③体外放疗后咽旁区复发者。经鼻腔蝶窦、筛窦插植术的适应证为根治性体外放疗后蝶窦和(或)筛窦局部残留或复发者。在鼻咽癌组织间插植后装BT的剂量优化方面,笔者根据施源管三维重建结果,利用PLAT 0治疗计划系统进行剂量优化,探讨了这项技术的物理剂量优化方法,并比较了两种优化方法的剂量分布均匀指数、剂量体积梯度比。结果表明鼻咽咽旁区插植技术的布源方法是特殊解剖条件下的组织间放疗技术,等剂量分布能够较理想地包括患侧咽旁区的靶区,剂量分布的均匀性虽然不如规则的插植,但剂量优化可采用距离优化为基础的几何优化,对鼻咽和咽旁区这种特殊的解剖部位的靶区能够符合临床要求,具有很好的临床实用价值。他对初治鼻咽癌外照射56～70Gy后咽旁区残留的67例患者行咽旁插植治疗。每次2.5～4.0Gy,2次/d,总剂量12～20Gy,3～4d完成。与同期相似的病例比较,插植组与对照组的3年生存率分别为92.4%和84.5%($p>0.05$);3年无局部复发率分别为97%和76.4%($p<0.05$);3年无远处转移生存率发表为76.6%和69.1%($p>0.05$)。插植组的口干、张口困难、听力下降、耳鸣等晚期反应均低于对照组。

27.4.6　放射治疗注意事项

27.4.6.1　放射治疗前准备

（1）诊断要明确　在没有特殊的情况下,一定要从鼻咽部原发灶取得组织,进行病理诊断,以免误诊。因为从颈部淋巴结获得的癌症诊断,原发灶不一定来自鼻咽部,虽然鼻咽部原发灶占了很大的比例。

（2）明确肿瘤侵犯的范围,这对治疗计划的设计很有帮助。同时要检查有无肝、骨、肺等部位的转移,若已有远处转移,则不适宜做根治性放射治疗,而以姑息性治疗为主。

（3）实验室检查　包括血常规、肝肾功能,看看造血功能是否正常,因为放射治疗对白细胞有一定的影响,对鼻咽癌来说,影响不大,肝肾功能则看看是否有肝炎,有活动性肝炎则不宜放射治疗,一是对患者本身不好,放射治疗可以加重负担不利于患者的治愈,另外,肝炎有传染性,患者都是使用同一个治疗床,可以相互传染,对大家都不利。血清VCA-IgA检测主要是协助诊断,若有颈淋巴结,鼻咽部病灶不明显,如VCA-IgA阳性,则要在鼻咽部寻找原发灶。

（4）口腔的准备　放射治疗后,唾液分泌减少,口腔清洁作用减弱,极易发生龋齿及感染,容易造成骨髓炎,则较难愈合,故在放射治疗前需要检查牙齿,是否有残根及龋齿,有残根应拔除,龋齿能修补的则修补,不能修补的应尽量拔除。因为放射治疗中,可能有口腔黏膜反应,放射治疗所致的唾液分泌减少,口腔自洁作用差,若继发细菌感染,则可能导致骨髓炎的发生。

（5）活动性结核病、糖尿病、肝炎应先积极治疗　放射治疗总的疗程需要两个月,治疗过程中,患者的抵抗力下降,进食较少加上放射治疗的反应,会加重结核病、糖尿病,故在治疗前应尽力控制,使糖尿病稳定。另外,值得一提的是鼻咽癌患者有时亦伴有结核,这就需要抗结核和抗肿瘤同时进行,肝炎的处理同上述。

（6）早期妊娠应终止　鼻咽癌合并妊娠,妊娠后新陈代谢加快,可以加速鼻咽癌的发展,增加患者的负担,同时,合并妊娠的患者对放射治疗的耐受性降低,对普通患者所用的剂量,可能不会造成严重的放射后遗症如截瘫、放射性脑损伤,而对合并妊娠者,则危险性大大提高,故应尽量终止妊娠。

27.4.6.2　放射治疗中处理

（1）应每周检查一次,观察放射治疗的反应,包括口腔黏膜、皮肤反应、肿瘤的消退情况,是否缩小,以及缩小的程度。若发现肿瘤退缩不明显要考虑诊断是否正确,治疗计划是否正确。

（2）放射治疗过程中,应注意口腔卫生。放射治疗后,放射线可以引起口腔黏膜充血、水肿、白膜反应,以及溃疡出血等,而放射线所致的唾液腺分泌减少,导致口腔的自洁作用减弱,容易并发细菌或霉菌感染,放射线所引起的反应可能引起口腔疼痛,进食少、不愿讲话、口腔乏味、变味,如甜的感觉为咸的、苦味等,患者营养不足,抵抗力下降,这时应十分重视口腔黏膜的卫生,每天坚持饭后漱口,并用漱口的药水如朵贝液、复方硼酸溶液、口泰、洗必泰等,可以清洁口腔,减少口腔的感染,并减少继发细菌或霉菌感染的机会,同时也尽量用含氟的牙膏刷牙。

（3）放射野皮肤的保护　原发病灶采用高能射线照射,皮肤放射反应较少,仅有色素沉着红斑等,而颈部转移淋巴结则采用高能射线与常规X线或电子线的混合照射,皮肤表面剂量高,很容易发生皮肤反应,包括红斑、色素沉着、干性脱皮和湿性脱皮反应等。在放射治疗过程中注意保护皮肤,尽量减少皮肤的放射反应,使治疗顺利完成也十分重要。在治疗疗程中,尽量穿较软的衣服,特别是衣领要软,夏天可以尽量敞开,冬天则可以戴较软的围巾,以免摩擦,导致破溃。另外,皮肤有时较痒,但是决不能用手去抓,以免抓破和感染,同时,也要勤剪指甲,以免睡觉时无意识去抓皮肤,不能用肥皂去搓洗,可以用清水轻轻地冲洗。避免强烈阳光直射。照射中,可能会有皮肤的疼痛。皮肤破溃后,则疼痛较剧烈,可以用一些止痛药如止痛片、曲马多等。

（4）若放射反应比较剧烈,如恶心、呕吐,进食差、咽喉疼痛等,影响进食时,可以给予高营养,大剂量维生素补充和支持疗法,并给予减轻放射治疗反应的药物如抗生素、地塞米松等。营养的补充可以用氨基酸、脂肪乳剂等,则要视情况而定。

（5）放射治疗期间患者的营养,由于放射治疗过程中,患者因为口腔黏膜反应及全身放射反应,食欲下降,同时由于咽部疼痛进食较差,故应鼓励患者多进食,不想吃也得吃,要像吃药一样,多加强营养,顺利地完成放射治疗。进食营养的种类很多,但对刺激性的食物如辣椒、油炸食物要尽量不吃,因为这些食物刺激性太大,可以加重放射治疗的口腔黏膜反应。同时要禁烟酒,这些东西也会加重放射反应。进食一些营养丰富容易消化的食物,富含营养的汤类,如鱼汤、肉汤。这样可以使病人容易进食,以获得足够的营养,提高患者的免疫力,顺利地完成治疗。

（6）鼻咽部冲洗　放射治疗中,患者口咽、鼻咽及鼻腔黏膜均有一定的放射反应,从而导致分泌物增加,不易排出。可以有鼻塞、鼻涕多、痰多等,除了用抗生素及滴鼻剂以外,还要坚持鼻咽部冲洗。因为鼻咽部分泌物多,容易引起感染、坏死,影响放射敏感性。

鼻咽部冲洗所采用的溶液为温开水或淡盐水,每天可以冲洗1～2次。冲洗的方法为：患者取坐位,将冲洗瓶挂在略高于头的位置以保证一定的压力,或直接用可以挤压的塑料瓶,患者的头略低,一手将水从鼻腔挤入,另一手轻捏另外一侧鼻腔,让水从口腔内流出,可以冲出鼻咽腔内的分泌物。有鼻咽部及鼻腔出血时不能冲洗。

27.4.6.3　放射治疗后的随访和复查

肿瘤患者在放射治疗后,并不意味着治疗的结束,还需要定期随访和检查,以了解肿瘤治疗的疗效,治疗的不良反应以及肿瘤是否有发展等等。

放射治疗后的第一年应每2~3个月到医院随访检查,主要检查鼻咽部及颈部肿瘤是否完全控制,放射反应是否已经完全消退。放射治疗刚刚结束时,因为放射反应的存在,局部可能肿胀,同时,放射治疗后肿瘤的消退需要一定的时间,在放射治疗后2~3个月做CT或MRI检查,可以客观地反映鼻咽部及颈部肿瘤是否消退,若还没有消退,可以采取进一步的处理办法,如颈部淋巴结残留可以行颈淋巴结清除术等。

(1)观察放射反应及放射后遗症情况 注意放射野内的皮肤反应,包括水肿、纤维化、萎缩等;放射性中耳炎、放射性脑脊髓损伤、龋齿、鼻甲粘连、张口困难等并发症的情况,并给予及时处理。

(2)随访过程中要特别注意远处转移的情况 如骨、肝、肺、腹膜后淋巴结的转移。放射治疗后一年内要特别注意肝和骨的转移。对肝转移主要行B超或MRI的检查。若骨头有疼痛、酸等,要注意骨转移的发生,可以做骨骼同位素扫描(ECT)和骨骼X线摄片检查,骨骼同位素扫描的敏感性较高,要比骨骼X线摄片检查发现早3~6个月,但它的特异性较低,假阳性率较高。诊断骨转移,要结合临床检查,同位素扫描和X线摄片,当然,CT和MRI亦可以应用。第二年以后则要注意肺转移的发生。部分患者可以发生腹膜后和腹股沟淋巴结的转移,但比例很低。鼻咽癌患者转移最多的部位为骨,尤其是脊椎骨和骨盆最为多见;其次为肝转移、肺转移。而肺转移的预后相对要好一些,骨转移其次,肝转移最差。B超检查应半年到1年1次,胸片则要求每年1次,骨扫描则视情况而定。

(3)放射治疗后要注意体力的恢复,在半年以内尽量不要上班,半年以后视情况做一些轻工作。平时注意不要感冒,感冒可以加重放射反应。

27.5 综合治疗原则

27.5.1 综合治疗的原则

鼻咽癌综合治疗的目的是有效提高鼻咽原发灶和颈淋巴结转移灶控制率,减少局部肿瘤的复发率和降低远处转移率,并提高患者的生存质量。围绕这个目的,其综合治疗的原则是以放射治疗为主,辅以化学治疗、手术治疗。临床可以根据初治或复发鼻咽癌不同的TNM分期选用不同的综合治疗方法。

27.5.1.1 初治鼻咽癌

指初次确诊鼻咽癌首次进行治疗的病例。

(1)早期鼻咽癌(I/II期) 单纯放射治疗,包括外照射或外照射加腔内后装治疗。

(2)中、晚期病例 可选用放疗与化疗的综合治疗,包括同期放化疗、诱导化疗或辅助化疗。可以加用靶向治疗。

(3)有远处转移的病例 应采用化疗为主辅以放射治疗。

27.5.1.2 复发鼻咽癌

指鼻咽癌放射治疗治愈后,经过半年以上复发的病例。

(1)放射治疗后一年以内鼻咽癌复发者,尽量不采用常规外照射放疗。可以选用辅助化疗、近距离放疗或调强放射治疗。

(2)放射治疗后颈淋巴结复发者,建议手术治疗,不能手术者可采用化疗。

(3)放射治疗后1年以上鼻咽和(或)颈淋巴结复发者,可做第二程根治性放射治疗,其方法包括单纯外照射或外照射+近距离照射。

(4)复发鼻咽癌再程放射治疗时,只照射复发部位,一般不作区域淋巴引流区的预防照射。

27.5.2 手术治疗在综合治疗的地位

鼻咽部位于头颅中央,位置隐蔽,周围有重要的血管、神经通过,手术路径比较复杂,难以按照肿瘤外科原则做整块切除;鼻咽癌颈部淋巴结转移率高,并且某些转移淋巴结不容易做颈淋巴结清除术;鼻咽癌大多数为低分化鳞癌,对放射治疗的敏感性较高,所以放射治疗被认为是鼻咽癌首选的治疗方法。单纯手术疗效较差。现在普遍都认为鼻咽癌的手术治疗主要适用于放疗后鼻咽部和(或)颈部残留与复发的病例,如果应用得当,是提高生存率的一种有效的补救措施。原发灶手术切除:对放射不敏感和放射治疗后残留或复发的病例,可以采取选择性的手术治疗。

27.5.3 联合分子靶向治疗

生物治疗是肿瘤治疗的方向。关于鼻咽癌的生物治疗，有一些报道如 $P53$、EGFR受体拮抗剂等。但缺乏大宗前瞻性随机研究。Chau等报道54例III-IV鼻咽癌，采用免疫组化的方法检测活检标本中EGFR表达情况。本组患者采用诱导化疗，中位随访期52个月。89%的患者表达EGFR，11%不表达。EGFR表达的强度为43%弱表达，13%中等表达，33%强表达。EGFR表达的范围为<5%，15%；≥5%但<25%，13%；≥25%，72%。EGFR表达范围≥25%者预后差，其5年肿瘤专项生存率、无复发生存率、无局部区域复发生存率和无远处转移生存率分别为48%、36%、60%和55%，而EGFR表达范围<25%者则分别为86%、80%、93%和86%，两组有统计学意义。同时他对治疗后1年内复发的鼻咽癌进行多中心开放的临床II期研究。Cetuximab 400 mg/m^2，然后250mg/m^2/每周，并合用卡铂。59例患者，7例（11.7%）部分消退，29例（48.3%）稳定，23例（38.3%）进展，总有效率11.7%（95% CI，4.8%到22.6%）。中位生存时间233天。Bonner报道对头颈部鳞状细胞癌放射治疗与放射治疗加Cetuximab多中心前瞻性随机对照研究的结果。共有424例患者进入研究，单纯放射治疗组213例，放射治疗加Cetuximab组211例。Cetuximab的用法为开始400 mg/m^2，然后每周250mg/m^2。中位随访54个月，中位控制期分别为24.4个月和14.9个月（$p=0.005$），中位生存期分别为49和29.3月（$p=0.03$）。但对早期患者尚无大宗的报道，有待于进一步的研究。

27.6 化疗

放射治疗是治疗鼻咽癌的基本方法，鼻咽癌多属非角化性癌或未分化癌，分化差，容易发生淋巴结和血道转移。在N2、N3患者中，远处转移率可达30%～50%。鼻咽癌患者死亡原因中，远处转移的致死率在所有死亡患者中要占50%，其次为鼻咽部和颈部复发。故如何降低远处转移，提高局部控制率，提高生存质量是以后研究的方向。

化学药物治疗鼻咽癌已有近30年历史，国外大部分文献是作为头颈部癌治疗的一部分进行讨论。但鼻咽癌的生物学特征、治疗手段以及发病转归的规律与其他头颈部肿瘤很不相同，直到20世纪80年代，单纯对鼻咽癌联合化疗的报道才得到关注。

大多数单药化疗对鼻咽低分化鳞癌或未分化癌均有一定的疗效，在20世纪70年代，曾用单药治疗鼻咽癌，常用的药物有氮芥、环磷酰胺、噻替哌、平阳霉素、顺铂、羟基脲等，单药的有效率在15%～20%左右，80年代中期开始使用联合化疗，以DDP+5Fu为主要联合方案，有效率达80%左右，在目前，仍以DDP为主要的化疗方案在鼻咽癌化疗中占据重要的地位。其中法国最新的Meta分析显示，放化联合治疗局部晚期鼻咽癌可将5年生存率提高6%，而以同期放化疗疗效最佳。

在放疗与化疗的综合应用中，又分为放射治疗前的诱导化疗-新辅助化疗，同期放化疗和放射治疗后的辅助化疗。

27.6.1 诱导化疗

又称新辅助化疗，就是在放射治疗前先用化疗，主要是适用于病情比较晚期，如头痛剧烈，或鼻咽部肿块很大，或颈淋巴结很大在4cm以上，或颈部淋巴结位置很低的患者。诱导化疗的优点主要有以下几点：

（1）由于没有经过放射治疗，肿瘤血液供应良好，有利于化疗药物到达鼻咽原发灶及颈部转移淋巴结，从而发挥最好的作用。

（2）患者没有经过放射治疗，营养状态良好，对化疗的耐受性较好，敏感性较高。

（3）诱导化疗可以在短时间内缩小肿瘤，并减轻由于肿瘤引起的各种临床症状，使患者能觉得肿瘤缩小，头痛或鼻塞等减轻，复视好转，增强患者战胜疾病的信心。

（4）诱导化疗所致的肿瘤缩小，使肿瘤细胞的数量减少，血供增加，乏氧细胞减少，从而增加放射治疗的敏感性。

（5）诱导化疗是一种全身性的治疗，可有效地杀灭远处器官的微小的转移灶。而诱导化疗的不利之处就是造成放射治疗的延迟，因鼻咽癌的主要治疗方法为放射治疗，另外化疗有一定的毒性及不良反应，可以造成患者营养状况的下降及治疗费用的增加。

诱导化疗的疗程一般不宜超过3个疗程，在患者身体状况可以耐受的前提下，化疗后放射治疗的时间亦应尽量提前，以免化疗造成肿瘤细胞发生加速再增殖，出现肿瘤的增大；同时应尽量避免单药治疗,应该联合用药。目前常用的化疗方案为顺铂(DDP)与氟脲嘧啶(5Fu),及TPF(泰素D,DDP和5Fu),2个疗程的间隔缩短为3周。

应用有效的诱导化疗,可以使鼻咽部肿瘤坏死、脱落,溃疡愈合,颈部淋巴结迅速缩小甚至消失,肿瘤所引起的临床症状迅速缓解,包括如鼻涕中带血或回缩性血涕减少,鼻塞改善,耳朵响和听力恢复,头痛减轻或消失;甚至脑神经损害的恢复如复视的消失,颅底骨质破坏后骨质的修复等,则均有利于患者改善全身状况,增强战胜疾病的信心,对随后的放射治疗是十分有益的。对于因口腔卫生不良、如拔除龋齿或残根后需要较长时间恢复然后放射治疗的患者,及时的诱导化疗是适宜的。

27.6.2 同期放化疗

同期放化疗是指在鼻咽癌放射治疗的同时使用化疗,使用同期放化疗的依据为:

(1)化疗药物使用后,可以使肿瘤细胞的增殖周期发生改变,转入对放射更敏感的时期,从而增加放射治疗的敏感性。

(2)化疗药物可以干扰放射治疗所致的肿瘤细胞损伤的DNA的修复,从而增加放射的肿瘤杀灭。

(3)化疗药物有直接杀灭肿瘤细胞的作用。

同期放化疗的优点在于放射治疗和化疗能同时使用,不会延误放射治疗的进行,亦不延长放射治疗的疗程;不利之处为化疗与放疗均有一定的毒副作用,并且由于化疗药物的非特异增敏效应,可以发生较严重的黏膜炎,以及全身状况也有较明显的减退,可能会造成少数患者不能耐受而中断放射治疗,影响肿瘤的疗效。

与放疗同时使用的药物有单药如DDP(顺铂)、CTX(环磷酰胺)、MTX(氨甲蝶呤)、BLM(平阳霉素)、Taxol(泰素)等,或者联合使用如DDP+5Fu,或加用阿霉素等。

与放疗同时使用的方法有每天使用、每周使用一次或按常规化疗疗程,每3～4周1个疗程。亦有根据肿瘤细胞加速再增殖的机制,在放射开始的4周后加用化疗,以抵消肿瘤细胞的加速再增殖。

由于同期放化疗可以增加患者的急性放射反应,故如何提高患者的耐受力,提高患者的一般状况也很重要。可以给予患者一般营养药,以及减轻放化疗毒性的药物,使患者能顺利地完成治疗,以提高疗效。

近年来大部分研究结果表明,在包括鼻咽癌的头颈部肿瘤治疗中使用含铂类的同期放化疗方案,可取得较好的疗效。Chan和Lin的Ⅲ期临床研究发现同期放化疗可显著提高局部晚期患者的局控率、无进展生存率及总生存率,并可明显推迟出现远处转移的时间。Chan等的研究中放化疗组5年生存率提高12%(58.6% 比 70.3% $p=0.048$)。在T3-T4期患者中这一差异更为显著($p=0.014$),无进展生存率亦明显提高,推荐在高发区使用DDP同期放化疗作为局部晚期鼻咽癌的标准治疗方案。Lin的结果显示5年无进展生存率、无局部复发生存率及总生存率放化疗组均显著提高(71.6% $vs.$ 53.0%,89.3% $vs.$ 72.6%,72.3% $vs.$ 54.2%),并认为同期放化疗在提高生存率方面的优势确切,可考虑在其基础上加用诱导或辅助化疗以进一步减少远处转移。张力等进行的Ⅲ期临床试验亦显示同期放化疗可显著提高局部区域晚期患者的2年总生存率、无复发生存率和无远处转移生存率(100% $vs.$ 77%,$p=0.01$;96% $vs.$ 83%,$p=0.02$;92% $vs.$ 80%,$p=0.02$)。可见尽管最佳化疗方案和用药方式尚未确定,同期放化疗在提高局部晚期鼻咽癌局控率、无进展生存率、无转移生存率等方面显示了其增益作用。然而,其急性毒性副反应亦不容忽视,尤其是在已进行诱导化疗后的患者,其黏膜炎、消化道反应及血液学毒性都尤为严重。同时,在如何选择最为有效的化疗药物、与放疗相匹配的化疗疗程、两者结合的时机等方面,都需要进一步探索。

AL-Sarraf等在1998年对Ⅲ-Ⅳ期的鼻咽癌进行随机对照临床研究。常规放疗组为1.8～2.0Gy/次,70Gy/35～37次/7周;放疗+化疗组:化疗在d1、22、43,DDP 100mg/m^2。放射治疗剂量同常规放疗组。放疗结束后4周,开始用化疗DDP 80mg/m^2,d71、99、127,5-Fu 1000mg/m^2 d71～74、99～102、127～130。放化疗组5年总生存率、无进展生存率均显著提高(67% $vs.$ 37%,58% $vs.$ 29%),5年复发率和5年远处转移率均显著降低(10% $vs.$ 33%,13% $vs.$ 55%),但Ⅲ和Ⅳ级急性反应明显增加(55% $vs.$ 41%,21% $vs.$ 9%)。这一研究使"3程DDP同期放化疗+3疗程PF辅助化疗"方案成为北美地区治疗局部晚期鼻咽癌的标准方案。然而,此研究中单纯放疗组疗效较差,30%为预后较好的WHO Ⅰ型,参加该研究的各中心所采用的放疗技术并不一致,化疗组中仅分别有63%和55%患者完成了3个周期的同期化疗和3个周期的辅助化疗,这些都可能会导致研究结果的偏移,其是否可以外延至高发区仍需探讨。为此,Lee等亦对348例III/IV期患者采用同一方案,放化疗组3年局控率显著提高(93% *vs.*82%),3年PFS亦提高了8%。新加坡Wee等采用了与其相近的化疗方案和序贯方式治疗221例III/IV期患者,放化疗组2年生存率提高8%,无瘤生存率亦有提高的趋势($p=0.1$)。然而,尽管这两项研究目前都取得了较好的治疗增益,但放化疗组均发生了更为严重的3~4级黏膜反应(75%和63%),仍需长期随访以进一步评价其长期生存率以及放化联合治疗的晚期毒性。

27.6.3　辅助化疗

辅助化疗是在鼻咽癌放射治疗结束后进行化疗,使用辅助化疗的优点为:

（1）是在放射治疗结束后进行,不影响放射治疗的进行。

（2）杀灭放射后局部区域残留的微小病灶,以及全身亚临床转移灶,以提高疗效。

（3）有可能推迟鼻咽癌远处转移发生的时间,或减少远处转移的发生。

它的缺点为:由于辅助化疗是在放射治疗后进行,故患者经过放射治疗后,一般情况有所下降;经过放射治疗后颈部的血供较差,故患者的耐受性较差,对鼻咽原发灶的敏感性可能要下降;另一点就是患者经过放射治疗后,头颈部水肿,营养状况较差及免疫功能较低,可能无法完成辅助化疗的所有疗程,特别是已经用过诱导化疗的患者,这一情况更为突出。可以表现为化疗的毒副反应更大,白细胞下降、胃肠道反应更剧烈等。

辅助化疗的用药方案基本同诱导化疗,应该用联合化疗,并且最好有几个方案交替使用,使用化疗的疗程应以4~6个疗程为佳。同时,辅助化疗的开始时间一般应等患者发生反应基本消退,营养状况恢复后进行,大多在放射治疗结束后一个月左右进行。

27.6.4　姑息化疗

对于已发生远处转移或接受再次放射或手术的患者,单纯化疗难以治愈,但对于放射治疗后发生远处转移的患者,联合化疗可以取得较高的肿瘤消退率,减轻患者的痛苦,延长患者生命,提高生存质量。

所用的化疗方案有DDP+5Fu,DDP+5Fu+CF、

DDP+BLM+阿霉素等,最近国外亦有用泰素、泰素D、健择等治疗鼻咽癌的研究,但价格较高。

对下列患者,可以行鼻咽癌的姑息化疗。

（1）对鼻咽癌远处转移包括骨转移、肺转移等,化疗作为补充治疗。

（2）对鼻咽癌放射治疗后鼻咽或颈部淋巴结复发或纵隔转移不能手术、放疗的患者,有效的化疗,可以减轻患者的痛苦,延长生命。

（3）放射治疗前已发生远处转移的患者,化疗可作为姑息治疗。

27.7　放疗并发症

在鼻咽癌的放射治疗中,由于病变易扩散的特点,放射治疗时的照射野往往较大,包括了大部分头面部组织及全颈,放射治疗并发症不可避免。以下就常见的放射治疗并发症及其常规处理作简单叙述。

27.7.1　中枢神经放射损伤

27.7.1.1　放射性脑病

在鼻咽癌的放射治疗中,两侧颞叶底部受到不同剂量照射,是发生脑放射损伤的主要原因,特别是接受二次放疗者,其危险性增加。其次放射引起血管损伤,改变了脑组织的血液供应,是发生脑损伤的间接因素。临床所见发生放射性脑损伤患者只占所治疗患者的少数,因此其发生可能与自身免疫反应有关。

放射性脑病的发生率与放疗的总剂量、单次照射剂量有关,总剂量越大,单次剂量越大,发生放射性脑损伤的概率越大。患者年龄越大,伴随高血压,动脉硬化等疾病,合并应用化疗等,更增加放射性脑病的发生概率。

放射性脑损伤临床上表现为精神状态和神志的改变,包括头痛、恶心、呕吐、颅内高压和记忆力及智力减退,性格改变,幻觉及颞叶型癫痫等,脑干损伤可表现为复视、面瘫、舌瘫、吞咽困难、发音障碍及典型交叉性瘫痪等,在小脑损害表现为走路不稳、共济失调等。

在鼻咽癌的放射治疗中,以颞叶脑坏死较多见,其发生率约3%,潜伏期1.5~13年,其中16%的放射性颞叶脑损伤没有临床症状,约39%的患者无明确定位的表现,仅表现为头晕、头痛、手足麻木、乏力等症状。

CT、MRI常作为放射性脑损伤的诊断方法。根据病史、放射剂量及影像学表现,大多可以做出正确的诊断。放射性脑损伤CT扫描的典型表现为指状低密度病灶,边缘模糊,增强扫描无强化或周边轻微强化,晚期表现为囊性病变伴中心液化坏死。在MRI上,放射性脑损伤主要表现为信号异常,T1加权成像以低信号为主,T2加权成像为高信号。MRI较CT更易发现小的隐匿性损害。MRS(磁共振波谱)通过检测脑内生物化学方面的代谢信息,可帮助诊断放射性脑损伤。

27.7.1.2　放射性脊髓病

放射性脊髓病在鼻咽癌的放射治疗中比较罕见。首程放疗的潜伏期为5~57个月(平均18.5个月),再程放疗为4~25个月(平均11.4个月)。早期放射性脊髓反应常表现为在放疗后1~6个月患者出现低头时下肢放射触电感,数月后可自动消失。晚期放射性脊髓病可表现为感官障碍(单侧或双侧)、大小便困难或失禁、一侧瘫痪或截瘫。有些病例可无症状,遇外伤时才激发出进行性神经病征。

根据放射性脊髓病的症状、放射治疗的病史、放射剂量及发病潜伏期可做出诊断,但需排除肿瘤进展或转移,CT对诊断无帮助,MRI检查可显示脊髓肿大及脊髓水肿的影像学变化,有助于鉴别诊断。

27.7.1.3　放射性脑及脊髓损伤的治疗和预后

皮质类固醇激素可减轻神经组织的水肿。急性期颅内压增高时可应用甘露醇降低颅内高压。神经营养药、大剂量维生素及活血化淤等药物有助于延缓病变发展。高压氧治疗可以提高组织血氧含量,促进损伤组织的愈合。但到目前为止,尚缺乏针对放射性脑脊髓损伤的特异性治疗方法。

预后主要取决于损伤的程度,对放射性脑损伤患者随访0.5~9年,29%的患者发展为衰弱状态,2%的患者死于脑坏死,71%的患者仍存活,从发现颞叶坏死开始,5年存活率为5%,62%的患者仅显现轻度功能障碍。颈放射性脊髓病预后更差,5年生存率14%(平均8.3个月)。

放射性脑脊髓损伤关键在于预防。基于CT模拟定位的三维放射治疗计划可帮助精确有效地降低受不必要照射的脑脊髓组织,可大大减少放射治疗相关并发症。

27.7.2　耳部放射损伤

射线对听觉的损伤可以是间接的或直接的。如射线引起中耳和咽鼓管黏膜充血、肿胀导致咽鼓管阻塞,从而间接引起传导性聋;射线直接损伤听觉器官的感觉神经结构引起感音神经性聋。这些损伤的程度受许多因素的影响,如原有的鼻炎、鼻窦炎本身可引起分泌性中耳炎,年龄及高血压等全身性疾病、化疗是感音神经性聋的诱发因素。

在鼻咽癌的放射治疗中,二侧耳前野常为主野,射线对耳郭、外耳道、中耳、内耳组织的影响常常不可避免。在足量疗程的放射治疗中,中耳咽鼓管软骨段由于邻近鼻咽腔,接受了70Gy以上剂量的照射,中耳及内耳接受了40~62Gy剂量的照射,耳郭、外耳道和乳突视肿瘤体积的大小不同也可受到40Gy或以上剂量的照射。

鼻咽癌放射治疗后分泌性中耳炎的发生率高达26%~44%,咽鼓管受照剂量与分泌性中耳炎的发生密切相关。放疗中如将中耳鼓上室及咽鼓管骨性段(包括峡部)的剂量控制在47Gy以下时可减少延迟性分泌性中耳炎的发生,当受照剂量超过52Gy时,则发生率明显增加。

发生急性化脓性中耳炎时患者可有耳部闷胀、疼痛、听力减退,此时应及时给予抗生素,必要时暂停放疗。如发生剧烈疼痛为中耳腔脓性渗出压力增高所致,一旦鼓膜穿孔,脓流引出,疼痛立即减轻,此时应予3%双氧水清洗脓液,并点滴抗生素滴耳液,并全身应用抗生素。

感音神经性聋可应用维生素B类、辅酶A、营养药和丹参等扩张血管药,对延缓病情发展有一定帮助。

27.7.3　眼部放射性损伤

晶体对射线的敏感性较高,2~5Gy的剂量即可引起白内障的发生,临床表现为不同程度的视力受损。视网膜微血管阻塞是放射性视网膜病变的首要原因。临床表现为不同程度的视力下降甚至失明。当照射剂量<50Gy时一般是安全的,当剂量≥50Gy、受照面积大于视网膜面积的60%时放射性视网膜病变的发生率为62%,而受照面积<60%时发生率仅13%。

放射性眼部损伤重在预防,放射治疗中应尽量避免和减少不必要的照射,同时应用铅挡和MLC等手段尽量保护正常组织,应避免全部角膜受照,以保护角膜缘的干细胞,有利于损伤愈合。

27.7.4 唾液腺放射性损伤

鼻咽癌的放射野覆盖了大部分的涎腺组织,两侧耳前野为放射治疗的主野,两侧腮腺受照剂量常在50Gy以上,放射性口干被列为鼻咽癌放射治疗并发症发病率之首。

在鼻咽癌的常规放射治疗中,射线对腮腺的损伤,初期主要表现为急性腮腺炎,后期则表现为慢性腮腺炎和腮腺组织纤维化。由于分泌功能严重受损,唾液量明显减少,患者出现口干、进干食困难、语言和味觉障碍。同时由于口腔自洁作用显著降低,唾液腺pH值下降及黏性增加,导致龋齿发生率增加和口腔黏膜炎,严重影响鼻咽癌患者放疗后的生活质量。放射治疗结束后2年观察,不同的照射技术导致不同的腮腺功能保存率:由于常规分割和后程加速超分割的照射野相似,唾液分泌减少率分别为81.7%和81%,无明显差别,而在采用调强放疗技术的患者,由于腮腺得到了较好保护,唾液分泌减少率为69.7%,较以上两组明显减少。

放射性口干的治疗方法主要有以下几种:①人工唾液:唾液替代物包括黏蛋白、羧基甲基纤维素(carboxymethylcellulese)或其他与唾液相似的液流成分。但人工唾液应用并未使患者感觉比水或其他安慰剂更舒适。②放疗后唾液刺激:匹普卡品为拟胆碱能药物,其通过作用于蕈毒碱的受体而刺激唾液分泌。临床研究发现,每日2.5~10mg,一日3次,共4个月应用,约有1/3~2/3的病人口干、口腔不适、说话困难、咀嚼、吞咽、龋齿等症状均得到不同程度的改善。③放疗中唾液腺的药物保护。④限制唾液腺受照剂量的物理学方法:减少唾液腺受高剂量射线照射的体积是防止放射性唾液腺损伤的有效方法。

27.7.5 放射性组织纤维化

27.7.5.1 张口困难
由于鼻咽癌的常规放疗技术中两侧耳前野为主野,颞颌关节区处于照射野高剂量区,导致颞颌关节和咀嚼肌群放射性纤维化,放射治疗后部分病例发生张口困难。临床观察显示,放疗后半年、1年、2年、3年

和3年以上的张口困难发生率分别是7.0%~14.9%、16.5%~50.8%、20.9%~72.2%和24.7%~66.4%,潜伏期为4~6个月,随着放疗后时间的延长,张口困难发生率逐渐上升,2~3年时趋于稳定。张口困难的发生率随放疗剂量增加而增加,照射剂量小于70Gy时为11.2%,大于75Gy时为35.3%。TPS剂量分析显示,采用高能X线较^{60}Co γ线照射时颞颌关节和咀嚼肌群的受照剂量率低。由于舌骨上肌群参与张口运动,颈纤维化程度也与张口困难密切相关。

临床上张口困难的程度以测量门齿距数据为依据,参照SOMA标准:Ⅰ级,张口受限,门齿距2.0~3.0cm;Ⅱ级进干食困难,门齿距1.1~2.0cm;Ⅲ级,进软食困难,门齿距0.5~1.0cm;Ⅳ级门齿距小于0.5cm。放疗后坚持每天张口锻炼的患者张口困难发生率低于未坚持张口锻炼者,年轻患者较年长患者发生率较低,可能与放射损伤修复能力相关。调强放疗技术的开展,将可明显降低颞颌关节和咀嚼肌群的受照剂量,从而大大降低放疗后张口困难的发生率。

27.7.5.2 颈部纤维化
几乎所有的鼻咽癌患者在原发灶放射治疗的同时需要进行颈部放射治疗,放疗后颈部纤维化是皮下软组织的后期放射损伤,多在放疗结束后半年开始,放疗后约1年开始,颈部的外形发生变化,同时由于颈部肌肉的功能进行性受损,临床表现为不同程度的转颈困难、吞咽梗阻,严重影响患者的疗后生活质量。放疗总剂量是影响颈部软组织纤维化的重要因素,照射体积增加加剧颈部软组织纤维化。临床研究发现,施行颈部预防量照射者,严重颈部纤维化的发生率较低,而在根治量照射的患者中,发生率则明显增加。目前临床上尚缺乏有效的预防颈部纤维化的方法,施行放射治疗时需根据病灶情况施于恰当的放射剂量,以避免过高剂量及过大照射容积加剧纤维化的发展。

27.7.6 放射性骨坏死

放射性骨坏死是鼻咽癌放射治疗后严重的并发症之一。放射、创伤和感染是放射性骨坏死发病的要素。鼻咽癌放疗后造成颅骨局部组织低供血、低供氧和微循环障碍,导致局部坏死,引起死骨形成和软组织坏死、脱落及骨骼裸露。

放射性颅底骨坏死的发生与个体耐受性、照射方

式与剂量等因素相关。下颌骨60Gy以下者不发生骨坏死,60~70Gy发生率为1.8%,70Gy以上的发生率为9%。后装治疗是导致鼻咽颅底骨坏死的主要因素之一,应用后装治疗后腭穿孔和蝶窦穿孔或鼻咽坏死的发生率为9.77%。这与局部剂量过高有关。

单程放疗者骨坏死的潜伏期为3~15年,临床表现在颅底骨坏死为鼻咽恶变,鼻咽反复出血或有剧烈头痛。颌骨坏死可表现为局部胀痛不适,继发细菌感染则局部可发生红肿,检查可见鼻咽部大量痂皮或坏死分泌物,或伴有肉芽组织,清理后可见裸露的死骨。再次放疗者更易发生骨坏死。CT检查可见广泛或局限的骨破坏,以蝶骨最常见,颌骨、颞骨次之。如行薄层CT检查,有可能较早发现骨坏死。

手术切除死骨并行局部清理以利术腔正常上皮修复是主要的治疗方法。但如大面积骨坏死,尤其是当病变临近海绵窦、颅底动脉则手术风险极大,对此类病例可行保守治疗,包括局部生理盐水冲洗及高压氧治疗等,可取得一定的改善。

27.7.7 脑神经损伤

鼻咽癌患者中脑神经功能障碍共有两种情况,一种为肿瘤发展侵犯脑神经,另一种为放射治疗后射线对脑神经造成损伤导致脑神经功能障碍,表现为晚期放射损伤。

放射治疗致脑神经损伤以后组脑神经多见。可发生于放疗后任何时间,而以3~7年多见。其中5年累积发生率为11%,10年累积发生率为23%,说明随着生存时间的延长,放射性脑神经损伤的发生率逐年增加。后组脑神经损伤中,以舌下神经损伤发生率最高(68.6%),迷走神经次之。

多因素分析显示放射致脑神经损伤在前组脑神经主要与放射治疗前脑神经损伤、照射总剂量有关,在后组脑神经主要与N分期,设野有关。

27.7.8 放射性黏膜炎

80%以上的患者在放射治疗中发生严重的黏膜炎,咽部放射性黏膜炎是头颈部肿瘤放射治疗中引起放疗中断的最主要原因。由于口腔黏膜炎导致放疗中断或总疗程延长,故其严重程度往往与负性治疗结果相关联。

临床上,口腔黏膜炎首先表现为充血,然后为纤维素性渗出。如果在短期内给予高剂量放射,则黏膜溃疡会提早发生,溃疡面覆盖一层厚的纤维素膜。由于疼痛,严重影响生活质量,包括进食吞咽障碍和交谈困难,严重者甚至需施行鼻饲饮食及住院治疗。

目前临床针对黏膜炎的处理方法包括细胞保护剂的应用、减轻疼痛、促进愈合和预防感染性并发症等。细胞保护剂如自由基清除剂,包括阿米福汀、谷氨酰胺、N-乙酰半胱氨酸、维生素E的应用等。

保持口腔卫生可减轻黏膜炎的发生。放射治疗技术的改进如IMRT技术的应用是否可更好地保护口腔黏膜值得进一步研究。

嘱患者进软食,避免黏膜损伤;避免刺激因素如烟、酒、辛辣等,放射治疗期间避免用假牙,以免在反复安装过程中加剧黏膜的损伤。

27.7.9 放射性皮肤损伤

颈部放射性皮肤损伤在鼻咽癌的放射治疗过程中非常多见,临床表现为不同程度的放射性皮炎,给患者带来痛苦,并有可能影响放疗的连续性,从而降低局控率和生存率。

比亚芬每次照射后涂抹于受照皮肤,通过水合作用预防和减轻皮肤的干燥,同时舒张局部血管、加速血流,改善照射后局部的血液循环障碍,减轻水肿,促进损伤组织愈合。

放射治疗中应嘱患者尽量暴露受照区域皮肤,穿柔软棉质低领内衣,避免局部摩擦,不洗过热热水澡,不用刺激性强的洗涤品,可避免严重的皮肤损伤。

施行调强放射治疗技术时,勾画颈部GTV或CTV时,勾画线需距表皮至少3mm以上,可有效防止皮肤剂量过高导致的皮肤放射性损伤。临床应用初步结果显示,如方法得当,调强放疗极少引起严重的皮肤放射损伤。

27.8 疗效及影响因素

鼻咽癌以放射治疗为主,治疗后的5年生存率大多在50%~70%之间,各个治疗中心的治疗效果差异亦较大。随着放射治疗设备的更新,放射治疗技术的改进,放射治疗的疗效亦在不断提高。

27.8.1　上海医科大学肿瘤医院的疗效报告

上海医科大学肿瘤医院1955年以前应用深部X线治疗,5年生存率为8%;1959年报道为19.6%;1960年以后采用^{60}Co外照射或加用腔内镭疗,5年生存率达到42.5%;1983年张有望报道的5年生存率为54%,2008年我院报道的5年生存率为67.4%。

27.8.2　调强放射治疗的疗效

Lee报道1995～2000年,67例患者行IMRT,I期 8,II期12,III期 22,IV期25。WHO II级 34例,WHO III级33例。50例同期化疗,26例加用近距离治疗,5～7Gy/次。处方剂量GTV 65～70Gy,CTV 60Gy,淋巴结阴性50～60Gy。GTV的平均剂量达74.5Gy(49.3～79.4)CTV的平均剂量达68.7Gy(36.8～78.9)。中位随访31个月(7～72个月),1例原发灶复发,1例颈部淋巴结复发,17例远处转移,5例死亡。4年局部无复发生存率97%,4年无远处转移生存率66%,4年总生存率88%。而更加令人鼓舞的是放射治疗的急性不良反应和口干改善情况。50%和80%的体积所受剂量分别为34.8Gy和24.6Gy,I或II级急性反应占51例,III级急性反应15例、IV级急性反应为1例;而后期反应中,I或II级占20例,III级7例、IV级为1例。治疗后3个月的口干情况分别为I级占28%、II级64%、III级8%、无IV级病例;而治疗后2年0级为64%、I级占32%、II级2%,无III、IV级病例。

Kwong比较IMRT与常规放射治疗患者腮腺流量平均下降及口干情况,IMRT所给的剂量为GTV 71.3Gy,PTV 70Gy,腮腺27.3Gy。在放射治疗结束2个月时,IMRT与常规放疗的腮腺流量分别较治疗前下降67.5%和93.8%(*p*= 0.052),而在放射治疗结束后6个月时,分别较治疗前下降50.2%和100%(*p*=0.053),在放射治疗后12个月时,分别较治疗前下降9.7%和100%(*p*=0.04)。而患者自觉严重口干的程度在2个月时分别为57.1%和90.9%,在6个月时分别为27.3%和57.1%,在12个月时分别为0和25%。同时其报道33例早期鼻咽癌调强放射治疗的结果。处方剂量为GTV 68～70 Gy,PTV 64～68 Gy 分34次完成,腮腺的平均剂量为38.8Gy。中位随访2年,2年、3年局部控制率、无远处转移生存率和总生存率

均为100%。腮腺的流量在放射治疗后1年恢复60%的患者恢复至少治疗前的25%,而治疗后2年这个比例达85.7%。

Kam报道63例鼻咽癌调强放射治疗的效果。其中I期9例,II期18例,III期22例,IV期14例。处方剂量为GTV 66Gy,PTV 60 Gy,N0病例54～60 Gy,T1-2a期患者加腔内放射治疗。中位随访29个月(8～45个月),3年局部控制率、3年淋巴结无复发生存率、3年无远处转移生存率和总生存率分别为92%、98%,79%和90%。T1-2期患者无1例局部复发。腮腺的平均剂量<31 Gy,2～3级口干的发生率在放射治疗后3个月为57%、2年为23%。

Wolden报道74例鼻咽癌调强放射治疗的效果。I期,6%,II期16%、III期 30%、IV期47%。中位随访35个月。3年局部控制率91%,区域控制率93%;3年无远处转移率、无进展生存率和总生存率分别为78%、67%和 83%。T1/T2的局部控制率为100%,而T3/T4期为83%(*p*=0.01)。随访1年以上的患者(59例),其口干的发生情况为:26%无口干,42%1级口干,32%2级口干,无3级以上口干。Lin分析370例晚期鼻咽癌采用IMRT治疗,IIB 62例,III期197例,IVA/B 期111 例,中位随访31个月(5～61个月),3年局部控制率,无远处转移生存率(MFS),无瘤生存率(DFS)和总生存率(OS)分别为95%,97%,86%,81%和89%。Su分析198 例早期鼻咽癌(T1-T2bN0-N1M0)期单纯采用IMRT 治疗。中位随访50.9个月(12～104个月),5年肿瘤特异生存率,无局部复发生存率,无远处转移生存率分别为97.3%和97.7%和97.8%。赵冲报道419例鼻咽癌调强放射治疗,I、II、III、IV分别为28,13,202和76例,治疗后的5年生存率为83.3%,5年局部控制率为92.7%。

从以上的结果可以看出,IMRT对早期鼻咽癌的治疗中,疗效显著,且可以降低口干的发生率,提高患者的生活质量。

27.8.3　后装放射治疗的疗效

对于适合腔内后装放射治疗的患者,其有计划的外照射加腔内放射治疗的效果要优于单纯外照射者。张有望对22例早期鼻咽癌进行外照射55～65 Gy加后装15～30 Gy,5年局控率89.7%,5年生存率86.3%。我院对74例早期鼻咽癌进行外照射60Gy加腔内后装10Gy2次,中位随访114个月(8～138个月),5年和10年鼻咽控制率为92.59%,88.23%,5年和10年总生存率为

85.47%、73.22%,5年和10年远处转移率为13.14%、25.24%。其5年生存率可达86%,外照射后鼻咽腔内残留加后装的5年生存率亦达69%。张万团比较早期鼻咽癌单纯外照射与外照射加腔内近距离放射治疗的效果,单纯外照射的剂量为66~72Gy,外照射加近距离治疗组为56~62Gy,腔内照射的剂量为8Gy 3次。两组的5年局部控制率分别为81.9%和94.4%($p<0.05$),两组的5年生存率分别为87.6%和91.2%($p>0.05$),外照射加近距离放射治疗降低了张口困难的发生率,两组分别为64.9%和24.6%($p<0.05$)。Teo等分析509例T1-2期鼻咽癌患者,163例外照射后行鼻咽后装加量(18~14Gy/3次),与346例单纯外照射相比,5年局部失败率分别为5%和11%(T1),以及8%和16%(T2)。Levendag等在91例Ⅰ-Ⅱ期鼻咽癌患者资料中,显示腔内后装加量方法可以提高局部控制率和总生存率(3年97%和67%,5年92%和62%)。故对无条件开展调强放射治疗的单位,采用外照射加腔内近距离治疗的方法也可以达到较好的疗效,并且降低患者张口困难的发生率。

27.8.4 影响疗效的主要因素

（1）放射源　X线照射的疗效较差,5年生存率仅19%,^{60}Co与高能X线的疗效明显优于深部X线,5年生存率可以达到50%~60%。

（2）性别　大多文献报道,性别对疗效影响不大。亦有报道认为女性的治疗效果优于男性,因为女性的远处转移率低于男性。

（3）年龄　一般认为30岁以下的鼻咽癌患者的疗效较好,尤以14岁以下的儿童5年生存率更好。上海医科大学肿瘤医院报道14岁以下患者的5年生存率达到70%,14~20岁的5年生存率为61%。

（4）临床分期　鼻咽癌的5年生存率与临床分期有明显的关系,病期愈早,疗效愈好。本院报道,I期的5年生存率达94%,II期为74%,III期为54%,而IV期仅为33%。中山大学肿瘤医院报道的5年生存率各期分别为:I期为89.7%,II期为75.9%,III期为51.3%,IV期为22.2%。中国医学院科学院肿瘤医院报道I期为95.5%,II期为87%,III期为76.9%,IV期为66.9%。

（5）原发灶大小　与局部控制率明显相关。鼻咽原发脑瘤愈大,特别是侵犯脑神经和颅底骨质破坏的患者,局部控制率愈低,5年生存率愈低。

（6）颈部淋巴结　颈部淋巴结与远处转移密切相关。淋巴结愈大,位置愈低,远处转移率愈多,预后愈差。

以上是一般规律,对单一的患者来说,就比较难以肯定,但总的来说,病期愈早,预后愈好。每一个患者都应该积极治疗,以争取取得最好的治疗效果。医生亦会根据患者的具体情况,而采用不同的治疗方法,如采用化疗,加用后装治疗,采用超分割治疗等等,从而达到最好的效果。

（胡超苏）

参 考 文 献

1 张有望,胡超苏,刘泰福.鼻咽癌外照射加高剂量率后装腔内放射治疗的长期观察.中华放射肿瘤学杂志,1996,5:74-76

2 潘建基,吴君心,陈传本,等.鼻咽旁区插植配合体外放射治疗鼻咽癌.中华放射肿瘤学杂志,2001,10:7-9

3 张有望,刘泰福,郑学侃.鼻咽癌的放射治疗.肿瘤,1983,3:106

4 高黎,易俊林,黄晓东,等.鼻咽癌根治性放疗10年经验.中华放射肿瘤学杂志,2006,15:249-253

5 罗京伟,徐国镇.鼻咽治疗的进展.中华耳鼻喉科杂志,2004,39:509-512

6 赵冲,肖巍巍,韩非,等.419例鼻咽癌患者调强放疗疗效和影响.中华放射肿瘤学杂志,2010,19(3):191-196

7 孔琳,张有望,吴永如,等.鼻咽癌放疗后长期生存者晚期副反应研究.中华放射肿瘤学杂志,2006,15:153-156

8 王胜资,阎小军,郭明,等.鼻咽癌3-D计划放射治疗后放射性中耳炎的临床分析.中国癌症杂志,2006,16:503-507

9 吴洋,陈穗保,蔡长青.不同放射治疗方式致鼻咽癌患者腮腺功能损伤的研究.中华肿瘤杂志,2003,27:432-434

10 任渐平,李光明,钟鹤立,等.鼻咽癌放疗后张口困难的临床观察和分析.肿瘤防治研究,2004,31:504-508

11 陈明,普祥发,赵亮.鼻咽癌患者放疗后张口困难及其影响因素.癌症,2001,20:651-653

12 王中和.增强CT定位对鼻咽癌放疗靶区勾画的临床价值.中华现代影像学杂志,2010,7(2):85-88

13 Bonner JA, Harari PM, Giralt J, et al. Radiotherapy plus Cetuximab for squamous cell carcinoma of the head and neck. N Engl J Med, 2006, 354:567-578

14 Feng BJ, Huang W, Shugart YY, et al. Genome-wide scan for familial nasopharyngeal carcinoma reveals evidence of linkage to chromosome 4. Nat Genet, 2002, 31:395-39

15 Xiong W, Zeng ZY, Xia JH, et al. A susceptibility locus at

chromosome 3p21 linked to familial nasopharyngeal carcinoma. Cancer Res, 2004, 64 : 1972–1974

16 Zeng Z, Zhou Y, Zhang W, et al. Family–based association analysis validates chromosome 3p21 as a putative nasopharyngeal carcinoma susceptibility locus. Genet Med, 2006, 8 : 156–160

17 Lee N, Xia P, Quivey JM, et al. Intensity–modulated radiotherapy in the treatment of nasopharyngeal carcinoma : an update of the UCSF experience. Int J Radiat Oncol Biol Phys, 2002, 53 : 12–22

18 Kwong DL, Pow EH, Sham JS, et al. Intensity–modulated radiotherapy for early–stage nasopharyngeal carcinoma : a prospective study on disease control and preservation of salivary function. Cancer, 2004, 101 : 1584–1593

19 Kam MK, Teo PM, Chau RM, et al. Treatment of nasopharyngeal carcinoma with intensity–modulated radiotherapy : the Hong Kong experience. Int J Radiat Oncol Biol Phys, 2004, 60 : 1440–1450

20 Wolden SL, Chen WC, Pfister DG, et al. Intensity–modulated radiation therapy (IMRT) for nasopharynx cancer : update of the Memorial Sloan–Kettering experience. Int J Radiat Oncol Biol Phys, 2006. 64 : 57–62

21 Lin S, Lu JJ, Han L, et al. Sequential chemotherapy and intensity–modulated radiation therapy in the management of locoregionally advanced nasopharyngeal carcinoma : experience of 370 consecutive cases. BMC Cancer, 2010 , 10 : 39

22 Su SF, Han F, Zhao C, et al. Long–term outcomes of early–stage nasopharyngeal carcinoma patients treated with intensity–modulated radiotherapy alone. Int J Radiat Oncol Biol Phys, 2012, 82(1): 327–333

23 Teo PM, leung SF, Lee WY, et al. Intracavitaty brachytherapy significantly enhances local control of early T–stage nasopharyngeal carcinoma : the existence of a dose–tumor–control relationship above conventional tumoricidal dose. Int J Radiat Oncol Biol Phys, 2000, 46 : 445–458

24 Levendag PC, Lagerwaard FJ, Noever I, et al. Role of endocavitary brachytherapy with or without chemotherapy in cancer of the nasopharynx. Int J Radiat Oncol Biol Phys, 2002, 52 : 755–768

25 Schultheiss TE, Stephens LC, Peters LJ. Survival in radiation myolopathy. Int J Radiation Oncology Biol Phys, 1986, 12 : 1765–1769

26 Lee AW, Law SCK, Ng SH, et al. Retrospective analysis of nasopharyngeal carcinoma treated during 1976–1985 : Late complication following megavoltage irradiation. Br J Radiol, 1992, 65 : 918–928

27 Wong CS, Van Dyk J, Milosevic M, et al. Radiation myelopathy following single courses of radiotherapy and retreatment. Int J Radiation Oncology Biol Phys, 1994, 30 : 575–581

28 Ondrey FG, Robert Greig J, Laurie Herscher. Radiation dose to otologic structures during head and neck cancer radiation therapy. Laryngoscope, 2000, 110 : 217–221

29 Yeh SA, Tang Y, Lui CC, et al. Treatment outcomes and late complications of 849 patients with nasopharyngeal carcinoma treated with radiotherapy alone. Int J Radiat Oncol Biol Phys, 2005, 62 : 672–679

30 Vera–Llonch M, Oster G, Hagimara M, et al. Oral mucositis in patients undergoing radiation treatment for head and neck carcinoma. Cancer, 2006, 106 : 329–336

31 Baujat B, Audry H, Bourhis J, et al. Chemotherapy in locally advanced nasopharyngeal carcinoma : an individual patient data meta–analysis of eight randomized trials and 1753 patients. Int J Radiat Oncol Biol Phys, 2006, 64 : 47–56

32 Chan AT, Teo PM, Ngan RK, et al . Concurrent chemotherapy–radiotherapy compared with radiotherapy alone in locoregionally advanced nasopharyngeal carcinoma : progression–free survival analysis of a phase III randomized trial. J Clin Oncol, 2002, 20 : 2038–2044

33 Chan AT, Leung SF, Ngan RK, et al . Overall survival after concurrent cisplatin–radiotherapy compared with radiotherapy alone in locoregionally advanced nasopharyngeal carcinoma. J Natl Cancer Inst, 2005, 97 : 536–539

34 Lin JC, Jan JS, Hsu CY, et al . Phase III study of concurrent chemoradiotherapy versus radiotherapy alone for advanced nasopharyngeal carcinoma : positive effect on overall and progression–free survival. J Clin Oncol, 2003, 21 : 631–637

35 Zhang L, Zhao C, Peng PJ, et al. Phase III study comparing standard radiotherapy with or without weekly oxaliplatin in treatment of locoregionally advanced nasopharyngeal carcinoma : preliminary results. J Clin Oncol, 2005, 23 : 8461–8468

36 Lee AW, Tung S, Chua D, et al. Prospective randomized study on therapeutic gain achieved by addition of chemotherapy for T 1–4 N 2–3 M 0 nasopharyngeal carcinoma (NPC) [abstract 5506]. Proc Am Soc Clin Oncol, 2004, 23 : 487

37 Wee J, Tai BC, Wong HB, et al. Phase III randomized trial of radiotherapy versus concurrent chemo–radiotherapy followed by adjuvant chemotherapy in patients with AJCC/UICC (1997) stage 3 and 4 nasopharyngeal cancer of the endemic variety [abstract 5500]. Proc Am Soc Clin Oncol, 2004, 23 : 487

38 Chua DT, Nicholls JM, Sham JS, et al. Prognostic value of epidermal growth factor receptor expression in patients with advanced stage nasopharyngeal carcinoma treated with induction chemotherapy and radiotherapy. Int J Radiat Oncol Biol Phys, 2004, 59 : 11–20

39 Chan AT, Hsu MM, Goh BC, et al. Multicenter, phase II study of cetuximab in combination with carboplatin in patients with recurrent or metastatic nasopharyngeal carcinoma. J Clin Oncol, 2005, 23 : 3568–3576

28 下咽癌
Chapter 28 Carcinoma of the Hypopharynx

28.1 发病率与病因

下咽癌约占头颈部恶性肿瘤的0.8%~1.5%。下咽癌的致病因素与烟酒的消耗量呈显著正相关。过量酗酒和每天吸烟超过40~60支的人群下咽癌的发病率是无此嗜好人群的35倍。83%~89%的梨状窝癌和杓会厌皱襞肿瘤与嗜烟酒有关。

下咽癌患者发生上消化/呼吸道第二原发癌的概率在1/4~1/3,提示烟酒中所含的致癌物可导致上消化道和呼吸道上皮多中心癌变。对梨状窝癌患者而言,45%的第二原发癌与烟酒过量有关。另外,营养因素也与本病的发生有一定的相关性,如胡萝卜素的缺乏及缺铁性贫血等。缺铁性贫血常与女性环后区癌的发生有关。

下咽癌以男性为多见,男女之比为2~3∶1。上海市疾病控制中心公布的2002~2009年上海市肿瘤发病率资料,下咽癌(ICD-C 13)的发生率男性为0.21/10万,女性为0.02/10万。在下咽癌中,发生于梨状窝者最为常见,约占60%~70%;其次为咽后壁区,占25%~30%;而发生于环后区者少见,仅占5%左右,尤以女性多见。平均发病年龄在60~65岁之间。

28.2 发病特点

28.2.1 下咽的解剖特点

下咽是口咽的延续部分,位于喉的后方及两侧,始于杓会厌皱襞,终于环状软骨下缘,并与颈段食管入口相连,相当于第三到第六颈椎水平。下咽在临床上分为三个亚区:梨状窝、环后区和咽后壁。梨状窝区位于喉的侧面,左右各一,呈对称性分布,形同一倒置的长梨状陷窝。其上至杓会厌皱襞,下至食管入口,内邻杓会厌皱襞、杓状软骨和环状软骨,外邻甲状软骨板。梨状窝区有三个壁:前壁、内侧壁和外侧壁以及一个底和一个尖部。

环后区,即环状软骨后缘的区域,也即喉后方区域。其上至杓会厌皱襞,下至环状软骨下缘,外邻梨状窝。

咽后壁区为会厌溪的底部(相当于舌骨上缘水平)至环状软骨下缘之间的咽后壁。

下咽血供主要来自颈内动脉的分支包括:咽升动脉、甲状腺上动脉和舌动脉的分支。下咽静脉丛血液回流到颈内静脉。

28.2.2 原发肿瘤局部侵犯

28.2.2.1 梨状窝癌

梨状窝癌是下咽癌中最常见的类型,梨状窝癌具有早期黏膜下弥漫性浸润的特点,一组手术标本连续性病理切片研究证实,梨状窝癌黏膜下弥漫性浸润的距离平均超出原发灶1cm左右。肿瘤向内可侵犯杓会厌皱襞、杓状软骨以及喉旁间隙和会厌前间隙;向外可侵犯甲状软骨,并可侵犯颈部软组织、甲状腺等,向下累及食管,向后可侵及咽后壁以及椎前软组织等。

28.2.2.2 环后区癌

环后区癌通常沿环状软骨生长,向前内侵犯环状软骨或侵犯喉内结构,环杓关节或者喉返神经等导致声带固定,也可侵犯杓会厌皱襞。向下常侵犯食管入口或颈段食管、气管等结构。

28.2.2.3 咽后壁癌

咽后壁癌沿黏膜面向上侵犯口咽后壁,向下侵犯食管、椎前筋膜、咽后间隙甚至椎体。

尽管下咽分三个亚区,但范围相对局限。晚期肿瘤由于侵犯范围广,通常不容易区分是哪个亚区起源的,结合内镜检查或通过治疗中肿瘤退缩的情况可以帮助确定肿瘤的起源。

28.2.3 淋巴转移

下咽有着丰富的淋巴网,其淋巴引流主要通过甲状

舌骨膜至颈内静脉淋巴链,少数可到颈后淋巴结,甚至锁骨上区。同侧颈静脉二腹肌淋巴结是最常见的转移部位(II区),其次为III区、Va区和咽后淋巴结(RPN),对侧IIa区是最常见的对侧转移区域。梨状窝癌在确诊时,70%的患者已有颈部淋巴结转移,其中10%~20%为双侧转移。

咽后壁区淋巴引流的一个显著特点是其与咽后间隙的Rouviere淋巴结及咽侧间隙的淋巴结相互贯通,应特别注意有无Rouviere淋巴结转移。

下咽癌颈淋巴结转移率与T分期相关性不明显。超过3/4的患者在疾病的发展过程中发生区域性淋巴结转移,接近2/3的患者在临床上表现为明显的淋巴结转移。对临床N0的患者行颈淋巴结清扫术,30%~40%已有微小转移,病理检查阴性的淋巴结在以后发生颈部复发的危险也有25%左右。

28.2.4 远地转移

下咽癌发生远地转移的概率相当高,超过半数以上的患者将死于远地转移,肺、骨是最常见的转移部位。

28.2.5 病理

下咽癌约95%以上为鳞癌,且其分化程度较低。少见的病理类型有小涎腺来源的腺癌,以及恶性黑色素瘤、淋巴瘤和软组织肉瘤等,偶可见到转移性肿瘤。

28.3 诊断和临床分期

28.3.1 临床表现

由于下咽是相对不敏感部位,早期肿瘤不易发现,初次就诊时,大约40%的患者的疾病局限于原发灶部位,40%多为原发灶伴区域淋巴结转移,还有10%~20%的患者合并有远地转移。确诊时的原发灶为T1、T2期的仅占20%左右,而颈部淋巴结肿大者占50%~70%。

约有50%的患者是以颈部肿物为首发症状而就医的。吞咽困难是环后区和颈段食管癌的常见症状;咽

喉痛、异物感、吞咽痛和吞咽困难是咽后壁癌的常见症状；梨状窝癌早期症状隐匿，晚期时因病变范围广泛，可出现声嘶、喉鸣、痰血等症状。

下咽癌由于起病部位隐匿，常常合并感染并且有溃疡形成，就诊时患者呼出气体伴有异味，严重时有恶臭味，此时表明肿瘤有坏死合并有感染，应警惕肿瘤大出血可能，需控制感染，提前预防。

28.3.2 诊断

（1）病史采集　详细的病史采集，包括症状出现的时间、声音变化、进食改变、体重下降等情况，以前是否得过上消化道/上呼吸道肿瘤。

（2）体格检查　包括间接喉镜，电子喉镜观察肿瘤部位，生长情况，患者的呼吸情况，肿瘤占据气道的程度，是否合并有坏死和感染，声带活动情况。颈部淋巴结触诊，记录淋巴结的部位、大小、质地、活动度、是否有压痛合并疼痛、侵犯皮肤等。

（3）影像学检查　下咽颈部CT和（或）MRI明确肿瘤侵犯范围，胸片或胸部CT、腹部超声除外其他脏器转移。常规的血液学检查包括血常规、血生化、LDH等。

（4）病理诊断　治疗前应该尽最大努力获得病理诊断。

（5）合并症的诊断　明确是否合并有其他内科疾病如糖尿病、高血压、心脏病等。

（6）第二原发肿瘤的排除　头颈部肿瘤的第二原发癌非常常见，尤其是下咽癌，发生第二原发肿瘤的概率超过30%，对于下咽癌患者，常规要求行食管镜和胃镜除外第二原发肿瘤。图28-1b显示梨状窝患者行食管镜检查，发现食管距门齿24cm，6点处碘染花斑样改变，活检为原位癌小灶间质浸润。

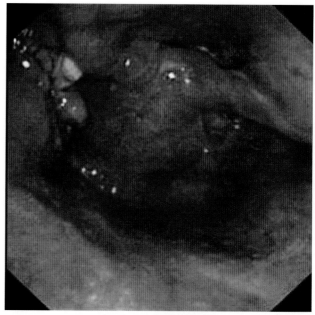

图28-1a. 左侧梨状窝癌

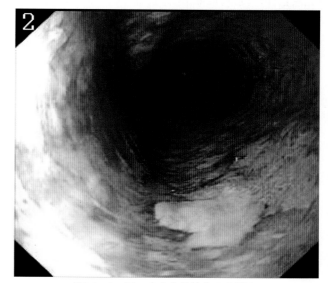

图28-1b. 同一患者食管镜发现食管癌

28.3.3 临床分期

见2010年第7版UICC分期标准（本书附录二）。

28.4 治疗原则

下咽癌治疗手段的选择应遵循：最大可能地提高肿瘤的局部区域控制率，尽量降低治疗手段对器官功能损害的程度的原则。

根据NCCN 2011年指南,下咽癌的治疗原则为:

28.4.1 早期病变

包括大多数T 1 N 0期和部分T 2 N 0期(不需要全喉切除的患者),治疗原则可有如下选择。

28.4.1.1 根治性放疗
达到完全缓解者,观察;有肿瘤残存者,行挽救性手术,如有必要加行颈淋巴清扫术。

28.4.1.2 部分喉切除+同侧或双侧颈淋巴清扫术
(1)无不良预后因素者观察。

(2)有不良预后因素者 不良预后因素包括:淋巴结包膜外侵犯,切缘阳性,pT 3/T 4; N 2/N 3;外周神经受侵,脉管瘤栓,根据情况接受以下选择。

1)淋巴结包膜外侵犯和(或)切缘阳性者,术后同期放化疗。

2)切缘阳性者,如再次手术能够获得阴性切缘,则再次手术或者行术后放射治疗。

3)其他预后不良因素 术后放疗或者同期化放疗。

28.4.2 需要全喉切除的中晚期病变

包括需要行全喉切除部分T 2 N 0期,以及T 1 N+期;T 2-3 any N期,治疗原则可有以下选择。

28.4.2.1 诱导化疗
诱导化疗以多西他赛+顺铂+5-氟尿嘧啶的方案为首选,诱导化疗3周期后疗效评价,根据对诱导化疗的反应进行后续治疗。

(1)原发灶完全缓解者 根治性放射治疗或同期化放疗,放疗后颈部有残存行颈淋巴清扫术;颈部临床评价无残留者,治疗后4~8周临床疗效评价,阴性者观察,影像学评价阳性者行选择行颈淋巴清扫术。

(2)原发灶部分缓解者 选择同期放化疗,同期放化疗后达到完全缓解者,观察;同期放化疗未达完全缓解者行挽救手术。

(3)原发肿瘤小于部分缓解者,行手术治疗,术后

根据病理特点选择进一步治疗方案:无不良预后因素者,观察;有淋巴结包膜外侵犯和(或)切缘阳性者,术后同期放化疗;有其他不良预后因素者,术后放疗或者同期放化疗。

28.4.2.2 全喉切除+包括VI区的颈淋巴清扫术
(1)术后无不良预后因素,观察。

(2)有淋巴结包膜外侵犯和(或)切缘阳性者,术后同期放化疗,有其他不良预后因素者,行术后放疗或者同期放化疗。

28.4.2.3 同期化放疗
通常选择单药顺铂作为同期化疗方案。根据同期放化疗的疗效进行后续治疗。

(1)原发灶完全缓解,颈部临床评价完全缓解者,治疗后评价(CT/MRI),无残留病灶者观察;有残留病灶者,选择行颈淋巴清扫术。

(2)原发灶完全缓解,颈部有残留者,行颈淋巴清扫术。

(3)原发灶残存者,挽救手术+必要时行颈淋巴清扫术。

(4)进入临床研究。

28.4.3 局部中晚期

包括可手术切除T 4 a Any N,治疗原则可有以下选择:

(1)首选手术切除+颈淋巴清扫术,术后根据不良预后因素选择放射治疗或者同期放化疗。

(2)先诱导化疗,根据对诱导化疗的疗效,选择后续治疗,参看本节(需要全喉切除的中晚期病变选择诱导化疗者的后续治疗选择)。

(3)同期放化疗,参看本节(需要全喉切除的中晚期病变选择同期放化疗者的后续治疗选择)。

(4)进入临床研究。

28.4.4 局部晚期(不可手术切除者)

包括新诊断的T 4 b Any N M 0以及有不可切除的颈部淋巴结的患者,可以选择下列治疗方案:

（1）进入临床研究

（2）根据一般行为状态，给予不同的治疗方案

1）行为状态评分0-1分者，选择同期放化疗。

2）行为状态评分2分者，选择根治性放射治疗或者同期化放疗。

3）行为状态评分3分者，选择单纯放疗、或者单纯化疗、或者最好的支持治疗。

根据患者接受的治疗，进行疗效评价，如果原发灶控制，颈部仍有残留病灶，可考虑行颈淋巴清扫术。如果原发灶/颈部有残存，转变成可手术治疗的患者，可以接受手术挽救。

28.5 放射治疗

28.5.1 放射治疗种类

下咽癌根据病期早晚和患者的意愿，参考治疗指南，决定治疗原则，选择合适的治疗方案，放射治疗在下咽治疗中的种类主要有术前放疗，术后放疗，以及根治性放射治疗等几种情况。放射治疗技术有常规放射治疗和三维适形/调强放疗等。

28.5.2 放疗前准备

放射治疗前需要进行口腔处理，一般性的口腔处理完成后，间隔2~3d即可开始放疗，拔牙后最好休息1~2周，创面愈合后开始放疗。有些患者由于颈部淋巴结巨大，侵犯颈动脉鞘以及其他组织和结构，伴有剧烈头疼，应给予止痛治疗；有些患者的肿瘤合并有坏死，感染，应给予抗感染治疗。有些患者原发肿瘤巨大，破坏和占据喉腔，挤压气道，导致呼吸困难，放疗时症状可进一步加重，必要时需先行气管切开。

28.5.3 常规放射治疗

28.5.3.1 放射源的选择

以 ^{60}Co或4~6MV高能X线为首选，辅以电子线。

28.5.3.2 照射体位

要求体位舒适，摆位简单且重复性好，最常采用的体位是仰卧位，头垫平架，选用合适型号的头枕使颈椎拉直，面罩固定，采用水平对穿照射野，在模拟机下摄定位片，并按照射野的形状及大小制作整体铅挡。

28.5.3.3 常规放射治疗照射野

主要采用两侧面颈野对穿照射+下颈锁骨上野垂直照射技术。

下咽癌照射野需要上至颅底，下至胸廓入口，包括整个咽侧间隙、口咽、下咽部、喉部、颈段食管入口及颈部和咽后淋巴引流区。

照射野的设计通常有两种方案：① 第一种方案，两侧面颈野对穿照射+下颈锁骨上野垂直照射，此种方案适合患者颈部较长，病变相对较小，颈部淋巴结不在分野部位，肿瘤未累及食管。② 第二种方案，两侧对穿照射大野，参考术后放射治疗野设计。这种方案适用于患者颈部短粗，原发肿瘤较大，侵犯食管入口或者颈段食管，或者颈部有较大转移淋巴结，此类患者如果采用面颈联合野+下颈切线野的方案，会造成面颈联合野下界与原发肿瘤安全距离不够或者在原发肿瘤上分野，导致原发肿瘤剂量不够或者不确定。

面颈联合野下界设置在环状软骨下缘时，要求距肿瘤下界有2cm以上的安全距。肿瘤剂量在DT 36Gy后，避开脊髓，后颈电子线补量，脊髓以前范围继续用X线照射至DT 60Gy时缩野至肿瘤区，推量到70Gy。由于下咽部有肿瘤，为了避免面颈联合野与下颈切线野衔接时造成的脊髓剂量重叠，在面颈联合野脊髓部位设置脊髓挡块。

28.5.3.4 放疗剂量

放射治疗剂量根据治疗目的决定，原发肿瘤/阳性淋巴结根治性放疗通常给予70Gy，原发肿瘤临近区域，阳性淋巴结区域及临近区域给予60Gy，颈部预防区域给予50Gy。术前放疗需要给予原发肿瘤50Gy。

28.5.3.5 术后常规放射治疗照射野设计

对术后具有高危复发因素，需要放射治疗的患者，照射范围应该包括所有手术区域。由于下咽癌需要术后放射治疗患者通常是晚期患者，颈部淋巴结转移N 2以上，多数已行改良颈淋巴清扫术，因此希望能够将整个颈部及原发肿瘤区域放在同一个照射范围之内，通常采用两侧对穿大野照射。左侧野：机架90°，床角10°；

右侧野：机架270°，床角350°，两野水平对穿照射，DT 36Gy后，避开脊髓，后颈电子线补量，脊髓以前范围继续X线照射至DT 50Gy时缩野至高危区，如无明显肿瘤残存，推量至60Gy，如有肿瘤残存，则DT 60Gy后，再次缩野至肿瘤区，推量到66～70Gy。

28.5.4 调强放射治疗技术

开展调强放射治疗技术，利用调强放射治疗物理剂量分布的优势，可以提高肿瘤局部控制和减少正常组织损伤。

28.5.4.1 体位固定

适形调强放射治疗对体位重复性要求高，要求很好的固定方式，选用合适的头枕，采用热塑模头颈肩固定方法。

28.5.4.2 扫描范围

从头顶到胸廓入口下至少3cm，通常扫描到隆突水平，层厚3mm，静脉对比增强。

28.5.4.3 靶区定义

如果患者接受了诱导化疗，靶区应该按照化疗前的侵犯范围来确定。

（1）大体肿瘤（GTVp） 临床检查和CT/MRI等影像学检查以及内镜，间接镜检查获得原发肿瘤信息。特别指出，内镜检查和间接喉镜检查对发现黏膜病变非常重要，有时由于病变表浅，CT/MRI可能无阳性发现。内镜检查和间接喉镜检查对确定GTV的位置非常有帮助，有些原先以原发不明颈转移癌诊断的患者，经过内镜和间接镜检查最终发现是下咽癌，内镜下的窄带光成像（NBI）对帮助发现隐匿病灶有帮助（见图28-2）。

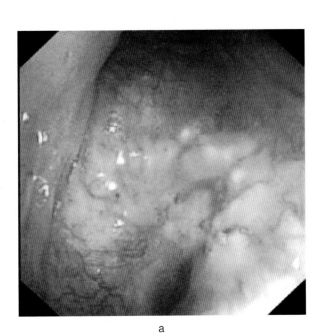
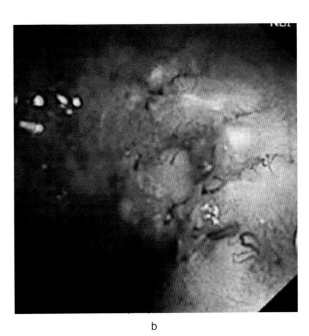

图28-2 内镜下的窄带光成像（NBI）发现较为隐匿的病灶
a. 病变表面内镜下外观；b. NBI肿瘤部位特征性血管改变

（2）阳性淋巴结（GTVnd） 阳性淋巴结的定义为CT/MRI检出的最大短径大于1cm的淋巴结，或者大小虽不超过1cm，但淋巴结有明显坏死，环形强化等影像学表现，临床可判断为阳性淋巴结，或者B超引导下穿刺细胞证实。对于梨状窝外侧壁和咽后壁肿瘤而言，需要特别关注是否有咽后淋巴结转移。

（3）高危区（CTV 1） 包括大体肿瘤邻近的亚临床区域和转移淋巴结区域以及相邻淋巴结区域。下咽癌的淋巴引流区包括Ⅱ～Ⅵ区，咽后淋巴结区（rourveier lymph node，RPN），根据原发灶的期别和颈转移淋巴结的期别决定淋巴引流区的危险性。不管淋巴结状态如何，CTV 1应该包括同侧咽后淋巴结引流区。对侧N0时，对侧可以到第一颈椎横突水平。

（4）低危区（CTV 2） 指可能出现淋巴结转移的

区域。

CTV1和CTV2的范围应根据淋巴结的多少和转移淋巴结部位,大小适当调整。详见表28-1。

表28-1 不同期别下咽癌推荐靶区定义及剂量

临床期别	GTV	CTV1*	CTV2
T1-2N0	原发肿瘤	GTV外放1cm + IN II,III,同侧RPN	IN IV–V,CNII–V,RPN
T3-4N0	原发肿瘤	GTV外放1cm + IN II-V,RPN,CNII,III,RPN,	CN IV-V
T1-2N1	原发肿瘤+阳性淋巴结	GTV外放1cm + IN II-V,RPN;CNII,III,RPN,	CN IV-V,
T1-2N2a-b	原发肿瘤+阳性淋巴结	GTV外放1cm + IN II-V,RPN + CN II,III,RPN,	CN IV-V
T1-2N2c	原发肿瘤+阳性淋巴结	GTV外放1cm + IN II-V,RPN+ CN 阳性LN区,RPN	CN 阴性LN区
T3-4N1	原发肿瘤+阳性淋巴结	GTV外放1cm + IN II-V,RPN+ CN III,RPN	CN II,IV, V
T3-4N2a-b	原发肿瘤+阳性淋巴结	GTV外放1cm + IN II-V,RPN+ CN RPN,II-III	CN IV-V
T3-4N2c	原发肿瘤+阳性淋巴结	GTV外放1cm + IN II-V,RPN+ CN 阳性LN区,RPN	CN 阴性LN区
剂量范围	70Gy	60Gy	50~56Gy

IN：同侧；CN：对侧；RPN：咽后淋巴结

*CTV1在咽后壁或咽侧壁部位要求距GTV 2cm以上。

28.5.4.4 靶区勾画

靶区定义和腔镜/间接喉镜/CT/MRI获得的GTV和GTVnd信息,在定位CT上勾画靶区和危及器官,勾画界面要求同时显示横断面,冠状位和矢状位(见图28-3)选择合适的窗宽窗位,需要在不同的标准窗宽和窗位间变换,清楚显示肿瘤和脂肪间隙,便于勾画GTVp/GTVnd和CTV。

28.5.4.5 剂量限制(dose limitations)

脊髓最大剂量PRV≤45Gy;脑干最大剂量PRV≤54Gy;单侧腮腺50%体积接受剂量≤30Gy;早期病变腮腺50%体积接受的剂量<20Gy,对于两侧淋巴结转移不同的情况,双侧腮腺限制剂量可以不同。下颌骨平均剂量≤60Gy。臂丛神经<60Gy;气管造瘘口≤50Gy;有下列情况者:明显的声门下侵犯、急诊造瘘、VI区淋巴结结外侵犯、切除边缘接近或阳性,应加量至60~66Gy。

28.5.4.6 放射治疗计划评价

从两个方面判断计划是否合理:

(1)DVH图是否满足处方剂量要求,通常要求至少95%PTV满足靶区的处方剂量,PTV接受>110%的

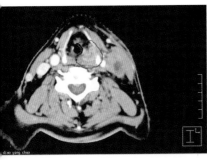
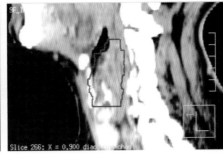
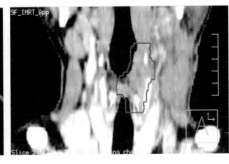

图28-3a. 原发肿瘤勾画（GTVp）

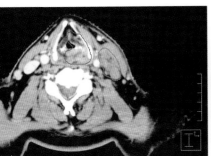
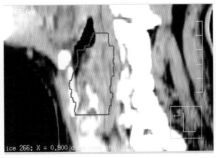
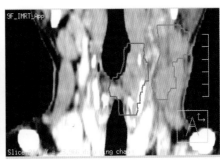

图28-3b. 原发肿瘤和阳性淋巴结（GTVp和GTVnd）

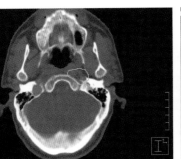
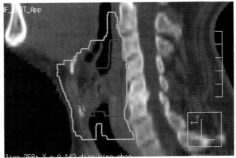
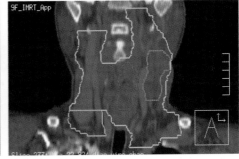

图28-3c. 绿色线条为高危区（CTV1）

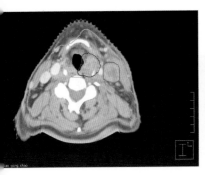
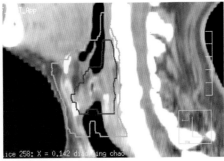
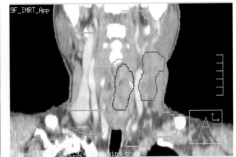

图28-3d. 黄色线条为低危区（CTV2）

28

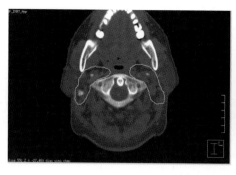
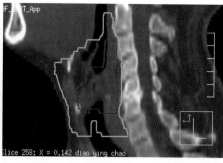
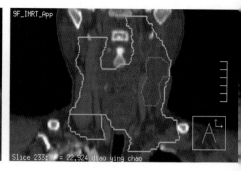

图28-3e. 代表性层面，C1横突水平

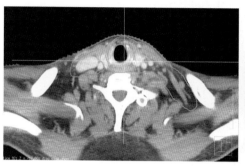
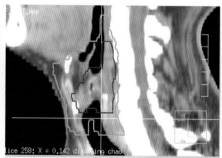
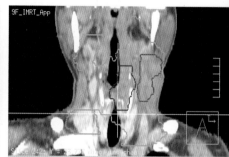

图28-3f. 代表性层面， 环状软骨下缘水平

处方剂量的体积应＜20%，PTV接受＜93%的处方剂量的体积应＜3%，PTV外的任何地方不能出现＞110%处方剂量。

（2）每一个层面均需浏览，避免高剂量区/热点落在重要结构，如软骨、气管环、颈鞘等部位，以及肿瘤区明显欠量（见图28-4）。

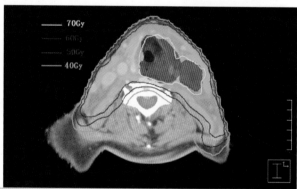

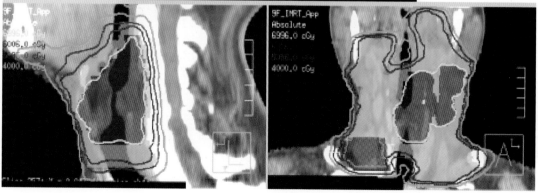

图28-4　放射治疗计划代表性层面（上：横断位、左下：矢状位、右下：冠状位）

28.5.4.7 放射治疗计划的执行和验证

放射治疗计划执行前需要进行剂量验证,符合要求后方能执行。在现代放射治疗条件下,至少要求每周1次进行等中心验证(见图28-5),对采用图像引导的调强放射治疗技术的,一般采用前5次治疗每次锥形束CT扫描,配准,获得系统误差和随机误差,以后每周1次锥形束CT扫描,误差大于3mm者需要调整。

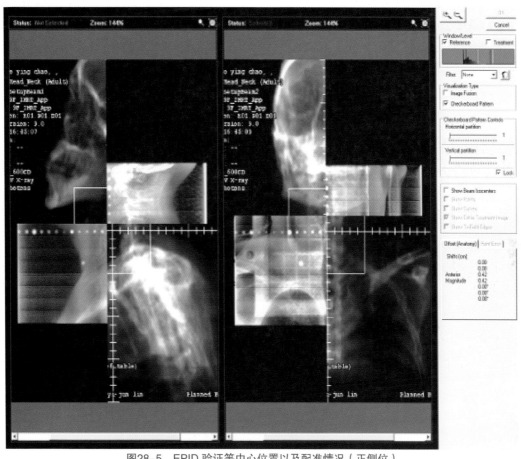

图28-5　EPID 验证等中心位置以及配准情况（正侧位）

28.5.4.8 放射治疗第二计划的情形

对于局部晚期或者颈部淋巴结巨大者,治疗过程中原发肿瘤和(或)颈部淋巴结缩小明显,肿瘤的相对位置发生改变等使得原有靶区不能很好地覆盖肿瘤,或者正常组织/危及器官受到超量照射,需要行第二次治疗计划,通常在肿瘤40～50Gy时重新进行CT模拟定位扫描,将图像与第一次计划的CT图像融合,观察和评价肿瘤/外轮廓变化,根据治疗前肿瘤与正常组织的关系适当调整靶区,尽可能使得肿瘤获得所需的治疗剂量,正常组织和危及器官获得最佳保护。

28.6 放疗并发症及处理

下咽癌的治疗多为手术和放射治疗的综合治疗,即便是早期单纯放疗的病变,由于放疗采用较大的照射野,因此本病的治疗过程中不可避免地出现相应的并发症。

常见的放疗并发症包括急性期反应和晚期损伤。

28.6.1 急性放疗反应

(1)急性黏膜反应　照射野内的正常黏膜受到一定剂量的照射后,可表现为程度不等的充血、水肿、糜烂或溃疡形成,患者表现为口腔、咽喉肿痛、吞咽困难、声音嘶哑等。

(2)口腔干燥、味觉障碍　由于唾液腺、味蕾在照射过程中受到一定程度的损伤而导致口腔干燥、味觉障碍的发生。以后,随着放疗的结束及一段时间的恢复,口腔干燥、味觉障碍可有一定程度的恢复,味觉在放疗后6～18个月内可恢复基本正常,但口干一般不能恢复到正常水平。

(3)喉水肿 一般在放疗后6个月消退。超过6个月仍持续存在的喉水肿,应警惕有肿瘤残存或复发的危险,应紧密随访,必要时活检证实,但应注意活检有可能导致周围喉软骨坏死的危险。

(4)放射性皮肤反应

28.6.2 晚期损伤

下咽癌放射治疗的晚期损伤主要发生在接受高剂量照射的病例,常见的晚期损伤包括:

(1)喉软骨坏死、软组织坏死 出现的概率为2%~4%。

(2)严重喉水肿需要紧急气管切开者 占1%~6%。

(3)颈部皮肤纤维化出现的概率为11%。

(4)单纯放射治疗后因吞咽困难而需要胃造瘘者约为2%~7%,术后放射治疗患者出现的概率为16%。

(5)与放射治疗有关的死亡率 单纯放疗约为1%~3%,主要与放射治疗后咽、食管狭窄导致的恶液质、吸入性肺炎、喉水肿窒息等因素有关。对单纯放射治疗出现的晚期损伤如进行手术挽救,则死亡率上升至5%~6%,主要死因为手术切口坏死、咽瘘、颈动脉破裂出血等。

28.7 疗效、影响因素及预后

28.7.1 疗效

Ⅰ～Ⅱ期下咽癌根治性放疗的结果,5年总生存率为50%～60%,5年疾病特异性生存率60%～70%,T1和T2期患者5年疾病特异生存率分别为80%～90%和60%～70%。

对晚期病变,无论是单纯手术还是单纯放射治疗,总的效果均不理想,前者的5年生存率为30%～40%,后者的5年生存率为10%～20%。Blanchard等比较了临床研究中所包含的2 767例局部晚期下咽癌的局部单纯放疗和加入化疗后的生存

获益情况,5年生存率绝对获益为3.9%,从25.8%提高到了29.7%。这一数据体现了局部晚期下咽癌目前总体治疗效果。

综合治疗可以提高下咽癌的治愈率,Bova等总结了180例下咽癌接受手术±术后放疗的结果,5年疾病特异生存率为52%。中国医学科学院肿瘤医院的材料显示,其中术前放射治疗组的5年局部控制率、总生存率、无瘤生存率分别为77.4%、58.1%、51.6%;而单纯放射治疗则分别为55.0%、29.4%、32.5%,组间差异显著。术前放射治疗有助于选择保守手术保留喉功能,且不影响生存,不增加并发症。术前放疗50Gy与40Gy相比较,前者能够提高下咽癌的远期生存率,且不增加放射治疗引起的术后并发症,有望增加喉功能的保全率。

中国医学科学院肿瘤医院放射治疗科与头颈外科开展的局部晚期头颈部鳞癌术前同期放化疗与术前放疗的临床研究结果,其中下咽癌/喉癌83例,术前同期放化疗42例,5年生存率达到60%,保喉率74.4%,综合治疗在下咽癌治疗中的有一定优势,由于样本量较小,未能检验出统计学差异来,有待进一步扩大样本量验证。

28.7.2 影响预后的因素

28.7.2.1 性别、年龄

一般而言,女性患者预后好于男性,年轻患者预后好于年老者。但应注意,年轻患者以后发生第二原发癌危险性则明显增加。

28.7.2.2 肿瘤部位

梨状窝癌预后明显好于环后区和咽壁区癌,其原因主要与前者的病变相对较局限有关;而发生于梨状窝尖部的肿瘤,容易向四周浸润发展,其预后较梨状窝其他壁发生的肿瘤明显变差。

28.7.2.3 原发肿瘤

随着T分期的升高以及肿瘤负荷的增加,肿瘤的局部控制率和治愈率明显下降。有研究表明,原发肿瘤大于30ml与小于30ml患者3年疾病特异生存率分别为20%和75%,3年无原发肿瘤复发生存率分别为20%和72%。

28.7.2.4 淋巴结转移

有淋巴结转移者的生存率较无淋巴结转移者下降28%，而且随着N分期的增加及淋巴结包膜外侵犯，生存率又将继续下降12%。淋巴结转移与远处转移呈正相关。

28.7.2.5 肿瘤细胞的分化程度

肿瘤细胞分化程度低的肿瘤局部控制率要高于分化好的肿瘤，但前者治疗失败的主要原因为远处转移，而后者失败原因主要为局部未控或复发，因此它们对总生存的影响不大。

28.7.2.6 治疗因素

（1）放射治疗时间剂量因素　Ang等报道的213例局部进展的口腔、口咽、喉、下咽癌患者手术后按危险因素分组放疗，危险因素包括淋巴结转移区域≥1区，淋巴结转移数量≥2个，淋巴结直径>3cm，镜下切缘阳性，外周神经受侵、口腔癌、淋巴结外侵犯。低危组：无任何危险因素不放疗；中危组：1个危险因素（不包括淋巴结外侵犯）给予57.6Gy/32次；高危组：≥2个危险因素或淋巴结外侵犯给予63Gy/35次或同期增量放疗，结果5年LRC/OS分别为：低危组90%/83%，中危组94%/66%，高危组68%/42%。总的治疗时间<11周可提高LRC，同期增量放疗有改善OS趋势。

（2）分割方式　20世纪70～80年代针对头颈部肿瘤开展了大量的改变分割模式的临床研究，已经有多次荟萃分析证实了改变分割模式能够提高头颈部肿瘤放射治疗疗效。Bourhis等对不同分割方式在头颈肿瘤治疗中的作用进行了荟萃分析，收集了1970～1998年的15个随机分组试验，共有6 515例患者。总生存率提高了3.4%，5年总生存率由36.3%提高到39.7%，其中超分割的5年总生存率绝对获益为8.2%，局部控制率5年绝对获益为9.2%。

在超分割放疗的基础上增加同期化疗，尽管有研究表明能够提高疗效，但同时加速超分割放疗和同期化疗可能造成不良反应的增加也不容忽视。

近年来的趋势对晚期下咽癌多主张超分割或野中野加速超分割照射技术，与常规分割放射治疗相比明显提高了肿瘤的局部区域控制率，而且远期并发症无明显增加。

28.8　综合治疗

28.8.1　术前放疗

中国医学科学院肿瘤医院的材料显示，术前放射治疗有助于选择保守手术保留喉功能，且不影响生存，不增加并发症。

28.8.2　术前同期化放疗

中国医学科学院肿瘤医院放射治疗科与头颈外科开展的局部晚期头颈部鳞癌术前同期放化疗于术前放疗的临床研究结果，其中下咽癌/喉癌83例，术前同期放化疗42例，5年生存率达到60%，保喉率74.4%，综合治疗在下咽癌治疗中的有一定优势，由于样本量较小，未能检验出统计学差异来，有待进一步扩大样本量验证。

28.8.3　术后同期放化疗

术后同期化放疗最有力的证据来自美国放射治疗协作组（RTOG）和欧洲癌症研究与治疗组织（EORTC）完成的头颈部肿瘤术后同期放化疗的随机分组RTOG-9501和EORTC-22931研究，结果显示对于术后有切缘安全距不够或者淋巴结包膜外受侵的患者，术后同期化疗降低了局部复发率和提高了总的生存率。

28.8.4　诱导+同期或者同期放化疗对可手术切除局部晚期下咽癌的喉功能保全治疗

EORTC 24891和GORTEC 2000-01研究的结果显示：对于可手术切除（需要行全喉切除）的下咽癌，可以采用诱导化疗或同期放化疗等喉功能保全的非手术治疗手段，根据对这些治疗的反应，决定是否需要手术的参与以及参与的程度（颈淋巴结清扫术或根治性手术+术后放化疗。）

28.8.5 诱导化疗或同期放化疗提高不可手术切除的下咽癌的疗效研究

Vermorken 等报道的TAX 323研究，358例不可手术切除的局部晚期头颈部鳞癌随机分为TPF化疗3周期或PF化疗3周期，之后行放疗70Gy方案比较，结果显示TPF组提高了总生存率(37% vs 26%)。因此，对于不能手术切除的局部晚期下咽癌，如果一般情况允许，推荐选择TPF方案诱导化疗+同期放化疗的方案。

28.8.6 分子靶向治疗

随着肿瘤分子生物学的进展，肿瘤生长的调控途径和信号传递途径认识进一步加深，肿瘤生长调控的方法和药物不断出现，在头颈部肿瘤中，表皮生长因子受体表达与预后的关系以及治疗策略日趋成熟。

表皮生长因子受体(EGFR)是一种膜受体酪氨酸激酶，该蛋白质全长170kDa，以二聚体形式存在。表皮生长因子与受体结合成为表皮生长因子受体复合物，进一步激活酪氨酸激酶，刺激细胞内DNA的合成，通过多种途径引起细胞的增殖。在SCCHN中，EGFR经常是过表达的，EGFR通道被非正常激活。不仅如此，许多研究表明：EGFR的表达是SCCHN重要的预后因素，它的过表达预示着相对差的总生存和无病生存率，而且局部复发率更高头颈部肿瘤表皮生长因子受体高表达，文献报道的阳性率在80%～90%左右。

越来越多的EGFRIs应用在头颈部肿瘤中，如单克隆抗体(mAbs)、酪氨酸激酶抑制剂(TKIs)、抗毒素等等，但大部分研究集中在西妥昔单克隆抗体(cetuximab)、尼妥珠单克隆抗体(nimotuzumab，h-R 3)上。帕尼单克隆抗体(panitumumab)、zalutumumab以及酪氨酸激酶抑制剂如吉非替尼(gefitinib)、厄洛替尼(erlotinib)、拉帕替尼(lapatinib)等的应用仍处于临床研究阶段。

Bonner等对424例局部晚期头颈肿瘤患者随机分到西妥昔单克隆抗体与放疗同期靶向组或单纯放疗组。其结果显示：结合西妥昔单克隆抗体组较单纯放疗组明显提高了局部控制率、总生存率和无进展生存率，两组5年总生存率分别是45.6%和36.4%。不良反应方面，除了痤疮样皮疹和输液反应外，3度及以上不良反应的发生率两组无明显差异。

由于同期放化疗在头颈部肿瘤治疗中的作用得到肯定以及表皮生长因子在头颈部肿瘤中高表达以及高表达与预后的负相关性，RTO 0522研究试图证实同期放化疗+西妥昔单克隆抗体是否优于同期放化疗，2011年ASCO会议上的初步报道结果，未能显示同期放化疗+西妥昔单克隆抗体未能优于顺铂同期放化疗，远期结果有待进一步随访。

从同期放化疗以及改变分割模式的单纯放疗和分子靶向治疗的获益人群分析结果看，年龄大者获益较少，尤其是对同期放化疗和改变分割模式单纯放疗的耐受性差，因此对于老年人，选择放射治疗+分子靶向治疗可能更合适。

28.9 挽救治疗

下咽癌由于解剖结构的特殊性，甲状软骨以及喉结构对放疗的剂量耐受性限制，一般不能接受第二程放射治疗。对首程接受非手术治疗的患者，局部和区域复发首选手术治疗，术后根据情况可采用化疗或分子靶向治疗。对于首程采用手术治疗的患者，如能行再程手术，可考虑再程手术，术后根据情况决定能否行放疗或放化疗。

对于手术后，放疗后以及顺铂化疗后失败的患者，可考虑二线方案化疗联合分子靶向治疗。

（易俊林）

参 考 文 献

1 殷蔚伯,余子豪,徐国镇,等主编.肿瘤放射治疗学4版,北京：中国协和医科大学出版社.

2 唐平章,屠规益.下咽癌的手术方式和综合治疗.中华耳鼻咽喉科杂志.1992,27(增刊)：17~19

3 肖光莉,高黎,徐国镇,等.下咽癌的治疗.中华放射肿瘤学杂志.2002,11：1-4

4 张宗敏,唐平章,徐震纲,等.不同术前放射治疗剂量在下咽鳞癌综合治疗中的意义.中华放射肿瘤学杂志.2004,13：1-3

5 肖光莉,徐国镇,高黎,等.梨状窝癌术前放射治疗保留喉功能的价值.中华放射肿瘤学杂志,2001,10：100-103

6 易俊林,高黎,徐震纲,等.局部晚期头颈部鳞癌术前同期放化疗与术前放疗的随机对照研究.中华放射肿瘤学杂志.2011,20：363-367

7 Garden AS. The larynx and hypopharynx. in Cox, J.D. Ang, K.K ed. Radiation oncology, Rationale, Technique, Results. 4th ed. 2003,255-281

8 Wang CC. Carcinoma of the hypopharynx. In：Wang C, ed. Radiation therapy for head and neck neoplasm：indication, techniques and results. 2nd ed. Chicago：Year book, 1990

9 Emami B, Schmidt-Ullrich R. Hypopharynx. Principle and Practice of Radiation Oncology. 4th ed. 2004,1071-1093

10 Elias MM, Hilgers FJ, Keus RB, et al. Carcinoma of the pyriform sinus：a retrospective analysis of treatment results over a 20-year period. Clin Otolaryngol, 1995,20：249-253

11 Mendenhall W, Parsons J, Cassisi N, et al. Squamous cell carcinoma of the pyriform sinus treated with surgery and/or radiotherapy. Head Neck Surg, 1987,10：88-92

12. Spector JG, Sessions DG, Emami B, et al. Squamous cell carcinoma of the pyriform sinus：a nonrandomized comparison of therapeutic modalities and long-term results. Laryngoscope, 1995,105：397-406

13 Bourhis J, Overgaard J, Audry H, et al. Hyperfractionated or accelerated radiotherapy in head and neck cancer：a meta-analysis, Lancet,2006, 368：843-854

14 Budach V, Stuschke M, Budach W, et al. Hyperfractionated accelerated chemoradiation with concurrent fluorouracil-mitomycin is more effective than dose-escalated hyperfractionated accelerated radiation therapy alone in locally advanced head and neck cancer：final results of the radiotherapy cooperative clinical trials group of the German cancer society 95-06 prospective randomized trial. J Clin Oncol, 2005,23：1125-1135

15 Chang L, Stevens KR, Moss WK, et al. Squamous cell carcinoma of the pharyngeal walls treated with radiotherapy. Int J Radiat Oncol Biol Phys, 1996,35：477-483

16 Nakamura K, Shioyama Y, Kawashima M, et al. Multi-institutional analysis of early squamous cell carcinoma of the hypopharynx treated with radical radiotherapy. Int J Radiat Oncol Biol Phys, 2006,65：1045-1050

17 Yoshimura R, KAGAMI Y, ITO Y, et al. Outcomes in patients with early stage hypopharyngeal cancer treated with radiotherapy. Int J Radiat Oncol Biol Phys, 2010,77：1017-1023

18 Nakajima A, Nishiyama K, Morimoto M, et al. Definitive radiotherapy for T1-2 hypopharyngeal cancer：a single-institution experience. Int J Radiat Oncol Biol Phys, 2012, 82：e129-135

19 Gupta T, Chopra S, Agarwal JP, et al. Squamous cell carcinoma of the hypopharynx：single-institution outcome analysis of a large cohort of patients treated with primary non-surgical approaches. Acta Oncol, 2009, 48：541-548

20 Ramroth H, Schoeps A, Rudolph E, et al. Factors predicting survival after diagnosis of laryngeal cancer. Oral Oncology, 2011,47：1154-1158

21 Blanchard P, Baujat B, Holostenco V, et al. Meta-analysis of chemotherapy in head and neck cancer（MACH-NC）：A comprehensive analysis by tumour site. Radiotherapy and Oncology, 2011,100：33-40

22 Bova R, Goh R, Poulson M, et al. Total pharyngolaryngectomy for squamous cell carcinoma of the hypopharynx：a review. Laryngoscope, 2005,115：864-869

23 Yoon MS, Chung WK, Ahn SJ, et al. Concurrent chemoradiotherapy with cisplatin and fluorouracil for locally advanced hypopharyngeal carcinoma. Acta Otolaryngol, 2008, 128：590-596

24 Chen SW, Yang SN, Liang JA, et al. Prognostic impact of tumor volume in patients with stage III-IVA hypopharyngeal cancer without bulky lymph nodes treated with definitive concurrent chemoradiotherapy. Head Neck,2009,31：709-716

25 Tsou YA, Hua JH, Lin MH, et al. Analysis of prognostic factors of chemoradiation therapy for advanced hypopharyngeal cancer-does tumor volume correlate with central necrosis and tumor pathology? ORL J Otorhinolaryngol Relat Spec, 2006, 68：206-212

26 Mochiki M, Sugasawa M, Nibu K, et al. Prognostic factors for hypopharyngeal cancer：a univariate and multivariate study of 142 cases. Acta Otolaryngol Suppl, 2007,136-144

27 Bernier J Cooper JS. Chemoradiation after surgery for high-risk head and neck cancer patients：how strong is the evidence? Head Neck, 2005 , 27：843-850

28 Lefebvre JL, Rolland F, Tesselaar M, et al. Phase 3 randomized trial on larynx preservation comparing sequential vs alternating chemotherapy and radiotherapy. J Natl Cancer Inst, 2009,101：142-152

29 Posner MR, Norris CM, Wirth LJ, et al. Sequential therapy for the locally advanced larynx and hypopharynx cancer subgroup in TAX 324：survival, surgery, and organ preservation. Ann Oncol, 2009,20：921-927

30 Bensadoun RJ, Benezery K, Dassonville O, et al. French multicenter phase III randomized study testing concurrent twice-a-day radiotherapy and cisplatin/5-fluorouracil chemotherapy（BiRCF）in unresectable pharyngeal carcinoma：Results at 2 years（FNCLCC-GORTEC）. Int J Radiat Oncol Biol Phys, 2006,64：983-994

31 Pointreau Y, Garaud P, Chapet S, et al. Randomized trial of induction chemotherapy with cisplatin and 5-fluorouracil with or without docetaxel for larynx preservation. J Natl Cancer Inst, 2009,101 : 498-506

32 Paximadis P, YOO G, Lin H-S, et al. Concurrent chemoradiotherapy improves survival in patients with hypopharyngeal cancer. Int J Radiation Oncology Biol Phys, 2012,82 : 1515-1521

33 Rades D, Schroeder U, Bajrovic A, et al. Radiochemotherapy versus surgery plus radio(chemo)therapy for stage T3/T4 larynx and hypopharynx cancer – Results of a matched-pair analysis. Eur J Cancer, 2011,47 : 2729-2734

34 Bonner J A, Harari P M, Giralt J ea. Radiotherapy plus cetuximab for locoregionally advanced head and neck cancer : 5-year survival data from a phase 3 randomised trial, and relation between cetuximab-induced rash and survival. Lancet Oncol, 2010, 21-28

35 Bonner J A, Harari P M, Giralt J ea. Radiotherapy plus cetuximab for squamous-cell carcinoma of the head and neck. N Engl J Med, 2006,354 : 567-578

29 喉癌
Chapter 29　Carcinoma of the Larynx

29

29.1　发病率与病因

　　喉癌是头颈部最常见的恶性肿瘤之一,其发病率在头颈部肿瘤中占第二或第三位,在我国北方地区有时喉癌的发病率可能高于鼻咽癌。喉癌是仅次于肺癌的呼吸道第二高发病,约占全身肿瘤的1%～5%,据北美及欧洲流行病学调查表明,喉癌的发生率为7.0/10万～16.2/10万。我国部分省市的喉癌发生率为1.5/10万～3.4/10万。1983～1992年我国部分省、市医院就诊患者中,喉癌占头颈部肿瘤的13.9%,占全身恶性肿瘤的2.1%。国内报道各地区的喉癌发病率差异较大,北方发病率高于南方。发病年龄多见于40～60岁。上海市疾病控制中心公布的2002～2009年上海市肿瘤发病率资料,喉癌(ICD-C 32)的发生率男性为0.23/10万,女性为0.11/10万,舌体癌(ICD-C 02)的发生率男性为4.84/10万,女性为0.35/10万。喉部恶性肿瘤中96%～98%为鳞状细胞癌。男性喉癌的发病率明显高于女性,约7～10∶1。

　　喉癌的发病机制尚未明确,目前认为喉癌的发生是多因素综合作用的结果。常见的危险因素与生活习惯、生活环境等有关,如吸烟饮酒、不良嗜好是喉癌发生的独立危险因素。据文献报道,约80%～90%喉癌患者有长期吸烟史。吸烟者患喉癌的危险度是不吸烟者的3～39倍。长期吸烟使喉黏膜上皮细胞内被激活的致癌物质增多,与其他因素协同作用,导致癌变。好发于上消化道和上呼吸道的与吸烟相关的肿瘤,在吸烟者戒烟5年后,其发生率下降;戒烟10年后,其发生率与非吸烟者相似。饮酒也是喉癌发生的独立危险因素,对喉癌发生的部位影响不同,对声门上型喉癌的影响较大,危险度是4.3,而对声门型喉癌的危险度是2.1。酒精长期吸入会损伤喉黏膜上皮。从性别上,性激素∶喉癌的发病率男性明显高于女性,喉是第二性征。研究表明喉癌患者体内雄激素水平较高,二雌激素水平较低,喉癌的发病有可能与性激素水平有关。某些生活工作环境也是喉癌发生的危险因素,如接触石棉、铜、铝、铬等职业,患喉癌的风险较高。此外,生物学因素也是喉癌发生的重要影响因素,较为肯定的是人类乳头状瘤病毒(HPV)的感染,HPV可能通过p53的失活促使喉癌的发生。喉癌的癌前期病变进一步发展的结果有一部分会癌变,如声带白斑、成年型喉乳头状瘤均有癌变倾向,尤其是高危型(HPV-16,HPV-18)与喉癌的发生关系密切,临床上需密切随访。其他影响因素还有电离辐射、遗传因素等。

29.2 疾病发展特点

(1)解剖特点(见图29-1) 喉是咽部和气道之间的管样器官,具有呼吸、发声、吞咽功能。喉结构包括若干软骨和肌肉,黏膜覆盖管腔表面,黏膜包括鳞状上皮和假复层柱状上皮。喉分为声门上区(会厌,假声带,室带,杓会厌皱襞,杓状软骨),声门区(真声带,前联合)。声门下区(指声门以下区域,被认为是始于声带游离缘下5mm至环状软骨下缘)。临床上以喉室顶为声门上区与声门区之间的分界。声门区与声门下区分界不清,但人们通常认为声门下区是声带游离缘下5mm,到环状软骨下缘,气管起始部之间的区域。

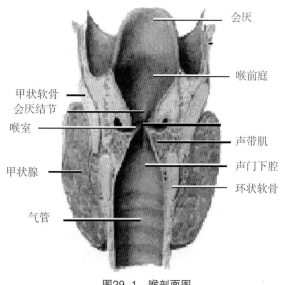

会厌

喉前庭

甲状软骨
会厌结节

喉室

甲状腺

气管

声带肌

声门下腔

环状软骨

图29-1 喉剖面图

(2)原发灶发展特点 声门型喉癌与声门上型喉癌的发生率大致为3:1。声门下型喉癌罕见,大多数为声门型或声门上型喉癌侵犯声带下缘扩散所致。声门上区癌中,舌骨上会厌肿瘤易侵犯会厌谿、会厌前间隙、咽侧壁和声门上其他部分。舌骨下会厌病变向周围扩散,易侵犯假声带、杓会厌皱襞、梨状窝内侧壁和咽会厌皱襞,肿瘤晚期可侵犯声带前联合。声带和声门下区的前部。

(3)淋巴结转移特点 喉癌的颈淋巴结转移的发生率与原发灶的部位,肿瘤的大小有关。声门上型喉癌常常发生区域性淋巴结转移,这可能与声门上区淋巴网丰富有关。声门上型喉癌主要转移到二腹肌下淋巴结(II区),其次III区和IV区。I区和V区较少受累。临床上有55%的喉癌患者初诊时即发现淋巴结阳性,其中16%为双颈淋巴结转移。选择性颈淋巴结清扫术显示16%病理上淋巴结为阳性;最初淋巴结为阴性的,随访最终表现为阳性淋巴结的占33%。肿瘤如扩散到舌根、会厌谿、梨状窝,增加颈淋巴结转移的可能。如果同侧颈淋巴结病理为阳性,其对侧迟发的颈部淋巴结转移的风险为37%。

声门型喉癌颈淋巴结转移率很低,可能与声带血供差有关。T1期病变阳性淋巴结发生率几乎为0,T2期病变为2%~7%。T3期和T4期的颈淋巴结转移率从20%增加至60%。如肿瘤侵犯声门上区,则与二腹肌淋巴结转移有关。前联合和声门下前方受累与中线气管前淋巴结转移有关,甚至转移至气管旁和上纵隔淋巴结。

声门下型喉癌颈淋巴结转移率较高,其转移率可达15%~32%。声门下区肿瘤淋巴结多转移至气管前淋巴结,气管旁淋巴结,III区和IV区淋巴结。

(4)远处转移 远处转移是肿瘤细胞扩散到循环系统及身体的远处部位。喉癌的远处转移往往取决于原发肿瘤的大小,部位和范围,原发灶较小和颈淋巴结阴性的患者,出现远处转移的机会较少。N0-N1期的肿瘤远处转移率低于10%,而N2-N3期的肿瘤远处转移率则上升至30%。远处转移的好发部位依次为:纵隔淋巴结,肺脏,肝脏,骨骼,腹部淋巴结。

29.3 诊断及临床分期

29.3.1 临床症状

声门型喉癌、声门上型喉癌和声门下型喉癌的临床症状不尽相同,同样的症状出现的时间早晚也各有特点。

29.3.1.1 声门上型

早期症状不明显,可仅有咽部不适感及异物感。肿瘤发生溃疡后,有咽喉痛或干咳,或痰中带血。如肿瘤向下侵犯,可出现声音嘶哑。肿瘤增大阻塞喉腔会导致呼吸困难。由于声门上区淋巴组织丰富,易较早发生颈淋巴结转移。喉镜检查可见会厌部喉部呈菜花样或肿块样新生物。

29.3.1.2 声门型

此型喉癌早期可出现声音嘶哑。大多数声带癌原发于声带游离缘。约2/3的患者发现时病灶局限于声带,且常为单侧声带。声带前部分受侵最为常见。前联合受累比较多见。如果病变侵犯对侧声带,那么前联合通常也受累。喉癌引起声带固定是因为声带肌受侵犯或破坏,环杓肌或环杓关节受累,少见喉返神经受侵。晚期声门型喉癌可出现咯血,牵涉性耳痛,吞咽困难和颈部肿块。

29.3.1.3 声门下型

声门下型喉癌罕见,绝大多数侵犯声带下缘时才被发现,因此,很难区分肿瘤是原发于声带下缘还是原发于声门下区。早期症状不明显,大多数病变发现时为双侧或环周性生长。声门下型喉癌早期即可侵犯环状软骨,并见单侧或双侧声带活动受限或完全固定;通常被误诊或延迟诊断。肿瘤增大至晚期可出现呼吸困难,喘鸣和声嘶。

29.3.2 体格检查和病理学诊断

常规行间接喉镜检查,现在纤维内镜临床应用很普遍,两种检查互为补充。间接喉镜看到的喉的范围尤其是咽后壁图像比直接喉镜或纤维喉镜观察到的更大,而纤维喉镜对咽反射敏感、间接喉镜检查有困难的患者更有用。体格检查喉摩擦音消失为环后区可疑受累。活检病理学诊断是确诊喉癌所必须。喉癌的病理类型大多数为鳞癌,极少数为腺样囊性癌、神经内分泌癌。

29.3.3 影像学检查

影像学检查可以了解肿瘤局部侵犯和周围淋巴结受累情况,对治疗方案的制订无论是手术方式、放疗计划的设置都很重要。

29.3.3.1 CT/MRI

增强CT扫描和增强MRI最好在活检前进行。在喉部肿瘤检查上,CT优于磁共振(MRI),因为磁共振扫描花费的时间较长,期间可能产生吞咽运动,造成伪影。因为声带厚约3~5mm,通常喉部的CT扫描的层厚为2.5mm,而不是其他部位的5mm。CT扫描范围上至鼻咽顶,下至锁骨上区,包括整个鼻咽、口咽、整个颈部。因为喉癌尤其是声门上型喉癌往往有可能侵犯舌根、咽侧壁,甚至咽后淋巴结。磁共振(MRI)对喉外侵犯程度和早期软骨侵犯,舌根早期受累比CT扫描更有优势。CT检查不能显示微小的黏膜病变,有时喉镜检查对早期T1期声带癌更为直观,影像学检查比如喉镜下声带癌表现为声带粘膜粗糙,这时影像学检查上声带可能无明显变化。而影像学检查有助于了解喉深部侵犯情况,如肿瘤粘膜下跨声门侵犯情况,会厌前间隙,或肿瘤侵犯甲状软骨板内外层板情况,影像学检查还可显示颈部淋巴结受侵情况,包括淋巴结部位、大小、数目包、膜外是否侵犯等,这些很难通过临床检查或喉镜检查进行评估,而影像所显示的客观解剖为合理分期提供了证据。由此可见喉镜检查和影像学检查检查在喉癌诊断上各有优势,两者缺一不可。

29.3.3.2 正电子发射体层成像(PET-CT)

PET-CT可以作为早期评价以及治疗后影像学检查手段,在早期诊断中可以根据肿瘤细胞对葡萄糖摄取代谢的功能性亲和力来协助判断转移性淋巴结肿大及远处转移,如肺部或骨转移等。PET-CT在原发灶不明颈部淋巴结转移性癌的检查上有其优势,能发现30%~50%的原发病灶。帮助评价原发肿瘤的范围以及潜在转移区域。帮助评价患者治疗后情况等。其次,PET-CT功能成像能发现微小病灶,此CT或MRI能更早发现病灶,有报道称PET-CT扫描可以精确显示喉和下咽的肿瘤,特异性和敏感性均较CT或MRI影像学检查高。

对于头颈部肿瘤手术治疗后的患者,因正常结构明显破坏,解剖标志不清,PET-CT的评价因其具有代谢功能生物学特征,可协助区分复发病灶或残留灶,显得尤为有价值。一般影像检查在治疗后3个月检查,因为治疗后的水肿、炎症等变化3个月后基本稳定。

29.3.4　临床分期

喉癌的临床分期见2010年第7版UICC分期标准(本书附录二)。

29.4　治疗原则

因大多数喉癌是鳞状上皮细胞癌,对放射治疗敏感。早期喉癌放射治疗可获得很好的疗效,达到肿瘤完全退缩,如图29-2,图29-3所示。喉癌的治疗原则以NCCN 2010中国版为基础。

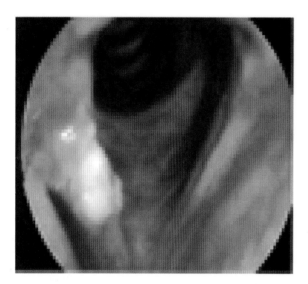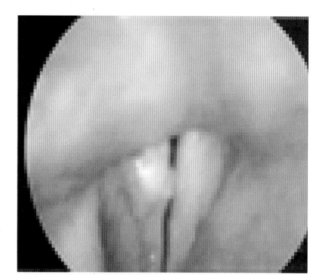

图29-2　放疗前声门型喉癌

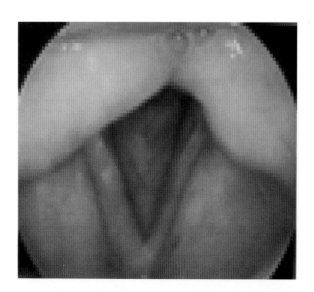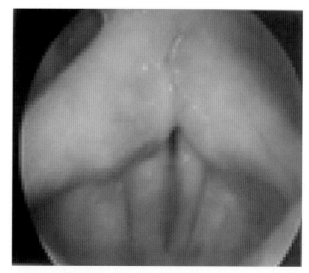

图29-3　放疗后2个月声门型喉癌,肿瘤基本消退

29.4.1 声门型喉癌治疗原则

29.4.1.1 原位癌

内镜下切除或放疗,推荐放疗,因为声带局部刮除术可去除原位癌,但这种方法很难判断有无微小病灶,肿瘤容易复发,而反复蹭刮声带会使其增厚,单纯放疗能更好地保留发音功能。

29.4.1.2 T1–2N0期声门癌

首选放射治疗,不需要做全喉切除术,手术往往作为放射治疗失败的补救措施。T1期患者根治性放疗局控率达90%以上,T2期患者根治性放疗局控率达70%~80%。尽管半喉切除术或部分喉切除术对T1-2N0期声门癌有一定的治愈率,部分患者但因手术范围局限,肿瘤切缘不足通常需术后放疗,所以此类患者仍以首选放疗为佳。

29.4.1.3 T3期声门癌

即有声带固定的声门癌,可根据肿瘤范围而选择治疗方式,如病变局限于喉的一侧,气道通畅,随访依从性好的可选择放疗,密切随访,如病情变化采取补救性手术。肿瘤范围较大的T3期声门癌,如病变侵犯喉的双侧,伴呼吸困难,与T4期声门癌同属晚期肿瘤,建议选择行全喉切除术,根据术后情况决定是否需要加术后放疗及化疗。

29.4.2 声门型喉癌放射治疗原则

29.4.2.1 根治性放疗

T1N0期放疗剂量68Gy~70Gy(2.0 Gy /次);T1-T2期放剂量≥70Gy(2.0 Gy /次);对≥T2期原发灶及受侵淋巴结,常规分割放疗70-74Gy/35~37F;未受侵淋巴结区域50~55 Gy(2.0 Gy /次),受侵淋巴结区域60~63 Gy(2.0 Gy /次)。

29.4.2.2 术后放疗

术后放疗指征为原发肿瘤PT4,淋巴结N2或N3,神经周围受侵,血管内瘤栓。建议在手术后6周内进行放疗。原发灶放疗60~66Gy(2.0 Gy /次);颈部受侵淋巴结区域:60 Gy(2.0 Gy /次);未受侵淋巴结区域:50~55 Gy(1.6~2.0 Gy/次)。

29.4.2.3 术后放化疗

推荐同步单药顺铂100mg/m^2,每3周1次。治疗指征为淋巴结包膜外侵犯和(或)切缘阳性;其他不良预后因素也可考虑放化疗如:原发肿瘤PT4期,神经周围受侵,血管内瘤栓。

29.4.3 声门上型喉癌治疗原则

早期原发肿瘤的治疗方案为放射治疗或声门上喉切除术,根据术后情况决定是否实施术后放疗。

29.4.3.1 早期

原发灶为早期,但伴颈部淋巴结转移,通常结合化疗以控制颈部病变。之后,原发灶行放射治疗,颈部淋巴结行清扫术;或同时行声门上喉切除术和颈部清扫术,再行术后放疗,照射野包括原发灶和颈部淋巴结引流区。

29.4.3.2 晚期

晚期声门上型喉癌一般选择全喉切除术。部分T4期声门上型喉癌,如手术有困难,可行放化疗,一旦肿瘤部分退缩,可考虑手术治疗。也有部分晚期声门上型喉癌,尤其是以外生性为主的肿瘤,可予以放疗,其中部分患者临床上会出现完全消退。如放疗失败再考虑全喉切除术。关键是这部分患者一定需密切随访,在1年内每4~6周复查一次,第2年每8~10周复查一次,第3年每3个月复查一次。声门上型喉癌如肿瘤仅累及会厌,一侧构部,构会厌皱襞或假声带时,手术可考虑保留发声功能。

29.4.4 声门上型喉癌放射治疗原则

29.4.4.1 根治性放疗

T1-2N0放疗剂量70Gy(2.0 Gy /次);T2-3N0-1:常规分割放疗原发灶及受侵淋巴结放疗≥70Gy(2.0 Gy /次);颈部未受侵淋巴结区域:50Gy-60Gy(2.0 Gy

/次）；颈部受侵淋巴结区域60-63 Gy；同步放化疗采用铂类联合70 Gy/7周,常规分割放疗。

29.4.4.2 术后放疗

指征为原发肿瘤T4期,淋巴结N2或N3,神经周围受侵,血管内瘤栓。建议在手术后6周内进行放疗。原发灶：60~66Gy(2.0 Gy/次)；颈部受侵淋巴结区域：60~63Gy(2.0 Gy/次)；颈部未受侵淋巴结区域：50~55y(2.0 Gy /次)。

29.4.4.3 术后放化疗

指征为淋巴结包膜外侵犯和(或)切缘阳性；其他不良预后因素也可考虑放化疗如：原发肿瘤PT4,神经周围受侵,血管内瘤栓。推荐同步单药顺铂100mg/m²,每3周1次。

29.5 放射治疗技术

29.5.1 放疗的流程和步骤

（1）面罩制作,固定头位 在二维定位机下热塑模面罩头位固定法。一般头位稍抬,喉部拉伸。

（2）CT模拟定位 治疗位CT模拟机下扫描,层厚2.5~3mm。

（3）勾画靶区 包括原发灶及颈淋巴结区。

（4）制订放射治疗计划。

29.5.2 调强放射治疗

29.5.2.1 调强放疗的优势

喉癌放射治疗的目的包括治愈肿瘤、保护喉器官、保存高的生活质量。由于喉癌的放射治疗主要是足量照射靶区并保护周围正常组织,以提高存活率和生活质量。最近十多年来,调强技术使用日益广泛,成为放射治疗的一种重要手段。调强治疗需要仔细勾画靶区和周围正常组织,然后由逆向计划系统设计出不均匀照射参数。由于引进了许多变量可调,调强治疗一般能比常规或适形治疗计划产生更为符合靶区形状的剂量分布。特别是在靶区形状呈曲面凹陷的情形。从而更好地保护周边的正常组织,也有利于提升靶区剂量达到提升局控率、降低正常组织毒副作用的目的。

29.5.2.2 调强放疗的适应证

以中期及以上喉癌为主,靶区和正常组织勾画：勾画靶区时须遵循ICRU 50号报告所推荐的原则。如果患者放疗前进行过化疗,那么靶区要按照化疗前CT影像上的病灶范围进行勾画(表29-1)。

表29-1 单纯放疗或术后放疗IMRT的靶区规定

靶区	单纯IMRT	高危术后IMRT	中危术后IMRT
CTV1	原发灶和肿大淋巴结	手术床软组织受累或有淋巴结包膜外受侵的淋巴结区域	手术床无软组织受累或无淋巴结包膜外受侵的淋巴结区域
CTV2	CTV1周围软组织和淋巴结区域	选择性淋巴结区域	选择性淋巴结区域
CTV3	选择性淋巴结区域		

29.5.2.3 早期声带癌不是调强放疗的适应证

目前治疗早期声带癌有常规放射,部分喉切除术,经口喉内病灶切除术。Steven等研究了调强放疗在喉癌治疗中的作用,认为早期声门型喉癌由于照射范围不大,淋巴结转移机会很少,故不需要照射颈淋巴结引流区,腮腺区也无明显剂量受量,调强放射治疗的优势无法显现。相反,如采用调强放射治疗技术治疗早期声门型喉癌,由于调强剂量计算算法的限制,在皮肤表面有产生高剂量或低剂量的危险。通常当靶区距离离皮肤表面小于5cm时，皮肤表面剂量会高。因为调强优化程序会在靠近皮肤的区域给予较高的剂量强度以补偿剂量建成。也因为调强这一特点，在画PTV时会被告知注意不要太接近皮肤表面，避免产生热点。但这样一来，有可能在前联合处产生冷点，而声带前联合的区域正是需要关注的。如声带前联合肿瘤累及，肿瘤与皮肤之间的距离是很小的。此外，调强放射治疗的实施往往需要10～20min，其间喉吞咽运动时的产生位移有2cm，靶区在或不在调强范围内都有潜在的可能。基于以上原因，调强放射治疗在早期声带癌中应用意义不大，实际上增加了治疗的复杂性，从而可能降低局控率。

29.5.2.4　容积旋转调强放疗（volumetric modulated arc therapy）

Doornaert等报道了（RapidArc，Varian Medical Systems）治疗III-IV期35例头颈部癌（4例喉癌，其他为口咽，下咽癌）的结果，其中21例颈淋巴结阳性，并且至少在N2以上。进行了同期RapidArc治疗和化疗。用同步推量的方式使补量靶区达到70Gy，所有的患者进行了双侧颈部照射，颈淋巴结区给予57.75Gy。每次剂量2Gy。使用常规的优化条件，并对腮腺进行个体化的变通。治疗采用双弧，所有的计划均通过GafChromic胶片在固体水中验证。RapidArc计划一般需要耗时1.5～2h，比7野sliding windows技术快。平均计划适形度为1.13。同侧和对侧的腮腺平均剂量分别为31.4Gy和26.1Gy，平均治疗时间<3min。RapidArc获得了靶区的包绕和正常组织避让，并且在3min内完成治疗。容积旋转调强治疗能获得高度适形的剂量分布。

29.5.3　常规放射治疗

29.5.3.1　早期声门型喉癌

照射野包括喉部。一般上界达舌骨体下缘，下界平环状软骨下缘，前界皮肤外放0.5cm，后界椎体前缘。设2对野照射，照射野大小5 cm×6 cm左右。射线4～6MeV高能X线。

29.5.3.2　晚期声门型喉癌

根据肿瘤范围设野。如有淋巴结侵犯需包括颈部淋巴引流区。声门上型喉癌和声门下型喉癌：一般先需大野照射，而后缩野照射原发灶，电子线补充颈后区。如以缩野技术照射喉癌T2N0声门上型，大野照射40Gy后避脊髓，电子线补充颈后区至50Gy。

图29-4，图29-5，图29-6，是喉癌的调强和常规放疗靶区勾画及等剂量包绕的图示，图29-7为常规放疗侧野模拟机摄片模拟图。

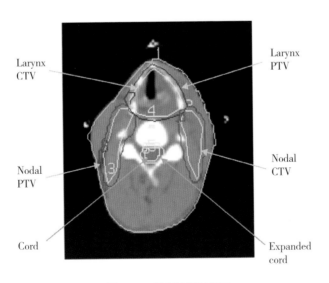

图29-4　喉癌的靶区勾画

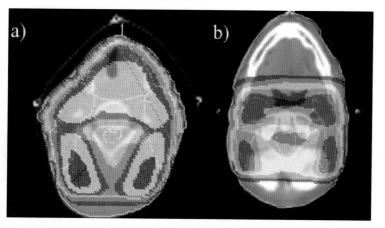

图29-5 常规术后放疗剂量图（PTV1喉65 Gy，PTV2淋巴结50Gy）

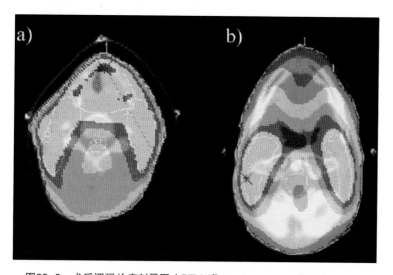

图29-6 术后调强放疗剂量图（PTV1喉65.7Gy，PTV2淋巴结56Gy）

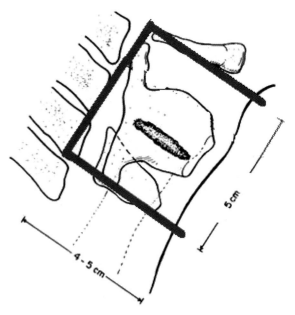

图29-7 声门型喉癌单纯常规放疗照射野

29.6 放疗并发症及处理

29.6.1 声音嘶哑

　　早期声带癌采用常规治疗的方式，由于照射范围不大，一周行5次照射的放疗方案，其放疗反应无论急性或后期反应相对轻微。在前2～3周随着声带上肿瘤消退，声嘶有好转，声音质量有改善。随着放疗的持续，尽管肿瘤继续消退，声带水肿随之产生，声音又逐渐嘶哑，此次声音嘶哑是声带水肿导致的，而放射治疗之前的声嘶是肿瘤引起的，所致的症状虽相同，产生的原因却不一样。放疗2周末，相当于放疗10次后，开始出现喉痛，一般较轻微，能够耐受，不影响治疗继续。放疗结束后1

个月左右，声音质量有所改善，2～3个月后声音治疗逐渐恢复正常。

29.6.2 喉水肿

　　是喉水肿声门型或声门上型喉癌放疗后最常见的后遗症。水肿的消退率与放射剂量，照射范围，是否行颈淋巴结清扫术，是否继续吸烟及原发灶的大小和范围等因素有关。通常根治性颈淋巴结清扫术会增加水肿，需要6～12个月才能消退。皮质类固醇类药物如地塞米松用于减轻放疗所致的水肿。如出现溃疡或严重疼痛，可加用抗生素如大内环内酯，头孢类药物。也可结合清热解毒类中药。

29.6.3 其他放疗并发症

声门上型喉癌患者行放射治疗,喉痛可持续至放疗结束后3~4周。由于放射范围较大,包括部分腮腺,可引起口干、味觉改变或丧失和喉异物感。在部分患者会出现甲状腺功能减低,可通过甲状腺功能的测定确诊,以甲状腺片补充治疗。采用2次/d的超分割放射的患者产生的急性反应比常规放疗多,也相对严重。在接受2次/d的超分割放疗的患者中,约20%~30%因严重喉痛、吞咽困难需暂时的鼻饲管饮食。

29.7 疗效及影响因素

29.7.1 临床分期

单纯放疗在早期喉癌治疗中疗效显著,既达到很高的治愈率,又保护了喉器官及其功能。喉癌T1N0M0病变的5年保喉局控率明显超过90%,喉癌T2N0M0病变的5年保喉局控率为80%。日本有报道在T1N0M0声门型喉癌中照射分割剂量与其局控率的关系,分割剂量为2.25Gy组,相对分割剂量2.0Gy组,5年局控率分别为92%和77%,分割剂量2.25Gy组的局控率较好。但喉癌发现时往往比较晚,三分之二属于局部晚期(多为T3/T4期),预后较差。

29.7.2 肿瘤体积的大小

有人进行了关于肿瘤体积大小与预后的关系的研究,在一项63例声门上型喉癌的研究中,首选放射治疗,治疗前行CT扫描,在CT图像上计算肿瘤体积,作为一项独立的预后因素,肿瘤体积<6cm²的病例肿瘤局部控制率为89%,而肿瘤体积≥6cm²的病例肿瘤局部控制率为52%。在另一项研究对103例患者的关于声门上型的研究中,通过多因素变量分析发现,治疗前行CT扫描计算肿瘤体积与临床T分期相比较,前者是局部治疗失败的显著预见因素。因此,通过影像诊断计算肿瘤的体积将提供重要的预见信息,是对传统喉肿瘤临床分期的补充。

29.7.3 手术肿瘤切缘情况

手术切缘癌残留是头颈部鳞癌局部复发的重要危险因素。手术切缘距肿瘤大于5mm为阴性,肿瘤可疑切缘为手术切缘距肿瘤1~5mm,肿瘤切缘阳性为手术切缘距肿瘤小于5mm。有报道62例切缘阳性患者的局部复发率为64%~85%,切缘阴性的局部复发率为32%。鉴于肿瘤切缘阳性是重要的预后不良因素,临床上应用术中冷冻病理切片快速诊断,如肿瘤切缘阳性者,进一步增加切除范围,以保肿瘤切缘安全,这组患者肿瘤局部复发率为13%,术中切缘阴性患者肿瘤复发率为12%,而那些最终手术切缘阳性患者的肿瘤局部复发率为80%。因此,在临床上应用术中冷冻病理切片以确定手术范围,可显著减少肿瘤的局部复发。

复旦大学附属眼耳鼻喉科医院黎长江等在《喉癌切缘状况与术后放疗和联合化疗预后相关性分析》一文中对喉癌切缘与预后进行了研究。将102例喉癌术后病理切缘进行分析,其中术后病理示手术切缘阳性的归为I类切缘,共50例;术后病理示手术切缘距离肿瘤0.1~0.3cm的归为II类切缘,共52例。I类切缘和II类切缘喉癌的3年局控率分别为97%和84%,差异有统计学意义,说明喉癌切缘状况与预后相关。

29.7.4 手术加术后放疗

20世纪多采用全喉切除和颈淋巴结清扫术,术后辅以放疗。5年生存率50%左右。不能切除或不适合手术的病例才选择根治性放疗,总剂量给予66~76Gy,常规分割每次2Gy,6.5周完成。术后放疗是影响肿瘤切缘阳性患者术后局部控制的重要因素。Zelefsky报道,患者接受大于60Gy放疗的7年局部控制率为92%,而小于60Gy为44%。除此之外,对采用术后单纯近距离放疗或外放疗后的近距离放疗来提高切缘阳性患者肿瘤的局部控制率,人们兴趣逐渐增加。Bitleret等报道了29例根治性手术后接受放疗的手术切缘阳性或可以为转移的患者,这些患者手术后接受了外放疗60Gy,之后行¹²⁵I永久移植使累计计量达120~160Gy。这种治疗策略的实际2年局部控制率为92%,其价值还需进一步研究。

29.7.5 超分割放疗

过去30年来,进行了一系列的研究以期改善喉癌根治性放疗的疗效。其中有超分割,加速超分割放疗等方式。肿瘤的快速增殖是这些实验的依据。CHART(连续超分割加速放射治疗的研究就是其中之一,一组病例采用常规分割,照射总量66Gy,分33次照射,6.5周完成;另一组病例采用超分割,照射总量54Gy,12d完成,包括周末延续照射。两组治疗结果相似,超分割组急性反应更大,无后期毒性。另一个研究是由Radiation Therapy Oncology Group(RTOG)进行的,比较了常规分割、超分割、加速放疗、分段加速放疗等照射方式在喉癌治疗中的应用。研究结果显示超分割,加速放疗组明显提高了局控率,但有早期毒性反应。而后,有一DAHANCA研究采用了中等度的加速放疗,由每周5次放射改为每周6次放射,结果显示局控率提高10%,3级黏膜反应相应地增加。

29.7.6 化疗

20世纪90年代早期,保喉治疗得以发展,包含诱导化疗,如有效则予放疗,或结合同步化疗。如治疗失败,行挽救性手术。如放化疗不敏感,则行根治性手术。2010年美国佛罗里达大学医学院的Bhishamji回顾性分析了1964年～2006年间经治585例T1N0,T2N0声门型早期喉部鳞癌,均给予单纯放疗,分割剂量2.25Gy,每天一次(T1期肿瘤量63Gy,T2期肿瘤量65.25Gy)或每天2次超分割,每次1.2Gy(T1期肿瘤量69.6Gy,T2期肿瘤量74.4Gy)。未行化疗或选择性颈部淋巴结区放疗,中位随访期12年。5年局控率分别为T1A期94%、T1B期93%、T2A期80%、T2B期70%。最终5年保喉局控率分别为T1A期95%、T1B期94%、T2A期81%、T2B期74%。585例患者中有24例(4%)颈部失败,5年病因特异性生存率,5年总生存率分别为T1A期97%和82%、T1B期99%和83%、T2A期94%和76%、T2B期90%和78%。其中7例(1.7%)发生严重的并发症,1例死于放射诱发的颈动脉血管肉瘤。最近,另两项关于肿瘤切缘阳性手术后放疗者随机试验提示:加用顺铂,化疗提高了肿瘤区域控制率,并可能提高总生存率。

29.7.7 其他影响预后的因素

(1)原发肿瘤相关的因素 影响肿瘤的生物学行为的分子指标分为几大类,包括原癌基因、抑癌基因、生长因子、免疫相关因子、多基因序列异形杂合子丢失、细胞总DNA容量以及肿瘤体内生长动力学参数。

(2)血管、神经,骨和软骨组织等的侵犯 血管侵犯预示肿瘤具有侵袭性,与局部侵犯及颈部转移密切相关。

(3)颈淋巴结相关因素 颈淋巴结大小、部位、包膜外侵犯均是重要的预后因素。

(4)与全身状况相关因素 如营养状况差、贫血均是不良的预后因素。

29.8 化疗

29.8.1 诱导化疗(induction chemotherapy)

早在1991年Neteraus就报道,332例Ⅲ-Ⅳ期喉癌患者,一组为诱导化疗(CT)+手术,另一组为诱导化疗+根治性放疗,放射剂量66～76Gy,对治疗效果差或复发者再手术,结果很令人鼓舞。大约2/3患者保留了喉,化疗进行3个疗程,方案为5Fu和顺铂。一般化疗2疗程后放疗。诱导化疗的优点及优势:①组织血供完好,有利于化疗作用的充分发挥;②对有效者可减少肿瘤负荷,有利于有序局部治疗;③判断预后并有利于调整后续治疗手段;④早期杀灭微小转移灶,减少远处转移并提高生存率。

29.8.2 同步放化疗(concurrent chemo-RT,CCRT)

同步放化疗可以说是保喉治疗第2个里程碑,同步化疗的疗效已经在晚期不能切除的喉肿瘤中得到证实。头颈协作组RTOG91-11研究报道关于晚期喉癌放疗或放化疗后区域控制情况,单纯放疗组局部控制率为51%,诱导化疗组为54.9%,同期放化疗组为68.8%。接受单纯放疗组中,31%病例因复发行挽救性全喉切除术,而诱导化疗组为28%,同期放化疗组为16%。接受挽救性全喉切除术后,治疗组间生存率没有差异。但是,单纯放疗或诱导化疗后,复发行挽救性全喉切除术者,局部控制率为74%,而同期放化疗组为90%。同时,同期放化疗组(顺铂100mg/m²,每d1,d21,d43化疗),远处转移率显著下降为8%,而单纯放疗组为16%。

29.8.3 序贯化疗

先化疗,再同步放化疗,头颈部鳞状细胞癌化疗后,有一部分病变缩小,可以达到肉眼消失(complete remission,CR)。这些病例不是痊愈,有些病例以后会复发。有些化疗医师就主张先用化疗,选择敏感病例继续做放化疗,其余病例转到外科手术。Posner等的序贯治疗,选头颈鳞癌患者501例分两组:一组用泰素帝+顺铂+5Fu(taxotere+cisplatin+fluorouracil,TPF);另一组用顺铂+5Fu(PF),各3个疗程;化疗结束用同步放化疗,疗程约16个月。3年生存率为48%(PF组)及62%(TPF组)。

在经典PF方案中加入紫杉醇类药物对于头颈部鳞状细胞癌治疗生存是获益的(有两个重要的临床实验TAX323和TAX324),比较了以药物紫杉醇为基础的化疗方案在晚期头颈部鳞癌较传统化疗方案的疗效。TAX323的化疗方案为紫杉醇+顺铂+5Fu(TPF);TAX324化疗方案为紫杉醇+卡铂+5Fu。TAX323结果显示TPF方案优于PF方案。TAX324显示生存率获益14%,减少30%死亡率。相应不良反应增加(80%为3~4级的细胞下降),需要G-SCF进行支持。

法国GOKTEC是一项比较TPF和PF作为诱导化疗应用于晚期喉癌的研究,如何提高保喉率。化疗疗效好的接下来行放疗,明显提高了3年保喉率。(由41.4%提高到63%,统计有显著性差异)。但在TPF方案中,3~4期的细胞下降率明显增高,由此可见TPF方案在晚期喉癌保喉治疗中的作用值得进一步研究。

总之,非手术保喉的治疗方式在过去的20年有了进一步发展,而且随着紫杉醇和分子靶向药物的应用,一切还在进展中。虽然已取得满意的保喉率,但要有所选择,因为化疗和放射治疗并不适应所有的患者,急性反应以及可能出现的晚期不良反应,并不是所有患者能够耐受。在晚期保喉的治疗上,决定是否采用非手术保喉治疗,采用何种方式,均需经过多学科的讨论权衡,精确的分期和关注患者一般情况的强化非常重要。

29.9 分子靶向及其他治疗

29.9.1 分子靶向治疗

表皮生长因子受体单克隆抗体:表皮生长因子受体(EGFR)是一种细胞表面受体,主要作用为:抑制细胞凋亡;促进细胞增殖和DNA的生成;促进细胞的去分化;促进血管生成;促进细胞的转移和侵袭。表皮生长因子受体表达水平的增加可以预测无病生存率及病因特异性生存率,拷贝数量的扩增与头颈部鳞状细胞的预后有关。临床试验标明,头颈部鳞癌患者表皮生长因子受体抑制剂联合放疗具有良好的疗效及较低的不良作用。目前临床上应用较多的分子靶向药物西妥昔单克隆抗体,在晚期喉癌治疗中具有保喉的作用,TREMPLIN研究显示了分子靶向药物对保喉是获益的,观察了153例未经治疗的晚期喉癌和喉咽癌,均予3个疗程TPF方案的化疗,而后分两组,经随访32个月。CRT组和ERBITUX+RT组的18个月的LFP分别为86%和82%,总生存率(OS)分别为85%和86%;CRT组5例局部失败(但均未能进行挽救手术),ERBITUX+RT组12例局部失败(7例挽救手术)。

有研究报道,分子靶向药物西妥昔单克隆抗体在不可切除的晚期头颈部鳞癌中的应用,一组为单纯放疗,另一组为放疗加联合西妥昔单克隆抗体。前组为中位生存时间29.3个月,后组中位生存时间为49个月,2年局控率提高8%,3年生存率提高13%。不良反应可接受,多为急性皮肤反应(皮疹)。放疗加联合西妥昔单克隆抗体5年生存率为45.6%,并且出现Ⅱ度以上皮疹的患者疗效更好,而单纯放疗组5年生存率为36.4%。

29.9.2 其他治疗

(1)HPV疫苗 人乳头瘤病毒(HPV)、目前HPV共有数十种亚型,但亚型16和18与恶性肿瘤关系最为密切。HPV基因组整合到宿主基因组后,可产生两种与致癌相关的基因产物。E6蛋白形成复合体,导致P53解除,从而导致凋亡抑制。HPV基因通过E7蛋白阻碍Rb基因的激活,导致DNA合成增加和细胞不断增殖,对HPV相关的头颈部鳞癌患者进行统计分析发现HPV感染可为致癌的单一因素。未来的发展方向是研制HPV疫苗,从而降低头颈部鳞癌的发生率。随着分子生物学领域的快速发展,将来的治疗很可能是基于每个患者不同的遗传学改变而制定个性化治疗方案。分子药物的特异性作用于头颈部鳞状细胞相关的特定信号通话而提高治疗的特异性和减少不良作用,以提高患者治疗水平。

(2)针对P53突变的治疗 在头颈部鳞状细胞癌中最早确定的有显著意义的抑癌突变基因是P53头颈部癌前病变就存在P53突变,突变可能发生在癌症的早期。P53的突变已被证实与预后差和治疗效果不佳有关。因此,P53可作为头颈部肿瘤疾病的一个极好的指标,而且已成为很多治疗措施的治疗靶点。

29.10 放疗后局部复发的治疗

(1)随访计划 喉癌放疗后复发比较常见,大部分复发发生在1~2年内,定期随访非常重要,早期发现复发,常可通过补救性治疗获得治愈机会,保全发声功能。我科随访计划为:前半年1~2月1次,后半年至两年每3月1次,第三年至第五年每6个月1次。如怀疑复发但活检为阴性,间隔4周左右再次检查,直至确定是否复发。此外,接受颈部放疗的喉癌患者,有造成甲状腺功能减退的风险,需每6~12个月检测甲状腺功能。

(2)放疗后复发的治疗 喉癌放疗后复发可以通过挽救性手术获得治疗,如声带切除术,半喉切除术或全喉切除术。当然肿瘤复发后治疗的选择取决于首次治疗方式和复发范围。大多数放疗或放化疗原发部位失败的,需行挽救性全喉切除,一小部分最初分期为T1/T2期的病例可能适合行喉功能保留手术。全喉切除术后局部复发通常预后差,其治愈率仅为27.5%,总的2年生存率小于20%。颈部淋巴结复发是晚期喉癌的主要死亡原因,尤其是声门上型喉癌的患者。颈部复发常见于晚期颈部转移的患者,以及病理预后因子较差的病例,如淋巴结包膜外侵犯。晚期喉癌的术后放化疗在颈部高风险病理特征的病例可提高局部控制率和生存率。据报道,声门上型喉癌部分喉切除术后复发,行挽救性颈部淋巴结清扫术后,成功率为53%。

(王胜资 邹丽芬)

参 考 文 献

1 殷蔚伯,余子豪,徐国镇,等.肿瘤放射肿瘤学.4版,北京:中国协和医科大学出版社.2008

2 于金明.肿瘤精确放射治疗学.济南:山东科技出版社,2004

3 刘泰福.现代放射肿瘤学.上海:复旦大学出版社,2001

4 王中和,肿瘤放射治疗临床手册.上海:世界图书出版公司,2007

5 郑艺庆,邹华,黄晓明译,头颈部恶性肿瘤,北京:人民卫生出版社,2011:317-343

6 唐平章,张彬,徐国镇,等.声门上型喉癌N0术前放疗的随机性研究.中华耳鼻咽喉科杂志,1995,30:203-205

7 施学辉,刘泰福.喉癌放射治疗失败原因,肿瘤,1987,7:263-266

8 吴雪林,严洁华,胡郁华.喉癌的放射治疗—附330例疗效分析.中华放射肿瘤学,1987,1:39-42

9 黎长江,王胜资,丁浩,等,喉癌切缘状况与术后放疗和联合化疗预后相关性分析.中华肿瘤防治杂志,2013,20(20):137-140

10 Paisley S. Results of radiotherapy for primary subglottic squamous cell carcinoma. Int J Rad Oncol Biol Phys,2002,52:1245-1250

11 Yamazaki H, Nishiyama K, Tanaka E, et al. Radiotherapy for early glottic carcinoma(T1N0M0): Results of prospective randomized study of radiation fraction size and overall treatment time. Int J Radiat Oncol Biol Phys, 2006,64:77-82

12 Bhishamjit SC, Robert JA, Christopher G, et al. T1N0 to T2N0 squamous cell carcinoma of the glottis treated with definitive radiotherapy .Int J Radiat Oncol Biol Phys, 2010,78:461-466

13 Andre K, Mythreyi B, et al. Feasibility of economic analysis of radiation therapy oncology group(RTOG)91-11 using medical data. Int J Radiat Oncol Biol Phys, 2011,79:p 436-442

14 David JS, Marshall RP, Roy BT, et al. Relationship between radiation treatment time and overall survival after induction chemotherapy for locally advanced head-and-neck carcinoma: a subset analysis of TAX 234. Int J Radiat Oncol Biol Phys, 2011,81:p e813-e818

15 Maxwell SH, Sacks PG, Gutterman JU, et al. Epidermal growth factor receptor protein-tyrosine Kinase actively in tumol cell lines established from squamous carcinomas of the head and neck. Cancer Kes, 1989,49(5):1130-1137

16 Johansen LV, Grau C, Overgaard J. Glottic carcinoma-patterns of failure and salvage treatment after curative radiotherapy in 861 consecutive patients. Radiother Oncol,

2002,63 : 257-267

17 Franchin G, Minatel E, Gobitti C, et al. Radiotherapy for patients with early-stage glottic carcinoma : univariate and multivariate analyses in a group of consecutive, unselected patients. Cancer,2003,98 : 765-772

18 Tamura E, Kitahara S, Ogura M, et al. Voice quality after laser surgery or radiotherapy for T1a glottic carcinoma. Laryngoscope,2003,113 : 910-914

19 Spector GJ, Sessions DG, Lenox J, et al. Management of stage IV glottic carcinoma : therapeutic outcomes. Laryngoscope, 2004,114 : 1438-1446

20 Charbonneau N, Gelinas M, del Vecchio P, et al. Treatment results of carcinoma in situ of the glottic larynx : 61 patients treated with radiotherapy. J Otolaryngol Head Neck Surg, 2008,37 : 572-576

21 Nomiya T, Nemoto K, Wada H, et al. Long-term results of radiotherapy for T1a and T1bN0M0 glottic carcinoma.

Laryngoscope,2008,118 : 1417-1421

22 Hocevar-Boltezar I, Zargi M, Strojan P. Risk factors for voice quality after radiotherapy for early glottic cancer. Radiother Oncol,2009,93 : 524-529

23 Hirasawa N, Itoh Y, Ishihara S, et al. Radiotherapy with or without chemotherapy for patients with T1-T2 glottic carcinoma : retrospective analysis. Head Neck Oncol,2010, 2 : 20

24 Chera BS, Amdur RJ, Morris CG, et al.T1N0 to T2N0 squamous cell carcinoma of the glottic larynx treated with definitive radiotherapy. Int J Radiat Oncol Biol Phys,2010, 78 : 461-466

25 Hinerman RW, Mendenhall WM, Amdur RJ, et al. Carcinoma of the supraglottic larynx: Treatment result with radiotherapy alone or with planned neck dissection. Head Neck,2002,24(5): 456-467

29

30 涎腺癌
Chapter 30　Cancer of the Salivary Glands

在涎腺肿瘤治疗上,传统上认为它是属于放射线抵抗性的,手术切除作为首选。随着大量涎腺肿瘤临床放射治疗成功经验和报告的发表,已令人信服地表明,放射治疗对涎腺肿瘤的治疗已占有重要地位。手术加术后放疗不但提高了患者的肿瘤局部控制率,保存了患者的外形和生存质量,对不可切除的晚期患者,放疗也可能使患者获得长期生存机会。涎腺恶性肿瘤常见的病理类型为腺样囊性癌、黏液表皮样癌、多形性腺瘤癌变和腺泡细胞癌,其中腺样囊性癌由于其生物学特性与其他类型有所不同,将在第三十一章阐述。

30.1　发病率与病因

涎腺组织分为大涎腺和小涎腺,大涎腺主要包括腮腺、颌下腺和舌下腺,小涎腺则包括很多部位,如唇、牙龈、颊、上腭、舌、口咽、副鼻窦和咽旁间隙。涎腺肿瘤的发病率较低,全世界的年发病率在(0.4～13.5/10)万人口,来源于涎腺的恶性肿瘤占头颈部肿瘤的3%～6%。在中国,涎腺恶性肿瘤占头颈部恶性肿瘤的5%,年发病率在1.0/10万人口。上海市疾病控制中心公布的2002～2009年上海市肿瘤发病率资料,腮腺癌(ICD-C07)的发生率男性为0.71/10万,女性为0.59/10万,

女性高于男性。舌下腺癌(ICD-C08)的发生率男性为0.22/10万,女性为0.13/10万。

涎腺恶性肿瘤的病理类型相当复杂。据上海交通大学医学院附属第九人民医院口腔病理科田增报道,1985～2003年间口腔颌面外科手术的6 982例原发涎腺患者,其中恶性的2 239例,占32%。在这2 239例恶性涎腺肿瘤中,腺样囊性癌(adenoid cystic carcinoma,ACC)681例(30%),黏液表皮样癌(mucoepidermoid carcinoma)673例(30%),多形性腺瘤癌变(carcinoma ex pleomorphic adenoma)179例(8%),腺泡细胞癌(acinic cell carcinoma)174例(8%),非特异性腺癌(adenocarcinoma, not otherwise specified)136例(6%),淋巴上皮癌(lymphoepithelial carcinoma)56例(3%),肌上皮癌(myoepithelial carcinoma)56例(3%),上皮-肌上皮癌(epithelial-myoepithelial carcinoma)36例(2%),鳞状细胞癌(squamous cell carcinoma)36例(2%),乳头状囊腺癌(cystadenocarcinoma)32例(2%),多形性低度恶性腺癌(polymorphous low-grade adenocarcinoma)31例(1%),和大细胞癌(large cell carcinoma)21例(1%),透明细胞癌(clear cell carcinoma)19例(0.7%),基底细胞腺癌(basal cell adenocarcinoma)15例(0.4%),(mucinous adenocarcinoma)9例(0.4%),涎腺导管癌(salivary duct carcinoma)7例(0.3%),皮脂腺腺癌(sebaceous carcinoma)5例(0.2%),小细胞癌(small cell carcinoma)4例(0.2%)，嗜酸细胞腺癌(oncocytic carcinoma)3例(0.1%)，成涎细胞瘤(sialoblastoma) 1 例(0.04%)。

据上海交通大学医学院附属第九人民医院放疗科报道，1988～2011年该科共有1 374例恶性涎腺肿瘤接受放疗，前6位的分别为：腺样囊性癌576例（41.9%），黏液表皮样癌310例（22.6%），淋巴上皮癌105例（7.6%），腺泡细胞癌100例（7.3%），非特异腺癌80例（5.8%）和恶性混合瘤68例（4.9%）。其他各种恶性涎腺肿瘤合计135例（9.8%）。腺样囊性癌576例中，位于小涎腺358例最多（62.2%），腮腺和颌下腺位居第二、第三位（分别为16.8%和14.8%）。

涎腺肿瘤的80%发生在腮腺，其中的20%为恶性；10%发生在颌下腺，其中的50%为恶性；1%发生在舌下腺，其中的90%为恶性；其余为小涎腺。小涎腺肿瘤中最常见的发病部位在腭部，唇及颊部次之，其中的50%为恶性。

30.2　疾病发展特点

涎腺肿瘤主要包括三大涎腺（腮腺、颌下腺、舌下腺）以及广泛分布的小涎腺。涎腺的肿瘤绝大多数来自于腺上皮，少数来源于中胚叶，病理类型十分复杂，因其生物学行为不同，临床表现和预后也不同。本节概要介绍涎腺恶性肿瘤的病理分类并讨论各自的生物学特性及预后情况。

30.2.1　生物学特性及预后

30.2.1.1　黏液表皮样癌

来源于涎腺导管上皮，占涎腺恶性肿瘤的30%，病理上分为低分化及高分化两类。低分化者侵袭性强，颈淋巴结转移率高，并可发生远处转移，预后差。特别是当肿瘤直径大于3cm，更易发生区域淋巴结转移，亦可血行转移至肺、骨、皮下等部位。高分化者转移率低，侵袭性弱，远处转移少。

30.2.1.2　腺样囊性癌

占涎腺恶性肿瘤的24%。肿瘤侵袭性强，易侵犯神经，淋巴结转移率低，远处转移率高，预后较差。肺为最

常见转移部位，偶有肝、骨等部位转移。

30.2.1.3　腺泡细胞癌

低度恶性，但常侵犯包膜，可有淋巴结转移，血行转移少，预后是涎腺恶性肿瘤中最好的。肺和骨为常见转移部位。

30.2.1.4　肌上皮癌

多见于男性，好发于腮腺，血行转移率高，易复发，预后差。常见转移部位为肺、肝、骨。有文献报道25例涎腺肌上皮癌转移率为47%，复发率为40%。

30.2.1.5　基底细胞腺癌

较高的颈淋巴结转移，远处转移率也较高，预后相对较差。

30.2.1.6　黏液腺癌

又称非特异性腺癌，多见于中老年男性腭部及口底区，高度恶性，容易复发和转移，预后差。

30.2.1.7　恶性多形性腺瘤（恶性混合瘤）

占涎腺恶性肿瘤的12%，居涎腺恶性肿瘤的第三位。其中一部分由良性的多形性腺瘤恶变而来。其癌性成分包括鳞癌、腺癌、黏液表皮样癌、腺样囊性癌、肌上皮癌及导管癌、软骨肉瘤、平滑肌肉瘤等。分为4个亚型：① 非侵袭性癌：未侵犯周围组织，不发生淋巴结转移和远处转移，预后很好。② 侵袭性癌：包括微侵袭性（恶性成分超出包膜的距离≤1.5 mm）以及侵袭性癌（恶性成分超出包膜的距离>1.5 mm），微侵袭性癌很少转移和复发，但侵袭性癌区域淋巴结转移和远处转移率高。③癌肉瘤：极其罕见，恶性成分表现为癌和肉瘤两种组织成分，预后极差。④ 转移性多形性腺瘤，极少见。好发部位最常见于腮腺，其次为腭部和颌下腺。组织学分级越高，TNM分期越高，侵袭性越强颈部淋巴结的转移率也越高。

30.2.1.8　鳞状细胞癌

很少见，好发于腮腺及颌下腺。恶性程度高，肿瘤生长迅速，易侵犯神经，淋巴结转移率高，远处转移率低，预后差。

30.2.1.9 淋巴上皮癌

主要呈局部浸润性生长,颈部淋巴结转移率高,远处转移率可达20%,主要是肺、肝、骨转移。叶为民总结13例淋巴上皮癌患者中复发率46%,转移率高达76%,多为同侧颌下及颈部淋巴结转移,无远处转移。其预后较好。

30.2.1.10 涎腺导管癌

好发于腮腺,其生长迅速,侵袭性强,神经易于受侵,淋巴结及血行转移率高,预后较差。

30.2.1.11 乳头状囊腺癌

又称乳头状腺癌,恶性乳头状囊腺瘤。低度恶性,淋巴结转移率高,复发率高,远处转移率低,预后较差。

30.2.1.12 未分化癌

好发于腭部,高度恶性,侵袭性强,淋巴结转移率高,远处转移率高,预后差。

30.2.1.13 上皮-肌上皮癌

又称腺肌上皮瘤,透明细胞腺瘤,透明细胞癌,恶性肌上皮瘤,管状实性腺瘤。侵袭性较强,复发率高,淋巴结转移率较高,远处转移率高,预后差。常见转移部位肺、肝、骨、肾脏及脑。

30.2.1.14 多形性低度恶性腺瘤

又称终末导管癌,涎腺小叶癌。具有一定侵袭性,淋巴结转移率低,无远处转移,预后较好。

30.2.1.15 嗜酸细胞癌

又称恶性嗜酸细胞瘤,罕见。复发率较高,淋巴结转移率较高,远处转移率较高,预后差。

30.2.2 发病部位和淋巴转移规律

从发病部位来看,主要是三大涎腺和小涎腺,小涎腺中50%发生在腭部;涎腺肿瘤淋巴转移规律:腮腺肿瘤淋巴结转移率依次为II区(36%)、III区(23%)、Ib区(19%)、IV区(14%)、V区(11%)。颌下腺肿瘤淋巴结转移率依次为II区(12%)、I区(9%)、III区(7%)、IV区(5%)、V区(3%)。腮腺:浆液性腺体,其淋巴引流主要是至颈浅和颈深上淋巴结;颌下腺:混合性腺体,以浆液腺泡为主,淋巴引流自颌下至颈深上;舌下腺:混合性腺体,以黏液腺泡为主,淋巴引流自颏下及颌下至颈深上。

30.3 诊断和临床分期

据文献报道,腮腺和颌下腺癌患者在治疗时10%和3%已侵犯皮肤;25%的腮腺癌治疗时已有完全性或部分性面瘫;10%~12%的涎腺恶性肿瘤患者因肿瘤侵犯颞肌或翼肌而发生疼痛。涎腺腺样囊性癌表现为低度恶性,淋巴结转移率低,但其局部侵袭性强,易沿神经或血管向周围扩散、肺转移比例高;而涎腺鳞癌、未分化癌、腺癌和涎腺导管癌易发生淋巴结转移,腺泡细胞癌虽属低度恶性,但常侵犯包膜和淋巴结。这就造成涎腺恶性肿瘤手术后复发率高。而对于多形性腺瘤这一常见的涎腺良性肿瘤,局部切除术后的局部复发率更高达25%。

30.3.1 诊断

目前涎腺肿瘤的诊断手段主要通过患者病史、临床表现、影像学检查(包括涎腺造影、B超、CT、MRI、PET等)和病理学检查(活检、细针穿吸细胞学检查、术中冰冻、石蜡切片、免疫组化)。

30.3.1.1 临床表现

一般涎腺恶性肿瘤质地坚硬,基底部活动度差或固定,与周围粘连,界限不清,多有疼痛、麻木等神经症状,肿物生长较快,常有功能障碍,晚期肿物表面可出现溃疡。腮腺的肿瘤大多数在浅叶,恶性肿瘤常有面瘫、张口受限等功能障碍,少数患者伴有淋巴结肿大。腮腺深叶的肿瘤可有咽侧或软腭膨隆。颧弓下的颊部肿物应考虑副腮腺肿物。颌下腺的恶性肿瘤表现为质地坚硬的肿物,伴舌痛、舌麻木、舌运动受限及舌肌萎缩,侵犯骨膜时肿物固定于颌骨并伴有颈淋巴结肿大。舌下腺恶性肿瘤则表现为口底黏膜下硬性肿物,可伴有舌痛或舌麻、舌活动受限和舌肌萎缩。通过触诊能够了解肿瘤的大小,活动度,浸润范围。但是对于一些小涎腺的肿瘤则触诊比较困难。

30.3.1.2 影像学检查

常规影像学检查能够帮助确定肿块大小及其周围解剖结构关系。B超对于位置浅表的腮腺区、颌下腺区肿瘤的诊断率较高,可以判断有无占位性病变以及肿瘤的大小,并估计其性质。彩色多普勒超声血流影像检查除显示二维形态影像外,还可显示血流方向、速度及分布。对于腮腺深叶来源的肿瘤,CT检查可以帮助确定肿瘤波及的范围及邻近组织是否破坏,以及有否颌骨侵犯。MRI在确定恶性肿瘤的侵及范围与周围组织关系(如确定肿瘤与颈动脉的关系)的定位方面具有较大的价值。PET/CT由于可对全身进行扫描,同时显示原发灶及已存在的转移灶,对临床分期与诊断具有较高的价值。

30.3.1.3 病理学检查

病理学检查是确诊依据。术中快速冰冻切片诊断能够让临床医生在术中即了解肿瘤性质来源和类型,及时调整手术方案。细针吸取活检具有简便、可靠、准确、快速决定肿瘤性质及组织类型的作用;对于提高肿瘤的诊断、指导治疗方法、估计预后有临床意义;但也存在问题,即获得的组织很少,难以概括肿瘤全貌,同时也有引起肿瘤细胞扩散的可能。其良恶性肿瘤诊断符合率为81%~98%,特异性诊断符合率为60%~75%。

30.3.2 临床分期

大涎腺癌的临床分期,见2010年第7版UICC分期标准(本书附录二)。小涎腺(上消化道黏膜中的黏液分泌腺)的肿瘤不包含在该分期中,而是根据其来源的解剖部位进行分期,例如唇归于其附属的解剖结构,需经病理证实。评价TNM可借助于体格检查和影像学检查。

30.4 治疗原则

本节以NCCN中国版为基础讨论涎腺恶性肿瘤的综合治疗,再以最常见的腮腺为例说明手术治疗方案。

30.4.1 NCCN中国版为基础综合治疗原则

根据头颈部肿瘤临床实践指南(NCCN中国版,

2009年第1版)和上海交通大学医学院附属第九人民医院的治疗经验,将患者分成以下几种情况:

(1)早期患者(T1,T2N0) 病理分类恶性程度较低,可选择单纯手术治疗,单纯放疗仅适合于身体状况不允许手术或拒绝手术的患者。

(2)中晚期患者(T2N1-2,T3和T4) 病理分类恶性程度较高,首选手术,然后行辅助放疗。

(3)术后放疗的指征

1)T3、T4期患者 术前已有神经侵犯症状(如有麻木、面瘫等),肿瘤紧贴面神经(作面神经解剖术保留者),瘤体最大径>4cm。

2)术后复发患者 术后复发的挽救性手术,复发率高。

3)病理报告 有下列一项或多项指征者:① 切缘阳性;② 肿瘤近切缘(<5mm);③ 神经及周围侵犯;④ 骨或软骨侵犯;⑤ 大血管及周围组织侵犯;⑥ 一个以上淋巴结转移;⑦ 淋巴结包膜外侵犯或淋巴管内见癌栓;⑧ 病理恶性程度高、高度侵袭性(如高度恶性黏液表皮样癌、未分化癌、鳞癌、涎腺导管癌等)。

4)术中有以下1项或多项指征 ① 无瘤原则不够,如切破肿瘤;② 手术怀疑有肿瘤残留;③ 肿瘤仅部分或大部分切除;④ 腮腺恶性肿瘤未做腮腺全叶切除。

由于口腔内没有伤口,因此一般在术后2~4周行放射治疗,但也有文献报道即使术后放疗推迟至术后12周以上开始也并未导致局部区域复发率升高,这可能与涎腺肿瘤本身倍增时间较长有关。

(4)无法手术切除的或拒绝手术的晚期病变患者 如果PS评分0~1分,可给予以同步放化疗或诱导化疗继之同步放化疗;放化疗后如果颈部有残留病灶,当原发灶被控制后,并且颈部可行手术的,则应当行颈淋巴结清扫术。而对于PS评分0~2分的患者,行根治性(姑息性)放疗,放疗采用超分割或常规分割。

(5)多形性腺瘤多次复发 多形性腺瘤多次复发后容易恶变,复发次数越多,恶性可能性越大。手术广泛切除后,应予以术后放疗。

(6)腺样囊性癌患者 无论是何分期,有无淋巴结转移,均应该行术后放疗。

无论单因素分析还是多因素分析均显示手术切缘阳性、淋巴结转移、T分期、分期、肿瘤高分级等均是涎腺肿瘤预后的影响因素。I、II期患者的5年生存率明显优于III、IV期患者。

30.4.2 腮腺恶性肿瘤的手术治疗

30.4.2.1 手术治疗

手术治疗是腮腺等大涎腺可切除恶性肿瘤的标准首选治疗方案。临床上腮腺肿瘤患者的术前评估包括：① 肿瘤的性质：良性、低度恶性或高度恶性；② 肿瘤是否累及面神经，患者是否需要神经移植；③ 肿瘤是否累及腮腺深叶，与颈动脉的关系；④ 颈部清扫术是否必要。

对于腮腺区的肿瘤，如发生在腮腺浅叶区，则行腮腺浅叶切除及面神经解剖术；如发生在腮腺深叶区或侵犯深叶及咽旁间隙，则行腮腺深叶一并切除，当肿瘤直接侵犯或包绕面神经或术前已有面神经瘫痪时，还需行面神经的节段切除，当切缘阴性时可行面神经移植。对于颌下腺或舌下腺的恶性肿瘤在肿瘤范围较小，局限于实质内且为组织学中低分级情况下可进行单纯肿瘤切除，大多数情况则应有足够的切除范围，应包括全部腺体组织及邻近周围组织。

30.4.2.2 颈部淋巴结清扫术

NCCN指南推荐仅对临床颈部淋巴结阳性者进行颈部淋巴结清扫术。我们认为腮腺癌是否行选择性颈清术的重要依据是病理类型、临床分期以及是否复发等因素。

涎腺癌的颈淋巴结转移率约在15%，一般主张对未分化癌、腺癌、鳞癌及低分化黏液表皮样癌，由于颈部淋巴结转移率在50%~80%以上，应做选择性颈淋巴结清扫术；腺泡细胞癌、恶性混合瘤、肌上皮癌的转移率在25%左右，多行治疗性颈淋巴结清扫术。而对于多形性腺瘤恶变、腺样囊性癌、乳头状囊腺癌、高/中分化黏液表皮样癌，因颈部淋巴结转移率在25%以下，可行治疗性颈淋巴结清扫术。T3、T4期患者特别是高度恶性的应做选择性颈淋巴结清扫术。

对于小涎腺恶性肿瘤颈部淋巴结，除了N+者需要行颈淋巴结清扫术外，对N0则不推荐行选择性颈淋巴结清扫术。国外有文献报道恶性小涎腺肿瘤N0未行颈淋巴结清扫术者颈部复发率小于10%。但需术后密切随访，一旦发现颈部出现转移淋巴结应及时行颈淋巴结清扫术。对于术后放疗，高危型小涎腺恶性肿瘤手术加术后放疗的局控率为75%，而未行术后放疗的局控率为50%。

30.5 放射治疗

30.5.1 放疗具体步骤

放疗具体准备过程详见本书第八章。

30.5.2 靶区定义和勾画

30.5.2.1 术后调强放疗的靶区定义

①CTV1（有肿瘤残留者靶区）：GTV（手术未切除或残留的肿瘤灶）在3D方向加0.5~1cm构成CTV1。GTV由66~70Gy剂量线覆盖；②CTV2（高危亚临床靶区，无肿瘤残留者）：原发灶CTV2参考术前CT/MRI的瘤体边缘3D方向加1~1.5cm构成CTV2；在术前原发灶大小不明或瘤体边缘3D方向加1~1.5cm未能全部将手术床划入CTV2时，应以手术床作为CTV2；高危的淋巴结区域CTV2为：转移淋巴区及其下一站淋巴区（包括根治性放疗和术后放疗），如有颌下淋巴转移（Ib区）扩至颈深上区（II区）；已有颈深上（II区）淋巴转移扩至颈深中下区（III-IV区）等等，上界达第一颈椎下。切缘阳性和淋巴结包膜外侵犯区由60~62Gy剂量线覆盖；③CTV3（低危预防性放疗靶区）：参考术前CT/MRI的瘤体边缘在3D方向加2.0~2.5cm或手术床边缘3D方向加0.5~1cm；颈部pN0手术区加同侧锁骨上区；pN1患者手术区加同侧锁骨上区外，须加对侧II-IV区。

30.5.2.2 术后常规放疗靶区定义

有肿瘤残留者靶区：包括手术未切除的肿瘤瘤体和受侵的淋巴结（根据CT/MRI/PET影像资料、病理报告、临床检查等确定），一般参照术前原发灶边缘加2.0~2.5cm易被浸润的正常组织；无肿瘤残留者靶区：包括肿瘤瘤床扩大2.0cm和受侵的淋巴结区，已有转移淋巴区加下一站淋巴区（如有颌下淋巴转移扩至颈深上区；已有颈深上淋巴转移扩至颈深中区等）。常规放疗在完成3/5放疗总剂量后，可采用缩野（boost）技术，对术前肿瘤区（原发灶边缘加1.0cm）或肿瘤残留灶加量照射。

30.5.3 腮腺肿瘤的术后放疗技术

30.5.3.1 腮腺癌术后调强放疗

腮腺癌调强放疗的射野数5~7个,如病理类型为腺样囊性癌,还应包括有关脑神经通道上达颅底。图30-1为左腮腺黏液表皮样癌术后调强放疗靶区和剂量分布图。患者为男性,18岁,左腮腺黏液表皮样癌不彻底术后放疗。靶区为绿色,60Gy剂量线覆盖。

30.5.3.2 舌下腺癌术后调强放疗

舌下腺癌调强放疗的射野数5~7个,图30-2为右舌下腺癌术后调强放疗靶区和剂量分布图。靶区为蓝色,58Gy剂量线覆盖。

30.5.3.3 颌下腺癌术后调强放疗

颌下腺癌调强放疗的射野数5~7个,图30-3为右颌下腺癌术后调强放疗靶区和剂量分布图。靶区为红色,62Gy剂量线覆盖。

30

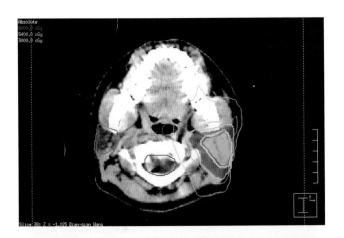
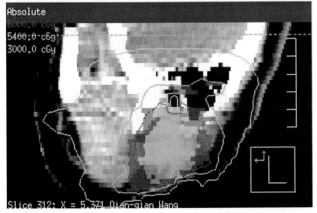
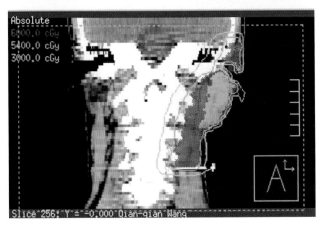

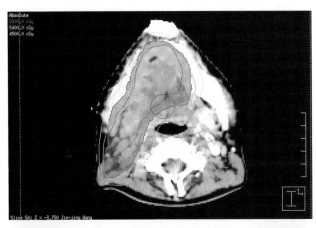
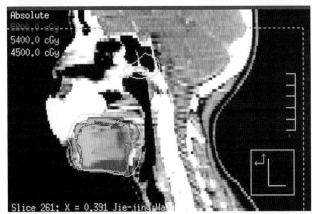
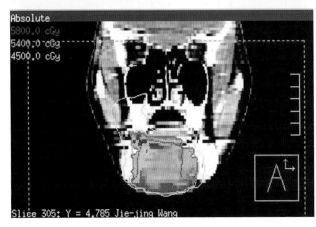

图30-1　左腮腺黏液表皮样癌术后调强放疗横断面、矢状和冠状靶区和剂量分布图。靶区为绿色,60Gy剂量线覆盖

图30-2　右舌下腺癌术后调强放疗横断面、矢状和冠状靶区和剂量分布图。靶区为蓝色,58Gy剂量线覆盖

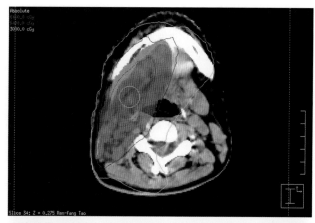

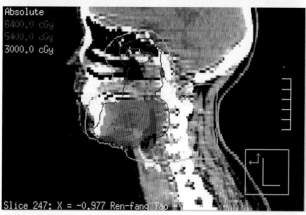

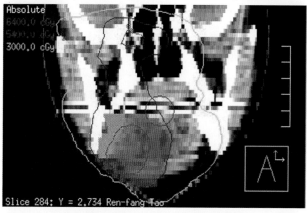

图33-3 右颌下腺腺样囊腺癌术后调强放疗横断面、矢状和冠状靶区和剂量分布图。靶区为红色，62Gy剂量线覆盖；粉色为低危靶区，54Gy剂量线覆盖

30.5.3.4 腮腺癌术后常规放疗

腮腺常规放疗采取6MV X线双楔形板斜野交角（等中心）加9～12 MeV电子线照射，深度剂量按5cm计算，X线与电子线剂量配比为2：1。此技术减少了脑干和脊髓的受量，提高了皮肤表面受量，可得到一个比较好的剂量分布曲线。设野的前界达咬肌前缘，后界至乳突尖，上界为颧弓上缘或更高，下界达甲状切迹水平（不含

颈部放疗时）。对肿瘤表浅、位近皮肤的患者，手术切口瘢痕区皮肤要用电子线加照10Gy。为防止对侧眼睛受到照射，放疗头位固定在适度后仰。调强放疗靶区的剂量分布比常规放疗更优；正常组织受量上，调强放疗明显低于常规放疗。这正是调强放疗的优势所在：常规放疗患者常见的放疗并发症如持续性口干、张口受限、中耳炎、耳鸣、下颌骨放射性骨髓炎等，在调强放疗患者已极为少见。

30.5.4 颈部的放射治疗

30.5.4.1 颈部放疗

（1）已有颈部转移 对于涎腺恶性肿瘤来讲，颈部淋巴结区域的放疗是非常重要的，特别是对于病理诊断明确颈部出现淋巴结转移灶，颈部的放疗可以减少转移的机会。大涎腺肿瘤往往发生单侧淋巴结的转移，转移至对侧淋巴结很少见，因此通常只需行单侧颈部放疗，腮腺癌患者颈部预防照射范围至少包括同侧颈部I-II区，而同侧颌下腺患者（T1期腺泡细胞癌及腺样囊性癌除外）颈部照射范围则需包括同侧颈部I-III区。对于原发灶接近或过中线的舌下腺及颌下腺肿瘤，即使未行对侧颈部淋巴结清扫术，对侧淋巴结I-III区也应该予以预防性放疗。

转移淋巴结的确定应依据病理学报告。在没有病理学报告的情况下，则根据影像学检查中显示的增大淋巴结情况判断，如影像学图像中显示淋巴引流区淋巴结>1cm、有中心性液化的淋巴结、环形增强的淋巴结、数个淋巴结虽<1cm但有融合或有包膜外侵犯，均按淋巴结转移放疗；此外，见到咽后淋巴结也按淋巴结转移放疗。

（2）N0患者 对于临床未及明显肿大淋巴结，影像学也没有显示有＞1cm淋巴结的N0患者，一般手术行肩胛舌骨上淋巴结清扫术。颈部淋巴结清扫术对于患者来说创伤较大，术后的颈肩功能和生活质量较差，预防性颈部放疗能有效控制涎腺恶性肿瘤颈部隐匿性或亚临床转移，基本上可以取代选择性颈淋巴结清扫手术。由于大多数涎腺肿瘤患者颈部复发发生在同侧的I和II区，III区少见，而且同侧下颈部和对侧颈部的复发几乎没有，因此对于颈部淋巴结阴性的患者仅行同侧颈部I-II区预防照射。预防性颈部放疗能有效降低N0颈部的隐匿性或亚临床转移，可使10年颈部复发率明显降低，可由26%降至0%。

30.5.4.2 淋巴结阳性颈部放射治疗的设野

（1）照射范围 考虑照射范围应包括同侧颈部的 I-IV区。

（2）设野 涎腺恶性肿瘤的上颈部放射与原发灶一并同野照射，调强放疗直至剂量完成；常规放疗 36～40Gy后，如果照射野包含的脊髓剂量达到正常照射剂量上限，则应避开脊髓，电子线继续推量。下颈部放疗（包括锁骨上区）另设一个单前野垂直切线照射，该野上方与原发灶和上颈的调强野或面颈联合野相接，分界线一般在患者的环甲膜水平，下界至锁骨下缘。

（3）接野注意事项 ①如遇肿大淋巴结，下颈照射野与原发灶和上颈的调强野或面颈联合野的分界线要适当作上下调整，以避免在淋巴结上分界；②常规放疗的交叉野（水平照射）和下颈野（垂直照射）均采用半束照射技术，可以避免形成两野分界线处剂量热点及冷点。如不用半野相接，应在皮肤交接缘留空 3mm（gap）来避免"热"点；③下颈部中一般无转移淋巴结，下颈野前正中挡脊髓 2.5～3cm。

30.5.5 涎腺肿瘤的其他放疗技术

30.5.5.1 立体定向放疗

对于已经行足量放疗后复发或转移患者的一种比较适合的姑息治疗方法，病灶应以<4cm为好。设野尽量小，一般瘤体外放 0.75～1cm，尽量与首次放疗不同的角度和部位入射，且尽量予以多野照射。照射剂量往往给予 6～8Gy/次，分 5～8次完成，隔天照射，通过 LQ 模式换算获得相当于 50～60Gy的生物学剂量。放疗所引起的晚反应一般不严重。由于肿瘤的退缩速度不同，因此临床随访中要定期行影像学及相关检查。

30.5.5.2 快中子放疗

快中子治疗常规为单次剂量DT 1.7 nGy/次，3 次/周或DT 1.2nGy/次，4次/周，单纯快中子总剂量在 DT 15～18nGy。华盛顿大学肿瘤中心回顾性研究了 279 例行根治性快中子放疗的涎腺肿瘤患者（其中 263 例有残留），肿瘤 6 年的局控率、生存率、无远处转移率分别为 59%、67%、64%，3～4 级放疗毒性反应 6 年的发生率为 10%。表明快中子放疗是治疗涎腺恶性肿瘤的有效手段。Douglas 等报道 148 例涎腺恶性肿瘤患者（120 例有残存）行快中子治疗，2 年局控率为 59%，若肿瘤 ≤4cm，局控率为 80%，>4cm，则为 35%。有文献表明快中子治疗较高能X线放疗能明显提高肿瘤的局部控制率，但总的生存期未有明显差异，晚期的放疗不良反应明显高于常规放疗组。

30.5.5.3 近距离放射治疗

近距离放射治疗有杀伤距离短、适形、对周围正常组织损伤小的特点。放射性粒子植入对亚致死放射损伤修复能力强、放疗后肿瘤细胞再充氧过程差、含乏氧细胞比例高、分化程度高及生长缓慢的肿瘤疗效优于外放疗。以相对保守的方式切除的腮腺恶性肿瘤或保留面神经，在怀疑肿瘤残留或安全边界不足处放置施源导管，按照巴黎系统布源原则，单平面或双平面平行布源，在每次插植进行布管（或布针）后，均应摄定位片，并根据实际插植情况（徒手插植时各施源器间很难做到完全平行）做治疗计划并进行优化处理，实施治疗。术后 3～7d可以开始行近距离放疗，放射源为 ^{192}Ir，每次剂量 3～5Gy，隔天进行，照射总剂量为 25～50Gy。根据四川大学华西口腔医学院一组较大样本（95 例）报道，采用术中置管、术后 ^{192}Ir后装组织内照射的方式，可有效地控制肿瘤的复发，提高患者生存率，且明显减少放疗并发症。

30.6 放疗并发症及处理

随着调强放疗技术的普及，正常组织能够受到良好保护，所引起一些严重的放疗并发症较采用常规的放疗技术明显减少。涎腺恶性肿瘤放疗放射治疗的早期反应主要是口腔黏膜炎，照射区皮肤的放射性皮炎，口干，味觉丧失，中耳炎，毛发脱落。晚期反应则会出现听力下降，颈部纤维化，下颌骨放射性骨坏死、骨髓炎，放射性龋齿。涎腺肿瘤虽然切除了涎腺组织，但由于是同侧相应区域进行放射治疗，对侧的涎腺组织仍然受到保护，口干反应相对较轻。其他详见本书第八章。

30.7 其他综合治疗

（1）同步化疗 涎腺肿瘤主要应用药物有顺铂、羟基喜树碱、阿霉素、5-Fu、氨甲蝶呤、长春新碱、环磷酰胺、紫杉醇、吉西他滨等，总的来说对于化疗不敏感，近年来随着紫杉醇（Paclitaxel）以及其衍生物多西他赛

（Docetaxel）的使用，提高了涎腺肿瘤的化疗效果。对腺样囊性癌和黏液表皮样癌的细胞研究表明，该药物能够抑制肿瘤的侵袭及转移的潜能。上海交通大学医学院附属第九人民医院陈万涛等在口腔颌面肿瘤活检标本对化疗药物敏感性的研究中，紫杉醇对16例涎腺上皮癌（其中黏液表皮样癌4例、腺样囊性癌6例、腺泡细胞癌4例、腺癌2例）的肿瘤细胞体外平均生长抑制率为20.56%，为中度敏感。Airoldi等治疗复发性涎腺恶性肿瘤（1例腺癌，10例腺样囊性癌，2例未分化癌，1例黏液表皮样癌）取得明显效果，平均存活时间为12.5个月。

同步放化疗可以提高涎腺肿瘤的疗效，主要是能够产生叠加或协同效应。有些化疗药物也是放疗增敏剂，起放疗增敏作用。尽管理论上可以通过化疗来降低远处转移率，但尚需更多的研究资料和数据来证实。而且常有严重的口腔黏膜反应和其他化疗反应。

（2）靶向治疗　多数涎腺恶性肿瘤都存在表皮生长因子受体（epidermal growth factor receptor，EGFR）的高表达，这种过度高表达与肿瘤的恶性程度高低，预后的好坏以及放疗的抗拒性都有关。Dahse的研究表明涎腺肿瘤患者的表皮生长因子的过表达率为75.4%，而其下游基因KRAS野生型为98.5%。因此，通过采用EGFR单克隆抗体（爱必妥，泰欣生）来抑制肿瘤细胞的增殖水平可能能够提高放射敏感性，联合放疗也许是一种新的治疗模式。另一种靶向类药物则是血管上皮生长因子受体（vascular endothelial growth factor receptors，VEGFR）的单克隆抗体。阻断VEGFR的信号传导通路从而达到抑制肿瘤生长，进而提高放射敏感性。联合放疗同步使用该类靶向药物（恩度），可以抑制血管内皮细胞增殖和诱导肿瘤细胞的凋亡，使肿瘤细胞的放射敏感性增加，并阻断肿瘤血管的再形成，从而提高涎腺肿瘤的局控率。

30.8　疗效及预后

Terhaard等对538例涎腺恶性肿瘤行疗效分析，治疗方法为：40例单放疗、112例单手术、386例手术加术后放疗。T3，T4期患者的10年局部控制率在术后放疗组为84%，在单手术组仅18%；其他影响局部控制率的因素有：肿瘤未完全切除或切缘阳性、骨侵犯、神经周围侵犯和颈部淋巴结转移。作者提出，术后放疗剂量至

少要60Gy，肿瘤未完全切除时至少66Gy。Fitzpatrick等回顾性分析403例涎腺恶性肿瘤的疗效，手术联合术后放疗患者的5年和10年生存率分别为73%和66%，明显高于单一手术患者的59%和40%（$p = 0.025$）。Chen等报道251例涎腺恶性肿瘤术后中位随访62个月的结果分析，接受选择性颈部术后放疗131例（52%）与未行颈部放疗120例（48%）的10年颈部复发率分别为0%与26%（$p = 0.0001$）。Renehan等报道，腮腺癌在单手术患者的局部区域复发率高达43%，加术后放疗为15%（$p = 0.002$）。Armstrong等报道III/IV期大涎腺恶性肿瘤手术加术后放疗患者的总5年生存率51%，明显高于单手术治疗的10%（$p = 0.015$）。除了术后放疗因素，其他影响涎腺恶性肿瘤疗效及预后的主要因素有病理类型、细胞分化程度、临床分期、放疗剂量等。

小涎腺恶性肿瘤的预后与肿瘤的组织类型、分化程度、肿瘤的大小、部位与是否有远处转移有关。高度恶性的肿瘤如腺样囊性癌、未分化癌、恶性多形性腺瘤、腺癌、高度恶性的黏液表皮样癌及鳞状细胞癌等预后较差，而低度恶性的肿瘤如腺泡细胞癌、低度恶性的黏液表皮样癌等预后较好。Spiro等报道I-IV期小涎腺恶性肿瘤的10年生存率分别为83%、53%、35%和24%。Vander Poorten等资料也显示I-IV期小涎腺恶性肿瘤的5年生存率分别为84%、73%、60%和29%。

因全身情况（心脑严重疾病等）不能耐受手术、因病期过晚或术后复发肿瘤过大无法手术、以及拒绝手术的患者，可单用放射治疗。对未手术已有远处转移者的原发肿瘤可考虑行姑息性放射治疗。这些患者中有相当一部分达到减瘤和延长生存期的疗效，有的甚至带瘤生存比较长的时间。Chen等对45例涎腺恶性肿瘤患者单用放疗，中位放疗剂量66Gy（范围57～74Gy），中位随访101个月（范围3～285个月）的5年局部控制率为70%，10年局部控制率为57%，5年和10年生存率分别为70%和46%，其中T4期患者的10年局部控制率和生存率均为21%，取得了良好的疗效；而放射剂量>66Gy的患者，10年生存率为81%，明显高于≤66Gy的40%（$p = 0.01$）。Mendenhall等报道T1-T3期涎腺恶性肿瘤患者单用放疗，10年局控率和生存率分别为75%和65%。美国安德森医院报道了207例大涎腺肿瘤患者手术局部区域复发的高危因素是淋巴结转移，肿瘤高分级，切缘阳性以及T3-T4期。手术加术后放疗可使具有高危因素的颌下腺和腮腺恶性肿瘤患者获得良好的局部控制率。对于高度恶性涎腺癌以及术后可能存在微

小病灶者术后应辅以放射治疗,Bhattacharyya研究报道表明对于微小残存病灶做放疗明显有效,局部5年控制率70%～95%。由于腺癌的复发可能主要集中于术后6年内,超过此期限肿瘤复发率下降,因此在此期间需密切随访观察。

关于涎腺恶性肿瘤术后放疗的疗效,上海交通大学医学院附属第九人民医院放疗科2007年1月至2008年12月期间共收治138例涎腺恶性肿瘤术后放疗患者,前四位的是黏液表皮样癌(25例)、腺样囊性癌(25例)、恶性多形性腺癌(16例)和腺泡细胞癌(16例)。经中位随访4.5个月(范围38～65个月),4年总生存率(OS)为84.1%。

(邵滋旸)

参 考 文 献

1 王中和. 涎腺肿瘤放射治疗的新进展.口腔颌面外科杂志,2010,20(3):153-157

2 王中和,郭高. 三维放疗优化技术减少头颈部癌放射性口干症.实用口腔医学杂志,2002,18(6):488-490

3 王中和.肿瘤放射治疗临床手册.上海:世界图书出版公司2007,50-125

4 秦德兴,严洁华,徐国镇,等.中晚期腮腺癌放疗116例分析.中华放射肿瘤学杂志,1993,2:160-161

5 刘华,李龙江,温玉明,等. 涎腺肿瘤3 461例临床病例分析.实用口腔医学杂志,2004,2(4):475-477

6 叶为民,竺涵光,张志愿,等. 36例良恶性淋巴上皮病临床病理分析.中国口腔颌面外科杂志,2007,5(3):188-194

7 胡宇华,李江,李蕾,等.涎腺恶性多形性腺瘤161例临床病理分析. 临床与实验病理学杂志,2007,23(1):43-47

8 韩波,李龙江,温玉明,等. 组织内放射治疗腮腺恶性肿瘤95例临床分析. 中国口腔颌面外科杂志,2007,5(2):99-103

9 Tian Z, Li L, Wang L, et al. Salivary gland neoplasms in oral and maxillofacial regions : a 23-year retrospective study of 6982 cases in an eastern Chinese population. Int J Oral Maxillofac Surg, 2010,39(3):235-242

10 Adam SG, Adel KE, William HM, et al. Postoperative radiotherapy for malignant tumors of the parotid gland. Int J Radiat Oncol Biol Phys, 1997,37:79-85

11 Mark RS, Adam SG, William HM, et al. Postoperative radiotherapy for malignant tumors of the submandibular gland. Int J Radiat Oncol Biol Phys, 2001,51:952-958

12 Speighta PM, Barrett AW. Prognostic factors in malignant tumors of the salivary glands. Br J Oral Maxillofac Surg, 2009,47:587-593

13 Terhaar CH, Lubsen H, Rasch CRN, et al. The role of radiotherapy in the treatment of malignant salivary gland tumors. Int J Radiat Oncol Biol Phys, 2005,61:103-111

14 Tea KL, Isaac IR, John PG, et al. Helical tomotherapy for parotid gland tumors. Int J Radiat Oncol Biol Phys, 2008,70:883-891

15 Christopher MN, Carl GR, Vivian PC, et al. Optimization of radiotherapy for carcinoma of the parotid gland : a comparison of conventional, three-dimensional conformal, and intensity-modulated techniques. Radiother Oncol, 2001,60:163-172

16 Douglas JG, Lee S, Laramore GE, et al. Neutron radiotherapy for the treatment of locally advanced major salivary gland tumors. Head Neck, 1999,21:255-263

17 Spiro RH, Thaler HT, Hicks WF, et al. The importance of clinical staging of minor salivary gland carcinoma. Am J Surg, 1991,162:330-336

18 Savera AT, Sloman A, Huvos AG. Myoepithelial carcinoma of salivary glands : a clinicopathologic study of 25 patients. Am J Surg Pathol, 2000,24:761-774

19 Douglas JG, Koh WJ, Austin-Seymour M, et al. Treatment of salivary gland neoplasms with fast neutron radiotherapy. Arch Otolaryngol Head Neck Surg, 2003,129(9):944-948

20 Bhattacharyya N. Survival and prognosis fro cancer of the submandibular gland. J Oral Maxillofac Surg, 2004,62(4):427-430

21 Airoldi M, Fornari G, Pedani F, et al. Paclitaxel and carboplatin for recurrent salivary gland malignancies. Anticancer Res, 2000,20(5C):3781-3783

22 Zhong-He Wang, Chao Yan,Zhi-Yuang Zhang, et al. radiation-induced volume changes in parotid and submandibular glangs in patients with head and neck cancer : A longitudinal study. Laryngoscope, 2009,119(10):1966-1974

23 Zhong-He Wang, Chao Yan,Zhi-Yuang Zhang, et al. Impact of salivary gland dosimetry on post-IMRT recovery of saliva output and xerostomia grade for head-and-neck cancer patients treated with or without contralateral submandibular gland sparing : a longitudinal study. Int J Rad Onco Bio Phys, 2011,81(5):1479-1487

24 Lloyd S, Yu JB, Wilson LD, et al. A prognostic index for predicting lymph node metastasis in minor salivary gland cancer. Int J Rad Onco Bio Phys, 2010,76(1):169-175

25 Chen AM, Garcia J, Lee NY, et al. Patterns of nodal relapse after surgery and postoperative radiation therapy for carcinomas of the major and minor salivary glands : What is the role of elective neck irradiation? Int J Rad Onco Bio Phys, 2007, 67(4):988-994

26 Parsons JT, Mendenhall WM, Stringer SP, et al. Management of minor salivary gland carcinomas. Int J Rad Onco Bio Phys, 1996, 35(3):443-454

27 Terhaard CHJ, Lubsen H, Rasch CRN, et al. The role of radiotherapy in the treatment of malignant salivary gland tumors. Int J Rad Onco Bio Phys, 2005, 61(1):103-111

31 口腔颌面腺样囊性癌
Chapter 31 Adenoid Cystic Carcinoma

腺样囊性癌（adenoid cystic carcinoma）又称圆柱瘤（cylindroma）或圆柱瘤型腺癌（adeno-carcinoma of cylindroma type）。1859年由Billroth首次报道，称为圆柱瘤。1930年Spies第一次使用adenoid cystic carcinoma描述。1953年，Foote和frazell首次定名为"腺样囊性癌"，并且提出该肿瘤沿神经侵袭和转移的特点。

腺样囊性癌是来源于闰管储备细胞的上皮源性恶性肿瘤，也可能来自口腔黏膜的基底细胞。腺样囊性癌主要发生于头颈部的涎腺、泪腺、耵聍腺，也可见于气管、乳腺、前列腺和外阴皮肤。

31.1 流行病学与病因学

腺样囊性癌好发于涎腺，占涎腺恶性肿瘤的第二位，次于黏液表皮样癌，占涎腺肿瘤的10%~15%，最常见于腭部小唾液腺，其次为下颌下腺、舌下腺和腮腺，耵聍腺和泪腺较少见。男女发病率无大差异，一般男女比为1.2-1.4∶1，舌下腺女性稍多。最多见的年龄是40~60岁。

腺样囊性癌肿瘤内均见有导管上皮细胞和肌上皮细胞，只是根据它们排列、分布多少不同而分成不同的亚型。根据WHO最新的分类，腺样囊性癌可以分为管状型、筛状型及实质型。管状型的预后较好，实质型的预后很差，而筛状型介于两者之间。

嗜神经性侵袭是腺样囊性癌最显著的生物学特性，它是血运转移、淋巴道转移、种植转移外的又一种转移方式。目前公认的腺样囊性癌嗜神经性机制包括肿瘤具有向施万细胞分化的潜能，基底金属蛋白酶对基膜的破坏，神经生长因子和神经黏附因子的分泌等。

腺样囊性癌普遍病程较长，数月或数年，国内俞光岩报道平均病程3.5年，最常达20年。

31.2 生物学特点和临床表现

31.2.1 生物学特点

（1）它有极强的嗜神经性,肿瘤早期即波及周围神经,可沿神经逆行或顺行转移,顺性转移较少见,直至波及颅内,未知名神经与神经转移相关性不大,而肿瘤沿知名神经转移,颌面部多见三叉神经第二支、第三支、面神经、舌下神经。

（2）有很强的侵袭性,常侵及肿瘤包膜内外,导致包膜不完整,易原位复发,有时术中见瘤周围组织看上去正常,病理却是阳性,反复切取均难以至阴性。

（3）有很高的肺转移率,并且带瘤生存率高,5～10年比较多见。转移至肝脏、骨组织和肺部出现胸水,均是预后不良的症状。

（4）颈部淋巴结的转移率低,一般不须做预防性颈清术,但有淋巴结明确转移者,应做淋巴结清扫术。

（5）治疗模式是手术+术后放疗,手术是首选,手术后配合放疗可以降低局部复发。

31.2.2 临床特点

31.2.2.1 有别于头颈部其他肿瘤的特点

肿瘤早期以无痛性肿块为多,容易造成疏忽而不去就医,直到肿瘤增大或出现神经症状才去就诊。少数病例在发现时即有疼痛,疼痛可呈自发性或触发性,疼痛性质为间断或持续性。有的疼痛较轻微,有的可剧烈。这类患者一般出现相关知名神经的受侵、感觉和运动障碍也较早。疼痛可以局限于局部,也可以向颌面部周围区域放射。肿瘤一般不大,多在1～3cm,但有的体积也较大。肿块的形状和特点可类似多形性腺瘤,圆形或结节状,光滑。多数肿块边界不十分清楚,活动度差,有的较固定且与周围组织有粘连,肿瘤常沿神经扩散。

31.2.2.2 神经侵犯

发生在腮腺的腺样囊性癌出现面神经麻痹的机会较多,并可沿面神经分支播散至总干,进而进入面神经管,从而累及颞骨和颅内。极少部分患者,虽有面神经被侵及,但未出现面瘫症状的情况。下颌下腺或舌下腺的腺样囊性癌,可沿舌神经或舌下神经进展至距原发肿瘤较远的部位,一般向上波及颅底并造成患侧舌知觉麻痹和运动障碍。发生在腭部的腺样囊性癌,累及黏膜时,除触及质地硬、表面呈小结节状的肿块外,常可见明显的、呈网状扩张的毛细血管。表面可因咬合创伤出现溃疡,可沿上颌神经向颅内扩展,破坏颅底骨质和引起剧烈疼痛。颅底骨破坏部位见于圆孔附近。发生于上颌窦及鼻腔的腺样囊性癌可以出现鼻出血和鼻塞,眶下区麻木等症状。

31.2.2.3 淋巴转移

腺样囊性癌发生淋巴转移较少,但舌根的腺样囊性癌除了有疼痛、神经感觉和运动障碍外,肿瘤可以出现较高的淋巴结转移,多在Ⅱ区。

31.2.2.4 外耳道腺样囊性癌

发生在外耳道的腺样囊性癌可有外耳道阻塞、疼痛和外耳道肿块,疼痛可向耳颞部放射,波及骨组织后,可沿Santorini裂隙(外耳道软骨切迹)向前、向下可侵及腮腺、颞颌关节和面神经,向内可侵及中、内耳,从而影响听力。

31.2.2.5 骨侵犯

肿瘤也常侵犯邻近骨组织,如发生于颌下腺和舌下腺者常累及下颌骨,发生在腭部的常累及腭骨和上颌骨等。发生骨破坏的患者X线片上可能显示正常,原因是肿瘤细胞通过哈弗管扩散而并不破坏骨小梁,因此不能以X线片的情况来判断骨质的情况。

31.2.2.6 肺转移

腺样囊性癌转移部位以肺部为最多见,肝和骨较少发生,诊断后3年内,肺部转移率一般在26%～40%。肺部转移的带瘤生存期一般在5～10年,10年以上的病例临床上也不少见。癌性胸水,肝和骨转移,预后差,一般1～2年患者就已经死亡。颈淋巴结转移率低,多数报道均小于10%。

31.3 临床诊断和临床分期

31.3.1 诊断

通过询问病史、临床体检、影像学检查、病理活检等综合分析判断来确定,通过对患者病史的询问,可以知道病程的演变过程,特别是一些细节问题,诸如,是否病程很长,是否早期出现疼痛。

31.3.1.1　临床检查

由于腺样囊性癌可以发生在腮腺、下颌下腺、舌下腺、小涎腺、耵聍腺和泪腺等处,肿瘤的外形变化较多,质地软硬不一,肿瘤边界清晰或模糊不一,局部神经症状不一,因此难以以单一检查明确,需结合影像学检查、病理学检查确定。

31.3.1.2　影像学检查

CT和MRI在腺样囊性癌的诊断上是各有特点,增强CT扫描可见肿块密度不均匀,形态不规则,多与周围组织边界不清,邻近骨组织多有破坏。侵及颅底肿瘤常使圆孔、卵圆孔较对侧增宽,海绵窦增宽、增厚。

MRI可以显示在T2WI上肿瘤显示为如脑脊液样的高信号及下颌下腺、舌下腺样的中等信号,信号不均匀,有特征性的分隔样改变,增强后有特征性强化影像,呈大小不同、分布不均的囊性变化,周围及中央均有。MRI可以发现远离肿瘤原发灶的部位变化,比如下颌下腺的占位,在海绵窦可见肿瘤波及,有些侵及颅内的病例,硬脑膜与肿瘤组织分界清楚,沿脑膜呈瓦状贴合生长。脑膜下呈线样强化,脑实质内无肿瘤占位。MRI检查还可以发现肿瘤侵及神经的顺行和逆行增粗,对腺样囊性癌的诊断有很高的价值。

PET-CT在腺样囊性癌的诊断中有一定的价值,但它的SUV值普遍不高,不像鳞癌的SUV值高,这可能和它代谢比较低,生长较缓慢相关。肺内的转移灶显影也不甚明显。B超和X线片检查还是有一定的特点,简便和费用低。B超可以快速知道肿瘤局部的情况,颈部有无转移肿大淋巴结。胸片可以初步检查肺内有无转移,但容易遗漏早期微小病灶,以及胸片盲区病灶。

肺的CT扫描、骨ECT扫描和肝的B超检查有助于发现远处转移。

31.3.1.3　病理学诊断

组织学检查上,腮腺区肿块禁忌做局部活检,为了明确肿块性质,可以做细针穿吸活检,不会增加肿瘤种植和远转风险。术中应当作病理冰冻切片,明确性质,明确切缘情况,特别是肿瘤与周围神经的关系。

31.3.2　临床分期

各部位的腺样囊性癌临床分期见2010年第7版UICC分期标准(本书附录二)。

31.4　放疗前准备

31.4.1　病史收集

先行依据放疗前对患者所作的CT、MRI、PET-CT、骨ECT扫描等的影像学资料,明确肿瘤所在部位,与周围组织的关系,诸如浸润程度、波及范围,是否侵及重要的大血管和神经,腺样囊性癌的特殊性,务必与手术医生进行沟通,明确手术中所见,如肿瘤与周围组织有无粘连,与邻近知名神经情况,有无粘连,无连但邻近神经。由于腺样囊性癌有很高的沿神经逆行侵袭和转移的情况,放疗前必须明确颅底、海绵窦是否已波及,已有波及者必须对局部增加剂量。腺样囊性癌虽然颈部淋巴结转移的概率较低,但无论术前或术后放射治疗前也要尽可能明确情况,是患侧或是对侧,或是双侧出现肿大转移。如有肯定的淋巴结转移,必须给予手术切除或局部根治性放疗。明确肺、肝、骨骼等处是否有转移。由于带瘤生存期比较长,因此,除非出现肝、骨的多发性转移,出现胸腔积液,一般应对原发灶积极治疗,能手术者一定给予手术,各种原因不能手术者,也要积极给予局部根治性或姑息性放疗。明确肿瘤患者TNM分期、分级,同时依据血常规、肝功能、肾功能、血糖情况,卡氏评分或PS评分,确定是否可以作放疗。

31.4.2　口腔处理

参见本书22.5.1放疗前准备。

31.4.3　营养问题

参见本书22.5.1放疗前准备。

31.5　治疗原则

腺样囊性癌目前公认一致的治疗模式是手术+放疗,T1、T2a期的病例如果手术切除满意,肿瘤本身与知名神经相离较远,可以不做术后放疗。但应严密随访,一旦局部复发,手术后立即放疗。对于T3、T4期的病例,即便是切缘阴性,手术过程满意,神经未有侵犯,也必须行术后放疗。术后放疗的剂量应>60Gy,切缘阳性应>66Gy,肉眼残余应>70Gy。

31.5.1　术前放疗的适应证

（1）肿瘤体积较大,波及重要和危及器官,如大血管和神经,无法手术切净,先行局部放射治疗,以期放疗后肿瘤缩小,能够手术切除。

（2）本身准备姑息性放疗,因为放疗的疗效较好,改为术前放疗,再次准备手术。

（3）原本准备根治性放疗,因为放疗的疗效一般,改为术前放疗,再次准备手术。

31.5.2　术后放疗的适应证

（1）中、晚期的腺样囊性癌手术后。

（2）肿瘤侵及周围神经、血管和骨骼,包括知名或不知名的神经。

（3）肿瘤为复发后手术,或多次复发手术后。

（4）手术后切缘阳性,包括神经和周围组织。

（5）手术后有明确肉眼残留肿瘤组织。

（6）手术后切缘阴性,但鉴于肿瘤发生部位的组织结构,安全缘不够者。

（7）已发生区域淋巴结转移。

31.5.3　单纯放疗的适应证

（1）患者拒绝手术,劝说无效。

（2）因多种全身疾患,暂无手术指征。

（3）因肿瘤已是晚期,波及颅内、重要的血管和神经,已无手术指征。

（4）肿瘤的局部症状明显,如疼痛、影响呼吸道和消化道通畅。先行姑息性放疗对症处理。

31.5.4　关于神经及颅底放疗

腺样囊性癌有很强的逆行沿神经侵犯,可以沿肿瘤所在部位的知名脑神经,向颅底或颅内转移生长,因此,未波及颅底的病例,放射范围应包括至颅底,波及颅底和颅内的病例,放射范围应包括至颅内。肿瘤只有侵及周围知名神经才有可能沿神经转移,非知名神经一般不会转移。因为腺样囊性癌有局部易复发和沿神经远转的特点,为此我们建议:腺样囊性癌的术后放疗,即便是行常规普通放疗,也应勾画靶区,使需要照射的区域不至于遗漏。最好是行3D-CRT或IMRT方式治疗。我们的经验是最好采用IMRT,通过对肿瘤、瘤床、知名神经、颅底和进脑神经孔分成不同剂量的照射,让应当治疗部位的剂量得以保证,而周围正常组织的剂量限制到最低。颈部淋巴结无转移者,一般无需进行预防照射,有淋巴结转移者应行照射,并且下放一站。

31.6　放射治疗技术

31.6.1　体位固定及CT扫描定位

参见本书22.5.2放疗的步骤。

31.6.2　靶区勾画

勾画靶区前,应将患者原发灶、转移灶的CT片、MRI片、PET-CT片充分查看,明确术前瘤床所在位置、波及区域,对肿瘤波及知名的颅神经的走向解剖有充分的了解,再依据CT、MRI情况确定和勾画靶区放射。而目前采用CT扫描定位,采取精确放疗的条件下,我们认为无论是常规普通放疗,或是3D-CRT、IMRT均应对靶区勾画。

31.6.2.1　单纯常规放疗的靶区及勾画

依照影像学资料如CT、MRI、PET-CT等确定原发灶大小,一般情况下是外放2～2.5cm。但是周围有脊髓、脑干、眼睛、耳等重要限制器官时,须对外放作出回缩。特别是波及皮肤,局部应敷贴补偿膜作补偿,增加皮肤剂量。而没有条件的单位可用凡士林纱布做成层厚1.0～1.5cm的油纱膜,敷贴于需补偿局部。腺样囊性癌

31

颈部淋巴结转移率较低,一般不做预防性照射,有些患者颈部淋巴结有肿大,常规CT和磁共振难以明确,PET-CT可以帮助诊断及确定性质。如无PET-CT,淋巴结大小>1.0cm,CT、MRI图像有局部强化、液化,多个淋巴结融合成团块,则应认定高危区域一并行根治性放疗。如有颈部淋巴结明确转移者,则用面颈联合野照射。图31-1显示左上腭腺样囊腺癌常规普放(二维适形)的靶区和剂量分布图。

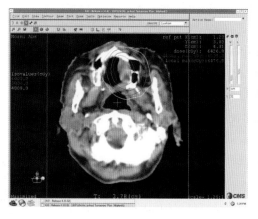
a.

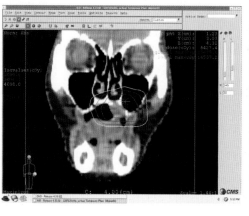
b.

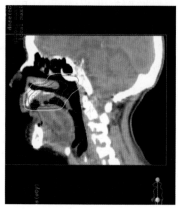
c.

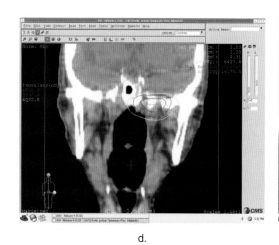
d.

e.

图31-1 左上腭腺样囊腺癌(T₃N₀)常规普放(二维适形)的靶区和剂量分布图
a: 上腭横断面靶区和剂量分布图;b: 上腭冠状面靶区和剂量分布图;c: 上腭矢状面靶区和剂量分布图;d: 颅底冠状面图(三叉神经第二支上颌神经孔矢状面靶区和剂量分布图);e: 侧径DRR多叶多栏放射野图示

31.6.2.2 术后放疗的靶区及勾画

应依据术前的肿瘤大小、波及范围等情况,再依据手术中所见和操作情况,术后局部有无残余,甚至可以和主刀医生沟通后,再设定靶区范围。正常无原发灶残余者,一般在手术区域外放2～3cm后照射,如遇有限制器官及组织则适当内缩、一定剂量后避让,保证不能剂量超量。而原发灶切缘阳性者,在大野放射治疗至60Gy后,在阳性区域缩小野推量至65Gy,有肉眼病灶残留者,在病灶处缩野追加至70Gy。淋巴结依据术后明确情况,给予不同的剂量照射。

31.6.2.3 调强放射治疗的靶区及勾画

(1)单纯调强放疗 靶区定义:①CTV1:大体肿瘤(gross tumor volume,GTV),包括肿瘤瘤体和明确受侵的淋巴结(根据CT/MRI/PET影像资料、病理报告、临床检查等确定)以及侵犯的知名神经的解剖行径区域。②CTV2(高危亚临床靶区):包括原发肿瘤周围易被浸润的正常组织(参照原发灶GTV边缘加1.0～1.5cm)、相关知名神经的解剖行径区域和高危的淋巴结区域(已有转移淋巴区加下一站淋巴区,如有颌下淋巴转移扩至颈深上区;已有颈深上淋巴转移扩至颈深中区等)。

③CTV 3（预防性放疗靶区）：原发部位按GTV边缘加2.0～2.5cm，同侧颈部按再下一站淋巴结区域预防。

（2）术后调强放疗　靶区定义：①CTV 1（有肿瘤残留者靶区）：大体肿瘤（gross tumor volume，GTV），包括手术未切除的肿瘤瘤体、切缘阳性和未切除的受侵的淋巴结（根据CT/MRI/PET影像资料、病理报告、临床检查等确定）以及侵犯的知名神经的解剖行径区域。②CTV 2（高危亚临床靶区，无肿瘤残留者）：包括原发肿瘤周围易被浸润的正常组织（参照术前原发灶GTV边缘加1.0～1.5cm）以及相关的知名神经的解剖行径区域三维方向外放0.5～1.0cm，和高危的淋巴结区域（已有转移淋巴区加下一站淋巴区，如有颌下淋巴转移扩至颈深上区；已有颈深上淋巴转移扩至颈深中区等等）。高危定义为切缘阳性/有淋巴结包膜外受侵犯/颈部2只（含）以上淋巴结转移/转移淋巴结>3cm/软组织、神经、血管及周围侵犯或骨侵。③CTV 3（低危预防性放疗靶区）：原发部位按术前GTV边缘加2.0～2.5cm（基本上包括手术床），同侧颈部按再下一站淋巴结区域预防。

31.6.2.4　关于神经和颅底的放疗

由于腺样囊性癌的嗜神经逆行转移和局部易复发的特点，受侵的知名神经或邻近知名神经的解剖走向区域作为CTV 1一并照射。由于在临床实践中，手术中知名神经切缘阴性，仍有肿瘤沿神经转移至颅内的现象，可能存在跳跃式转移，因此，将脑神经进颅孔的颅底部位一并作为CTV 2照射。我们在实践中发现，手术中侵及的神经一般增粗，也有表现为正常形态。

位于口底、颌下区、舌、舌根、咽侧的腺样囊性癌，采用IMRT方式，除将原发灶及瘤床照射外，将三叉神经第三支、舌下神经的行径区域、卵圆孔一同照射；上颌窦及腭部的腺样囊性癌，肿瘤位于一侧，未过中线者，要将瘤体、瘤床和同侧三叉神经第二支的行径区域和圆孔一同照射。如果过中线或者瘤体位于中部，则应将双侧一并照射。图31-2、图31-3和图31-4为左上腭腺样囊腺癌和右颌下腺腺样囊腺癌调强放疗的靶区和剂量分布图（含上颌神经和下颌神经通路及颅底神经孔）。

31.6.2.5　颈部LN的放疗

早期腺样囊性癌，无需进行颈部淋巴结预防性放射治疗，晚期腺样囊性癌，也不一定要行颈部淋巴结预防性放疗。对于有明确病理诊断的转移性淋巴结，治疗上应下放一站治疗，而对于无病理诊断报告明确者，可以采用：①PET-CT显影明显，SUV值有诊断意义。②增强CT、MRI扫描，淋巴结强化明显，中央区液化。③淋巴结多枚融合成团。④淋巴结>1.0cm。⑤淋巴结边界不清，侵及周围软组织等方法确定。

如果转移性淋巴结靠近后颈部，单独前切线野的剂量分布可能欠佳，可以采用等中心前后切的方式照射，无论是单侧还是双侧切线野照射，除非特殊原因，脊髓均应挡铅保护。

31.6.3　靶区剂量的设定

腺样囊性癌单纯放疗，则剂量为66～70Gy，术前放疗剂量为50～60Gy，术后放疗剂量为60Gy。如有残余灶，则残留灶照射66～70Gy。如有切缘阳性，则阳性部位照射66Gy。颈部淋巴结不做预防性放疗，单纯放射治疗可至65～70Gy，术前放疗可至50～60Gy。术后放疗可先行照射50Gy，后再依据是否有转移，再决定追加剂量。一般采用9MeV电子线，对瘤床区域追加10Gy，如有侵及包膜或包膜外转移，则追加至15～20Gy。颅底放疗剂量应达到60～62Gy。

31.6.4　危及器官的剂量

由于颌面部周围有眼、耳、脊髓、脑干、颅底、腮腺组织等重要的功能器官，因此必须依正常组织的剂量限制严格执行。在不影响肿瘤组织的剂量情况下，尽可能减少这些器官组织的照射量。而在扫描图像中将它们勾画出来，可以更直观显示，方便对其照射剂量进行检测。

31.6.5　TPS的评估及验证

TPS做完后，医师及物理师共同查看靶区的剂量分布、DVH图，如有意见不一致，可共同修改，尽可能做到完美。然后通过模拟机及EPID，对CT扫描成形的DRR进行对比，力求一致。如存在大的出入，应及时与物理师沟通，找出原因，进行修改。我们的经验是：原始CT扫描的等中心点，与治疗等中心点有不同时，不应去除原始等中心点，应做"覆盖式"保留，以便出现验证不符时，进行追溯，重复移动。而不必因此再重新扫描CT，既费时又费工。

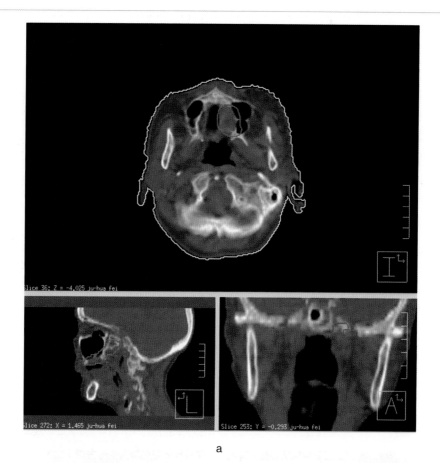

a

b

图31-2　左上腭腺样囊腺癌（T_3N_0）调强放疗的靶区和剂量分布图（一）
a. 显示横断、冠状和矢状（颅底上颌神经孔部位）的靶区勾画；b. 显示横断、冠状和矢状的左上腭靶区和剂量分布图

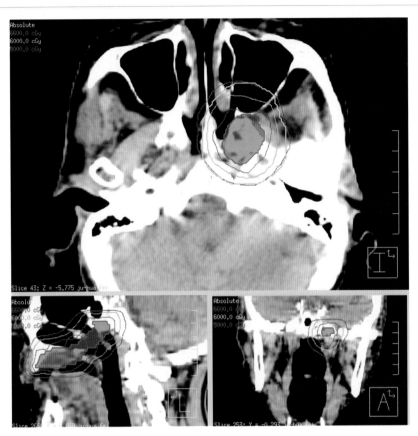

图31-3 左上腭腺样囊腺癌（T_3N_0）调强放疗的靶区和剂量分布图（二）

显示横断（上）、矢状（右下）和冠状（左下）颅底三叉神经第二支上颌神经孔部位的靶区和剂量分布图

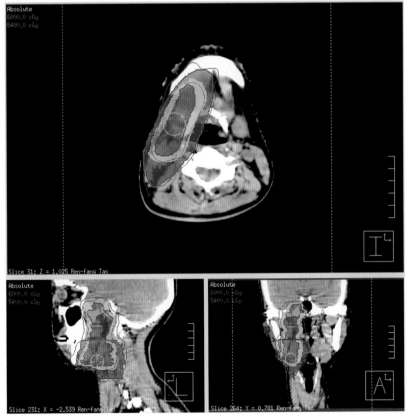

图31-4 右颌下腺腺样囊腺癌（T_3N_0）术后调强放疗的靶区和剂量分布图
（上：横断图位；下左：矢状位图；下右：冠状位图）

31

31.6.6 摆位及治疗

普通常规放疗,在验证后即可开始治疗,而IMRT则应由物理师进行剂量验证后方可开始放疗。治疗中每周要模拟机检查和验证DRR图像,有条件的单位可用EPID直接验证。治疗中因肿瘤退缩或是患者外形改变明显造成面罩松动、符合度下降,应及时重新做热塑模面罩,重新CT扫描定位,TPS制定计划,再次验证,重新治疗。

31.7 综合治疗

31.7.1 化疗与靶向治疗

先前认为使用顺铂、羟基喜树碱、阿霉素、紫杉类药物有效,但在文献中一直鲜有大样本化疗有效的报道,多为个案有效,因此,大多数学者认为化疗对腺样囊性癌的正向作用意义不明显。

化疗并不能减少复发和远转,可能和腺样囊性癌本身代谢并不活跃相关,临床上一些肺患者,未经特殊治疗,肿瘤发展也很缓慢,而做了化疗的患者也未有明显获益。近年来,特别是一些文献认为腺样囊性癌的VEGF和EGFR有过表达,而通过EGFR、VEGF抑制剂的使用可以减少复发和远转,拉帕替尼、西妥昔单克隆抗体均有报道,但疗效一般。

31.7.2 立体定向治疗

对于病灶大小<3.0cm的肿块适合采用此方法。主要是那些手术后或放疗后局部复发;沿神经远转的病灶。转移至海绵窦的病灶一般比较适合,而沿颅内硬脑膜呈瓦片样扩展的病灶不甚合适。一般采用6MV的X线片,采用5~8野照射,剂量每次6Gy,8次完成治疗,即48Gy/8F/10d。立体定向放疗治疗的疗程短,肿瘤所受剂量高,患者受照射部位放射反应轻,耐受性好。肿瘤的退缩速度较慢,影像学上肿瘤消退完全,一般时间跨度要1~15个月,大部分在4~6个月。放疗后的随访中,只要肿瘤临床和影像上未有增大,就不必采用更积极的方法,随访观察即可。

31.7.3 近距离治疗

可以采用放射性粒子^{125}I插植治疗,或使用^{192}Ir后装机治疗,虽然目前3D-CRT、SRS、IMRT已能很好地完成精度治疗,但是近距离治疗仍有它的优势,它可以在增加肿瘤组织的肿瘤剂量,而减少外照射的剂量,减轻放疗反应,减少放射治疗对功能的影响。特别是适合那些不愿意手术,对容貌和功能要求高的患者,适合根治性放疗后的推量,对已经放疗过区域的复发肿瘤,同样适合姑息性放疗。目前,近距离治疗均需有TPS作指导,没有TPS的插植治疗有欠妥当。医生没有严格的适应证的控制,随意采用近距离照射治疗,不但治疗易失败,也会加重局部的放疗反应。

31.8 预后

腺样囊性癌的预后相关因素有:

(1)年龄 大于50岁的生存率较差,风险系数较高。

(2)肿瘤本身TNM分期 T1、T2期的预后较好,而T3、T4期的预后不佳。有淋巴结转移者较无转移者预后差。有其他器官转移者预后差。

(3)病理类型 实质型的预后差,管状最好,筛状次之。实质型的腺样囊性癌局部侵袭性强,易复发和远转。

(4)病变部位 下颌下腺部位的预后不良,易复发和远转。

(5)治疗方式 采用不同的治疗方式,预后可能相差很大。

单一手术和放疗的效果远不及手术+术后放疗,因为综合治疗可以降低局部复发和远转。手术切除干净和广泛,是获得良好预后的重要条件,原发灶切缘阳性和肿瘤残余是不良预后的重要原因。但在近些年,由于IMRT技术的引入,和照射靶区理念的改变,诸如术后瘤床、知名神经行径区域作为CTV1,增加放射剂量,从临床回访的数据看,手术可以不必为追求神经切缘阴性,而扩大手术范围,这样患者的创伤减少,以后的功能影响就小,局部的肿瘤控制率也很好。

(6)术后切缘情况 手术后切缘阳性、肉眼残余、神经血管受侵均为预后不良因素。

(张 霖)

参 考 文 献

1　刘文胜,徐震纲,唐平章.鼻腔腺样囊性癌42例临床分析.临床耳鼻咽喉头颈外科杂志,2011,25：548-553

2　马大权,俞光岩.小涎腺肿瘤184例临床病理分析.中华口腔科杂志,1985,20：81-82

3　马大权.涎腺癌的诊断与治疗现状.中华口腔医学杂志,1998,14：259-260

4　王中和.肿瘤放射治疗临床手册.上海：世界图书出版公司,2007

5　王中和.头颈部恶性肿瘤术后放疗的指征.实用口腔医学杂志,1991,7(4)：198-201

6　王中和.涎腺肿瘤放射治疗的新进展.口腔颌面外科杂志,2010,20(3)：153-157

7　刘文胜,徐震纲,高黎,等.上颌窦腺样囊性癌的临床诊治研究.中华耳鼻咽喉头颈外科杂志,2011,46：402-407

8　Wang ZH, Yan C, Zhang ZY, et al. Radiation-induced volume changes in parotid and submandibular glands in patients with head and neck cancer : A longitudinal study. Laryngoscope, 2009,119(10)：1966-1974

9　Wang ZH, Yan C, Zhang ZY, et al. Impact of salivary gland dosimetry on post-IMRT recovery of saliva output and xerostomia grade for head-and-neck cancer patients treated with or without contralateral submandibular gland sparing : A longitudinal study. Int J Rad Onco Bio Phys,2011,81(5)：1479-1487

10　Douglas JG, Laramore GE, Austin-Seymour M, et al. Treatment of locally advanced adenoid cystic carcinoma of the head and neck with neutron radiotherapy. Int J Rad Onco Bio Phys, 2000, 46(3)：551-557

11　DouglasJG, Laramore GE, Austin-Seymour, et al. Neutron radiotherapy for adenoid cystic carcinoma of minor salivary glands. Int J Rad Onco Bio Phys,1996,36(1)：87-93

12　Chen AM, Bucc MK, Weinberg V, et al. Adenoid cystic carcinoma of the head and neck treated by surgery with or without postoperative radiation therapy : Prognostic features of recurrence. Int J Rad Onco Bio Phys,2006, 66(1)：152-159

13　Spiro RH, Huvos AC, Strong EW. Adenoid cystic carcinoma of salivary origin : a clinic pathologic study of 242 cases. Am J Surg,1974,128：512-520

14　CiccolfLIIo L, Licitra L Cantu C, et al. Survival from salivary glands adenoid cystic carcinoma in European populations. Oral Oncol,2009,45：669-674

15　Kokemueller H, Eckardt A, Brachvogel P, et al. Adenoid cystic carcinoma of the head and neck-a 20 years experience. Int J Oral Maxillofac Surg,2004 ,33：25-31

16　Garden AS, Weber RS, Morrison WH, et al. The influence of positive margins and nerve invasion in adenoid cystic carcinoma of the head and neck treated with surgery and radiation. Int J Rad Onco Bio Phys, 1995,32：619-626

17　S Lloyd, J Yu, L Wilson. Determinants and patterns of survival in adenoid cystic carcinoma of the head and neck, including an analysis of adjuvant radiation therapy. Am J Clin Oncol, 2011,34：76-81

18　Jensen AD, Krauss J, Weichert W, et al. Radio-Immunotherapy for adenoid cystic carcinoma : a single-institution series of combined treatment with cetuximab. Radiat Oncol, 2010,5：102-110

19　Le Tourneau C, Razak AR, Levy C, et al. Role of chemotherapy and molecularly targeted agents in the treatment of adenoid cystic carcinoma of the lacrimal gland. Br J Ophthalmol, 2011,95：1483-1489

20　Dammrich DJ, Santos ES, Raez LE. Efficacy of sorafenib, a multi-tyrosine kinase inhibitor, in an adenoid cystic carcinoma metastatic to the lung : case report and review of literature. J Med Case Rep, 2011,5：483

21　Gomez DR, Hoppe BS, Wolden SL, et al. Outcomes and prognostic variables in adenoid cystic carcinoma of the head and neck : a recent experience. Int J Radiat Oncol Biol Phys, 2008,70：1365-1372

22　Lupinetti AD, Roberts DB, Williams MD, et al. Sinonasal adenoid cystic carcinoma : the M. D. Anderson Cancer Center experience. Cancer, 2007,110：2726-2731

23　Bianchi B, Copelli C, Cocchi R, et al. Adenoid cystic carcinoma of intraoral minor salivary glands. Oral Oncol, 2008,44：1026-1031

24　Leonetti JP, Marzo SJ, Agarwal N. Adenoid cystic carcinoma of the parotid gland with temporal bone invasion. Otol Neurotol, 2008,29：545-548

25　Oplatek A, Ozer E, Agrawal A, et al. Patterns of recurrence and survival of head and neck adenoid cystic carcinoma after definitive resection. Laryngoscope, 2010,120：65-70

26　Jaso J, Malhotra R. Adenoid cystic carcinoma. Arch Pathol Lab Med, 2011,135：511-515

31

32 甲状腺癌
Chapter 32 Thyroid Tumors

32.1 发病率、病因、病理与发展特点

甲状腺位于喉头下、气管上端的两侧,正常重量为30~60g,分左右两侧叶,中间有狭部相连,峡部多位于第二至第四气管软骨环的前方（见图32-1,图32-2）。甲状腺癌的发病率较低,占全身恶性肿瘤的0.5%~1%。但在头颈部恶性肿瘤中其发病率居首位,约占30%,绝大多数为甲状腺乳头状癌和滤泡状癌,约占90%。男:女发病比例约为1:3,以中青年女性患者多见。近年来发病率有明显上升。

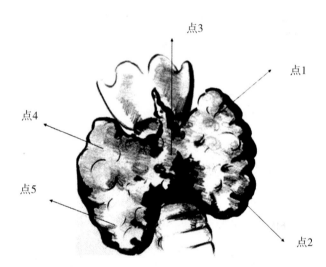

图32-2 甲状腺的解剖分叶：点1、2：左叶上下；点3：狭部；点4、5：右叶上下。

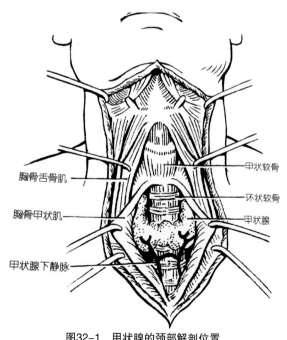

图32-1 甲状腺的颈部解剖位置

（1）病因 甲状腺癌的病因不是十分明确,可能与碘缺乏、电离辐射、雌激素分泌增加,家庭遗传性疾病或其他由甲状腺良性疾病如结节性甲状腺肿、甲状腺腺瘤演变而来。中青年女性患者常有嗜食海鲜的特点,但发病是否与海鲜有关尚无定论。

（2）病理 甲状腺癌包括分化型甲状腺癌、甲状腺髓样癌和未分化癌。

（3）分化型甲状腺癌疾病发展特点 分化型甲状腺癌包括乳头状癌、滤泡状癌和乳头—滤泡混合型癌,均来源于滤泡细胞。

1）乳头状癌 甲状腺癌中最常见,占70%左右,女性多见,呈低度恶性,发病缓慢。以微血管周围的

分支状乳头为其病理特点,偶见肿瘤细胞的核分裂象,并伴有钙化小体。常表现为多灶性,颈部淋巴结转移较多见:无论临床是否触及肿大淋巴结均需行颈淋巴结清扫术,血行转移少见,其中肺转移最为多见,其次为骨转移。

(2)滤泡状癌 约占原发性甲状腺肿瘤的5%~20%,女性常见。一般年龄为50~60岁。病程较长,生长缓慢。淋巴结转移较少见,血行转移相对多见,约15%~20%,主要转移至肺,其次为骨。

(4)甲状腺髓样癌疾病发展特点 来源于滤泡周围的C细胞,又称为滤泡旁细胞癌或C细胞癌,占所有甲状腺癌的5%~10%。病灶呈多发性,中度恶性,男女发病率无明显差异。有类癌综合征的症状,淋巴结转移和血性转移率均较常见。

(5)未分化癌疾病发展特点 临床少见,占5%左右。老龄患者多见,属高度恶性,生长较快,常广泛侵犯甲状腺周围组织,易出现颈淋巴结转移及血行转移。

32.2 诊断和临床分期

32.2.1 临床诊断

32.2.1.1 症状和体征

分化型甲状腺癌发展缓慢,多为患者、家人或医师在无意中发现颈部有逐渐增大的单发或多发无痛性肿块,在病变晚期,可出现不同程度的吞咽困难、嘶哑、发音困难和呼吸困难。

体检颈前肿块质硬,表面较光滑,边界或可清楚。可随吞咽上下活动;若固定则表明病灶已侵犯邻近组织。

32.2.1.2 辅助检查

(1)实验室检查

甲状腺功能多表现为正常;甲状腺球蛋白轻度升高。血清降钙素的检测对诊断甲状腺髓样癌具有特异性。

(2)影像学检查

1)颈部超声 实性肿物的恶性可能性大,但不能排除囊性肿物的恶性可能,甲状腺超声可以随诊肿物大小、数量以及双侧叶和峡部的情况;检查甲状腺结节的钙化情况,如在甲状腺双侧叶的中上1/3处出现钙化可

提示髓样癌(出现率约40%);

2)CT/MRI 可观察甲状腺肿物的情况以及和周围的关系。是否有侵犯周围组织、颈部或纵隔淋巴结异常肿大等可提示恶性可能。

3)PET 可以发现较小的甲状腺肿瘤,尤其在碘摄取较少的肿瘤中有更高的FDG摄取,与其他影像学检查相比,PET的敏感性更高,但由于部分炎性结节也可以吸收FDG,出现假阳性。

4)甲状腺放射性核素扫描 ^{131}I、^{125}I、^{123}I和^{99m}Tc是甲状腺扫描最常用的放射性核素。约15%~25%的甲状腺单发冷结节为甲状腺癌,余75%~85%为腺瘤或胶质囊肿。热结节中有5%为癌。

(3)细针穿刺细胞学检查(fine needle aspiration,FNA)

对于1~3cm的结节往往可获得满意的检查结果。这种技术可区分良、恶性结节,其准确率可高达95%,假阴性率不足5%,假阳性率仅为1%~3%,其结果受操作者水平以及肿物大小的影响。

32.2.1.3 鉴别诊断

分化型甲状腺癌患者应该和结节性甲状腺肿、亚急性甲状腺炎和慢性淋巴细胞性甲状腺炎和硬化性甲状腺炎进行鉴别诊断。

32.2.2 临床分期

见2010年第7版UICC分期标准(本书附录二)。

32.3 治疗原则

手术治疗为主。但具体治疗原则应根据病理类型、病变范围、手术切除情况等因素而定:

32.3.1 分化型甲状腺癌

分化型甲状腺癌如乳头状腺癌和滤泡状腺癌首选手术治疗,分化型甲状腺癌的甲状腺叶切除比较常采用的治疗方式是全甲状腺切除或近全甲状腺切除,不主张行患侧腺叶部分切除或次全切除,这一术式的优点是可

32

以避免术后残留甲状腺复发而施行第二次手术,避免了施行第二次手术的风险;而且,术后可以进一步进行 ^{131}I 治疗,有利于彻底治疗。同时,甲状腺全切除后,可以通过测定血清甲状腺球蛋白(Tg)的水平而及早知晓有无复发。Yildirim等研究显示,行甲状腺全切或近全切者预后好于次全切者(79%比35%, $p = 0.001$)。

指南对有放射线接触史、肿瘤直径 > 4cm、有远处转移、甲状腺癌侵犯至包膜外、双侧癌、不良病理亚型或双侧颈部淋巴结有转移者建议施行双侧甲状腺全切术,如无上述不良因素者可以施行患癌侧甲状腺腺叶切除+峡部切除。临床上证实有颈淋巴结转移时,应行颈淋巴结清扫术。但对于临床未发现颈部肿大淋巴结的治疗仍存在一些争议,建议行中央区的淋巴结清扫术,对于术中冰冻发现有中央区淋巴结转移者,可考虑做功能性颈淋巴结清扫术,且最好能做保留颈丛的功能性颈淋巴结清扫术。

32.3.2 甲状腺髓样癌

甲状腺髓样癌可早期发生淋巴转移,且可通过血行发生远处转移,预后较分化型甲状腺癌差。手术是治疗髓样癌首选且唯一可能治愈患者的方法。髓样癌的基本术式为全甲状腺切除及双侧中央组淋巴结清扫术。

如肿瘤为单发的微小病灶,降钙素水平在正常范围内,没有发现淋巴结转移征象,可行全甲状腺切除及双侧中央组淋巴结清扫术。如肿瘤直径>1cm,或疑颈侧区淋巴结转移,则应行患侧颈侧区淋巴结清扫术。对降钙素水平偏高,进一步检查明确无远处转移者,也应加做颈侧区淋巴结清扫术。对双侧肿瘤或肿瘤侧颈侧区淋巴结广泛转移的患者,考虑做双侧颈侧区淋巴结清扫术。

32.3.3 甲状腺未分化癌

未分化癌恶性程度高,发展迅速,易侵犯周围的器官组织,因此,就诊时往往已是晚期,无法手术切除,只能行外放射治疗和化疗。如原发灶小,可施行腺叶切除或全甲状腺切除,术后辅以外放射和化疗,放疗可作为综合治疗的一部分发挥作用,分化癌远地转移率高达50%左右,化疗的作用不能忽视,现在则多采用多药联合化疗的方案(DDP、泰素等),疗效有所提高。但总的来说化疗疗效不佳。

32.4 放射治疗

对术后有肉眼或镜下残留病变的患者,术后放疗可以提高局部控制率。Tsang的研究结果显示行术后放疗与未行放疗的患者10年局部区域控制率分别为93%和78%,两者间有显著性差异($p = 0.01$)。未分化癌患者给予术后放化疗等综合治疗,部分患者可以延长生存期。放射治疗包括外照射和内照射两种治疗方式。

32.4.1 外照射放射治疗适应证

(1)分化型甲状腺癌的放疗指征 ① 手术切缘阳性或术后明显残留者;② 不摄取 ^{131}I者;③ 术后残存病灶较大, ^{131}I不足以达到治疗剂量者;④ 手术无法切除或广泛淋巴结转移以及包膜受侵者;⑤ ^{131}I 治疗后复发的患者。

(2)甲状腺未分化癌 可以常规行术后放疗,如病灶广泛无法行手术切除者可行单纯姑息性放疗。

32.4.2 外照射放疗前的准备

仰卧位,保证头尽量仰伸的头枕,热塑面罩固定,行颈部CT模拟机扫描。

32.4.3 常规外照射放疗

照射野界:上界达到乳突尖,下界于上纵膈。

首先采用前后野对穿技术,用高能X线片,前野颈髓不挡铅而后野颈髓挡铅,两野每日均照,前后野的剂量比例为4:1,当DT40Gy时,使脊髓受量仍在耐受剂量以内。此时照射野改为双侧水平野对穿或两前斜野楔形照射,目的是避开脊髓,使总量达到根治剂量。

照射剂量:分次剂量2Gy,每日1次,每周5次,大野照射50Gy,然后缩野针对残留区加量至60~70Gy,注意脊髓量勿超过耐受量。

32.4.4 三维适形调强放射治疗

(1)靶区范围 靶区的设计应根据病理类型、病变范围、淋巴结有无受侵等具体情况而定。一般高分化癌用小野，低分化或未分化癌用大野。

颈部II-VI区淋巴结和甲状腺癌转移有关。通常II-V区淋巴结统称为颈侧区淋巴结，VI区淋巴结又称为中央区淋巴结。分化型甲状腺癌的淋巴结转移有一定规律，中央区多为分化型甲状腺癌淋巴结转移的第一站，先转移至同侧的中央区淋巴结，少数也可转移至对侧的中央区淋巴结，随后转移至同侧颈侧区淋巴结；如位于甲状腺上界的肿瘤也可以首先转移至同侧颈侧区的淋巴结。位于甲状腺峡部的分化型甲状腺癌，容易转移至双侧的中央区淋巴结。

但对未分化癌而言，上淋巴结转移更加广泛一些，上界应至乳突尖包括上颈部淋巴结；下界可至气管分叉水平以包括上纵隔淋巴结。

1）高危靶区 包括甲状腺区域及其周围首先发生转移的淋巴结引流区以及所有的有病理证实的淋巴结阳性区域。

2）低危靶区 包括无病理证实但可能出现转移II-VI淋巴结引流区和上纵隔淋巴结，一般不包括咽后淋巴结和I区淋巴结。其上界一般为乳突尖水平，下界为主动脉弓水平（如果上纵隔有病理证实的淋巴结转移时，下界应适当向下移）。

（2）靶区剂量及正常组织耐受量 一般情况下，低危区一般给予50Gy左右，高危区60Gy左右，切缘阳性区及术后残存区域66～70Gy。脊髓最高剂量≤40Gy；腮腺平均剂量≤26Gy；喉的剂量尽可能低。

32.4.5 内照射放射治疗（^{131}I治疗）

由于分化型甲状腺癌细胞具有摄碘功能，因此，病灶可以聚集^{131}I，通过β射线的辐射生物效应，发挥治疗作用。^{131}I可杀灭术后残留甲状腺组织中微小甲状腺癌病灶；有利于进行全身^{131}I显像；有利于通过测定甲状腺球蛋白Tg水平监测甲状腺癌。临床实践证明，大多数乳头状癌和滤泡状癌对^{131}I均敏感，临床疗效肯定，可以提高生存率。外科手术切除、^{131}I治疗与甲状腺激素抑制治疗的联合应用是国际上公认治疗分化型甲状腺癌的理想方案。

近期发表在《新英格兰医学杂志》的两项研究显示，使用低剂量放射性碘（1.1GBq）和高剂量放射性碘（3.7GBq）疗效相似，并且降低了毒副作用，减少了不良事件的发生。

32.5 内分泌治疗

内分泌治疗是临床上最常用的甲状腺癌的辅助治疗手段之一。其治疗目的是：①在甲状腺切除术后补充甲状腺素，防止出现术后甲状腺功能低下；②通过反馈抑制和降低促甲状腺激素水平，建立不利于残留甲状腺癌细胞复发或转移的环境。乳头状癌和滤泡状癌表达促甲状腺激素受体，促甲状腺激素促进肿瘤生长和肿瘤组织吸碘能力，术后给予甲状腺激素治疗可以减少复发率，提高甲状腺癌患者的生存率，定期监测甲状腺功能调整药物剂量，将促甲状腺激素水平控制在正常值低限。

32.6 预后因素

女性甲状腺癌的生存率高于男性，年龄超过45岁的分化型癌患者的10年生存率明显低于45岁及以下的患者。未分化型癌的预后也与年龄有相关性。

不同的病理类型预后不同，一般以乳头状癌预后最佳，其次是滤泡状癌和髓样癌，未分化癌最差。

包膜受侵、血管受侵者、肿瘤大小、是否双侧受侵以及是否多灶性都是影响预后的重要因素。

（王　晖　席许平）

32

参 考 文 献

1 陈国锐,王深明.甲状腺外科.北京:人民卫生出版社.

2 边学,徐震钢,张彬,等.中华耳鼻喉头颈外科杂志,2006, 41:599-602

3 李树玲,刘科等.甲状腺癌,头颈肿瘤学.天津科学技术出版社.1933,717-757

4 张为龙,钟世镇.临床解剖学丛书头颈部分册.北京:人民卫生出版社,1988

5 刘复生.甲状腺癌病理特点与预后关系.中华病理学杂志, 1993,15:381

6 吴雪林,胡郁华等.甲状腺癌手术后放射治疗的价值.中华放射肿瘤学,1998,2:8-11

7 黄韬.ATA、NCCN及欧洲分化型甲状腺癌临床指南异同点和国内应用探讨.中国实用外科杂志,2011,31:407-410

8 唐平章.美国国立综合癌症网(NCCN)2010年版甲状腺肿瘤治疗指南解读[J],中国实用外科杂志,2010,30:856-858

9 Sessoins RB and Burman KD. Cancer of the thyroid gland. In : Harrison LB, Sessions RB and Hong WK (eds). Head and Neck Cancer : A multidisciplinary approach, 2nd ed, Philadelphia : Lippincott Williams& Wilkins,2003,715

10 Sadetzki S, Chetrit A, Lubina A, et al. Risk of thyroid cancer after childhood exposure to ionizing radiation. J Clin Endocrinology & Metabolism,2006,91:4798-4804

11 Khan N, Oriuchi N, Higuchi T, et al. PET in the follow –up of differentiated thyroid cancer. Brit J Radiology, 2003, 926-931

12 Yildirim E. A model for predicting outcomes in patients in patients with differentiated thyroid cancer and model performance in comparison with other classification system. J Am Surg, 2005, 200:378-392

13 Tsang RW, Brierley JD, Simpson WJ, et al. The effects of surgery, radioiodine, and external radiation therapy on the clinical outcome of patients with differentiated thyroid carcinoma. Cancer, 1998,82:375-388

14 Rosenbluth BD, Serrano V, Happersett L, et al. Intensity-modulated radiation therapy for the treatment of nonanplastic thyroid cancer. Int J Radiation Oncology Biol Phys, 2005, 63:1419-1426

15 Meadows KM, Amdur RJ, Morris CG, et al. External beam radiotherapy for differentiated thyroid cancer. Am J Otolaryngology Head and Neck Medicine and Surgery, 2006, 27:24-28

16 Steinmuller T, Klupp J, Rayes N, et al. Prognostic factors in patients with thyroid carcinoma. Eur J Surg, 2000, 166:29-23

17 Schlumberger M, Catargi B, et al .Strategies of radioiodine ablation in patients with low–risk thyroid cancer. N Engl J Med,2012, 366:1663-1673

18 Mallick U, Harmer C, et al. Ablation with low–dose radioiodine and thyrotropin alfa in thyroid cancer. N Engl J Med,2012,366:1674-1685

19 De Grevoisier R, Baudin E, et al. Combined treatment of anaplastic thyroid carcinoma with surgery. Chemo-therapy, and hyperfractionated accelerated external radiotherapy. Int J Radiation Oncology Biol Phys,2004,60:1137-1143

20 Robbins RJ and Robbins AK. Recombinant human thyrotropin and thyroid cancer management. J Clin Endocrinology & Metabolism, 2003, 88:1933-1938

33　横纹肌肉瘤
Chapter 33　Rhabdomyosarcoma

横纹肌肉瘤（rhabdomyosarcoma，RMS）是儿童多见的恶性软组织肿瘤，占儿童恶性软组织肿瘤的50%。大多发生于10岁以下儿童，发病高峰在2～5岁。横纹肌肉瘤起源于间叶组织，其原始组织为横纹肌母细胞，可发生在全身任何部位，但以头颈部和泌尿生殖器官最为好发。多直接侵犯周围组织和器官，并以血行转移为主，淋巴转移少见。病理分型有胚胎型、腺泡型、多形型、混合型，其中胚胎型、腺泡型又合称为儿童型；多形型称之为成人型。原发灶治疗以手术和放疗为主，转移灶以化疗治疗为主。5年生存率已从20世纪70年代的20%提高到目前的近70%。新的靶向治疗药物的使用，有可能进一步提高局部晚期RMS的疗效。

RMS是儿童常见恶性肿瘤。A. Horwich统计，90%的患者小于16岁。韩企夏等统计2 538例儿童恶性肿瘤中，RMS占13.05%、RMS中16岁以下占83%。涂文勇等报道102例患者的年龄分布为小于16岁占33%、17～30岁占26%、31～70岁占39%，中位年龄28岁。在各年龄段发病似无明显区别，可能与病例来源于综合性医院有关。但是中位年龄28岁，患者以青少年为主。各年龄组3年生存率无显著性差异，因此对各年龄段的患者皆应积极治疗，不应放弃治疗。

33

33.1　发病率与病因

横纹肌肉瘤（RMS）病因未明。RMS占成人恶性肿瘤的1%，成人软组织肿瘤的3%～5%。发病率较低，美国National Cancer Institute统计，1999年全美软组织肉瘤新发病7 400例和软组织肉瘤死亡4 200人，其中横纹肌肉瘤350例，占4%；头颈部区域的横纹肌肉瘤占35～40%，好发位置在眼眶和脑膜附近。上海交通大学医学院附属第九人民医院放疗科2006年1月至2009年12月共收治口腔颌面肉瘤48例，其中横纹肌肉瘤10例、占20%，发生于眼眶、颞肌、翼状肌肉等部位。

33.2　疾病发展特点

横纹肌肉瘤早期临床上大多数表现为无痛性软组织肿块，覆有假包膜，肿瘤呈圆形或分叶状，边界清楚，无压痛。局部晚期横纹肌肉瘤一般有疼痛、肿瘤体积较大、多见瘤体固定、皮温较高；肿瘤呈离心式球状浸润型生长，主要沿肌肉、筋膜、神经血管生长，大多与周围组织有粘连。由于假包膜无法阻止肿瘤向外生长，膜外可有微小病灶，即"卫星结节"。微小病灶还可发生在10cm以外，为局部复发的主要原因。若肿瘤在皮下生长迅速，可突破皮肤而破溃，创面即呈菜花样溃疡。因出血、继发感染，可发出腐臭。晚期扩散到较远区域或脏器，可见肺、肝、脑等转移。

从发病部位看，原发于头颈及泌尿系的RMS疗效好于躯干及四肢的病变。原发于眼眶、脑膜外的RMS有较好的预后。头颈部：鼻咽、鼻腔、鼻窦、中耳或乳突、腭或颞下窝、口咽的RMS，预后较差，有颅内、颅底骨、脑神经侵犯者，无病生存率较低。许延发等认为躯干病变位置较深，腹腔出现症状较晚，就诊时多属晚期无法手术。从发病部位看，原发于头颈及泌尿系的发现较早，疗效好于躯干及四肢的病变。四肢病变也较浅，容易发现，但由于早期病变很少给患者带来不适，未引起患者重视，待出现症状后再就诊，病变多已发展到晚期。涂文勇等报道原发于四肢的患者中，III期占38%，故预后较差。头颈及泌尿系（尤其是睾丸）的病变，部位表浅，症状出现早，容易发现；患者重视；多数为I、II期病变，因此经手术配合放化疗，取得较满意的效果。

由于RMS的浸润行为，肿瘤的某一部分可侵入邻近的组织，或沿着肌肉、筋膜、神经、血管扩散到较远的地区。接近主要血管、神经、骨关节时，手术切缘距肿瘤边缘太近，手术不彻底，易复发，是治疗失败的主要原因。

RMS肉瘤以扩张性、浸润型生长为主。手术切除后，局部复发多见，淋巴结转移少见，横纹肌肉瘤约12%可发现淋巴结转移，远处转移以血行转移为主。

33.3　诊断和临床分期

33.3.1　诊断

RMS 在超微结构下，瘤细胞由两类细胞构成，一类是不分化的原始间叶细胞，另一类是不同分化程度的肌母细胞，单纯由前一类细胞组成的肿瘤，诊断为未分化性肉瘤或胚胎性肉瘤，如平滑肌肉瘤、神经纤维肉瘤、恶性纤维肉瘤等，要诊断RMS 还需发现肌母细胞的存在。肌母细胞分化出原始肌节，形成核糖体—肌球蛋白复合体后方可确诊为RMS。正是由于原始间叶细胞的存在，使RMS 的细胞类型复杂，光镜下的分类困难，导致病理类型对预后指导意义较差。

横纹肌肉瘤CT 表现形态不规则，边界不清楚，病变密度与肌肉近似，相对比较均匀，可见小片状低密度影，考虑可能为囊变所致。极少数病变内部可见钙化。大多数病变可伴有邻近骨质的受累，表现为溶骨性骨质破坏。横纹肌肉瘤MRI T1WI 上表现为等或稍低信号，

T2WI 为等或稍高信号，信号欠均匀；增强扫描病变中度强化，强化程度近似或高于肌肉组织，强化不均匀，可见到多发条/片状长T1 长T2 信号影。（图33-1a，2b）

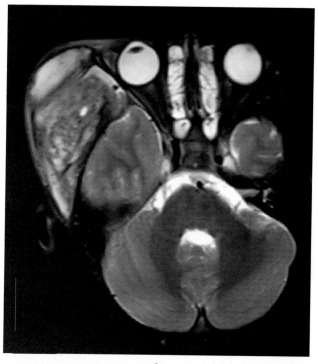

a

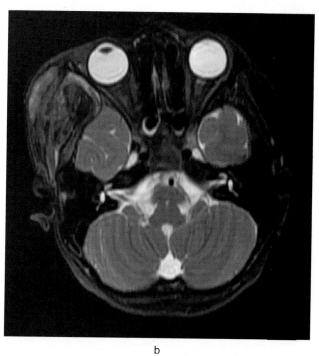

b

图33-1　右颞肌横纹肌肉瘤MRI图像
a. 放疗前；b. 放疗后4个月

33.3.2 鉴别诊断

RMS必须与其他软组织肉瘤鉴别,主要依赖免疫组织化学的方法。鉴别诊断中最常用的标记物有:

间叶组织和肌性标记物波形蛋白(vimentin):软组织来源肿瘤绝大多数呈阳性;一些低分化或未分化癌亦可呈阳性,如未分化甲状腺癌、梭形细胞或巨细胞乳腺癌,黑色素瘤和胶质瘤亦可表达。

结蛋白(desmin):肌性分化(包括肌上皮、肌纤维母细胞)标记物。

肌肉特异性肌动蛋白(muscle-specific actin):所有肌性分化细胞阳性,血管内皮和血管周细胞亦呈阳性。

平滑肌肌动蛋白(smooth muscle actin,SMA):在平滑肌肉瘤的阳性率高于结蛋白。肌凝蛋白(myosin)在横纹肌强阳性。肌球蛋白(myoglobin)在骨骼肌特异性高。

组织细胞标记物有溶菌酶(lysozyme)、全巨噬细胞抗原(CD68/KPI)、单核巨噬细胞标记物(Mac387)、内皮细胞标记物(第VIII因子相关抗原)是血管内皮细胞特异性标记物、血小板-内皮细胞黏附因子(CD31)、外周神经标记物(S100蛋白)在神经鞘细胞和Langerhan细胞呈阳性,用于神经纤维瘤和良、恶性神经鞘瘤诊断。

神经内分泌标记物(神经元特异性烯醇化酶,neuro-specific enolaste,NSE)、神经微丝(neurofilament,NF)、铬粒素(chromogranin,CgA)、突触素(synaptophysin,Syn)和Leu7是神经内分泌和PNET肿瘤的标记物。

黑色素细胞标记物有S100蛋白和HMB45,上皮性标记物有角蛋白(keratin)、细胞角蛋白(cytokeratin,CK)和上皮细胞膜抗原(epithelial membrane antigen,EMA)。

白细胞共同抗原(LCA)用于软组织小圆细胞肿瘤与淋巴瘤的鉴别诊断。

33.3.3 临床分期

RMS分期有多种,主要有术前的UICC分期与脱胎于美国RMS协作组的(IRS)的术后分期。

(1)UICC术前分期 ① T1a:肿瘤局限原发部位,直径≤5cm;② T1b:肿瘤局限原发部位,直径>5cm;③ T2a:肿瘤侵犯周围组织,直径≤5cm;④ T2b:肿瘤侵犯周围组织,直径>5cm;⑤ NX:未知;⑥ N0:无淋巴结转移;⑦ N1:有淋巴结转移;⑧ M0:无远处转移;⑨ M1:有远处转移。

(2)IRS(intergroup rhabdomyosarcoma study)术后分期 ① I 期:肿瘤局限,完全切除,无区域淋巴结转移;② II 期:区域性肿瘤完全切除,局部浸润、淋巴结转移、镜下有残留;③ III 期:不能完全切除或仅做活检;④ IV期:诊断时已有远处转移。

33.4 治疗原则

头部、口腔、颌面、颈部RMS的治疗要根据肿瘤类型、分期、位置,大小和患者年龄,综合考虑。手术与放疗结合的综合治疗,即手术切除原发病灶,放疗控制周围亚临床灶,既可避免患者残废,又使患者得到较好疗效,是局部治疗的主流。局部晚期、远处转移者,可以配合化疗与靶向治疗。

(1)手术 目前I期RMS首选的治疗方法是手术已经得到公认,对外科医生的进一步要求是选择合理的术式。临床上约有20%~25%的患者有机会将肿瘤完全切除,其指征为肿瘤有假包膜存在,未侵犯周边重要器官,无相关血管及神经侵犯,无淋巴结及远处转移,术后镜下未见残留灶。

放疗对 I 期患者无益,完全的手术切除,可以治愈部分患者。涂文勇统计I期患者的单纯手术疗效,3年生存率为68%。在头部颈部,最影响手术治疗预后的因素是肉瘤的位置,因为这些肿瘤通常侵入重要的正常组织与器官,使切除很难、容易造成明显的功能和美容的问题。因此,肿瘤的位置影响手术方案的选择,是一个特殊的预后因子。

(2)化疗和放疗 II、III期RMS患者术后有残留灶或仅做活检,需要做术后的辅助放疗、化疗。涂文勇报道II、III期RMS患者,单纯手术3年生存率在10%,90%的患者需要术后综合治疗。

(3)姑息治疗 适用于IV期、复发的RMS患者。

33.5 放射治疗

大多数RMS(约占RMS的75%~80%)的患者,需要做综合治疗。放射治疗可以术前、术中、术后进行。

同时,头颈部RMS放疗时,由于重要器官的限制,对治疗计划、定位、验证的治疗技术方面提出更高要求。

33.5.1 术前、术中及术后放疗

33.5.1.1 术前放疗

术前放疗适应于肿瘤生长迅速,恶性程度高的肿瘤;肿瘤过大,估计手术不能彻底切除;分化差的复发性肿瘤;肿瘤部分侵及重要器官(如眼球等),不愿作根治手术的患者。术前放疗可以降低肿瘤的活性,减少术中种植和播散,使手术范围适当缩小,争取保留机体功能的可能。

33.5.1.2 单纯放疗

单纯放疗适应于有手术禁忌证,病灶较小或中等大小(最大直径3~5cm)的肿瘤;其次,肿瘤多次复发,无法再手术;肿瘤不大但患者不愿截肢;肿瘤巨大,局部淋巴结转移者的姑息治疗;远处转移灶或拒绝手术的患者。

单纯放疗可以缓解疼痛,减小瘤体积,改善生存质量。除部分胚胎性横纹肌肉瘤、脂肪肉瘤、尤文肉瘤可有较好疗效外,大多是姑息治疗。

33.5.1.3 术后放疗

术后放射治疗的目的是减少复发机会,保留功能。术后放疗适应于肿瘤较小,单纯切除、仅做活检患者;肿瘤局部切除、术后残留;保留肢体或其功能,肿瘤局部切除;肿瘤太大,手术无法彻底者;局部复发再次手术者。

术后放疗因为病理类型、病变范围明确,有利于治疗范围与剂量的设计。但是,伤口并发症造成延期放疗;术区血供较差,影响疗效。

33.5.2 放疗技术

放疗开始时间在术后2~6周内。开始治疗前,患者面罩固定头部,CT模拟定位,图像扫描3mm间距,计划系统完成设计。由于头颈部重要器官多,医生需要考虑眼睛、鼻腔、口腔、耳蜗、颞叶的限制量,且这些组织CT不足以鉴别,图像融合技术需要重点考虑。最好以两种以上的影像图像为基础,勾画靶区。靶区勾画结合

术前的MRI,CT扫描,结合手术报告,病理报告。

由于头颈部重要器官的限制,以非共面野,多野多角度照射为主;治疗中可以运用EPID验证,严格按照质量控制要求进行。

33.5.3 常规放疗

33.5.3.1 儿童横纹肌肉瘤放疗范围与剂量

儿童放疗剂量应考虑年龄因素 IRS-III认为: < 6岁,肿瘤 < 5cm,给予41.4Gy;≥6岁,肿瘤 > 5cm, 50.4Gy;≥6岁,肿瘤 < 5cm或 < 6岁,肿瘤 > 5cm,给予45Gy;单次剂量1.6~1.8 Gy。儿童较大的肿瘤至少给予50Gy,镜下残留灶要 > 40Gy;眼眶内肿瘤40~50Gy,70%~80%的患者可以长期生存。

33.5.3.2 成人横纹肌肉瘤放疗范围与剂量

(1)术前放疗照射范围:四肢RMS可以包括受侵肌肉边缘外3-4cm。放疗剂量40~50Gy/4~5W,休息3~4周后手术,术后可再加照15Gy,总剂量60Gy。

(2)单纯放疗范围:肿瘤边缘放5cm,注意缩野。胚胎性横纹肌肉瘤、分化差、未分化肉瘤考虑加照淋巴结引流区,两平行野或前后对穿照射,肢体照射注意保存部分正常组织,减少晚期水肿。50Gy和60Gy时,各缩野一次。表皮病灶加组织补偿,以提高表皮局部剂量。放疗根治量60~70Gy/6~7周,姑息量40~50Gy/4~6周。

(3)术后放疗范围:放射野大小在手术范围上下各3~4cm;放疗剂量:大野照射50Gy后,有阳性病灶、切缘阳性,切缘小于2cm等,再缩野加至60~65Gy/5~7周。瘤床涉及关节时,照射野可以包括关节。常用的脊髓限制量45 Gy,脑干、视神经、视交叉50 Gy,腮腺50%的体积小于26 Gy。骨照射时注意保留部分正常组织,预防水肿;保护骨皮质也可以减少病理骨折发生率;淋巴引流区一般不作常规预防照射。

33.5.4 调强放疗

头部放疗要注意保护视觉、听觉、吞咽等功能相关的肌肉与神经。多选用调强放疗、适形照射的方式减少重要器官损伤。

头颈部RMS主要来源翼内外肌肉、颞肌、咬肌、表

情肌、舌肌、眼眶肌肉。眼眶内RMS以胚胎型为主、其次是腺泡型。手术治疗需要作眼球切除，因为疗效差、死亡率高，逐步减少。眼眶内肌肉来源的RMS，因位置特殊，20世纪60年代，Cassady试用放射治疗眼眶RMS，获得好评。尽管放射线对视觉系统有影响，通过睁眼、IMRT与适形放疗的运用，不良反应多可以耐受，单纯放疗的局部控制率94%，5年生存率80%以上。因此，目前放射治疗已经成为眼眶RMS的主要治疗手段，由于危及器官与对侧眼睛的保护，适形放疗中的非共面放疗运用较多。

调强放疗在保护重要器官的情况下，可以实现高剂量的放射治疗。患者热塑模固定后，部分患者需要麻醉后固定；完成CT模拟定位，将CT或MRI图像传输到TPS上，放疗医师勾画肿瘤靶区和周围正常敏感组织，确定靶区所需要的照射剂量及周围正常组织的耐受剂量，并将照射角度和各个照射野的剂量比、楔形板的角度输入TPS进行优化计算。肿瘤剂量至60～70 Gy/6～7周。儿童肿瘤IRS推荐40Gy～50Gy。

肿瘤体积（GTV）根据术前疾病范围、手术范围、术后病理报告确定。CTV根据GTV设计，CTV边界勾画根据肿瘤的解剖位置，自然解剖边界，兼顾危及器官统筹考虑。巨大肿瘤的CTV在GTV外1.5cm。计划靶体积（PTV）考虑组织的不安全性、靶区的移动范围。多数在术前GTV外1～2cm。颅底侵犯患者，包括1.5cm的正常脑组织，对于无颅底受累或颅内扩展的患者，CTV的不包括正常脑组织。如果有RMS的病理证据区域淋巴结转移，照射区域淋巴结。PTV覆盖95%等剂量线，110%处方剂量小于10%，中位处方剂量5040 cGy。

质量保证：处方剂量误差±5%被认为是适当的；5%～10%被认为是轻微的偏差，在90%～110%及更大偏差的剂量被认为是重大偏差。照射范围在术前肿瘤外2cm被认为是合适，小于2cm认为是一个轻微的偏差，未照射是重大偏差。

例：患者，7岁，颞肌RMS侵及左球后。非共面三维适形（non coplanar field on 3 dimensions conformal radiotherapy，NCF 3DCRT）放疗与共面调强放疗（coplanar field on intensity modulated radiotherapy，CF IMRT）计划如下：两者的剂量分布、DVH（dose-volume histograms）结果、HI（homogeneity indexes）、CI（conformity indexes）相近（见图33-2、图33-3）。

33.5.5 其他治疗

33.5.5.1 近距离放射治疗

近距离放射治疗对手术后肿瘤残余、切缘阳性部位、临床Ⅲ期、恶性程度高的患者，近距离插植与粒子照射有明确的疗效，关键是选好适应证。近距离插植治疗多用 ^{192} 铱，剂量率0.5Gy/h，最好在术中由外科医师与放疗科医师共同参与。施源器间距1.5～2cm，治疗深度2cm，与手术方向一致。术后5d开始近距离插植治疗。

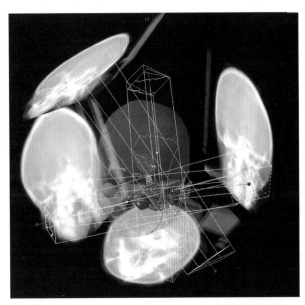

a

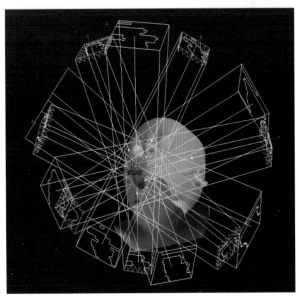

b

图33-2　颞肌RMS的放疗（一）
a. 非共面三维适形放疗设野图；b. 共面调强放疗设野图

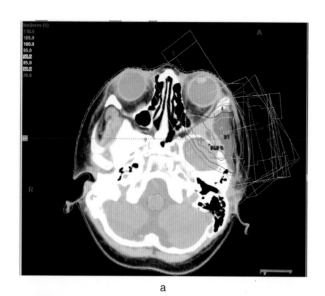

图33-2 颞肌RMR的放疗（二）
a. 非共面三维适形放疗剂量线；b. 共面调强放疗剂量线

4-6d完成，总量20Gy，再运用外照射45～50Gy。局部控制率可达90%。主要的并发症有神经损伤、血管狭窄、淋巴结回流不畅、局部水肿、关节纤维化等，术后5d后开始治疗，可以降低手术并发症。

33.5.5.2 重离子放疗

可应用于局部晚期、复发的软组织肉瘤，对于无法手术或术后肿瘤肉眼残留者，重离子治疗总的局部控制率，能达到80%。质子治疗RMS，局部失败率18%（3/

17）。（见质子、中子、重离子放射治疗）

33.5.5.3 加热联合放射治疗

处于增值状态的肿瘤细胞受热后，凋亡与死亡加快；同时加热改善肿瘤乏氧状态，增加放射治疗敏感度。一般放疗后1h内加热，肿瘤温度42.5℃，每周1～2次，持续4～6周。

33.5.6 放疗并发症

儿童头颈部放疗后的远期不良反应多见，主要毒性有神经内分泌、牙齿、甲状腺、结缔组织损伤，听力损伤少见，多在放疗后5～10年发生，放疗10年后的不良反应较10年内少见。

儿童眼部的放射损伤有放射性视网膜病变、可以继发部分失明；在5 000cGy可以产生视轴发育不全；其他有5 500 cGy时产生鼻泪管阻塞，泪腺损伤，3 530 cGy可出现眼球干燥等。大于3 000 cGy耳蜗出现听力损失，严重的单侧听力丧失、中/内耳或慢性继发中耳炎。继发于顺铂治疗听力损失者，可有双边听力下降。继发感音神经性耳聋，儿童需要配戴助听器。口腔的问题有牙齿、下牙槽、舌发育不良；临床可见小牙、牙关紧闭，下颌发育不全、缺牙等。其他有全根系发育不良、口干、龋齿。辐射剂量在4 400 cGy以上可发生面部不对称。

多数软组织肉瘤放疗消退缓慢，有时需观察半年以上，在治疗时不要因肿瘤缩小不明显而无限增加剂量，增加并发症的发生。放疗并发症多发生在大剂量照射后，一旦发生，处理困难，关键在于预防。如肢体放疗时不要照射肢体全周，应保留相当宽的区域在照射范围之外。随着剂量的增加，应及时缩小照射野。胸壁及腹壁的病变，照射时尽可能采用切线照射，避免内脏的损伤。除非骨关节本身病变，一般尽量避免或减少关节的照射。

33.5.6.1 皮肤损伤

初期没有明显的皮肤反应，晚期可发生皮下组织纤维化，纤维化组织表面的皮肤缺血，溃疡、坏死。关节、足跟等易磨擦部位，轻微的外因刺激可能导致局部皮肤破溃、经久不愈。

33.5.6.2 肌肉损伤

肌肉损伤表现为肌肉纤维化,多数患者尚能忍受;少数患者因重度皮下和肌肉纤维化,出现肢体畸形,影响肢体的运动功能;个别患者出现软组织坏死。

33.5.6.3 骨关节损伤

少数患者在外伤的诱因下可发生病理性骨折,关节周围纤维化影响关节活动。60～70Gy可见软骨坏死。

IRS-II 和IRS-III研究组,总结儿童放疗5年后的头颈部肿瘤的远期不良反应(见表33-1)。

表 33-1 儿童头颈IRS放疗的远期不良反应

问题	发生率
生长速度下降	92/190
生长激素治疗	36/190
面部畸形(上下颌骨切除)	74/76
听觉问题	36/NA
视觉问题	45/NA
牙畸形	61/NA
原发性甲状腺功能低下	2/2
结缔组织问题	35/71
第二肿瘤	4/213

33.5.7 放射治疗的疗效及影响因素

33.5.7.1 疗效

A. Horwich 统计胚胎型、腺泡型RMS的 3 年生存率分别为69% 和56% ;5 岁以下患者以胚胎型为主,占50%～80%,预后最好;头颈部和泌尿生殖系肿瘤约75%属胚胎型,腺泡型约占20% ;6 岁以上常见类型,以躯体、肢体、会阴部多见,预后最差。多形型仅占1%,多见于肢体和躯体,预后较差。混合型大多为胚胎型和腺泡型的混合,预后也较差。IRS根据预后又将RMS 分为预后好及预后差两类。预后好(5年生存率80%以上)的有葡萄状RMS、梭形细胞型RMS ;预后中等(5 年生存率60%以上)的是胚胎型 ;预后差因素(5年生存率60%以下)有 3 型即未分化型、单一圆形细胞、腺泡型。

病变完全切除的 I 期患者的 3 年生存率为83%～88%。术后有残留病变者,不管是镜下残留还是仅做活检的 III 期患者,其 3 年生存率明显下降。不同治疗手段的3年生存率见表33-2。

表33-2 RMS不同治疗方法的3年生存率(93例)

治疗方法	Ⅰ期	Ⅱ期	Ⅲ期	Ⅳ期
单纯手术	6/8	1/1	0/1	0/3
单纯放疗			1/6	0/4
单纯化疗				0/4
化疗加放疗	2/2	0/1	2/7	0/2
手术加放疗	5/6	2/6	5/6	0/2
手术加化疗	4/5	3/7	3/8	0/1
手术加放化疗	3/3	4/6	8/11	0/2
3年生存率	83%(20/24)	47%(10/21)	48%(19/30)	0%(0/18)

33.5.7.2 RMS治疗失败原因

①肿瘤呈浸润型生长,侵入邻近组织而无法根治;②肿瘤沿肌肉、筋膜、神经血管扩散到较远区域或脏器,手术范围大;③肿瘤接近主要血管、神经、关节,手术风险太大;④患者病情发展迅速或无法完成治疗。

33.5.7.3 复发RMS的预后

国际儿科肿瘤协会(International Society of Paediatric Oncology),收集1984~2003年1 553例RMS,其中1 398例初次治疗后达到局部完全控制,随访3年506(36%)例局部复发。复发多见于IRS group III(370 of 474;78%),49%肿瘤大于5cm。76%在原发灶区与局部复发,其中原发灶复发294/359(81.9%),局部淋巴结复发40/359(11.1%),原发与局部淋巴结复发25/359(7.0%)。复发后的1年和3年生存率52%,37%。复发后的预后情况运用评分的方式定量分析(见图33-3)。复发后预后差因素有腺泡型、肿瘤位置难切除、淋巴结转移、3~6种化疗、肿瘤大于5cm、局部与远处转移、治疗后至复发小于1.5年等。

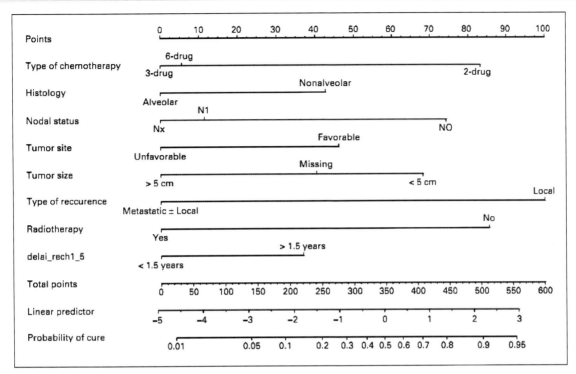

图33-3　首次复发RMS治愈可行性评分列线图

33.6　综合治疗

（1）同步放化疗　单独使用全身化疗的效果很低，较为有效的药物是阿霉素和异环磷酰胺，化疗与放疗结合、与热疗结合有正相关作用。目前动脉内灌注化疗+放疗认为是较好的方式。常用化疗方案有AD（阿霉素+氮烯咪胺）、CAVD（环磷酰胺+阿霉素+长春新碱+氮烯咪胺）、AP（阿霉素+顺铂）、AMI（阿霉素+美斯钠+异环磷酰胺）及MAID（美斯钠+阿霉素+异环磷酰胺+氮烯咪胺）等。初次化疗可选用VAC方案，长春新碱（vincristine，V）、放线菌素（actinomycin-D，A）、环磷酰胺（cyclophosphamide，C）。

（2）复发RMS的治疗　RMS局部复发率较高，多在术后2年内复发。临床见瘢痕内肿瘤、照射区内肿瘤。MRI与PET有助于诊断。这部分患者的远处转移率同时增加，90%以上的远处转移灶是肺部，其他有肝转移、骨转移等。治疗是挽救性手术，再程放疗，个体化的化疗。进展与复发的RMS，IRSⅢ、Ⅵ研究组报道5年生存率17%±2%。

（3）靶向治疗　RMS是一种高度血管化的肿瘤，血管生成丰富，影响RMS细胞的浸润、生长和转移的全过程。抗肿瘤血管生成治疗（anti-angiogenesis therapy）具有重要的意义。

20世纪70年代，Folkman等提出了通过抑制血管生成治疗肿瘤的设想。2004年，第一个抗血管生成药物Avastin（靶分子是VEGF的单克隆抗体）被美国FDA正式批准上市。根据抗血管生成产品的作用机制，可分为：①血管内皮细胞抑制剂：如Endostatin、Angiostatin等；Linomide可抑制内皮细胞迁移。②血管生成因子或相关受体的抑制剂：如针对VEGF及VEGF受体的抗体，可溶性VEGF受体等。③细胞外基质降解抑制剂：如MMPs的抑制剂能阻断MMPs的活性而抑制基质降解。④黏附分子抑制剂：针对一些黏附分子的抗体阻断内皮细胞黏附而抑制血管的形成。⑤细胞内信号传导阻断剂：由于VEGF受体、bFGF受体等均是酪氨酸激酶受体，通过阻断酪氨酸激酶活性，阻断内皮细胞的增殖和迁移。

目前，以针对VEGF及VEGF受体的靶向治疗最为引人关注。VEGF及VEGF受体在血管生成中的作用最为重要，在许多肿瘤细胞及肿瘤血管内皮细胞中均有高表达，是抗血管生成的相对最为理想的靶点。抗肿瘤血管生成新药有凡德他尼（AZD6474）、舒尼替尼、血管内皮抑制素（恩度）等。

33

参一胶囊的人参皂苷Rg3是由日本学者北川勋于1980年首先制备出的,并且确定了它的分子式,随后日本、中国、韩国、德国、美国等国家学者也不同程度地展开了对它的研究。人参皂苷Rg3,分子式为$C_{42}H_{72}O_{13}$,分子量为784.30,化学名为：20(R)-达玛烷烯二醇-3-O-β-D-葡萄吡喃糖基(1-2)-β-D-葡萄吡喃糖。是继20世纪80年代我国成功研制出第一个一类新药青蒿素以来,独立开发并且拥有完全自主知识产权的第一个一类中药单体新药。参一胶囊能够阻断肿瘤细胞与纤维粘连蛋白和层粘连蛋白的结合,破坏肿瘤细胞在血管壁着床,抑制肿瘤内皮细胞的增殖和新生血管的形成,从而抑制肿瘤的转移。

抗肿瘤血管生成治疗现尚缺乏大量临床数据的支持,其适应证、药物剂量、疗效评价等仍不明确；而且必须持续而不间断地使用,停药期间肿瘤血管生成加快；限制了它的广泛运用。

（涂文勇）

参 考 文 献

1 谷铣之.肿瘤放射治疗学.4版.北京：中国协和医科大学出版社,2008

2 韩企夏,李澍,沈镇宙,等.横纹肌肉瘤113例报告,中华肿瘤杂志,1983,5：446

3 涂文勇,赵安兰.横纹肌肉瘤102例预后分析当代医师杂志,1998,3：15-17

4 许延发,宋玉清,汪存涛,等.横纹肌肉瘤84例治疗分析,癌症,1996;15：69

5 王国民.儿童肿瘤放射治疗学.2版.上海：复旦大学出版社,2007

6 Bree R, Valk PVD, Kuik DJ, et al. Prognostic factors in adult soft tissue sarcomas of the head and neck : A single-centre experience. Oral Oncol, 2006,42：703-709

7 Ferrari A, Dileo P, Casanova M, Bertulli R, et al. Rhabdomyosarcoma in adults. A retrospective analysis of 171 patients treated at a single institution. Cancer, 2003,98：571-580

8 Crist W, Gehan EA, Ragab AH, et al. The Third intergroup rhabdomyosarcoma study. J Clin Oncol, 1995;13：610-630

9 Lajer CB, Daugaard S, Hansen HS, Kirkegaard J, Holmgaard S, Christensen ME. Soft tissue sarcomas of the head and neck : a single-centre experience. Clin Otolaryngol,2005,30：176-182

10 Penel N, Haverbeke CV, Lartigau E, et al. Head and neck soft tissue sarcomas of adult : prognostic value of surgery in multimodal therapeutic approach. Oral Oncol, 2004,40：890-897

11 Horwich A. Combined radio therapy and chemotherapy in clinical oncology. London Melbourne : Auckland,1992, 111

12 Lahat G, Lazar A, Lev D. Sarcoma epidemiology and etiology : potential environmental and genetic factors. Surg Clin N Am, 2008,88：451-481

13 Heyn RM, The role of chemotherapy in the management of soft tissue sarcoma l,Cancer,1975,35：921

14 Tu Wenyong, Liu Lu,Zeng Jun, et al. Dosimetric comparison between IMRT coplanar field and 3 d conformal non coplanar field for postocular invasion tumor. Mede Dosimetry, 2010, 35：128-134

15 Paulino AC. Long-term effects in children treated with radiotherapy for head and neck rhabdomyosarcoma. Int. J. Radiation Oncology Biol. Phys,2000,48：1489-1495

16 Crist WM, Anderson JR, Meza JL, et al. Intergroup rhabdomyosarcoma study-IV : results for patients with nonmetastatic disease. J Clin Oncol, 2001,19：3091-3102

17 Michalski JM, Meza J, Breneman JC, et al. Inflnence of radiation therapy parameters on outcome in children treated with radiation therapy for localized parameningeal rhabdomyosarcomain intergroup rhabdomyosarcoma study group trials II through IV. Int J Radiat Oncol Biol Phys, 2004, 59：1027-1038

18 Amarinthia E,Curtts,Fatih O. Local control after intensity-modulated radiotherapy for head and neck rhabdomyosarcoma. Int.J.Radiation Oncology Biol Phys, 2009, 73：173-177

19 Chisholm JC, Julien Marandet J. Prognostic factors after relapse in nonmetastatic rhabdomyosarcoma : A nomogram to better define patients who can be salvaged with further therapy. J Clin Oncol,2011,29：1319-1325

34　口腔颌面-头颈恶性黑色素瘤
Chapter 34　Malignant Melanoma

34

　　恶性黑色素瘤（malignant melanoma）简称恶黑，亦称黑色素瘤（melanoma）或黑色素癌（melanocarcinoma）。此类恶性肿瘤起源于痣细胞和黑色素细胞，常见于皮肤和接近皮肤的黏膜部位，如结膜、口腔、鼻腔、阴道、阴茎、龟头等，也可能发生于眼睛脉络膜和软脑膜等处。恶性黑色素瘤可发生于皮肤亦可发生于黏膜，在我国，口腔颌面-头颈部恶黑主要发生在黏膜。在世界卫生组织（WHO）认可的国际疾病分类标准ICD（international classif ication of diseases）1989年进行的第10次修订版中（ICD—10），恶黑为C43。

34.1　发病率与病因

　　恶性黑色素瘤的发病率呈上升趋势，其死亡率每年有5%递增。中位发病年龄为53岁，男女性别比为1∶1。恶性黑色素瘤具有一定的种族特性，白种人最易发生皮肤恶性黑色素瘤，而黄种人（如日本、中国）以及黑人（如乌干达）则以黏膜恶性黑色素瘤最为常见。在美国，皮肤恶性黑色素瘤的年发病率约为9.3/10万（男性）与8.7/10万（女性）；据估计每100人在一生中约有1人可能患皮肤恶性黑色素瘤。在澳大利亚年发病率竟高达15/10万。在我国，恶黑的发病率较低，根据上海市疾病控制中心公布的2008年上海市肿瘤发病率资料，恶黑（C43）的发病率男性为0.75/10万（标化率0.367/10万）；女性为0.68/10万（标化率0.38/10万），远远低于国外。在北京市的发病率为0.4/10万。

　　据天津市肿瘤医院的资料，原发于头颈部皮肤的恶性黑色素瘤占53.3%；原发于头颈部黏膜（包括口腔、鼻腔及鼻旁窦黏膜）者占47.7%。在头颈部皮肤恶性黑色素瘤中大多发生在头皮、耳部及颈部，发生于面部者仅占约7%。

　　关于口腔颌面部恶性黑色素瘤，据国内五校的口腔病理标本统计资料，占全部口腔颌面部恶性肿瘤的1.7%（131/7 643）。上海交通大学医学院附属第九人民医院口腔病理科王丽珍统计，1999年1月至2012年2月期间共有243例恶性黑色素瘤做病理检查，患者中按性别，男性151例，女性92例；按部位，口腔黏膜170例（上腭71、牙龈69、颊13、唇6、下磨牙后区5、舌2、软腭2、口底1、咽侧1）、鼻腔及副鼻窦黏膜15例、面颈部皮肤15例、其他部位4例（颌骨4）；另有39例颈部淋巴结转移（原发灶不详）。该资料原发灶部位明确的204例中，黏膜黑色素瘤占90.7%（185/204），皮肤黑色素瘤仅占7.4%（15/204）。

　　恶性黑色素瘤的确切病因尚不十分清楚，常见于浅肤色人种与遭受紫外线照射的皮肤,受照射的强度与黑色素瘤的发生率有明显相关。有发育不良痣或家族史者,发生恶性黑色素瘤的危险性高。流行病学调查发现恶黑的发生可能为下列多种因素的共同作用:

（1）种族　恶黑在种族间发病率差异明显,白人发病率高于黄种人,黄种人高于黑人,白人发病率是黑人的6～7倍。在发生的部位上,白人全身各部位均可发生,黄种人和黑人则好发于掌、跖、甲床和黏膜部位。

（2）遗传　部分患者有明确的家族史,占总体发病率的9.4%～12.3%,可能与常染色体显性遗传或免疫缺陷有关。

（3）紫外线　白种人的皮肤多为Ⅰ型和Ⅱ型日光性皮肤,防紫外线作用差,又有经常进行日光浴的习惯,推测紫外线可能导致黑色素细胞恶性变。但是,由于动物实验发现单独紫外线照射并不能诱发恶性黑色素,紫外线照射是否为恶黑的诱发因素尚有争论。

（4）原有色素痣皮损恶变　有研究表明先天性黑色素细胞痣发展成恶黑的占20%,有斑痣发展为恶黑的占20%,全身性小黑痣在50个以上,直径≥2 cm者,其患恶黑的危险性可增加64倍。颜面部的恶性黑色素瘤,常在色素痣的基础上发生,主要是由交界痣或复合痣中的交界痣成分恶变而来;口腔内的恶性黑色素瘤常来自黏膜黑斑(melanosis),约有30%的黏膜黑斑可发生恶变。因此,早期处理颜面皮肤痣及口腔内黏膜黑斑时预防恶性黑色素瘤最有效的措施。60%的恶性黑色素瘤由良性痣恶变产生,在先天性巨痣恶变率约为10%～30%,慢性摩擦损伤可能为恶变的病因。临床上也有无黑痣及黑斑而突然发病者。

（5）内分泌因素　在青春期前很少发生恶性黑色素瘤;妊娠期中肿瘤发展较快。作为独立的一个危险因素,妊娠不影响患者的生存时间。不管在妊娠前、妊娠期间或妊娠后确诊的恶性黑色素瘤,多项研究都表明妊娠不影响患者的生存时间。另外,长期使用雌激素者会增加发生恶黑的危险性。

（6）外伤和不良刺激　创伤与不良刺激可使原有色素痣及良性色素性皮损发生恶变。在黄种人和黑人掌、跖部和黏膜部容易发生恶黑可能与长期慢性摩擦有关。此外,不恰当的活检等物理性刺激也会加速恶黑的转移。

（7）其他　近年来,在人类恶黑中发现有肿瘤病毒样颗粒,但对其在疾病的发病过程中所起的作用尚无定论;此外,恶黑一般好发于40岁以上,且随着年龄增长发病率增加,在北京,75岁恶黑发病率为2.8/10万,比30岁高28倍。有人认为此与增龄致全身免疫功能逐渐减退有关。

在我国,黑色素瘤发病有增高趋势,探索增高的原因和预防手段是一个重要的公共卫生问题。已发现的原因包括:①大气污染:臭氧层破坏,造成紫外线滤过不充分;②化学类化妆品:化学性皮肤污染,使黑色素细胞过度增殖;③滥用雌激素类药物:恶性黑色素瘤的细胞内有雌激素受体,过量有可能会刺激黑色素瘤的发生。

34.2　病理学特点、生长和转移

面部皮肤及口腔黏膜的任何部位只要有成色素细胞(melanocytes)的存在就会发生恶性黑色素瘤。口腔内以腭及上牙龈黏膜为最常见部位。黑色素瘤细胞在表皮内或表皮-真皮交界处呈散在或巢状分布,同时向表皮内水平方向或向真皮垂直方向生长。瘤细胞体积大而深染,呈多形型,胞核大,核仁明显,常见有丝分裂。胞质内含有的色素颗粒对多巴和酪氨酸酶呈阳性反应;部分黑色素瘤细胞在常规HE染色片中见不到黑素,称为无黑素性恶性黑色素瘤,但是用氮化硝酸银染色和Fontanat-MasSon染色可在一些瘤细胞中发现黑素。恶黑瘤细胞主要有上皮样细胞型和梭形细胞型两种,呈巢状、条索状或腺胞状排列;两型细胞常同时存在,并以某一型为主。极少数还有第三型细胞,即气球状细胞。恶黑有两种生长方式:①水平放射生长,倾向于在表皮和真皮浅层呈水平方向生长,瘤细胞不具有转移能力;②垂直生长,向真皮及其深层组织浸润,形成结节、团块,具有转移能力。

恶黑的组织病理学分级,最常用是Clark分级分类法,反映肿瘤侵犯的深度并与预后呈正相关。研究发现随Clark分级的等级上升5年死亡率逐渐增高,如Ⅱ级为8%,Ⅲ级为35%,Ⅳ级为46%,Ⅴ级为52%,在10年以后,Ⅳ级与Ⅱ级的死亡率无差异。恶性黑色素瘤的Clark病理分级法:Ⅰ级:瘤细胞局限于表皮及其附属器内;Ⅱ级:瘤细胞侵入真皮乳头层;Ⅲ级:瘤细胞侵入并充满真皮乳头下血管,但尚未侵入真皮网状层;Ⅳ级:瘤细胞侵入真皮网状层;Ⅴ级:瘤细胞侵入皮下脂肪层。恶黑的厚度与预后呈正相关。根据肿瘤厚度与Clark分级情况,厚度<0.76 mm,Clark II 级或 III 级为低度危险;厚度0.76~1.5 mm,Clark IV 级为中度危险;厚度>1.5 mm,Clark II 级或Clark IV 级为高度危险组。

恶黑可分为4种类型:①雀斑型恶性黑色素瘤;②浅表扩散型恶性黑色素瘤;③结节型恶性黑色素瘤;④末梢性斑状恶性黑色素瘤。可发生于身体任何部位,某些亚型表现为特殊的好发部位,如雀斑样痣型好发于面部,肢端雀斑样痣型好发于手掌、足底和甲床。黑色素细胞在真皮与表皮的交界处呈不规则生长并从表皮层向深层发展,黑色素细胞有非典型的细胞核及非典型的有丝分裂,这与预后差有关。除结节型恶性黑色素瘤外,黑色素细胞向周围表皮内的浸润可发生于其他所有类型的恶性黑色素瘤,当肿瘤向下侵犯到真皮时,黑色素细胞不能成熟也是恶性黑色素瘤的一个特征。

临床上皮肤恶性黑色素瘤及黏膜恶性黑色素瘤的生长扩张方式不完全一样。皮肤恶性黑色素瘤有两种生长方式:早期为放射性扩张型生长(radial growth phase),雀斑型、浅表扩散型以及末梢性斑状恶性黑色素瘤都属于这种生长方式;恶性黑色素细胞沿着真皮基底膜层水平方向扩展。放射性扩张型生长期甚短,以后迅及进入垂直向生长期(vertical growth phase),即恶性黑色素细胞侵犯下层的结缔组织后,呈上下方向扩展,结节型恶性黑色素瘤即属这种生长方式。浅表扩散型恶性黑色素瘤约占皮肤恶性黑色素瘤的70%,多发生在躯干及四肢,面部极少见。此型生长较快,一些病灶可伴轻度增生性改变,通常在1年之内被发现。结节型恶性黑色素瘤约占皮肤恶性黑色素瘤的15%,约1/3可发生在头颈部。此型一开始即为垂直向生长,细胞分化差,故恶性程度较高,进程极快。由于色素来不及代谢产生,结果形成所谓无色素性黑色素瘤(amelanotic melanoma)。

恶性黑色素瘤可向区域性颈淋巴结,主要是颈深淋巴结、颌下淋巴结转移;也可通过血循转移到远处器官。远地转移部位最常见为肺(70%~87%),其次是肝(54%~77%)与脑(36%~54%)。上海交通大学医学院附属第九人民医院口腔病理科王丽珍统计,原发黏膜的172例黑色素瘤患者,发生颈部淋巴结转移比率高达32.4%(60/185),而原发面颈部皮肤和颌骨的19例黑色素瘤患者,发生颈部淋巴结转移的比率为21.1%(4/19)。

34.3 诊断、鉴别诊断和分期

恶性黑色素瘤的平均发病年龄较大,国外约在50~55岁,青年发病者少,儿童罕见,12岁以下发生率仅占所有恶黑的4.2%,且多与先天性痣恶变有关。起源于黑色素细胞者多发生于老年,恶性程度低,生长缓慢;起源于痣细胞者多见于较年轻者,恶性程度高,生长迅速,发生转移较早。上海交通大学医学院附属第九人民医院口腔颌面外科从1956~2002年共收治口腔颌面恶性黑色素瘤139例,男性88例,女性51例,男女之比为1.73;发病年龄最小5岁,最大81岁,以50岁组为最高峰,其次为40岁及60岁组。

口腔黏膜恶性黑色素瘤较为恶性。其临床表现常属末梢性斑状恶性黑色素瘤,晚期则类似结节型。多发生于腭、牙龈及颊部的黏膜。肿瘤呈蓝黑色,生长迅速,常向四周扩散,并浸润至黏膜下及骨组织内,引起牙槽突及颌骨破坏,使牙发生松动。如肿瘤向后发展,可造成吞咽困难及张口受限。

34.3.1 诊断

诊断上,凡色素性皮损出现色素加深,快速增长,局部痒、痛及溃疡或出现卫星结节时,都应考虑有恶变。追问首次就诊的临床晚期恶黑患者,大多数都有忽视早期临床征兆的病史。因此,如果在色素性皮损基础上出现早期恶性变信号时,应警惕恶性黑色素瘤。诊断方法:如临床不能确诊为恶性黑色素瘤时,可在冷冻后行活检以减少发生转移的可能性;最好行冰冻切片检查,一旦确诊,方便同期施行冷冻治疗。切忌用常规方法进行活检,等石蜡切片报告后再予处理,原则上也不做针吸细胞学检查,以防肿瘤扩散危险。

34.3.1.1 冷冻活检

已往研究表明,当细胞处于低温环境时会出现休眠或半休眠状态。此时细胞活性下降,机械的切断、分离不至于引起细胞转移。并且,色素细胞对低温较人体其他细胞更为敏感,因此口腔黏膜原发病灶当临床怀疑恶性黑色素瘤时,可考虑原发灶处理的同时行冷冻活检,即在二次冷冻后钳取组织块,这样可以大大减少肿瘤转移,已成为近30年来采用的常规方法。但缺点是组织

34

经低温处理后形态有所改变,影响镜检形态观察、诊断,特别是无法进行组织病理学分类。

34.3.1.2 激光活检

激光活检利用高能激光束聚焦后行组织光刀切除。因为激光与组织非接触的特点,在切除肿块时,消除了机械压迫、挤压因素。同时红外激光良好的止血作用,使整个过程出血减少。聚焦激光束产生的高温也具有杀死肿瘤细胞的效应,因此应用激光活检可对术后遗留创面进行凝固封闭,既解决了肿瘤细胞种植、转移问题,又克服了术后创面开放的缺点,符合无瘤原则,值得提倡。

确诊恶性黑色素瘤后,应行CT扫描检查,了解局部淋巴结情况对决定治疗方法极为重要。值得注意的是,对于可疑恶性黑色素瘤局部淋巴结转移,也不能轻易放过。

34.3.2 鉴别诊断

34.3.2.1 普通痣与结构不良痣的鉴别

皮肤恶性黑色素瘤好发于皮肤结构不良痣的基础上,临床仅凭肉眼绝对区分困难。皮肤普通黑痣与结构不良痣的临床鉴别:普通痣为对称的圆或卵圆形,边缘光滑完整,颜色棕黄、褐、黑色,皮损直径<5 mm;结构不良痣为不对称的不规则形,边界不齐锯齿状,于周围皮肤分界欠清楚,在褐色基础上掺杂红、蓝色皮损直径为5~10 mm或更大。对有恶性黑色素瘤家族史的结构不良痣,有可疑恶性变征象时应立即活检明确诊断。

34.3.2.2 普通痣与恶性黑色素瘤的鉴别

判断普通痣是否有恶变的鉴别诊断,目前仍采用美国国立癌症研究所提出的"ABCD"早期诊断方法,ABCD分别代表了4种征象,即:A不对称性(asymmetry),普通痣为对称的圆或卵圆形,恶性黑色素瘤为两半不对称的不规则形;B皮损边缘(border irregularity),普通痣为光滑完整,与周围皮肤分界清楚,恶性黑色素瘤为边界不齐锯齿状;C皮损颜色(color variegation),普通痣为棕黄、褐、黑色,恶性黑色素瘤为棕黄、褐色基础上掺杂红、蓝、粉红色;D皮损直径(diameter),普通痣<5 mm,恶性黑色素瘤为5~10 mm或更大。

34.3.2.3 结构不良痣与恶性黑色素瘤的鉴别

两者在肉眼下往往很难鉴别,临床上对于可疑的皮损一定要及时活检。

34.3.2.4 无色素型黑色素瘤(amelanouc melanoma)

多见于女性,临床上无黑素可见,常表现为结节样皮损,部分呈粉红色,肿瘤生长快,约75%早期有转移,转移后常找不到原发部位,有人统计无色素型恶黑占1%~8%,死亡率高。因无色素型黑色素瘤,早期诊断较难,往往是在诊断为其他恶性肿瘤,经病检后方明确为恶性黑色素瘤。

34.3.3 分期

国际抗癌联盟(UICC)和美国癌症协会(AJCC)在新修改分期法中,强调依据疾病时肿瘤的厚度(例如Breslow深度)与解剖学浸润程度(Clark标准)进行分期。Breslow分期(厚度):1期≤0.75mm,2期0.76~1.50mm,3期1.51~4.0 mm:4期4.0 mm或以上。UICC分期(2010年第7版)见本书附录二。AJCC(第7版)如下:

T:原发灶

TX:原发肿瘤无法评价

T0:无肿瘤证据

Tis:原位癌

T1a:厚度为1mm,无溃疡,有丝分裂率<1/mm^2

T1b:厚度为1mm,有溃疡,有丝分裂率≥1/mm^2

T2a:厚度为1~2mm,无溃疡

T2b:厚度为1~2mm,有溃疡

T3a:厚度为2~4mm,无溃疡

T3b:厚度为2~4mm,有溃疡

T4a:厚度>4mm,无溃疡

T4b:厚度>4mm,有溃疡

N:局部淋巴结

Nx:区域淋巴结无法评价

N0:无淋巴结转移

N1:1个淋巴结转移

N1a:隐形转移

N1b:显性转移

N2:2~3个局部淋巴结转移或无局部转移但有淋巴引流管转移

N2a：隐形转移

N2b：显性转移

N2c：有卫星灶，或有淋巴引流管转移

N3：4个淋巴结转移或融合淋巴结转移，淋巴结转移伴卫星灶，或伴淋巴引流管有转移

远处转移（M）：

M：任何部位远处转移

Mx：远处转移无法评价

M0：无远处转移

M1a：皮肤、皮下组织或远处淋巴结转移

M1b：肺转移

M1c：其他内脏转移伴血清乳酸脱氢酶（LDH）升高

临床分期：

0期：TisN0M0

I期A：T1aN0M0

I期B：T1b，T2aN0M0

II期A：T2b，T3aN0M0

II期B：T3b，T4aN0M0

II期C：T4bN0M0

III期A：T1-4aN1bM0

III期B：T1-4bN2bM0

III期C：任何TN2c，N3M0

IV期：任何T任何NM

34.4 治疗原则

口颌面-头颈恶性黑色素瘤的治疗经历了从单一手术模式到手术、冷冻、放疗、化疗、免疫治疗、生物治疗等多种手段综合处理的过程。由于该类肿瘤的生物学行为极为活跃，本组的早期病例资料显示，单纯采用手术切除患者的，5年生存率为0。因此一般主张综合治疗。但是究竟那种方法为先？以及彼此顺序如何？均有待探索。根据头颈部肿瘤临床实践指南（NCCN 2009年中国版，NCCN 2011年英文版）和上海交通大学医学院附属第九人民医院10年的治疗经验，恶性黑色素瘤原发灶的手术及局部冷冻治疗、颈淋巴清扫术、再联合辅助放化疗和免疫治疗，是恶性黑色素瘤治疗成功的关键。

上海交通大学医学院附属第九人民医院口腔颌面外科对139例恶性黑色素瘤应用冷冻治疗口腔原发灶的综合治疗模式，5年生存率达42.53%，疗效令人鼓舞。

（1）原发灶处理原则 对皮肤恶性黑色素瘤须在病灶外1cm以上正常组织外进行切除，对黏膜原发性黑色素瘤，位置表浅的应用冷冻治疗，当原发灶巨大或侵犯腭板时，因单独冷冻无法达到治疗深度，以手术治疗为主；手术治疗在保证切缘阴性的基础上，尽可能保留肿瘤周围的头面部正常组织，减少组织功能破坏和毁容的后果；而把大范围"清理"恶性黑色素瘤细胞的任务留给术后放疗。

（2）颈淋巴结转移的处理原则 对V区及枕部淋巴结转移，采用后侧颈淋巴结清扫术；所有颈部其他部位淋巴结转移，根治性颈淋巴结清扫术；颈淋巴结清扫术后病理确认有颈淋巴结转移或包膜外侵犯，须行颈部术后放疗。

（3）远处转移 一般为多灶性，采用手术治疗的机会较少，多以化学治疗及生物疗法为主；对单灶性远处转移可采用手术或姑息性放疗。

（4）放射治疗 在原发灶大部分肿瘤已切除或冷冻治疗的基础上，原发部位的扩大术后放疗已证明具有良好的根治性疗效。Krengli 等分析多中心头颈部黏膜黑色素瘤疗效后发现，术后放疗可改善患者的局部控制率，但是否能改善生存率有待进一步研究。颈淋巴结清扫术后的放疗也有实际意义；恶性黑色素瘤未完整切除术，恶性黑色素瘤术后复发难以彻底切除及远处转移的姑息性放疗，也是放射治疗可以积极参与的治疗手段。

（5）辅助全身治疗 包括辅助化疗，主要选用氮烯咪胺（DTIC）、放线菌素D（actinomycin D）、长春新碱（VCR）或羟基脲（HU）的综合化疗，免疫治疗（多用非特异性免疫）和基因靶向药物治疗，也为恶性黑色素瘤治疗带来了新的希望。

Gavriel等认为，头颈部黏膜黑色素瘤恶性程度高，局部复发率、区域转移率和远处转移率均高，手术为首选。尽管有关于黑色素瘤"放射抵抗"的传统概念，在手术困难或手术不彻底时，优先考虑采用术后放疗。化疗和生物治疗对下降黑色素瘤远处转移的疗效应作进一步评估。

34

34.5 冷冻治疗和手术治疗

34.5.1 冷冻治疗

　　国内外研究表明,由于色素细胞对低温极为敏感,冷冻后的肿瘤细胞具有抗原性,诱发机体产生免疫反应,同时口腔恶性黑色素瘤病灶相对表浅,因此采用低温冷冻处理口腔原发灶机制明确。上海交通大学医学院附属第九人民医院口腔颌面外科临床139例资料显示:经低温处理原发灶组的5年生存率较手术组显著提高。口腔颌面-头颈恶性黑色素瘤原发灶常常位置表浅,较易实施冷冻,临床常用的是液氮冷冻治疗。由于恶性黑色素瘤好发于腭部、牙龈等处,冷冻时常规器械头无法满足肿瘤范围大小,往往采用铺置药棉后直接喷注液氮的方法。采用局部阻滞麻醉,根据病灶深浅采取不同冷冻时间,一般掌握为2.5～5min,冻融2～3次。(图34-1)。病灶组织经冷冻后经历坏死、脱落、吸收、结缔组织替代的过程,这一过程中组织坏死产生半抗原,引发局部组织的免疫反应。因此,冷冻直接杀伤作用和局部免疫反应产生协同效应,提高了肿瘤治疗在局部的根治性。我们建议将冷冻处理原发灶作为首选措施,但是当黑色素瘤侵犯腭板时,必须再行上颌骨切除术,对于腭部病灶,浸润较深且腭骨水平板明显侵及者,或上颌骨侵犯时,原则上在冷冻基础上结合手术切除,否则单独冷冻无法达到应有深度,反而遭致肿瘤扩散。

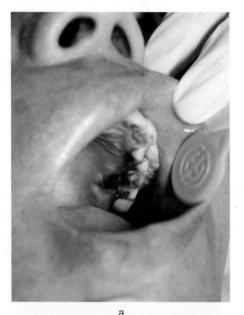

a

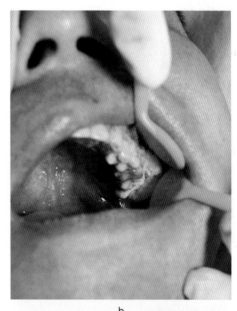

b

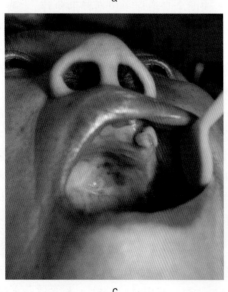

c

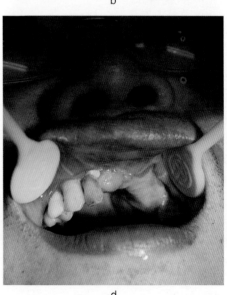

d

图34-1　左上牙龈恶性黑色素瘤的冷冻治疗

a: 治疗前；b: 冷冻治疗中；c: 治疗后1年, 多牙已脱落, 肿瘤全部消失；d: 治疗后11年, 肿瘤无复发

34.5.2 手术治疗

黑色素瘤传统的治疗方法为广泛性根治性手术切除。黑色素瘤的手术有以下4类:

34.5.2.1 活检手术

切除病灶连同周围0.5~1cm的正常皮肤和皮下组织一并切除,并做病理检查,然后再决定下一步治疗方案。此适合于原位癌和T1期患者。目前上海交通大学医学院附属第九人民医院普遍采用冷冻活检或激光活检,基本上可预防活检造成的肿瘤转移。

34.5.2.2 原发性病灶广泛切除术

对于皮肤及肢体的恶性黑色素瘤甚至主张在病灶3~5cm以外进行切除,但对头颈-口腔颌面部很难达到如此大的切除范围,特别在口腔内大的切除就更为困难,且手术造成的毁容严重,因此手术范围趋向保守。美国NIH在1992年推荐:原位癌(Clark I度)切除边界为0.5cm,肿瘤厚度小于1mm者为1cm边界。恶性黑色素瘤未扩散到其他部位时的治愈率较高,这些患者大都病变较薄,没有侵犯到真皮乳头层(Level II厚度≤1mm)。局部恶性黑色素瘤的治疗手术切除原发病变及周围部分的正常组织,对于极薄的病变(低危险组)切除边缘为病灶周围1cm组织;当肿瘤厚度1~2mm为2cm边界,而2~4mm时为2cm,大于4mm时切除边界为3cm。Ackerman等报道936例病变厚度<1mm的恶性黑色素瘤,手术切缘≤2cm,无局部复发。对头颈-口腔颌面部恶黑切除周围正常皮肤及皮下脂肪范围可参照此执行。有一项随机分组研究资料表明,对平均厚度为0.75~4.0mm的恶性黑色素瘤切除不同宽度的正常组织,结果表明:外科切除距肿瘤边缘正常组织1cm、不大于2cm与4~5cm切除正常组织边缘相比,局部复发率未见统计学明显差异;外科切除边缘不大于2cm者与4~5cm者相比,局部复发率、远处转移率及中位生存期(6年)无统计学意义。切除边缘缩小后,使需要植皮率明显降低($p<0.001$),且减少住院天数,许多患者可以门诊手术。

34.5.2.3 区域淋巴结清扫术

恶性黑色素瘤的颈淋巴结转移概率较高,并且往往为双侧转移。区域淋巴结清扫术主要适用于:①对V区及枕部淋巴结转移,采用后侧颈淋巴结清扫术;②所有颈部其他部位淋巴结转移,根治性颈淋巴结清扫术。预防性区域淋巴结清扫是否改善疗效尚不明确,当有颈部淋巴结转移时,应进行颈部治疗性颈淋巴结清扫术。一般认为,在病变厚度≤1mm者,不必进行预防性区域淋巴结清扫术,而在局部病变大于3.5~4mm者,远期生存率低,即使进行预防性区域淋巴结清扫术,其疗效改善也不明显。在介于两者之间者,预防性区域淋巴结可望改善生存率。一项回归性资料显示,治疗性淋巴结清扫术的姑息性疗效是肯定的。淋巴结转移数与预后相关,因而术后病理还可为下一步治疗提供指导。对于临床上N0患者是否需要行颈淋巴清扫术?根据上海交通大学医学院附属第九人民医院口腔颌面外科临床139例资料看,行选择性颈淋巴结清扫术组5年生存率明显高于不作颈淋巴结清扫术组。作者的体会是:冷冻处理原发灶作为首选措施时,颈淋巴结清扫术在原发灶处理后1个月进行较为适宜。术式以双侧功能性颈淋巴结清扫术(FND)为好。清扫的颈淋巴结区域根据原发灶的部位来选择(如上述)。如原发灶以手术治疗为主,颈淋巴结清扫术一般为同期施行。根治性切除局部病变与淋巴结清扫术后,有一定的并发症发生率,有作者报道皮瓣坏死为7%,伤口感染为10%,水肿为24%。

34.5.2.4 姑息性手术治疗

对于有远处转移的晚期患者,肿瘤局部出现溃疡、出血、疼痛或出现内脏梗阻时,只要解剖条件许可应行姑息性手术切除,术后部分孤立性病灶可能出现缩小至消失。无症状的转移病灶的手术治疗作用仍有争议。有回顾性分析选择性手术者的生存率好于对照组,少数患者可得到长期生存,2年生存率为10%~20%。然而,尚未得到随机分组研究结果的支持。外科治疗仅适用于无局部病变或无局部复发病变的单个部位的肺转移、胃肠道转移、骨转移、肝转移或偶发的脑转移且能耐受手术者等,术后应给予免疫治疗,偶尔有患者长期存活者。

34.6 放射治疗

34.6.1 放射治疗适应证

恶性黑色素瘤放射治疗适应证包括:①极早期的雀斑型恶性黑色素瘤适宜放疗;恶性黑色素瘤肿瘤厚

34

度小于等于1.5mm的患者且拒绝手术者,此时放射治疗疗效也较好。②恶性黑色素瘤肿瘤厚度大于1.5mm者且拒绝手术者也可考虑;但放疗疗效明显较上款下降。③对已接受手术治疗的恶性黑色素瘤患者,凡有术后放疗指征,包括肿瘤残瘤、手术安全距离过近、切缘阳性、颈部多淋巴结转移或包膜外侵犯等,均应考虑行术后放疗,此对晚II期和III期患者更为重要,因III期患者手术的成功率已较低,而加术后放疗可能进一步提高总体疗效。④对不能手术局部晚期、转移或复发的恶性黑色素瘤病变姑息性放射治疗是治疗选择。放疗可减轻脑转移、骨转移和内脏转移症状。

34.6.2 放射治疗技术

34.6.2.1 恶性黑色素瘤对放射线抗拒吗?

早期常规放射治疗恶性黑色素瘤的经验,使临床医师认为恶性黑色素瘤是属于对放射线抗拒性的肿瘤,甚至认为放射治疗对恶性黑色素瘤无效。但随着对恶性黑色素瘤细胞放射生物学的更多研究,发现恶性黑色素瘤细胞照射后生存曲线的肩段宽,提示亚致死性损伤的修复能力强,进行大分割放射治疗有效。许多细胞学水平研究结果及与大量临床研究已明确恶性黑色素瘤对放射治疗可以取得疗效。如Seegenschmiedt等报道11例残存或复发的II B患者,放射治疗后,肿瘤均得到了控制,原发和转移病灶均给予放疗者的效果更好,完全反应率(CR)与总有效率(RR)分别达到为64%与100%。

34.6.2.2 大分割放疗还是常规分割放疗

早期的放疗临床治疗多采取大分割放疗,一般为6Gy/次,每周2次放疗。这是基于放射生物学研究恶性黑色素瘤细胞生存曲线的肩段宽。有研究发现恶性黑色素瘤细胞的α/β比率仅为0.57,时间效应小;存活曲线有一宽的肩区,预示恶性黑色素瘤细胞亚致死损伤的修复能力强,应用每周2次的大分割有可能提高恶性黑色素瘤细胞的杀灭效果,疗效优于常规分割照射。另外,放疗间隔时间的延长也有利于正常细胞的再增殖,从而使口腔黏膜等正常组织放射反应更小。Habermalz等回顾性分析不同分割剂量放疗的44例恶性黑色素瘤病灶,发现每次分割剂量大于6Gy者反应率为27/31,而低于6Gy者仅为0/9。但近年来一些临床研究结果并不支持大分割放疗优于常规分割放疗的经验。美国肿瘤

放射治疗协作组(RTOG)报道1983~1988年进行的编号为83-05共137例恶性黑色素瘤前瞻性随机研究的结果,8Gy×4次大分割照射与常规分割2.5Gy×20次(5次/周)比较,完全反应率(CR)分别为24%与35%,部分反应率(PR)分别为23%与34%,表明大分割、少分次与常规分割2.5Gy相比并无益处,也证实了恶性黑色素瘤并非放射抗拒肿瘤(放射有效率近60%)。值得注意的是,大剂量少分次的放疗可以引起严重的晚期并发症。因此,目前更多主张采用常规分割放疗技术(2~2.5Gy/次,总剂量相当于60Gy)治疗恶性黑色素瘤。

34.6.2.3 放疗剂量的建议

原发灶扩大放疗剂量与一般为50~60Gy/4~5周;颈部放疗,据头颈部肿瘤临床实践指南(NCCN 2009年中国版)建议恶性黑色素瘤颈部术后放疗30Gy/5fx/2.5周;如采用常规放疗,2.5Gy×20次(5次/周)。对恶性黑色素瘤骨转移的姑息性放疗,剂量一般为30Gy/10fx。对恶性黑色素瘤多发脑转移者,应给予全脑预防照射40Gy,而后根据病情给予局部补量放射治疗15~20Gy,可解除症状和延长生存期;对单发性脑转移局部扩大野放疗50~60Gy。

34.6.2.4 恶性黑色素瘤是否可采用三维适形调强放疗或立体定向放疗

在放射治疗进入三维精确放疗时代后,采用三维适形调强放疗治疗恶性黑色素瘤具有重大意义,特别对肿瘤接近眼、脊髓等重要器官或组织情况下,能保护眼、脊髓等重要器官或组织又杀灭肿瘤。须注意治疗靶区的严格定义,一般按原肿瘤位置外扩5~10mm,太小肿瘤会遗漏,太大会造成正常组织不必要的放射损伤。由于三维适形调强放疗治疗恶性黑色素瘤的疗效评价需要一定观察总结时间,因此目前还没有过多的经验与大家分享。此外,赛博刀、立体定向放疗和伽马(X)刀擅长大分割、少分次,正符合以往主张的大分割治疗恶性黑色素瘤的方法,在具有适应证情况下(如脑转移灶)均已用于恶性黑色素瘤的治疗。近距离放疗也已用于表浅恶性黑色素瘤的治疗,并取得良好疗效。

34.6.2.5 质子、快中子和重离子射线治疗恶性黑色素瘤有优势吗?

质子射线、快中子射线和重离子射线均属高LET射

线，具有对乏氧细胞杀伤大、亚致死性损伤修复少、对细胞周期依赖性低等高LET特点。质子和重粒子射线在组织中射程末端剂量有一个释放峰（Bragg峰），可将之调到肿瘤所在的深度上，肿瘤后方的正常组织所受剂量几乎为零，此对靠近重要器官的肿瘤治疗有特别意义，并有较好疗效和较少并发症。重离子射线氧增强比（OER）小，接近于1，几乎没有氧效应，对乏氧细胞杀伤力强；其RBE（相对生物效应）很大，重粒子射线产生的强烈电离效应可使肿瘤细胞DNA的双键同时受损（低LET射线治疗在多数情况下只对DNA双键中的一条产生损害）。双键断裂的DNA是无法自行修复的，因此，重离子治疗对X（γ）射线抗拒、修复能力强的肿瘤，可明显提高疗效。恶性黑色素瘤细胞生存曲线的肩段宽，提示亚致死性损伤的修复能力强，质子射线、快中子射线和重离子射线均对治疗恶性黑色素瘤具有优势。有研究对不适合手术的48例患者的87个恶性黑色素瘤转移或复发病灶给予快中子治疗，局部控制率为62%。Zenda等对14例头颈黏膜恶性黑色素瘤采用质子射线治疗（60Gy/15次/5周），中位随访36.7个月，3年总存活率58%，无治疗相关死亡，疗效良好。Jingu等对72例头颈黏膜恶性黑色素瘤采用碳离子射线照射52.8Gy至64Gy/16次/4周，5年局部控制率84.1%，5年总生存率（OS）27%。作者认为采用该技术头颈黏膜恶性黑色素瘤，安全、有效，治疗并发症可以接受，生存率好于常规放疗，于手术相当。该研究还发现在远处转移的患者中，85%没有局部复发；≥100 ml的肿瘤容积是最明显的影响预后的因素。目前高LET射线治疗恶性黑色素瘤尚在探索，但可以认为，对不能手术局部晚期、转移或复发的恶性黑色素瘤病变，质子、快中子和重离子射线治疗均是寄予希望的治疗方法。

34.6.3 疗效及影响因素

34.6.3.1 对原发灶和颈部淋巴结转移的放疗

影响恶性黑色素瘤原发灶和颈部淋巴结转移放射治疗疗效的因素很多，主要为原发灶是否经手术或冷冻治疗基本控制基础上放疗还是未控或复发后放疗，前者疗效明显优于后者；对颈部淋巴结转移疗效评定同样依此排定。恶性黑色素瘤有远处转移预后明显差于未远处转移者。Ang等报道了118例厚度为1.5mm或Clark IV和V患者给予局部广泛切除后辅加放疗30Gy/5次

的结果。5年局部控制率与生存率分别为86%与63%。在39例临床结节阳性和69例局部复发的患者给予术后放疗，5年局部控制率分别为92%与88%，而5年生存率分别为41%与45%。Morris等报道41例III期以上病变行术后大分割放疗（6Gy×5次共30Gy）与颈部等高危复发区域，发现并发症轻，无需治疗间断，平均随诊22个月，复发率为4.8%，明显改善疗效。Harwood等报道了40例单用45～50Gy/10～15次放射治疗淋巴结转移病灶的结果，82.4%（14/17）患者的淋巴结转移病灶得到控制；而在91.9%（34/37）例有镜下淋巴结转移灶者，疗后1个月至7年无瘤存活，有些病灶可能在放疗后2年才消失。有报道，颈部放疗可提高局部控制率，但未改善总生存（OS）期。

34.6.3.2 恶性黑色素瘤远处转移的放疗

对恶性黑色素瘤中枢神经系统转移和骨骼转移的患者，放疗可控制肿瘤、减轻症状。有报道67%的骨转移对放射治疗有效或疼痛缓解，与其他肿瘤骨转移疗效基本相同。Katz等对恶性黑色素瘤骨转移行姑息性放疗，获得了77%姑息有效率，并发现高的总剂量对骨转移有较长的缓解期。此外，Katz等发现恶性黑色素瘤脑转移的单次大剂量分割放疗，只在单发脑转移和首次外科切除后存活期较长的患者有优势，而多发性脑转移无益处；加用化疗则无益处。Choit等报道加速分割194例恶性黑色素瘤脑转移，尽管总的生存率没有显示加速分割的优势，但对单一病变完全切除后的患者和没有脑外转移的患者是有益的。有报道，中枢神经系统的转移灶放射结合皮质类固醇有效率达到67%，脊髓转移的有效率为37%～100%。

34.7 化学治疗

由于晚期黑色素瘤预后差，且长期缺乏有效的治疗手段，近30年来，仅氮烯咪胺（DTIC）和高剂量IL-2被美国FDA批准用于治疗晚期黑色素瘤。晚期黑色素瘤恶性程度高、预后差，长期以来，其治疗一直没有获得突破。恶性黑色素瘤化疗的金标准仍为氮烯咪胺（DTIC），但近年来4个大规模随机对照III期临床研究显示其有效率约为10%，无进展生存（PFS）时间不超过2个月。

34

尽管化疗的缓解率很低，然而化疗仍是治疗晚期恶性黑色素瘤的主要手段之一。目前，在许多回顾性总结中辅助化疗治疗恶性黑色素瘤可能有效，但在前瞻性研究中，化疗疗效尚不肯定，对已发生转移者采用化疗合并生物疗法可以延长生存期，提高患者的生活质量。II 期和 III 期恶性黑色素瘤，除手术治疗外，有许多研究进行白介素、化疗和干扰素的治疗，除有报道显示干扰素有延长无病生存外，没有提高无病生存作用。恶性黑色素瘤的化疗多采用联合化疗或生物化疗。

在单药治疗中，氮烯咪胺（DTIC）是最有效的，有效率10%～20%。完全消退率（CR）在5%～13%之间，但维持时间短（<6个月），且仅限于皮肤、软组织、淋巴结与肺等转移病变。

联合化疗：恶性黑色素瘤的两药联合化疗方案有效率为20%～30%，三药联合约30%～40%，平均缓解期约6个月。常用恶性黑色素瘤的联合化疗方案有：①BPDT方案：BCNU（150 mg/m^2，静注，D1）+DDP（25 mg/m^2，静注，D1～3）+DTIC（220 mg/m^2，静注，D1～3）+TAM（10 mg/次，口服，3次/d连服；6周重复；②BDV方案：BCNU（75 mg/m^2，静注，D1，2）+DTIC（220 mg/m^2，静注，D3～5）+VCR（1.4 mg/m^2，静注，D1，8）；6周重复；③DVP方案：DTIC（200 mg/m^2，静注，D1～3）+DDP（25 mg/m^2.静注，D4，5）+VDS（3 mg/m^2，静注，D1，8）；3周重复；④PBDV方案：BCNU（75 mg/m^2，静注，D1，2）+DTIC（220 mg/m^2，静注，D3～5）+VCR（1.4 mg/m^2，静注，D1，8）+DDP（30 mg/m^2，静注，D5～7）；6周重复。

生物化疗：是将化疗与生物治疗同时或序贯应用的治疗方法，目前常用将IFN和IL-2加入联合化疗，其有效率较联合化疗高，已成为恶性黑色素瘤的重要治疗方法。文献报道CDV方案治疗晚期恶性黑色素瘤的有效率达33%～65%，完全缓解率达13%～34%，中位生存期为12～13个月。常用生物化疗方案：①PII方案：DDP（100 mg/m^2，静注，D1）+IL-2（18 mIU/m^2，肌注，D3～6，D17～21）+IFN（9 mIU/m^2，皮下注射，3次/每周）；28d重复；②DI方案：DTIC（220 mg/m^2，静注，D1）+IL-2（9 mIU/m^2，皮下注射，D1～4）；28d重复；③CVDII方案：DDP（20 mg/m^2.静注，D1～4）+DTIC（800mg/m^2，静注，D1）+VLB（1.6 mg/m^2，静注，D1～4）+IL-2（9 mIU/m^2，皮下注射，D1～4）+IFN（5 mIU/m^2，皮下注射，D1～5）；21d重复。

34.8 免疫治疗、基因靶向药物及辅助热疗

极少数恶性黑色素瘤患者发生的自然消退现象，给黑色素瘤免疫治疗带来了希望。近年来，恶性黑色素瘤的生物治疗取得了一定的疗效，主要有LAK、TIL、α-2b干扰素、IL-2等免疫治疗药物。卡介苗皮内注射或皮上划痕由于不良反应大，目前已很少应用。肿瘤疫苗治疗仍处于研究阶段。但研究表明，黑色素瘤的非特异性免疫治疗并不能提高生存率。在一项随机分组的临床研究中，免疫治疗加生物治疗（如白介素、IL-2、干扰素）对进展期恶性黑色素瘤有抗癌效果，对无复发生存率有好处，但对患者的总生存率未见有明显影响；过继性输注肿瘤浸润淋巴细胞联合IL-2在部分患者中可产生免疫活性；另一个有前景的研究治疗方法是向肿瘤浸润的淋巴细胞中导入逆转录病毒基因，以增强抗癌活力。基因治疗也可以提高肿瘤细胞的免疫原性，目前采用调节肿瘤细胞基因的方法治疗进行性转移性恶性黑色素瘤的几组试验正在进行中，其结果有待评价。近期晚期黑色素瘤基因靶向药物的研究进展主要在两个方面：第一，被全球黑色素瘤专家寄予厚望的抗CTLA4单抗的靶向免疫药物终于取得了突破性的阳性生存结果；其次，在个体化分子靶向治疗方面，针对不同的患者人群，根据患者基因突变类型选择特异性分子靶向治疗，仍然是晚期黑色素瘤治疗的一个主要的研究方向。今年，美国食品和药物管理局（FDA）接连批准了基因靶向治疗药物Ipilimumab和Vemurafenib（BRAFv600突变抑制剂）用于治疗晚期黑色素瘤，此外伊马替尼（KIT抑制剂）治疗KIT突变晚期黑色素患者的 II 期临床研究结果也得以发表。

34.8.1 免疫治疗

34.8.1.1 恶性黑色素瘤免疫治疗的适应证，包括：

①肿瘤局部注射疗法，仅用于表浅肿瘤（ClarkI/II级），肿瘤已浸润皮下组织者不宜采用；②恶性黑色素瘤原发灶或转移灶切除后，以及化疗后的患者，免疫疗法可作为辅助性治疗手段；③对晚期病例，不能手术切除时，作为免疫化学治疗的一部分。α-2b干扰素辅助治疗的疗程目前还有争议，比较公认的是对高危黑色素瘤

患者给予1年高剂量的α-2b干扰素为标准方案。此外，治疗化疗和生物治疗的结合（化学免疫治疗或生物化学疗法），白介素-2与顺铂联合在几个II期临床试验已获得令人鼓舞的有效率。

34.8.1.2 特异性免疫治疗和过继性免疫治疗

主动特异性免疫治疗是应用肿瘤特异抗原如瘤苗等刺激机体的免疫系统，激活机体免疫系统活性（包括细胞免疫和体液免疫）。用恶性黑色素瘤组织制成疫苗给患者注射，使患者产生抗肿瘤免疫。疫苗可来源于自体、同种异体或体外培养的恶性黑色素瘤细胞，经过化学、生物、物理等因素处理灭活并提高其抗原性；过继免疫治疗是通过输注免疫活性细胞至肿瘤的宿主中，这些细胞具有直接或间接的介导抗肿瘤效果。肿瘤浸润淋巴细胞是从实体瘤中分离出来的，细胞毒性T细胞可在体外扩增。这些从人类恶性黑色素瘤中获取的浸润淋巴细胞，在体外有消灭自体肿瘤的作用，在体内有介导肿瘤消退的作用。过继免疫治疗有肿瘤引流淋巴结淋巴细胞（drainage nodular lymphocyte，DNL）体外扩增回注等。可输入淋巴细胞、转移因子（TF）、IL-2、LAK细胞（淋巴因子激活的杀伤细胞）。

34.8.2 基因靶向治疗

基因靶向治疗药物为晚期黑色素瘤的治疗带来了新希望，也预示着晚期黑色素瘤个体化治疗时代即将来临。

34.8.2.1 基因靶向药物Ipilimumab

Ipilimumab（Ipi）是一种抗CTLA4单克隆抗体，CTLA4是一种在T细胞膜表面表达的抑制性受体。肿瘤抗原需经抗原递呈细胞呈递给T细胞进行识别。正常情况下，T细胞的激活依赖于第一信号（抗原-抗体复合物形成）和第二信号（B7介导的活化信号）通路。而CTLA4与B7活化信号相结合将产生抑制性信号而抑制特异性T细胞的活化。此外，Ipi能阻断CTLA4与B7的结合，消除抗肿瘤免疫抑制，从而真正调动特异性抗肿瘤免疫反应。Steven在2010年ASCO大会上报告了一项III期随机对照临床研究，研究证明了Ipi能延长晚期黑色素瘤的生存期。这一结果是近30年来晚期黑色素瘤治疗的重大进步。该研究包含了Ipi组、Ipi+疫苗组和单纯疫苗组，入组为反复治疗失败的进展期黑色素瘤

患者，3组比例为3：1：1，研究总例数676例。结果显示：3组的总生存期分别为10.1个月、10个月和6.4个月，前两组分别与疫苗组比较有明显差别（$p=0.0004$和$p=0.002$），死亡风险降低32%～34%。该研究为那些没有特殊基因突变的患者提供另一项可能延长生命且实用的治疗方法。

34.8.2.2 Ipilimumab联合DTIC

2011年美国临床肿瘤学会（ASCO）大会汇报了Ipi联合DTIC与达卡巴嗪单药化疗对照的III期临床研究，该随机双盲研究共入组了502例患者，结果第1、2、3年Ipi+达卡巴嗪组生存率分别是47.3%、28.5%和20.8%，而单药达卡巴嗪组只有36.3%、17.9%和12.2%。Ipi+达卡巴嗪作为一线治疗较DTIC单药组明显延长了患者总生存率（OS）近2倍。该研究第一次证明了Ipi联合达卡巴嗪有可能取代过去长达30余年的一线达卡巴嗪单药治疗标准，也被美国FDA迅速批准为晚期黑色素瘤新一线治疗标准。据估计，在我国1/2以上的黑色素瘤患者可能通过Ipi而获得生存期益处。对于那些肿瘤负荷不大，症状不明显的晚期黑色素瘤患者，选择Ipi有可能得到长期生存获益。

34.8.2.3 Ipilimumab单药治疗晚期黑色素瘤脑转移

晚期黑色素瘤脑转移如不治疗，中位生存期只有2个月。之前，此类患者的治疗，除了立体定向放疗和替莫唑胺（TMZ）药物外，尚没有其他更好的治疗措施。近来Lawrence报道Ipi单药治疗晚期黑色素瘤脑转移取得显著疗效，因该研究治疗病例数少，且属非随机对照研究，因此还需要开展样本量更大的随机对照研究来提供更有力的证据。Ipi治疗脑转移的可能机制为：该药激活化了机体特异性细胞免疫及体液免疫系统，而这种激活的免疫活性细胞、抗体或者细胞因子，能够透过血脑屏障作用于脑内肿瘤。

34.8.2.4 基因靶向药物Vemurafenib

去年，美国FDA批准了Vemurafenib（BRAFv600突变抑制剂）用于治疗BRAFv600突变的晚期黑色素瘤。2011年ASCO大会上Chapman等报道Vemurafenib（PLX4032）与DTCI对照治疗的III期临床研究的结果。该研究比较了Vemurafenib与DTIC在BRAFv600E突变晚期黑色素瘤患者的疗效。研究共入组675例不能手术切除的III期或IV期初治黑色素瘤。结果

34

显示,Venlurafenib组有效率达到48.4%,DTIC组仅为5.5%,所有的亚组分析均证明Venlurafenib组比DTIC组显著提高了进展生存(PFS)期,和总生存(OS)期。目前,Vemurafenib已在国内上市,中国黑色素瘤中BRAF v600E变异率接近26%,虽然不如白种人约50%的变异率高,但仍然有可能通过这个药物解决我国1/4黑色素瘤患者的治疗问题。因此,Vemurafenib对我国黑色素瘤的治疗也有着十分重要的意义。

34.8.2.5 基因靶向药物伊马替尼

我国一项43例KIT基因突变或扩增的晚期黑色素瘤患者伊马替尼治疗Ⅱ期临床研究表明,10例(23.3%)患者获得部分缓解(PR),13例(30.2%)获得疾病稳定(SD)。伊马替尼治疗1年生存率达到了51.0%,中位生存时间达到14个月,并且使部分缓解(PR)或疾病稳定(SD)患者获得的总生存(OS)期为15个月,与恶化(PD)患者相比,差异有明显的统计学意义($p = 0.036$)。虽然有效率不如Vemurafenib,但本项研究的结果还是相当好的。研究还发现伊马替尼激发耐药患者ERK的表达水平明显增高,一例患者耐药后伴有新的突变发生,这为我们研究其耐药及后续治疗提供了新的研究思路。

34.8.2.6 舒尼替尼和贝伐珠单抗

一项舒尼替尼单药治疗黑色素瘤的研究报道显示,某些DTIC化疗失败后的KIT突变阴性患者对舒尼替尼单药治疗仍然有效。说明舒尼替尼用于治疗晚期黑色素瘤时并非只通过针对KIT突变发挥作用,可能还存在其他多个作用靶点,这些研究对于基因突变不明确的黑色素瘤患者的治疗具有相当价值。此外,抗血管生成治疗药物贝伐珠单抗联合替莫唑胺(TMZ)化疗的多药联合的研究也在进行之中,对既往治疗失败的晚期黑色素瘤患者可能带来好消息。

34.8.3 辅助热疗

热疗可作为恶性黑色素瘤姑息治疗的手段,也可与放射治疗和化疗结合使用治疗恶性黑色素瘤,以取得较好的姑息疗效。表浅黑色素瘤易于加热,热疗联合放疗有提高放射治疗的恶性黑色素瘤局部控制率和改善预后的效果。Emami对49例复发和转移患者用放疗联合加热肿瘤完全消退(CR)为59%,而单独放疗的CR

仅为24%,两者结合提高了肿瘤的缓解率。加用热疗后约可减少30%的肿瘤放疗剂量,从而使肿瘤控制率不减少,而放疗并发症减少。Conzales等报道24例复发或转移的黑色素瘤病例,体表病灶共计38个,分别采用热疗+放射治疗、单纯放射治疗、单纯热疗(同一患者的多发病灶,同时对不同病灶采用不同的治疗方法进行对比)。放射治疗采用分次剂量6~8Gy,1周1次,共2~3次,或4~5Gy,每周2次,共4~6次。热疗采用433MHz微波加热,均于每次放射治疗后30min内进行。结果显示热疗+放射治疗的CR率为83%(15/18),单纯放射治疗的CR率为38%(3/8),单纯热疗者均无效。随访表明,单纯放射治疗达CR的3个病灶有2个分别于疗后8、12个月局部复发,而作为对比的热疗+放射治疗达CR者均未见局部复发,提示热疗+放射治疗对黑色素瘤的疗效明显好于单纯放疗,有效的病例其局部控制效果也明显好于单纯放疗,而采用单纯热疗显示无效。另据来源于70例患者的随机性临床研究,134个体表的复发或转移的恶性黑色素瘤病灶分别采用单纯放疗(分次剂量8Gy或9Gy,分次之间间隔4d,照射3次或4次)和热疗+放射治疗(热疗采用微波或射频技术,皮下温度43℃,1h,于放射治疗后30min内进行)的对照研究,结果显示单纯放射治疗与热疗+放射治疗组的CR率分别为35%、62%;2年局部控制率分别为28%、46%。组间均有显著的统计学意义。同时资料显示热疗+放射治疗疗效与放射治疗总剂量、瘤体大小显著相关。此外,利用肿瘤的选择性药物吸收,也可能使热中子俘获治疗成为恶性黑色素瘤的一个潜在治疗方式。

34.9 预后因素

黑色素瘤的预后很差,早期临床资料提示单纯手术治疗的5年生存率为零。随着综合治疗手段的逐渐引入,其5年生存率才逐步提高。Douglas等回归性分析1965~2001年间68例头颈部黏膜黑色素瘤的治疗结果。原发部位在鼻腔副鼻窦占65%、在口腔黏膜占19%,21%的患者治疗时已有淋巴结转移或远处转移。55例根治性治疗的患者中,30例采用放疗、25例采用手术加术后放疗,结果全组5年总生存率22%,表明头颈部黏膜黑色素瘤恶性度高,易转移、预后差。另有报道对厚度为1.5mm的皮肤恶性黑色素瘤进行适宜的边界切除后,10年生存率为85%,但厚度大于4 mm者,手术后约50%的患者复发；Ⅲ期患者60%～85%伴有区域淋巴结转移，而远处转移的Ⅳ期患者约有95%伴有复发。

恶性黑色素瘤的预后主要与病理类型、肿瘤浸润的深（厚）度及范围、原发肿瘤的部位、区域淋巴结转移与否、年龄及性别、治疗（原发灶的正确处理、颈淋巴结处理、化疗、免疫治疗等疗法的次序）是否正确有关。早期的病例一般预后较好，临床Ⅰ期的5年、10年生存率可达89%与81%。口腔黏膜恶性黑色素瘤的预后明显差于皮肤恶性黑色素瘤，国外文献报道5年生存率为4%～20%。上海交通大学医学院附属第九人民医院口腔颌面外科采用以冷冻治疗原发灶为主的综合治疗后，其3年、5年生存率提高到57.1%（40/70）和36.1%（22/61）；其中Ⅰ、Ⅱ期病例的3年、5年生存均达75%。晚期病例则多死于肿瘤弥散性扩展。

（1）临床类型　恶性雀斑样痣型最好，结节型最差。

（2）组织类型　预后较差的组织学特征包括：核有丝分裂像的细胞增多（侵入真皮层的超过6个/mm^2），有微小的卫星灶存在（通过正常组织与原发肿瘤中分离的散在的真皮内癌巢），垂直生长期、溃疡、退变（在组织学上超过75%）皮肤或皮下组织浸润、血管受侵、稀少的淋巴细胞宿主反应（肿瘤浸润淋巴细胞）。

（3）浸润深（厚）度　目前临床常用肿瘤厚度来判断预后。肿瘤垂直厚度是用目镜测微计以毫米测量，从颗粒层的最高点或浅表溃疡的底部到肿瘤浸润的最低点。Clark提出在解剖学上测量肿瘤浸润深度的方法，将其分为5度，Ⅰ度为病变局限于表皮内，Ⅱ度至真皮乳头，Ⅲ度为真皮乳头Fj网状层交界处，Ⅳ度穿透网状层，Ⅴ度为病变达皮下组织。Clark根据肿瘤浸润深度对病变进行了组织学分类，CLaik的5度分级方法尤其适用于较薄的（<1mm）恶性黑色素瘤的预后。随着肿瘤厚度增加，转移的可能性增加，预后也更差。Breslow等提出以肿瘤表面到浸润最深点的厚度来进行分期，它能更好判断肿瘤预后。①肿瘤厚度与生存率的关系：小危险度：原发肿瘤厚度<0.76mm，5年生存率96%～99%；低危险度：原发肿瘤厚度0.76～1.5mm，5年生存率87%～94%；中危险度：原发肿瘤厚度1.51～4.0mm，5年生存率66%～77%；高危险度：原发肿瘤厚度>4.0mm，5年生存率<50%。②肿瘤厚度与区域淋巴结转移的关系：恶性黑色素瘤经淋巴管可扩散到区域淋巴结，其肿瘤厚度与淋巴结转移率也有关系。肿瘤厚度<0.76mm，区域淋巴结转移率<1%；肿瘤厚度

0.76～1.5mm，10%～15%；肿瘤厚度1.51～4.0mm，区域淋巴结转移率20%～40%；肿瘤厚度>4.0mm，区域淋巴结转移率50%～65%。

（4）淋巴结转移　无淋巴结转移且无远地转移的患者预后好，10年生存率为78%。当有区域淋巴结转移时，5年仅约为40%；而有远地转移时，5年生存率低于7%。另外，其淋巴结转移的数目也是影响患者的预后因素，随淋巴结转移的数目多而生存率下降。淋巴结受累数1个，3年生存率66%，5年生存率58%，10年生存率40%；淋巴结受累数2～4个，3年生存率38%，5年生存率27%，10年生存率10%；淋巴结受累数4个以上，3年生存率20%，5年生存率10%，10年生存率<10%。

（5）性别和年龄　一般来说，对所有恶性黑色素瘤，老年人的预后较年轻人差，50岁以下的患者的预后较年长者及男性为好；在任何厚度的肿瘤分级中，女性的生存率高于男性，尤其是在厚度小于1.7mm的恶性黑色素瘤。

（6）原发部位　四肢比躯干，上肢比下肢预后好；预后差的部位被称为"BANS"，即背部（back）、上臂（arm）、颈部（neck）与头皮（scalp）。然而，最近的研究证实，在Ⅰ期皮肤疾病中仅头皮病变预后较差。

（7）溃疡　有溃疡者预后差，溃疡>3mm者预后更差。

（8）手术方式　接受不正确的首次手术者预后差。

（9）综合治疗　Benlyazid等回顾性分析多家医院1980～2008年间头颈部黏膜黑色素瘤采用手术（82例）和手术加术后放疗（78例）的治疗结果：单手术组局部复发率55.6%，手术加术后放疗组为22.9%，综合组疗效明显提高（$p<0.01$）；Meleti等对38例头颈部黏膜黑色素瘤采用手术治疗（19例）或手术加术后放疗（19例），结果表明，单手术组11例（57.9%）局部复发、11例（57.9%）区域性转移、10例（52.6%）发生远处转移；手术加术后放疗组分别为5例（26.3%）、4例（21%）和9例（47.3%）。该研究表明手术加术后放疗模式局部疗效优于单手术；Wagner等报道手术加辅助放疗治疗头颈部黏膜黑色素瘤具有较高的局部控制率，疗效优于单放组（对无法手术切除的患者可采用单放疗）。由于头颈部黏膜黑色素瘤远处转移率高，5年治愈率仅为20%。

（10）其他　妊娠不影响患者的生存时间。不管在妊娠前、妊娠期间或妊娠后确诊的恶性黑色素瘤，多项研究都表明妊娠不影响患者的生存时间。

（王中和　周国瑜）

34

参 考 文 献

1 王光超. 皮肤病及性病学. 北京:科学出版社,2002

2 张学军. 皮肤性病学. 5版,北京:人民卫生出版社,2001

3 王善昌. 冷冻外科治疗口腔恶性黑色素瘤.口腔医学,1984,4:9-11

4 周国瑜,林国础,顾基中,等.冷冻治疗口腔恶性黑色素瘤的体会(附107例病例分析). 上海口腔医学,1999,8(2):9-98

5 迟志宏.谈黑色素瘤靶向治疗进展. 医师在线,2011

6 Burmeister BH, Smithers BM. A prospective phase II study of adjuvant postoperative radiation therapy following nodal surgery in malignant melanoma-Trans Tasman Radiation Oncology Group (TROG) Study 96.06. Radiotherapy and Oncology, 2006, 81:136-142

7 Broadbent AM, Hruby G, M Tin MM, et al. Survival following whole brain radiation treatment for cerebral metastases : an audit of 474 patients. Radiotherapy and Oncology, 2004,71:259-265

8 Cederblad L, Blomquist E ,Ekberg T, et al. Head and neck mucosal malignant melanoma expressing C-kit might benefit from new treatment option. Radiotherapy and Oncology, 2011, 98:S1~S24

9 Jingu K, Kishimoto R, J Mizoe LE, et al. Malignant mucosal melanoma treated with carbon ion radiotherapy with concurrent chemotherapy : Prognostic value of pretreatment apparent diffusion coefficient (ADC). Radiotherapy and Oncology, 2011,98:68-73

10 Khan N, Khan MK, Almasan A, et al. The Evolving role of radiation therapy in the management of malignant melanoma. Int J Rad Oncol Biol Phys,2011,80:645-654

11 Seegenschmiedt MH, Keilholz L, Altendorf-Hofmann A, et al. Palliative radiotherapy for recurrent and metastatic malignant melanoma : prognostic factors for tumor response and long-term outcome : a 20-year experience. Int J of Rad Oncol Biol Phys,1999,44:607-618

12 Harwood AR, Cummings BJ. Radiotherapy for mucosal melanomas. Int J of Rad Oncol Biol Phys,1982,8:1121-1126

13 Sause WT, Cooper JS, Rush S, et al. Fraction size in external beam radiation therapy in the treatment of melanoma. Int J of Rad Oncol Biol Phys,1991,20:429-432

14 Barth RF, Yang W, Bartus RT, et al. Neutron capture therapy of intracerebral melanoma : enhanced survival and cure after blood-brain barrier opening to improve delivery of boronophenylalanine. Int J of Rad Oncol Biol Phys, 2002,52:858-868

15 Strojan P, Jančar B, Čemažar M, et al. Melanoma metastases to the neck nodes : role of adjuvant irradiation. Int J of Rad Oncol Biol Phys, 2010,77:1039-1045

16 Yanagi T, Mizoe J, Hasegawa A, et al. Mucosal malignant melanoma of the head and neck treated by Carbon ion radiotherapy. Int J of Rad Oncol Biol Phys,2009,74:15-20

17 Chang DT, Amdur RJ, Morris CG, et al. Adjuvant radiotherapy for cutaneous melanoma : Comparing hypofractionation to conventional fractionation. Int J of Rad Oncol Biol Phys,2006,66:1051-1055

18 Zenda S, Kawashima M, Nishio T, et al. Proton beam therapy as a nonsurgical approach to mucosal melanoma of the head and neck : A pilot study. Int J of Rad Oncol Biol Phys,2011, 81:135-139

19 Gaudy-Marqueste C, Regis JM, Muracciole X, et al. Gamma-knife radiosurgery in the management of melanoma patients with brain metastases : A series of 106 patients without whole-brain radiotherapy. Int J of Rad Oncol Biol Phys,2006,65:809-816

20 Ang KK, Peters LJ, Weber RS, et al. Postoperative radiotherapy for cutaneous melanoma of the head and neck region. Int J of Rad Oncol Biol Phys,1993,27(S1):234

21 Payette MJ, Katz M, Grant-Kels JM. Melanoma prognostic factors found in the dermatopathology report. Clinics in Dermatology, 2009,27:53-74

22 Coit D, Rogatko A, Brennan M. Prognostic factors in patients with melanoma metastatic to axillary or inguinal lymph nodes. A multivariate analysis. Am Surg, 1991,214:627

23 Gavriel H,McArthur G,Sizeland A, et al. Review : mucosal melanoma of the head and neck. Melanoma Res, 2011,21:257-266

24 Benlyazid A, Thariat J, Temam S, et al. Postoperative radiotherapy in head and neck mucosal melanoma : a GETTEC study. Arch Otolaryngol Head Neck Surg, 2010,136:1219-1225

25 Douglas CM,Malik T,Swindell R, et al. Mucosal melanoma of the head and neck : radiotherapy or surgery? J Otolaryngol Head Neck Surg, 2010,39:385-392

26 Wagner M, Morris CG, Werning JW, et al. Mucosal melanoma of the head and neck. Am J Clin Oncol, 2008,31:43-48

27 Meleti M,Leemans CR,de Bree R, et al. Head and neck mucosal melanoma : experience with 42 patients, with emphasis on the role of postoperative radiotherapy. Head Neck, 2008,30:1543-1551

28 Krengli M,Jereczek-Fossa BA,Kaanders JH,et al. What is the role of radiotherapy in the treatment of mucosal melanoma of the head and neck? Crit Rev Oncol Hematol, 2008,65:121-128

35 原发灶不明的颈部转移癌
Chapter 35　Carcinoma of Unknown Primary

　　原发灶不明颈部转移癌(carcinoma of unknown primary,CUP)是患者经病理学证实的颈部转移癌,既往无肿瘤病史,经询问病史、临床检查、实验室检查、全身影像检查(包括PET/CT、内镜)均未发现原发灶。该病约占头颈部恶性肿瘤的2%～5%。原发灶隐匿的原因有：原发瘤灶已经被去除,如皮肤原发灶已被电灼；原发灶太小；病理取样不足,缺少系列切片研究；原发瘤自行消除,如原发于淋巴结的恶性黑色素瘤；肿瘤广泛转移致使原发灶难辨认；检测手段不够充分等等。原发灶不明颈部转移癌的病理分型以鳞癌居多,其次为未分化癌和腺癌。据中国医学科学院肿瘤医院肖光莉等报道122例,鳞癌90例(高分化鳞癌4例、中分化鳞癌11例、低分化鳞癌47例、28例未定病理分化程度)；腺癌17例(6例乳头状腺癌)；未分化癌9例；其他病理类型6例(腺鳞癌4例,黏液性表皮样癌1例和转移性癌1例)。

35.1　颈部淋巴结解剖和影像学分区

　　全身约800枚淋巴结,其中约300枚位于颈部。颈部淋巴结引流丰富,不同原发灶的肿瘤有好发颈部淋巴结转移部位；熟悉颈部淋巴结的部位、影像学分区及不同原发肿瘤颈部淋巴结的转移规律,对临床诊断和治疗有很重要的意义(见图35-1,图35-2)。

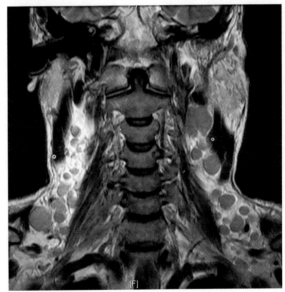

图35-1　双侧多个肿大淋巴结MRI图像

35

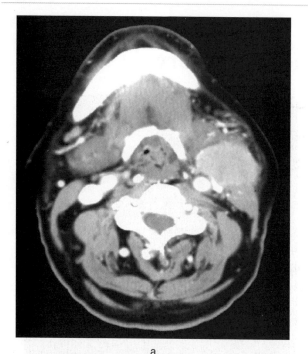

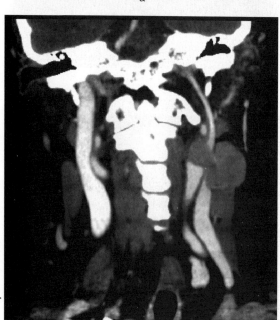

图35-2　左颈外侧深转移淋巴结
a. 横断位CT像；b. 冠状位重建图像

35.1.1　颈部淋巴结解剖分区

颈部淋巴结解剖分区分为：①枕淋巴结；②乳突淋巴结（耳后淋巴结）；③腮腺淋巴结；④腮腺深淋巴结；⑤面淋巴结；⑥下颌下淋巴结；⑦颏下淋巴结；⑧颈前淋巴结；⑨颈外侧淋巴结；⑩咽后淋巴结。

35.1.2　颈部淋巴结影像学分区

1999年，Som 等回顾分析了大量相关文献，在总结颈部淋巴结分布规律的基础上，将患者头部固定于中立体位，进行平行于耳眦线层厚3mm的CT扫描，然后根据所得的图像提出一种新的颈部淋巴结分区法，这一分区将以往的外科学分区采用影像学标志加以界定（见图35-3）。

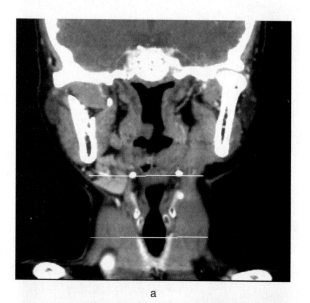

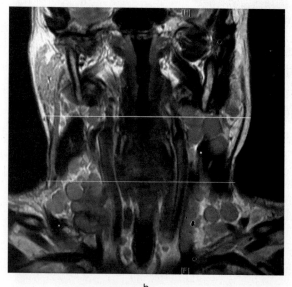

图35-3　颈部淋巴结影像学分区
a. 冠状位重建CT像；b. 冠状位MRI图像
上线：舌骨体下缘；下线：环状软骨下缘

（1）I区淋巴结　Ia区是一个位于颏下中央的三角形区域，包括颏下淋巴结。Ib区包括下颌下淋巴结，位于二腹肌前后腹、茎突舌骨肌和下颌骨体之间（见图32-4）。

又或舌骨体下缘。影像学角度采用颈内静脉后缘作为IIa和IIb的分界（见图35-5）。

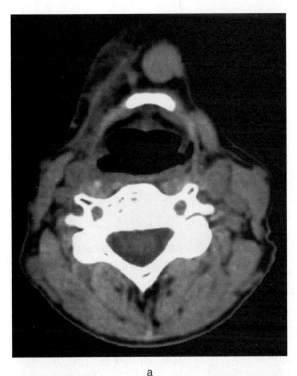

a

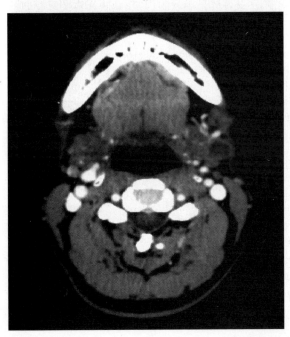

b

图35-4　a. Ia区：左颏下转移淋巴结；b. Ib区：左颌下转移淋巴结

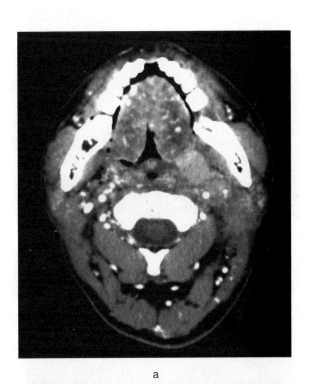

a

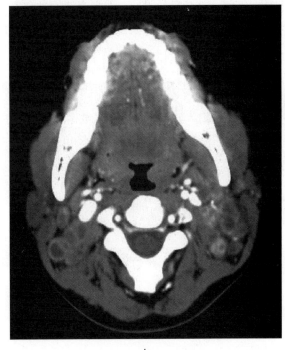

b

图35-5　IIa/IIb区：颈深上淋巴结（颈静脉上组淋巴结）ab为不同层面CT横断图像

35

（2）II区包括颈静脉上组淋巴结　位于颈内静脉上1/3和副神经上部周围。自颅底一直延伸至颈动脉分

（3）III区包括颈静脉中组淋巴结　位于颈内静脉中1/3周围，是II区向下的延续。上以舌骨体下缘为界，下以环状软骨下缘为界，以胸骨舌骨肌后外侧缘和胸锁

乳突肌前缘为前界,以胸锁乳突肌后缘为后界,外以胸锁乳突肌内缘为界,内以颈内动脉内缘和斜角肌为界(见图35-6)。

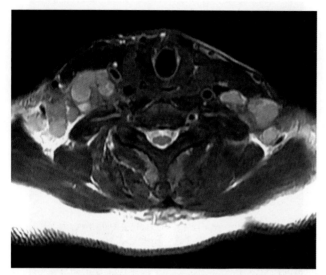

图35-6　Ⅲ区:颈部淋巴结转移

(4)Ⅳ区包括颈静脉下组淋巴结　位于颈内静脉下1/3周围,它起自Ⅲ区下界,止于锁骨水平。上界为环状软骨下缘,前、后界与Ⅲ区相同,分别为胸锁乳突肌前内缘和后缘,外界为胸锁乳突肌内缘,内界为颈内动脉内缘和斜角肌(见图35-7)。

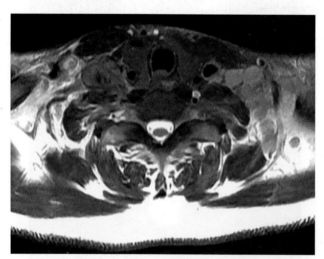

图35-7　Ⅳ区:左锁骨上淋巴结转移

(5)Ⅴ区:颈后三角淋巴结群:沿脊副神经下部和颈横血管的淋巴结。上界为胸锁乳突肌止点处和斜方肌,下界为锁骨,影像学采用舌骨体上缘作为Ⅴ区的上界,前以胸锁乳突肌后缘为界,后以斜方肌前侧缘为界(见图35-8)。

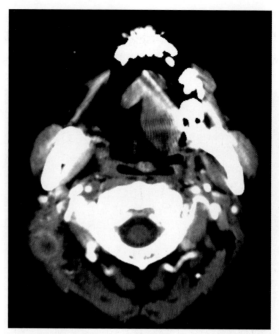

图35-8　Ⅴ区:右颈后右舌癌淋巴结转移

(6)Ⅵ区颈前间隙　包括喉前、气管前和气管旁淋巴结及甲状腺周围淋巴结。上界为甲状软骨体下缘,下界为胸骨柄,前界为颈阔肌和皮肤,后界为气管和食管分界处。外界是甲状腺内缘、皮肤和胸锁乳突肌前内侧缘。对于气管旁,上界为环状软骨下缘。对于气管前淋巴结,后界为气管和环状软骨前缘(见图35-9)。

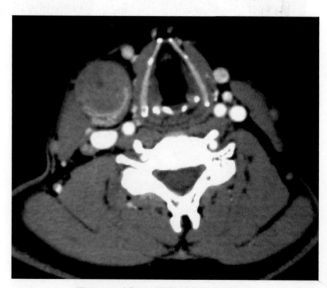

图35-9　Ⅵ区:颈前间隙淋巴结转移
(右甲状腺癌颈部淋巴结转移)

（7）咽后淋巴结位于咽后间隙 上起自颅底，下到舌骨体上缘。咽后间隙前以咽缩肌为界，后以椎前筋膜为界。咽后淋巴结区采用咽黏膜下筋膜作为前界，椎前肌（颈长肌和头长肌）作为后界。内界为体中线，外界为颈内动脉内缘。

35.1.3 颈部淋巴结转移规律

对于原发灶不明颈部转移癌患者，需要了解头颈部肿瘤颈部淋巴结的转移规律。癌细胞可以通过血管、淋巴结转移、也可以通过内皮、基膜、神经转移，这种转移是有规律的，即从一个区域向邻近区域转移，就特定肿瘤而言，还存在淋巴结转移的高危区域。

鼻咽癌和下咽癌发生淋巴结转移较常见，分别占80%、70%。除中线位置肿瘤或具有双侧淋巴引流如软腭、舌根和咽壁等部位的肿瘤外，对侧淋巴结转移发生较少见，另外，对侧转移淋巴结的分布与患侧是相似的，但淋巴结位置比患侧低，有报道95%距离颅底在2cm以上。颈部淋巴结转移也与原发肿瘤的大小有关，T分期越晚发生率越高，但其转移位置与T分期无关。

转移淋巴结发生部位和原发肿瘤的淋巴引流区域相关，颈部上2/3的转移灶大多来源于头颈部，主要来自鼻咽、扁桃体或舌根，其次是下咽部（梨状窝）和声门上区，再其次是鼻腔和副鼻窦。绝大部分病理是鳞癌。口腔癌淋巴结转移主要发生于I、II、III区，而口咽癌、下咽癌和喉癌主要发生于II、III区（见图35-10）。

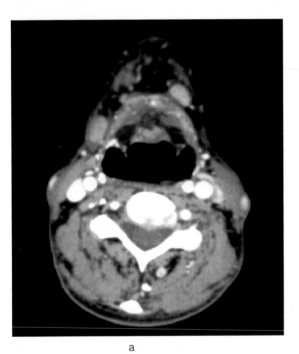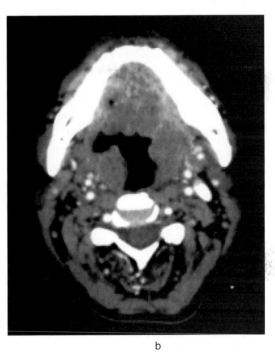

图35-10 左舌根癌转移淋巴结
a. Ia，Ib区淋巴结转移；b. 原发灶

鼻咽癌转移淋巴结多为双侧发生，除常见于 II、III、IV 区外，咽后组、颈后三角区为鼻咽癌淋巴结转移的特征性部位，这与其他部位原发肿瘤有极显著性差异。故咽后组淋巴结肿大时，首先考虑鼻咽癌可能，若同时伴有颈后三角区淋巴结肿大，则诊断准确性更高，但需与淋巴瘤鉴别。甲状腺癌转移淋巴结多为单侧发生，常见于 III、IV 区，尤其可发生气管食管沟及上纵隔淋巴结转移，而头颈部其他原发肿瘤很少转移至此。

锁骨上区的转移癌多来源于胃癌、肺癌、食管癌和乳腺癌，也见于睾丸肿瘤、胰腺癌、肾癌、前列腺癌及其他来自腹部和盆腔的肿瘤。病理以腺癌最多，鳞癌和未分化癌次之。

35.1.4 颈部转移癌淋巴结影像学特点

癌转移淋巴结表现为形态规则且边缘清楚，形态不规则且边缘不清楚者，不同原发肿瘤之间存在极显著性差异。鼻咽癌及甲状腺癌中，形态规则且边缘清楚者分别为88%和86%。口咽癌，喉癌及下咽癌中形态不规则且边缘不清楚者分别为59%和68%，外侵明显。这与口咽癌、下咽癌及喉癌分化差，恶性程度高有关。

转移性淋巴结CT特征性表现呈不规则环形强化伴中央低密度为鳞癌转移淋巴结，如有原发肿瘤时此征象的特异性几乎为100%。病理基础为肿瘤转移至颈部淋巴结，瘤细胞首先侵犯皮质的边缘窦，然后向髓质浸润，导致淋巴回流受阻，随后髓质区开始出现坏死。CT图像所见中心低密度区为肿瘤坏死、角蛋白、纤维组织、间质积液或水肿及存活的瘤细胞共同构成。

腮腺恶性肿瘤转移淋巴结边缘常呈轻至中度环形强化，中央低密度，由于腮腺的胚胎发育特点，腮腺内可有淋巴结，邻近的淋巴结内有时也可有腮腺组织，因此诊断时应与良性的腺淋巴瘤加以鉴别。甲状腺癌转移淋巴结血供丰富，且有甲状腺组织的吸碘特性，故强化明显，密度与正常甲状腺或甲状腺肿瘤相仿（见图35-11）。

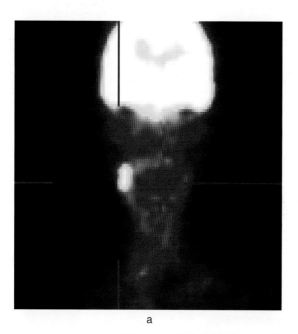
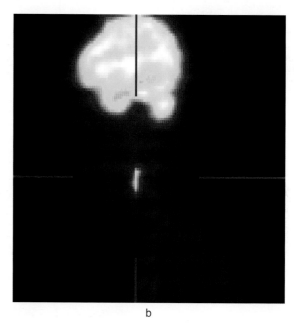

图35-11　甲状腺癌颈部淋巴结转移PET图像（ab为不同层面PET图像）

35.2　临床诊断、鉴别诊断和临床分期

35.2.1　临床和实验室检查

颈部肿块常规完成皮肤、鼻咽镜检查后，首选针吸活检，根据活检的病理类型完成CT、PET、MRI、HPV、EBV等检查，腺癌与未分化癌作甲状腺球蛋白染色。进一步可做麻醉下的喉镜、食管镜检查。

免疫组化已经成为寻找原发灶的一种方法，如角蛋白*CK-7*、*CK-20*、*TTF-1*、乳腺/卵巢标记物HEPAR-1、肾细胞、胎盘碱性磷酸酶OCT-4、WT-1/PAX8等。免疫组化可以推测35%～40%的早期原发灶。但是，多数原发肿瘤缺乏特异性、敏感性的标记物（见图35-12）。

近来，利用生物芯片、RT-PCR等分子生物学手段，寻找CUP组织来源的方法，开始进入临床。

其他检查包括胸片、骨扫描、超声、磁共振、正电子发射断层扫描等。

35.2.2　颈部淋巴结转移的影像学诊断

（1）横断面图像上淋巴结最小径≥10 mm（Ⅱa区为11 mm）。

（2）中央坏死或环形强化。

（3）同一区域内3个或以上的淋巴结呈簇状聚集且最小径≥8 mm。

（4）淋巴结包膜外侵犯征象（淋巴结边缘不规则强化，脂肪间隙部分或全部消失，淋巴结相互融合）。

（5）咽后淋巴结横断面最小径>4mm，如转移咽后淋巴结与原发灶任何一层面均无法区分者归为原发灶。

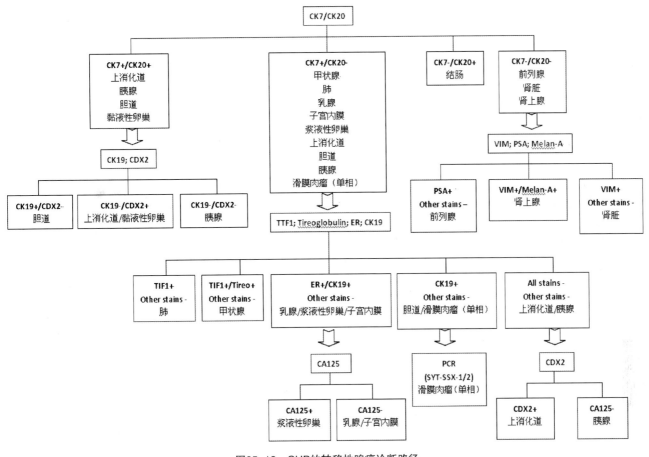

图35-12　CUP的转移性腺癌诊断路径

35.2.3　颈部淋巴结转移的病理诊断

　　原发灶不明的颈部转移癌的病理诊断除了颈部淋巴结切除术或肿物切取活检外,穿刺活检操作简便,阳性率可达80%以上。对病理分化差的肿瘤,如分型困难,可通过免疫组织化学检查加以区分。另外,甲状腺球蛋白是甲状腺癌的特异性诊断,PSA是诊断前列腺癌的可靠依据,也可以提示颈淋巴结转移的原发肿瘤;免疫酶标查雌激素受体,可以支持乳腺癌来源的诊断。

　　本病的病理分型以鳞癌居多,其次为未分化癌和腺癌。病理类型和分化程度对寻找隐性原发灶提供了非常有用的线索。一般认为,低分化癌或未分化癌多见于韦氏环区,包括鼻咽、扁桃体、舌根;大部分口腔癌分化好;而下咽癌和喉癌以中、低分化癌多见;淋巴上皮癌则是鼻咽癌独特的病理表现。隐性原发灶最常见的部位是韦氏环区,其次是下咽和喉;锁骨以下常见的隐性原发灶是肺、消化道及乳腺。中上颈部转移性腺癌,除考虑来源于涎腺、甲状腺或甲状旁腺外,多数来源于锁骨水平以下的原发病变。

35.2.4　临床分期

　　见2010年第7版UICC颈部分期标准(本书附录二)。

35.3　治疗原则

　　原发灶不明颈部转移癌的治疗方法有手术治疗(颈淋巴结清扫术和颈部肿块局部切除术,加或不加术后放射治疗)、放射治疗(不同大小的放射治疗野和照射剂量)和综合治疗(手术、放射治疗和化疗)3种。如患者一般情况好,无其他远地转移,应该积极进行局部治疗

35

加全身化疗。肖光莉等报道122例原发灶不明的颈部淋巴结转移癌（单纯放射治疗62例，单纯手术治疗23例，单纯化疗5例，手术加放射治疗20例，放射加手术治疗12例）。手术治疗包括局部淋巴结切除术18例，单侧颈淋巴结清扫术34例，双侧颈淋巴结清扫术3例。放射治疗94例放射治疗病例中，全咽部加全颈部照射的65例，全颈部照射9例，单侧颈部照射7例，局部照射13例。

原发灶不明颈部转移癌的治疗原则为：

（1）早期转移性鳞癌 局部手术加术后放射治疗，低分化或未分化癌活检术后可直接进行放射治疗，放疗后肿瘤残存灶手术切除。

（2）晚期转移性鳞癌 以放射治疗和手术的综合治疗为主；可以加化疗以提高局部控制率和预防远地转移。

（3）腺癌 以手术治疗为主，必要时局部辅助放射治疗。

颈淋巴结清扫术后放疗指征有：颈转移灶已侵犯颈总动脉等重要结构而无法切除干净、术中切破肿瘤或可疑残留、肿瘤已侵犯骨或软骨、肿瘤已侵犯神经及周围组织、颈淋巴结清扫手术标本病理报告切缘阳性、切缘过近（<5mm）、淋巴结1只以上转移（N3）、单个淋巴结转移但直径>3cm，或淋巴结包膜外侵犯时。

35.4 放射治疗

颈部淋巴结转移癌大约70%来源于头颈部原发肿瘤，因此放射治疗在本病治疗中具有重要的作用。它不仅可以根治颈部转移灶，而且可以预防治疗原发灶和对侧颈部淋巴结转移。低分化及颈部多淋巴结转移者放疗后建议联合化疗3~6个疗程。

35.4.1 设野种类

（1）扩大野照射（范围包括全颈、鼻咽、喉、口咽和扁桃体）。

（2）全颈部照射。

（3）单侧（左或右）颈部照射。

目前对原发灶未明颈转移性鳞癌放射治疗的不同意见，主要在放疗照射的范围，即采取扩大野（范围包括全颈、鼻咽、喉、口咽和扁桃体）还是小野（单侧颈部或全颈部）照射。大多数医师主张采用扩大野照射，因为治疗目的是控制淋巴结转移区，消灭对侧颈淋巴结的亚临床转移灶和可能出现的原发病灶。Reddy等通过对52例原发灶不明的颈转移癌分析发现扩大野照射者和单侧全颈野照射者其原发灶出现率分别为8%和44%（$p=0.00$），并且对侧颈淋巴结的亚临床转移灶控制率分别为86%和56%（$p=0.03$）。但也有少数医师主张采用小野（单侧颈部或全颈部）照射，因为一些临床资料表明采用小野照射并不降低患者的生存率和局部控制率，原发病灶的出现率并不增加，并且这种放射治疗方式能明显降低放射治疗急性反应和晚期后遗症，如严重口干等。

据Crau等通过对352例原发灶不明的颈转移癌研究发现，所有病例中有20%出现原发病灶，不同大小的放射治疗野之间的原发灶出现率无明显差异。产生这种结果的可能原因是在小野照射时，其照射范围已包括了一些原发灶可能出现的头颈部位，如口咽、扁桃体窝和舌根部位，并且它们的受照剂量已达到了杀灭潜在原发肿瘤细胞的目的，从而降低了原发灶的出现率。

肖光莉等认为，上中颈部的转移性鳞癌，尤其是低分化或未分化癌，采用全咽部和全颈部的放射治疗可以减少头颈部原发灶的出现。如果能排除鼻咽或其他韦氏环病变，且患者一般情况较差，可以单做全颈部照射。锁骨上区转移癌出现原发灶的部位绝大多数在锁骨以下，只需做局部治疗。预防照射剂量至少50 Gy，治疗剂量不应<70 Gy。

35.4.2 常规放疗技术

扩大野照射采用双侧面颈联合野对穿照射，全颈部及全咽部照射野。包括上颈部淋巴结转移灶，6MV光子射线照射40Gy后避开脊髓，加照射20~30 Gy；淋巴结转移灶可采用电子线加量到60~70Gy（淋巴结阳性部位放疗剂量60~70 Gy；淋巴结阴性部位剂量55~56 Gy）。下颈及锁骨上区，中间挡铅，给予预防照射50Gy/5W。超分割放疗，1.2Gy/次，2次/d，81.6Gy/7周。同步推量加速放疗，大野1.8Gy/次，治疗后期12d内，每天小野补量1.5Gy，共72Gy/6周（见图35-13）。

颈部照射剂量的注意点：当治疗剂量达65Gy，颈转移灶仍然较大，联合手术治疗；单纯追加放射剂量，效果不大反而增大并发症。术前放疗的剂量一般为45Gy，不宜超过50Gy，否则术后伤口愈合慢、易形成瘘管、出现颈动脉破裂大出血等严重并发症，放疗后休

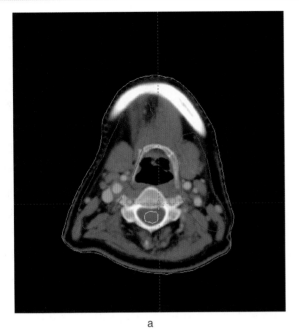 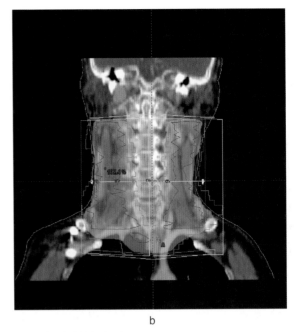

图35-13 颈部适形靶区勾画（a）与剂量分布（b）

息3～4周再行颈淋巴结清扫手术；术后放疗的剂量为55～60Gy，肿瘤残留剂量应达70Gy以上；一般50Gy后照射野缩小再继续照射。手术与放疗的间隔时间尽可能在6周内进行。

35.4.3 调强放疗技术

根治性放疗：GTV包括受侵淋巴结区和隐性原发鼻咽、喉、口咽和扁桃体；CTV 1（高危）包括瘤床、术区、同侧颈部淋巴结引流区；对侧部淋巴结引流区照射与隐性原发灶位置有关，考虑对侧的颈部照射的有软腭癌、舌根癌、下咽癌、声门上癌、鼻咽癌等；CTV 2（低危）包括对侧淋巴结引流区、咽后淋巴结及黏膜区。GTV 剂量62～66Gy，CTV 1 剂量60Gy，CTV 2剂量50～56Gy。

术后放疗调强放疗应根据术前影像学勾画。术后放疗高危CTV 1 应该包括手术前的肿瘤及邻近区域，手术区及可能的淋巴结包膜外侵区，剂量为60Gy；低危CTV 2多为对侧颈部淋巴结引流区，咽后淋巴结及黏膜区，剂量为54Gy。对术后残留灶放疗剂量为66～70Gy。

35.4.4 姑息放疗

姑息放疗适用于无法手术的局部晚期或手术后复发患者，其目的是阻遏肿瘤的过快发展、减轻痛苦或缓解症状，对部分患者可能延长生命。姑息放射的范围一般限于肿瘤而不必放大；照射剂量也应适可而止，以不增加患者痛苦和产生明显副作用为度。在实施姑息放疗的过程中，确实会有一小部分患者因肿瘤退缩良好而完成疗程65～70Gy的放射，或偶尔转为可手术而得到颈淋巴结清扫手术机会，从而获得较好的疗程。姑息放疗与化疗、热疗或免疫治疗联合应用也是可取的，不妨一试。

35.5 疗效和预后影响因素

35.5.1 疗效

（1）生存率 原发灶不明的颈部转移癌治疗效果文献报道差异较大，其5年、10年生存率分别为25%～66%、19%～59%；肖光莉等报道的5年、10年总生存率和无瘤生存率分别为71.9%、67.4%和36.5%、29.8%；陆雪官等报道的5年总生存率为68.5%，其中N 1、N 2和N 3的5年生存率分别为100%、68%和40.9%（$p = 0.026$）。

（2）治疗失败原因 颈部转移癌未控或复发是治疗失败的最主要原因，远地转移也是本病治疗失败的主

35

要原因之一,据文献报道,远地转移率为20%～39%,一般均在3年内发生,其发病率与N分期、锁骨上淋巴结转移和原发灶的出现有关。在疗后的随访中,5%～29%的隐性原发灶被发现,大多数在治疗后的2年以内出现。有人将原发灶发现的时间超过5年的视为第二原发灶。陆雪官等报道5年原发病灶的出现率为21.2%。Frank等报道M.D.Anderson医院调强放疗52例原发灶不明颈部转移癌的疗效,经中位随访3.7年,5年无病生存率为88%,5年总生存率为89%,严重晚期放疗并发症很少见,最严重的反应为2例3度吞咽困难、食管狭窄。

35.5.2 预后影响因素

35.5.2.1 临床分期

许多学者认为N分期和肿瘤的放射敏感性是影响颈局部控制的主要因素。Marcial等报道N1和N2A期的局部失败率为46%,而N2A期以上的局部治疗失败率为63%。放射治疗结束时肿瘤达CR者67%获局部控制,而肿瘤残存者96%出现颈部未控或复发,失败主要是肿瘤未控制。陆雪官等报道颈淋巴结的临床分期是影响生存率的重要预后因素,并且随着期别的升高,颈部局控率有下降的趋势。

35.5.2.2 部位

上中颈淋巴结转移的预后明显比锁骨上区转移好。前者原发灶大多来源于头颈部,而后者原发灶大多来源于锁骨下部位,故前者的疗效要明显优于后者。

35.5.2.3 治疗方法和技术

Jesse等报道104例单纯手术治疗,颈部治疗失败率为24%,对侧颈部治疗失败率为15%。Bataini报道,手术加放疗的局部控制率为85%,5年生存率为55%。而不能手术者,单纯放疗的局部控制率为57%。Reddy等报道采用单侧颈部放射治疗者对侧颈部治疗失败率为44%,而双侧颈部照射者为14%。肖光莉等报道全颈部照射和放射剂量≥50Gy的比部分颈部照射和放射剂量<50Gy的局部控制率高,而且全颈照射的对侧颈部失败率较部分颈部照射的低(4.1%：11.6%)。放疗小野较扩大野照射的原发灶出现率有增加的趋势,但不同大小照射野治疗的颈部局部控制率和生存率无明显差异。

35.5.2.4 肿瘤固定和包膜受侵

有报道,肿瘤固定和包膜受侵的局部失败率分别为21%和18%,而肿瘤不固定、无包膜受侵的局部失败率分别为75%和43%,5年生存率分别为52%和61%。

35.5.2.5 放疗后残留

有报道,放疗后肿瘤达CR者仅1%出现颈部复发,而放疗后残存灶作手术切除者,复发率为29%。

35.5.2.6 隐性原发灶的出现

隐性原发灶出现后挽救治疗的成功率低,5年生存率明显比未出现原发灶者低,两者分别为30%和60%。

（涂文勇）

参 考 文 献

1 王中和.肿瘤放射治疗学,4版,上海：上海交通大学出版社.2008

2 王中和主编.肿瘤放射治疗临床手册.上海：世界图书出版公司,2007

3 肖光莉,徐国镇,高黎.原发灶不明的颈部淋巴结转移癌的治疗.中华放射肿瘤学杂志,2002,11：84-87

4 陆雪官,冯炎,胡超苏,等.60例原发灶不明的颈转移性鳞癌的放射治疗.中华放射肿瘤学杂志,2001,10：246-249

5 Frank SJ, Rosenthal DL. Intensity-modulated radiotherapy for cervical node squamous cell carcinoma metastases from unknown primary site：M.D.Anderson cancer outcomes and patterns of failure. Int J Radiat Oncol Biol Phys,2010,78：1005-1010

6 Fizazi K, Greco FA, Pavlidis N, et al. On behalf of the ESMO guidelines working group. Cancers of unknown primary site：ESMO Clinical Practice Guidelines for diagnosis, treatment and follow-up. Ann Oncol, 2011, 22(suppl 6)：vi64-vi68

7 Giulia MARIA Stella. Cancers of unknown primary origin：current perspectives and future therapeutic strategies. J Translational Med, 2012, 10：12

8 Shoushtari AN, Saylor D, Kerr KL, et al. Outcomes of patients with head-and-neck cancer of unknown primary origin treated with intensity-modulated radiotherapy. Int J Radiat Oncol Biol Phys, 2011,81：e83-e91

9 Hainsworth JD, Gereco FA. Treatment of patients with cancer of unknown primary site. N Engl J Med, 1993, 329：257-263

10 Nieder C, Gregoire V, Ang KK. Cervical lymph node metastases from squamous cell：Cut down a tree to get an

apple . Int J Radiat Oncol Biol Phys, 2001 ,50 : 727-733

11 Braud FD, Heilbrun LK, Ahmed K, et al. Metastatic squamous cell carcinoma of an unknown primary localized to t : he neck. Advantage of an aggressive treatment. Cancer, 1989, 64 : 510-515

12 Nguyen C. Metastatic squamous cell carcinoma to cervical lymph nodes from unknown primary mucosal sites. Head Neck, 1994, 16 : 58-63

13 Coster JR, Foote RL, Olsen KD, et al. Cervical nodal metastasis of squamous cell carcinoma of unknown origin : indications for withholding radiation therapy. Int J Radiat Oncol Biol Phys, 1992, 23 : 743-749

14 Beldì D, Jereczek-Fossa BA, D'Onofrio A, et al. Role of radiotherapy in the treatment of cervical lymph node metastases from an unknown primary site : Retrospective analysis of 113 patients. Int J Radiat Oncol Biol Phys, 2007, 69 : 1051-1058

15 Erkal HS, Mendenhall WM, Amdur RJ, et al. Squamous cell carcinomas metastatic to cervical lymph nodes from an unknown head-and-neck mucosal site treated with radiation therapy alone or in combination with neck dissection. Int J Radiat Oncol Biol Phys, 2001, 50 : 55-63

16 Villeneuve H, Després P, Fortin B, et al. Cervical lymph node metastases from unknown primary cancer : A single-institution experience with intensity-modulated radiotherapy. Int J Radiat Oncol Biol Phys, 2012, 82 : 1866-1871

17 Sher DJ, Balboni TA, Haddad RI, et al. Efficacy and toxicity of chemoradiotherapy using intensity-modulated radiotherapy for unknown primary of head and neck. Int J Radiat Oncol Biol Phys, 2011, 80 : 1405-1411

35

36 颈部放射治疗的原则和方法
Chapter 36   Radiotherapy of the Neck

    本章所阐述的颈部治疗问题,是指患者的原发肿瘤在口腔颌面-头颈部并已确诊。原发未明颈部转移的放射治疗参见第三十五章。

36.1   颈部淋巴结分区和转移的诊断

36.1.1   颈淋巴结分区

    我们采用美国耳鼻咽喉-头颈外科学会的颈淋巴结解剖分区法(见图36-1):

    I区:包括颏下三角及下颌下三角的淋巴结群,又分为Ia(颏下)和Ib(下颌下)亚区。

    II区:前界为茎突舌骨肌,后界为胸锁乳突肌后缘上1/3,上界颅底,下界平舌骨下缘。主要包括颈深淋巴结群上组,以在该区中前上行向后下的副神经为界,分为前下的IIa和IIb亚区。

    III区:前界为胸骨舌骨肌外缘,后界为胸锁乳突肌后缘中1/3,下界为肩胛舌骨肌与颈内静脉交叉平面(环状软骨下缘水平),上接II区,下接IV区。主要包括肩胛舌骨肌上腹以上的颈深淋巴结群中组。

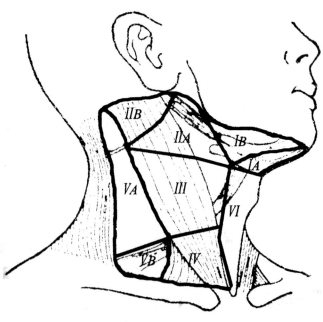

图36-1   颈淋巴结解剖分区示意图

IV区：为III区向下的延续，下界为锁骨上缘，后界胸锁乳突肌后缘下1/3段。主要包括颈深淋巴结群下组。

V区：即颈后三角区及锁骨上区。前界邻接II、III、IV区后界，后界为斜方肌前缘。以环状软骨下缘平面（即III、IV区分界）分为上方的Va亚区（颈后三角区）和下方的Vb亚区（锁骨上区）。包括颈深淋巴，结副神经链（脊副淋巴结）和锁骨上淋巴结群（颈横淋巴结）；

VI区：带状肌覆盖区域，上界为舌骨下缘，下界为胸骨上缘，两侧颈总动脉为其边界，包括颈前深、浅淋巴结群；

VII区：为胸骨上缘至主动脉弓上缘的上纵隔区。

除上述淋巴结分区外，与肿瘤转移有密切关系的头颈部淋巴结还有枕淋巴结、耳后淋巴结、耳前淋巴结、腮腺淋巴结、面淋巴结、面深淋巴结、舌淋巴结、咽后淋巴结和颈外侧浅淋巴结等。

36.1.2 颈部淋巴结转移的影响因素与临床诊断

36.1.2.1 颈部淋巴结转移的影响因素

1）原发T分期和大小　Bradfield等报道，98例N0舌鳞癌的隐匿性转移率为：T1，14.59%；T2，30.6%；其中T1≤1cm，9.7%；>1cm且<2cm，19.4%。此外，上颌窦癌局限于窦内时，淋巴结转移罕见，一旦肿瘤侵犯窦外，转移率明显升高；牙龈癌局限于附着龈，转移率低，一旦侵犯龈颊沟，转移率升高。

2）肿瘤厚度　Fucano等34例颈部淋巴结清扫术后阳性转移与原发灶肿瘤厚度关系研究发现，肿瘤厚度>5mm的转移率为64.7%，<5mm仅5.9%。一般认为原发灶厚度>5mm的N0患者应作颈部预防性放疗。

3）原发部位特点　原发部位运动度大小与局部转移有关，颈部转移由高到低依次为：舌、口底、下牙龈、颊黏膜、上牙龈、硬腭及唇；此外原发部位的淋巴组织丰富（如舌体、舌根），易于转移，反之（如硬腭），转移率低。

36.1.2.2 临床检查

颈部淋巴结转移的临床诊断主要依靠查体。对淋巴结直径大于1.2cm、质地偏硬、固定或与周围组织粘连者可视为阳性。临床检查结果与检查者的临床经验有关，有一定比例的漏诊和误诊，因此需做淋巴结细针穿吸细胞学检查或病理检查确诊。

36.1.3 颈部淋巴结转移的影像学诊断

颈部转移淋巴结的影像学诊断指征包括大小、边界、密度、内部结构、形态、数目及有无包膜外侵犯。在诊断淋巴结转移方面，一般应采用两种或两种以上的影像学检查手段，可提高诊断的准确率。

36.1.3.1 CT

CT增强扫描为颈部转移常用而有效的检查方法。在CT检查发现1cm及以上的颈部淋巴结（鼻咽癌含咽后淋巴结）、有均匀或不均匀的强化，密度明显高于肌组织、淋巴结的包膜外侵犯，或融合的淋巴结，基本可考虑为淋巴结转移；在淋巴结虽未大于1cm，出现有中心液化、边缘强化，也可认定为转移；其他如皮质不均匀强化、髓质内出现不规则低密度区（囊性变）、淋巴结钙化也是淋巴结转移的表现，后者多见于甲状腺乳头状癌、骨肉瘤和恶性淋巴瘤放疗后。头颈部恶性肿瘤患者在淋巴引流区发现3个（或以上）成群的淋巴结，即使每个淋巴结的最小径较小，在5～8mm之间，也应警惕淋巴结转移之可能。淋巴结细针穿刺或病理检查，癌细胞阳性可判定淋巴结转移。

36.1.3.2 MRI

MRI评价颈部转移淋巴结的诊断指标上与CT相仿。T1加权像多呈中、低信号，T2加权像呈中、高信号，信号可均匀或不均匀。淋巴结边缘脂肪层消失可以作为转移表现。MRI显示咽后组淋巴结较CT为优。

36.1.3.3 B超

B超检查经济、方便，无放射线辐射，可观察淋巴结与血管的关系，观察淋巴结内部结构及引导穿刺活检。转移淋巴结多呈球形，长、短径相近、低回声或回声不均。淋巴门较宽、位于中央者多为良性，而淋巴门结构不清或消失者多见于恶性，淋巴结皮质偏心性增厚者仅见于恶性。当CT扫描见转移淋巴结与颈动脉紧贴时，行B超检查有重要临床价值。当高回声的颈动脉壁中断时，提示颈动脉受侵。

36.1.3.4 PET显像

PET为正电子发射计算机体层显像（positron emlssion computed tomography）的简称，在鉴别良恶性病变中有一定的临床意义。PET常用^{18}FDC作为示踪显像剂,FDC-PET对诊断颈部转移淋巴结的敏感度和特异度较CT和MRI为优,但对鉴别转移性与炎症性淋巴结特异性较差。

CT、MRI、PET及超声检查虽然明显提高了颈淋巴结转移的检出率,但仍有大约25%的隐匿性转移不能发现。目前CT或MRI可检查出约40%～60%的N0患者的颈淋巴结转移,PET更优于CT,敏感性超过71%,特异性达98%。

36.1.3.5　B超引导下的细针穿吸细胞学检查

B超虽可检查到4mm的淋巴结,但其特异性差。如用B超引导下的细针穿吸细胞学(US-guided finenneedle aspiration-cytology,US-FNAC)检查技术,则可弥补这方面的不足,一项研究报道,US-FNAC的敏感性、特异性和准确度分别为76%、100%和89%。

36.1.4　颈淋巴结转移的临床分期

(1)颈淋巴结转移的分期见UICC(2010年第7版)分期标准(本书附录二)。非引流区域淋巴结扩散应属于远处转移。

(2)治疗前的N分期亦称作cN分期。

(3)术后病理检查的结果则称为pN分期。pNI、pN2、pN3按术后区域淋巴结侵犯范围递增,与cN一致。术后组织病理学上不能确定区域淋巴结转移为pNx;术后组织学上无区域淋巴结转移为pN0。

36.2　颈部放疗的价值

(1)N0患者的颈淋巴结隐匿性转移　颈部治疗是口腔颌面-头颈部癌治疗上不可分割的一部分,这不仅指已存在明确的颈部转移灶时,还应包括未扪及明显肿大淋巴结的N0患者。其理论依据是:口腔颌面-头颈部癌N0病例的选择性颈淋巴结清扫标本病理检查发现,按原发癌不同有16%～66%不等的淋巴结亚临床癌转移。如四川大学华西口腔医学院对439例舌鳞癌患者中180例N0手术病理分析发现,颈淋巴结隐匿性转移率为26.66%,其中T1为7.69%(4/52),T2为14.09%(9/64),T3为47.5%(19/40),T4为66.66%16/24),统

计学处理$p < 0.05$。因此主张对T2以上舌鳞癌患者同期治疗颈部。

(2)N0患者颈部放疗效果　N0病例仅作原发灶根治术,将有三分之一的患者以后出现颈部转移,而再作治疗其治愈率要明显低于同期行联合根治术者。如对这部分病例行选择性颈淋巴结清扫术或预防性颈部放疗,则复发率明显下降。如美国弗吉尼亚大学研究发现,舌癌N0病例在原发灶根治术后未治疗颈部或有限治疗者,颈部控制率38%,而采用全颈预防性放疗或放疗加颈淋巴结清扫手术,颈部控制率高达95%。对于已有颈淋巴转移的头颈部癌病例,颈部治疗更是必不可少,其价值是不言而喻的。据国外的一项研究,头颈部癌颈淋巴结单一转移,作原发灶+颈部联合根治术后,颈部复发率36.5%,颈部术前放疗20Gy后手术,复发率降为28%,如联合根治术后加术后放疗50Gy,复发率仅16%;头颈部癌颈淋巴结多水平转移时,单手术治疗,颈部复发率37%,如联合根治术加术后放疗50Gy,复发率仅13%。

36.3　放射治疗原则

颈部放射治疗应根据临床和影像学检查结果,结合原发灶的部位和病理类型来掌握。

36.3.1　原发肿瘤已手术根治(颈部未治疗)

(1)对于临床及影像学检查未发现有颈部转移征兆的N0患者,而原发灶转移率较低者,如早期唇癌、腮腺肿瘤及硬腭、上颌牙龈的鳞癌,可不行颈部放射治疗而予观察随访。

(2)对于临床及影像学检查未发现有颈部转移征兆,但原发灶有较高转移风险的N0患者,如舌癌、口底癌、后颊及口咽癌,应行颈部预防性放射治疗。

(3)对于临床及影像学检查发现已有颈部转移征兆者,应行治疗性颈部放射治疗。转移淋巴结直径<15mm,活动或无包膜受侵征象者,放射治疗可以获得较好的疗效,80%以上放疗后淋巴结消失;对于淋巴结直径>15mm、淋巴结固定或有包膜受侵、病理为高分化鳞癌者(鼻咽癌除外),单用放疗成功率低于50%,一般应行术前放疗50Gy后1个月行根治性颈淋巴结清扫术,

或先行根治性颈淋巴结清扫术,加术后放疗。

率提高了10%。

36.3.2 在原发肿瘤和颈部联合根治术后

对原发肿瘤和颈部联合根治术后患者,颈部放疗按颈淋巴结清扫术后放疗的指征为：颈转移灶已侵犯颈总动脉等重要结构而无法切除干净、术中切破肿瘤或可疑残留、肿瘤已侵犯骨或软骨,肿瘤已侵犯神经及周围组织;颈淋巴清扫手术标本病理报告切缘阳性、过近(< 5mm)、淋巴结1只以上转移或淋巴结包膜外侵犯时,均应加颈部术后放疗。无术后放疗的指征一般不加颈部放疗。

36.3.3 原发肿瘤和颈部均未治疗

对原发肿瘤和颈部均未治疗待患者,肿瘤原发灶和颈部治疗应一并考虑。其治疗请参阅相关章节。

36.4 N0颈部的预防性放疗

36.4.1 N0颈部预防性放疗相比手术的优势

预防性颈部放疗能有效控制头颈部癌颈部的隐匿性或亚临床转移,成功率达95%以上,基本上可以取代选择性颈淋巴结清扫手术。颈部预防性放疗的目的、指征及疗效,与选择性颈淋巴结清扫手术基本相同,而优点是可同时解决患者双侧颈部的亚临床灶,使患者避免颈部大手术的创伤,从而有较好的颈肩功能和生活质量。

当头颈部癌一侧颈部已有淋巴转移、对侧颈部虽为N0,但亚临床转移危险大于25%时,应做双颈治疗。如采用双侧颈淋巴结清扫手术,即使分期施行,仍然有手术风险大和颈肩功能破坏大的缺点。此时,如转移侧用颈淋巴结清扫术治疗,对侧改用预防性放疗,则治疗上简单安全得多,而疗效毫不逊色,建议采用。美国佛罗里达大学采用预防性放疗后,使头颈部癌N0患者做选择性颈淋巴结清扫手术的比例从原先的30%降为10%,简化了随访要求,与此同时,由于颈部复发率和远处转移率的下降,使总生存率比单纯手术和观察病例的生存

36.4.2 N0颈部治疗选择和放疗剂量

36.4.2.1 N0颈部治疗选择

口腔颌面-头颈肿瘤颈部治疗的选择包括手术和放疗,应按患者的具体情况决定：①对颈部亚临床转移危险低于20%的患者,颈部放疗获益率低,一般只需行原发灶根治术。这类患者包括T1期的口底癌、舌癌、牙龈癌、颊黏膜癌和硬腭癌。②分化良好的口腔鳞状细胞癌对放射的敏感性较差,以手术为优选方案。③原发灶采用放射治疗者,颈部预防用放疗,原发灶手术治疗者,颈部治疗可选择颈淋巴结清扫术,也可行放疗。④位于中线及中线附近的头颈部癌,如鼻咽癌、舌根癌、软腭癌等,双侧颈部亚临床转移的危险性明显增大,应考虑全颈部预防性放疗,否则可行同一侧颈部放疗。各期鼻咽癌、下咽癌和舌根癌,T2期以上的口腔癌,其颈部隐匿性转移的危险均大于25%,应列为颈部预防性放疗的指征。

36.4.2.2 N0颈部治疗放疗剂量

颈部预防性放疗剂量为50Gy/5 ~ 5.5周,放射不良反应较轻,复发是很少的,即使复发仍可用手术挽救。颈部放射剂量低于45Gy疗效下降。

36.4.3 不同原发部位的N0颈部预防性放疗

36.4.3.1 舌癌

舌癌具有较高的淋巴道转移倾向,常较早出现颈淋巴结转移,转移率在40%~80%之间。位于舌不同部位的肿瘤有不同的转移好发途径,舌尖部位的癌可向下颌下、颏下淋巴结转移,并可直接转移至颈深中淋巴结群("跳跃"转移,Byers等报道为15.8%)。舌侧缘部癌多向一侧下颌下及颈深上、中群淋巴结转移。基于上述特点,对N0舌癌的颈部放疗应持积极态度,除T1N0舌鳞癌可考虑不作预防性颈部放疗、严密随访外,对于T2期以上的cN0病例,应放疗原发灶(治疗性)加全颈部放疗(预防性)。舌尖部位的N0癌应至少包同侧上颈部放疗,并注意对侧颈部情况,必要时行双侧颈部预防性放疗；舌侧缘部N0癌颈部放疗应包括II、III、IV区,下达锁骨下缘。若肿瘤位于中线或累及双侧,原则上应实施

36

双侧全颈部预防性放疗。

36.4.3.2　颊黏膜癌

颊黏膜癌多为同侧颈部转移,转移率在52%～91%之间。最常转移至下颌下淋巴结,其次为颈深上淋巴结,但与病灶的部位有关：后颊者则多先转移至颈深上淋巴结,还可发生耳前、腮腺下极或腮腺内淋巴结转移；前颊者主要转移至下颌下或颏下淋巴结,有时可发生面部的颊淋巴结和颌上淋巴结的转移。cN0颊黏膜癌放疗原发灶(治疗性)加同侧上颈部放疗(预防性,包括颌下、颏下和颈深上淋巴结)。

36.4.3.3　口底癌

口底鳞癌颈淋巴结转移率比较高,约在40%,且容易发生双侧转移。位于口底一侧者,一般转移至颏下、下颌下及颈深上淋巴结；位于口底前部的癌灶,常发生双侧颈淋巴结转移。cN0口底癌应放疗原发灶(治疗性)加双上颈部放疗(预防性,包括颌下、颏下和颈深上淋巴结)。

36.4.3.4　牙龈癌

上颌牙龈的淋巴引流主要向下颌下及颈深上群淋巴结；下颌牙龈则通过颏下、下颌下再注入颈深上群淋巴结。牙龈癌颈淋巴结转移率较舌、颊癌为低,但晚期仍有41%～58%的转移率；下牙龈癌较上牙龈癌转移率稍高且早。下牙龈癌多转移至下颌下及颏下淋巴结,以后到颈深上淋巴结；上牙龈癌则多转移到患侧下颌下及颈深上淋巴结。cN0后牙下牙龈癌颈淋巴结转移率较高,应放疗原发灶(治疗性)加患侧上颈部放疗(预防性,包括颌下、颏下和颈深上淋巴结)；位于前牙区的牙龈癌可向双侧转移,应放疗原发灶(治疗性)加患侧上颈部放疗(预防性,包括颌下、颏下和颈深上淋巴结)。cN0上牙龈癌一般不做颈部预防性放疗,严密观察。

36.4.3.5　硬腭癌

硬腭癌淋巴道转移发生率低,稍高于上牙龈癌,主要向下颌下淋巴结与颈深上淋巴结群(Ⅱ区)转移,有时也可转移至咽后淋巴结。位于腭部中线附近的癌,可发生双侧颈淋巴转移。cN0的硬腭鳞癌,可不做颈部预防性放疗,严密观察。

36.4.3.6　口咽癌

口咽癌包括舌根、扁桃体和软腭癌,病理上主要是低分化或未分化癌,鳞状细胞癌次之。口咽癌的颈部淋巴结转移率可高达50%～70%,且常发生双侧颈淋巴结转移,主要转移至咽后或下颌下淋巴结,进而至颈深淋巴结上群。

（1）扁桃体癌　对T1-2N0扁桃体癌应放疗原发灶(治疗性)加患侧颈部Ⅱ-Ⅴ区放疗(预防性)；对T3-4N0期应放疗原发灶(治疗性)加双侧全颈部放疗(预防性)。

（2）舌根癌　可转移至下颌下、颈深、茎突后及咽后淋巴结,原则上应放疗原发灶(治疗性)加双侧全颈部放疗(预防性)。

（3）软腭癌　软腭癌以鳞癌多见,淋巴结转移较硬腭早且多,比例在30%～55%,主要是向颈深上淋巴结转移,中线或接近中线时易发生双侧颈淋巴结转移。T1cN0期患者可不做颈部预防性放疗,严密观察。对T2期以上cN0软腭癌,建议加双侧全颈部放疗(预防性)。

36.4.3.7　唇红黏膜癌

唇红黏膜癌以下唇多见,占90%。下唇癌的转移率在10%以下,且较晚发生转移,转移主要至颏下、下颌下淋巴结,亦可至颈深上淋巴结群。上唇癌主要转移至下颌下及颈深上淋巴结,有时可转移至腮腺内淋巴结,特别是耳前淋巴结。T1-2N0唇红黏膜癌一般不做颈部预防性放疗,但应定期随访观察。

36.4.3.8　原发性颌骨内癌（颌骨中央性癌）

颌骨中央性癌绝大多数发生于下颌骨,上颌骨发生者极为少见。原发性颌骨内癌以鳞状细胞癌多见,其次为腺上皮癌。原发性颌骨内癌多转移至下颌下及颈深上淋巴结,一般应考虑行预防性颈部放疗。原发于上颌骨者,处理同上颌窦癌。

36.4.3.9　上颌窦癌

上颌窦癌颈淋巴结转移率相对较低,N0上颌窦癌一般不主张行预防性颈部放疗。上颌窦的淋巴注入咽后淋巴结、下颌下淋巴结,最终汇入颈深上群淋巴结,应密切随访。

36.4.3.10 唾液腺恶性肿瘤

唾液腺恶性肿瘤远处转移率较高,故在处理颈部之前,应明确是否有远处转移或远处转移能否控制。

（1）大唾液腺恶性肿瘤 大唾液腺恶性肿瘤颈淋巴转移率的高低主要与病理类型有关。唾液腺未分化癌、腺癌、鳞癌、低分化黏液表皮样癌以及乳头状囊腺癌发生颈淋巴转移率较高,应放疗原发灶（治疗性）加同侧上颈部放疗（预防性,包括颌下、颏下和颈深上淋巴结）。而腺样囊性癌、腺泡细胞癌、恶性多形性腺瘤（多形性腺瘤恶变或癌在多形性腺瘤中）、高分化黏液表皮样癌颈淋巴转移率较低,一般在20%以下,可不做颈部预防性放疗,但应定期随访观察。

（2）小唾液腺恶性肿瘤 发生于舌根小唾液腺恶性肿瘤有较高的转移率,故N0舌根的腺癌应放疗原发灶（治疗性）加双侧上颈部放疗（预防性）。其余部位小唾液腺癌的颈淋巴转移发生率低,可不做颈部预防性放疗,但应定期随访观察。对于颊部小唾液腺来源的恶性肿瘤,除T1cN0期的病例可不考虑做颈部预防性放疗外,T2期以上cN0病例,原则上应放疗原发灶（治疗性）加同侧上颈部放疗（预防性,包括颌下、颏下和颈深上淋巴结）。

36.4.3.11 面颈部皮肤癌

（1）基底细胞癌 基底细胞癌生长缓慢,常在长时期内在局部发展而不转移,故一般不主张做颈部预防性放疗。

（2）鳞癌 鳞状细胞癌的颈淋巴结转移率在5%~10%左右,多转移至耳前、耳后等浅表淋巴结和下颌下、颈深上淋巴结。一般不做颈部预防性放疗,但应定期随访观察。

36.4.3.12. 肉瘤

口腔颌面部横纹肌肉瘤、尤文肉瘤、恶性纤维组织细胞瘤、血管内皮细胞肉瘤一般采用手术加术后放疗,这些肉瘤的淋巴转移率较常见,如患者未行颈淋巴结清扫术（N0）,术后放疗应行原发灶加同侧全颈部放疗（预防性）。其他肉瘤淋巴转移率低,一般不做颈部预防性放疗。

36.4.3.13 恶性黑色素瘤

黏膜黑色素瘤恶性程度高于发生于面颈部皮肤黑色素瘤,淋巴转移率较高,放疗原发灶（治疗性）加同侧全颈部放疗（预防性）。

36.5 颈部淋巴结转移的放疗

36.5.1 颈部淋巴结转移的放疗方法

根治性颈淋巴结清扫术是治疗头颈部癌淋巴转移的有效手段,颈部放射治疗也同样有效,其具体方法为:

36.5.1.1 单纯放疗

由于新型放疗设备和高能量放射线的应用,颈部转移灶用根治剂量放射,在N1患者的治疗成功率可达85%,N2患者为65%~80%。大的淋巴转移灶的治疗剂量要比小的转移灶高,分化好的肿瘤的治疗剂量要比分化低的肿瘤高。如转移灶1cm,须照射60Gy,转移灶1.5~2cm,须照射65Gy;我国鼻咽癌多为低分化鳞癌,即便大的颈转移灶,疗效也不错;对分化好的鳞癌,剂量要再增加5~10Gy。当治疗剂量达65Gy,颈转移灶仍然退缩不良时,宜与手术联合治疗,如一味追加放射剂量不仅效果不大,反而增大并发症发生率。常用的放疗技术是颈部切线野,30Gy/15F~40Gy/20F后加9MeV电子线20Gy/10F~30Gy/15F。采用6MV X线调强放疗对保护正常组织会采用常规放疗技术。对个别转移淋巴结采用放射性粒子植入也有较好的疗效。

36.5.1.2 术前放疗

凡颈部转移灶已固定、大于3cm（鼻咽癌除外）或已有皮肤侵犯,宜采用术前放疗。放疗后休息3~4周再行颈淋巴结清扫手术,常见到颈转移灶明显缩小或由固定变活动,手术成功率将提高10%~20%。术前放疗的剂量为45Gy,不宜超过50Gy,不然的话,术后伤口迟愈、瘘管形成、颈动脉破裂大出血等严重并发症的发生率会增加。

36.5.1.3 术后放疗

颈淋巴结清扫术后放疗的指征为:颈转移灶已侵犯颈总动脉等重要结构而无法切除干净、术中切破肿瘤或可疑残留、肿瘤已侵犯骨或软骨,肿瘤已侵犯神经及周围组织;颈淋巴结清扫手术标本病理报告切缘阳性、过近（<5mm）、淋巴结1只以上转移或淋巴结包膜外侵犯时,均应加颈部术后放疗。颈部术后放疗的剂量为

36

55～60Gy，当有肿瘤残留时，剂量应达70～75Gy，一般50Gy后照射野缩小再继续照。手术与放疗的间隔时间尽可能在4～6周内进行，不然的话可能增加失败机会。放疗技术同单纯放疗。

36.5.2　颈部淋巴结转移的疗效

M. D. Anderson癌症中心和Florida大学的资料表明，头颈部癌N1和N2a患者单用放疗或手术治疗颈部时，颈部复发率相仿；N2b和N3患者采用放疗和手术综合治疗时，颈部复发率明显低于单用放疗或手术治疗。据此，Mendenhall等（2002）主张对头颈部癌N2b和N3患者行计划的放疗加颈淋巴结清扫手术综合治疗。Johnson报道头颈部鳞癌颈淋巴结转移且包膜外侵犯和（或）切缘阳性时，71例单纯颈部手术者5年局部控制率为25%；加术后放疗者，局控率为59%。近年来同步放化疗也较大的用于颈部淋巴结转移的治疗，疗效较单放疗有提高。

Li等对145例颊癌（其III/IV期112例）行手术联合术后放疗，中位放疗剂量64Gy，高危患者行同步放化疗。145例中120例（82.7%）行单侧颈部放疗，其余25例行双侧颈部放疗，两组的T分期、年龄等无统计学差异，但双侧颈部放疗组N2期比例（60%）明显高于单侧放疗组（32%，$p = 0.007$）；双侧颈部放疗组淋巴结囊膜外侵犯比例（56%）明显高于单侧放疗组（30%，$p = 0.01$）。经随访，N0、N1、N2的5年疾病特异生存率分别为79%、65%和54%（$p = 0.001$），对侧颈部复发率仅为2.1%，双侧颈部放疗与单侧放疗不影响患者的局部控制率（$p = 0.95$）。

Duprez等对采用调强放疗的285例头颈部癌选择性颈部放疗患者分成2个颈部放射剂量组：标化51～70Gy高剂量组（222例）和51Gy低剂量组（63例），经中位随访7.3个月，高剂量组7例发生区域转移，低剂量组无区域复发。医师认为，对选择性颈部放疗患者增加颈部放疗剂量并不下降颈部复发率。

Clavel等对369例颈部淋巴结转移的头颈部鳞癌患者行同步放化疗，疗后6～8周采用临床检查和CT扫描评价颈部疗效。经中位随访44个月，263例（71%）达CR，其中的153例为行颈淋巴结清扫手术；96例PR患者接受颈淋巴结清扫手术。96例的颈淋巴结清扫病理检查发现，34例（35%）有肿瘤残留。该研究还发现，同步放化疗后淋巴结缩小≥80%者，病理转阴率为100%；疗后残留淋巴结最大径15mm的病理转阴率为86%。疗

后获CR未行颈淋巴结清扫术的患者与疗后PR行颈淋巴结清扫术患者的3年生存率无明显差异。该医师认为，疗后6～8周的CT检查颈部淋巴结阴性者，不做颈淋巴结清扫术患者颈部也极少复发；此CT评价转移淋巴结的退缩比例和残留体积，是决定是否行颈淋巴结清扫术的有用标准。

Lin等对115例中晚期口腔癌患者采用放疗（其中的95%联合化疗），对影响患者生存率的因素进行评估。结果发现，口腔癌的原发部位和颈部转移是明显影响生存率的重要因素。颊癌、口底癌和牙龈癌患者的3年无病生存率为51%，明显高于磨牙后癌和硬腭癌的18%，而舌癌和唇癌的生存率6%为最差（$p < 0.0001$）；N0患者5年生存率41%，明显高于N+患者的19%（$p = 0.012$）。行挽救手术者的生存率有改善；T分期、放疗技术（调强或普放）对患者的生存率无明显影响。

36.5.3　放疗联合其他治疗方法

近年来不少学者主张放疗与功能性颈淋巴清扫术（或肩胛舌骨上淋巴清扫术）相结合，来代替传统的根治性颈淋巴清扫术。据报道，这一改进对适当选择的患者既可获较高的颈部控制率，又较好地保留颈肩功能，此对单侧或双侧颈部治疗均适用。

此外，一些学者也建议用颈部放疗50Gy加颈淋巴清扫术来取代颈部根治性放射剂量（>65Gy）的照射，以减少颈部严重纤维化、组织坏死等放疗并发症。还应指出的是，术前放疗或术后放疗应按治疗指征，无指征者加用不一定更"保险"，因为它不会没有任何不良反应。

颈淋巴清扫术中放疗技术和后装放疗技术也开始用于治疗颈部转移灶，但通常要与外照射相结合才能提高疗效。

36.6　颈部放疗后肿瘤残留或复发的处理

36.6.1　颈部放疗后肿瘤残留的处理

颈部放疗时达到照射剂量后仍有肿瘤残留时，一般应转入密切随访，相当一部分残留灶会在2～3个月内进一步缩小至完全消失。当残留灶在放疗后3个月

仍然未消失,或消退后几个月至几年后复发,应争取采用局部切除或颈淋巴清扫手术来挽救。PET/CT检查和局部细针穿吸细胞学检查均对复发的诊断有帮助。手术前应仔细检查原发灶是否有复发、或有无第二原发灶存在,以免劳而无功。由于手术是在放疗后的组织中进行,手术医师应熟知在高剂量放射后的组织中进行手术的特点。为防止可能发生的伤口迟愈、瘘管形成,应在手术切口选择、皮瓣修复和加强缝合等方面加以弥补;此外,颈淋巴清扫术后颈动脉覆盖保护技术的应用,将有效防止术后大血管破裂出血危险的发生。此类手术一般来讲疗效不理想,总的3年生存率约20%~25%,如已有颈转移淋巴结包膜外肿瘤侵犯,3年生存率仅10%。复发后无法行挽救术的患者,预后更差。

36.6.2　颈部放疗后肿瘤复发的处理

颈部放疗后定期随访是发现局部区域性复发的重要手段,CT、MRI、PET/CT和B超检查及局部细针穿吸细胞学检查均对复发的诊断有帮助。对颈部复发确诊后,应尽可能采用手术治疗;对已无手术可能者,采用二程放疗,详见本书第十四章。

36.6.3　颈部的姑息放疗

姑息放疗主要用于无法手术的局部晚期或手术后复发患者,其目的是阻遏肿瘤的过快发展、减轻痛苦或缓解症状,对部分患者可能延长生命。姑息放射的范围一般限于肿瘤而不必放大,照射剂量也应适可而止,以不增加患者痛苦和产生明显不良反应为度。在实施姑息放疗的过程中,确实会有一小部分患者因肿瘤退缩良好而完成全疗程65~70Gy的放射,或偶尔转为可手术而得到颈淋巴清扫手术机会,从而获得较好的疗效。姑息放疗与化疗、热疗或免疫治疗联合应用也是可取的,不妨一试。

36.6.4　颈部活检后患者的治疗选择

因颈部肿块做肿块摘除或切开活检的头颈部癌患者,治疗上应尽可能采用放疗,在颈部达到治疗剂量后,活检手术瘢痕上要加照10Gy。美国佛罗里达大学分析颈部活检病例资料发现,原发灶和颈部采用放射治疗者,其局部控制率和远处转移率与未做过活检的同期头颈部癌患者相同,而选用手术治疗者,颈部复发率和远处转移率明显升高。这是由于颈部切开活检后,癌细胞常散落在手术野内,如首选放疗,将杀灭这些癌细胞;如采用手术治疗,这些种植细胞不仅难以清除,相反会进一步在手术野内播散,是术后局部复发、远处转移的根源。

（王中和）

参 考 文 献

1　温玉明,张陈平,郭传滨,等.口腔颌面部恶性肿瘤颈淋巴结转移的外科诊治指南.中华口腔颌面外科杂志,2005,3:3-9

2　王中和,Million RR.头颈部癌放射治疗的新概念.中国放射肿瘤学,1987,1(1):49-51

3　王中和.头颈部鳞癌颈淋巴转移的治疗选择.实用口腔医学杂志,1991,7:54-58

4　王中和.头颈部恶性肿瘤患者颈部的放射治疗.中华综合医学月刊,2004,2:563-565

5　Kim SY, S Nam SY, Choi SH, et al. Prognostic value of lymph node density in node-positive patients with oral squamous cell Carcinoma. Ann of Surg Oncol, 2011, 18:2310-2317

6　Fan KH, Lin CY, Kang CJ, et al. Combined-modality treatment for advanced oral tongue squamous cell carcinoma. Int J Radiat Oncol Biol Phys, 2007, 67:453-461

7　Lin CY, Lee LY, Huang SF, et al. Treatment outcome of combined modalities for buccal cancers: unilateral or bilateral neck radiation? Int J Radiat Oncol Biol Phys, 2008, 70:1373-1381

8　Duprez F, Bonte K, Wilfried De Neve WD, et al. Regional relapse after intensity-modulated radiotherapy for head-and-neck cancer. Int J Radiat Oncol Biol Phys, 2011, 79:450-458

9　Alden ME, O'Reilly RC, Topham A, et al. Elapsed radiation therapy treatment time as a predictor of survival in patients with advanced head and neck cancer who receive chemotherapy and radiation therapy. Radiology, 1996, 201:675-680

10　Byers RM, Weber RS, Anddrews T, et al. Frequency and therapeutic implications of skip metastases in the neck from squamous cell carcinoma of the oral tongue. Head Neck, 1997, 19:12-15

11　Weisman RA, Robbins KT. Management of the neck in patients with head and neck cancer treated by concurrent

36

chemotherapy and radiation. Otolaryngol Clin North Am, 1998, 31 : 773–784

12 Grabenbauer GG, Steininger H, Meyer M, et al. Nodal CT density and total tumor volume as prognostic factors after radiation therapy of stage III/IV head and neck cancer. Radiother Oncol, 1998, 47 : 175–183

13 Chao KS, Low DA, Perez CA, et al. Intensity-modulated radiation therapy in head and neck cancers : The Mallinckrodt experience. Int J Cancer, 2000, 90 : 92–103

14 Harari PM, Huang SM. Head and neck cancer as a clinical model for molecular targeting of therapy : combining EGFR blockade with radiation. Int J Radiat Oncol Biol Phys, 2001, 49 : 427–433

15 Mendenhall WM, Amdur RJ, Hinerman RW, et al. Postoperative radiation therapy for squamous cell carcinoma of the head and neck. Am J Otolaryngol, 2003, 24 : 41–50

16 Hancock PJ, Epstein JB, Sadler GR. Oral and dental management related to radiation therapy for head and neck cancer. J Can Dent Assoc, 2003, 69 : 585–590

17 Lapeyre M, Marchesi V, Mege A, et al. Intensity-modulated radiation therapy for head and neck cancers with bilateral irradiation of the neck : preliminary results. Cancer Radiother, 2004, 8 : 134–147

18 Spriano G, Pellini R, Manciocco V, et al. Treatment of advanced neck metastases. Acta Otorhinolaryngol Ital, 2006, 26 : 360–369

19 Gregoire V, De Neve W, Eisbruch A, et al. Intensity-modulated radiation therapy for head and neck carcinoma. Oncologist, 2007, 12 : 555–564

20 Amdur RJ, Liu C, Li J, et al. Matching intensity-modulated radiation therapy to an anterior low neck field. Int J Radiat Oncol Biol Phys, 2007, 69(Suppl): S46–48

21 Lee N, Mechalakos J, Puri DR, et al. Choosing an intensity-modulated radiation therapy technique in the treatment of head-and-neck cancer. Int J Radiat Oncol Biol Phys, 2007, 68 : 1299–1309

22 Chen AM, Bucci MK, Singer MI, et al. Intraoperative radiation therapy for recurrent head-and-neck cancer : the UCSF experience. Int J Radiat Oncol Biol Phys, 2007, 67 : 122–129

23 Lee NY, Le QT. New developments in radiation therapy for head and neck cancer : intensity-modulated radiation therapy and hypoxia targeting. Semin Oncol, 2008, 35 : 236–250

24 Chan AW, Liebsch NJ. Proton radiation therapy for head and neck cancer. J Surg Oncol, 2008, 97 : 697–700

25 Tanvetyanon T, Padhya T, McCaffrey J, et al. Prognostic factors for survival after salvage reirradiation of head and neck cancer. J Clin Oncol, 2009, 27 : 1983–1991

26 Seol YM, Kwon BR, Song MK, et al. Measurement of tumor volume by PET to evaluate prognosis in patients with head and neck cancer treated by chemo-radiation therapy. Acta Oncol, 2010, 49 : 201–208

27 Maingon P, Crehange G, Chamois J, et al. Intensity modulated radiation therapy for head and neck cancer : The standard. Cancer Radiother, 2011, 15 : 473–476

28 Clavel S, Charron MP, Belair M, et al. The role of computed tomography in the management of the neck after chemoradiotherapy in patients with head-and-neck cancer. Int J Radiat Oncol Biol Phys, 2012, 82 : 567–573

29 Lin CY, Wang HM, Kang CJ, et al. primary tumor as a predictor of treatment outcome for definitive radiotherapy of advanced-stage oral cavity cancers. Int J Radiat Oncol Biol Phys, 2012, 78 : 1011–1019

37　口腔颌面–头颈部恶性淋巴瘤
Chapter 37　Lymphoma

37.1　流行病学和病因

淋巴瘤为原发于淋巴结或淋巴组织的恶性肿瘤，是常见的肿瘤之一，占恶性肿瘤的第八位。它是一种全身性疾病，可发生于全身任何部位。口腔颌面部的淋巴瘤占全身淋巴瘤总数的8%～27%，以颈部淋巴结好发。发生于淋巴结者称结内型，发生于淋巴结外者称结外型。根据其病理特点又可分为霍奇金淋巴瘤（Hodgkin's lymphoma，HL）和非霍奇金淋巴瘤（Non-Hodgkin's lymphomas，NHL）两大类。NHL的发病率是HL的8倍。恶性淋巴瘤临床表现复杂，缺乏特异性，容易误诊，有报道早期临床误诊率可高达87.5%，病理误诊率为5%。

恶性淋巴瘤此类肿瘤常发生于青少年。一些资料显示，我国沿海的发病率和死亡率高于内陆地区。本病的发病近十年来也有增长趋势，特别是NHL的增加明显。

恶性淋巴瘤病因，近年的研究认为与如下情况相关。

（1）病毒　是重要的因素，与恶性淋巴瘤关系比较密切的病毒有Epstein-Barr（EB）、人类T-细胞淋巴瘤（或）白血病病毒（HTLV）、人类疱疹病毒6型（HHV-6）。

（2）免疫抑制　淋巴瘤是免疫系统的肿瘤，免疫缺陷是淋巴瘤发生的重要原因之一。正常情况下，人体的免疫系统具有免疫监视功能，能及时清除体内发生突变或癌变的细胞。但因器官移植需长期服药，特别是用免疫抑制药物来预防排斥反应，也抑制了患者的免疫机制，其淋巴瘤的发生率明显高于一般人群。

（3）其他因素　物理因素、化学致癌物和遗传因素（一些遗传性免疫缺陷病有利于体内转化的淋巴细胞的增生，进而有利于淋巴瘤的形成）也可能与之有关。

37

37.2 临床和病理分期

37.2.1 临床分期

恶性淋巴瘤的临床分期最早应用于霍奇金淋巴瘤，由Peters在多伦多皇家玛丽医院提出。1965年纽约Rye会议上提出HL新的临床分期原则，1970年在Ann Arbor会议上做了进一步的修正。1997年和2002年AJCC的TNM分期原则中，推荐Ann Arbor分期应用于HL和NHL的临床分期。1989年修正了Ann Arbor分期，称之为Cotwords分期。口腔颌面-头颈部恶性淋巴瘤的临床分期也是以Ann Arbor分期和Cotwords分期为主。

表37-1 Ann Arbor分期

Ⅰ期 一个淋巴结区域或淋巴样结构(如脾、胸腺或韦氏环)受侵(Ⅰ期)；或一个淋巴结外器官或部位受侵(ⅠE)

Ⅱ期 横膈一侧两个或两个以上淋巴结区域受侵(Ⅱ)；或者一个淋巴结外器官/部位局部延续性受侵合并横膈同侧一个或多个区域淋巴结受侵(ⅡE)

Ⅲ期 横膈两侧的淋巴结区域受侵(Ⅲ)，可合并局部结外器官或部位受侵(ⅢE)；或合并脾侵犯(ⅢS)；或结外器官和脾脏受侵(ⅢE+S)

Ⅳ期 同时伴有远处一个或多个结外器官广泛受侵

下列定义适用于各期

A：无全身症状

B：有全身症状(指发热、盗汗及半年内体重减轻10%或更多)

E：连续性的结外部位受侵，或淋巴结侵及邻近器官或组织

S：脾受侵

CS：临床分期

PS：病理分期

Ann Arbor分期没有考虑肿瘤大小和肿瘤侵犯淋巴结区域范围内对预后和治疗选择的影响，对肝脾受侵的定义不明确。因此，1989年英国Cotwords会议上对Ann Arbor分期做了一些修改，主要有以下几方面的变化：①肝脾受侵定义：肝脾肋下可触及或两种影像诊断证明肝脏或脾脏有局灶缺损，即可诊断为临床肝、脾受侵，但肝功能可以正常。②大肿块或大纵隔定义：大肿块定义为肿瘤最大直径 > 10cm，用下标"X"表示；大纵隔为纵隔肿块直径大于T5~T6期水平胸廓内径的1/3。③新的治疗反应分类：用完全缓解未定(CRu)表示在治疗后疗效评估困难时的持续性影像学异常。④对Ⅱ期患者用下标表示受侵淋巴结部位数目。

表37-2　Cotwords分期（1989年）

Ⅰ期　一个淋巴结区域或淋巴样结构（如脾、胸腺或韦氏环）受侵（Ⅰ期）；或一个淋巴结外器官或部位受侵（ⅠE）

Ⅱ期　横膈一侧两个或两个以上淋巴结区域受侵（Ⅱ）；或者一个淋巴结外器官/部位局部延续性受侵合并横膈同侧一个或多个区域淋巴结受侵（ⅡE）。淋巴结受侵区域的数目用下标注明（如Ⅱ₃）

Ⅲ期　横膈两侧的淋巴结区域受侵（Ⅲ），可合并局部结外器官或部位受侵（ⅢE）；或合并脾侵犯（ⅢS）；或结外器官和脾受侵（ⅢE+S）

Ⅲ1期　有脾门、脾、腹腔、肝门淋巴结受侵

Ⅲ2期　伴有腹主动脉旁淋巴结、盆腔淋巴结和肠系膜淋巴结受侵

Ⅳ期　同时伴有远处一个或多个结外器官广泛受侵

下列定义适用于各期

A：无全身症状

B：有全身症状（指发热、盗汗及半年内体重减轻10%或更多）

E：连续性的结外部位受侵，或淋巴结侵及邻近器官或组织

S：脾受侵

CS：临床分期

PS：病理分期

其中B组症状是临床预后的一个重要指标，B组症状定义：B组症状定义为下列任何症状之一：连续3d不明原因发热超过38°，6个月内不明原因的体重下降>10%；盗汗；各因感染或其他原因引起的发热，或因胃肠道疾病等引起的体重减轻，不能认为是B组症状。

37.2.2　临床分期步骤

准确的临床分期是确定治疗方案的前提，临床分期步骤包括下列几方面。

37.2.2.1　必要的检查项目

（1）病理检查　临床上考虑为淋巴瘤的患者均应完整切除，再做病理检查。原发于结外NHL，如伴有淋巴结肿大，除原发病灶活检外，应同时做淋巴结活检。

（2）病史　包括淋巴结肿块首次出现的时间、大小、质地、增长情况等，有无B组症状。

（3）体格检查　一般状况评分，全身浅表淋巴结、肝脾、韦氏环、下咽、喉和皮肤等。

（4）实验室检查　全血计数、肝肾功能、血沉（ESR）、乳酸脱氢酶（LDH）、β微球蛋白，蛋白电泳，免疫球蛋白（IgG、IgA、IgM、IgD）。

（5）血清中相关抗体检测（抗HIV、抗EBV）。

（6）胸片侧位片　测定纵隔肿瘤和胸廓横径的比值等。

（7）头颈部CT　原发肿瘤位于头颈部时，常规做头颈部CT，以评价原发肿瘤大小，侵犯范围等。

（8）胸部/腹部和盆腔CT　常规做胸腹部和盆腔CT，只有在患者经济困难时才考虑B超检查。

（9）骨髓活检或（和）骨髓穿刺　治疗开始前进行，骨髓活检准确性优于骨髓穿刺。

（10）心电图。

37.2.2.2 选择检查项目

（1）胃肠道钡餐检查,钡灌肠。

（2）内镜检查（胃镜、肠镜、咽喉镜、气管镜、纵隔镜等）。

（3）静脉肾盂造影。

37.2.3 恶性淋巴瘤的病理分类

37.2.3.1 HL病理分类（WHO1997年）

分为淋巴细胞为主型（LP）、结节硬化型（NS）、混合细胞型（MC）及淋巴细胞削减型（LD）。

37.2.3.2 NHL病理分类

REAL和WHO分类将NHL根据细胞来源分为B细胞淋巴瘤和T/NK细胞淋巴瘤两大类。WHO分类再细分B细胞淋巴瘤13种,T/NK细胞淋巴瘤14种。

37.3 临床症状

（1）霍奇金淋巴瘤　霍奇金淋巴瘤是单中心发生的,主要沿着邻近淋巴结转移。常见症状是淋巴结肿大,常表现为无痛性进行性增大,质地中等,较活动,互相很少融合。发生的部位以颈部最多见,其次是腋窝、纵隔、腹腔、盆腔、腹股沟等。有时伴有发热、体重减轻、夜间盗汗等全身症状,可伴有器官侵犯或压迫的相应症状。

（2）非霍奇金淋巴瘤　非霍奇金淋巴瘤的症状以无痛性进行性淋巴结增大较为常见,质中较活动,相互很少融合,常发生于颈、腋下、纵隔、腹腔、盆腔、腹股沟等部位。常伴有发热、体重减轻、夜间盗汗等全身症状。腹痛、腹部包块较HD多见。非霍奇金淋巴瘤播散方式与霍奇金淋巴瘤不同,不是沿邻近淋巴结侵犯,无一定规律可循,称为"跳跃式"播散。除低度恶性外,中,高度恶性进展较快。常见胃肠道侵犯及腹块。骨髓侵犯也较HL多见,易出现骨侵犯及骨髓侵犯的相应症状,纵隔侵犯或压迫的相应症状。血常规注意有无幼稚细胞以及粒细胞与淋巴细胞比例是否倒置,血沉、LDH等指标均可升高。在骨或肝侵犯时碱性磷酸酶常升高。

（3）影像学检查　CT检查可明确肺门、纵隔、腹腔内肝脾和腹膜后淋巴结有无侵犯,或盆腔内髂窝及闭孔等处有无肿大淋巴结。MRI对颅脑、脊髓的病变及隐匿的骨髓侵犯极有价值。PET/CT一次连续成像得到全身图像（三维显示）,可帮助正确分期。B超检查也能显示肝脾有无累及,腹膜后淋巴结有无肿大。

37.4 治疗原则

近20年来,随着基础医学的发展,人类已认识到恶性淋巴瘤是一组全身性疾病,它不同于实体瘤和血液肿瘤。而是根据不同的病理、分期制定综合的治疗方案,方案要规范,方法有手术、放疗、化疗、中医药、免疫治疗。

对于部分恶性淋巴瘤,放射治疗是主要的治疗手段。如早期滤泡性淋巴瘤、蕈样霉菌病、早期原发皮肤型间变大细胞淋巴瘤以及部分黏膜相关淋巴瘤,以及不能化疗的早期霍奇金淋巴瘤等。而对于某些恶性淋巴瘤放疗仍然是不可或缺的,如早期NK/T细胞淋巴瘤。对于高度侵袭性淋巴瘤,放射治疗在控制局部病灶方面仍有化疗不可比拟的优势。当然放疗也可作为晚期患者姑息治疗的手段。恶性淋巴瘤亚型的HL和NHL的生物学行为有相同之处,但有更多的不同之点。HL倾向于侵犯淋巴结,播散规则是邻近淋巴结区,较少侵犯结外器官和组织,放疗疗效较好,早期者可达根治；NHL早期是沿邻近淋巴结区播散,单用放疗也能取得满意疗效,中晚期播散有邻近淋巴管、淋巴结区的播散,也有"跳跃"到远处不同部位的淋巴结或结外器官的播散,多采用综合治疗（内科药物加局部放疗）。

37.4.1 受累野概念和扩大野概念

37.4.1.1 受累野概念

受累野不仅包括淋巴瘤侵及的肿大淋巴结,还应完整包括该淋巴引流区域,例如颈部淋巴结受累时,同侧颈部和锁骨上淋巴结,均应作为一个淋巴结区进行照射。

37.4.1.2 扩大野概念

扩大野照射是单纯放疗的基本原则,特别是早期霍奇金淋巴瘤。扩大野照射即受累野+相邻淋巴结区放疗（可能有亚临床病灶）。例如霍奇金淋巴瘤侵犯双颈部,照此原则照射时,经典设野包括咽部、全颈部、双腋窝、纵隔和双肺门淋巴结,即斗篷野照射；类似的还有锄形野(腹主动脉旁淋巴结+全脾)、盆腔野(包括髂血管、腹股沟、股管、闭孔等区域淋巴结)、倒Y野(锄形野+盆腔野)等,需根据不同情况灵活应用。目前,由于化疗+受累野照射综合治疗方法的广泛应用、诊断技术和对肿瘤认知水平的提高,已很少对淋巴瘤患者首选进行扩大野照射治疗了。

37.4.2 霍奇金淋巴瘤治疗原则

霍奇金淋巴瘤对放疗、化疗均很敏感,近期疗效满意。目前推荐I-IIb期HL患者治疗原则应为:对于无不良预后因素的患者,可给予2~4个周期ABVD化疗后辅以受累野照射20~30Gy;对于具有不良预后因素的I-IIb期HL的患者,给予4~6周期ABVD或MOPP后给予受累野照射30~36Gy。进一步减少剂量是否不降低早期HL患者的远期疗效仍需进一步随机对照研究。对III-IVb期患者治疗原则为6~8周期ABVD化疗加或不加受累野放疗。

37.4.2.1 放疗

1966年Rosenberg通过病例分析提出HL是单中心发生,主要沿着邻近淋巴结转移的理论,从而为开展"预防性"照射提供了理论依据。放疗根治剂量45Gy/4~6周,野内复发率低于4%。放疗不仅要包括临床发现肿瘤的区域,而且需对邻近部位淋巴结区域进行预防照射。

放射治疗首先应根据临床分期,对I期、II期和III1A期采用单纯放射治疗,III期2A采用放射与化疗综合治疗;III期B期以化疗为主,放疗为辅;IV期患者单用化疗。其次,应根据部位,右上颈部IA期患者因膈下侵犯少见,可单用斗篷野照射全颈、全纵隔及腋下淋巴区。左颈IA期患者易膈下侵犯,除照斗篷野外,至少要照射腹主动脉旁和脾区。病理为混合细胞型或淋巴细胞缺乏型,采用全淋巴照射加化疗。对年龄小于10岁或大于60岁的患者,因放射耐受性差,一般仅照局部野。为防止遗漏灶未照射到,造成治疗失败,放疗前应详细检查,包括CT扫描、B超、淋巴造影等,特别是勿忘患者有腹部病灶的可能性。

37.4.2.2 疗效

IA期长期生存率95%,IIA期为92%(Glastein E);IB和IIB期8年无瘤生存率为79%(Kaplan HS);III1A 5

年生存率90%,III2A为88%,IIIB和IV期经化疗率后10年生存率为55%(Hoppe RT)。

37.4.3 非霍奇金淋巴瘤治疗原则

侵袭性淋巴瘤中局限于皮肤的早期外周T细胞淋巴瘤、原发皮肤的早期间变大细胞淋巴瘤、临床分期I-II期的小淋巴细胞淋巴瘤均可首选放疗;早期的鼻腔NK/T细胞淋巴瘤也可以考虑首选放疗;其他侵袭性淋巴瘤应选择化放疗联合的综合治疗。部分早期患者可考虑化疗后受累野照射,或单纯扩大野照射,晚期患者的放疗主要针对残留病灶、有巨大肿块的部位,或行姑息治疗。而高度侵袭性淋巴瘤,无论分期早晚,均应以目前公认的治疗指南中的标准化疗程序进行足量足疗程治疗,放疗仅在完成4~6个周期化疗并确定达到临床完全或部分缓解后,或造血干细胞移植后,针对原发灶部位给予根治性放疗。

37.4.3.1 结内型非霍奇金淋巴瘤

对I、II期低度和中度恶性淋巴瘤用单纯放疗,患者有播散趋势放疗后加化疗。一般为局部野,包括病变区加一站淋巴引流区,常规照射剂量35~40Gy/4~5周;对III、IV期低度和中度恶性淋巴瘤以化疗为主,如治疗前原发肿块大于5cm或化疗后肿块残留者加局部放疗。原发于韦氏环的患者,放疗后多有膈下腹腔区侵犯,在头颈部放疗后1个月,待体力恢复,可做对全腹预防性放疗(称腹浴),以代替化疗。对I、II期高度恶性淋巴瘤,采用强烈联合化疗加累及野放疗,放疗后再用化疗,对III、IV期高度恶性淋巴瘤,因发展快,应早期用强烈化疗,病灶若不易全消,可以补充局部放疗。对晚期NHL也可采用冲击化疗加受侵淋巴结及脏器的照射,结合自身骨髓移植或造血干细胞移植可提高缓解率。

37.4.3.2 结外型非霍奇金淋巴瘤

I、II期可单放疗,中晚期均应采取化疗加放疗的综合治疗。单放疗或单化疗均难以达到比较满意的疗效。头颈部常见的结外型非霍奇金淋巴瘤发生在咽淋巴环、鼻腔和上颌窦。原发灶于咽淋巴环时,须采用面颈联合野放疗,包括鼻咽、扁桃体、舌根和上颈淋巴结,再预防一站淋巴引流区,一般下界为锁骨下1~2cm。本病在治疗中或治疗后约有1/3发生腹腔内侵犯,近年来不少

37

作者主张联合化疗,以减少腹腔侵犯率,提高生存率。

（1）原发于鼻腔和上颌窦的非霍奇金淋巴瘤　放疗应局部扩大野加全颈部预防性照射。

（2）原发于骨　NHL原发于骨与骨骼肌病理均为B细胞的大细胞来源,治疗原则Ⅰ、Ⅱ期放疗为主,Ⅱ期可加化疗,Ⅲ、Ⅳ期化疗为主,局部补放疗,应给予全骨预防性照射30～35Gy/3～4周,然后病灶局部追加剂量10～15Gy。

（3）蕈性真菌病　为原发于皮肤的T淋巴细胞的淋巴肉瘤,常呈多发性,有整个身体皮肤被累及的倾向。采用联合化疗6疗程后用6MeV电子束作全身皮肤照射。照射时注意保护眼、指(趾)甲。对残留病灶局部补充放疗。

37.4.1.3　疗效

按病理分,弥漫型淋巴细胞分化好,6年生存率为61%;弥漫型淋巴细胞分化差,6年生存率为42%;淋巴母细胞型淋巴瘤,4年生存率为30%(上海肿瘤医院)。

37.5　鼻腔NK/T细胞淋巴瘤

原发鼻腔非霍奇金淋巴瘤(NHL)是亚洲、拉丁美洲和南美洲较常见的恶性淋巴瘤。在中国,鼻腔NHL是韦氏环以外最常见的结外NHL,占全部恶性淋巴瘤的2%～10%。欧美鼻腔NHL极少见。鼻腔NHL可来源于NK/T淋巴细胞或B淋巴细胞,在REAL淋巴瘤分类中,来源于T/NK细胞的原发鼻腔NHL是一种独立的病理类型,并被命名为血管中心性淋巴瘤。WHO分类中命名为鼻腔、鼻型NK/T细胞淋巴瘤。

鼻腔NK/T细胞淋巴瘤以血管中心性病变为主要病理特征,和EB病毒感染有关,中年男性多见,临床表现为鼻腔肿瘤坏死性改变,诊断时病变常为局限性Ⅰ-Ⅱ期,较少有区域淋巴结,极少有远处转移。肿瘤对放疗敏感,对化疗抗拒,晚期预后极差。早期鼻腔T/NK细胞淋巴瘤通过放射治疗可以取得好的效果,放射治疗是主要治疗手段。

37.5.1　免疫表型和遗传学特征

37.5.1.1　免疫表型

鼻型NK/T细胞淋巴瘤典型的免疫表型为CD2+CD56+表面56+表面CD3-和胞质CD3(CD3ε)+,大部分患者表达细胞毒性相关蛋白如颗粒酶B、TIA-1和穿孔素阳性。其他T细胞和NK细胞相关抗原常为阴性,如CD4、CD5、CD8、TcRβ、TCRγ、CD16和CD57。所有病例都不表达B细胞抗原如CD19、CD20、CD22等。

许多研究都把CD3ε+CD56-,但细胞毒分子EBV+的淋巴瘤包括在鼻腔NK/T细胞淋巴瘤内,因为它们具有和CD56+患者相似的临床表现,如果CD56阴性,也无细胞毒分子和EBV表达,则不能诊断为鼻型NK/T细胞淋巴瘤。因此,鼻腔或其他结外部位淋巴瘤表现为CD3ε+,而细胞毒分子和EBV阴性时,在WHO分类中建议诊断为外周T细胞淋巴瘤、未分类。

37.5.1.2　遗传学特征

鼻型NK/T细胞淋巴瘤无特征性细胞遗传学改变,可见del(6)(q21q25)或i(6)(p10)。鼻腔NK/T细胞淋巴瘤可表现为p53功能缺失,p53功能缺失和肿瘤对化疗抗拒有关。在墨西哥、中国和日本,p53突变在鼻腔NK/T细胞淋巴瘤的发生率约为24%～48%,显著高于其他部位发生的NHL。

37.5.2　临床表现

男性多见,男女比约为2～4∶1,中位年龄为44岁。最常见的症状为鼻塞,局部广泛受侵时,出现眼球突出、面部肿胀、硬腭穿孔、脑神经麻痹、恶臭和发热等症状和体征。B组症状常见,约30%。肿瘤常局限于鼻腔及其邻近结构,邻近器官或结构受侵以同侧上颌窦和筛窦最常见,其他依次为鼻咽、局部皮肤、硬腭、软腭、眼球和口咽等。42%的患者有多部位直接侵犯。

在亚洲,67%～98%的患者在诊断时为临床ⅠE或ⅡE期,肿瘤常局限于鼻腔或直接侵犯邻近结构或组织,而较少有远处淋巴结受侵或结外器官转移。中国医学科学院肿瘤医院最近报道了经过免疫组化疗证实的鼻腔NK/T细胞淋巴瘤中,107例为Ⅰ～Ⅱ期,83例1期(77.5%),22例ⅡE期(20.5%),Ⅳ期仅2例(2%)。就诊时,颈部淋巴结受侵和远处结外器官转移少见,颈淋巴结受侵以颌下淋巴结最常见,其次为中上颈淋巴结,这和鼻腔淋巴引流途径相符合。远处转移以皮肤最常见,和T淋巴细胞归巢现象有关。

37.5.3 临床分期

临床分期检查应常规做头部CT和MRI,判断原发肿瘤的侵犯范围。影像学上CT表现为软组织肿块,鼻道及上颌窦消失,伴有骨侵袭的局部破坏。约50%的病变侵及邻近器官如上颌窦、筛窦、硬腭、眼眶、鼻咽。78%的NK/T细胞淋巴瘤有骨质破坏,常见部位为上颌窦内壁、鼻中隔和纸样板。CT表现无特异性。局部受累范围能为临床分期及治疗提供依据。

由于Ann Arbor分期不能正确地反映结外NHL原发肿瘤的侵犯程度,中国医学科学院肿瘤医院使用修正后的Ann Arbor分期原则,将Ann Arbor分期中的IE期鼻腔NHL划分为局限IE期和广泛IE期(即超腔IE期),II-IV期仍采用Ann Arbor分期原则。局限IE期指肿瘤局限于鼻腔,未侵及周围邻近器官;广泛IE期指肿瘤超出原发结外部位直接侵犯周围器官,但均未合并淋巴结或远处转移。

37.5.4 治疗原则

放射治疗是早期鼻腔 NK/T 细胞淋巴瘤的主要治疗手段。放疗作为 IE 期鼻腔 N/T细胞淋巴瘤的主要治疗手段能取得较好的疗效。鼻腔NK/T细胞淋巴瘤对放疗敏感,但对化疗抗拒。现有 4 项较大宗病例回顾性研究表明,单纯放疗或放化疗综合治疗的疗效优于单纯化疗。另外 4 项临床研究则显示,化疗加入放疗并未显著改善早期 NK/T细胞淋巴瘤的生存率,即单纯放疗和放疗加化疗的疗效相同。晚期鼻腔 NK/T 细胞淋巴瘤病例数少,由于肿瘤对化疗抗拒,化疗疗效差,预后极差,极少有 III-IV 期患者能生存 5 年以上。

37.5.5 放射治疗

鼻型NK/T细胞淋巴瘤放疗的照射靶区应采用扩大野照射,而不是局部照射,照射区域包括肿瘤周围容易受侵部位和器官,照射剂量为50~55Gy,在此情况下,局部控制率可以达到90%以上。

37.5.5.1 靶区和照射野

肿瘤局限于一侧鼻腔,未侵犯邻近器官或组织结构(局限 IE 期),射野靶区应包括双侧鼻腔、双侧前组筛窦、硬腭和同侧上颌骨窦。肿瘤超出鼻腔时(广泛IE期),靶区应扩大至受侵的邻近器官或结构,如果前组筛窦受侵,应包括同侧后组筛窦。如果肿瘤邻近后鼻孔或侵犯鼻咽,照射野应包括鼻咽。IIE期在原发病灶和受侵器官/结构照射时,需同时做双颈照射,III-IV期化疗后放疗,照射野包括原发灶和区域淋巴引流区。肿瘤照射剂量 DT 50 Gy,预防照射剂量40 Gy。

（1）常规照射野

1）L 形野 肿瘤侵犯一侧鼻腔,位于鼻腔中前部,未侵犯后鼻孔及鼻咽。把以包括双侧鼻腔、同侧上颌窦和同侧前组筛窦,如果前组筛窦受侵,则包括后组筛窦。6 MV X线和 15~21MeV 电子线混合照射。①上界:眉弓水平,筛窦未受侵时,沿内眦向下。筛窦受侵时,需包括同侧前后组筛窦,眼向患侧看,沿瞳孔内缘(眶中线)向下,达眼眶下缘连线。②外界:患侧包括同侧上颌窦,外界达上颌窦外侧缘。对侧外界为内眦和鼻翼外侧。③下界:唇红缘以包括硬腭(即鼻腔底壁)。

2）凸字形野 肿瘤侵犯双侧鼻腔或侵犯鼻中隔,位于鼻腔中前部。靶区射野包括双侧鼻腔,双侧上颌窦及双侧前组筛窦,如果前组筛窦受侵,则包括后组筛窦。上界、下界和 L 形野相同;外界包括双侧上颌窦,上颌窦外缘。

3）耳前野加筛窦野 肿瘤侵达鼻腔后1/3或鼻腔肿瘤直接侵犯鼻咽、口咽。射野靶区包括双鼻腔、上颌窦、筛窦和鼻咽或口咽。①外界:眉弓结节至外耳孔上缘连线。②前界:眼眶水平在眶后缘向前至眶下缘,前界开放。③后界:外耳孔前缘。④下界:下颌角至唇红缘或上牙根部。如果肿瘤侵犯口咽,下界应适当下移。

4）面颈联合野和下颈切线野 原发肿瘤伴有颈部淋巴结受侵时,多采用面颈联合野和下颈切线野照射。

（2）三维适形放疗或调强适形放疗 常规照射野不能很好地包括靶区,靶区剂量分布不均匀。病变广泛时,难以很好地保护正常组织。应用三维适形放疗或调强适形放疗能更好地包括肿瘤,使靶区剂量分布均匀,并更好地保护正常组织,如腮腺、脑干、晶体、视神经等重要器官(见图37-1)。鼻腔NK/T细胞淋巴瘤早期未超腔时可仅对原发部位适当外扩进行放疗,而中晚期因为常常侵犯鼻腔及副鼻窦,甚至上侵颅底,因此根据具体情况要将这些部位纳入放疗范围。

37

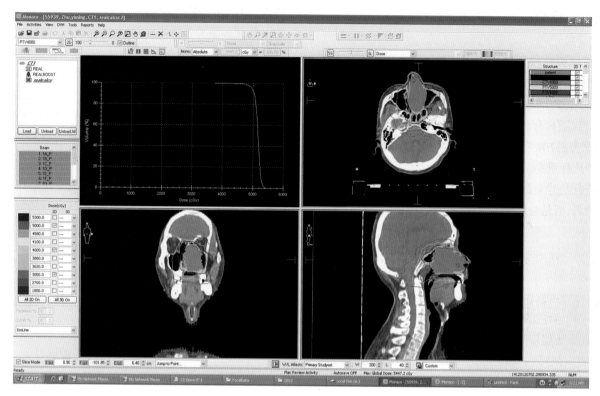

图37-1 鼻腔NK/T细胞淋巴瘤调强放疗靶区剂量图

37.5.5.2 颈预防照射

鼻腔NHL的主要治疗失败原因为远处结外器官受侵,颈淋巴结复发极少见,因此,局限 IE 期和广泛 IE 期鼻腔 NK／T 细胞淋巴瘤不考虑做颈淋巴结预防照射。中国医学科学院肿瘤医院 1983～2002 年共治疗 232 例 IE 期鼻腔 NHL（大部分为 NK／T 细胞淋巴瘤）,185 例未做颈预防照射,仅 4 例出现颈淋巴结复发（ 2.2%）。47 例做颈预防照射,无颈部复发。日本Shikama等报道 37 例IE期患者,均未行颈部预防照射,仅 1 例颈部复发。韩国 Koom 等分析 36 例颈部预防照射的患者,无一例复发,46例未做颈预防照射仅 1 人颈部淋巴结复发。因此,IE 期病变不必做颈淋巴引流区预防照射。

37.5.5.3 照射剂量

鼻腔NK/T细胞淋巴瘤的根治性照射剂量50～55Gy。I-II 期鼻腔NK /T细胞淋巴瘤放疗后的局部复发或进展率为7.8%。相反,韩国 Koo等应用45Gy作为根治性照射剂量,局部复发率高。102 例头颈部鼻腔和鼻窦

NK／T 细胞淋巴瘤放疗后有 60 例治疗失败,其中48例（47%）局部失败。在局部失败的患者中,以野内复发为主,为 42 例, 3 例边缘复发, 5 例野外边缘复发。小于 45Gy 和大于45Gy 的局部失败率分别为 64%和 38%。照射剂量为 20～70Gy,78%（ 80 例）的患者照射剂量为 45～54Gy,11 例患者照射剂量低于40Gy。局部控制率的剂应曲线为 S 形分布,局部控制率在 20～54Gy之间随照射剂量提高而增加,在 54 Gy后达平台。局部复发率高可能和较低照射剂量有关。在日本Shika等比较了放疗剂量大于50Gy和小于50Gy的局部控制率,前者 5 年生存率为100% ,后者仅 67%（ $p=0.013$ ）。6 例局部复发的患者中, 5 例照射剂量低于50Gy。Isobe等报道了同样的结果, $\geq 50Gy$ 和 $<50Gy$ 的局部失败率分别为 23%和67%。因此,鼻腔NK/T细胞淋巴瘤的放射治疗剂量应较非霍奇金淋巴瘤其他亚型要高些。Cheung 等也比较了 >50Gy 和 <50Gy 的放疗剂量,前者CR和总生存率均好于后者,但未达到统计学差异。此外,局部复发率高和照射野小也有很大的关系。

37.5.6 疗效

中国医学科学院肿瘤医院李晔雄等发表的161例临床I、II期鼻腔NK/T淋巴瘤患者以放疗为主治疗,其5年生存率为65%,特别是IE期患者单纯放疗和放化疗联合治疗的5年生存率分别为89%和92%,无显著性差异,提示对于I/II期鼻腔NK/T淋巴瘤根据情况可首选放疗,放疗完成后给予化疗巩固。但是也有学者认为首选化疗2～4个周期后再行放疗会提高生存率,尤其是对有B组症状或大肿块的患者,但是否化疗能提高总体生存率还存在争议。

37.5.7 几个有关治疗问题

37.5.7.1 无预后不良因素的局限IE期鼻腔NK/T细胞淋巴瘤

对该病建议单纯放疗,IE期伴有预后不良因素和IIE期建议放疗后化疗。III/IV期应以化疗为主,辅以原发部位的放疗。由于IIE期和III/IVE期化疗疗效差,肿瘤对化疗抗拒,需要考虑新的有效的全身治疗方案或临床研究。鼻腔外鼻型NK/T细胞淋巴瘤是否具有和鼻腔NK/T细胞淋巴瘤相同的临床病理特征有待进一步的研究,有文献报道认为,鼻腔外鼻型NK/T细胞淋巴瘤的预后比鼻腔NK/T细胞淋巴瘤差。

37.5.7.2 I～II期(局限期)的治疗

I～II期鼻腔NK/T细胞淋巴瘤对放疗敏感,完全缓解率达80%以上,以放疗为主要治疗的5年生存率为40%～92%;肿瘤对化疗抗拒,完全缓解率仅为0～59%,大部分CR率低于40%,5年生存率为15%～40%;单纯放疗或放疗加化疗疗效优于单纯化疗或化疗为主的治疗;大部分研究证据表明,常规化疗方案加入放疗未能提高无病生存率或总生存率;化疗失败后,如果肿瘤仍然局限于局部区域,可经放疗挽救治疗;早期应以放射治疗为主要治疗手段,受累野照射,不做颈部预防照射。照射剂量为50～55Gy,肿瘤残存时,应补量照射10～15Gy。中国医学科学院肿瘤医院对该病以放疗为主要治疗时,I-II期的5年生存率达到71%,而没有淋巴结和远处受侵I期患者的5年生存率更高,达到78%,合并淋巴结受侵的II期患者的生存率为46%。没有预后不良因素(乳酸脱氢酶升高,年龄大于60岁,一般情况差的患者,淋巴结和远处结外器官受侵)的I期患者,放疗后的5年生存率达到92%。

37.5.7.3 III～IV期(晚期)的治疗

化疗为主要治疗手段,合并区域放疗,但预后极差,需考虑更为有效的全身治疗方案。

中国医学科学院肿瘤医院李晔雄等发表的161例临床I、II期鼻腔NK/T淋巴瘤患者以放疗为主治疗,其5年生存率为65%,特别是IE期患者单纯放疗和放化疗联合治疗的5年生存率分别为89%和92%,无显著性差异,提示对于I/II期鼻腔NK/T淋巴瘤根据情况可首选放疗,放疗完成后给予化疗巩固。但是也有学者认为首选化疗2～4个周期后再行放疗会提高生存率,尤其是对有B组症状或大肿块的患者,但是否化疗能提高总体生存率还存在争议。

37.6 韦氏环淋巴瘤

韦氏环NHL定义为原发于咽淋巴环的淋巴瘤,包括鼻咽、扁桃体、舌根和口咽。韦氏环NHL在我国常见,占全部NHL的23.5%,也是最常见的头颈部NHL。其次为原发鼻腔NHL,占全部淋巴瘤的10%。韦氏环NHL占结外受侵第一位,是最好发的结外部位,其中75%首发于扁桃体(1/3双侧),其次是鼻咽腔,舌根较少占2%。韦氏环NHL病理类型以弥漫性大B细胞淋巴瘤为主,治疗原则主要根据病理类型和临床分期。

37.6.1 病理

韦氏环原发NHL主要为B细胞淋巴瘤,常见病例类型为弥漫大B细胞淋巴瘤,NK/T细胞淋巴瘤少见。极少数为滤泡淋巴瘤和结外黏膜相关淋巴瘤。

37.6.2 临床表现

男性多见,男:女=2～3:1,中位年龄为43岁,国外为60～65岁。原发部位以扁桃体最常见,约为60%,其次为鼻咽、舌根和口咽。临床表现和原发部位有关,主要表现为鼻咽出血、耳鸣、扁桃体肿大、颈部肿物等。临床I～II期多见,占77%,但I期少见,约15%,II期62%,III～VI期占33%。就诊时,多存在区域淋巴结转移或(和)远处转移,占85%。

37

37.6.3 诊断和分期

临床分期检查包括病史询问、体格检查、血常规、肝肾功能、LDH、头颈部 CT、胸腹部 CT、盆腔 CT、骨髓活检或穿刺等。应用 Ann Arbor 分期作为临床分期标准。

37.6.4 治疗

韦氏环 NHL 病理类型以弥漫大 B 细胞淋巴瘤为主，故采用综合治疗是目前标准治疗方案，化疗方案以 CHOP 为标准方案，如免疫表型 CD20 阳性，则加美罗华（R-CHOP）方案，从而提高无复发生存率及总生存率。

韦氏环 NHL 的治疗原则主要根据病理类型和临床分期，早期弥漫性大 B 细胞淋巴瘤仍然以 3 ~ 4 个周期 CHOP 化疗加受累野照射为治疗手段，III ~ VI 期以化疗为主。早期低度恶性 NHL 建议放疗，晚期以化疗为主。对于原发于韦氏环的患者，放疗后 50% ~ 60% 有膈下腹腔的侵犯，特别是胃肠等部位，以往在头颈部放疗后 1 个月，待体力恢复，可做全腹预防性放疗，以代替化疗，近年来，均以化疗代替全腹预防放疗即综合治疗。已有多项随机研究证明了 I ~ II 期侵袭性 NHL 的放化疗综合治疗显著改善了患者的生存率。这些研究中包括了工作分类法中的中高度恶性淋巴瘤，大部分患者为弥漫性大细胞淋巴瘤或弥漫性大 B 细胞淋巴瘤（DLBCL）。综合治疗的原理和优势在于，全身化疗能有效地控制远处亚临床转移，而放疗有效地控制局部复发。从 20 世纪 80 年代后期开始综合治疗逐步取代单纯放化疗，成为中高度或侵袭性 NHL 的标准治疗，有多项随机研究证明，综合治疗和单纯放疗或单纯化疗相比，综合治疗显著改善了患者的生存率和无病生存率。

为改善 I ~ II 期中高度恶性 NHL 的生存率，开展了综合治疗和单纯放疗随机研究。综合治疗改善了 I ~ II 期侵袭性 NHL 的生存率，单纯放疗的复发率比综合治疗高 10% ~ 20%，某些研究中实验旧的 CVP 方案，而非标准的 CHOP 方案，但有证据认为，化疗和放疗综合治疗显著改善了生存率，CR 率接近 90%，无病生存率和总生存率为 60% ~ 85%。

在早期的随机对照研究中，大多采用放疗后化疗，此后，由于认识到隐性远处转移时 NHL 主要的失败原因，综合治疗很快转变为化疗后放疗。

1993 年，Yahalom 等进行了比较综合治疗和单纯放化疗，化疗采用了标准的 CHOP 方案化疗，94 例 I 期低度恶性和中度恶性 NHL 接受单纯放疗或放疗后 CHOP 化疗，7 年无复发生存率分别为 20% 和 86%（$p < 0.03$）。

Aviles 等于 1996 年在一组大的随机研究中证明了在 I 期韦氏环 NHL 的治疗中，综合治疗疗效明显优于单纯放疗或单纯化疗，统计学上差别有显著意义（$P < 0.05$）。最近墨西哥的研究再次证明了 Aviles 2003 年弥漫性大 B 细胞淋巴瘤放疗后 6 周期 CHOP 化疗的综合治疗优于单纯放疗，提高了无病生存率和总生存率，10 年生存率达 89%。

综合治疗结果，化疗后放疗的综合治疗已被广泛接受于成人 I ~ II 期 B 细胞来源中高度恶性 NHL，特别是弥漫性大 B 细胞淋巴瘤的标准治疗。I ~ II 期弥漫性大 B 细胞淋巴瘤综合治疗后的 5 ~ 10 年总生存率和无病生存率为 63% ~ 85%。在弥漫性大 B 细胞淋巴瘤免疫表型如 CD20 阳性，不仅采用 CHOP 方案外，还应加用美罗华，R-CHOP 方案，明显提高无病生存率及总生存率。

37.6.5 放射治疗技术

37.6.5.1 设野和剂量

韦氏环区设野，包括鼻咽、舌根、扁桃体、咽后壁等部位淋巴结。临床对于原发于扁桃体、舌根、咽后壁的 I/II 期低度恶性淋巴瘤可行该区域放疗，由于韦氏环放疗易导致严重而持久的口干，因此在保证疗效前提下，尽量减少该区域的放疗剂量。适形调强放疗可一定程度保护腮腺功能。而化疗后完全缓解的患者，放疗范围可适当缩小，例如发生于扁桃体的弥漫大 B 细胞淋巴瘤，经过足量化疗后达完全缓解，可以扁桃体放疗为主，但对于部分缓解者仍应全韦氏环区域照射。

韦氏环 NHL 照射采用面颈联合野和下颈切线野。面颈联合野包括鼻咽（颅底）、口咽、扁桃、舌根、软硬腭、口底和中上颈淋巴引流区。下颈切线野照射，包括下颈和锁骨下淋巴结。面颈联合野在 DT 30 ~ 35Gy 分野，后颈采用 6 ~ 8MeV 电子线补量照射，根治性照射剂量为 DT 50Gy。非大肿块、化疗后达到 CR 的患者照射剂量为 DT 40Gy，单次照射剂量 1.8 ~ 2.0Gy。下颈切线野上界必须挡脊髓，以避免面颈联合野和下颈切线野照射剂量重叠。

37.6.5.2 靶区要求

根治性放疗靶区范围是颅底、鼻咽腔、扁桃体、舌根、软硬腭、口底与全颈淋巴结与锁骨上下淋巴结区。常用照射野是双颞侧面颈联合野与锁骨上下淋巴结区。

原发于鼻咽腔伴有脑神经症状还需与颅底线上2cm或根据病情设野。照射时必须是整个靶区剂量均匀，尤其是颈部皮肤也得接受根治量，而重要的颈髓限量与35Gy以下，因此放疗中要改变照射野或更换射线能量。

37.6.5.3 放疗野设计

（1）双面颈联合野体表标志 上界：颧弓上缘；前界：眼外眦后2cm与口角外3～4cm连线延长到下颌骨提1/2，转向前中正线止于颈中点；后界：枕颈项皮缘（即后界开放野）；下界：甲状软骨切迹水平，适用于上颈淋巴结未扪及或小于2cm横径或竖径，上颈淋巴结大于2cm或融合大肿块者，原则上不在肿块上分野，一般在肿块下1cm分野，放疗期间每周依肿块缩小，其下界上移1～2cm，直上移到甲状软骨切迹水平。肿瘤量34Gy，分为前后2个野，分界线于下颌骨升支后缘相当于颈椎体前1/3。

（2）前颈野体表标志 上界：面颈联合野之下界不作间隔；下界：胸骨柄切迹下2cm前正中线旁开各4～5cm与锁骨下缘下2cm的连线；外界肱骨头内援，在前颈野内保护喉头（颈部肿块＞5cm时，喉头暂不保护），于上下野前正中线连接处铅挡2cm×2cm，以防止由于体位变动，两野交界处在颈髓区有重叠剂量。

（3）鼻前野体表标志 用于原发鼻咽侵及鼻腔，上界：眶上缘水平；下界：上唇红线；左右界：距前中线旁开各2～2.5cm，可包括双侧鼻腔与鼻后孔。

（4）剂量计算 面颈联合野为一个大野，包含2个解剖部位，有2个深度的百分深度量，上颈部的深度量比韦氏环区约高6%。中国医科院肿瘤医院均先予颈部深度的百分深度量计算达50Gy/5～6周时，韦氏环约低3Gy，再补双耳前野到50Gy，颈部2Gy/d。

应注意面颈联合野照射，每周约10Gy时最好把其下界往上或下移1cm，以防体位改变在2个野交界处剂量不均匀。面颈联合野上颈部剂量34Gy/17F时为保护脊髓功能，分为前后2野，其分界线于颈椎体前1/3，相当于下颌骨升支后缘，前野仍用高能X线治疗，后野改用电子线6～8MeV照射，使总剂量达50Gy/25F。中下颈为提高皮肤与建成区之间剂量，常规加用补偿板。经验提示加补偿板为总剂量的1/2。

鼻前野剂量是总剂量的1/5，一般给予10Gy，靶区深度是鼻尖到鼻后孔的距离。

37.6.5.4 三维适形和调强放疗

近十余年来，新发展了放疗新技术——三维适形放疗（3D-CRT）和调强放疗（IMRT）。由于放疗计划精确性可提高肿瘤局部控制率，从而提高生存率。保护正常组织，而减少放疗的并发症（见图37-2）。

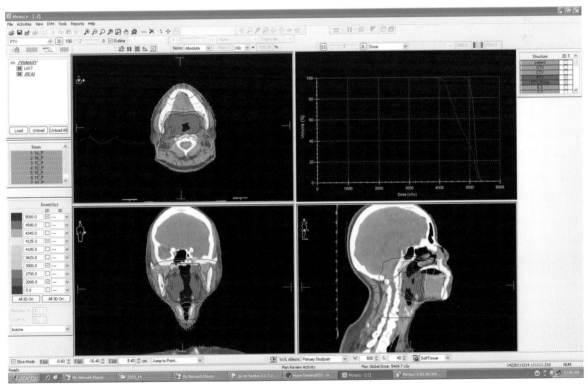

图37-2 韦氏环淋巴瘤调强放疗靶区剂量图

37.6.6 预后

韦氏环NHL影响预后的主要因素包括临床分期、部位、国际预后指数(IPI)和病理类型等。Ann Arbor分期是影响预后的主要因素。I、II、III和IV期的5年和10年CSS分别为91%、86%、68%、62%、35%、29%、20%和15%(p=0.000)。相应5年和10年DFS分别为72%、66%；58%、55%；19%、15%；16%、13%，生存率差别有显著意义(p=0.000)。

中国医学科学院肿瘤医院的结果证明,国际预后指数是重要的预后因素,舌根NHL预后优于扁桃体、鼻咽和口咽NHL,可能与舌根NHL早期病例较多有关。相反,Harbuchi等分析71例韦氏环NHL,认为原发于舌根NHL的生存率低于韦氏环其他部位NHL,而Liang等报道鼻咽NHL预后较差。

37.7 原发颈部恶性淋巴瘤

原发于颈部恶性淋巴瘤占全身淋巴瘤的69.6%,其中80%好发于颈、枕与耳前。原发于颈部恶性淋巴瘤早期播散往往是沿着邻近淋巴管及淋巴结,而中晚期则邻近淋巴结与远处淋巴结受侵可同时存在。极少具有高度恶性的早期淋巴瘤出现跳跃性播散,其中膈下受侵34%~58%,皮肤受侵约占10%。

随着恶性淋巴瘤REAI/WHO病理的广泛应用和化疗的进展,放射治疗在恶性淋巴瘤治疗中的地位发生了很大的变化。但放射治疗仍然是某些早期低度恶性/惰性淋巴瘤或预后好的早期淋巴瘤的主要治疗手段,例如I-II期、I-II级滤泡淋巴瘤。此外,高度恶性淋巴瘤,如T淋巴母细胞淋巴瘤等,任何期别都以化疗为主,放疗仅起姑息性作用或降低局部复发率,对生存率无影响。

37.7.1 原发于颈部早期侵袭性淋巴瘤和弥漫性大B细胞淋巴瘤

本病以化放疗综合治疗显著改善了患者的生存率,如韦氏环淋巴瘤中所述。化疗加受累野的综合治疗,逐步取代了单纯放疗,成为中高度恶性或侵袭性淋巴瘤的标准治疗。放疗剂量由于综合治疗,可降至30~40Gy。

37.7.2 早期I~II级滤泡淋巴瘤的放射治疗

I~II级滤泡淋巴瘤恶性程度低,病程进展缓慢,预后好,但易复发。大部分滤泡淋巴瘤则III~IV级,伴有脾或骨髓受侵,III期少见,早期滤泡淋巴瘤I~II级单纯放疗可取得较好的疗效,而早期III期滤泡淋巴瘤应考虑综合治疗,晚期滤泡淋巴瘤则难以治愈。滤泡淋巴瘤III级含有较多的大细胞成分,治疗原则和弥漫性大B细胞淋巴瘤相似,预后相似。

37.7.2.1 单纯放疗

滤泡淋巴瘤对放射治疗高度敏感,受累野照射时早期低度恶性淋巴瘤的标准治疗方案,多项回顾性分析报道了50例以上I~II期低度恶性淋巴瘤(主要是滤泡淋巴瘤)单纯受累野照射的治疗结果,单纯放疗的10~15年无病生存率为28%~53%,10~15年总生存率为43%~79%。I期总生存率约50%,II期约25%,10年后极少复发。照射剂量28~30Gy或更高时,局部控制率超过90%,Witter等2001年报道,M.D. Anderson癌症中心I-II期滤泡I-II级单纯放疗长期结果,15年无进展生存率和总生存率分别为41%和43%。

37.7.2.2 综合治疗

目前仍不能明确放疗加化疗能否提高早期低度恶性淋巴瘤的生存率。

37.7.3 原发于颈部霍奇金淋巴瘤

37.7.3.1 霍奇金淋巴瘤治疗的演变过程

20世纪20年代初,瑞士放射肿瘤学家Gilben首先认识到HL沿邻近淋巴引流途径转移的规律,并开始淋巴瘤的预防照射。Peters等应用扩大野照射治愈了早期HL。随后,Kaplan和Rosenberg规范了早期霍奇金淋巴瘤的放射治疗技术。从20世纪70年代开始,高能X线和伽玛射线得到广泛应用,扩大野照射成为早期霍奇金淋巴瘤的有效治疗方法。霍奇金淋巴瘤的死亡率明显下降,最近10余年来,出于减少治疗引起的远期并发症,开始了早期霍奇金淋巴瘤的综合治疗,由于霍奇金淋巴瘤是可以治愈的恶性肿瘤,研究重点在于保证高生存率的前提下,降低治疗引起的并发症和死亡率。因此,在早期霍奇金淋巴瘤综合治疗时采用有效和毒性更少的化疗方案,目前应用ABVD,毒性小,疗效高,一般给予3~4个周期,可降低照射剂量30~35Gy和缩小照射靶区,一般采用累及野照射,这样,不仅提高了无病生存率和总生存率,也减少了由于照射野大引起第二原发肿瘤。

37.7.3.2 放射治疗原则

(1)原发于上颈淋巴瘤 原发上颈淋巴瘤照射靶区与剂量同原发于韦氏环,上颈部肿大淋巴结,一定要除外来自头颈部肿瘤,因此肿瘤病理诊断相当重要。

(2)原发于中下颈淋巴瘤 照射靶区范围双侧全颈与锁骨下区,常用野是颈前、颈后切线野,若用单前野照射剂量不均匀,位于副神经途径和颈项区淋巴结处于低剂量区,易引起治疗后复发,对颈部大肿块更不合适,在照射前颈野时应加用补偿板,以提高肿块区剂量。

(3)原发于锁骨上/下或腋窝(单侧/双侧)淋巴瘤 靶区范围是全颈、锁骨上下与同侧腋窝淋巴引流区,全颈加腋窝前后对穿野。

(王凤英)

参 考 文 献

1 殷蔚伯,余子豪,徐国镇,等.肿瘤放射肿瘤学.4版,北京:中国协和医科大学出版社,2008

2 邱蔚六,陆昌语,夏伟亚,等.口腔颌面部非何杰金氏淋巴瘤.中华口腔医学杂志,1985,20:78

3 王中和主编.肿瘤放射治疗临床手册.上海:世界图书出版公司,2007

4 王中和.PET/CT对头颈部非霍奇金淋巴瘤CT放疗计划的影响.中华现代影像学杂志,2009,6:625-628

5 黄一容,严庆汉,石木兰,等.恶性淋巴瘤现代诊断进展与治疗.郑州:河南医科大学出版社.1997

6 李晔雄,高远红,袁志勇,等.国际预后指数在韦氏环非霍奇金淋巴瘤的预后意义.中华放射肿瘤学杂志,2002,11:105-110

7 高远红,李晔雄,袁智勇,等.原发扁桃体非霍奇金淋巴瘤的预后因素.中华肿瘤杂志,2002,24:483-485

8 赵路军,李晔雄,袁智勇,等.原发于舌根非霍奇金淋巴瘤临床特点和预后.中华放射肿瘤学杂志,2003,12:2l-24

9 高远红,李晔雄,袁智勇,等.早期原发扁桃体非霍奇金淋巴瘤的治疗.中华血液学杂志,2003,24:190-192

10 袁智勇,李晔雄,赵路军,等.鼻咽非霍奇金淋巴瘤的临床和预后分析.中华肿瘤杂志,2004,26:425-429

11 李晔雄,顾大中,黄一容,等.I、II期鼻腔非何杰金淋巴瘤的预后和治疗.中华放射肿瘤学杂志,1994,3:97-100

12 Li YX, Yao B, Jin J, et al. Radiotherapy as primary treatment for stage IE and IIE nasal natural killer /T cell lymphoma. J Clin Oncol, 2006, 24:181-188

13 Ribrag V, Ell Hajj M, Janot F, et al. Early locoregional high-dose radiotherapy is associated with long-term disease control in localized primary angiocentric lymphoma of the nose and nasopharynx. Leukemia, 2001, 15:1123-1126

14 Shikama N, Ikeda H, Nakamura S, et al. Localized aggressive non-Hodgkin's lymphoma of the nasal cavity: A survey by the Japan Lymphoma Radiation Therapy Group. Int J Radiat Oncol Biol Phys, 2001, 51:1228-1233

15 Hu W, Chen M, Sun Y, et al. Multivariate prognostic analysis of stage I(E) primary non-Hodgkin's lymphomas of the nasal cavity. Am J Clin Oncol, 2001, 24:286-289

16 Kim WS, Song SY, Ahn YC, et al. CHOP followed by involved field radiation: Is it optimal for localized nasal natural killer/T-cell lymphoma? Ann Oncol, 2001, 12:349-352

17 Tham IW, Lee KM, Peng YS, et al. Outcome of patients with nasal natural killer (NK)/T-cell lymphoma treated with radiotherapy, with or without chemotherapy. Head Neck, 2006, 28:126-134

18 Cheson BD, Pfistner B, Malik E Juweid ME, et al. Revised response criteria for malignant lymphoma. J Clin Oncol, 2007, 25:579-586

37

38　口腔颌面部良性病变
Chapter 38　Radiotherapy of Benign Disease

38.1　良性病放疗的生物学机制和原则

38.1.1　良性病放射治疗的生物学机制

38.1.1.1　抗增殖效应（anti-proliferative effects）

疗效体现在电离辐射对细胞的增殖抑制。放疗剂量一般 >10Gy。临床上用于抑制瘢痕形成、治疗异源性骨化和治疗血管再狭窄。

38.1.1.2　免疫调节效应（immuno-modulatory effects）

通过辐射改变免疫调节，治疗有效剂量从2.5 ~ 25Gy，一般 > 10Gy。临床治疗Graves眼病属于此机制，辐射抑制了Graves眼病的自身免疫过程。

38.1.1.3　抗炎效应（anti-inflammatory effects）

单次有效剂量为0.5 ~ 1Gy，总剂量5 ~ 10Gy。据报道，<1Gy的照射可以减轻炎症反应过程，而 > 2Gy则诱发相反的效应（肿瘤治疗效应）。低剂量照射用于减轻急性炎症非常有效，主要是缓解疼痛和水肿。临床用于治疗滑膜炎、骨关节炎、腱鞘炎等疾病。

38.1.2　良性病放疗原则

（1）比较该疾病放射治疗与其他治疗方法的危害与收益。其他常规治疗无效或不比常规治疗带来更大的伤害，而且不进一步治疗有严重的后果时才选择应用放疗。

（2）放疗前患者要被告知所患的疾病和放射治疗的必要性及期望的效果，告知照射的靶区、照射剂量、照射时间和相关的危险性和不良反应以及治疗过程中的可能反应。

（3）尽可能避免照射患者的易感器官如甲状腺、眼、性腺、乳腺和骨髓，在治疗时要应用精确的照射技术和屏蔽技术。

（4）影响射线致癌的重要因素为受照射时的年龄。尽量不对婴儿和儿童良性病患者实施放疗，要从放射总剂量、受照时间来考虑辐射的长期危险性。

（5）患者或家属有拒绝接受放疗和选择其他治疗方式的权利。

（6）治疗后要给患者提供较详细的放疗情况，并进行随访。

38.2 瘢痕疙瘩的放射治疗

瘢痕(scar)疙瘩又名瘢痕瘤(keloid),是纤维瘤的一种,是患者伤口在手术后出现明显的纤维组织、结缔组织过度增生,呈瘤样。部分组织有玻璃样变性,疾病本身不能退化和自限。病程时间长,单纯手术切除,疗效极差,需要术后辅助低剂量放疗、局部皮质激素注射、激光等综合治疗。瘢痕疙瘩好发于胸、肩、颈、下腹、背与耳廓。男女均可发生,无明显差别。

38.2.1 病因

瘢痕疙瘩与体质有关,同时与手术创口的张力大小、是否有伤口感染、皮肤色泽等相关。凡属瘢痕体质者,一旦表皮若受到损伤,如外伤、蚊虫叮咬和瘙痒等就有很可能形成瘢痕疙瘩。如果局部张力过大,势必刺激伤口周围的纤维结缔组织增生,局部瘢痕增生突起,向周围组织扩展。伤口感染使创口处于不稳定状态,促使瘢痕增生。色泽深的皮肤较浅的皮肤更容易形成瘢痕疙瘩,约高6~8倍。

38.2.2 临床表现和诊断

瘢痕疙瘩一般有确实的外伤史,有局部蚊虫叮咬,瘙痒抓刮的病史,局部痤疮感染病史。病程长,疙瘩一直在生长,瘢痕疙瘩凸出皮肤表面呈瘤状增生,表面光滑,色红而发亮,常发现有扩张的毛细血管向外延伸。皮肤损坏至边缘向外伸出,隆突形变,皮损局部常伴有奇痒或有刺痛灼热感。可能因神经末梢传导敏感或微神经瘤的形成,瘢痕疙瘩局部有疼痛感觉过敏,甚至有衣服等轻轻触及即感疼痛的症状。

38.2.3 治疗原则

瘢痕疙瘩由于致病原因多种,因此,目前通常手术首选,手术后选用放疗、局部加压压迫、局部药物注射治疗,常见皮质激素、化疗药物和干扰素等。单独选用手术治疗,复发率高,手术+术后放疗已成为共识。放疗必须在24h内开始,不然创面内成纤维母细胞将转为成纤维细胞,利于瘢痕产生。抑制成纤维母细胞,减少成纤

维细胞的产生,进而减少瘢痕的产生,是术后放疗的立题基础。

38.2.4 治疗方式

38.2.4.1 放疗前准备

(1)确定瘢痕产生的原因,了解原始瘢痕的深度和侵犯广度,与手术医生最好充分沟通。

(2)确定手术后,连续放疗的时间是否充裕,能否不间断放疗次数。大部分单位每周一至周五放疗,周末不治疗,故而,下半周治疗的患者一定会因周末而间断放疗次数。

(3)患者对放疗能达到的效果,治疗可能失败是否有充分的了解。

(4)放疗必须在24h内开始,手术患者能否做到。

(5)拆开创面,检查创面止血是否充分,缝线是否牢固。

38.2.4.2 放疗治疗的实施

(1)拆开创面表面的敷料,在切口线两侧各放1.0~1.5cm,两头各放1.5~2.0cm,画好照射野。

(2)一般采用4~6MeV电子线,分次量3.0Gy×5F,或4.0Gy×4F,上覆薄的油砂布,增加表面剂量。必要时可以Bid放疗。

(3)也可采用120kV的X线0.5cm铝的半界层,限光筒前缘与伤口几乎紧贴,边界周围用铅橡皮保护,3.0Gy×5F,或4.0Gy×4F照射。

(4)通常放疗期间无需每日换药,放疗完结后,可以去外科换药,拆线最好在8~9d开始,采用间隔拆线的方式。拆完线后,局部最好用1个月的减张胶布,如有瘢痕增生迹象,马上进行后继的药物注射等治疗。

38.2.5 疗效

2003年Ogawa R 总结1988~2000年间,129位患者147处瘢痕疙瘩,术后给予15 Gy 电子束照射和超过18个月的随访。整体的复发率是32.7%。14例耳垂患者中2例复发(14.3%),12例颈部患者中2例复发(16.7%),51例胸壁患者中22例复发(43.1%),33例肩胛部位患者中复发13例(39.4%),15例上肢患者中复发4例(26.7%),耻骨联合区患者复发4例(36.4%),11

例下肢复发患者1例（9.1%）。同一作者2007年总结了370处瘢痕疙瘩的治疗，总的复发率2002年前为29.3%（73/249），采用4MeV电子线15Gy/3F/3d方案，2003年后为14%（17/121），采用4MeV电子线20Gy/4F/4d方案。耳垂瘢痕疙瘩建议采用20Gy/2F/2d方案。力荐4次方案。国内崔振军在2004年总结了598例瘢痕疙瘩的放射治疗，分为直接缝合579例和植皮19例，直接缝合者与术后24～48h用贝塔线照射，随机分为196例，12～15Gy/5F/1周。383例15～24Gy/10F/2周。总有效率结果是10次组优于5次组，植皮组在术后拆线后才放疗，采用10次方案，结果是19例中有6例无效。因此，主张术后尽早放疗，采用小剂量多次的方案。

38.2.6　关于放射致癌

手术+术后低剂量放疗有很好的疗效，是否会造成局部致癌性反应，2009年，Ogawa R用计算机检索PubMed和MEDLINE从1901～2009年的文献，仅找见5例病例因为放射治疗瘢痕疙瘩而致癌的报道，5例癌变（即纤维肉瘤、基底细胞癌、甲状腺癌和乳腺癌），然而，尚不清楚是否使用适当的辐射剂量，是否提供了足够的周边组织的保护。此外，世界各地放射肿瘤专家问卷调查研究发现，大约80%专家认为可以接受的治疗瘢痕疙瘩的辐射。2003年，Bischof M总结47例患者的60处瘢痕疙瘩的术后放疗，瘢痕疙瘩手术切除后，采用6 MeV电子束放射治疗。分次量4 Gy（3～5 Gy）总计量达16 Gy（12～18 Gy）。随访70个月。结果发现：有4处瘢痕疙瘩完全复发（7%），五处瘢痕疙瘩部分复发（8%）。瘢痕疙瘩相关的症状，痒和疼痛，81%的患者得到改善。色素缺失者29例（62%），伤口轻度红肿（17%），两名患者有1例毛细血管扩张（4%）。没有严重并发症或继发性恶性观察到。结论是术后电子放射治疗是耐受性好和非常有效预防瘢痕疙瘩复发。因此，作者认为放射治疗瘢痕疙瘩，周边组织的癌变风险是很低的，放射治疗是可以接受作为瘢痕疙瘩治疗方式。

38.3　嗜酸性粒细胞肉芽肿

嗜酸性粒细胞肉芽肿（eoslnophilic lymphogranuloma）为发生于皮下组织和淋巴结的肉芽肿，是慢性发展的良性疾病，其病因尚不清楚，主要为淋巴结肿大，淋巴增生及嗜酸性粒细胞浸润，并可侵犯淋巴结外的软组织，呈肉芽肿病变。有作者认为是一种变态反应性疾病。病变部位以腮腺区最多见，其次为颊部和颌下区。除包块外，临床上常伴有皮肤瘙痒、皮肤粗糙和色素沉着。外周血检查嗜酸细胞绝对计数明显增高。1937年金显宅在国内首先报道本病，其后木村哲二于1948年在日本发表有关本病报道，在日本称之为木村病（Kimura's disease）。嗜酸性粒细胞淋巴肉芽肿主要发生在亚洲地区，我国也较多见。

38.3.1　病因

嗜酸性粒细胞肉芽肿的病因和发病机制，目前尚不明朗。它是属于网状内皮系统增生症，基本病理表现为嗜酸性细胞浸润以及淋巴细胞、浆细胞增生。大多数文献认为此病是一种免疫反应介导的炎症反应性疾病，可能是因为过敏、自身免疫病、蚊虫叮咬引起的感染和肿瘤等的原因，属于CD^4T辅助细胞调控异常引起IgE介导的I型变态反应性疾病。它是免疫机能的紊乱，而非肿瘤性疾病。I型变态反应性可能是其主要致病机制。这种原发性免疫缺陷性疾病，可因年龄增长而有所缓解，这也符合此病青少年人群多见的临床特点。

38.3.2　临床表现

嗜酸性粒细胞肉芽肿好发于男性。男女比例为10：1。从幼儿到老年均可发生，但以20～40岁最常见。发病缓慢，病程较长，主要表现为软组织肿块。好发于腮腺区、颊部、下颌下区及肘部，也可以腮腺区及肘部同时发生，主要侵犯颜面皮肤、皮下、结膜下组织、唾液腺淋巴结。偶可自行消失，但又复发，并有时大时小症状。肿块无疼痛及压痛，边界不清。病变肿物与皮肤粘连，局部病变皮肤粗糙、增厚、色素沉着。自觉皮肤瘙痒，局部有皮肤抓痕。

本病为无痛性软组织肿块，边界清楚，质地偏软，有时大时小的情况，面部不对称畸形明显，局部皮肤有瘙痒，病损皮肤有色素沉着，波及皮肤后，皮肤有湿疹样皮疹或橘皮样增生。据报道40%～100%的病例有病损区域淋巴结肿大，嗜酸性粒细胞绝对计数升高，一般大于300×10^6/L，血的IgE升高。

嗜酸性粒细胞肉芽肿需和一些疾病相鉴别,诸如骨纤维异常增殖症、血管瘤、骨髓炎和肿瘤转移灶等。

38.3.3 诊断与鉴别诊断

颜面或腮腺区肿块伴局部皮肤增厚,皮肤瘙痒,局部反复炎症发作,嗜酸性粒细胞绝对计数升高,常超过 $300 \times 10^9/L$ 以上。

本病侵犯骨质罕见,因此与骨嗜酸性肉芽肿有所不同,后者属于朗格汉斯细胞组织细胞增生症之一种。

38.3.4 治疗

38.3.4.1 放疗

对放疗敏感,应以放射治疗为首选。放疗可避免手术及可能对面神经的损伤。病变局限、未侵及重要神经者,也可手术切除。对巨大病变、无边界、与皮肤紧密粘连,特别是发生于面部者手术难以彻底者,术后要加放疗。放疗剂量为 $30Gy/15F/21$ d。放疗后肿瘤大部分也会在 $1 \sim 3$ 个月内消退,即使放疗一疗程未完全消退肿块或病损,也能消除症状,如局部疼痛。局部复发或一次未治愈的嗜酸性粒细胞肉芽肿,也能再次复照。我们的经验是:侵及皮肤的嗜酸性粒细胞肉芽肿,极难局部放疗 $30Gy$ 后而治愈,一般要行两个疗程的照射,而局部皮损也难以恢复。放疗是否会引起癌变?因为放疗剂量小于 $40Gy$,在临床上罕有报道致癌的情况。外周血嗜酸粒细胞计数可作为疗后有无复发和多发的参考指标。

38.3.4.2 化疗

有文献报道对于多发病灶或病变广泛的病例,主要药物为类固醇类和长春新碱(VCR)、环磷酰胺(CTX)等,采用 COP 方案治疗。也有报道采用环孢菌素治疗的,短期疗效明确,但长期疗效各家数据不一,有好有坏。

38.3.4.3 激素治疗

对本病有一定效果,但仅为姑息疗效,不宜长期使用,停药后常复发。

38.3.4.4 手术治疗

手术不易彻底,术中渗血较多,但局限性病变也可采用术后辅助放疗。

38.4 涎腺瘘

涎腺瘘(salivary gland fistula)实质因手术、外伤等因素造成涎腺腺泡、分支导管和主导管的损伤,使涎液从非正常途径渗流出,创面渗出增加,一直有清亮液流出,上皮组织内翻形成瘘管。即为涎腺瘘。由于下颌下腺和舌下腺瘘发生率极低,故而涎腺瘘特指腮腺区手术和创伤后形成的瘘管,涎腺瘘有资料显示占腮腺区手术后的 $5\% \sim 12\%$ 左右。瘘口一般在切口线上,人体位的低处。分泌液检验淀粉酶阳性。涎腺瘘分为腺泡瘘和导管瘘。腺泡瘘最为常见于腮腺区肿瘤手术后,或颌颈联合根治术后。导管瘘常见于外伤后。

38.4.1 病因

损伤是最重要的原因分别为:①医源性手术,诸如肿瘤切除术、脓肿切排术造成腺泡或腺体残余,造成涎腺分支或主导管破坏。②外伤,诸如腮腺区刀伤、面颊部贯通伤、面部爆破伤,造成腺泡或导管破坏。上述原因形成涎腺瘘。

38.4.2 临床表现和诊断

一般是发生在手术和外伤后 $1 \sim 3d$,手术区轻度或明显肿胀,局部充血不明显,有胀满感,同时①创口有清亮液体渗、流出。②创面引流液变清亮,量不见减少。③分泌液淀粉酶检验阳性。④主导管损伤后,连接修复不佳,主导管结扎后。⑤手术区有积液,可以通过临床检查、B超和其他影像学检查明确。⑥分泌液与进食有明显的相关性。⑦涎腺造影和逆行亚甲蓝灌注,可见导管和腺体的损伤。

38.4.3 涎腺瘘的预防和治疗

涎腺特别是腮腺,处于人体的浅表部位,容易受到外部因素的损伤,伤及导管和腺体。由于导管的解剖行进线路原因,易受到损伤,因为医源性因素,诸如腮腺区肿瘤切除术、脓肿切排术后,未处理好残余腺体、分支导管和主导管。手术前对局部肿瘤、脓肿和外伤创面与腮腺主导管充分了解和预判,手术中尽可能保留主导

38

管,主导管的保留和通畅,可以减轻分支导管和腺体的压力,减少涎瘘的可能。手术中对分支导管要结扎明确,对残余腺体边缘要结扎充分和牢固,手术后局部使用负压引流器,使创面贴合紧密,促进愈合。引流器拔除后,局部加压包扎要牢固,手术区可以使用适形的硬物加压包扎。可以饭前服用阿托品,减少咀嚼运动,不食刺激性食物,从而减少腺体分泌。均可减少涎瘘的发生。

一旦发生涎瘘,一般先选用保守的方案治疗,包括局部抽出积液、加压包扎、口服阿托品减少腺体分泌。瘘口用电灼、硝酸银或碘酚烧灼。如再不能解决问题,公认可以选用放射治疗的方法来解决。

38.4.4 放射治疗

放射治疗涎瘘几乎百分之百有效,放射线可以抑制腺体分泌,但导管瘘和腺体瘘疗程和剂量不同,腺体瘘更容易治疗成功。主导管瘘治疗的病程最长,所需剂量最高。一般采用9MeV的电子线、或180kV X线、或^{60}co单野,尽可能适形于腮腺,照射野边界可以紧贴腮腺体表投影外缘,无需扩大。腺体瘘剂量为9Gy/3F/3d,通常照射1次即可显效,大部分患者3次治疗后就有满意疗效。3次治疗后还不甚满意,可以再追加治疗1~2次即可。放疗期间需局部加压包扎,流质饮食,勿吃酸性或油炸食品。主导管瘘放疗剂量要高于腺体瘘,但不要超过30Gy。罕有因为放射治疗涎瘘,而远期造成放射致肿瘤的报道。有些患有腮腺肿瘤的涎瘘患者,由于有必要行术后放疗,如局部无游离皮瓣修复,患者全身情况良好,可以早期实施放疗,将肿瘤和涎瘘一并治疗。

38.5 涎腺多形性腺瘤

涎腺多形性腺瘤(plemorphic adenoma)属于涎腺良性肿瘤,一般病史长,以手术治疗为主,但术后可能复发,文献报道的术后复发率为0~2%。虽然多形性涎腺瘤术后复发可以再手术,但再手术后局部复发率更高、复发间隔时间更近,并且因手术难度加大而造成的手术毁损更趋严重,特别是面神经更易受损(有报道高达15%~30%),对患者生存质量影响很大。对此类患者加术后放疗以下降复发率,可能是比较好的治疗策略。

38.5.1 发病情况

在上海交通大学医学院附属第九人民医院口腔病理科1985~2007年4743例良性涎腺肿瘤手术病理标本中,涎腺多形性腺瘤有3281例(占69.2%)。在3281例多形性腺瘤中,腮腺涎腺多形性腺瘤占第一位(2126例,64.8%)。

38.5.2 放射治疗

38.5.2.1 放射治疗的适应证
(1)肿瘤侵犯腮腺深叶,并手术需牺牲面神经者,考虑浅叶切除加术后放疗,以保留面神经功能。
(2)手术有肿瘤残留或切缘阳性,患者不接受2次扩大手术者。
(3)术后3次以上复发,伴有深度侵犯者。
(4)病理见肿瘤细胞有增殖活跃、"多灶"或"卫星"结节等高度复发倾向者;或病理标本见存在部分恶变。
(5)肿瘤过大、带安全缘完整清除困难、或因全身其他疾病无法耐受手术或拒绝手术治疗者。

38.5.2.2 放射治疗的剂量
照射范围应包括肿瘤及周围组织,一般参照术前瘤体边缘加1.0~1.5cm;累及腺体应全部在靶区内,剂量深度4~5cm,放射剂量为50~60Gy/25~30F/5~6周。除病理标本见存在部分恶变,不做颈部淋巴结预防照射。

38.5.2.3 疗效
Glas等报道,多形性涎腺瘤术后首次复发后再手术,复发率为15%,2次复发后再手术,复发率上升至50%。Fee等报道,多形性涎腺瘤术后首次复发后再手术后的局部控制率65%,2次复发后再手术,局部控制率仅为29%。Chen等对34例术后复发的多形性涎腺瘤行术后放疗45~60Gy(中位剂量50Gy),随访2.3~28.9年(中位随访17.4年),20年局部控制率为94%,仅2例放疗后复发(中位复发时间为3.4年)。考虑到该入组患者中76%复发2次以上,88%为大肿块切除术,47%为多灶性病理表现,大多属高复发危险者,该疗效令人满意。Renehan等报道,复发多形性涎腺瘤行术后放疗的170例患者,随访14年的局部控制率高达92%,而未行放疗者的局部控制率为76%。Carew等报道复发多形性涎腺瘤行术后放疗和未行放疗者的局部控制率分别为100%和71%。术后放疗的优点除了明显下降复发率外，也避免了多次手术致面神经损伤的高风险。近年来由于三维适形调强放疗技术的应用，对口干、听力下降等晚期放射并发症已能够加以控制。

38.5.2.4　关于诱发恶性肿瘤

因放疗可能诱发恶性肿瘤，对年轻患者应慎用。但实际上诱发恶性肿瘤少见，且诱发恶变过程长达15～30年。何况本病多次复发后，恶变比例原本已大大增加，已有报道，多次复发患者的恶变率高达9%。

（张　霖）

参 考 文 献

1　邱蔚六.口腔颌面外科理论与实践.北京：人民卫生出版社，1998

2　张志愿.口腔颌面肿瘤学.济南：山东科技出版社，2004

3　王中和主编.肿瘤放射治疗临床手册.上海：世界图书出版公司，2007

4　王中和.涎腺肿瘤放射治疗的新进展.口腔颌面外科杂志，2010,20(3)：153-157

5　Wang ZH, Yan C, Zhang ZY, et al. radiation-induced volume changes in parotid and submandibular glands in patients with head and neck cancer：A longitudinal study. Laryngoscope, 2009,119(10): 1966-1974

6　Lörken A, Krampert J, Kau RJ, et al. Experiences with the Montgomery Salivary Bypass Tube(MSBT). Dysphagia, 1997, 12：79-83

7　Cavanaugh K, Park A. Postparotidectomy fistula：a different treatment for an old problem. Int J Pediatr Otorhinolaryngol, 1999,47：265-268

8　Hyman J, Disa JJ, Cordiero PG, et al. Management of salivary fistulas after microvascular head and neck reconstruction. Ann Plast Surg, 2006,57：270-273

9　Hirsch DL, Bell RB, Dierks EJ, et al. Analysis of microvascular free flaps for reconstruction of advanced mandibular osteoradionecrosis：a retrospective cohort study. J Oral Maxillofac Surg, 2008,66：2545-2556

10　Genden EM, Park R, Smith C, et al. The role of reconstruction for transoral robotic pharyngectomy and concomitant neck dissection. Arch Otolaryngol Head Neck Surg, 2011,137：151-156

11　Gill MS, Muzaffar S, Soomro IN, et al. Morphological pattern of salivary gland tumours. J Pak Med Assoc,2001, 51：343-346

38

附录
Appendix

附录一 肿瘤放射治疗学缩略语英汉对照

3D—CRT 3 dimensional conformal radiation therapy 三维适形放射治疗

ABC active breath control 主动呼吸控制技术

ABMT autologous bone marrow transplantation 自体骨髓移植

AF accelerated fractionation 加速分割

AHF accelerated hyperfractionation 加速超分割

ART adaptive radiotherapy 适应性照射

AT Ataxia Talangiectasia 毛细血管扩张性共济失调

BD basal dose 基准剂量

BED biologically effective dose 生物等效剂量

BEV beam eye view 射束方向视图

BMI body mass index 身体质量指数

BOLD blood-oxygen-level-dependent 血氧水平依赖法

BRMs biological response modifiers 生物反应调节剂

BTV biological target volume 生物靶区

CBHART concomitant boost hyperfractionated accelerated radiation therapy 同时小野加量加速超分割放疗

CCG Children's Cancer Group 儿童癌症研究组织

CDK cyclin-dependent kinase 细胞周期依赖性蛋白激酶

CF conventional fractionation 常规分割

CHART continuous hyperfractionated accelerated radiation therapy 连续加速超分割放疗

CI coverage index 靶区覆盖指数

CIN cervical intraepithelial neoplasia 宫颈上皮内瘤变

CLDR continuous low dose rate radiotherapy 低剂量率持续照射

CML cutaneous malignant lymphoma 皮肤恶性淋巴瘤

CPV coach's preview 床角预览视图

CT computed tomography 计算机体层显影

CTV clinical target volume 临床靶区

CUP carcinoma of unknown primary 原发未明转移癌

DDCs dermal dendritic cells 真皮内树突状细胞

DFS disease free survival 无瘤生存

DMF dose modifying factor 剂量修饰因子

DPC DNA protein cross-linking DNA 蛋白质交联

DRF dose reduction factor 剂量减少系数

DRR digitally reconstructed radiography 数字重建图像

DSA digital subtractive angiography 数字减影血管造影

DSB double strand break 双链断裂

DVH dose volume histograms 剂量—体积直方图

EBF electron backscatter factor 电子反向散射因子

ECM extracellular matrix 细胞外基质

EGFR epithelial growth factor receptor 表皮生长因子受体

EHART escalating hyperfractionated accelerated radiation therapy 逐步递量加速超分割放疗

EI external volume index 靶外体积指数

EPID electronic portal imaging device 电子射野影像系统

EUD effective uniform dose 等效均—剂量

^{18}F-FDG ^{18}F-fluorodeoxyglucose 氟代脱氧葡萄糖

FCCL follicular center cell lymphoma 滤泡中心性淋巴瘤

FDF fractionation-dosage factor 分次剂量因子

FHDR fractionated high dose rate brachytherapy 高剂量率分次近距离治疗

FL-HCC fibrolamellar hepatocellular carcinoma 纤维板层样肝细胞肝癌

FNH focal nodular hyperplasia 局灶性结节增生

FSRT fractionated stereotactic radiotherapy 分次立体定向放射治疗

FSU functional subunits 功能亚单元

GCT germ cell tumor 生殖细胞瘤

GTV gross tumor volume 肿瘤靶区

HA hepatocellular adenoma 肝细胞腺瘤

HC hyperthermia and chemotherapy 热疗加化疗

HCC hepatocellular carcinoma 肝细胞肝癌

HD hyperdose sleeve 超剂量区

HF hyperfractionation 超分割

HI homogeneity index 剂量均匀性指数

HR hyperthermia and radiation 热疗加放疗

HRC hyperthermia and radiochemotherapy 热疗加放化疗

HVL half value layer 半价层

IC immunocytoma 免疫细胞瘤

ICR interval cytoreductive or intervening cytoreduction 间隔细胞减灭术

ICRU International Commission on Radiation Units and Measurements 国际辐射单位与测量委员会

IGART image guided adaptive radiotherapy 影像引导适应性放疗

IGRT image guided radiotherapy 影像引导放射治疗

IM internal margin 内边界

IMAT intensity modulated arc therapy 弧形调强技术

IMRT intensity modulated radiation therapy 调强放射治疗

IM-WPRT intensity-modulated whole pelvic radiotherapy 全盆调强放射治疗

IPSID immunoproliferative small intestinal disease 免疫增殖性小肠病

ISO International Organization for Standardization 国际标准化组织

ITV internal target volume 内靶区

IV irradiation volume 照射靶区

KCs keratinocytes 表皮胶原细胞

LCHART late-course hyperfractionated accelerated radiation therapy 后程加速超分割放疗

LCs Langerhans cells 朗格汉斯细胞

LD lethal damage 致死损伤

LENT late effective normal tissues 正常晚反应组织

LET linear energy transfer 线性能量传递

LH local hyperthermia 局部加温

LI labeling index 标记指数

LLS linear least Squares 线性最小二乘法

LQ linear quadratic model LQ 模型或线性二次模型

MCD mean central dose 平均中心剂量

MIMiC multivane intensity modulation compensator 多叶调强补偿器

MLC multileaf collimator 多叶准直器

MRI magnetic resonance imaging 磁共振成像

MTD minimum target dose 最小靶剂量

MTH mild temperature hyperthermia 温和加温

MU monitor unit 机器跳数

NCCN National Comprehensive Cancer Network 美国综合癌症工作网

NED no evidence of disease 无疾病证据

NF neumfibromatosis 神经纤维瘤病

NHL non-Hodgkin lymphoma 非霍奇金淋巴瘤

NSCLC non-small cell lung cancer 非小细胞肺癌

NSD nominal standard dose 名义标准剂量

NSGCT nonseminomatous germ cell tumor 非精原细胞性生殖细胞瘤

NTCP normal tissue complication probability 正常组织并发症概率

OAR off axial ratio 离轴比

OAR organ at risk 敏感器官

OER oxygen enhancement ratio 氧增强比

OI overdose volume index 超剂量体积指数

OPM occult primary malignancy 隐匿原发灶

OUF output factor 射野输出因子

PCI prophylactic cranial irradiation 预防性全脑照射

PCML primary cutaneous malignant lymphoma 原发性皮肤恶性淋巴瘤

PDD percentage depth dose 百分深度剂量

PDRR pulsed dose rate blachytherapy 脉冲剂量率近距离治疗

PET positron emission tomography 正电子发射断

层扫描

PF protection factor 防护系数 .

PLD potential lethal damage 潜在致死损伤

PNA peripheral node 外周淋巴结

PNETs primitive neuroectodermal tumor 原始神经外胚层肿瘤

POA pancreatic oncofetal antigen 胰腺癌胚抗原

PSA prostate specific antigen 前列腺特异抗原

PT precision radiotherapy 精确放疗

PTCA percutaneous transluminal coronary angioplasty 经皮腔内冠状动脉成型术

PTV planning target volume 计划靶区

PUC probability of uncomplicated control 无并发症控制概率

PUFA polyunsaturated fatty acid 多不饱和脂肪酸

QA/QC quality assurance / quality control 质量保证 / 质量控制

QOL quality of life 生活质量

QP quadratic programming 二次规划法

RBE relative biological effectiveness 相对生物效应

RD reference dose 参考剂量

REV room's eye view 治疗室内视图

RH regional hyperthermia 区域加温

SAD source axis distance 源轴距

SALT skin associated lymphoid tissue 皮肤相关淋巴样组织

SAR scatter air ratio 散射空气比

SCHART split-course hyperfractionated accelerated radiation therapy 分段加速超分割放疗

SCLC small cell lung cancer 小细胞肺癌

SER sensitization enhancement ratio 增敏比

SI sum index 加权综合指数

SIB simultaneously integrated boosting 大野照射及小野追加剂量照射

SIOP International Society for Pediatric Oncology 国际儿童肿瘤研究组织

SIS skin immune system 皮肤免疫系统

SLD sublethal damage 亚致死损伤

SLN sentinel lymph node 哨位淋巴结

SLNB sentinel lymph node biopsy 哨位淋巴结活检技术

SM set-up margin 摆位边界

SMR scatter maximum ratio 散射最大剂量比

SOBP spread out Bragg peak 扩展布拉格峰

SPECT single photo emission computerized tomography 单光子发射型计算机扫描

SPR scatter phantom ratio 散射体模比

SRS stereotactic radiosurgery 立体定向放射外科

SRT stereotactic radiation therapy 立体定向放射治疗

SSB single strand break 单链断裂

SSD source skin distance 源皮距

STD source tumor distance 源瘤距

SVCS superior vena cave syndrome 上腔静脉综合征

SVD singular value decomposition 奇异值分解法

TAA tumor associated antigen 肿瘤相关抗原

TAE trarrscatheter arterial embolization 经导管动脉栓塞术

TAR tissue air ratio 组织空气比

TCD tumor control dose 肿瘤控制剂量

TCP tumor control probability 肿瘤控制概率

TER thermal enhancement ratio 热增强比

TGF therapeutic gain factor 治疗增益系数(因子)

TLD thermoluminescence dosimeters 热释光剂量计

TMR tissue maximum ratio 组织最大剂量比

Tpot potential doubling time 潜在倍增时间

TPR tissue phantom ratio 组织体模比

TPS treatment planning system 治疗计划系统

TR therapeutic ratio 治疗比

TSEI total skin electron irradiation 电子线全身照射

TV treatment volume 治疗靶区

TVR treatment volume ratio 治疗体积比

UDS unscheduled DNA synthesis 程序外DNA合成

UICC International Union Against Cancer 国际抗癌联盟

VEGF vascular endothelial growth factor 血管内皮生长因子

WBH whole body hyperthermia 全身加温

附录二 国际抗癌联盟（UICC）第7版（2010）

头颈部恶性肿瘤TNM分类分期
唇癌及口腔癌

分期原则

本分类适用于唇红部和口腔黏膜癌以及小唾液腺癌。须经病理证实。评价TNM可借助于体格检查和影像学检查。

解剖分区

唇

1. 外上唇（唇红缘部）

2. 外下唇（唇红缘部）

3. 口角

口腔

1. 颊黏膜

1.1 上下唇黏膜

1.2 颊黏膜

1.3 磨牙后区

1.4 上下龈颊沟（口腔前庭）

2. 上牙槽和牙龈（上牙床）

3. 下牙槽和牙龈（下牙床）

4. 硬腭

5. 舌

5.1 轮廓状乳头前的舌体，包括舌背和侧缘（舌前2/3）

5.2 舌腹侧

6. 口底

TNM临床分类

T：原发肿瘤

Tx 原发肿瘤不能评估

T0 无原发肿瘤的证据

Tis 原位癌

T1 肿瘤最大直径≤2cm

T2 肿瘤最大直径>2cm，但≤4cm

T3 肿瘤最大直径>4cm

T4a（唇）肿瘤侵透骨皮质，累及下齿槽神经、口底或面部皮肤（颏或鼻）

T4a（口腔）肿瘤侵透骨皮质、侵及舌深部肌肉/舌外肌（颏舌肌、舌骨舌肌、腭舌肌和茎突舌骨肌）、上颌窦或面部皮肤

T4b（唇及口腔）肿瘤侵及咀嚼肌间隙、翼板、颅底或包绕颈内动脉

注：牙龈的原发肿瘤仅表浅地侵蚀骨质或牙槽不足以归为T4

N：区域淋巴结（颈部）

Nx 不能评估有无区域性淋巴结转移

N0 无区域性淋巴结转移

N1 同侧单个淋巴结转移，最大直径≤3cm

N2 转移情况如下：

N2a 同侧单个淋巴结转移，最大直径>3cm，但≤6cm

N2b 同侧多个淋巴结转移，其中最大直径≤6cm

N2c 双侧或对侧淋巴结转移，其中最大直径≤6cm

N3 转移淋巴结最大直径>6cm

注：中线淋巴结肿大被认为是同侧淋巴结

M：远处转移

M0 无远处转移

M1 有远处转移

* 头颈肿瘤的N及M分级，除特别指出外，其余部位相同，以下不重复。

临床分期

0期	Tis	N0	M0
I期	T1	N0	M0
II期	T2	N0	M0
III期	T3	N0	M0
	T1，T2，T3	N1	M0
IVA期	T4a	N0，N1	M0
	T1，T2，T3，T4a	N2	M0
IVB期	任何T	N3	M0
	T4b	任何N	M0
IVC期	任何T	任何N	M1

咽

分期原则

本分类适用于癌。须经病理证实。评价TNM可借助于体格检查、内窥镜检查和影像学检查。

解剖分区

口咽

前壁（舌-会厌区）

1.1　舌根（轮廓乳头后方或舌后1/3）

1.2　会厌谷

侧壁

2.1　扁桃体

2.2　扁桃体窝及扁桃体（咽门）柱

2.3　扁桃体沟（扁桃体柱）

后壁

上壁

4.1　软腭下表面

4.2　腭垂

鼻咽

后上壁：从软硬腭交界水平到颅底

侧壁：包括咽隐窝

下壁：由软腭上表面组成

注：后鼻孔缘，包括鼻中隔后缘，属于鼻腔。

喉咽

咽-食管连接区（环后区）：从杓状软骨及杓会厌皱襞水平至环状软骨下缘，构成下咽的前壁

梨状窝：从咽-会厌皱襞到食管上端。外界为甲状软骨板，内界为杓会厌皱襞的下咽面、杓状软骨及环状软骨

咽后壁：从舌骨上缘（会厌溪的底部）至环状软骨下缘，从一侧梨状窝尖至另一侧

TNM临床分类

T：原发肿瘤

Tx　原发肿瘤不能评估

T0　无原发肿瘤的证据

Tis　原位癌

口咽

T1　肿瘤最大直径≤2cm

T2　肿瘤最大直径>2cm，但≤4cm

T3　肿瘤最大直径>4cm，或延伸至会厌舌面

T4a　肿瘤侵犯以下任何结构：喉、舌深部肌肉/舌外肌（颏舌肌、舌骨舌肌、腭舌肌和茎突舌骨肌）、翼内肌、硬腭或下颌骨

T4b　肿瘤侵犯以下任何结构：翼外肌、翼板、鼻咽侧壁、颅底或包绕颈动脉

注：舌根及会厌谷的原发肿瘤沿着黏膜延伸至会厌的舌面不属于喉侵犯。

鼻咽

T1　肿瘤局限于鼻咽部或延伸至口咽和（或）鼻腔

T2　肿瘤伴有咽旁受侵

T3　肿瘤侵及颅底骨结构和（或）鼻旁窦

T4　肿瘤侵犯颅内和（或）累及脑神经、下咽、眼眶或累及颞下窝/咀嚼肌间隙

注：咽旁受侵指肿瘤向侧后方浸润。

喉咽

T1　肿瘤局限于下咽的一个亚区和（或）最大直径≤2cm

T2　肿瘤侵犯一个以上的亚区或一个临近结构，或最大直径>2cm，但≤4cm，无半喉固定。

T3　肿瘤最大直径>4cm，或有半喉固定，或延伸至食管

T4a　肿瘤侵犯以下任何结构：甲状/环状软骨、舌骨、甲状腺、食管、中心区软组织

T4b　肿瘤侵犯椎前筋膜、包绕颈动脉或侵犯纵隔结构

注：中心区软组织包括喉前带状肌和皮下脂肪。

N：区域淋巴结

鼻咽

Nx　不能评估有无区域性淋巴结转移

N0　无区域性淋巴结转移

N1　锁骨上窝以上单侧颈淋巴结转移，（和）或单侧双侧咽后淋巴结转移，最大直径≤6cm

N2　锁骨上窝以上双侧颈淋巴结转移，最大直径≤6cm，

N3　颈淋巴结转移，直径>6cm或锁骨上窝转移

N3a　直径>6cm

N3b　锁骨上窝转移

注：中线淋巴结肿大作为同侧转移考虑。

临床分期

口咽和喉咽

0期	Tis	N0	M0
I期	T1	N0	M0
II期	T2	N0	M0
III期	T3	N0	M0
	T1,T2,T3	N1	M0
IVA期	T1,T2,T3	N2	M0
	T4a	N0,N1,N2	M0
IVB期	T4b	任何N	M0
	任何T	N3	M0
IVC期	任何T	任何N	M1

鼻咽:

0期	Tis	N0	M0
I期	T1	N0	M0
II期	T1	N1	M0
	T2	N0,N1	M0
III期	T1,T2	N2	M0
	T3	N0,N1,N2	M0
IVA期	T4	N0,N1,N2	M0
IVB期	任何T	N3	M0
IVC期	任何T	任何N	M1

喉

分期原则

本分类适用于癌。须经病理证实。评价TNM可借助于体格检查、内镜检查和影像学检查。

解剖分区

1. 声门上区

1.1 舌骨上会厌[包括会厌尖、舌(前)面和喉面]

1.2 杓会厌皱襞,喉面

1.3 杓状软骨

1.4 舌骨下会厌

1.5 室带(假声带)

2. 声门

1.1 声带

1.2 前联合

1.3 后联合

3. 声门下区

TNM临床分类

原发肿瘤(T)

Tx 原发肿瘤不能评估

T0 无原发肿瘤的证据

Tis 原位癌

声门上型

T1 肿瘤限于声门上区的一个亚区,声带活动正常

T2 肿瘤侵犯声门上区一个以上临近亚区的黏膜,或声门受累,或侵犯声门上区以外的区域(如舌根黏膜、会厌、梨状窝内侧壁),无喉固定

T3 肿瘤局限于喉内,伴声带固定和(或)侵犯以下任何结构:环后区、会厌前间隙、声门旁间隙和(或)甲状软骨的内皮层

T4a 肿瘤侵透甲状软骨和(或)侵及喉外组织,如气管、包括舌深部肌肉/舌外肌(颏舌肌、舌骨舌肌、腭舌肌和茎突舌骨肌)在内的颈部软组织、带状肌、甲状腺、食管

T4b 肿瘤侵犯椎前间隙,包绕颈动脉,或侵犯纵隔结构

声门型

T1 肿瘤限于声带(可以侵犯前联合或后联合),声带活动正常

T1a 肿瘤限于一侧声带

T1b 肿瘤累及两侧声带

T2 肿瘤累及声门上区和(或)声门下区,和(或)声带活动受限

T3 肿瘤局限于喉内,伴声带固定,和(或)侵犯声门旁间隙和(或)甲状软骨的内皮层

T4a 肿瘤侵透甲状软骨的外皮层,和(或)侵及喉外组织,如气管、包括舌深部肌肉/舌外肌(颏舌肌、舌骨舌肌、腭舌肌和茎突舌骨肌)在内的颈部软组织、带状肌、甲状腺、食管

T4b 肿瘤侵犯椎前间隙,包绕颈动脉,或侵犯纵隔结构

声门下型

T1 肿瘤限于声门下区

T2 肿瘤累及声带,声带活动正常或受限

T3 肿瘤限于喉内,伴声带固定

T4a 肿瘤侵透环状或甲状软骨,和(或)侵及喉外组织,如气管,包括舌深部肌肉/舌外肌(颏舌肌、舌骨舌肌、腭舌肌和茎突舌骨肌)在内的颈部软组织、带状肌、甲状腺、食管

T4b 肿瘤侵及椎前间隙,包裹颈动脉,或侵犯纵隔结构

临床分期

0期	Tis	N0	M0
I期	T1	N0	M0
II期	T2	N0	M0
III期	T1,T2	N1	M0
	T3	N0,N1	M0
IVA期	T4a,T4b	N0,N1	M0
	T1,T2,T3	N2	M0
IVB期	T4b	任何N	M0
	任何T	N3	M0
IVC期	任何T	任何N	M1

鼻腔及鼻旁窦

分期原则

本分类适用于癌。须经病理证实。评价TNM可借助于体格检查和影像学检查。

解剖分区

鼻腔：鼻中隔、鼻底、鼻侧壁、鼻前庭

上颌窦

筛窦：左筛窦、右筛窦

TNM临床分类

原发肿瘤（T）

Tx 原发肿瘤不能评估

T0 无原发肿瘤的证据

Tis 原位癌

上颌窦

T1 肿瘤局限于窦腔黏膜,无骨质受侵或破坏

T2 肿瘤引起包括硬腭和(或)中鼻道骨质的受侵或破坏,但上颌窦后壁和翼板无破坏。

T3 肿瘤侵犯以下任何结构:上颌窦后壁骨质、皮下组织、眶底壁或内侧壁、翼腭窝、筛窦

T4a 肿瘤侵犯以下任何结构:前部眶内容、颊部皮肤、翼板、颞下窝、筛板、蝶窦或额窦

T4b 肿瘤侵犯以下任何结构:眶尖、硬脑膜、脑、颅中窝、三叉神经上颌支(V2)以外的脑神经、鼻咽或斜坡

鼻腔及筛窦

T1 肿瘤局限于鼻腔或筛窦一个亚区,伴或不伴骨质受侵

T2 肿瘤侵犯一个结构的两个亚区,或侵犯鼻腔筛窦内的一个相邻结构,伴或不伴骨质受侵

T3 肿瘤侵犯眶内侧壁或底壁、上颌窦、腭或筛板

T4a 肿瘤侵犯以下任何结构:前部眶内容、鼻或颊部皮肤,或颅前窝微小受侵,或侵及翼板、蝶窦或额窦

T4b 肿瘤侵犯以下任何结构:眶尖、硬脑膜、脑、颅中窝、V2以外的脑神经、鼻咽或斜坡

临床分期

0期	Tis	N0	M0
I期	T1	N0	M0
II期	T2	N0	M0
III期	T3	N0	M0
	T1,T2,T3	N1	M0
IVA期	T1,T2,T3	N2	M0
	T4a	N0,N1,N2	M0
IVB期	T4b	任何N	M0
	任何T	N3	M0
IVC期	任何T	任何N	M1

上呼吸消化道恶性黑色素瘤

分期原则

本分类适用于头颈部区域的黏膜(即上呼吸消化道)的恶性黑色素瘤。须经病理证实。评价TNM可借助于体格检查和影像学检查。

TNM临床分类

T：原发肿瘤

Tx 原发肿瘤不能评估

T0 无原发肿瘤的证据

T3 肿瘤局限于上皮和(或)黏膜下(黏膜疾病)

T4a 肿瘤侵犯深部软组织、软骨、骨或表面皮肤。

T4b 肿瘤侵犯以下任何结构:脑、硬脑膜、颅底、后组脑神经(IX、X、XI、XII)、咀嚼肌间隙、颈动脉、椎前间隙、纵隔结构

注：黏膜黑色素瘤是侵袭性肿瘤,因此T1、T2和I期、II期都省略了。

N: 区域淋巴结

Nx 不能评估有无区域性淋巴结转移

N0 无区域性淋巴结转移

N1 有区域性淋巴结转移

M：远处转移

M0 无远处转移

M1 有远处转移

临床分期

III期	T3	N0	M0
IVA期	T4a	N0	M0
	T3、T4a	N1	M0
IVB期	T4b	任何N	M0
IVC期	任何T	任何N	M1

涎腺癌

分期原则

仅适用于大涎腺癌（腮腺、颌下腺、舌下腺），起源于小涎腺（上消化道黏膜中的黏液分泌腺）的肿瘤不包含在本分期中，而是根据其来源的解剖部位进行分期，例如唇归于其附属的解剖结构。须经病理证实。评价TNM可借助于体格检查和影像学检查。

TNM临床分类

T：原发肿瘤

Tx　原发肿瘤不能评估

T0　无原发肿瘤的证据

T1　肿瘤最大直径小于或等于2cm，无实质外侵犯

T2　肿瘤最大直径大于2cm，但不超过4cm，无实质外侵犯

T3　肿瘤最大直径大于4cm和（或）伴实质外侵犯

T4a　肿瘤侵及皮肤、下颌骨、耳道和（或）面神经

T4b　肿瘤侵及颅底和（或）翼板，和（或）包绕颈动脉

注：实质外侵犯是指临床或肉眼可见软组织或神经的受累，T4a和T4b所列的除外。如果仅仅是显微镜下可见对分期来说不能构成实质外侵犯。

临床分期

I期	T1	N0	M0
II期	T2	N0	M0
III期	T3	N0	M0
	T1、T2、T3	N1	M0
IVA期	T4a、T4b	N0、N1	M0
	T1、T2、T3、T4a	N2	M0
IVB期	T4b	任何N	M0
	任何T	N3	M0
IVC期	任何T	任何N	M1

甲状腺

分期原则

本分类适用于癌。需经组织病理学检查确认该疾病并划分组织类型。评价TNM可借助于体格检查、内镜检查和影像学检查。

TNM临床分类

T：原发肿瘤

Tx　原发部位肿瘤不能评估

T0　原发部位无肿瘤证据

T1　肿瘤局限于腺体内，最大直径≤2cm

T1a　肿瘤局限于腺体内，最大直径≤1cm

T1b　肿瘤局限于腺体内，最大直径>1cm，但≤2cm

T2　肿瘤局限于腺体内，最大直径>2cm，但≤4cm

T3　肿瘤局限于腺体内，最大直径>4cm，或任何大小肿瘤伴有腺体外微小受侵（如侵犯胸骨甲状肌或甲状腺周围软组织）

T4a　肿瘤侵犯甲状腺包膜外，且侵犯以下任何结构：皮下软组织、喉、气管、食管、喉返神经

T4b　肿瘤侵犯椎前筋膜、纵隔血管或包绕颈动脉所有未分化癌均为T4

T4a　（仅未分化癌）局限于腺体内任意大小的肿瘤

T4b　（仅未分化癌）侵犯至腺体包膜外任意大小的肿瘤

注：所有组织学类型的肿瘤，有多发灶的肿瘤需注明（m），如T2（m）

N：区域淋巴结（区域淋巴结为颈部和上纵隔淋巴结）

Nx　区域淋巴结不能评估

N0　无区域淋巴结转移

N1　有区域淋巴结转移

N1a　转移淋巴结位于VI区（气管前、气管旁和喉前/Delphian淋巴结）

N1b　转移淋巴结位于同侧、双侧或对侧其他区（I、II、III、IV或V区）或转移至咽后或上纵隔淋巴结

临床分期：对不同组织类型的甲状腺癌分别予以分期。组织病理学类型主要分为四大类：乳头状癌（包括有滤泡病变）、滤泡癌（包括Hürthle细胞癌）、髓样癌、未分化癌。

甲状腺乳头状腺癌或滤泡状腺癌分期
（45岁以下）

I期	任何T	任何N	M0
II期	任何T	任何N	M1

甲状腺乳头状腺癌或滤泡状腺癌（45岁以上）

I期	T1a,1b	N0	M0
II期	T2	N0	M0
III期	T3	N0	M0
	T1,T2,T3	N1a	M0
IVA期	T1,T2,T3	N1b	M0
	T4a	N0,N1	M0
IVB期	T4b	任何N	M0
IVC期	任何T	任何N	M1

髓样癌

I期	T1a,1b	N0	M0
II期	T2,T3	N0	M0
III期	T1,T2,T3	N1a	M0
IVA期	T1,T2,T3	N1b	M0
	T4a	任何N	M0
IVB期	T4b	任何N	M0
IVC期	任何T	任何N	M1

未分化癌（均为IV期）

IVA期	T4a	任何N	M0
IVB期	T4b	任何N	M0
IVC期	任何T	任何N	M1

附录三 患者一般状况评分标准

Karnofsky(KPS)评分标准	（评分值）	Zubrod-ECOG-WHO(ZPS)评分标准	
正常、无症状和体征	100	0	正常活动
能进行正常活动、有轻微症状和体征	90	1	有症状,但几乎完全可自由活动
勉强可进行正常活动、有一定症状和体征	80		
生活可自理,但不能维持正常活动或工作	70	2	有时卧床,但白天不超过50%
有时需人扶助,但大多数时间可自理	60		
常需人照顾	50	3	需要卧床,卧床时间白天超过50%
生活不能自理,需特别照顾	40		
生活严重不能自理	30	4	卧床不起
病重,需住院积极支持治疗	20		
病危,临近死亡	10		
死亡	0	5	死亡

附录四 实体瘤疗效标准

4.1 可测量肿块

CR 肿块完全消失,超过1个月。

PR 肿块缩小50%以上,时间不少于4周。

（测量可采用双径测量或单径测量 （1）双径测量 ①单个病变肿瘤面积(指肿块两个相互垂直的直径的乘积)缩小≥50%；②多个病变多个肿块两最大垂径乘积之和减少50%以上。（2）单径测量线状肿块测量数值减少50%以上)。

NC 肿块缩小不及50%或增大未超过25%。

PD 一个或多个病变增大25%以上或出现新病变。

4.2 不可测量的病变

CR 所有症状、体征完全消失至少4周。

PR 肿瘤大小估计减少≥50%至少4周。

NC 病情无明显变化至少4周,肿瘤大小估计增大不到25%,减少不足50%。

PD 新病灶出现或原有病变估计增大≥25%。

4.3 骨转移

CR X线片及扫描等检查,原有病变完全消失,至少4周。

PR 溶骨性病灶部分缩小、钙化或成骨病变密度减低,并无新病变出现至少4周。

NC 病变无明显变化(由于骨病变往往变化缓慢,判定NC至少应在开始治疗的第8周后)。

PD 原有病灶扩大或新病灶出现(骨折、压缩骨折及其愈合情况,不作为评价骨转移疗效的单一指标)。

附录五 不同期别恶性肿瘤的致死剂量（TCD95）表

放射剂量	恶性肿瘤类型	临床分期
35 Gy	精原细胞瘤	N0
	Wilms瘤	T0（术后）
	神经母细胞瘤	T1～3
40 Gy	霍奇金淋巴病	N0
	淋巴肉瘤	N0
	精原细胞瘤	N+
45 Gy	霍奇金淋巴病	N+
	组织细胞肉瘤	N0和N+
	皮肤癌（基底细胞与鳞状细胞癌）	T1
50 Gy	淋巴结转移癌（小于1cm）	N0
	鳞癌（宫颈、头颈部）	N0
	胚胎瘤	N0
	乳腺癌、卵巢癌	T0（术后）
	组织细胞瘤	Ts
	星形细胞瘤	T1～3
	视网膜母细胞瘤	T1～3
	尤文肉瘤	－
	无性细胞瘤	T3,4
60～65 Gy	喉癌（小于1cm）	T1
	乳腺癌，单纯切除	T0
	皮肤癌（鳞状细胞癌）	T2,3
70～75 Gy	口腔癌（小于2cm,2～4cm）	T1
	鼻、喉、咽癌	T2
	膀胱癌	T2
	宫颈癌	T1,2
	宫体癌	T2
	卵巢癌	T2
	淋巴结转移癌（1～3cm）	N1,2
	肺癌（小于3cm）	T1
80 Gy以上	头颈部癌	T3,4或广泛
	乳腺癌	T3,4或广泛
	神经胶质细胞瘤	－
	骨肉瘤	－
	黑色素瘤	－
	软组织肉瘤	－
	淋巴结转移癌	－
	甲状腺癌	N3或广泛

附录六 正常组织放射耐受容积剂量限值表

表1 Adult reference dose/volume limits（IMRT & CRT）

Structure	Volume (cc)	Total Dose (Gy)	Max Dose (Gy)	Endpoint	Notes	Reference
Bladder	15%	80	-			RTOG 0126
Bladder	25%	75	-			RTOG 0126
Bladder	35%	70	-			RTOG 0126
Bladder	50%	65	-			RTOG 0126
Brachial plexus	5%	60	66			RTOG 0619
Brainstem	1%	60	54		1% of PTV	RTOG 0225
Chiasm	1%	60	54		1% of PTV	RTOG 0225
Cochlea (each)	5%	55	-			RTOG 0615
Constrictor (inferior)	Mean	54	-	Aspiration/stricture	96 patients, no complications	Caglar
Constrictor (inferior)	60%	52	-	Aspiration/stricture	96 patients, no complications	Caglar
Constrictor (inferior)	51%	50	-	Aspiration/stricture	96 patients, no complications	Caglar
Duodenun	33%	45	60			Spalding
Ears (inner/middle)	Mean	50	-			RTOG 0225
Esophagus	10 cm	60	-		If necessary	RTOG 0623
Esophagus	Mean	34	-		Optimal	RTOG 0623
Eyes	-	-	50			RTOG 0615
Eyes	Mean	35	-			RTOG 0225
Femoral heads	10%	50	-			RTOG 0534
Femoral heads	25%	45	50			RTOG 0822
Femoral heads	40%	40	50			RTOG 0822
Glottic larynx	-	-	45			RTOG 0619
Glottic larynx	21%	50	-	Aspiration/stricture	96 patients, no complications	Caglar
Glottic larynx	Mean	48	-	Aspiration/stricture	96 patients, no complications	Caglar
Glottic larynx	60%	47	-	Aspiration/stricture	96 patients, no complications	Caglar
Glottic larynx	Mean	45	-			RTOG 0225
Heart	33%	60	-	Clinical pericarditis		RTOG 0623
Heart	67%	45	-	Clinical pericarditis		RTOG 0623
Heart	100%	40	-	Clinical pericarditis		RTOG 0623
Kidney	33%	50	-	Renal insufficiency		RTOG 0436
Kidney	67%	30	-	Renal insufficiency		RTOG 0436
Kidney	100%	23	-	Renal insufficiency		RTOG 0436
Kidney	10%	18	20	Renal insufficiency		Spalding
Lens	-	-	25	Cataracts		RTOG 0615
Lens	-	-	-	Cataracts	Avoid direct beam exposure	RTOG 0513
Liver	50%	35	-	Clinical hepatitis		RTOG 0436
Liver	100%	30	-	Clinical hepatitis		RTOG 0436
Lung minus GTV	37%	20	-	Clinical pneumonitis		RTOG 0623
Lung minus GTV	Mean	20	-	Clinical pneumonitis		RTOG 0623
Mandible	1	75	70			RTOG 0225
Optic nerves	1%	60	54		1% of PTV	RTOG 0225
Oral cavity (exclude PTV)	Mean	40	-			RTOG 0615
Parotid gland (both)	20	20	-	Xerostomia	Only if sparing both glands	RTOG 0619
Parotid gland (one)	50%	30	-	Xerostomia	Only if sparing one gland	RTOG 0619
Parotid gland (one)	Mean	26	-	Xerostomia	Only if sparing one gland	RTOG 0619
Penile bulb	Mean	52.5	-			RTOG 0126
Rectum	15%	75	-			RTOG 0126
Rectum	25%	70	-			RTOG 0126
Rectum	25%	65	-			RTOG 0534
Rectum	35%	65	-			RTOG 0126
Rectum	50%	60	-			RTOG 0126
Rectum	45%	40	-			RTOG 0534

（下转下页）

（接上页表）

续表

Structure	Volume (cc)	Total Dose (Gy)	Max Dose (Gy)	Endpoint	Notes	Reference
Small intestine	2%	50	54			Spalding
Small intestine	25%	45	54			Spalding
Spinal cord	-	-	45	Myelitis		RTOG 0623
Spinal cord	0.03	48	-	Myelitis		RTOG 0619
Stomach	2%	50	54			Spalding
Stomach	25%	45	54			Spalding
Temporal lobes	1%	65	60		1% of PTV	RTOG 0225
T-M joint	1	75	70			RTOG 0225
Tongue	1%	65	55		1% of PTV	RTOG 0225

Caglar: Hale B. Caglar et al., "Dose to larynx predicts for swallowing complications after IMRT," IJROBP 72, 1110-1118 (2008)

Spalding: Aaron C. Spalding et al., "Potential for dose-escalation and reduction of risk in pancreatic cancer using IMRT," Medical Physics 34, 521-529 (2007)

表2　Values on SBS/SBRT experience (1 fx.)

Structure	Volume (cc)	Total Dose (Gy)	Max Point Dose (Gy)	Endpoint	Notes	Reference
Bladder wall	15	8.7	22	Cystitis/fistula		Timmerman
Brachial plexus (ipsilateral)	3	14.4	16	Neuropathy		Timmerman
Brain (normal)	10	10	15	Necrosis	Depends on TV, integral dose, 10 cc = 4/17 pats w/necrosis	Chin
Brainstem	1	10	15	Cranial neuropathy		Timmerman
Bronchus (ipsilateral)	4	8.8	22	Stenosis/fistula	Avoid circumferential radiation	Timmerman
Cauda equina	5	14	16	Neuritis		Timmerman
Cochlea	-	-	12	Hearing loss		Timmerman
Colon	20	11	22	Colitis/fistula	Avoid circumferential radiation	Timmerman
Duodenum	5	8.8	16	Ulceration	Avoid circumferential radiation	Timmerman
Esophagus	5	14.5	19	Stenosis/fistula	Avoid circumferential radiation	Timmerman
Femoral heads (right and left)	10	14	-	Necrosis		Timmerman
Great vessels	10	31	37	Aneurysm		Timmerman
Heart/pericardium	15	16	22	Pericarditis		Timmerman
Jejunum/ileum	5	9.8	19	Enteritis/obstruction	Avoid circumferential radiation	Timmerman
Liver	>700	9.1	-	Basic liver function	Parallel structure, spare at least this volume*	Timmerman
Lung (right and left)	>1000	7.4	-	Pneumonitis	Parallel structure, spare at least this volume*	Timmerman
Lung (right and left)	>1500	7	-	Basic lung function	Parallel structure, spare at least this volume*	Timmerman
Optic Pathway	-	-	8	Blindness	Conservative	Ove
Optic Pathway	-	-	10	Blindness	Justifiable	Ove
Optic Pathway	"Short"	12	-	Blindness	<1% risk	Stafford
Optic Pathway	"Long"	9	-	Blindness	More significant risk	Stafford
Optic Pathway	0.2	8	10	Blindness		Timmerman
Penile bulb	3	14	34	Impotence		Timmerman
Rectum	20	11	22	Proctitis/fistula	Avoid circumferential radiation	Timmerman
Renal corex (right and left)	>200	8.4	-	Basic renal function	Parallel structure, spare at least this volume*	Timmerman
Renal hilum/vascular trunk	67%	10.6	-	Malignant hypertension		Timmerman
Sacral plexus	3	14.4	16	Neuropathy		Timmerman
Skin	10	14.4	16	Ulceration		Timmerman
Spinal cord	10%	10	-	Myelitis	Contour only cord 6 mm above and below target	Ryu
Spinal cord	0.25	10	14	Myelitis		Timmerman
Spinal cord	1.2	7	14	Myelitis		Timmerman
Stomach	10	13	16	Ulceration/fistula		Timmerman
Trachea	4	8.8	22	Stenosis/fistula	Avoid circumferential radiation	Timmerman

Chin: Lawrence S. Chin, L. Ma, and S. DiBiase, "Radiation necrosis following gamma knife surgery: a case-controlled comparison of treatment parameters and long-term clinical follow up," J Neurosurgery 94, 899-904 (2001).

Ove: R. Ove, S. Kelman, P.P. Amin, and L.S. Chin, "Preservation of visual fields after peri-sellar gamma knife radiosurgery," Int J Cancer 90, 343-350 (2000).

Ryu: S. Ryu et al., "Partial volume tolerance of the spinal cord and complications of single-dose radiosurgery," Cancer 109, 628-636 (2007).

Timmerman: Robert D. Timmerman, "An Overview of Hypofractionation and Introduction to This Issue of Seminars in Radiation Oncology," Sem Rad Onc 18, 215-222 (2008).

Additional SRS references:
Levegrun, et. al, "Radiation-Induced changes of brain tissue after radiosurgery in patients with AVMs: correlation with dose distribution parameters, IJROBP 59, 796-808 (2004).

*For parallel structures, subtract the volume that receives the listed dose from the total size of the organ and verify it is less than the volume listed. For example, a patient's liver is 2000 cc. An integral DVH graph shows 55% receives 9.1 Gy. This means (100%-55%=) 45% of the liver has been spared from 9.1 Gy. 45% of this patient's liver is 900 cc, which is more than the listed 700 cc volume, so the plan would meet this liver objective. Note that the DVH point you would use for IMRT optimization in this case would be (2000-700)/2000 = 65% volume and 9.1 Gy dose.

表3　Values on SBS/SBRT experience (3 fx.)

Structure	Volume (cc)	Total Dose (Gy)	Dose per Fraction (Gy)	Max Point Dose (Gy)	Max Point Dose per Fraction (Gy)	Endpoint	Notes	Reference
Bladder wall	15	15	5.0	30	10.0	Cystitis/fistula		Timmerman
Brachial plexus (ipsilateral)	3	22.5	7.5	24	8.0	Neuropathy		Timmerman, RTOG 0618
Brainstem	1	18	6.0	23	7.7	Cranial neuropathy		Timmerman
Bronchus (ipsilateral)	4	15	5.0	30	10.0	Stenosis/fistula	Avoid circumferential radiation	Timmerman, RTOG 0618
Cauda equina	5	21.9	7.3	24	8.0	Neuritis		Timmerman
Cochlea	-		0.0	20	6.7	Hearing loss		Timmerman
Colon	20	20.4	6.8	30	10.0	Colitis/fistula	Avoid circumferential radiation	Timmerman
Duodenum	5	15	5.0	24	8.0	Ulceration	Avoid circumferential radiation	Timmerman
Esophagus	5	21	7.0	27	9.0	Stenosis/fistula	Avoid circumferential radiation	Timmerman, RTOG 0618
Femoral heads (right and left)	10	21.9	7.3	42	14.0	Necrosis		Timmerman
Great vessels	10	39	13.0	45	15.0	Aneurysm		Timmerman
Heart/pericardium	15	24	8.0	30	10.0	Pericarditis		Timmerman, RTOG 0618
Jejunum/ileum	5	16.2	5.4	27	9.0	Enteritis/obstruction	Avoid circumferential radiation	Timmerman
Liver	>700	17.1	5.7	-	-	Basic liver function	Parallel structure, spare at least this volume*	Timmerman
Lung (right and left)	15%	20	6.7	-	-		Minor deviation	RTOG 0618
Lung (right and left)	10%	20	6.7	-	-		Ideal	RTOG 0618
Lung (right and left)	>1000	11.4	3.8	-	-	Pneumonitis	Parallel structure, spare at least this volume*	Timmerman
Lung (right and left)	>1500	10.5	3.5	-	-	Basic lung function	Parallel structure, spare at least this volume*	Timmerman
Optic Pathway	0.2	15	5.0	19.5	6.5	Blindness		Timmerman
Penile bulb	3	21.9	7.3	42	14.0	Ipotence		Timmerman
Rectum	20	20.4	6.8	30	10.0	Proctitis/fistula	Avoid circumferential radiation	Timmerman
Renal corex (right and left)	>200	14.4	4.8		0.0	Basic renal function	Parallel structure, spare at least this volume*	Timmerman
Renal hilum/vascular trunk	67%	18.6	6.2		0.0	Malignant hypertension		Timmerman
Sacral plexus	3	22.5	7.5	24	8.0	Neuropathy		Timmerman
Skin	10	22.5	7.5	24	8.0	Ulceration		Timmerman, RTOG 0618
Spinal cord	0.25	18	6.0	22	7.3	Myelitis		Timmerman, RTOG 0618
Spinal cord	1.2	11.1	3.7	22	7.3	Myelitis		Timmerman, RTOG 0618
Stomach	10	21	7.0	24	8.0	Ulceration/fistula		Timmerman
Trachea	4	15	5.0	30	10.0	Stenosis/fistula	Avoid circumferential radiation	Timmerman, RTOG 0618

RTOG 0618 only lists Max Point Doses, so all Volume/Dose points are from Timmerman

Timmerman: Robert D. Timmerman, "An Overview of Hypofractionation and Introduction to This Issue of Seminars in Radiation Oncology," Sem Rad Onc 18, 215-222 (2008).

*For parallel structures, subtract the volume that receives the listed dose from the total size of the organ and verify it is less than the volume listed. For example, a patient's liver is 2000 cc. An integral DVH graph shows 55% receives 17.1 Gy. This means (100%-55%=) 45% of the liver has been spared from 17.1 Gy. 45% of this patient's liver is 900 cc, which is more than the listed 700 cc volume, so the plan would meet this liver objective. Note that the DVH point you would use for IMRT optimization in this case would be (2000-700)/2000 = 65% volume and 17.1 Gy dose.

表4　Values on SBS/SBRT experience（5 fx.）

Structure	Volume (cc)	Total Dose (Gy)	Dose per Fraction (Gy)	Max Point Dose (Gy)	Max Point Dose per Fraction (Gy)	Endpoint	Notes	Reference
Bladder wall	15	18.3	3.7	38	7.6	Cystitis/fistula		Timmerman
Brachial plexus (ipsilateral)	3	30	6.0	32	6.4	Neuropathy		Timmerman, RTOG 0813
Brainstem	1	26	5.2	31	6.2	Cranial neuropathy		Timmerman
Bronchus (ipsilateral)	4	18	3.6	38	7.6	Stenosis/fistula	Avoid circumferential radiation	Timmerman
Bronchus (ipsilateral), non-adjacent wall	4	18	3.6	105% of Rx	105% of Rx	Stenosis / fistula	PTV Rx ranges from 8-12 Gy	RTOG 0813
Cauda equina	5	30	6.0	34	6.8	Neuritis		Timmerman
Cochlea	-	-	-	27.5	5.5	Hearing loss		Timmerman
Colon	20	25	5.0	38	7.6	Colitis/fistula		Timmerman
Duodenum	5	18	3.6	32	6.4	Ulceration		Timmerman
Esophagus	5	27.5	5.5	35	7.0	Stenosis/fistula	Avoid circumferential radiation	Timmerman
Esophagus, non-adjacent wall	5	27.5	5.5	105% of Rx	105% of Rx	Stenosis / fistula	PTV Rx ranges from 8-12 Gy	RTOG 0813
Femoral heads (right and left)	10	30	6.0	-	-	Necrosis		Timmerman
Great vessels	10	47	9.4	53	10.6	Aneurysm		Timmerman
Great vessels, non-adjacent wall	15	47	9.4	105% of Rx	105% of Rx	Aneurysm	PTV Rx ranges from 8-12 Gy	RTOG 0813
Heart/pericardium	15	32	6.4	38	7.6	Pericarditis		Timmerman
Heart/pericardium	10	32	6.4	105% of Rx	105% of Rx	Pericarditis	PTV Rx ranges from 8-12 Gy	RTOG 0813
Jejunum/ileum	5	19.5	3.9	35	7.0	Enteritis/obstruction	Avoid circumferential radiation	Timmerman
Liver	>700	21	4.2	-	-	Basic liver function	Parallel structure, spare at least this volume*	Timmerman
Lung (right and left)	>1000	13.5	2.7	-	-	Pneumonitis	Parallel structure, spare at least this volume*	Timmerman, RTOG 0813
Lung (right and left)	>1500	12.5	2.5	-	-	Basic lung function	Parallel structure, spare at least this volume*	Timmerman, RTOG 0813
Optic Pathway	0.2	20	4.0	25	5.0	Blindness		Timmerman
Penile bulb	3	30	6.0	50	10.0	Ipotence		Timmerman
Rectum	20	25	5.0	38	7.6	Proctitis/fistula	Avoid circumferential radiation	Timmerman
Renal corex (right and left)	>200	17.5	3.5	-	-	Basic renal function	Parallel structure, spare at least this volume*	Timmerman
Renal hilum/vascular trunk	67%	23	4.6	-	-	Malignant hypertension		Timmerman
Sacral plexus	3	30	6.0	32	6.4	Neuropathy		Timmerman, RTOG 0813
Skin	10	30	6.0	32	6.4	Ulceration		Timmerman, RTOG 0813
Spinal cord	0.25	22.5	4.5	30	6.0	Myelitis		Timmerman, RTOG 0813
Spinal cord	1.2	13.5	2.7	30	6.0	Myelitis		Timmerman
Spinal cord	0.5	13.5	2.7	-	-	Myelitis		RTOG 0813
Stomach	10	28	5.6	32	6.4	Ulceration/fistula		Timmerman
Trachea	4	18	3.6	38	7.6	Stenosis/fistula	Avoid circumferential radiation	Timmerman
Trachea, non-adjacent wall	4	18	3.6	105% of Rx	105% of Rx	Stenosis / fistula	PTV Rx ranges from 8-12 Gy	RTOG 0813

Timmerman: Robert D. Timmerman, "An Overview of Hypofractionation and Introduction to This Issue of Seminars in Radiation Oncology," Sem Rad Onc 18, 215-222 (2008).

*For parallel structures, subtract the volume that receives the listed dose from the total size of the organ and verify it is less than the volume listed. For example, a patient's liver is 2000 cc. An integral DVH graph shows 55% receives 21 Gy. This means (100%-55%=) 45% of the liver has been spared from 21 Gy. 45% of this patient's liver is 900 cc, which is more than the listed 700 cc volume, so the plan would meet this liver objective. Note that the DVH point you would use for IMRT optimization in this case would be (2000-700)/2000 = 65% volume and 21 Gy dose.

附录七　RTOG急性放射损伤分级标准表

附录七　RTOG急性放射损伤分级标准（1992）

	0级	1级	2级	3级	4级
皮肤	无变化	点或片状红斑或脱毛或干性脱皮或出汗减少	明显红斑或斑状湿性脱皮或中度水肿	融合性湿性脱皮,凹陷性水肿	溃疡或出血、坏死
黏膜	无变化	红斑或轻微疼痛不需止痛药	斑状黏膜炎,浆液渗出炎或中度疼痛需止痛药	融合纤维黏膜炎或严重疼痛需麻醉药	溃疡,出血或坏死
眼	无变化	轻微结膜炎可伴有或不伴有巩膜充血,流泪增加	伴有或不伴有需用激素或抗生素处理角膜炎的中度结膜炎,需人工泪液的干眼症,伴有畏光的虹膜炎	伴有角膜溃疡的严重的角膜炎,客观的视力、视野减少,急性青光眼,全眼球炎	失明(单侧或双侧)
耳	无变化	伴红斑疼痛的外耳道炎,可有继发性干性脱皮,但无需药物治疗	需用药物治疗的中度外耳道炎,浆液性中耳炎	有渗出或湿性的严重外耳道炎,症状性听力下降,非药物性耳鸣	耳聋
唾液腺	无变化	轻微口干,轻度黏稠唾液,轻度味觉改变如金属味,进食习惯的改变,如进食时增加用水	中度口干,黏稠唾液,明显味觉改变	完全口干	急性唾液腺坏死
咽和食管	无变化	轻微吞咽困难需一般的止痛药或非麻醉药镇痛,需半流饮食	中度吞咽困难,麻醉药镇痛,流质	严重吞咽困难,脱水或体重下降大于15%,需胃饲或静脉输液	完全阻塞,溃疡,穿孔,窦道
喉	无变化	轻、中度声嘶,不需止咳药的咳嗽,黏膜水肿	持续声嘶但能发声,牵涉性耳痛,喉痛,片状纤维渗出或轻度杓状水肿但不需麻醉药,需止咳药的咳嗽	轻声讲话,喉痛或牵涉性耳痛需麻醉药,融合性纤维渗出,明显杓状软骨区水肿	明显呼吸困难、喘鸣,需气管切开的咯血或需插管
上消化道	无变化	厌食伴体重下降不大于5%治疗前水平,恶心但不需止吐药,不需抗副交感神经药或止痛药的腹部不适	厌食伴体重下降在5%~15%治疗前水平,恶心、呕吐需止吐药,需抗副交感神经药或止痛药的腹部不适	厌食伴体重下降大于15%治疗前水平,需鼻胃管或胃肠外营养支持,恶心和(或)呕吐需鼻胃管或胃肠外营养支持,药物不能止的严重腹痛,腹胀(X线平片证实扩张肠环)	亚急性或急性肠梗阻,胃肠穿孔,需输血的出血,需胃肠减压或肠管改道的腹痛
下消化道	无变化	不需药物处理的大便次数增加或者习惯的改变,不需止痛药的直肠不适	需抗副交感神经药的腹泻,不需卫生纸垫的黏液排出;需止痛药的腹痛	需胃肠外营养支持或需卫生纸垫的出血,腹胀(X线平片证实扩张肠环)	急性或亚急性肠梗阻,窦管,穿孔和需输血的出血,需胃肠减压或肠管改道的腹痛或里急后重
肺	无变化	轻度干咳或用力性呼吸困难	需麻醉药、止咳药的持续咳嗽,轻微活动时呼吸困难	麻醉药、止咳药无效的严重咳嗽或静息时呼吸困难,有临床或放射学证据的肺炎,需间隙吸氧或激素治疗	严重通气不足,持续吸氧或辅助通气

	0级	1级	2级	3级	4级
生殖泌尿	无变化	小便次数或夜尿两倍于治疗前水平,不需药物治疗的小便困难、尿急	小便或夜尿间隔超过1h,需局部麻醉的小便困难、尿急、膀胱痉挛	小便或夜尿间隔小于1h,需频繁定时麻醉药治疗的小便困难、盆腔痛、膀胱痉挛,伴或不伴血块的肉眼血尿	需输血的血尿,不是继发于尿道血块、溃疡或坏死的急性膀胱阻塞
心脏	无变化	无症状但心电图有客观改变或无其他心脏病的心包异常	有症状伴心电图有客观改变和放射学发现充血性心衰或心包疾病,不需特别治疗	对治疗有反应的充血性心衰、心悸或心包疾病	充血性心衰、心悸或心包疾病,对非外科治疗无反应的心律失常
中枢神经系统	无变化	功能完全正常(如能工作)伴有轻微神经症状,不需用药治疗	需家庭护理的神经症状,需护理支持,需激素、抗癫痫药	需住院治疗的神经症状	严重神经损害包括瘫痪,昏迷,癫痫发作大于每周3次,需住院治疗
白细胞($\times 10^9$ / L)	≥ 4.5	3.0 ~ 4.5	2.0 ~ 3.0	1.0 ~ 2.0	<1.0
血小板($\times 10^9$ / L)	>130	90 ~ 130	50 ~ 90	25 ~ 50	<25或自发出血
中性粒($\times 10^9$ / L)	≥ 1.9	1.5 ~ 1.9	1.0 ~ 1.5	0.5 ~ 1.0	<0.5或败血症
血红蛋白(g)	>11	9.5 ~ 11	<9.5	需成分输血	
红细胞压积(%)	≥ 32	28 ~ 32	28	需成分输血	

附录八　RTOG慢性放射损伤分级标准表

附录八　RTOG慢性放射损伤分级标准（1987）

	0级	1级	2级	3级	4级
皮肤	无变化	轻度萎缩,色素沉着,部分头发脱落	片状萎缩,中度毛细血管扩张,全部头发脱落	明显萎缩,交叉性毛细血管扩张	溃疡
皮下组织	无变化	轻度硬化(纤维化)和皮下脂肪组织丧失	中度纤维化但无症状,轻微照野内组织收缩,小于边长10%	严重硬化和皮下组织丧失,野内组织收缩>10%边长	溃疡
黏膜	无变化	轻度萎缩和干燥	中度萎缩和毛细血管扩张,少黏液	明显萎缩和完全干燥,严重毛细血管扩张	溃疡
唾液腺	无变化	轻微口干对刺激反应好	中度口干,对刺激反应差	明显口干,对刺激无反应	纤维化
脊髓	无变化	轻度Lhermitte综合征	严重Lhermitte综合征	在照射水平或以下出现客观的神经症状	单、双或四肢麻痹
脑	无变化	轻度头痛或昏睡	中度头痛,严重昏睡	严重头疼,严重CNS障碍(部分肌力减退或运动障碍)	癫痫发作,瘫痪,昏迷
眼	无变化	无症状性白内障,轻微角膜溃疡或角膜炎	症状性白内障,中度角膜溃疡,轻度视网膜病变或青光眼	严重角膜炎,严重视网膜病变或剥离,严重青光眼	全眼球炎,眼盲
喉	无变化	声嘶,轻度杓状软骨区水肿	中度杓状软骨区水肿,软骨炎	严重水肿,严重软骨炎	坏死
肺	无变化	无症状或轻微症状(干咳)轻微放射影像征象	中度有症状的纤维化或肺炎(严重咳嗽),低热,斑点状放射影像征象	严重有症状的纤维化或肺炎,致密状放射影像征象	严重通气不足,持续吸氧或辅助通气
心	无变化	无症状或轻微症状,暂时性T波倒置和ST段改变,窦性心律过速大于110次/min	中度劳力后心悸,轻微心包炎,正常心形,持续性异常T波和ST改变,低QRS	严重心悸,心包积液,缩窄性心包炎,中度心衰,心脏增大,EKG异常	心包填塞,严重心衰,严重缩窄性心包炎
食管	无变化	轻微纤维化,进食固体食物时轻微吞咽困难,无吞咽痛	不能正常地进食固体食物,半流质,有扩张指征	严重纤维化,流质,有吞咽痛,需扩张	坏死,穿孔,窦道
小肠、大肠	无变化	轻微腹泻,轻微痉挛,每天大便5次,轻微直肠渗液或出血	中度腹泻,中度痉挛,每天大便大于5次,过多直肠渗液或间歇出血	需外科处理的阻塞或出血	坏死,穿孔,窦道
肝	无变化	轻微疲倦、恶心,消化不良,轻微异常肝功能	中度症状,某些肝功能异常,血清白蛋白正常	肝功能不全,肝功能明显异常,低白蛋白,水肿或腹水	坏死,肝性昏迷或脑病
肾	无变化	暂时蛋白尿,无高血压,轻微肾功能损害,尿素4.2~5.9mmol/L(25~35mg%),肌酐132.6~176.8umol/L(1.5~2.0mg%),肌酐清除率大于75%	持续中度蛋白尿(++),轻微高血压,无相关贫血,中度肾功能损害,尿素6.0~10.0mmol/L(36~60mg%),肌酐221~353.6umol/L(2.5~4.0mg%),肌酐清除率50%~74%	严重蛋白尿,严重高血压,持续贫血,重度肾功能损害,尿素大于10.0mmol/L,肌酐大于353.6umol/L,肌酐清除率小于50%	恶性高血压,尿毒症昏迷,尿素大于16.7mmoL/L

	0级	1级	2级	3级	4级
膀胱	无变化	轻微上皮萎缩,轻微毛细血管扩张(显微镜下血尿)	中度尿频,全面毛细血管扩张,间歇性肉眼血尿	严重尿频,排尿困难,严重毛细血管扩张(常为瘀点),常血尿,膀胱容量减小(小于150ml)	坏死缩窄性膀胱(容量小于100ml),严重出血性膀胱炎
骨	无变化	无症状、无生长迟缓,骨密度减少	中度疼痛或压痛,生长迟缓,小规则骨硬化	严重疼痛或压痛,生长停滞,致密性骨硬化	坏死,自发性骨折
关节	无变化	轻度关节僵硬,轻度运动受限	中度关节僵硬,中度关节痛,中度关节运动受限	严重关节僵硬,疼痛并严重关节运动受限	坏死,完全固定

附录九 口干症分级标准（上海交通大学附属第九人民医院王中和，2002）

口干分级标准*（王中和）
中华口腔医学会口腔颌面外科专业委员会涎腺疾病学组大会讨论（2011年4月）

	0级 （无口干）	1级 （轻微口干）	2级 （轻度口干）	3级 （中度口干）	4级 （重度口干）
症状特点	无口干	夜间睡眠或醒来时轻微口干	轻度口干,不影响进食及讲话	经常性口干,进食或讲话时需饮水	严重口干,口腔内烧灼感,言语、咀嚼和吞咽困难,需随身带水
口腔黏膜湿润度	正常	正常	湿润度稍差	少光泽	黏干、无光泽,可出现沟裂纹
唾液特点	正常	正常	泡沫状	少,黏丝	极少至无

* 适用于慢性口干（3个月以上）分级。

参考文献：

1. 王中和,郭高. 三维放疗优化技术减少头颈部癌放射性口干症. 实用口腔医学杂志. 2002；18(6)：488-490

2. 王中和. 呼吁建立我国的口干症分级标准. 中华口腔医学杂志,2010；45(8)：449-452

附录十 放疗科调强规范（上海交通大学医学院附属第九人民医院放疗科）

调强放疗（IMRT）规范

一、调强放疗的定义和处方剂量

1. 肿瘤靶区（gross volume tumour，GTV）

包括原发灶肿瘤和受侵的淋巴结、手术未切除或残留的肿瘤灶（依据CT/MR/PET影像资料、病理报告、临床检查等确定）。

2. CTV1（clinical target volume，CTV1）

GTV在3D方向加0.5~1cm构成CTV1；CTV1与GTV的距离最好>5~10mm，但在GTV与脑干或脊髓邻近时，为了避免脑干和脊髓出现严重的放射性损伤，根据具体情况CTV1与GTV的距离可下降为1~3mm。处方剂量为66Gy/2.2Gy×30F或70Gy/2.12Gy×33F（GTV由66~70Gy剂量线覆盖）。

3. CTV2（高危临床靶区）

根治性放疗原发灶CTV2：为GTV边缘3D方向加1~1.5cm构成CTV2；术后放疗（含切缘阳性和淋巴结包膜外侵犯及手术床）原发灶CTV2：参考术前CT/MRI的瘤体边缘3D方向加1~1.5cm构成CTV2；在术前原发灶大小不明或瘤体边缘3D方向加1~1.5cm未能全部将手术床划入CTV2时，应以手术床作为CTV2；高危的淋巴结区域CTV2为：转移淋巴区及其下一站淋巴区（包括根治性放疗和术后放疗），如有颌下淋巴转移（Ib区）扩至颈深上区（II区）；已有颈深上（II区）淋巴转移扩至颈深中下区（III-IV区）等等，上界达第一颈椎下；处方剂量为60~62Gy/2~2.07Gy×30F（切缘阳性和淋巴结包膜外侵犯区由60~62Gy剂量线覆盖）；

4. CTV3（低危预防性临床靶区）

根治性放疗原发灶CTV3：GTV边缘在3D方向加2.0~2.5cm；术后放疗：参考术前CT/MRI的瘤体边缘在3D方向加2.0~2.5cm或手术床边缘3D方向加0.5~1cm；根治性放疗颈部CTV3：同侧颈部按

CTV2再下一站淋巴结区域和对侧N0颈深上淋巴结区域（Ib+II区），术后放疗：颈部pN0手术区加同侧锁骨上区；pN1患者手术区加同侧锁骨上区外，须加对侧II-IV区。CTV3处方剂量54~56Gy/1.8~1.87Gy×30fx（根治性放疗按56Gy）。

5. PTV

为临床靶区（clinical target volume，CTV）加5mm的边缘构成。有影像引导放射治疗（IGRT）可加3mm构成PTV。

6. 高危定义

高危定义为切缘阳性或过近/有淋巴结包膜外受侵犯/颈部2只（含）以上淋巴结转移/转移淋巴结>3cm/软组织或骨侵犯。

二、靶区及危及器官勾画

1. 靶区及危及器官勾画

由物理师在TPS主工作站上将图像资料形成三维虚拟人体（如有增强，平扫和增强应分别形成，并做图像融合）并勾画出体表轮廓、相关危及器官，再由主管医师勾画各类靶区。

2. 勾画原则

（1）靶区勾画须结合手术情况、手术病理、术前CT/NMI/PET影像的放疗、头颈-口腔颌面外科、病理科等多学科参与。

（2）在勾画靶区时应注意靶区须距离必须保护的危及器官3~8mm（如脊髓8mm），若无证据显示有皮肤侵犯，应距离皮肤3mm以上。

3. 半颈或全颈调强

为提高调强计划通过率，一般采用原发灶和上颈部靶区勾画，下颈部如需放疗，另设计切线野，与调强野相接。如无MLC半档技术，相接预留5mm皮肤间隙（gap）。N0患者下颈切线野用4MV X线 50Gy/25fx常规放疗。N+患者4MV X线 40 Gy/20fx，再9MeV电子线加照20~30 Gy/10~15 fx。也可采用原发灶和全颈部靶区整体勾画。根据3D剂量图比较，二种技术均能达到物理和临床剂量要求。

三、危险器官的剂量限值（脊髓等高危器官勾画时，边缘要放出2～3mm）

脑干54Gy，或1%的体积<58Gy；视交叉54Gy；视神经54Gy，或1%的体积<58Gy；脊髓最大剂量<45 Gy或>48Gy脊髓体积<0.01cc；颞叶60 Gy或1%的体积<65Gy；眼球平均剂量<35Gy；晶体<6Gy。

四、正常组织保护及计划优先权

1. 正常组织保护

（1）唾液腺　腮腺受放射容积和剂量应尽可能最小，平均剂量<26Gy（至少一侧腮腺）；颌下腺同侧不保护，对侧无明显肿瘤转移危险需保护，平均剂量<30Gy。

（2）下颌骨　在保证靶区剂量条件下，尽量减少照射体积和剂量，一般定为下颌骨最大剂量<72Gy，平均剂量<60Gy，靶区外下颌骨平均剂量<30Gy。

（3）中耳平均剂量<50Gy、内耳平均剂量<47Gy。

（4）颞颌关节平均剂量<60 Gy。

（5）口腔包括颊、口腔前庭、硬腭和软腭黏膜及黏膜下组织平均剂量<35Gy。

（6）其他：垂体<45Gy、局部大动脉<54Gy、吞咽器官（主要是咽缩肌）剂量限制<50Gy，以减少调强患者严重吞咽功能障碍的发生率。

2. 计划优先权

计划优先权按下列次序：

（1）危险器官（脑干、脊髓、视交叉、视神经等）。

（2）肿瘤靶区。

（3）其他正常组织（眼球/晶体、颞叶、腮腺/颌下腺、喉、上下唇、颞颌关节/下颌骨、内耳/中耳等）。

五、各类靶区及危及器官的评估标准

1. 计划的%剂量要求

（1）处方剂量为＞95%的等剂量面。

（2）＜10%的PTV受＞110%的处方剂量。

（3）＜1%的PTV受＜94%的处方剂量。

（4）＜1%或1ml的PTV外组织受＞110%的PTV处方剂量。

2. IMRT的DVH分析

（1）肿瘤靶区　D95（＞95%靶体积）、Dmin/Dmax/Dmean（最小、最大、平均剂量）。

（2）均匀指数＝Dmax/Dmin的比值。

（3）适形指数（comfomal index，CI）=PTV体积/95%等剂量线包绕体积。

（4）重要器官的DVH体积%、剂量分析。

附录十一 放射性粒子植入管理制度（上海交通大学医学院附属第九人民医院放疗科）

一、放射性粒子插植的管理

（1）严格执行国家法规（1984年卫生部"放射卫生防护基本标准"GB 479284，1988年国家环保局"辐射防护规定"GB 8703－88和1989年国务院44号令"放射性同位素与射线装置防护条例"），具备许可证才能合法地购置、保管、使用放射性粒子源。

（2）医院需有专人管理放射源的请购、收货、保管和使用；使用前后需清点粒子数保证无误；有差错和事故登记处理制度。

（3）使用前放射性粒子需进行活度检定衰变校正，有无泄露检验，如有泄露及时除沾处理；工作场地监测、除沾染等均需记录在案。

（4）放射性粒子插植人员必须具有执业证（持放射上岗证）。

（5）按ICRU规定等效日操作量0.5～500mCi的乙级工作场所级别的职业人员需作个人常规监测；有工作人员定期健康检查制度。

（6）植入粒子的患者一般应住院治疗，按放射性粒子插植常规护理。

二、放射性粒子的包装、运输与消毒

（1）放射源属于I类低比活度放射性物质，包装属A型货包，源的包装分4层，将若干个粒子装入玻璃瓶内，再将装源的小瓶装入铅罐内，之后将铅罐装入固定盒内，外面用硬纸板进行包装，整个包装能够屏蔽99.9%的γ射线。

（2）外包装有放射源的名称、数量、活度、生产日期、出厂编号、货包类型、标有A型辐射标志。

（3）运输包装表面辐射剂量必须小于国家允许的辐射剂量水平（5uSv／h）。

（4）放射性粒子消毒 建议使用高压蒸汽或环氧乙烷（ETO）进行消毒，消毒温度和压力不能超过138℃、35磅。用新洁尔灭浸泡30min，可以达到满意的消毒效果（各种消毒方法均应在有防护的条件下进行）。

三、放射性粒子插植基本条件

1. 设备

（1）具备粒子植入三维治疗计划／质量验证系统。

（2）许可企业按国家标准生产的放射性粒子、活度须符合治疗要求。

（3）具备插植治疗的无菌手术室和相应辅助设备。

（4）有防护装置及射线监测仪器。

2. 工作人员和治疗常规

（1）由放射治疗医师、放射物理师及辅助人员组成治疗组。

（2）从事插植治疗的人员持有放射工作人员上岗证。

（3）在术前完成个体优化靶区剂量分布计划，确定治疗用粒子的数量、活度以及排列。

（4）尽可能采用CT引导，粒子活度以0.6mCi以下更安全，剂量不宜超过140Gy。

（5）操作前准备工作，操作人员穿铅防护衣、戴铅手套、铅玻璃眼镜等；穿戴好消毒工作衣帽、口罩、手套。

（6）严格无菌操作，术前粒子数目清点、手术结束确认粒子枪内无粒子剩留。

（7）须配备防护监测剂量仪和个人吸收剂量计。

（8）如粒子废弃或被污染应放置在防护罐内，按照放射性废弃物有关规定处理。

（9）全程进行适时防护剂量监测、记录，每次工作后认真检查清洁工作台、地面和相关物品，保证无放射性粒子泄漏和污染。

3. 患者

（1）必须符合近距离治疗的适应证，同时预计生存期在6个月以上。

（2）有明确的病理学检查报告以及三大常规

检查。

（3）具有B超、CT、MR等影像学资料，以确定肿瘤治疗靶区。

（4）患者／家属签署放射性粒子插植知情同意书，了解粒子植入注意事项及防护措施。

（5）^{125}I粒子辐射的射线大多作用在患者体内，治疗后1～2个月内，应尽量避免与孕妇、儿童密切接触，或保持1m以上距离。

（6）^{125}I粒子持续有效作用时间一般为3个半衰期，患者应配合追踪随访。

（7）植入粒子后第1天、第4～6周时随访，其后每3个月1次，至少随访2年。

附录十二　肿瘤放射治疗学相关网站和网址

1. 信息网站及搜索引擎

Cliniweb international　http://www.ohsu.edu/cliniweb

Cancer Index　http://www.cancerindex.org/clikel.htm

Cancer.gov　http://www.cancer.govcancerinfo/othersites

FDA Oncoloev Tools　http://www.fda.gov / cder / cancer

Google　http://www.google.com

Oncolink　http://www.oncolink.com

Healthweb　http://www. healthweb.org

Medweb　http://www. 170. 140. 133/Medweb

PubMed Medline　http://www.ncbi.nlm.gov/pubmed

中华肿瘤资讯网　http://www.ccancer.com

2. 肿瘤研究机构和肿瘤学学会

American Association of Cancer Research（AACR）http://www.aacr.org

American Brain Tumor Association（ABTA）http://www.abta.org

American Cancer Society（ACS）　http://www.cancer.org

American Institute of Cancer Research（AICR）http://www.aicr.org

American Society of Clinical Oncology（ASCO）http://www.asco.org

American Society for Therapeutic Radiology and Oncology（ASTRO）http://www.astro.org

Cancer and Leukemia Group B（CALGB）http://www.cargb.org

Coalition of National Cancer Cooperative Groups（CNACG）http://www. ca-coalition.org

Cancer Research Foundation of America　http://www.preventcancer.org

Eastern Cooperative Oncology Group（ECOG）http://www.ecog.org

European Oncology Research and Treatment of Cancer（EORTC）http://www.eortc.be

European Organisation for Research and Treatment of Cancer（EORTC）http://www. eortc

European Society of Therapeutic Radiology and Oncology（ESTRO）http://www.estro.be

Gynecologic Oncology Group（GOG）　http://www.gog.org

Imperial Cancer Research Fund（ICRF）　http://www.icnet.uk

National Alliance of Breast Cancer Organizations（NABCO）http://www.nabco.org

National Cancer Institute（NCI）　http://www.nci.nih.gov

National Surgical Adjuvant Breast and Bowel Project（NSABP）http://www.nsabp.pitt.edu

North Central Cancer Treatment Group（NCCTG）http://www.ncctg.mayo.edu

National Cancer Institute of Canada（NCIC CTG）http://www.ctg.queensu.ca

Southwest Oncology Group（SWOG）http://www.swog.org

The International Agency for Research on Cancer（WHO）　http://www.iarc.fr

The Leukemia and Lymphoma Society　http://www. leukemia-lymphoma.org

Radiotherapy Radiation Oncology, USA　http://www.radiotherapy.com

Radiation Therapy Oncology Group（RTOG）http://www.rtog..org

World Health Organization（WHO）http://www.who.int

（王中和编写）

后 记
Postscript

放射治疗学发展至今已有百余年历史。在最近十余年，更随着计算机技术和放疗设备及新技术的进步，特别是三维适形和调强放射治疗的临床应用，正常组织并发症有所下降，放疗效果有了进一步的提高，使放疗成为治疗恶性肿瘤的主要手段之一，约有60%~70%的恶性肿瘤患者在治疗过程中需要采用放射治疗，从而获得治愈或延长生命的机会。

在我国，恶性肿瘤是一种常见病、多发病，其中口腔颌面-头颈部肿瘤在常见恶性肿瘤中已占第六位。现代放射治疗技术在口腔颌面-头颈部恶性肿瘤的应用，使传统放疗技术面临更多的挑战，有许多问题有待研究和解决。口腔颌面-头颈部肿瘤治疗工作者迫切需要一部能代表当前口腔颌面-头颈部肿瘤放射治疗水平，且能真正指导临床实践的临床专业书籍。读了王中和教授主编的"口腔颌面-头颈肿瘤放射治疗学"一书，我认为该书的目的已经达到。

这本专著中不但有当今世界肿瘤治疗在口腔颌面-头颈部肿瘤的最新理论和研究热点，又有作者的创新思维和实践，从传统的常规分割普通放疗至大分割、超分割放射治疗、从立体定向放射治疗、现代三维调强放射治疗至最先进的图像引导放射治疗在书中均得以体现；口腔颌面-头颈部肿瘤综合序列治疗理念和现代放射治疗新技术与传统放疗的精华同样得到了完美的表述。该书还展望放疗未来的发展方向，即物理调强与生物调强的有机结合，生物靶区（biological target volume, BTV）调强放疗。该书提出的口腔颌面-头颈部肿瘤的多种治疗选择及个体化治疗原则、基因-放射治疗、放疗联合靶向治疗、患者生存质量保存、带瘤生存等，代表了口腔颌面-头颈部肿瘤现代治疗的新方向，具有较高的学术价值，并对国内口腔颌面-头颈部肿瘤的治疗具有指导性意义。不同层次放疗设备和背景的放疗工作者都能学以致用。

综观全书，有三大特点：1. 内容新：突出介绍口腔颌面-头颈部肿瘤放射治疗的新概念、新知识和新技术；该书引用的大部分文献在8年内，其中2010年来的文献又占很大比例；2. 起步高：既有当前口腔颌面-头颈部肿瘤最新的放射治疗技术，又保留传统放疗技术的精华，且能真正指导临床实践；3. 资料丰：本书主要编写人员来自上海交通大学附属第九人民医院放疗科一线临床医师、物理师和技师，有7年以上临床实践经验，最可贵的是，大量引用的病案资料来自该院放疗科建科二十余年来的7000余份患者随访资料。因此该书又以含有丰富的放疗经验和九院元素为特色。目前国内外还没有类似的口腔颌面-头颈肿瘤放射治疗学专著，该书将填补这一空白。该书的出版，对推动广大口腔颌面-头颈部肿瘤治疗医师利用现代放疗技术更好地为患者服务，使患者分享现代医学成果,获得更好的生存率和生活质量具有重大的意义。其出版发行是国内放疗学术界的大好事。

　　王中和教授在20世纪80年代初从口腔颌面外科医师转行放疗,在我俩近三十年的交往中,我对他好学上进、思维敏捷和具有的创新开拓精神印象深刻。该院是综合性医院,起步阶段的放疗设备条件十分一般,但他全身心投入,在该院邱蔚六院士等领导的支持下,放疗科现已发展成在国内外有较高的学术地位、掌握调强放疗等先进治疗技术、在口腔颌面-头颈恶性肿瘤放疗和综合序列治疗上具有特色、治疗效果良好的放疗中心。同时,他作为博士生导师,承担和完成多项重大课题,通过多项成果鉴定,获国家教育部科研成果二等奖一项,主编《肿瘤放射治疗临床手册》、《肿瘤放射治疗学讲义》等专著多部,在国内外发表第一作者论文140余篇。例如,1994年,国外对同步放化疗刚起步,王中和教授就领先研究顺铂联合同步放疗对内耳功能和结构的损伤和影响(本书第六章第四节);1999年,在国内首先发表口腔颌面部修复组织瓣对术后放疗耐受性的临床研究论文(2003年论文在国外发表),研究术后放疗修复组织瓣的数量和研究病例数量等至今未被超越。更可喜的是,放疗人才梯队已经形成,2012年一举拿下国家科技部支撑计划课题(子课题负责人涂文勇)。厚积薄发,《口腔颌面-头颈肿瘤放射治疗学》一书的成功编写和出版自是顺理成章。

　　我衷心希望《口腔颌面-头颈肿瘤放射治疗学》一书成为从事口腔颌面-头颈肿瘤放疗及其他有关科室临床医师及研究生们的有益参考书。并祝贺"口腔颌面-头颈肿瘤放射治疗学"的出版!

赵森

2012年9月于
上海复旦大学医学院
肿瘤医院

图书在版编目（CIP）数据

口腔颌面-头颈肿瘤放射治疗学／王中和主编.—
上海：上海世界图书出版公司，2013.8
ISBN 978-7-5100-6720-4

Ⅰ.①口… Ⅱ.①王… Ⅲ.①口腔颌面部疾病－肿瘤
－放射治疗学②头颈部肿瘤－放射治疗学 Ⅳ.
①R739.805②R739.915

中国版本图书馆CIP数据核字（2013）第182592号

口腔颌面-头颈肿瘤放射治疗学

主编　王中和　　副主编　涂文勇

上海世界图书出版公司出版发行

上海市广中路88号

邮政编码200083

上海市印刷七厂有限公司印刷

如发现印装质量问题，请与印刷厂联系

（质检科电话：021-59110729）

各地新华书店经销

开本：889×1194　1/16　印张：33　字数：900千

2013年8月第1版　2013年8月第1次印刷

ISBN 978-7-5100-6720-4/R·302

定价：400.00元

http://www.wpcsh.com

http://www.wpcsh.com.cn

ISBN 978-7-5100-6720-4

WS/6720　定价：400.00元